Avoiding Common Errors in the Emergency Department

避免急诊常见错误

（原书第 2 版）

（2nd Edition）

原著 〔美〕Amal Mattu

〔美〕Arjun S. Chanmugam

〔美〕Stuart P. Swadron

〔美〕Dale P. Woolridge

〔美〕Michael E. Winters

主译 郭树彬

中国科学技术出版社

·北京·

图书在版编目（CIP）数据

避免急诊常见错误：原书第 2 版 /（美）阿马尔·马图（Amal Mattu）等原著；郭树彬主译 .—北京：中国科学技术出版社，2020.1

ISBN 978-7-5046-8269-7

Ⅰ . ①避… Ⅱ . ①阿… ②郭… Ⅲ . ①急诊—诊疗 Ⅳ . ① R459.7

中国版本图书馆 CIP 数据核字 (2019) 第 067858 号

著作权合同登记号：01-2019-2534

策划编辑	丁亚红　焦健姿
责任编辑	黄维佳
装帧设计	佳木水轩
责任校对	三河正典
责任印制	李晓霖

出　　版	中国科学技术出版社
发　　行	中国科学技术出版社有限公司发行部
地　　址	北京市海淀区中关村南大街 16 号
邮　　编	100081
发行电话	010-62173865
传　　真	010-62179148
网　　址	http://www.cspbooks.com.cn

开　　本	889mm×1194mm　1/16
字　　数	1302 千字
印　　张	50
版　　次	2020 年 1 月第 1 版
印　　次	2020 年 1 月第 1 次印刷
印　　刷	北京威远印刷有限公司
书　　号	ISBN 978-7-5046-8269-7/R·2399
定　　价	258.00 元

Copyright Notice
版权声明

内容提要

本书引进自 Wolters Kluwer 出版社，是一本新颖、独特的急诊科参考书。著者汇集了急诊科最易出现的错误和问题进行分析，列举了急诊临床工作中常见的问题及处理过程，提醒急诊医学从业人员吸取教训，避免犯类似错误。本书为第 2 版，共 24 篇 365 章，在第 1 版基础上，对内容进行了适当调整，对篇章设置亦进行了优化，可供广大急诊医学相关医务人员参考阅读，以便在临床工作中吸取教训，防微杜渐。本书权威性与指导性兼具，可作为急诊医学科、急救医学相关工作人员临床学习的指导性参考书。

Translators List
译校者名单

主 译　郭树彬

副主译　梅 雪　曹 钰　陈旭岩　朱继红　郭 伟

译校者（以姓氏笔画为序）

万田田	马 帅	马士程	马序竹	王 宇	王 非
王 科	王 琰	王 晶	王亭亭	王逸群	孔冰冰
叶 娜	田英平	朱 迪	朱长举	朱晓梅	刘 达
刘 志	刘 鑫	刘立楠	刘赵琪	刘慧珍	刘晓伟
米玉红	李 妮	李 益	李 琢	李 意	李小刚
李瑞琦	李颖利	李毅鸣	杨 杰	杨 振	杨 悦
杨立山	吴 圣	吴巧艺	邱 琳	冷 风	宋开元
宋琳琳	张 放	张 烁	张天一	张向阳	张陈光
张朋书	张剑锋	林 俊	林 莉	林 曦	林从娟
林文清	林志鸿	林劲权	林思铭	罗海明	金 鑫
周海江	郑亚安	郑光威	赵 敏	赵春菱	袁张莉
徐 婷	翁剑锐	凌 云	高 倩	唐子人	黄艳晶
康国强	梁显泉	彭 川	雷 畅	詹 红	蔺佩鸿
熊 辉					

Foreword by Translators
译者前言

《避免急诊常见错误》（第 1 版）的中文翻译版出版至今已有 7 年。随着急诊医学发展的不断进步，前一版的不少内容现在看来已不够全面，因此我们在中国科学技术出版社的支持下，引进翻译了全新的第 2 版。在诸位急诊医学专家的共同努力下，终于圆满完成翻译工作。虽如释重负，但仍心存志忑。

爱因斯坦曾说过："一个人在正确的道路上走弯路、犯错误，并不是什么坏事，更不是什么耻辱，要在实践中勇于承认和改正错误。"急诊医学的临床工作风险高、强度大，在混乱的环境中，在有限时间内，对急危重症患者做出正确的诊断和处理，实属不易。凡事预则立，不预则废。《避免急诊常见错误》就是针对这一"预"撰写的。全新第 2 版共分为 24 篇 365 章，相较于前一版 28 篇 398 章，进行了适当精简优化，增加了急诊临床实践中医患沟通、病历书写、临终关怀、医疗纠纷等内容，在令读者开阔视野、丰富知识的同时，确保可读性、实用性更强。同时，第 2 版还邀请了全新的著者，即使沿用第 1 版的著者也分配了完全不同的篇章，以便为读者展示全新的观点。

本书的翻译工作得到了急诊医学领域专家的大力支持，如首都医科大学附属北京朝阳医院的梅雪教授、首都医科大学附属北京天坛医院的郭伟教授、四川大学华西医院的曹钰教授、清华大学长庚医院的陈旭岩教授、北京大学人民医院的朱继红教授等。其他译校人员也均为急诊医学临床一线的工作人员，有充分的急诊医学领域相关科研经历，同时具备丰富的临床经验和扎实的理论知识。作为主译，我也全程参与到翻译工作中，希望全新第 2 版的《避免急诊常见错误》一书能够更好地为急诊专业的相关医务人员服务。

本书的翻译团队力求全面、准确地把握本书的内容，使译文准确、明了，但限于中英文在疾病分类、思维方法、表达方式等方面存在一定差异，一些英文词汇和语句较难完美转化成中文，所以书稿中可能存在一定的翻译欠妥或表述失当的情况，敬请读者理解与指正。

首都医科大学附属北京朝阳医院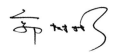
急诊医学科主任、博士研究生导师

Foreword by Authors
原书前言

急诊医学是一个高风险的医学专科。急诊医生和其他急救人员的任务是在时间紧迫、环境拥挤的情况下救治那些他们并不了解的患者。更复杂的是，大部分急诊就医的患者并非因危及生命的病症而就诊。因此，医务人员很容易陷入一种面对所有患者其实并没有生命危险的误区。急诊医学最重要的任务，就是在众多状态较好的患者中大海捞针般地识别出那些有致命情况的患者，并给予他们正确的诊断和治疗。即使在面对无危及生命的患者时，急诊医务人员仍面临如下挑战，即提供高效的医疗服务、与患者快速地沟通、让患者离院时有详细的门诊护理指导、迅速进行下一位患者的治疗。在这种快节奏的环境中，有时出现差错是很难避免的。我们的目标是通过本书介绍的内容向读者展示急诊诊疗行为中常见的错误和陷阱，帮助读者最大限度地减少此类差错的发生。

通常，大多数著作的第 2 版与之前的版本差异并不太大，一般来说，只有 15% ～ 20% 的修订和调整。而本书的第 2 版，我们采用了完全不同的方法。第 2 版的绝大多数著者是新加入的，前 1 版的原始著者我们也分配了全新的篇章。我们这样做是为了提供新的视角或对过去某一视角给予全新观点，使读者读起来更像是一本新的书而不只是第 2 版。我们期望读者在读第 2 版时仍能在第 1 版中获益。

在第 1 版中，我们主要着眼于三个主题，即常见错误、对患者构成迫在眉睫危险的错误、对急救人员构成医疗纠纷风险的错误。书中涉猎的绝大多数错误我们按照不同的器官系统进行分类，如心血管系统、神经系统等。此外，还设有独立聚焦于急诊医学实践中非临床方面的内容，如恰当的病例记录、与会诊医师的沟通、与律师的交流等。我们期望读者不要把书一口气读完，而是慢慢品味。我们选择 365 章绝非巧合，而是建议读者在一年内每天细阅 1 章。

感谢每一章的著者及相关工作人员，他们花费了大量时间和精力，以确保所著内容的准确、前沿、实用。我们同样感谢"避免临床常见错误"系列丛书的编辑 Lisa Marcucci 博士，他为我们提供了一个让我们能对本专业做出贡献的机会，还要感谢 Wolter Kluwer 出版社和相关工作人员对我们工作的支持。最后代表所有著者和工作人员感谢我们的患者、同事及家人对我们工作给予的鼓励。

我们衷心希望读者能通过本书而对临床工作有所裨益，因为掌握这些常见错误能够帮助读者提高诊治患者的水平。祝福你们及你们的患者！

Amal Mattu, MD

Arjun Chanmugam, MD

Stuart Swadron, MD

Dale P. Woolridge, MD

Michael E. Winters, MD

Contents
目　录

第一篇　崩溃的患者 (Crashing Patient)

第二篇　危重护理 (Critical Care)

第三篇　心脏病学 (Cardiology)

第四篇　胃肠病学 (Gastroenterology)

第五篇　皮肤感染 (Cutaneous)

第六篇　内分泌代谢 (Endocrine/Metabolic)

第七篇　环境病 (Environment)

第八篇　五官科 (Heent)

第九篇　血液病与肿瘤 (Heme Onc)

第十篇 免 疫 (Immune)

第十一篇 传染病 (Infectious Disease)

第十二篇 非创伤性骨骼肌肉疾病 (MS Nontrauma)

第十三篇　神　经 (Neuro)

第十四篇　产科学 (Ob/Gyn)

第十五篇　心　理 (Psych)

第十六篇　泌尿生殖系统 (Genitourinary)

第十七篇　胸　部 (Thoracic)

第十八篇　中　毒 (Tox)

第十九篇　创伤 / 骨科 (Trauma/Ortho)

第二十篇　程序、技能、麻醉 (Procedures/Skills/Anesth)

第二十一篇　儿　科 (Pediatrics)

第二十二篇　老年病科 (Geriatrics)

第二十三篇　伤口护理 (Wound Care)

第二十四篇　临床实践和法律问题 (Clinical Practice and Legal Issues)

第一篇

崩溃的患者
Crashing Patient

第 1 章
迫在眉睫——呼吸道功能丧失，是否需要气管插管
Don't Lose That Airway! Imminent Airway Loss: Who Needs Endotracheal Intubation?

Nicholas Sauber, Dena Reiter，著

呼吸道评估是评估急诊科（emergency department，ED）中每位患者的第一步。本章将简要讨论患者呼吸道和呼吸状态的评估，包括列出需要进一步呼吸支持和呼吸道管理的临床特征。

我们在急诊科中进行气管内插管有几个原因。从广义上讲，气管插管有四种适应证：无保护呼吸道、通气障碍、缺氧，以及可预测的临床过程。急诊科医师必须擅长气管插管的操作。2011 年，Walls 等证明绝大多数急诊科常见的适应证的气管插管是由急诊科医师进行的，且快速程序插管是最常用的方法。

一、呼吸道问题

呼吸道阻塞是可危及生命的最紧急情况。阻塞可能由异物、创伤、穿透性损伤、颈部肿瘤压迫、血肿扩大或血管性水肿等引起。精神状态改变的患者也可能难以自行清除分泌物或在呕吐时可能无法保护其呼吸道。此外，即使伴有大量分泌物疾病（例如继发于胆碱能危象的气管分泌物增多）或严重呕血的患者事先有警惕性，也可能无法自行安全地保护其气道。当这些情况存在时，必须立即建立对呼吸道的保护，否则会产生有害后果。

当不清楚呼吸道是否有阻塞风险时，临床医生可以选择使用格拉斯哥昏迷评分量表（Glasgow coma scale，GCS）来帮助确定是否进行气管插管。GCS < 8 被认为是昏迷状态。应该注意的是，患者在 GCS 评分较高时也可能存在呼吸道并发症的风险。呕吐反射也是不可靠的指标；呕吐反射的存在不能确保呼吸道安全，并且健康受试者也可能不存在呕吐反射。

二、通气和氧合

通气一般是指肺部呼出和吸入空气的能力，一般在肺泡中进行气体交换。哮喘或慢性阻塞性肺疾病导致的支气管和细支气管收缩增加了呼吸功。肺水肿、牙龈炎、肺炎、败血症、酸中毒、发热或其他任何导致呼吸频率增加的过程也会增加呼吸功。当患者不能单独用膈肌通气时，将动用辅助肌肉帮助吸气并增加呼吸频率。当这些肌肉疲劳时，患者将失去充分通气的能力。这反过来导致二氧化碳分压（partial pressure of carbon dioxide，$PaCO_2$）随着气体交换受损而升高。需谨慎解读血气分析中的

$PaCO_2$ 水平，因为呼吸急促患者最初可能具有低 $PaCO_2$ 水平，而正常的 $PaCO_2$ 水平可能是发生呼吸衰竭的最初迹象。高于基线的血二氧化碳水平导致呼吸性酸中毒和精神状态下降，进一步恶化整体呼吸功能并加快呼吸衰竭。密切监测基本生命体征，包括脉搏血氧仪和连续二氧化碳测定，对早期识别通气障碍至关重要。当无创方法无效时，采用机械通气——气管插管是适当的干预措施。

氧合是另一方面的问题。患者可能出现通气良好但不能氧合，这通常是由于氧气穿过肺泡和毛细血管界面受损或血红蛋白不能结合氧分子所致。氧气扩散受损的原因很多，包括心源性肺水肿、肺炎、误吸、急性呼吸窘迫综合征（acute respiratory distress syndrome，ARDS）、炎症、肺纤维化、肺栓塞或创伤性损伤。受损的血红素氧结合较少见，主要见于一氧化碳中毒、酸中毒和高铁血红蛋白血症。这些潜在病因治疗不是本章的重点，但必须尝试纠正潜在的病因情况。当氧合受损程度无法通过微创（如鼻导管、面罩、非呼吸机或无创通气）安全地矫正时，气管内插管是合适的方法。一旦人工气道建立，患者可以进行机械通气以优化气体交换。

三、预期的临床过程

最后，急诊科医师必须尝试预测患者的临床过程。虽然呼吸道、氧合和通气状态目前可能都足够，但各种疾病可能会进一步恶化。例如，有吸入烟雾迹象的呼吸道在初始评估时可能是完好的，之后才会表现出损害。诊断或治疗严重躁动不安的患者可能需要大量的镇静药和插管让其保持平静，并完成必要的检查。通过救护车或直升机将患者运送到另一家医院是很困难的，事先确保呼吸道通畅是较为谨慎的做法。急诊科医师有责任确定早期呼吸道干预是否合理。

确保呼吸道安全的决定可能具有挑战性、不确定性，并且需要仔细检查。但没有任何人会因过早地保护性气管插管受到指责，相反推迟才可能导致不良后果。

要点
- 气管插管主要的适应证是无法保护呼吸道、通气障碍、缺氧，以及可预期的临床过程。
- 通气是指气体交换的能力，而氧合是指通过肺泡吸入足够的氧气来灌注组织的能力。
- 患者可能在临床过程中逐渐需要进行气管内插管。在这些病例中尽早插管是明智的。

推荐阅读

[1] Overbeck MC. Airway management of respiratory failure. *Emerg Med Clin North Am*, 2016, 34(1):97-127.
[2] Walls RM. Rapid sequence intubation. In: Walls RM, Murphy MF, eds. *Manual of Emergency Airway Management*. Philadelphia, PA: Lippincott Williams & Wilkins, 2012:221-232.
[3] Walls RM, Brown CA Ⅲ, et al. Emergency airway management: A multi-center report of 8937 emergency department intubations. *J Emerg Med*, 2011, 41(4):347-354.

第 2 章
预氧合
Preoxygenation

Michael R. Ehmann，著

呼吸道管理是所有急诊科医师的基本技能之一。尽管急诊科医师参与呼吸道管理的频率很高，但呼吸道操作仍存在很大风险。所有患者（来自儿科、成人医疗、创伤）都可以从降低这些风险的实践和方案中受益。有一项操作是，在插管前和围插管期间对患者进行适当的氧合，以降低气管插管过程中发生低氧血症的可能性。预氧合的目标是使血红蛋白的携氧能力完全饱和（即达到100％的氧饱和度），使肺功能残余容量脱氮，最大限度地增加肺部的氧气储存，并延长呼吸麻痹与气管插管成功之间的安全性呼吸暂停。

氧饱和度降低至70％以下会增加心律失常、血流动力学不稳定、缺氧性脑病、心脏骤停和死亡的风险。室内空气氧饱和度为100％、无原发性肺部疾病、具有生理血红蛋白水平和低代谢需求的患者，恰当的预饱和下重症低氧血症的风险很低。相反，有部分需紧急呼吸道管理的患者，不满足上述标准且已经给予高流量吸氧但仍存在低氧血症（氧饱和度＜90％）在获得最佳呼吸道通气过程中处于严重脱饱和的风险极高。

患者选择充分预氧合的最佳方法取决于特定急诊室的可用设备和患者去饱和的风险。但目标仍然是相同的：向患者提供最大流量的吸入氧气。标准的急诊室非呼吸机面罩没有单向阀，覆盖所有端口并设定为15L/min的流速，将提供60％～70％的氧合指数（oxygenation index，FiO_2），并且不能提供完全的脱氮。然而，当流速增加到30～60L/min时，呼吸机面罩能够提供的$FiO_2 ＞ 90％$。对于低饱和度降低风险的患者，建议在高流速下使用非呼吸机面罩进行预氧合。

对于插管期间中度或高度去饱和风险的患者或接受高流量氧气时氧饱和度＜93％的患者，建议采用无创正压通气（noninvasive positive pressure ventilation，NIPPV）进行预氧合。通过增加气道平均压，NIPPV可以使患者在最大FiO_2条件下克服阻止充分氧合的生理性分流。对危重症监护室的患者，NIPPV在改善呼吸暂停期间插管前氧饱和度和维持生理氧饱和度能力方面有显著影响。NIPPV可通过常用的持续气道正压（continuous positive airway pressure，CPAP）面罩和呼吸机回路，或通过标准袋式面罩回路和呼气末正压（positive end-expiratory pressure，PEEP）阀辅助自发通气来实现。但是，如果不主动协助自发通气，应该避免使用袋式阀门面罩装置进行预氧合。主动辅助通气要求医生在吸气期间挤压袋子并且保持紧密的面罩密封。如果操作不当，患者将只获得大气中的FiO_2。

除了选择适当的预氧合方法之外，患者体位对于实现预氧合的目标是至关重要的。仰卧位可防止患者因肺活量差导致的肺后部肺不张，并减少肺残余容量中的氧气储存。对患者体位的研究表明，与仰卧位治疗的患者相比，20°抬头位置预氧合的患者在呼吸暂停期间保持氧饱和度高出 20%～30%。不能直立位的患者（例如有潜在脊髓损伤的患者），通过将患者置于反 Trendelenburg 卧位可以有类似的益处。

理想情况下，患者应在诱导呼吸暂停和呼吸道操作之前的最长时间内接受预氧合，但在紧急情况下并非总是如此。对于预氧合时间的建议是，包括患者正常呼吸模式（潮气量呼吸）3min，同时接收最大 FiO_2。为了在此期间增加脱氮作用，应指示患者在开始 3min 潮气量呼吸之前完全呼出呼气储备容积。在能够遵嘱的患者中，通过指导患者在接受至少 90% 的 FiO_2 时进行 8 次最大呼气和最大吸气（肺活量呼吸），可以将这 3min 的时间减少到 60s。

从诱导和使用麻痹剂到完全肌肉松弛开始，在整个插管期间应持续选择适当的预氧合方法。此外，最近的文献已经表明，在整个插管周期中使用窒息氧合可以延迟去饱和。尽管没有主动通气，但是肺泡氧扩散到血液中，而较少量的二氧化碳从血液扩散到肺泡中，产生低于大气压的肺泡压力变化。该压力变化允许自发气体从咽部流到肺泡。当提供补充的咽部氧气时，该压力变化允许持续和延长肺泡氧合，称之为窒息氧合，尽管没有自主呼吸或通气时也可以维持氧合。为了实现窒息氧合，在预氧合期间将鼻插管置于非呼吸器或 NIPPV 面罩下方的清醒患者身上。在诱导镇静和肌肉松弛后，助手将鼻插管氧气调节器调节至 15L/min 的流速，并且在整个经口气管插管尝试中继续通过鼻插管的氧气流量。对于在预氧合期间需要 NIPPV 的患者，可以考虑将 NIPPV 装置留在适当的位置直到气管插管尝试开始，因为窒息氧合将不会提供足够的气道压力来克服生理性分流。

尽管预氧合作用已被认为是半个多世纪以来的标准治疗方法，但这种标准操作有新的方法。一种方法是使用氯胺酮来实现解离，对不能耐受预氧合尝试的患者保留气道反射，这个过程称为"延迟序列插管"。与任何需要成功镇静的其他急诊科程序相似，接近预氧合，虽然这种做法目前不是标准治疗方法，但它仍是一个正在进行研究的领域。

要点

- 建议所有急诊科气管插管均采用预氧合以延长安全性窒息的持续时间。
- 预氧合可通过非呼吸面罩、NIPPV 或袋式阀门装置完成，具体选择取决于患者个体参数。
- 预氧合应在头部抬高或头低足高位进行，以获得最大效果。
- 预氧合应持续 3min 的潮气量呼吸或超过 60s 的 8 次肺活量呼吸。
- 在所有患者的插管尝试期间，应通过窒息氧合来增强预氧合作用。

推荐阅读

[1] Baillard C, Fosse JP, Sebbane M, et al. Noninvasive ventilation improves preoxygenation before intubation of hypoxic patients. *Am J Respir Crit Care Med*, 2006, 174(2): 171-177.

[2] Hedayati T, Murphy MF. Airway management. In: Wolfson AB, ed. *Harwood-Nuss' Clinical Practice of Emergency Medicine*. 6th ed. Philadelphia, PA: Lippincott Williams & Wilkins,2015.

[3] Reardon RF, McGill JW, Clinton JE. Tracheal intubation. In: Roberts JR, ed. *Roberts and Hedges' Clinical Procedures in*

Emergency Medicine. 6th ed. Philadelphia, PA: Elsevier Saunders, 2014.

[4] Weingart SD, Levitan RM. Preoxygenation and prevention of desaturation during emergency airway management. *Ann Emerg Med*, 2012, 59(3):165-175.

[5] Weingart SD, Trueger NS, Wong N, et al. Delayed sequence intubation: A prospective observational study. *Ann Emerg Med*, 2015,65(4):349-355.

第 3 章
呼吸道辅助：了解您需要准备的设备
Airway Adjuncts: Know Your Backup Plans

Nicholas Sauber，著

　　紧急呼吸道管理是急诊科医师最高风险和高压程序之一，占急诊科实习和继续医学教育培训的很大一部分。用于呼吸道管理的技术和装置已被广泛研究。这促进了许多先进的呼吸道装置的发展，以帮助呼吸道管理。本章重点介绍备用呼吸道装置和技术，包括袋式口罩通气和直接喉镜检查失败的气管内插管。

　　在操作开始之前，确保呼吸道管理所需的工具、用品和设备在负责管理呼吸道的医生身旁。在气管插管操作期间，视频喉镜推车或尺寸较小的管可以挽救生命。常用首字母缩略词 SOAPME 进行操作前准备。

- S（suction）：正常运行的吸引装置。管道足够长，Yankauer 抽吸设备隐藏在患者的肩部或床垫下方，触手可及。将抽吸设备放在右侧，每次都在同一个地方，这样就可以在插管时不用看就能很容易取到。
- O（oxygen）：氧气连接到设备并打开，氧气来源最好有多个端口。袋式阀面罩是标准配置，但要考虑到使用非呼吸器面罩为自发呼吸患者预氧合，在插管尝试期间使用高流量的鼻导管进行被动（窒息）氧合。
- A（airway equipment）：呼吸道设备。根据设施不同而有所不同，稍后将详细讨论，基本包括喉镜、气管插管（endotracheal tubes, ETTs）、探针、声门上气道、视频喉镜、环甲膜切开术套件、探针和手术刀。确保电池和光源都正常工作。
- P（pharmaceuticals）：药物。防低血压出现，应准备好诱导、麻痹、静脉输液和血管升压药物。还应该做好插管后药物镇静的准备。
- M（monitors）：监测器。让患者戴上心脏监护仪监测病情。打开脉搏血氧饱和度监测的声音，可使插管者了解患者的血氧饱和度。根据持续的呼气末端二氧化碳浓度监测确认呼吸道装置是否放置准确，并且帮助管理插管后的呼吸机设置。血压应设定为至少每 5min 循环测量一次。

- E（emergency equipment）：应急设备，包括除颤器和有创呼吸道设备。

一旦气管插管的第一次尝试不成功，插管者还可以选择再次尝试，或让另一位医生重新插管。Sagarin 等 2005 年的一项研究表明，在急诊科住院医师中，2/3 首次插管失败的人在随后的尝试中取得了成功。要考虑到的是，在插管尝试期间患者不进行通气，多次或长时间尝试可能会导致致命的后果。一些组织如欧洲复苏委员会，建议所有插管尝试的时间为 10s。在插管前应由治疗团队确定时间限制，并应考虑患者的状况和去饱和的可能性（即储备）。如果认为直接喉镜检查不可能，或者如果不能快速实现检查，则应采用备用技术，并在尝试时进行通气。设备因机构而异，此处简要介绍最常见的设备。

胶弹性探针或 Eschmann 探针比典型的金属丝探针更长、更柔软、更柔韧，并且在声带无法清晰可视时更具有优势。在直接可视化下，将胶弹性探针尖端向前倾斜成 30°插入声门，进入声门开口沿着气管环走行，可以听到咔嗒声。胶弹性探针的长度可以保证气管内插管（endotracheal intubation，ETT）在插入之前穿过，或者载入气管内插管。每次插管操作都可以使用这个设备。

视频喉镜已经在急诊室中广泛应用，从具有内置 LCD 屏幕的小型手持设备到具有可以远程投影图像独立屏幕的大型设备，一般来说，使用视频喉镜进行插管包括 3 个步骤：暴露喉部，将 ETT 的尖端定位在声门开口处，并将 ETT 推进气管。每个设备都有自己的优点，本章不做详细介绍。总体而言，这些装置的主要优点是当喉镜检查不能可视且颈椎不能移动时，可以直接观察喉部和声门开口。此外，视频喉镜是一种有用的教学工具，利于教师直接观看学习者的技术。急诊科医师有责任熟悉其所在机构的特定设备。

最后一类备用呼吸道设备是声门上呼吸道装置。此类别的范围从以紧急医疗服务（emergency medical services，EMS）为重点的喉管或组合管到喉罩气道（laryngeal mask airway，LMA），更常用于医院中。声门上呼吸道装置最重要的优点是可用于盲插。盲插消除了对多个喉镜叶片和手柄的要求。在院前，军队和战术医疗提供者使用这些设备，因为它们技术含量低且易于携带。在医院环境中，设备随时可用，当声带的视野因各种原因而模糊时，盲插是有益的。在这种情况下，当气管内插管和袋阀面罩失效时，插入声门上呼吸道装置是一种可以抢救生命的临时措施，直到放置气管插管。

对于紧急呼吸道管理，建立系统化设备及制度，熟悉所在机构的设备，并定期进行辅助设备培训，可以保证每次获得最大的成功机会。另外，做好失败准备，并准备好几个备份计划。

要点

- 在紧急插管操作时要有条不紊，并考虑使用检查表的方法。
- 熟悉所在机构提供的备用呼吸道设备，知道如何获取以及何时使用。
- 如果可用，麻醉团队可以提供急诊室无法提供的呼吸道辅助设备。
- 当气管内插管和袋阀面罩失效时，声门上呼吸道装置非常有用。
- 当前面所描述的技术都失败时，气管切开是最后的手段。

推荐阅读

[1] Levitan RM, Heitz JW, Sweeney M, et al. The complexities of tracheal intubation with direct laryngoscopy and alternative intubation devices. *Ann Emerg Med*, 2011, 57(3):240-247.

[2] Marco CA, Marco AP. Airway adjuncts. *Emerg Med Clin North Am*, 2008, 26(4):1015-1027, x.

[3] Nelson JG, Wewerka SS, Woster CM, et al. Evaluation of the Storz CMAC®, Glidescope® GVL, AirTraq®, King LTS-D™, and direct laryngoscopy in a simulated difficult airway. *Am J Emerg Med*, 2013, 31(3):589-592.

[4] Sagarin MJ, Barton ED, Chng YM, et al. National emergency airway registry investigators. Airway management by US and Canadian emergency medicine residents: A multicenter analysis of more than 6,000 endotracheal intubation attempts. *Ann Emerg Med*, 2005, 46(4):328-336.

第 4 章
掌握快速诱导气管插管
Know Your RSI Meds

Daniel Swedien，著

快速诱导气管插管（rapid sequence intubation，RSI）是医生常用的紧急呼吸道管理技术。该技术是指使用诱导剂和麻醉剂让患者处于无意识状态后迅速进行气管插管。掌握该技术的方法步骤和在插管过程中使用的药物至关重要。本章仅着重介绍 RSI 药物，其他方面不做赘述。

每个人和机构可能会采用不同的方法进行 RSI，但重要的是医生要掌握插管步骤和在插管过程中使用的药物。术前用药、诱导、麻醉是 RSI 使用药物的步骤。清醒患者在麻痹前应充分麻醉，可以通过静脉推注诱导剂，然后立即使用麻醉剂来完成。在这种情况下掌握药物使用也很重要，因为当患者处于麻痹时，麻醉作用可能会消失。整个操作过程时间性很强，因此在 RSI 过程中熟练掌握用药至关重要。

术前用药主要是使用芬太尼、利多卡因和小剂量肌松药等来减缓插管时发生的生理反应。现有证据支持这种做法，术前用药可能引起插管前呼吸暂停。最新证据表明，小剂量氯胺酮（1～1.5mg/kg）对无法耐受预氧合期的患者可能会受益，可以改善插管前氧饱和度。

镇静可以通过多种途径实现，目前有多种药物可以使用。依托咪酯、氯胺酮和异丙酚是三种常用的药物，各有优缺点。最常用的药物之一的依托咪酯（0.3mg/kg，静脉给药）起效快，持续时间短，适合作为诱导剂。依托咪酯成为最常用的药物之一的原因是其不影响血压且可以降低颅内压。最近，有一些证据表明依托咪酯增加脓毒性休克患者肾上腺功能障碍的风险，但没有明显增加患者死亡率或影响后续治疗。另外两种速效诱导药物包括异丙酚（0.5mg/kg，静脉给药）和氯胺酮（1mg/kg，静脉给药）。

异丙酚是一种很好的抗惊厥药，但低血压患者禁用。氯胺酮与依托咪酯药效相同，可以保持自主呼吸，但高血压患者禁用。氯胺酮可作为替代药物用于感染性休克患者。使用镇静药物时务必了解药物适应证、禁忌证和治疗开始或持续时间，以此选择合适的剂量或重复给药剂量并且可以根据临床情况选择不同的麻醉剂。

镇静药的选择决定最终的麻醉状态是由于可选药物各有优缺点。最常用的肌松药分去极化和非去极化两种，琥珀胆碱和罗库溴铵分别是两类中最常见的。琥珀胆碱（1.5mg/kg，静脉给药）是首选的肌松药，因为它与任何非去极化肌松药一样有效，但起效快速，持续时间比任何非去极化肌松药更短。就镇静药物而言，根据临床情况选择麻醉剂是非常重要的，对于琥珀胆碱，由于其禁忌证，可以选择更换使用不同的麻醉剂。琥珀胆碱常见的禁忌证包括近期烧伤、挤压伤、去神经损伤或血钾升高不耐受的情况，或者有颅内压升高或眼内压升高。

此外，应注意紧急情况下琥珀胆碱可能剂量不足增加插管困难。在这些情况下，罗库溴铵（1mg/kg，静脉给药）通常是合适的替代品。该药通常被认为是可以持续较长时间的二线肌松药。最新证据还表明，去饱和的高风险患者可能受益于罗库溴铵，因为与琥珀胆碱相比，它可能在去饱和前提供更长的时间。麻醉药物应用的重点在于创建精神或身体检查表，能够帮助临床医生快速评估药物是否适合临床情况或是否需要替代药物。

掌握 RSI 中使用的药物非常重要，既可以增加插管成功率，又可以减少并发症发生。最重要的是，掌握如何使用药物以及哪些临床情况下不选择一线药物。一般紧急情况下，可能很难快速评估，因此，预测哪些情况会导致医生在偏好的 RSI 药物之间切换是很重要的。

要点

- 诱导和麻痹是 RSI 药物使用的关键步骤。
- 依托咪酯、氯胺酮和异丙酚是三种常用的麻醉药物。
- 依托咪酯（0.3mg/kg，静脉给药）起效快，持续时间短，不影响血压，降低颅内压。氯胺酮（1mg/kg）对于高血压患者禁用，类似依托咪酯药效，可用于败血症。异丙酚（0.5mg/kg）禁用于低血压患者，可用作抗惊厥药。
- 琥珀胆碱（1.5mg/kg，静脉给药）是优选的麻醉剂，作为去极化剂，它与任何非去极化麻醉剂同样有效，起效快，持续时间短，但对有高钾血症风险的患者禁用，可导致高钾血症患者颅内压增高或眼压升高。
- 罗库溴铵（1mg/kg，静脉给药）可作为非去极化麻醉剂的合适替代品。

推荐阅读

[1]　Bruder EA, Ball IM, Ridi S, et al. Single induction dose of etomidate versus other induction agents for endotracheal intubation in critically ill patients. *Cochrane Database Syst Rev*. 2015;(1):CD010225. PubMed PMID: 25568981.

[2]　Cohen L, Athaide V, Wickham ME, et al. The effect of ketamine on intracranial and cerebral perfusion pressure and health outcomes: A systematic review. *Ann Emerg Med*. 2015;65(1):43–51.e2. PubMed PMID: 25064742.

[3] Mallon WK, Keim SM, Shoenberger JM, et al. Rocuronium vs succinylcholine in the emergency department: A critical appraisal. *J Emerg Med*. 2009;37(2):183–188. PubMed PMID: 19097730.

[4] Weingart SD, Levitan RM. Preoxygenation and prevention of desaturation during emergency airway management. *Ann Emerg Med*. 2012;59(3):165–175.e1. PubMed PMID: 22050948.

[5] Weingart SD, Trueger NS, Wong N, et al. Delayed sequence intubation: A prospective observational study. *Ann Emerg Med*. 2015;65(4):349–355. PubMed PMID: 25447559.

第 5 章
你的喉镜视野是否最大化了
Did You Maximize Your Laryngeal View?

Devin M. Keefe，著

当面临紧急的呼吸道受损时，急诊科医师必须控制尽可能多的变量并最大化喉部视野以确保首次插管成功，重复尝试经口气管插管，不良事件的发生率会显著增加。

一、准备

在 RSI 前，所有必要的呼吸道辅助装置和备用装置均应该准备就绪。这包括但不仅限于：带有测试光源的手柄、各种尺寸的 Macintosh 叶片、直（米勒）叶片、视频喉镜（video laryngoscopy，VL）设备、两个确认的工作吸引器、准备就绪的不同尺寸风管的测试用的气管导管（endotracheal tubes，ETs）、袋式阀门面罩、呼气末二氧化碳检测仪、听诊器、鼻或口呼吸道、10 号手术刀、探针和声门上呼吸道装置。谨记！只有气管插管失败是你唯一不能预料到的。备用措施（包括气管切开）的准备也是必不可少的。

二、体位

成功的喉镜检查始于患者和医生的体位。患者应该朝向床头移动，使得声门结构距离喉镜检查者不超过 45cm。应调整床高，使操作者在引入喉镜时自然站立，左臂处于 90° 屈曲和肘部完全伸展之间。

患者颈部屈曲使耳和胸骨凹口对齐。在儿科患者或肥胖患者中，可能需要在颈部放置枕头来维持体位。患者的脸部与天花板大致平行对齐。该位置可以使腭和舌头之间的距离最大化。超出此范围的颈部伸展会扭曲解剖结构并遮挡操作者视野。

在施用适当的预氧合和 RSI 药物后，操作者使用右手拇指和中指的交叉剪技术打开口腔，上下牙分开。右手拇指对着下齿列，以一力量打开下颌最大化咽部空间。

为了更好地使力，应尽可能低地握住喉镜手柄，并将肘部保持在靠近身体的位置。通过向下和向右旋转手柄将 Macintosh 刀片引入口中。这最大限度地减少了手柄与患者胸部的接触，并允许刀片进入口咽，同时避开牙齿和软组织结构。刀片进入口咽后旋转到中线，轻轻向左扫过舌头。刀片沿舌部前进到基部。此时，手柄沿其轴线分散，以使舌头向前移动。此时观察会厌的情况，弯曲的叶片尖端应该前进以接近会厌谷。同时适当的叶片尖端可以使会厌向前提升从而暴露声门结构。过度插入叶片会导致会厌闭合，而叶片插入不足会导致无法通过舌骨会厌韧带打开会厌。因此，叶片在侧壁的微小移动可能会大大改善暴露声门的效果。

声门结构包括杓状软骨、声带和前连合。喉镜观察最常见的分级范围是 Cormack-Lehane 分类系统，其中 1 级为声门全视图，4 级为无声门和会厌图。

另一个可能更直观的分级量表是声门开放百分比（the percentage of glottis opcning，POGO）。POGO 评分表示从腱鞘切口到脐带的前连合处的线性跨度。100％得分是完整视野。

诸如双手喉镜检查之类的其他技术可能在扩张困难视野方面发挥作用。使用外部喉镜操作（external laryngoscopy manipulation，ELM）的双手喉镜是一种在喉镜检查期间进行的呼吸道技术。操作者伸到患者头部周围并用右手操纵喉部。通常，甲状软骨向上移动抵靠在 vallecula 中的喉镜刀片的尖端，以帮助提升会厌。一旦获得所需的视野，喉镜检查员要求助手在喉部保持相同的压力，以便可以使用右手来引入气管导管（Endotracheal tube，ET）。

几乎没有证据支持环状软骨按压（cricoid pressure，CP）作为喉镜检查的辅助手段。2010 年美国心脏协会（American Heart Association，AHA）指南不建议在心脏骤停期间使用 CP。CP 的设计不是为了改善喉部视野，因其易导致并发症，通常应该避免使用。CP 的禁忌证包括气管损伤、主动性呕吐、不稳定的 C 脊柱、喉镜观察不良和 LMA 喉罩气道插入。

另一种常用的外部呼吸道操作技术是向后、向上、向右使力（backward, upward, rightward pressure，BURP）。这种技术类似于双手喉镜检查，因为它涉及 ELM 体外喉镜操作，不是由助手盲目地执行。

2006 年一项尸检研究清楚地表明，双手喉镜检查优于有辅助应用的方法。CP 和 BURP 实际上在整体上 1/3 的时间里使得声门视野更糟糕。

应该注意的是，诸如米勒的直尖叶片需要不同的技术。直尖刀片用于直接抬起会厌以露出声带。虽然较窄并且提供较少的舌头控制，但在管理儿科患者的软盘和相对长的会厌时，这是一种有用的方法。

VL 的出现改变了许多紧急服务提供者接近呼吸道的方式，也引发了很多争论。VL 的优点包括适用于当颈部移动或口咽开口受限时插管，并允许监督医生观察和协助插管，以及理论上可以减少气道创伤。VL 的反对者认为，血液或分泌物可能很容易掩盖视图，并且设备可能出现故障以及医生可能依赖该技术并失去 DL 技能。当然，急诊科医师应该熟悉其机构的 VL 设备，并根据临床情况选择最合适的工具。

要点

- 患者正确的体位和姿势至关重要。

- 停下来并思考力学！使用技巧，而不是蛮力。

- 确保弯曲刀片与会厌谷接合，并通过小动作进行调整。

- 双手喉镜改善视野，CP 出局了。

- 了解 VL 设备。

推荐阅读

[1] Levitan RM, Kinkle WC, Levin JL, et al. Laryngeal view during laryngoscopy, comparing cricoid pressure, backward-upward-rightward-pressure and bimanual laryngoscopy. *Ann Emerg Med.* 2006;47:548–555.

[2] Neumar RW, Otto CW, Link MS, et al. Part 8: Adult advanced cardiovascular life support: 2010 American Heart Association Guidelines for Cardiopulmonary Resuscitation and Emergency Cardiovascular Care. *Circulation.* 2010;122(Suppl 3):S729–S767.

[3] Sakles J. A comparison of the C-MAC video laryngoscopy to the Macintosh direct laryngoscope for intubation in the emergency department. *Ann Emerg Med.* 2012;60:739.

[4] Sakles JC, Chiu S, Mosier J, et al. The importance of first pass success when performing orotracheal intubation in the emergency department. *Acad Emerg Med.* 2013;20:71.

[5] Schmitt HJ, Mang H. Head and neck elevation beyond the sniffing position improves laryngeal view in cases of difficult direct laryngoscopy. *J Clin Anesth.* 2002;14(5):335–338.

第 6 章
不要害怕气管切开
Don't Fear the Blade: Surgical Airway

Ernest Mavunga，著

当氧合尝试失败或插管失败时，如出现面部创伤或面部解剖变形，则应做环甲膜切开术。

进行环甲膜切开术最重要的问题是执行手术延迟。有时是因为在非手术努力建立气道（插管喉罩气道，光纤镜，照明管心针）的反复尝试失败。

但是很可惜，有许多研究表明大多数患者在环甲膜切开术前已经心脏骤停或心动过缓。延迟的可能原因是对步骤不熟悉。因此，与环甲膜切开术相关的失败是由于延迟执行程序而不是程序本身的失败。同样重要的是准备程序。也就是说，就像人们使用非手术辅助设备建立备用呼吸道一样，应该包括外科替代方案。如果可能，应该在插管之前尝试斟酌手术顺序。该顺序包括环甲膜切开术适应证的回顾。这样做，在没有时间准备的情况下，当需要气管切开手术建立人工气道时，才可以及时有效地挽救生命。

一、禁忌证

在环甲膜切开术之前，应该熟悉环甲膜切开术的绝对和相对禁忌证。在危及生命的呼吸道紧急情况下，环甲膜切开术的禁忌证很少。然而，可能的禁忌证是环状膜远端的阻塞，此种情况下进行环甲膜切开术不能提供所需的氧合或通气。即使在这种情况下，如果阻塞是可移动的，例如食团，仍然可以进行环甲膜切开术，将食团沿着右主动脉弓向前推，然后将管子插入通畅的一侧。

需要考虑的相对禁忌证包括既往颈部手术史、肥胖、颈部病理学、颈部放疗史、凝血障碍、创伤或烧伤、血肿或任何扭曲解剖标志的特征。根据这些内容，预测所要面临的困难，由此做好相应的准备，并考虑手术前期咨询麻醉科或耳鼻喉科。

二、准备

与任何操作一样，成功取决于准备工作。在操作之前，需要带套囊的无孔的 4 号和 5 号气管造口管和 11 号手术刀。如果可以，要有气管拉钩、Trousseau 扩张器、4cm×4cm 纱布、吸引器、2 个小止血钳、防腐拭子和手术单。

三、步骤

一旦决定进行环甲膜切开术，首先要确定患者体表标志并熟悉定位。环甲膜是甲状腺和环状软骨之间的致密纤维弹性片，平均高度和宽度为 10mm（食指宽度）。首先确定甲状软骨，其在男性中为喉结突起的上切迹。在女性中，环状软骨是最大的突出物，最好通过将触诊手指从胸骨切迹向上移动来识别。环甲膜是甲状腺和环状软骨之间的凹陷。确定后，对该区域进行消毒，同时尽可能进行手部消毒。如果时间允许，可进行局部麻醉。此后，再次确认体表标志，用手握住气管，然后在皮肤上做一个 2～3cm 的中线垂直切口。如果切口不够深，可能需要手术钳扩张到达环甲膜。一旦确定，通过环甲膜行 1～2cm 的横切口。然后，将小指插入切口并穿过环状软膜，感受气管内部；如果感觉到脊状突起，就找到了正确的位置。将手指放在开口内，沿着手柄向下滑动管子，直到它碰到气管后部的环，然后向前移动，直到气囊在气道内。给气囊充气；听诊呼吸音以及测定呼气末 CO_2 来确认套管放置。鉴于这是一个较短的套管，可能会被周围的出血浸入，在保护呼吸道时应格外小心。

如果只有一个止血和气管试剂盒是可用的，那么在水平切口切开后，可以一个止血器来打开呼吸道。然后，将气管钩插入开口，将开口的尾端钩住、抬起，允许适当尺寸的气囊内气管或气管切开管（通常是 5 号或 6 号）远距离引导气管。在确定放置位置后，可将管道固定。

四、环甲膜切开术后

在确保呼吸道安全后，需要适当记录环甲膜切开术的并发症。常见的并发症包括误吸、纵隔气肿、出血、进入假腔、食道 / 气管撕裂或声带损伤。对上述复杂情况的记录很重要，有利于后续恰当的管理。

然而，环甲膜切开术可能是一种紧张的操作过程，也可以作为一个很好的学习机会。对于此操作带来的压力，小讨论将有所帮助。在此期间，讨论哪些进展顺利，哪些不顺利。并确保每个人的意见都被听到且获得承认以及得到关注，尤为重要。有些人可能认为环甲膜切开术过度且不必要，因此以这种承认和鼓励的讨论方式非常重要。这些也可以成为改进程序的基础。

要点

- 当您要开始行气管切开时，应有内部程序或记录在案的科室程序。
- 不要延迟环甲膜切开术，延迟可能导致更糟糕的结果。
- 您至少需要 11 号刀片，4 号和 5 号气管造口管，以及 7 号的常规气管插管。
- 一旦进入环甲膜，确保在开口处始终留置手术装置或手指，直到完成置管。
- 为手术腾出空间和时间，这对所有参与者来说都是一种缓解压力的体验。

推荐阅读

[1] Frerk C, Mitchell VS, McNarry AF, et al. Difficult Airway Society intubation guidelines working group, Difficult Airway Society 2015 guidelines for management of unanticipated difficult intubation in adults. *Br J Anaesth*. 2015;115(6):827–848. doi:10.1093/bja/aev371.

[2] Greenland KB, Acott C, Segal R, et al. Emergency surgical airway in life-threatening acute airway emergencies—Why are we so reluctant to do it? *Anaesth Intensive Care*. 2011;39(4):578–584.

[3] Hamaekers AE, Henderson JJ. Equipment and strategies for emergency tracheal access in the adult patient. *Anaesthesia*. 2011;66(Suppl 2):65–80.

[4] Langvad S, Hyldmo PK, Nakstad AR, et al. Emergency cricothyrotomy—A systematic review. *Scand J Trauma Resusc Emerg Med*. 2013;21:43. doi:10.1186/1757-7241-21-43.

[5] Paix BR, Griggs WM. Emergency surgical cricothyroidotomy: 24 successful cases leading to a simple "scalpel-finger-tube" method. *Emerg Med Australas*. 2012;24(1):23–30. doi:10.1111/j.1742-6723.2011.01510.x.

第 7 章
不要单靠临床检查确认气管内插管

Do Not Rely on Clinical Examination Alone for Confirmation of Endotracheal Tube Placement

Robert B. Takla，Ashwin Sabbani，著

插管是一个关键技术。气管导管错位的后果可能是灾难性的，因此，确认正确的导管放置是必要的。直接可视化气管内插管是确保正确放置的理想技术，但并非都有这样的条件。辅助手段客观验证结果，可以帮助临床医生和其他支持团队成员确认插管在气道内的定位。

临床上，听诊双肺呼吸音一致、听不到上腹部（胃区）的气泡咕噜声表明插管位置准确。在气管插管放置位置准确后，除前面两点外，其他还有通气管壁有雾气、双侧胸廓起伏均匀一致、脉搏血氧饱和度（SpO_2）水平维持或改善。如果听诊一侧呼吸声强，则表明气管插管可能插入太深，因左主干支气管的解剖角度大而进入右主干支气管插管。也可能存在其他原因导致呼吸音不等，如胸腔积液、气胸、血胸、阻塞或巩固，以及合并其他相关危险因素。

依靠临床检查来验证正确的管道放置存在一些缺陷。胃部吹气仍然可以将呼吸声传递到胸部，从而产生错误的提示。管壁雾气对于气管内定位既不敏感也不特异，但在结合其他确认措施时可能有帮助。应监测脉搏血氧饱和度，缺氧可能是插管不当导致的，但通常发现较晚。脉搏血氧饱和度的降低可能不是源于气管插管错位，因此不是确认有用的直接辅助手段。由于空气通过食管，在胸部中央听诊可能会错误地认为是呼吸音。此外，在多达 60% 的右主干插管病例中，可以听到相同的呼吸音。

有多种床边工具可准确定位气管内位置。通用定性比色二氧化碳计，当使用 pH 敏感纸暴露于气管中 CO_2 时通常从紫色变为黄色。接触胃内 CO_2 时可能会出现假阳性，但在这种情况下，二氧化碳浓度计会在 6 次呼吸中变回紫色。因此，在使用比色二氧化碳计时确保颜色变化是很重要的。与此工作原理类似，但连续呼气末端二氧化碳气相色谱提供了二氧化碳呼气量的定量评估，是一种更可靠的评估方法。它还有助于提供心脏骤停期间复苏质量的信息。然而，这也是确认气管内插管放置的主要限制因素，因为在灌注严重受限的患者中，可能没有可靠的 CO_2 交换和通气。

胸部 X 线检查是气管内插管的另一个必要辅助手段。它不能可靠地区分气管插管与食管插管，但可以用于确定适当的插入深度，排除主干插管，并确定其他潜在的肺部问题，如合并气胸、血胸、胸腔积液。在插管时，从牙槽嵴计算，以气管内插管尺寸的三倍为合适的深度（例如对于 7.0 气管内插管为 21cm）。在 X 线检查中，应调整深度，使气管内插管的尖端在隆凸上方 3～4cm 处。

食管检测装置是另一种检查气管内插管位置准确与否的方法。尽管在急诊室中不常用，但它快速且便宜，同时可以在院前环境中使用。该方法涉及注射器抽吸管，使用适配器将注射器连接到气管内插管。当气管内插管正确定位时，临床医生在抽吸期间将很少或遇不到阻力。相反，当气管内插管在食管中时，由于食管壁的塌陷，抽吸将遇到高阻力。

超声检查提供两种气管内插管放置验证方法。第一种方法是在插管过程中在环甲膜上使用线性探针。食管插管时应该增加食管阴影，引起"双泡"征。第二种方法涉及使用线性探针来验证双侧肺滑动，类似于检查以排除气胸。双侧肺滑动与正确放置的气管内插管一致。有多种方法可以验证正确的气管导管位置，直接可视化和二氧化碳测定法目前是最可靠和广泛使用的。本章讨论的各种技术都是必不可少的，因为使用多种方法验证可以给插管的临床医生和团队的其他成员提供最大程度的保证，这也是气管插管所需要的。

要点

- 确认气管内插管放置的理想方法是直视下插入气管。
- 听诊双肺呼吸音一致，双侧胸廓起伏一致和管壁有雾气有助于验证气管内插管，但结合其他确认方法。
- 比色和呼气末端二氧化碳测定法是适当验证气管内插管准确的重要辅助手段。
- 插管后应进行胸部 X 线检查，气管内插管尖端理想位于隆凸上方 3 ～ 4cm 处。
- 应采用多种验证方法确认插管在气管内的定位。

推荐阅读

[1] Brunel W, Coleman DL, Schwartz DE, et al. Assessment of routine chest roentgenograms and the physical examination to confirm endotracheal tube position. *Chest*. 1989;96: 1043–1045.

[2] McGillicuddy DC, Babineau MR, Fisher J, et al. Is a postintubation chest radiograph necessary in the emergency department? *Int J Emerg Med*. 2009;2:247–249.

[3] Reichman EF. Chapter 12. Confirmation of endotracheal intubation. In: Reichman EF, ed. *Emergency Medicine Procedures*. 2nd ed. New York, NY: McGraw-Hill, 2013.

[4] Rudraraju P, Eisen LA. Confirmation of endotracheal tube position: A narrative review. *J Intensive Care Med*. 2009;24(5):283–292.

[5] Vissers RJ, Danzl DF. Tracheal intubation and mechanical ventilation. In: Tintinalli JE, Stapczynski J, Ma O, et al., eds. *Emergency Medicine: A Comprehensive Study Guide*. New York, NY: McGraw-Hill, 2011.

第 8 章
球囊的使用
The Art of Bagging

Devin M. Keefe，著

球阀面罩（bag-valva mask，BVM）是一种普遍使用的复苏设备，在院前和急诊室都经常使用。有效的 BVM 通气是一项基本技能。它可以作为一种高效（尽管是暂时的）通气和氧合手段。然而，正确的 BVM 技术的复杂性往往被低估并且没有正式训练，这可能导致通气和氧合不充分或不适当。

一、设备

标准 BVM 由一个自动充气，可手动压缩的球囊组成，该球囊的一端连接到非呼吸阀和面罩，另一端可以连接到氧气源的储液器。袋子制成各种尺寸，适用于婴儿、儿童和成人患者。理论上，通过适当的密封，BVM 可以以 15L/min 的流速输送 100% 的氧气。实际上，大多数系统可提供约 75% 的氧气。为了最大氧气输送，提供的氧气流速必须超过给药的分钟通气量。当储液器容积不足以填充袋时，进气阀允许室内空气进入。

重要的是，BVM 不提供被动吹氧；BVM 主要用作正压通气装置。由于非呼吸鸭嘴阀仅在阀门上产生足够的压力变化时才施加氧气。在自主呼吸的患者（无球囊按压）中，氧气输送仅由患者自身的吸气负压驱动。在没按压的情况下，BVM 提供的 FiO_2 因设备而异，从 0.55 到 0.96 不等，具体取决于制造商阀门的合规性。因此，BVM 在自主呼吸患者中效果较差，并且需要手动辅助，即施与患者自身呼吸协调的正压。这点很重要，因为当 BVM 在自主呼吸的患者身上使用时，不能以非呼吸面罩或鼻插管相同的方式输送氧气流。通常，不知晓的医生会在插管期间向呼吸窘迫的患者使用静态 BVM，并认为他们正在为患者预氧合。实际上，BVM 的这种不恰当使用可能导致在快速程序插管（rapid sequence intubation，RSI）期间氧输送不良和快速去饱和。

无论何时进行呼吸道管理，始终确保所有必要的设备都近在咫尺。这至少包括脉搏血氧仪、氧气源、鼻咽和口咽导气管、舌片、水基润滑剂和带真空电源的 Yankauer 抽吸导管。

二、面罩密封

可以说，良好的 BVM 通气最重要的因素是面罩密封完全。面罩有各种尺寸，应适当选择。掩模垫的充气不足和过度充气都可能破坏密封。一些研究调查了面罩通气不良的可能因素，并比较了面罩密封技术。BVM 通气困难的可能因素很直观，包括肥胖症、Mallampati Ⅲ级或Ⅳ级、高龄、局限性下颌突出、甲颌间距过短、面部毛发的存在、无牙患者以及打鼾患者。

在单操作员 BVM 通气中，使用经典的 C-E 技术与拇指和食指形成 C 形环绕并稳定鼻子和嘴巴上的面罩，而第三、第四和第五位手指沿着下颌骨呈 E 形。适当伸展的颈部伸展，并突出下颌，将下颌拉入面罩，这对于确保呼吸道通畅至关重要。将面罩向下推到面部会造成按压和通气困难。哈特等人前瞻性地研究了训练人体模型上的单手与双手面罩密封，得出结论：双手操作产生更高的潮气量和峰值压力，表明密封性更好。当第二个操作者采用压缩袋时，有两种普遍接受的双手技术：①双手 C-E 技术，如上所述将双手定位在面罩的任一侧；② V-E 技术，在 V-E 技术中，双手的拇指和鱼际隆起在面罩连接器的两侧平行定位，而第二到第五手指在下颌骨上提供向前的推力。尚无证据支持哪种更好。

在讨论面罩密封时，无牙患者需要特别考虑。重新定位面罩，使得尾部边缘位于下唇上方（即将面罩向上移动，使得底部下沉到嘴中），可以通过更好地施加下颌推力，进而打开气道。如果有假牙，应将它们放在患者口中以优化 BVM 技术。

三、通气

适当的 BVM 通气技术的常见首字母缩写是 JAWS：

• J 下腭推力

• A 气道放置 [口咽和（或）鼻咽]

• W 协作

• S 小而缓慢的挤压

BVM 袋的最佳手动压缩应在 1 ～ 2s 内，每次呼吸提供 6 ～ 7ml/kg，并且不超过 12 次 /min 呼吸速率。对于严重阻塞性肺病患者，较低的呼吸频率（呼吸 6 ～ 8 次 /min）可能是合适的，以防止空气滞留。典型的成人 BVM 袋约 1.5L，因此请记住，手动压缩 1/3 袋时可提供 500ml 的潮气量；过度的压缩可能会带来不必要的大潮气量，密切关注速度和容量至关重要；BVM 通气的常见问题是过度通气和不适当的潮气量。大多数 BVM 都有一个弹出阀，可以释放超过 60cm H_2O 的压力。然而，理想的压力应保持在 30cm H_2O 以下，以消除气压伤或胃扩张。许多较新的 BVM 设置还包括呼气端口上的呼气末压力（positive end expiratory pressure，PEEP）阀，可预设定压力以减轻呼气末肺泡塌陷。

要点

• 确保高流量氧源以最大化 FiO_2。

• 优化面罩密封，头部伸展，下颌推力和口腔 / 鼻腔气道放置。

• 尽可能使用双操作员 BVM 技术。

• 装袋时注意速度、体积和压力。

• 在自主呼吸的患者身上使用 BVM 时，提供同步辅助呼吸。

• 在无牙患者中插入义齿或调整面罩位置。

推荐阅读

[1] Hart D, Reardon R, Ward C, et al. Face mask ventilation: A comparison of three techniques. *J Emerg Med*. 2013;44(5):1028–1033.

[2] Joffe AM, Hetzel S, Liew EC. A two-handed jaw-thrust technique is superior to the onehanded "EC-clamp" technique for mask ventilation in the apneic unconscious person. *Anesthesiology*. 2010;113(4):873–879.

[3] Kheterpal S, et al. Incidence and predictors of difficult and impossible mask ventilation. *Anesthesiology*. 2006;105:885–891.

[4] Neumar RW, Otto CW, Link MS, et al. Part 8: Adult advanced cardiovascular life support: 2010 American Heart Association Guidelines for Cardiopulmonary Resuscitation and Emergency Cardiovascular Care. *Circulation*. 2010;122(Suppl 3):S729–S767.

[5] Racine SX, et al. Face mask ventilation in edentulous patients: A comparison of mandibular groove and lower lip placement. *Anesthesiology*. 2010;112(5):1190–1193.

第 9 章
血压仍低：注意插管后的低血压
BP Still Low? Postintubation Hypotension

Alison Traver，著

危重患者的治疗包括建立和维持气道通畅，这通常需要进行气管插管（endotracheal intubation，ETI）。在急诊科，呼吸道管理通常要快速插管（rapid sequence intubation，RSI），使用起效快的镇静药和神经肌肉阻滞药。

插管并发症包括低氧血症、穿刺和插管后低血压（postintu-bation hypotension，PIH）。根据文献，PIH 被定义为在插管 60min 内发生的收缩压＜ 90mmHg。除非呼吸道完全不能工作，如果患者已经有低血压和（或）需要使用血管升压药，插管可能不安全。根据定义，这不是 PIH，但是对这些患者的治疗方法是相似的。

一、我们为什么要关心这些

低血压与住院患者高死亡率、住院时间长和进 ICU 独立相关，大约有 1/4 的患者因各种原因在气管插管（ETI）后出现低血压，理解 PIH 背后的生理，有助于在这种情况发生时做好准备。

（一）静脉回流不畅

1. 严重疾病常伴有血容量不足，导致患者灌注不良。

2. 诱导药和镇静药会突然消除交感神经兴奋，阻碍了内源性儿茶酚胺维持血压的代偿性作用。

3. 诱导药的使用可直接导致平滑肌松弛和血管舒张，降低血压。

4. 从自然通气（负压）到机械通气（正压）的过渡会增加右心房的压力。总结：高右心房压力和低系统压力意味着静脉回流减少。

（二）诱发因素

1. 并发症：慢性阻塞性肺疾病、糖尿病、慢性肾病、左心室功能障碍、肥胖。

2. 危险因素：老年、脓毒症、预负荷依赖、肾上腺素能状态、低血流动力学插管、心动过速、应用血管紧张素转化酶抑制药（angiotensin-converting enzyme inhibitor，ACEI）。

3. 休克指数（shock index，SI）≥ 0.8。

总结：这些过程需要气管插管，同时也是引起气管插管并发症的常见危险因素。

（三）新的或进展的医疗问题

1. 自主呼气末正压通气、气胸。

2. 急性冠状动脉综合征（acute coronary syndrome，ACS）、心包积液，心脏压塞、心律失常。

3. 出血、血容量减少。

二、处理 PIH

评估患者发生 PIH 的风险，优化患者的血流动力学状态，以阻止 PIH 的发生。无论缓解策略如何，都要做好准备，及早发现问题并迅速进行干预。

（一）预测和预防

休克指数、并发症以及年龄是最有助于预测患者在插管后出现低血压的因素。休克指数为心率 / 收缩压，要明确并发症情况和年龄。

评估血容量状态。除非血容量超负荷，否则应根据经验给予补液治疗。将液体置入压力袋中，如需要可以对其充气。确保足够的静脉注射通路，应开放两条静脉通路。

对于高危患者，可考虑在插管前使用血管升压药，或者在床旁备用。根据科室政策，可以考虑通过静脉小壶使用血管升压药。肾上腺素和去氧肾上腺素是很好的选择，去氧肾上腺素可能更好。在心动过速患者中，它是一个纯粹的肾上腺素能激动剂。

在此过程中选择最佳的药物治疗方案并调整剂量。所有的诱导药物都将导致患者因交感神经阻滞而引起低血压；因此在预防并发症方面，剂量调整变得更加重要。

（二）减少诱导剂剂量

异丙酚的剂量应减少 90%。依托咪酯可以减少 50%，但剂量较低时是否有足够的麻醉效果，相关文献论述有限。氯胺酮对高危患者是有益的，因为它能引起交感神经强烈兴奋，并且起效快。0.5mg/kg 被推荐作为处理疼痛和药物分解的标准剂量。麻醉患者如果出现了低血压或者心脏输出减弱应加大剂量，例如，琥珀胆碱可以增加到 2mg/kg，罗库溴铵可增加至 1.6mg/kg。

（三）识别并干预

要了解患者在何时发生了什么，应监测血压，可以考虑建立一条动脉线。如果确定了 PIH，要有系统的干预措施：

1. 开放液体，泵上压力袋，确保足够的入液量。

2. 听两侧呼吸音，触诊皮下气肿，排除气胸；如有必要，予胸部减压。

3. 触诊脉搏，根据高级生命支持（ACLS）指南进行复苏。

4. 做心电图（EKG），排除急性冠状动脉综合征和心律失常。

5. 进行胸部超声检查。评估心脏活动，排除心脏压塞、McConnell 征可能提示心肌劳损和肺栓塞。

6. 断开呼吸机，排除呼吸叠加和内源性 PEEP。

7. 启用血管升压药（静脉注射或推注）。

8. 重复检查，排除酸碱平衡紊乱。

9. 调整呼吸机设置，根据肺保护原则进行设置。

10. 放置鼻胃管以减少胃胀，产生的肺内压增加。

11. 调整插管后镇静用药。从低剂量开始，但要使患者感觉舒适。可同时应用血管升压药和镇痛药，如果药物（如异丙酚）可直接导致低血压，应该考虑用另一种药物替换。

要点

- 诱导剂是抗交感神经兴奋的，所有依靠内源性儿茶酚胺来维持血压的患者都会导致低血压。
- 应用休克指数和通过对年龄和并发症彻底的评估，来预测患者气管插管后低血压风险。
- 通过优化血容量状态、使用血管升压药物和调整诱导剂的剂量来预防 PIH。
- 待在患者附近并实时监测生命体征，及早识别 PIH。
- 对 PIH 进行快速、系统的干预。

推荐阅读

[1] Bersten AD, Soni N, eds. Mechanical ventilation. In: *Oh's Intensive Care Manual*. 7th ed. Butterworth-Heinemann, 2014:364–374.e3.

[2] Brenner B, Corbridge T, Kazzi A. Intubation and mechanical ventilation of the asth- matic patient in respiratory failure. *J Emerg Med*. 2009;37(S2):S23–S34. doi:10.1016/j. jemermed.2009.06.108.

[3] Bronchospastic Blood Pressure Badness. *Life in the Fast Lane*, 2010. Available at: http://lifein- thefastlane.com/pulmonary-puzzle-013/. Accessed on October 10, 2015.

[4] EMCrit. *EMCrit Podcast 104—Laryngoscope as a Murder Weapon Series: Hemodynamic Kills*. Available at: http://emcrit. org/podcasts/intubation-patient-shock/. Published August 5, 2013. Accessed on October 10, 2015.

[5] Heffner A, Swords D, Kline J, et al. The frequency and significance of postintuba- tion hypotension during emergency airway management. *J Crit Care*. 2012;27(4): 417.e9–417.e13.

[6] Heffner A, Swords D, Nussbaum M, et al. Predictors of the complication of postintu- bation hypotension during emergency airway management. *J Crit Care*. 2012;27: 587–593.

[7] Manthous C. Avoiding circulatory complications during endotracheal intubation and ini- tiation of positive pressure ventilation. *J Emerg Med*. 2010;38(5):622–631. doi:10.1016/j. jemermed.2009.01.018.

[8] *Troubleshooting Mechanical Ventilation. ICU Web*. Available at: http://www.aic.cuhk.edu.hk/ web8/Mech%20vent%20 troubleshooting.htm. Published April 2014. Accessed on Octo- ber 10, 2015.

[9] Young Kim W, Kwan Kwak M, Sung Ko B, et al. Factors associated with the occurrence of cardiac arrest after emergency tracheal intubation in the emergency department. *PLoS One*. 2014;9(11):e112779. doi:10.1371/journal.pone.0112779.

相关链接

[1] Bronchospastic Blood Pressure Badness: http://lifeinthefastlane.com/pulmonary- puzzle-013/

[2] Laryngoscope as a Murder Weapon—Hemodynamic Kills: http://emcrit.org/podcasts/ intubation-patient-shock/

[3] The frequency and significance of PIH during emergency airway management.

[4] Predictors of the complication of postintubation hypotension during emergency airway man- agement.

[5] Troubleshooting Mechanical Ventilation: http://www.aic.cuhk.edu.hk/web8/Mech%20 vent%20troubleshooting.htm

第 10 章
寻找位置：位置选择和减少中心静脉置管并发症
Finding the Site: Site Selection and Minimizing Complications for Central Line Placement

Dilnaz Panjwani, Richard Paul，著

一、避免动脉损伤

动脉穿刺和血肿形成是中心静脉置管最常见的并发症。通常，这些并发症是由于局部扩张和动脉置管引起的，而不是由最初的穿刺造成的。因此，确保静脉插管和确认导丝进入了静脉系统是至关重要的。超声引导和压力测量两种技术可减少导管插入动脉的发生率。

（一）超声引导

采用二维动态超声成像，穿刺针尖端可实时可视化进入静脉，能显著降低动脉穿刺率。许多报告显示，尽管使用了超声波针引导，将导管插入动脉仍然存在，推测原因包括在移除超声探头后，将针头移到动脉中，把针头的轴误为尖端，并在针尖进入静脉腔内之前形成一条通道。为了减少动脉插管，超声可以在扩张血管之前确定导丝位置。

（二）压力测量

第二种避免误入动脉的方法是测量针内压力。研究表明，近 1% 的误入动脉插管无法根据针头血液的颜色和血液的搏动确认。一项纳入超过 9000 例中心静脉置管的大型回顾性研究结果表明，强制使用压力测量可以避免插管误入动脉。在中心静脉置管时，有几种方法可以进行压力测量。

方法是将无菌管系在针或短的塑料导管上，并在观察血液上升的同时保持垂直。持续上升的血液和从管中溢出的血液表明动脉压力，而停止上升或逐渐开始下降的血液则表示静脉放置。也有商用的无菌压力表可用来测量静脉压力。应该注意的是，无菌管或压力表可以附着在针毂或包内的短塑料导管上。建议使用导丝，因为在连接针头的时候，对管子的操纵会导致针尖移动，要么进入动脉，要么完全脱离静脉。这种方法在血压低的患者中可能是无效的，因为他们的低动脉压力可能被误认为是静脉压力。

二、锁骨下入路

位置的选择对于避免并发症和提高成功率至关重要。锁骨下入路对佩戴颈托的患者或必须保持端坐呼吸的患者很有帮助。然而，锁骨下静脉并不能用手指触及，这限制了在穿刺到动脉时实施压迫止血。此外，锁骨会影响用超声来观察静脉。锁骨下静脉置管可由锁骨上入路或者锁骨下入路置入。研究结果表明，锁骨上入路出现类似医源性气胸的并发症较低，且成功率比锁骨下入路高。

三、颈内静脉入路

在定位目标静脉和分界邻近动脉方面，颈静脉入路相比其他入路超声显像效果更具优势。此外，如果不慎穿刺到动脉，这个位置可较容易地压迫止血，也更容易观测到血肿的增大。然而，在胸部按压、复杂的气道管理或颈部损伤佩戴颈托的患者，采用颈内静脉入路可能较为困难。

四、股静脉入路

股静脉入路对进行胸外按压的患者是有用的，因为插入位置远离活动的胸壁，没有发生医源性气胸的风险，也可以压迫动脉。然而，尽管研究结果很多，长期股静脉入路导管导致的深静脉血栓形成的风险明显升高，而导管相关性血液感染的发生率也可能更高。

要点

- 利用实时二维超声实现静脉置管成功率的最大化。
- 在扩张和导管插入之前，利用超声波确认导丝的放置长度，尽可能避免扩张动脉。
- 用无菌管或数字测压法测试压力，确认静脉放置位置，但不适于低血压患者。
- 使用锁骨下入路来减少医源性气胸的风险。
- 考虑患者的解剖、临床情况和穿刺位点特异性风险，选择最合适的中心静脉置管方法，以减少短期和长期并发症。

推荐阅读

[1] Blaivas M.Video analysis of accidental arterial cannulation with dynamic ultrasound guidance for central venous access. *J Ultrasound Med*. 2009;28:1239–1244.

[2] Bowdle A.Vascular complications of central venous catheter placement :Evidence-based methods for prevention and treatment. *J Cardiothorac Vasc Anesth*.2014；28(2):358-368.

[3] Ezaru CS, Mangione MP, Oravitz TM, et al. Eliminating arterial injury during central venous catheterization using manometry. *Anesth Analg*. 2009;109:130–134.

[4] Hind D, Calvert N, McWilliams R, et al. Ultrasonic locating devices for central venous can- nulation: Meta-analysis. *BMJ*. 2003;27:361.

[5] Kusminsky R. Complications of central venous catheterization. *J Am Coll Surg*. 2007;204: 681–696.

第 11 章
心脏骤停的处理
Managing Cardiac Arrest

E. Timpano，著

心脏骤停（cardiac arrest，CA）可被定义为心脏功能的急性丧失，可能发生在一瞬间，也可能发生在一系列症状之后，最终导致血液循环停止。

在临床上，CA 的三个典型特征是无脉搏、无反应和濒死呼吸或无呼吸。据估计，美国每年发生院外 CA 的病例为 25 万～ 42 万，是全美最常见的死亡原因之一。CA 有许多潜在的病因，缺血性心脏病是最常见的。CA 主要有四种传导节律，前两种是心室纤颤和无脉冲的室性心动过速（ventricular fibrillation and pulseless ventricular tachycardia，VF/pVT），这些是可电击的，可获得更佳的预后。另外两种是不可电击的，包括无脉冲电活动（pulseless electrical activity，PEA）和心脏停搏。即使是紧急医疗救助人员在院前进行的急救患者中，神经系统完整的出院存活率大概是 8%。然而，在某些情况下，生存率显示接近 50%，表明在 CA 救治方面仍有很大的改善空间。这种差异似乎并不在于新技术或先进技术的使用，而是在于如何快速有效地完成基本 CA 处理的操作。

无论在家里、公共场合，还是在医院里，及时地发现 CA 是关键。早期激活紧急反应系统，启动高质量的心肺复苏（cardiopulmonary reuscitation，CPR），并加速使用自动体外除颤器（automated external defibrillators，AEDs）是绝对重要的。快速、高质量的 CPR 可以阻止可除颤的心律向非可除颤的心律发展，并提高除颤的成功率、存活率和神经系统的完整性。遗憾的是，只有不到一半的院外 CA 患者会接受心肺复苏术，而 AEDs 的使用率只有 10%。即使有最先进的技术，这些基本部分，特别是早期的除颤和高质量的 CPR，仍然是 CA 复苏的支柱。

在大多数情况下，只要按一下按钮就可以依靠设备发出标准化电击，但同样的道理并不适用于心肺复苏。高质量的 CPR 比简单地按压患者的胸部要有用得多，这是至关重要的。即使高质量的 CPR 是为数不多的改善 CA 结果的干预措施之一，但在许多情况下，它仍未达到。高质量 CPR 中最常见的缺陷是胸部按压的速度和深度不够。双手放在患者胸骨的下半部分，应以 100 ～ 120 次 /min 的速度进行按压，按压幅度最低为 5cm，但不要超过 6cm。按压者应在按压后充分回弹，避免仅仅放在胸壁上。

适当的通气频率也很重要。一个单一的复苏者应该遵循30：2的按压-人工通气比率。如果有额外的工作人员在场，每6s（每分钟10次）就应实施一次人工通气。

胸部按压的暂停时间不得超过 10s。这意味着在 CA 复苏过程中，如人工呼吸、脉搏检查、节律分析、除颤等，都不应该停止按压超过这个时间。电击后应立即恢复按压，按压应至少占复苏总时间的 60%。

有观察性研究显示，当提供有效的高质量的 CPR 时，除颤率、心肺骤停后自主循环恢复率（return of spontan-eous circulation，ROSC）和出院存活率更高。其他的治疗方法和辅助治疗也可以考虑，但有效的高质量 CPR 和早期的除颤仍然是两种最有益和最关键的干预措施。

在急诊科或其他具有适当配备的环境中，可以考虑更先进的治疗方法。呼吸道管理辅助、生理监测和超声检查只是其中的几个。CA 中药物应用也扮演重要角色，将在其他地方讨论。这些疗法的使用永远不应该优先考虑，也不应破坏高质量的 CPR。

例如，在 CA 中经常会遇到需要放置人工气道，例如气管内导管（endotracheal tube，ETT），或是使用袋式面罩换气。截至 2015 年，根据 AHA 报道没有任何研究证据支持常规人工气道。有效的袋罩式通气尽管侵入性较低，但仍需要相当的技巧。因此，是否进行人工气道建立取决于操作者的专业知识。如果放置了一个 ETT，连续二氧化碳浓度监测或末端潮汐 CO_2（end-tidal，$ETCO_2$）监测，是确认和持续评估正确放置的首选，也是最可靠的方式。

二氧化碳浓度监测图谱也是在 CA 救治过程中合理利用的几个参数之一。这些可以提供患者病情的实时反馈，并帮助评估 CPR 质量和早期检测 ROSC。然而，在撰写本书时，还没有任何研究确切地证明使用这些方法可以改善生存或保存完整的神经系统结果。2015 年最新的 ACLS 指南仍然包括使用 $ETCO_2$（< 10mmHg）的最大值和动脉舒张期波形（< 20mmHg），以鼓励更好地进行 CPR。他们还注意到，当 $ETCO_2$ 测量突然增加 40mmHg 以上，或产生自发性动脉压力波时，提示 ROSC。

最后，超声已逐渐被纳入在 CA 处理中。当一名有经验的超声医师在场时，这一模式既可证实 ETT 的位置，也可用于评估 CA 的可逆原因，例如，心包填塞、气胸、无脉性电活动 CA 导致的低血容量等。总的来说，目前的数据还没有显示出任何远期获益。

一般来说，CA 复苏应该始终由一名指定的领导者协调所有工作，密切关注确保高质量 CPR 的正确实施。此外，如果需要应该允许家属在场。最后，应考虑完成复苏后的观察期，评估整体表现并确认未来改进的地方。

要点

- 及早发现 CA，及时实施高质量的 CPR 至关重要，可改善患者的生存状况。
- 高质量的 CPR 包括保证适当的胸部按压频率和深度，允许胸壁回弹，避免过度通气，在 60% 的复苏过程中，按压暂停时间不能超过 10s。
- 心室颤动和无脉性室性心动过速的早期除颤改善了患者生存预后，不应延误。
- 在适当的情况下，只要不中断高质量的 CPR，CA 的高级和辅助治疗可能是合理的。对于这些技术的日常使用，有太多的数据但无法给出明确的建议。
- 应该有一个被指定的负责人来协调复苏工作，如有必要应该允许亲属在场，在复苏之后应该有一个观察期，进行整体评估；这些是在 CA 救治中需要关注的要点。

推荐阅读

[1] Bhanji F, Finn JC, et al. Part 8: Education, Implementation, and Teams: 2015 International Consensus on Cardiopulmonary Resuscitation and Emergency Cardiovascular Care Sci- ence With Treatment Recommendations. *Circulation*. 2015;132(16 Suppl 1):S242–S268.

[2] Brooks SC, Anderson ml, et al. Part 6: Alternative techniques and ancillary devices for car- diopulmonary resuscitation: 2015 American Heart Association Guidelines Update for Car- diopulmonary Resuscitation and Emergency Cardiovascular Care. *Circulation*. 2015;132(18 Suppl 2):S436–S443.

[3] Kleinman ME, Brennan EE, et al. Part 5: Adult basic life support and cardiopulmonary resus- citation quality: 2015 American Heart Association Guidelines Update for Cardiopulmo- nary Resuscitation and Emergency Cardiovascular Care. *Circulation*. 2015;132(18 Suppl 2): S414–S435.

[4] Link MS, Berkow LC, et al. Part 7: Adult advanced cardiovascular life support: 2015 American Heart Association Guidelines Update for Cardiopulmonary Resuscitation and Emergency Cardiovascular Care. *Circulation*. 2015;132(18 Suppl 2):S444–S464.

[5] Neumar RW, Shuster M, et al. Part 1: Executive summary: 2015 American Heart Associated Guidelines Update for Cardiopulmonary Resuscitation and Emergency Cardiovascular Care. *Circulation*. 2015;132(18 Suppl 2):S315–S367.

[6] Ross C, Schwab TM. Cardiopulmonary arrest. In: Wolfson AB, Hendey GW, et al., eds. *Har- wood-Nuss' Clinical Practice of Emergency Medicine*. 5th ed. Philadelphia, PA: Lippincott Williams & Wilkins, 2010:28–38.

[7] Ward KR, Kurz MC, Neumar RW. Adult resuscitation. In: Marx JA, Hockberger RS, et al., eds. *Rosen's Emergency Medicine: Concepts and Clinical Practice*. Vol. 1. 8th ed. Philadel- phia, PA: Saunders/Elsevier, 2014:88–97.

相关链接

[1] AboutCardiac Arrest. American Heart Association. Available at: http://www.heart.org/HEARTORG/Conditions/More/CardiacArrest/About-Cardiac-Arrest_UCM_307905_ Article.jsp. Updated December 10, 2014. Accessed November 12, 2015.

[2] Cardiac Arrest Circular Algorithm. ACLS Training Center. Available at: https://www.acls. net/images/algo-arrest.pdf. Accessed November 12, 2015.

[3] CPR & First Aid Emergency Cardiovascular Care. Available at: https://eccguidelines.heart. org. Accessed November 12, 2015.

第 12 章
心脏骤停的药物治疗时间
Medications in Cardiac Arrest: Time for a Requiem?

Bachar Hamade，著

1968 年，Redding 和 Pearson 发现，由于心室颤动（ventricular fibrillation，VF）而导致心脏骤停的狗，在进行心肺复苏时使用肾上腺素，心肺复苏更为成功；此后，美国心脏协会（American Heart

Association，AHA）建议，在 ACLS 和心血管急救（emergency cardiovascular care，ECC）中使用许多药物。

然而，这些药物并没有经受住时间的考验。由于缺乏有益证据支持，其中许多药物已经被删除，在 2000 年的 ACLS 指南中推荐的普鲁卡因胺和缓冲液在 2005 年指南中已被删除，在最近的 ACLS 指南中[①]，阿托品和利多卡因不再被推荐用于无脉搏的心肺复苏。但是有一些药物（包括上述药物）在特殊情况下仍然被推荐使用。美国心脏协会推荐的目前治疗心脏骤停的药物如下。

一、肾上腺素

在 ACLS 指南中，尽管支持肾上腺素的证据较弱，但其一直被推荐使用。2014 年，大规模的文献系统评价发现，只有一项随机对照试验（randomized controlled trial，RCT）将肾上腺素与安慰剂进行比较，结果显示，在院外心脏骤停后，与安慰剂组相比较，肾上腺素组 ROSC 和生存率更高。然而，试验表明，长期的神经系统结果和生存率并无差异。目前，美国心脏协会仍然建议通过静脉注射（intravenous，IV）或骨髓腔内注射（intraosseous，IO）路径，或 2 ～ 2.5mg 的气管内给药，每 3 ～ 5min 应用一次 1mg 剂量的肾上腺素（浓度 1 ∶ 10000）。

二、血管升压素

2005 年，一项对三个 RCTs 的 Meta 分析，将加压素与肾上腺素作为心脏骤停的一线血管升压素，并没有显示出在 ROSC、生存率或神经系统结果方面有任何差异。2010 年，美国心脏协会建议 40U 的抗利尿激素（IV 或 IO）可以取代第一或第二剂量的肾上腺素。这在最近的 2015 年更新中已经发生了变化；由于它与肾上腺素相当，AHA 已经简化了它的算法，不再推荐使用抗利尿激素。

三、胺碘酮

胺碘酮是一种 1、2、4 阶段抗心律失常药，它的使用目前被推荐用于治疗难治性心律失常，即室性心动过速（ventricular tachycardia，VT）和 VF。2013 年的一项系统性综述结果显示，与安慰剂相比，胺碘酮对出院生存率没有任何益处，但却显示出更高的 ROSC 比率和生存率。2010 年的 ACLS 指南建议初始剂量为 300mg，后续 150mg 的胺碘酮 IV/IO，用于治疗难治性心室颤动或无脉搏的 VT。

---

① 该协会此前每 5 年发布一次 ACLS 的更新，2015 年是最新的更新。美国心脏协会对 CPR 和 ECC 的指导方针现在将通过基于 web 的格式不断更新。最新的更新可以在 https://ecc:://www.heart.org 找到。

四、利多卡因

在 2010 年的 ACLS 指南中，美国心脏协会取消了利多卡因作为标准的抗心律失常药物应用于对心肺复苏和心肺除颤无效的可电击心律。然而，该指南仍然建议如果胺碘酮不可用，应考虑利多卡因。在最近的 2015 年美国心脏协会的更新中，如果骤停是由于 VT 或 VF 引起的，那么在 ROSC 之后，应考虑使用或沿用利多卡因。

五、硫酸镁

硫酸镁可用于心脏骤停的特殊情况。对于多形性室速（与延长 QT 间期相关），硫酸镁可以作为 IV/IO 用药，在 10ml 5% 葡萄糖溶液中稀释 1～2g。

六、碳酸氢钠

在以往的 ACLS 指南中，建议在心脏骤停期间常规使用碳酸氢钠。然而，由于多种原因，这项建议早已被删除。碳酸氢钠可通过降低全身血管阻力，来降低脑灌注压。但碳酸氢钠也可能导致碱中毒，将氧血红蛋白的饱和曲线左移，从而抑制氧释放到组织中。此外，通过产生过量的二氧化碳，它可能会导致酸中毒。然而，在某些特殊情况下，碳酸氢钠确实有好处。例如，在晚期肾脏疾病的患者中，存在代谢性酸中毒或疑似高钾血症，或三环类抗抑郁药（tricyclic antidepressant，TCA）过量，碳酸氢钠可以提高血清 pH 和增加钠水平。在这些情况下，碳酸氢钠（8.4% 溶液，1mg/ml）可按 1ml/kg 剂量使用。

综上所述，虽然在心脏骤停中使用各种药物的证据非常薄弱，但美国心脏协会的指导原则仍建议使用许多此类药物。临床医生必须提高警惕，关注在复苏期间服用这些药物可能带来的利弊。

要点

- 肾上腺素仍是在心脏骤停中使用最广泛的药物，无论其表现如何。
- 血管升压素因其与肾上腺素相当的性质已不再被推荐使用。
- 胺碘酮可被用于心脏骤停伴难治性 VT 或 VF。
- 硫酸镁被推荐用于多形性 VT，也称为"尖端扭转型室性心动过速"。
- 碳酸氢钠被推荐用于严重酸中毒、高钾血症和三环类抗抑郁药过量。

推荐阅读

[1] Huang Y, He Q , Yang M, Zhan L. Antiarrhythmia drugs for cardiac arrest: A systemic review and meta-analysis. *Crit Care*. 2013;17(4):R173.

[2] Lin S, Callaway CW, Shah PS, et al. Adrenaline for out-of-hospital cardiac arrest resuscita- tion: A systematic review and meta-analysis of randomized controlled trials. *Resuscitation*. 2014;85(6):732–740.

[3]　Neumar RW, Otto CW, Link MS, et al. Part 8: adult advanced cardiovascular life support: 2010 American Heart Association Guidelines for Cardiopulmonary Resuscitation and Emer- gency Cardiovascular Care. *Circulation*. 2010;122(18 Suppl 3):S729–S767.

[4]　Neumar RW, Shuster M, Callaway CW, et al. Part 1: Executive summary: 2015 American Heart Association Guidelines Update for Cardiopulmonary Resuscitation and Emergency Cardiovascular Care. *Circulation*. 2015;132(18 Suppl 2):S315–S367.

[5]　Vanden Hoek TL, Morrison LJ, Shuster M, et al. Part 12: cardiac arrest in special situations: 2010 American Heart Association Guidelines for Cardiopulmonary Resuscitation and Emergency Cardiovascular Care. *Circulation*. 2010;122(18 Suppl 3):S829–S861.

第 13 章
通气参数设置
What Are Your Vent Settings, Bud?

Kelley Crane，著

急诊科多重点强调气管插管的放置，然而，与气管插管同样重要的是插管后呼吸机参数的设置。患者目前在急诊科花费的时间较以往更长。因呼吸机并非友善的设备，参数设置需要优化。有这么多不同的通气模式和设置，该从在哪里开始。答案是从选择模式开始。

在急诊科，辅助控制是针对大多数患者的推荐模式。辅助控制的优势不仅在于它是一种多功能的模式，可用于包括呼吸道保护、缺氧、慢性阻塞性肺疾病（chronic obstructive pulmonary diseases，COPD）、哮喘和代谢紊乱等多种适应证，还因为这种模式最容易被急诊科医师接受。辅助控制是一种完全支持模式，它以固定的速率提供固定的潮汐量（tidal volume，V_t），并且无论患者使用哪些呼吸模式，整个 V_t 在一定的速率上都是给定的。为了简化，所有的设置都在假设所选的通气模式为辅助控制模式下进行讨论。一旦通气口在辅助控制上，就会附加四个设置：潮气量、呼吸频率、氧合指数，以及呼气末正压。

一、潮气量

潮气量（tidal volume，Vt）是气体的体积，排气口将通过气管插管输送。对于正常肺和有 ARDS 的患者，使用较低的潮气量可以降低肺损伤的发展，降低死亡率。在正常肺的患者中，按理想体重计算，潮气量 6～8ml/kg 通常是足够的。对于哮喘、COPD 或 ARDS 患者，呼吸机相关肺损伤（ventilator-associated lung injury，VALI）的风险增加，应使用 6ml/kg 的潮气量，以保护肺部。理想体重的计算公式：男性：50+2.3［身高（英寸）－60］、女性：45+2.3［身高（英寸）－60］。

二、呼吸频率

在无阻塞性病变（哮喘、COPD）或高碳酸血症的患者，以 16 ～ 18 次 / min 的速率开始。有阻塞性病变的患者需要 10 ～ 12 次 / min 的速率来预防 VALI，而高碳酸血症患者可能需要更高的呼吸速率，以帮助患者释放过量的二氧化碳。在这些酸中毒的患者中，以 20 次 / min 的速率开始，并经常复查血气来调整速度。虽然通过提高呼吸速率以降低 $PaCO_2$ 可以使血气值看起来接近正常，但在这些通气患者中，更高的 $PaCO_2$ 水平是可以接受的，而且通常是必要的。只要 pH 保持 > 7.2，这种被称为"允许性高碳酸血症"的做法可以接受。pH < 7.2 被认为与减少组织灌注和氧合有关，因此应避免。

三、氧合指数

氧合指数（oxygenation index，FiO_2），100% 的氧气为气管插管之前或过程中发生的缺氧提供了保护，但是氧毒性已经被证明对患者的预后有害，也应该避免。虽然还没有完全理解，但是有理论认为过度氧合会导致氧自由基的形成，可能导致炎症和细胞死亡。由于这些原因，一旦建立完气管插管，在插管后立即应将患者用于插管时呼吸道保护或增加代谢要求所制定的 FiO_2 降低到 40%。在因缺氧或阻塞性病变而插管的患者中，应以更多的气道管理和少量的增加 FiO_2 来完成，应尽量避免氧中毒。在得到第一次血气分析结果并确认足够的氧合后，减少 FiO_2。对于 COPD 患者，应继续保持 88% ～ 92% 的氧饱和度，对于所有其他患者来说，氧饱和度可在 90% ～ 95% 之间。不建议让患者处于 100% 的饱和状态，因为 100% 的饱和度与 PaO_2 不直接相关。相反，应使用血气分析来确定氧合状态并防止过度氧合。

四、呼吸末正压通气

呼吸末正压通气（positive end-expiratory pressure，PEEP）是指在呼气结束时肺部存在的压力，为了简化，所有患者可考虑从 $5cmH_2O$ 开始。$5cmH_2O$ 不会对患者造成任何伤害，不管他们插管的原因是什么，通过防止肺残气量的差降低来减少肺不张。如果患者仍然是缺氧的，即使是 100% 的 FiO_2，也要考虑增加 PEEP。每次增加 3 ～ $5cmH_2O$。

一旦设置辅助控制通气及 V_t、RR、FiO_2 和 PEEP，可以通过进一步操作最大化通气：改变吸气呼气比率（I/E 比率），检查气道平台压，并在适当的时候给 ARDS 患者实施俯卧位通气。

五、吸气呼气比率

可以调整 I/E 比率，以帮助减少高碳酸血症的发生。常规预设的 I/E 比率为 1：2，这适用于大多数患者。在阻塞性呼吸道疾病的患者中，考虑将 I/E 比率改为 1：4 或 1：5。调整该比率可减少继发于叠加呼吸和不完全性呼气的空气残留。空气滞留和自主呼气末正压（Auto PEEP）阻碍静脉的回流并导致呼气减少，对人体是有害的。为了调整 I/E 比率，可调整吸气流速（V_i），吸气流速自动设置为 60L/min，可调整至 100L/min，以快速提供潮气量，进而延长呼气时间。

六、吸气平台压

吸气平台压（Plateau Pressure，PP），小气道和肺泡的压力可以通过按压吸气暂停按钮来检查。向呼吸治疗师咨询如何在需要的情况下执行。如果 PP > 30，患者就有气压伤的危险，需要降低潮气，以防止气压伤。降低 V_t 0.05 ～ 1ml/kg 并复查。

七、俯卧位

与仰卧位相比，将 ARDS 患者置于俯卧位可以增加氧通气量。除了增加氧合，在 ARDS 患者俯卧位和仰卧位的比较研究中，俯卧位患者的死亡率也较高。

一旦制定完成最初的通气设置并完成了微调，有几种不同的方法来评估是否达到了通气目标：血气分析、连续的二氧化碳浓度监测以及最重要的目测患者舒适度。在血气分析时，应在调整后 20 ～ 30min 结果稳定后，再对通气状况进行准确的评估。连续的二氧化碳浓度监测也很有用，因为它反映了患者实际 $PaCO_2$ 的下限。虽然它与 $PaCO_2$ 没有精确的关联，但它可以是一个起点。例如，如果患者的二氧化碳浓度在插管后继续增加，那么证明患者血液可能会变酸。知道这一点，无须等待血气的结果就可以做出调整。最后，简单地观察患者知道设置是否成功。如果患者看起来很不舒服，并且正在与通气进行对抗，那么有两个问题：患者没有完全镇静，或者是由于缺氧而造成的不适。如果镇静作用是充分的，可以考虑尽早进行通气调整。

要点

- 在急诊科大多数患者中，辅助控制是推荐的模式。
- 肺正常的患者推荐以理想体重计算 6 ～ 8 ml/kg 的潮气量。
- 16 ～ 18 次 / min 的呼吸频率对于肺部正常的患者来说是很好的开始，而在高碳酸血症患者中，呼吸频率应为 20 次 / min；阻塞性疾病的患者，应为 10 ～ 20 次 / min。
- 在大多数患者中，PEEP 从 5 cmH$_2$O 开始。
- 气管插管后尽快地将 FiO$_2$ 从 100% 降到 40%。

推荐阅读

[1]　Briel M, Meade M, Mercat A, et al. Higher vs. lower positive end-expiratory pressure in patients with acute lung injury and acute respiratory distress syndrome: Systematic review and meta-analysis. *JAMA*. 2010;303(9):865–873. doi:10.1001/

jama.2010.218.

[2] Fuller BM, Mohr NM, Drewry AM, et al. Lower tidal volume at initiation of mechanical ventilation may reduce progression to acute respiratory distress syndrome: A systematic review. *Crit Care*. 2013;17(1):R11. doi:10.1186/cc11936.

[3] Guerin C, Reigner J, Richard JC, et al. Prone positioning in severe acute respiratory distress syndrome. *N Engl J Med*. 2013;368(23):2159–2168. doi:10.1056/NEJMoa1214103.

[4] Mach WJ, Thimmesch AR, Pierce JT, et al. Consequences of hyperoxia and the toxicity of oxygen in the lung. *Nurs Res Pract*. 2011;2011:260482. doi:10.1155/2011/260482.

[5] Neto AS, Cardosa SO, Manetta JA, et al. Association between use of lung-protective ventilation with lower tidal volumes and clinical outcomes among patients without acute respiratory distress: A meta-analysis. *JAMA*. 2012;308(16):1651–1659. doi:10.1001/jama2012.13730.

[6] Ni Chonghaile M, Higgins B, Laffey JG. Permissive hypercapnea: Role in protective lung ventilation strategies. *Curr Opin Crit Care*. 2005;11(1):56–62. doi:10.1097/00075198- 200502000-0009.

[7] Petrucci N, De Feo C. Lung protective ventilation strategy for the acute respiratory dis- tress patient. *Cochrane Database Syst Rev*. 2013;(2):CD003844. doi:10.1002/14651858. CD003844.pub4.

[8] Suds S, Friedrich JO, Taccone P, et al. Effect of prone positioning during mechanical ventila- tion on mortality among patients with acute respiratory distress syndrome: A systematic review and meta-analysis. *CMAJ*. 2014;186(10):E381–E390. doi:10.1503/cmaj.140081.

[9] The Acute Respiratory Distress Syndrome Network. Ventilation with lower tidal volumes as compared with traditional tidal volumes for acute lung injury and acute respiratory distress syndrome. *N Engl J Med*. 2000;342:1301–1308. doi:10.1056/ NEJM200005043421801.

第 14 章
心脏骤停后的护理
After the Cardiac Arrest: Postarrest Care

Chidubem Iloabachie，著

ROSC 是急诊医学中最令人满意的情况。但很容易忘记的是，抢救的重点仍然是最大限度地提高患者神经功能恢复的可能性。虽然该领域的研究是有限的，但据有文献支持的客观证据。对于 ROSC 患者，每个问题都应该考虑在内。

一、最大限度优化灌注

第一个目标是优化心肺功能，最终恢复器官灌注。应避免低血压，一般定义为平均动脉压（mean arterial pressure，MAP）＜ 65mmHg 或收缩压＜ 90mmHg。在所有病例中，从晶体液开始补液都是合理的，尽管那些因出血而心脏停搏的人可能会从血液制品中获益更多。当低血压持续存在时，应加用

血管升压药和强心药。当心脏功能受损时（如心肌梗死、严重脓毒症），这种情况更有可能发生，而且可能是停搏的主要病因。

同样，应该避免缺氧。如果存在持续缺氧的问题，并且只有一种有效的通气策略，考虑使用气管内插管建立明确的气道。给予患者使用呼吸机，并给予充分的呼吸支持，特别是患者无法遵医嘱时。开始时，FiO_2 为 100%，峰值呼气压力（PEEP）为 5mmHg，使氧饱和度保持在 94% 以上，而不是 ＞98%。上面的参数没有任何文献依据，只是提醒高氧的危险。相关的自由基形成可能会恶化神经系统结果。

无论是胸部按压还是导致心脏骤停的过程，或者两者皆有，患者都可能出现急性肺损伤（PaO_2/FiO_2 ＜ 300）或者 ARDS（PaO_2/FiO_2 ＜ 200）。因此，应考虑肺保护性通气策略。具体来说，目标潮气量应该是按理想体重 6ml/kg。同时也要警惕过度通气，因为它可能会减少脑灌注。在健康的脑组织中，$PaCO_2$ 每减少 1mmHg，脑灌注就会减少 2% ～ 4%。通气目标 $PaCO_2$ 为 40 ～ 45mmHg。请记住，呼吸急促也可能是由焦虑、疼痛和（或）激动导致，这些很可能发生在复苏后期。因此，对于那些没有完全昏迷的患者应该考虑使用镇静药和镇痛药。

二、确定病因

第二个目标是查明心脏骤停的原因。这通常涉及广泛的床旁、实验室和影像检查。当患者病情稳定后，应立即做心电图，以寻找缺血性心脏病的迹象。有 ACS 的证据应考虑立即治疗，包括经皮介入治疗。当怀疑肺栓塞时，可以进行纤维蛋白溶解或栓子切除术。"H 和 T"的其余部分应根据临床情况加以考虑和处理。它们包括缺氧、低血糖、高 / 低钾血症、氢离子（指任何病因的酸中毒）、低血容量、低体温、心脏压塞、毒素、创伤、张力性气胸和血栓。

在确定心脏骤停的原因时，要考虑是否有关于心脏骤停的其他异常发现或后遗症。例如，严重的酸中毒——由高乳酸、低 pH 和低碳酸氢钠所证实——可能只是反映了长期的低灌注状态，而不是心脏骤停的原因。因此，用碳酸氢钠滴注或过度通气治疗是不合适的；优化心肺功能以及恢复灌注，有望提供更多的好处。

三、优化神经复苏

第三个目标是最大限度地改善神经功能恢复的环境。其支持文献并不明确，但确实有一些普遍做法值得考虑。降温可能是讨论最多的方法，尽管文献对正常体温的益处是模糊的，但与高温相比，它显然是有利的。高温可能与环境温度或炎症细胞因子的释放有关，对大脑产生有害的影响，应积极避免。输注冷晶体液和外部冷却通常是有效的，并且很少需要更多的侵入性操作。合理的目标温度是36℃，它与 32℃ 一样有效，且具有较少的相关并发症（如感染、凝血功能障碍、冷利尿）。

高血糖也被发现与预后较差和神经系统恢复较差有关。然而，治疗高血糖需要与更严重的低血糖产生的威胁相平衡。因此，通常推荐适度的血糖控制葡萄糖水平应介于 144 ～ 180mg/dl 之间。

常规使用神经保护药物并没有明确的获益，应该避免。这包括但不限于辅酶 Q_{10}、糖皮质激素、硫喷妥钠和镁硫酸盐。抗癫痫治疗是需要的，因为持续的癫痫发作对脑组织的危害是显而易见的。然而，如果没有脑电图，诊断癫痫并不容易。

　　复苏患者最终会被送到重症监护病房。在那里，监护医师和其他的专科医生一起，可以有效地管理患者，这可能给患者带来最好的结果。患者的家属或其他代理决策者应及早介入。当患者获得 ROSC 并在急诊待上了一段时间时，急诊医师的职责是尽早开始最佳的心脏骤停后治疗。

要点

- 灌注应该以心脏输出和组织氧合为重点。
- 在 ROSC 完成后，寻找心脏骤停的潜在病因。
- 有多种方法来达到最好的结果，即神经功能恢复。
- 治疗应由各专科医生、患者家属或其他代理决策者共同协调。

推荐阅读

[1] Anyfantakis ZA, Baron G, Aubry P, et al. Coenzyme Q10 combined with mild hypothermia after cardiac arrest: A preliminary study. *Circulation*. 2004;110:3011–3016.

[2] Feldman LJ, Juliard JM, Ricard-Hibon A, et al. Acute coronary angiographic findings in sur- vivors of out-of-hospital cardiac arrest. *Am Heart J*. 2009;157:312–318.

[3] Geurts M, MacLeod MR, Kollmar R, et al. Therapeutic hypothermia and the risk of infec- tion. *Crit Care Med*. 2013;42(2):1.

[4] Kagstrom E, Smith ml, Siesjo BK. Cerebral circulatory responses to hypercapnia and hypoxia in the recovery period following complete and incomplete cerebral ischemia in the rat. *Acta Physiol Scand*. 1983;118:281–291.

[5] Mullner M, Sterz F, Binder M, et al. Blood glucose concentration after cardiopulmonary resuscitation influences functional neurological recovery in human cardiac arrest survivors. *J Cereb Blood Flow Metab*. 1997;17:430–436.

[6] Quintero-Moran B, Moreno R, Villarreal S, et al. Percutaneous coronary intervention for cardiac arrest secondary to ST-elevation acute myocardial infarction. Influence of immediate paramedical/medical assistance on clinical outcome. *J Invasive Cardiol*. 2006;18:269–272.

[7] Spaulding CM, Joly LM, Rosenberg A, et al. Immediate coronary angiography in survivors of out-of-hospital cardiac arrest. *N Engl J Med*. 1997;336:1629–1633.

[8] Spohr F, Bottiger BW. Thrombolytic therapy during or after cardiopulmonary resus- citation: Efficacy and safety of a new therapeutic approach. *Minerva Anestesiol*. 2003;69:357–364.

[9] Stockmann H, Krannich A, Schroeder T, et al. Therapeutic temperature management after cardiac arrest and the risk of bleeding: Systematic review and meta-analysis. *Resuscitation*. 2014;85(11):1494–1503.

第 15 章
心脏骤停患者的低温治疗：温度到底多低
Cooling, How Low Do You Go? Therapeutic Hypothermia in the Postarrest Patient

Bachar Hamade，著

2005 年，美国心脏学会（American Heart Association，AHA）心肺复苏和急救心血管护理指南将治疗性低体温引入昏迷患者 ROSC 后的治疗中。这里有一个与 2000 年的 ACLS 指南明显的不同，明确表示不应该在心脏骤停复苏后诱导低温（尽管他们承认，自发的轻度低体温＞ 33℃的患者有潜在的好处）。

2002 年发表的两项试验提示了这一变化，这两项试验结果明确地显示，自主循环恢复后，与正常体温的患者相比，低体温患者的神经系统预后更好。

在第一项研究中，Bernar 等随机选取 77 名符合条件的患者（院外心脏停搏的昏迷后幸存者）采用低体温和正常体温来治疗。目标核心温度分别是 33℃和 37℃。在 ROSC 2h 内将患者随机分为低体温组，并在目标中心温度维持 12h，然后积极地采取升温直到正常体温。在出院时，低体温组中 49% 的患者被认为有良好的神经系统恢复结果（出院回家或康复治疗），而在正常组中只有 26%。

在第二项研究中，作者 [心脏骤停后体温过低（Hypothermia after Cardiac Arrest，HACA）研究小组] 随机地将由心室颤动（ventriculr fibrillation，VF）导致心脏骤停而之后复苏成功的患者进行低温治疗或标准正常体温治疗，目标温度分别是 32 ～ 34℃和 37℃。低体温维持 24h，然后在 8h 后患者被动地升温。在 6 个月的时间里，低体温组 55% 的患者有良好的神经系统结果，即在满分为 5 分的脑功能评分（cerebral performance category，CPC）量表上定义为 1 或 2，而在正常组中为 39%。此外，低体温组的患者 6 个月死亡率比正常组低 14%。

尽管在上述试验中出现了许多与低体温有关的并发症，包括凝血功能障碍、心律失常、高血糖和脓毒血症，美国心脏协会的指南将其定义为治疗性诱导低体温症。2010 年 AHA 指南推荐，院外由于无脉性室性心动过速（ventricular tachycardia，VT）/ 室颤（VF）而心脏骤停、自主循环恢复后而昏迷的成年患者，降温 32 ～ 34℃维持 12 ～ 24h（1 级，LOE B）以及对大多数其他病因（Ⅱ b 类，LOE B）导致的心脏骤停自主循环恢复后昏迷的成年患者考虑实施低体温。

2013 年，发表了一项大型、性能良好的试验，比较了被随机分成两组目标温度的患者的神经系统结果。Nielsen 等随机将 939 名在院外心脏停止跳动后昏迷 ROSC 成人患者进行分组，将目标温度设定为 33℃或 36℃。在达到目标温度 28h 后，两组患者在 36 ～ 72h 内均逐渐升温到 37℃，为避免体温高（＞ 37.5℃）时应积极地使用热控制措施。在术后 180 天的随访中，由 CPC 或者改良 Rankin 评分量表测定的两组患者死亡或神经功能差的综合结果均无显著性差异。

从上述研究的结果来看，降低体温似乎并没有什么好处。然而，在这些患者中预防发热可能会对远期的神经系统结果产生临床益处。

直到最近，在两项具有里程碑意义的试验和其他几项研究的支持下，AHA 指南还建议将冷却温度设定为 32～34℃。这两项研究显示，因室颤而心脏骤停的昏迷生存者神经系统结果得到了改善。根据最近的文献，2015 年更新的 AHA 指南建议全部 ROSC 昏迷患者应该保持 32℃和 36℃至少 24h，之后应该积极预防发热①。低体温治疗已更名为"目标温度管理"或 TTM。

在急诊科，应尽快对合适的 ROSC 患者开展目标温度管理。应该注意的是，在目前的指南中已经不再推荐在院前静脉输注冷液体来实施低体温。没有最好的冷却方法，但是目前的治疗方法包括使用冷生理盐水、冷却毯，以及频繁使用冰袋。可选的方法是需要遵循制度。如果需要，应使用食管温度计、膀胱导管或肺动脉导管持续监测核心温度。降温后（这时患者通常在重症监护病房）应避免出现发热。

要点

- 2002 年的两项具有里程碑意义的试验表明，治疗性低体温对神经系统有好处。
- 美国心脏协会（AHA）在 2005 年定义了治疗性诱导低温症。
- 2013 年的一项大型试验表明，在 33℃和 36℃的目标温度之间，神经系统恢复的结果没有差异。
- 最新的 AHA 指南更新建议，在自主循环恢复后的 24h 内，将目标温度管理控制在 32～36℃之间。
- 作为目标温度管理的一部分，应避免发热。
- 目前已不再建议在院前进行静脉输注冷液体。

推荐阅读

[1] Bernard SA, Gray TW, Buist MD, et al. Treatment of comatose survivors of out-of-hospital cardiac arrest with induced hypothermia. *N Engl J Med*. 2002;346(8):557–563.

[2] Hypothermia after Cardiac Arrest Study Group. Mild therapeutic hypothermia to improve the neurologic outcome after cardiac arrest. *N Engl J Med*. 2002;346(8):549–556.

[3] Neumar RW, Shuster M, Callaway CW, et al. Part 1: Executive summary: 2015 American Heart Association Guidelines Update for Cardiopulmonary Resuscitation and Emergency Cardiovascular Care. *Circulation*. 2015;132(18 Suppl 2):S315–S367.

[4] Nielsen N, Wetterslev J, Cronberg T, et al. Targeted temperature management at 33 degrees C versus 36 degrees C after cardiac arrest. *N Engl J Med*. 2013;369(23):2197–2206.

[5] Peberdy MA, Callaway CW, Neumar RW, et al. Part 9: Post-cardiac arrest care: 2010 American Heart Association Guidelines for Cardiopulmonary Resuscitation and Emergency Cardio- vascular Care. *Circulation*. 2010;122(18 Suppl 3):S768–S786.

---

① 美国心脏协会此前每五年发布一次更新的指南，2015 年是最近的更新。美国心脏协会对 CPR 和 ECC 的指导方针现在将通过一种基于网络的格式不断更新。最新的更新可以在 http://ecc://www.heart,org 找到。

第 16 章
心脏骤停后启动心脏骤停团队——不要害怕咨询
Activate the Cardiac Cath Team following Sudden Cardiac Arrest— Don't Be Afraid to Call

Matthew J. Levy，著

急性冠状动脉造影和经皮冠状动脉介入治疗（percutaneous coronary intervention，PCI）是现代急救医疗的重要组成部分。只要有技术熟练且组织良好的紧急心脏小组就能及时完成，应在急性 ST 段抬高型心肌梗死（ST-segment elevation myocardial infarctions，STEMIs）患者中及时进行急诊 PCI。急诊 PCI 的益处已经扩展至没有心脏外科待命的中心，这对那些病因是阻塞冠状动脉严重阻塞病变的患者有着深远的影响，发病率、死亡率和并发症发生率均显著降低 [1]。目前人们对急诊 PCI 的益处兴趣浓厚，尤其对于突发心脏骤停（sudden cardiac arrest，SCA）的患者，特别是伴随 ROSC 的院外心脏骤停（out-of-hospital cardiac arrest，OHCA）患者。对一组疑似心血管病因的心脏骤停后患者研究显示，在 ST 段抬高的患者中有 96% 出现了紧急的可治疗的冠状动脉病变，而 58% 的 NSTEMI 的患者出现了紧急的可治疗的冠状动脉病变 [2]。

2010 年 AHA 紧急心脏处理指南建议，心脏骤停后 ROSC 患者、有心电图（electrocardiogram，ECG）ST 段抬高性心肌梗死证据的患者应接受急性冠状动脉造影，并接受任何与梗死相关的动脉再通的治疗 [3, 4]。2015 年 AHA 指南再次强调急性冠状动脉综合征是成人心脏骤停患者无明显心外病因的常见病因 [5]。2015 年 AHA 指南参考了 2015 年 ILCOR 系统综述，该综述检查了心脏骤停后患者的即时冠状动脉造影。有 24 项观察性研究报告称，对 STEMI 导致的心脏骤停患者进行急诊心脏血管造影，会提高出院存活率或者有利于神经系统结果。有趣的是，两项观察性研究报告显示，在最初的 ECG 显示没有 ST 段抬高的患者中，出院后的生存率的提高以及神经系统的有利结果与急诊冠状动脉造影相关。

更明显的是，存在一组有心脏骤停后 ROSC 的患者，在心电图上不会显示 STEMI，但仍然会有严重的冠状动脉阻塞病变。目前的挑战是，如何鉴别哪些 ROSC 心脏骤停患者在心电图没有显示 STEMI 的情况下，会从冠状动脉造影中获益。有人指出，心脏骤停后 ROSC 患者可能不会有先驱症状，也可能不会有 STEMI 的典型心电图表现，而且，关于许多 STEMI 患者进行急诊 PCI 的研究排除了心脏骤停患者。2015 年的 AHA ECC 指南指出，对于（如心电图不稳定或血流动力学改变）院外心脏骤停后怀疑心源性，但心电图（Ⅱ a, LOE B-NR）没有 ST 抬高的成人昏迷患者来说，"急诊冠状动脉造影是合理的选择"。在给没有 ST 段抬高的急性冠状动脉综合征的心脏骤停后的患者实施早期的冠状动脉血管造影时，应考虑许多因素和注意事项，包括血流动力学改变或心电图不稳定、并发症、心肌存在持续的缺血以及其他特征。

结论：在心电图检查中有STEMI的心脏骤停患者接受急性冠状动脉造影，已成为常见的治疗方法。但是，不要假设那些心电图没有 ST 段抬高型心肌梗死以及没有明显的心外的原因的 ROSC 患者，没有急性冠状动脉阻塞。不要害怕打电话给介入的心脏病专家讨论案例，应制订一个对患者最好的计划。

要点

- 急诊 PCI 应该被积极地运用到有 ST 段抬高型急性心肌梗死的患者当中。
- 存在一类有心脏骤停 ROSC 的患者，他们不会在心电图上显示 STEMI，但仍然会存在严重阻塞冠状动脉的病变，要实施 PCI。
- 对无 ST 段抬高的心脏骤停后的患者实施 PCI 时，应考虑的因素包括血流动力学改变或心电图不稳定性、并发症、心肌存在持续的缺血以及其他特征。
- 当有疑问时，与介入心脏病专家讨论案例。

参考文献

[1] Singh M, et al. Percutaneous coronary intervention at centers with and without on-site surgery. A meta-analysis. *JAMA*. 2011;306:2487–2494.

[2] Dumas F, Cariou A, Manzo-Silberman S, et al. "Immediate percutaneous coronary inter- vention is associated with better survival after out-of-hospital cardiac arrest insights from the PROCAT (Parisian Region Out of Hospital Cardiac Arrest) registry." *Circ Cardiovasc Interv* 2010;3(3):200–207.

[3] Perbedy MA, et al. Part 9: Post-cardiac arrest care: 2010 American Heart Association Guidelines for Cardiopulmonary Resuscitation and Emergency Cardiovascular Care. *Circulation*. 2010;122(18 Suppl 3):S768–S786. doi:10.1161/CIRCULATIONAHA.110.971002.

[4] Kushner FG, et al. 2009 Focused Updates: ACC/AHA guidelines for the management of patients with ST-elevation myocardial infarction (updating the 2004 guideline and 2007 focused update) and ACC/AHA/SCAI guidelines on percutaneous coronary intervention (updating the 2005 guideline and 2007 focused update). *J Am Coll Cardiol*. 2009;54:2205–2241.

[5] Callaway CW, et al. Part 8: Post–cardiac arrest care: 2015 American Heart Association Guidelines Update for Cardiopulmonary Resuscitation and Emergency Cardiovascular Care. *Circulation*. 2015;132(Suppl 2):S465–S482.

第 17 章
复苏中的快速超声检查
Rush to Resuscitation

Daniel Sheets, Randall T. Rhyne，著

当一名不明原因休克的患者送到急诊时，医生不得不根据患者有限的既往病史或现有的症状做出快速的临床决策。超声已成为一种有效的诊断工具，临床医师可以使用它来获取关于低血压病因的可操作信息，以及积极引导复苏和监测改善患者临床状态。目前已经有许多超声治疗方案帮助危重患者进行复苏，由于快速超声检查或者 RUSH 检查能够快速准确地诊断休克的分类，因此在休克或急诊科中的应用得到了显著提高。该检查采用了三步法的床边方案来评估患者的心血管状况（"泵"）、血管内容量状态（"罐"）和血管的完整性（"管道"）。该方案整合了几个熟悉的超声波应用程序，急诊医生可以在床边实施以指导休克患者的复苏。下面详细解释了 RUSH 检查的三个步骤。

一、"泵"——评估心血管状况

对休克患者进行 RUSH 检查的第一步是心脏"泵"的检查。医生通过剑突下视角观察评估心脏最常见部位心包膜的心包积液。大量心包积液可能提示心脏压塞，这在不稳定的低血压患者中提示需要紧急心包穿刺来解除缓解梗阻性休克。随后检查心脏的胸骨旁长轴和胸骨旁短轴视图以评估心肌收缩力。对心脏动力学和室壁运动的总体视觉检查可用于评估心肌收缩力，并将其分为正常、减少、高动力或无心脏收缩力。具有良好收缩性的高动力心脏提示低血容量或分布性休克，补液可能有效，而收缩性降低的低动力学心脏提示心源性休克，其可能受益于血管升压药和正性肌力药。评估"泵"的最后一步是关注心尖四腔心切面，特别注意右心室的大小。右心室通常比左心室小。急性扩大的右心室应警惕大面积肺栓塞引起的梗阻性休克。

二、"容器"——评估血管内容量状态

执行 RUSH 检查的第二步是评估患者的血管内容量状态，即"容器"，即充盈、泄漏、代偿或过载情况，如下所述。

（一）"容器充盈"——评估下腔静脉宽度和塌陷性

使用相控阵或曲线探头，可以通过测量下腔静脉（inferior vena cava,IVC）宽度和评估吸气时的塌

陷度来评估容量的状态。在吸气过程中，IVC 宽度＜ 2cm 且血管直径塌陷度＞ 50% 表明血管内容量减少。在低血压的情况下，这些发现表明存在分布性或低血容量性休克。在给予液体推注后，可以重复该检查以确定 IVC 直径或塌陷度是否有改善。相反，IVC 宽度＞ 2cm 并伴有心脏收缩减少提示心源性休克。应注意，由于胸腔内压增加，测量插管患者的 IVC 对容量判断并不可靠。

（二）"容器泄漏"——扩展 FAST 检查

下一步是通过创伤超声检查（eFAST）评估腹腔"游离液"和双侧肺底的胸腔积液，在一些特定的临床情况下可提示血性积液存在，比如创伤、宫外孕破裂、卵巢囊肿破裂或腹主动脉瘤破裂导致失血性休克等。

（三）"容器损害"——气胸评估

完成腹部的 eFAST 检查后，"容量"的评估将用线性探头评估肺部情况。双侧肺滑动征和彗星尾征的存在，排除了张力性气胸造成的梗阻性休克产生的低血压。

（四）"容量过载"——评估肺水肿

然后可以使用相控阵或曲线探头来评估胸部的 B 线，如果双侧出现，则提示由心源性休克引起的肺水肿。

三、"管道"——评估血管完整性

对低血压患者进行 RUSH 检查的最后一步是评估血管系统或"管道"。使用低频探头检查腹主动脉的近端、中间和远端是否存在直径＞ 3cm 的地方，这提示了动脉瘤的存在。主动脉瘤的存在可能提示主动脉瘤破裂是低血压的病因。也可以使用线性探头评估下肢静脉是否存在深静脉血栓形成。该检查应评估股静脉分叉处和腘窝中的腘静脉中是否存在血栓。下肢深静脉血栓形成提示大面积肺栓塞和阻塞性休克可能为低血压病因。超声显示右心室扩大和右心室张力增大，提示肺栓塞。

不明原因的低血压患者对急诊医师来说是个挑战，需要在复苏过程中以有限的信息进行决定性的行动。一个 RUSH 检查可以为心血管系统进行包括"泵、容量和血管"快速而无创的评估，帮助寻找引起低血压的原因。为低血压患者做床边超声检查，可快速、轻松地获得有价值的临床信息，并对复苏管理起到辅助指导作用。

> **要点**
> - 对未明原因的低血压患者进行紧急复苏。
> - 评估心脏"泵"功能包括心包积液、收缩力和右心室负荷。
> - 评估"容量"包括下腔静脉宽度和塌陷度、腹腔积液、胸腔积液、气胸和肺水肿。
> - 评估"管道"包括主动脉瘤和深静脉血栓形成。
> - 干预后重新检查，以评估容量状态和心脏收缩功能。

推荐阅读

[1] Perera P, Mailhot T, Riley D, et al. The RUSH exam: Rapid ultrasound in SHock in the evaluation of the critically ill. *Emerg Med Clin North Am.* 2010;28:29–56.

[2] Weingart SD, Duque D, Nelson B. Rapid ultrasound for shock and hypotension. EMedHome.com. May 1, 2009. Available at: http://www.emedhome.com/. Accessed on November 8, 2015.

第 18 章
对过敏性反应患者要及时使用肾上腺素
Do Not Delay the Administration of Epinephrine for Patients with Anaphylaxis

Nour Al Jalbout，著

过敏反应是一种严重的全身性 IgE 依赖的免疫超敏反应，如果不及时发现和治疗，可能致命。在国际相关研究中，过敏反应在人的一生中都可能不被发现和得不到治疗，其终生患病率估计为 0.05% ～ 2%。根据 2011 年发表的世界过敏组织指南，如果符合以下三个标准之一，就可以诊断为过敏反应。

- 发病涉及皮肤或黏膜组织有呼吸道受累或血压降低
- 可疑过敏原的暴露包括以下情况：皮肤或黏膜组织参与、血压降低、呼吸道受累或持续胃肠道症状
- 在接触已知过敏原后，血压降低。

主要的过敏诱因因年龄和地理区域不同而不同。在儿童和青少年人群中，食物是最常见的过敏性因素，而在中老年人群中，昆虫叮咬和药物更为常见。一定要询问出现症状前的几个小时内所有的接触和事件。请记住，个体差异决定了过敏反应的严重程度，即年龄、基础疾病和使用的药物。

对所有过敏患者都一样，治疗必须是系统性的。脱离过敏原是首要工作，同时快速建立患者的气道、呼吸和循环。如果怀疑有过敏反应，立即肌肉注射肾上腺素治疗。在发生过敏反应时，儿童肾上腺素的剂量为 1∶1000（1mg / ml）溶液按照 0.01mg/kg 给药。成人剂量一般为 0.3 ～ 0.5mg 的 1∶1000 的肾上腺素钠（0.5mg 是最大剂量）。注意，0.3mg 是一个标准的成人肾上腺素的剂量。根据症状的严重程度和患者对初始剂量的反应，肾上腺素可以根据需要每 5 ～ 15min 重复一次。在对肌注肾上腺素没有反应的患者中，在静脉注射肾上腺素之前要仔细评估血管内的容量状态。然而，如果循环休克恶化到可能发生心脏骤停，肾上腺素——静脉注射或骨髓腔内缓慢注入 [成人为 1 ～ 10μg/min，儿童为

0.1μg/（kg·min）]，并根据血流动力学参数来调整剂量。肌注肾上腺素的并发症很少，老年人或已知有心血管疾病的患者也可以从中获益。逆转心血管系统衰竭的获益超过了高血压的风险和心脏耗氧的增加。

有证据推荐，在进行抗组胺和糖皮质激素治疗过敏反应之前注射肾上腺素。肾上腺素如何起效呢？肾上腺素的治疗效果是因为它的作用机制是直接逆转过敏反应。也就是说，肾上腺素有 α_1 肾上腺素受体激动药作用，增加周围血管阻力，同时减少黏膜水肿。这两种关键的效应可以解决可能致命的低血压和气道的受累。此外，肾上腺素还有 β_1 肾上腺素受体激动药的作用，增加心率和心脏收缩力，及 β_2 肾上腺素激动药的作用，可导致支气管扩张，并减少肥大细胞和嗜碱性细胞的炎症介质的释放。

如果不能及时注射肾上腺素，就会导致严重的心肺损害和双相过敏反应，症状在 72h 内复发。然而，监测肾上腺素的主要不良反应也至关重要。肾上腺素很少会导致室性心律失常、急性冠状动脉综合征、肺水肿和颅内出血。但要注意，在快速静脉注射或超剂量肾上腺素注射后，严重的不良反应最为常见。

临床上有二线治疗药物吗？二线药物如抗组胺药、β_2 肾上腺素受体激动药和糖皮质激素，主要用来治疗荨麻疹和急性哮喘（由 β_2 肾上腺素受体激动药和糖皮质激素治疗）。但不要因为这些药物而延迟肾上腺素的早期使用。抗组胺药（H_1 和 H_2 受体阻滞药）对缓解患者的瘙痒、发红和荨麻疹有潜在的好处。使用 H_1 受体阻滞药应注意它们可能导致嗜睡和行动迟缓。对于 H_2 受体阻滞药的并发症几乎没有证据。与肾上腺素不同，β_2 肾上腺素受体激动药有助于松弛平滑肌，缓解喘息、咳嗽和呼吸短促。然而，β_2 肾上腺素受体激动药对上呼吸道水肿没有影响，因为此处没有平滑肌。系统地应用糖皮质激素需要几个小时的时间起作用，其作用机制是缓解长时间的过敏反应并预防双相过敏反应，尽管这些作用尚未得到证实。

决定患者的处置对临床医生来说是另一个挑战。这个决定应该基于患者症状的严重程度以及其对最初干预措施的治疗反应。中度呼吸或心血管受累的患者应至少接受 4 ~ 6h 的监测，而严重或长期的过敏反应患者可能需要长期的监测和住院治疗，从急性短期到重症监护。出院患者必须被告知并了解反复出现的症状。应建议患者与其初级保健医师和过敏症专科医师进行随访，以确认过敏因素，因为预防的关键是避免过敏原。用药说明应包括对肾上腺素的介绍，以及何时和如何自我管理这类药物，强调保持使用肾上腺素自动注射器的重要性。出院说明应包括一份肾上腺素自动注射器的处方，并考虑重新补充这些可能挽救生命的药物。要注意的是，这种设备对患者来说可能是昂贵的，而且可能需要社会工作参与。

由于其潜在的严重发病率和死亡率，急诊医学临床医生必须迅速识别和治疗过敏反应。此外，医生有义务教育患者及其家属如何预防过敏反应，并在必要时使用肾上腺素治疗有症状的患者。

要点

- 患者的过敏反应很常见，认识到其对包括皮肤、黏膜、心脏、肺和胃肠道在内的影响并迅速治疗。
- 立即解决气道、呼吸和循环问题，并记住必须监测患者至少 4 ~ 6h。

- 肾上腺素的肌肉注射 1：1000 溶液推荐剂量儿童是 0.01 mg / kg，成人通常在 0.3～0.5mg 之间。
- 在给予抗组胺药或糖皮质激素时，不要延迟给予肾上腺素。
- 教育患者避免接触过敏原以及如何使用肾上腺素自动注射器。

推荐阅读

[1] Choo KJL, Simons FER, Sheikh A. Glucocorticoids for the treatment of anaphylaxis. *Cochrane Database Syst Rev.* 2009;(1):CD007596.

[2] Kay AB. Allergy and allergic diseases. Second of two parts. *N Engl J Med.* 2001;344(2):109–113.

[3] McLean-Tooke APC, Bethune CA, Fay AC, et al. Adrenaline in the treatment of anaphylaxis:What is the evidence? *BMJ.* 2003;327:1332–1335.

[4] Pumphrey RSH. Lessons for management of anaphylaxis from a study of fatal reactions. *Clin Exp Allergy.* 2000;30:1144–1150.

[5] Sheikh A, Shehata YA, Brown SG, et al. Adrenaline (epinephrine) for the treatment of anaphylaxis with and without shock. *Cochrane Database Syst Rev.* 2008;(4):CD006312.

[6] Sheikh A, Ten Broek V, Brown SGA, et al. H1-antihistamines for the treatment of anaphylaxis: Cochrane systematic review. *Allergy.* 2007;62:830–837.

[7] Simons FER. Pharmacologic treatment of anaphylaxis: Can the evidence base be strengthened?. *Curr Opin Allergy Clin Immunol.* 2010;10:384–393.

[8] Simons KJ, Simons FER. Epinephrine and its use in anaphylaxis: Current issues. *Curr Opin Allergy Clin Immunol.* 2010;10:354–361.

[9] Simons FE, Ardusso LR, Dimov V, et al. World Allergy Organization Anaphylaxis Guidelines: 2013 update of the evidence base. *Int Arch Allergy Immunol.* 2013;162(3):193–204.

第 19 章
给血管加压——血管升压药
Putting on the Squeeze…Vasopressors

Zachary E. Smith，著

　　在危重患者中，使用血管活性药物可能是一种挽救生命的干预手段。重要的是，急诊临床医生要了解不同类型休克的病理生理学原理，以及用于治疗休克的药物药理作用。对这些病理生理学原理的理解将有助于选择、使用和调整血管升压药以及避免常见的不良反应。休克是一种由于组织水平的氧气输送不足和氧耗增加引起的低灌注状态，表现为循环衰竭。休克包括四种类型：分布性、低血容量性、心源性和梗阻性休克。分布性休克的特点是有多种形式的系统性血管扩张，包括感染性、过敏性、神经性和急性肾上腺功能不全。低血容量性休克源于血管内容量的减少，包括通过出血性丢失或非出血性丢失（消化道、肾、皮肤或循环系统）。心源性休克是由于心脏泵衰竭引起的正向流动不足，这可能来自明显的心肌缺血、心房或室性心律失常或瓣膜病变，比如瓣膜功能不全或缺陷。梗阻性休克发生于心外因素引起的右心室肌无力进而产生心功能衰竭。在大面积肺栓塞和肺动脉高压的情况下，右心室衰竭是由于右心室不能产生足够高的压力来克服肺动脉阻力。在心包填塞和张力性气胸中，静脉回流受损是其主要的机制。这四类休克为理解不同类型休克的病因提供了一个框架。然而，重要的是要明白各类型不是排他的。患者可能出现混合或单一的休克形式，急诊医生必须提供及时的血管活性药物支持，以防止不可逆的器官功能障碍和死亡。

血管升压药是一种通过介导全身血管收缩来提高平均动脉压力的药物。这类药物包括去甲肾上腺素、血管升压素、肾上腺素、去氧肾上腺素和多巴胺（剂量依赖）。有些药物具有缩血管和强心作用，重要的是区分血管活性药和强心药。了解血管升压药受体作用的位置，有助于进一步分类每一种药物，并辅助具体药物的选择。

血管升压药的选择应结合当前的医学文献和已知的休克类型的生理学知识。最新的"拯救脓毒症"指南推荐去甲肾上腺素作为首选，肾上腺素或血管升压素作为次选。在有心源性休克的患者中，使用去甲肾上腺素和肾上腺素后，可以使用低剂量的多巴胺。在神经源性休克的患者中，去甲肾上腺素应被作为一线药物，因为它能同时提供血管收缩和变时效应。肾上腺素仍然是治疗过敏性休克的首选药物，因为其具有血管收缩性，强心、变时性和支气管扩张特性。大面积肺动脉栓塞引起的阻塞性休克应使用去甲肾上腺素或肾上腺素，因为它们能够通过血管收缩增加前负荷，改善心肌收缩力，增加平均动脉压。在出血性休克的患者中，血管升压药通常未被推荐，治疗重点应该是用血制品进行复苏。

选择血管活性药物时应考虑血管通路。虽然根据实践模式和医院政策可能会有所不同，但在危重患者中，如果其有足够的外周循环通路，就不应延迟使用血管升压药。一旦在外周静脉注射，应该开始注意肢体检查。如果患者仍然依赖血管升压药治疗血流动力学稳定性，则应放置中心静脉管。如果不能放置中心静脉管，或建立良好的外周静脉，则考虑建立一个骨髓通路。

何时开始使用血管升压药取决于临床情况和患者休克病因。在感染性休克和非出血性低血容量性休克的患者中，如果使用静脉液体复苏（30ml/kg）未能恢复成功，应采用血管活性药治疗。这与肺栓塞导致的阻塞性休克不同，在开始使用血管升压药之前，只能用少量的静脉液体（500～1000ml）。因为肺栓塞使右心室过度膨胀，导致左心室舒张受损，从而降低心输出量。在决定开始血管升压药治疗时，都需要对患者进行评估。

血管活性药物的剂量调整应明确、客观、循证。医嘱应包括起始剂量（以体重为基础）、调整剂量、时间间隔、目标剂量和最大剂量。例如，对于去甲肾上腺素，起始剂量为 $0.02\mu g/(kg \cdot min)$，按照每 5min 增加 $0.02\mu g/(kg \cdot min)$ 调整剂量，维持目标为平均动脉压＞65mmHg，最大剂量为 $3\mu g/(kg \cdot min)$。为了确定是否调整血管升压药，必须通过对器官灌注的客观测量来确定其有效性。文献已证实，平均动脉压＞65mmHg 时能保证组织灌注，尿量 $0.5ml/(kg \cdot h)$ 提示肾脏灌注充足。

第 20 章　出血患者输血的量和质

How Much Is Enough? Transfusions in the Bleeding Patient: Don't Forget the Rest of the Blood

循环休克与发病率和死亡率的增加有关。尽管充分复苏，但在难治性低血压的情况下，应快速识别休克并应用血管升压药治疗。药物的选择应以休克的潜在病因为基础。药物的剂量调整应根据灌注的客观指标（比如平均动脉压＞65mmHg，大脑灌注压＞80mmHg 等）。通过提供及时、循证的血管活性药治疗，可以维持器官的灌注，防止不可逆的器官衰竭，同时识别和治疗潜在的病因。

要点

- 在启动血管升压药之前，患者应进行充分的容量复苏。
- 如果有足够的外周静脉通路，缺乏中心静脉通路不应该延缓血管升压药的使用。
- 医嘱应包括起始剂量（基于体重）、调整剂量、时间间隔、目标剂量和最大剂量。
- 需要使用大剂量或多种血管活性药的患者应考虑存在肾上腺危象。
- 血管升压药的选择应结合当前的医学文献和不同类型休克的病理生理机制。

推荐阅读

[1]　De Backer D, Biston P, Devriendt J, et al.; SOAP II Investigators. Comparison of dopamine and norepinephrine in the treatment of shock. *N Engl J Med.* 2010;362(9):779–789. doi: 10.1056/NEJMoa0907118 .

[2]　Dellinger RP, Levy MM, Rhodes A, et al. Surviving sepsis campaign: International guidelines for management of severe sepsis and septic shock: 2012. *Crit Care Med.* 2013;41:580–637.

[3]　Fawzy A, Evans SR, Walkey AJ. Practice patterns and outcomes associated with choice ofinitial vasopressor therapy for septic shock. *Crit Care Med.* 2015;43(10):2141–2146. doi:10.1097/CCM.0000000000001149.

[4]　Ventetuolo CE, Klinger JR. Management of acute right ventricular failure in the intensive careunit. *Ann Am Thorac Soc.* 2014;11(5):811–822. doi: 10.1513/AnnalsATS.201312-446FR.

第 20 章
出血患者输血的量和质
How Much Is Enough? Transfusions in the Bleeding Patient: Don't Forget the Rest of the Blood

Emily Streyer Carlisle，著

稳定失血患者是急诊医学的常见任务之一。最近的研究为大量输血（massive transfusion，MT）提供了指导依据，在早期的平衡复苏中，广泛使用大量输血协议，改善了患者的预后和对血库的管理。

MT 在创伤的情况中被广泛研究，其作用在其他出血性疾病中也得到验证，包括血管性出血和灾难性产后出血。因此，MT 的管理不再仅仅被创伤外科医生和麻醉师的关注。MT 的知识对于所有类型的紧急临床实践都是至关重要的，包括从高级创伤中心到偏远社区医院收治的需要转移的稳定的围术期患者。

失血性休克患者有多种生理并发症。甚至在进入重症监护病房之前，他们通常都存在凝血障碍（由于出血或外伤后出血）、体温过低和酸中毒——"致死三联征"。这种恶性循环会继续进展，因为剩余的凝血因子在极低温度和 pH 时功能变得异常，从而导致恶化的凝血功能障碍、低体温和酸中毒。出血患者通常需要输血，以便争取足够长的时间来进行最终的干预，而不仅仅是补充容量。

MT 被定义为在 24h 内超过 10 单位的浓缩红细胞。MT 的复杂性超出了最初的预想。剩余凝血因子和血小板的稀释会导致出血加重，需要更多的浓缩红细胞。同时可能发生代谢紊乱，包括低钙血症、高钾血症和由于柠檬酸代谢（添加到血中抗凝）导致的碱中毒。其他术后并发症也可能发生，如重症监护室住院时间延长、感染和器官衰竭。

平衡复苏，也被称为"控制损害"，解决了与传统 MT 相关的许多问题，包括血液制品的平衡比例、允许性低血压和最少的晶体液复苏。"幸存者偏倚"（患者没有活得足够长来接受 10 个单位的浓缩红细胞都不能算在接受大量输血行列）破坏了早期的研究结果，但此后的前瞻性试验纠正了这一认识，证明患者接受 MT 时如果能在复苏的前 6h 给予平衡复苏，患者会有更好的结果，包括降低 24h 死亡率和 30 天死亡率，更少的血液制品用量，更多的无呼吸机时间，以及较少并发症，如多系统器官功能障碍和感染。如果在最初 6～24h 后实施"控制损伤"策略，这些潜在的益处就会大打折扣。

平衡复苏的最佳策略仍有争议，一些学者提出用凝血酶原时间或血栓超声弹性成像指导目标导向的凝血剂替代。虽然这些方法可以更精确，但所需资源不便大范围推广使用。另一种方法是积极、早期治疗凝血功能障碍。启动 MTP 预案后，血库提供一种由血浆、血小板和红细胞组成的以特定比例和顺序进行的输血方案；要求团队保持联系。血浆、血小板和红细胞的具体比例因机构不同而不同。文献中按照三者 1:1:1 比例，与全血最接近。全血在许多方面都是理想的，但在大多数地区都是有限的，因其血液的储存和分配是按照不同成分血进行管理的。

研究人员试图更好地预测需要进行大量输血的人群来实现及时的平衡复苏。创伤相关的严重出血（trauma-associated severe hemorrhage，TASH）评分需要实验室数据和加权、对数计算，在重症监护病房中使用非常繁琐。血液消耗评分（assessment of blood consumption，ABC）较为简单，仅限于初始评估中立即可获取的数据：收缩压（systolic blood pressure，SBP）＜ 90mmHg、脉搏＞ 120 次 / min、床旁超声阳性，以及穿透伤机制。一项研究发现它相当于医生的检查，这并不奇怪，因为它的起源（医生知道早期的大量输血原则的始动因素是什么，在这些答案基础上制定了 ABC 评分）。修订后的输血评分（revised massive transfusion score，rMTS）结合了 ABC 和 TASH 的部分：收缩压＜ 90mmHg、碱剩余＞ 6、国际标准化比（INR）＞ 1.5、血红蛋白＜ 11g/L、体温＜ 35.5℃。其相关验证研究表明，与之前的工具相比，rMTS 灵敏度不差且特异性较高，同时总体准确性保持中等，因可信任间不同大致在 55%～ 70% 之间。该观点提出者注意到，盆腔创伤是一种容易受到假阴性筛查的情况，包括 rMTS 和医生查体。由于 MTPs 没有被广泛接受的客观因素，许多创伤中心决定启动 MT 都是谨慎的。

过去 10 年的研究表明，在过度使用浓缩红细胞或晶体液的情况下，MT 患者的预后很差。如果一个患者需要超过 2 单位的红细胞，短期内也需要其他的血液部分——不要忘记输血之外的事情！

要点

- 提供平衡复苏。
- 尽早考虑 MTP，启动与否应基于临床评估，而不是没有考虑它。
- 如果机构缺乏 MTP，请考虑红细胞、血小板、血浆按 1 ∶ 1 ∶ 1 比例作为指导。
- 在非创伤情况中考虑 MTP。

推荐阅读

[1] Callcut RA, Cripps MW, Nelson MF, et al. The massive transfusion score as a decision aid for resuscitation: Learning when to turn the massive transfusion protocol on and off. *J TraumaAcute Care Surg.* 2016;80(3):450–456.

[2] Cotton BA, Au BK, Nunez TC, et al. Predefined massive transfusion protocols are associated with a reduction in organ failure and postinjury complications. *J Trauma.* 2009;66:41–49.

[3] Holcombe JB, del Junco DL, Fox EE, et al. The prospective, observational, multicenter, majortrauma transfusion (PROMMTT) study. *JAMA Surg.* 2013;148:127–136.

[4] McDaniel LM, Etcill EW, Raval JS, et al. State of the art: Massive transfusion. *Transfusion Med.* 2014;24:138–144.

[5] Nunez TC, Voskresensky IV, Dossett LA, et al. Early prediction of massive transfusion intrauma: Simple as ABC (assessment of blood consumption)? *J Trauma.* 2009;66:346–352.

第 21 章
液体疗法：小心选择合适的复苏液体
Fluid Therapy: Beware of (AB)Normal Saline—Choose Your Resuscitation Fluids Carefully

Nicole Alexander，著

对于一般成年人来说，水占体重的 60%。然而，由于脂肪比肌肉组织的含水量更低，对于肥胖的人而言水比例会降低。对于一个正常、健康的 70kg 成年人来说，每天的饮水量应该在 2000 ～ 3000ml 之间才能补充尿液和不显性失水。全身水分布在细胞内和细胞外，水从低渗透性一侧转移到高渗透性一侧，直到两边渗透性相同。如果这种重新分配的水过多或过快，那么相应的细胞体积变化会导致细胞功能障碍或损伤。这种液体平衡的破坏可以由出血性或非出血性的液体丢失导致。

急诊室最常见的需要静脉液体复苏情况包括外伤、胃肠损失、脓毒症、糖尿病酮症酸中毒、高渗性高糖血症、低钠血症、横纹肌溶解症、烧伤等。应选择复苏液体，以防止进一步的细胞损伤，同时恢复体内平衡。

　　液体根据分子量和胶体压力进行分类。与胶体液相比，晶体液具有较小的分子量和较低的胶体压力。胶体液保持了胶体渗透压，能更好扩充容量维持血管形态。然而，当剂量适当时，像乳酸林格液或生理盐水等晶体液在扩容方面同样有效。因此，除了极少的情况下，在复苏时胶体液并没有比晶体液更有优势。考虑到显著的成本优势和便捷性，晶体液方案是急诊室中最常用的复苏选择。表 21-1 列出了每种液体的不同成分。

表 21-1　液体种类

液　体	Na$^+$	K$^+$	Ca^{2+}	Cl$^-$	乳　酸	渗透压（mOsm/L）	pH
生理盐水	154			154		308	5
林格液	130	4	2.7	109	28	273	6.4
3% 生理盐水	513			513		1027	5
0.45% 生理盐水	77			77		154	5
白蛋白	145			95		300	

　　因血容量不足而导致的全身体液丢失可能是因为外伤、出血或胃肠道反应。出现难以控制的失血性休克的患者应采用积极的低张液体复苏法，因为过度的复苏可能破坏已形成的血栓而加剧持续的出血。治疗的重点应该是让患者有手术机会来找到出血点并成功止血。对于失血性休克患者，液体复苏的目的是使其血流动力学恢复正常。在这两种情况下，选择的液体是比例为 1∶1∶1 的浓缩红细胞、纤维蛋白原和血小板。

　　因大量呕吐、胃肠道梗阻和鼻胃管抽吸等导致的胃肠道功能丢失的患者可能发展为低氯代谢性碱中毒。在这些患者中，最好的选择是生理盐水，因为它含有高浓度的氯化物。需要静脉复苏的腹泻患者应选择林格液，因为它能更好地纠正高氯代谢性酸中毒。

　　脓毒性休克患者需要积极的液体复苏。首选晶体液复苏，随机试验和荟萃分析发现，使用胶体液除了增加成本并没有明显的好处。

　　糖尿病酮症酸中毒或高渗性昏迷的患者需要精细的电解质和液体治疗，而复苏液体的选择取决于患者的初始缺水状态、血压，以及一般情况下的钠、钾和葡萄糖浓度，推荐的初始复苏液是生理盐水。建议的剂量为第 1 个小时内 1～1.5L，根据患者的临床状态调整。后续的液体应该是 0.45% 生理盐水或林格液以防止高氯代谢性酸中毒。当血清中葡萄糖水平达到 200mg/dl 时（糖尿病酮症酸中毒时），在高渗性昏迷情况下，葡萄糖水平达到 250～300mg/dl 时，应添加葡萄糖，因足够的液体复苏将导致胰岛素的反应增加。如果渗透压降低过快，可能会出现脑水肿。这在儿科患者中更需要关注。

　　低钠血症的治疗取决于持续时间、血钠水平、容量状态和症状。总的目标是在头几个小时内增加 4～6mmol/L 的血清钠，但在 24h 内不超过 8mmol/L，以避免中央脑桥脱髓鞘的危险。急性、严重低钠血症（血钠＜ 120mmol/L）表现为精神状态改变、癫痫或昏迷时应以 3% 的高渗盐水紧急治疗，初始 10min 给予 100ml 的负荷量，在接下来的 50min 内再加 100ml，然后进行评估。每 100ml 的负荷将会增加 2 ～ 3mg 的钠。急性或超急性重度低钠血症的无症状患者应以 0.5 ～ 2ml/（kg·h）的速度接受 3% 的高渗盐水。对于中度至重度低钠血症的抗利尿剂综合征或高血容量的患者，最初的一线治疗是液体限制，目标是在 24h 尿量减少 500ml/d。相比于高渗盐水而言，生理盐水提高血钠水平要慢，而且抗利尿激素分泌失调综合征患者对此反应不好，因此并不是首选。

横纹肌溶解需要早期和积极的液体复苏，以防止急性肾损伤（acutekidney injury，AKI）和增加尿钾排泄。初始治疗的速率为生理盐水按照 1 ～ 2L/h。有稳定的血浆肌酸激酶＜ 5000U/L 的患者不需要静脉输液，因为研究显示 AKI 的风险很低。采用氯化物较低的液体（林格液）代替生理盐水，降低了 AKI 的发病率。然而，目前尚无研究直接比较横纹肌溶解患者使用不同类型液体和输液速度的有效性和安全性。

对于较深、全皮层深度烧伤大于体表面积 30% 的患者，应采用林格液进行液体复苏。使用 Parkland 公式来指导急性复苏，进行持续的重新评估尿量和血流动力学指标调整复苏策略。在前 8h 后，如果患者仍需大量的液体，可用白蛋白代替 1/3 的晶体液，要注意调整白蛋白的剂量，其中 1ml 的白蛋白相当于 3ml 的晶体液。

静脉液体复苏不当引起的主要并发症包括不充分或过量的液体、电解质异常和血液方面。

要点
- 除少数例外情况外，没有证据表明胶体液比晶体液有临床优势。
- 由于大量呕吐，胃肠道梗阻和鼻胃管抽吸导致胃肠液丢失的患者会发生低氯性代谢性碱中毒。在这些患者中，最好的选择是生理盐水。
- 需要静脉液复苏的腹泻患者应该接受林格液治疗，因为它可以更好地避免可能发生的高渗性代谢性酸中毒。
- 横纹肌溶解需要及早进行积极的液体复苏，以预防急性肾损伤并增加尿钾排泄。初始治疗速率为生理盐水 1 ～ 2L/h。
- DKA 或高渗昏迷需要警惕电解质和液体置换量。推荐的初始复苏液为第 1h 给予生理盐水 1 ～ 1.5L，根据患者的临床状态进行相应调整。

推荐阅读

[1] Colwell C. *Initial Evaluation and Management of Shock in Adult Trauma*. Available at: http://www.uptodate.com/contents/initial-evaluation-and-management-of-shock-in-adulttrauma?source=search_result&search=lactated+ringers+incompatible+with+blood&selectedTitle=4%7E150#H8. Accessed October 22, 2015.

[2] Heffner AC, Robinson MT. Fluid management. In: Adams JG, ed. *Emergency Medicine: Clinical Essentials*. 2nd ed. Philadelphia, PA: Elsevier Saunders, 2014:1351–1356.

[3] Hilton AK, Pellegrino VV, Scheinkestel CD. Avoiding common problems associated with intravenous fluid therapy. *Med J Aust*. 2008;189(9):509–513.

[4] Mandel J, Palevsky PM. *Treatment of Severe Hypovolemia or Hypovolemic Shock in Adults*.Available at: http://www.uptodate.com/contents/treatment-of-severe-hypovolemia-orhypovolemic- shock-in-adults?source=search_result&search=lactated+ringers+incompati ble+with+blood&selectedTitle=5%7E150#H4. Accessed October 27, 2015.

第 22 章
体外膜氧合技术
ECMO

Casey Carr，著

体外膜氧合技术（extracorporeal membrane oxygenation，ECMO）是一种越来越受欢迎的技术，它被作为一种改良的体外循环来进行体外氧合。在 20 世纪 70 年代首次被证明，它作为一种抢救疗法主要应用于严重呼吸衰竭、循环衰竭和心脏停搏的患者。虽然很多研究已经提示 ECMO 在儿童患者心肺衰竭中是有效的干预措施，但由于其临床效果仍不确定，缺少大的随机临床试验来验证。2009—2010 年 H1N1 流行性感冒暴发促进了 ECMO 技术的进步和广泛使用。

ECMO 有两种基本模式：静脉—静脉（venovenous，VV）和静脉—动脉（venoarterial，VA）。静脉—静脉 ECMO 是从静脉系统中引出并回输血液，并提供非肺气体交换，最常用于气体交换和呼吸支持。静脉—动脉 ECMO 由静脉系统引出并回输到动脉系统，用于延长心脏骤停和心脏衰竭的循环支持。体外心肺复苏（extracorporeal cardiopulmonary resuscitation，ECPR）利用 VA ECMO 提供气体交换和循环支持。当传统的复苏方案失败时，ECMO 可作为紧急情况下对极端情况患者复苏的选择。

一、生理机制的提出

ECMO 为常规治疗无法逆转的心肺衰竭提供了支撑可能性，并为治疗潜在的基础疾病争取时间。尽管缺乏原生肺功能，利用 ECMO 进行气体交换，允许进一步使用肺保护的通气策略。在难治性心力衰竭患者中，VA ECMO 在无脉情况下为动脉系统提供富氧血液，补充心脏输出。

二、基本配置

ECMO 的配置是高度特异的，存在一个泵驱动和泵系统。一般来说，基本配置包括专用插管、电路管、离心泵、热交换器、膀胱蓄水池和一种能氧化血液和去除二氧化碳的薄膜。在系统抗凝的情况下，导管将血液从机体引出，通过离心泵头的氧合膜驱动，加热到适当的程度，然后回输给患者。其中依诺肝素是最常用的。

三、基本的技术

VV ECMO 可以通过多种方式进行。通常，使用并通过 Seldinger 技术插入大型套管，进入股静脉并将插管推进到下腔静脉，同时移除去氧的血液。返回通路是通过右颈内静脉获得的，将含氧血液返回到右心。VA ECMO 通常在双侧股骨部位进行。静脉导管插入股静脉，动脉导管插入对侧股动脉。操作时，必须注意避免肢体缺血，因为动脉通路可能会阻塞整个股动脉。初始心脏输出目标为 1.5 ~ 2.0L/min，逐渐调整至 3.0 ~ 6.0L/min。由急诊内科医生进行 ECMO，有意义的远期患者生存率并没有得到证实，尽管已经有系列病例证明急诊医师开始使用急诊 ECPR 的可行性。

四、适应证

- 药物过量：虽然使用 VA ECMO 治疗药物过量的文献仍在增长，但有系列病例显示其在大多数心血管药物方面的作用——尤其是钙和 β 受体阻滞药。在这些病例中，VA ECMO 开始的时间较早（＜ 1h），典型的治疗持续时间＜ 1 周。
- 高碳酸血症呼吸衰竭：VV ECMO 可去除二氧化碳的同时允许肺保护通气策略。获益最多的是 ARDS 患者，通过缓解高碳酸血症，减少酸中毒，减少气压伤。
- 心源性休克：机械泵功能的衰竭将不可避免地引起多器官功能障碍，血管升压药和离子通道药物支持是不够的，VA ECMO 仍是一个可行的治疗方案。在这种情况下中，VA ECMO 的目标是增加心脏输出量，并减少血管活性药物的依赖。
- 肺栓塞：VV ECMO 可支持肺栓塞患者血流动力学稳定到溶栓和血管内治疗。
- 长时间心脏停搏：VA ECMO 在心脏骤停患者的目标是恢复循环。和其他临床情况一致，ECMO 在心脏骤停中的应用证据仍在增多。然而，早期的观察试验证实 ECMO 前景较好。值得注意的是，ECMO 在病因可逆的患者中效果最好。但 AHA 的 CPR 指南指出，没有足够的证据支持常规推荐使用 ECMO。

五、风险

ECMO 固有的风险是相当大的，包括动脉栓塞导致的肢体缺血、抗凝引起的出血、血栓形成和栓塞，如果没有预充导管则会导致空气栓塞。另一个需要注意的是，ECMO 不应该被无限期使用，考虑到这一点，应该非常谨慎地选择 ECMO。ECMO 的起始排除标准包括严重的神经系统功能障碍、颅内出血、晚期恶性肿瘤、难控制的出血和严重的周围血管疾病。

> **要点**
>
> - ECMO 可用作心肺功能的紧急治疗。
> - 目前，很少有研究证明 ECMO 的有效性，特别是在长时间的院前心脏骤停情况下。
> - ECMO 的基本类型是静脉 - 静脉（VV）和静脉 - 动脉（VA）。两者具有不同的益处和适应证，但在操作方面相似，包括用于血管通路的套管、管道、泵、膜式氧合器和加热器。
> - 考虑使用 ECMO 情况：高碳酸血症呼吸衰竭、心力衰竭、难治性可逆性心脏骤停和血流动力学不稳定的肺栓塞。
> - ECMO 风险很多，包括空气栓塞、肢体缺血、血栓形成和抗凝后出血。

推荐阅读

[1] Extracorporeal Life Support Organization (ESLO). General guidelines for all ECLS cases.*ELSO Guidel.* 2013;1.3:1–24.

[2] Greenword JC, et al. Mechanical support. *Emerg Med Clin North Am.* 2014;32:851–869.

[3] Schaheen B, et al. Extracorporeal life support for adult cardiopulmonary failure. *Best Pract Res Clin Anaesthesiol.* 2015;29:229–239.

[4] Siao FY, et al. Managing cardiac arrest with refractory ventricular fibrillation in the emergency department: Conventional cardiopulmonary resuscitation versus extracorporeal cardiopulmonaryresuscitation. *Resuscitation.* 2015;92:70–76.

[5] Tram R, et al. Extracorporeal membrane oxygenation for critically ill adults. *Cochrane Database Syst Rev.* 2015:1–47.

第 23 章
张力性气胸的针刺减压并非可靠且有效
Needle This: Do Not Assume That Needle Decompression of a Tension Pneumothorax Is Reliable and Effective

Bahrenegash Getachew，著

对张力性气胸的体征和症状的快速反应是，在锁骨中线的第 2 肋间隙或在腋中线的第 4～5 肋间隙处，立即用一根大口径的针刺来减压。无论采用何种方法，张力性气胸的针刺减压术是每个急诊医师必须掌握并可随时使用的一项技术。然而，这是最有效、最可靠的干预吗？

在胸部 X 线检查之前诊断张力性气胸的说法已经过时了。最初的建议是基于对临床路径和解剖通路的认识，而不是基于证据。最近，创伤方面文献已经发现了利用针刺减压的几个缺陷。Stevens 等于 2009 年发现这一过程的成功率为 50%，尤其是在院前的情况下。

依靠针刺减压术应对张力性气胸的一个明显缺点是患者的身体特性的变化，这使得针很难有效地进入胸膜腔。肥胖人群更是增加了穿刺复杂性。然而，即使是肌肉发达的人，也会使穿刺过程具挑战性。Power 等 2014 年的创伤文献研究表明，体重指数与胸壁厚度有直接关系。例如，平均体重指数为 29kg/m^2，第 2 肋间隙处的胸壁厚度为 6.2cm。考虑 16 ～ 18g 的穿刺针长度为 4.77cm，失败的风险是显著的。

我们通常认为张力性气胸进行的针刺既是诊断也可治疗。所存空气的快速释放产生的声音通常是诊断工具，这可能是有误导性的。有病例报道一个患有严重慢性阻塞性肺病的患者出现急性呼吸窘迫时，用针刺法减压也会有"嘶嘶"声。此外，如果针头错误地进入皮下组织就不会产生声音，误导了缺少警惕心的医生。

在实际治疗时，评估张力性气胸患者的临床情况也至关重要。一个插管的患者和一个没有插管的患者的区别是很重要的。这些患者张力性气胸的病理生理和补偿性机制差异很大。一个插管的患者，由于被人为地提供了呼吸系统正压，气胸将会急剧进展加重并失代偿，小气胸可以迅速转化为张力性气胸，因此需要针刺减压作为处理的第一步。然而，越来越多的证据表明，在没有即时血流动力学不稳定性的情况下，对一名非插管且没有急性血流动力学不稳定的张力性气胸的患者的治疗可能会有更好的临床方案提选择。这些患者可能受益于诊断验证和更明确的初始治疗干预与经胸穿刺置管。

盲针穿刺减压并不是没有风险的，无论医生的意图或解剖学上的精确程度如何。大量的血管、心脏和肺实质损伤已被报道。其他常见的并发症包括医源性血胸和气胸。一旦针头插入，医生就会采用经胸穿刺置管，而不管最终诊断如何。

张力性气胸是一个真正危及生命的事件。当初步怀疑或拟诊断考虑张力性气胸时，立即干预是必要的。针头穿刺减压具有关键作用，尤其是当血流动力学不稳定时。然而，重要的是，对张力性气胸的最终治疗是经胸穿刺置管。

要点
- 确保针的长度适合于患者的身体。
- 机械通气患者出现张力性气胸时失代偿更快。
- "嘶嘶"声的存在可以是假阳性。
- 胸腔置管是根本性治疗。
- 针刺减压后必须紧接着置入胸管。

推荐阅读

[1] Chan S. Tension pneumothorax managed without immediate needle decompression. *J Emerg Med.* 2009;36(3):242–245. doi:10.1016/j.jemermed.2007.04.012.

[2] Leigh-Smith S, Harris T. Tension pneumothorax—Time for a re-think? *Emerg Med J.* 2004;22(1):8–16. doi:10.1136/emj.2003.010421.

[3] Mines D, Abbuhl S. Needle thoracostomy fails to detect a fatal tension pneumothorax. *Ann Emerg Med.* 1993;22(5):863–866. doi:10.1016/s0196-0644(05)80809-1.

[4] Powers W, Clancy T, Adams A, et al. Proper catheter selection for needle thoracostomy: A height and weight-based criteria. *Injury.* 2014;45(1):107–111. doi:10.1016/j.injury.2013.08.026.

[5] Stevens R, Rochester A, Busko J, et al. Needle thoracostomy for tension pneumothorax: Failure predicted by chest computed tomography. *Prehosp Emerg Care.* 2009;13(1):14–17. doi:10.1080/10903120802471998.

第 24 章
开胸直视心脏复苏术
Resuscitative Thoracotomy

Michael R. Ehmann, Nathan Woltman，著

开胸直视心脏复苏术可能是最难的，当然也是急诊医生最具创伤性的手术。当对有适应证的患者实施手术时，这个过程有可能产生显著的结果。

美国创伤外科委员会指出，开胸直视心脏复苏术主要是健康救护者（院前或急诊室）在患者经历了胸部穿透伤仍有生命迹象未发生心脏骤停或生命体征消失前实施。生命体征包括瞳孔反应、自主呼吸、颈动脉搏动、可测量或可触到的血压、肢体运动、超声心动图上心脏运动、心脏电活动。尽管在这种情况下存活的可能性很低，但在维持穿透性非胸部损伤的患者中可能会考虑这项操作。在遭受钝性创伤的患者中应用该项技术的存活率非常低，因此在急诊有生命体征的钝性创伤患者随后出现心肺骤停时，基本很少考虑开胸直视心脏复苏术。

开胸直视心脏复苏术的预后取决于多种因素，包括损伤机制、主要损伤部位、开胸时间及各种生理指标，如院前 CPR、生命体征和心率。对 1 万多名接受了开胸复苏手术的患者进行回顾分析发现，患者的总体生存率为 8.5%，而幸存者中的完好神经状态的总体生存率为 85%。对钝性创伤进行开胸直视心脏复苏术后的生存率为 2.3%，而穿透性损伤则为 10.6%。经开胸直视心脏复苏术后，伤口愈合率为 15.8%，而枪伤则为 7.2%。心脏损伤的预后最好，有 17.3% 的患者术后存活，相比之下，胸部非心脏性创伤的存活率为 10.5%，而腹部、颈部或四肢的伤口存活率则为 7%。最后，对于那些在急诊科获得生命迹象或生命体征的患者，存活率分别为 19% 和 17.4%。这与在急诊科中没有任何生命迹象或生命体征的患者相比，他们分别只有 2.9% 和 3.8% 存活。

成功的开胸直视心脏复苏术，需要对患者进行多方面齐头并进的复苏工作。例如，所有接受开胸直视心脏复苏术的患者都需要一个明确的气道、右侧胸管或胸廓造口术，以及足够的血管通路以支持血流动力学。在开胸直视心脏复苏术之前，还必须考虑一旦开胸手术完成，是否有资源为严重受伤的患者提供最终的护理。每一个创伤中心都应该有关于开胸直视心脏复苏术的多学科策略，认识到开胸

直视心脏复苏术不是一个特定学科可以完成，在后续的流程中都应该有配套政策。最后，在整个高强度的过程中，协调工作对于确保整个治疗团队的安全至关重要，因为这一过程将治疗团队置于血源性病原体暴露的高风险中。尽管认识到这些复杂的现实问题，但在开胸直视心脏复苏术中遇到的最常见的缺陷是，犹豫是否采用这一救命的技术。

开胸直视心脏复苏术可用的设备包括开胸盘、3-0 聚丙烯线或丝缝线、吸力装置、内部除颤器和高级心肺复苏的医疗条件。在设备准备不充分时，完成手术所需的最少设备包括手术刀、剪刀和肋骨撑杆。患者应仰卧，上肢被固定。双侧胸部应迅速用碘附消毒并铺巾覆盖，操作人员和助手穿上无菌服、戴上眼罩和双层手套。

开胸直视心脏复苏术第一步是进行左前外侧开胸。切口应该在第 4 肋间隙，此处与男性的乳头相对应，位于女性的乳房下方。切口采用 10 号或 20 号刀，从胸骨边界开始，沿着肋骨的弯曲路径延伸到腋中线。通过一两次手术刀的锐利解剖，将切口开到肋间肌。当达到这个水平时，放下手术刀，改用 Mayo 剪刀切割肋间肌和切口长度的脏胸膜。该切口位于肋骨上方，以避免损伤肋间神经束。在切开胸膜之前，暂停机械通气，让左肺与胸壁分离。接下来，在肋骨间插入一个菲诺切托肋骨牵开器（肋骨撑开器），让手柄和棘轮杆面向地板，如果有证据提示右半胸受伤或右侧胸腔引流管引流量很大，要确保左侧前外侧胸廓切口以蛤壳形式穿过右侧胸腔进行操作。

进入胸腔后，胸腔内任何流动的血液都必须迅速吸出，以便于观察重要的结构。左肺应该通过横切下肺韧带来移动。如果遇到灾难性肺出血，可以考虑交叉钳住肺门，或旋转肺门 180°来止住肺动脉供血。接着，用组织钳将心包夹住，并使用梅岑鲍姆剪刀以线性的方式将心包切开，并将其置于左侧膈神经。操作员戴着手套的手指也可以用来钝性打开心包。心包打开后，将引起心包填塞的血液抽吸干净，并将心脏送入左胸腔，开始双手按摩心脏，将手指放置在能避免冠状动脉狭窄的位置。心脏损伤应该用压力闭塞或钉暂时关闭。操作者也可以考虑将一个 Foley 导管插入一个太大而无法直接控制的心脏伤口。一旦插入导管，气囊就会膨胀，在最终修复之前，会暂时压迫止血。考虑到心脏缝合术的技术困难和对心肌造成进一步损伤的风险，急诊医生应该将心脏创伤的最终修复交给创伤或心脏外科医生。在不可避免的情况下，急诊医师可以用 2-0 或 3-0 的聚丙烯单线或丝线和脱脂棉一起修复心脏的伤口。

下一步，将注意力转到钳子夹紧降主动脉，以改善持续性低血压导致的脑和冠状动脉灌注。在对左肺进行了修复后，将手沿后胸壁向前推进至脊柱，钝性打开纵隔胸膜，从食管剥离主动脉。识别主动脉可能具有挑战性，因为食管可能被误认为是主动脉。从解剖学上讲，主动脉是在脊柱前，在食管中放置一个橡胶弹性探条或胃管，有助于区分这两种结构。一旦主动脉被识别并从食管中分离出来，在血管周围弯曲左示指，并将主动脉或 DeBakey 血管钳放置以阻断血流。开胸直视心脏复苏术的潜在并发症包括膈神经损伤、冠状动脉损伤、术后感染、损伤或疾病传播给医护人员。

在开胸直视心脏复苏术后恢复生命体征的患者必须立即转移到手术室，以进行伤情确认。

虽然开胸直视心脏复苏术已经进行了半个多世纪，但对创伤继发性心肺骤停的治疗方法研究仍在进行中。例如，在院前完成开胸直视心脏复苏术时，EMS 急救人员配备的院前急救系统的患者生存率更高。此外，对新工具的研究，如对主动脉复苏血管内球囊反搏正在进行中，在未来可能取代开胸直视心脏复苏术。

要点

- 开胸直视心脏复苏术用于穿透性胸部损伤，并在心肺停搏前观察得到生命迹象。
- 虽然存活率低，但对于穿透性非胸部损伤和钝性创伤性损伤可考虑开胸直视心脏复苏术。
- 对于有生命体征、穿透性创伤、刺伤和心脏损伤的患者，开胸直视心脏复苏术后的生存和神经功能恢复最高。
- 为了防止将左前外侧开胸手术切口延伸至蛤壳状切口，必须正确放置肋骨撑开器（手柄和棘轮杆朝向地面）。
- 只有当医疗机构有足够的资源为患者提供明确治疗，并确保所有治疗团队成员的安全时，才应该进行开胸直视心脏复苏术。

推荐阅读

[1] American College of Surgeons, Committee on Trauma. Practice management guidelines foremergency department thoracotomy. *J Am Coll Surg.* 2001;193(3):303–309.

[2] Burlew CC, More EE, Moore FA, et al. Western trauma association critical decisions intrauma: Resuscitative thoracotomy. *J Trauma Acute Care Surg.* 2012;73(6):1359–1363.

[3] Jones RF, Rivers EP. Resuscitative thoracotomy. In: Roberts JR, ed. *Roberts and Hedges' Clinical Procedures in Emergency Medicine.* 6th ed. Philadelphia, PA: Elsevier Saunders, 2014.

[4] Rhee PM, Acosta J, Bridgeman A, et al. Survival after emergency department thoracotomy:Review of published data from the past 25 years. *J Am Coll Surg.* 2000;190:288–298.

[5] Seamon MJ, Haut ER, Van Arendonk K, et al. An evidence-based approach to patient selection for emergency department thoracotomy: A practice management guideline from the Eastern Association for the Surgery of Trauma. *J Trauma Acute Care Surg.* 2015;79(1):159–173.

第 25 章
复苏时颅内压升高
Increased ICP in Resuscitation

Nicole Heidenreich，著

颅骨内是一个固定的隔间，其中包含三个主要成分：血液、脑脊液（erebrospinalfluid，CSF）和脑实质。当一个组织的体积增加时，其他组织的体积必须减小以保持恒定的压力。脑自动调节确保这种平衡和补偿机制。当脑组织体积变化过于剧烈或发生过快时，脑部自动调节机制可能会不堪重负，可

能无法代偿，从而导致颅内压（intracranial pressure，ICP）升高。

颅内压升高对人体是有严重危害的，因为它会影响脑灌注压（cerebral perfusion pressure，CPP），可通过平均动脉压（mean arterial pressure，MAP）中减去 ICP 来计算 CPP。换句话说，CPP=MAP－ICP。CPP 降低导致脑组织灌注和氧化减少。另外，ICP 的极端升高可能导致脑疝，将脑组织挤压到阻力最小的通路——枕骨大孔，导致脑干的压迫和缺氧，进而导致死亡。

通常权威的指南指出目标 CPP ＞ 60mmHg，ICP ＜ 20mmHg。事实上，急诊医生无法知道患者确切的 ICP（除了通过 ICP 监测器精准测量），对 ICP 升高的怀疑必须根据体征、症状和损伤机制推断，包括寻找精神状态的变化，从躁动到昏睡、局灶性神经功能缺损、双侧瞳孔不等大、瞳孔对光反射小时，或经典库欣三联征的心动过缓，高血压和不规则呼吸。

对于创伤患者（由于出血或脑水肿）、伴有精神状态改变或严重头痛（颅内出血）的高血压患者，以及任何有抗精神病药物、精神状态改变、头痛或局灶性神经功能缺损的患者，应怀疑 ICP 升高。大容量缺血性脑卒中患者可能有 ICP 升高，因为梗死的脑组织可能会导致脑水肿。由于血管源性水肿急剧增加，脑肿瘤患者可能会恶化。脑脊液分流障碍患者和蛛网膜下腔出血（subarachnoid hemorrhage，SAH）患者存在急性脑积水，亦可出现 ICP 升高。

当怀疑 ICP 升高时，首先注意呼吸道（airway，A）、呼吸（breathing，B）和循环（circulation，C），解决缺氧和低血压。如果预期临床状况恶化，则需尽早插管。当插管不及时，患者病情可能恶化并出现二氧化碳潴留，导致脑血管舒张。这将进一步增加颅脑损伤患者的 ICP。根据神经外科专科情况，这其中的许多患者将需要手术干预或 ICP 监测，因此，急诊需要检查凝血指标，并治疗可能出现的凝血障碍，需要注意的是许多新型抗凝药不能通过血液浓度进行监测，并且难以逆转。同时将床头抬高至 30°～45°，保持颈部平直。气管插管接呼吸机引起的发热、疼痛、烦躁等也会导致 ICP 升高，所以要积极应对这些问题。早期可以使患者出现过度通气（达到 30～35mmHg 的 $PaCO_2$），但仅应作为临时措施，不应该超过 1h。

高渗疗法是颅内高压治疗的主要手段，可以通过多种方式实现。甘露醇是一种渗透利尿剂，能从脑实质中吸出游离水进入血管（降低 ICP），然后起到利尿的作用。

施用甘露醇之前，应该测定基线钠和血清渗透压水平。连续监测上述检查有利于进一步指导治疗。留置导尿管可有效防止尿潴留，以免进一步加重 ICP 升高。低血压患者禁止使用甘露醇，因其经常导致血压轻度下降。如果长期给予甘露醇，应充分补液，以防止其导致的脱水。肾衰竭患者禁止使用甘露醇，因其会加重肾功能损伤。

甘露醇可能存在的不良反应是反弹性颅内高压，可发生在药效消失或重复给药停止时，液体从脑血管系统转移回脑组织。

高渗盐水作用机制与甘露醇非常相似，在 5～10min 时快速起效。其药效不像利尿剂那样强劲。因此，对于低血压或血容量不足的患者来说，这是一个更理想的选择，治疗目标是增加心输出量。在肾衰竭患者中，高渗盐水也优于甘露醇。现代认为，高渗盐水与甘露醇相比不具有反弹性颅内高压的风险。相反，对于容量过负荷患者须谨慎应用。

高渗盐水的主要缺点是因为潜在的血管和组织损伤，大多数医疗机构要求通过中心静脉通路给予高渗盐水。在超急性期，必须权衡风险和收益。在某些情况下，3％生理盐水可在中央通道建立的同时开始在外周循环系统使用，或者可以在外周循环系统施用 2％生理盐水溶液。

对于高渗盐水的给药方案目前没有甘露醇那样明确的研究。为了在急性期降低 ICP，常用的方法是使用 250 ～ 500ml 3％的生理盐水或 30ml 23.4％的生理盐水。与甘露醇一样，使用前应测定钠和血清渗透压浓度的基线水平。

要点

- 对待患者，首先不要忘记"ABC"。
- ICP 升高时必须避免缺氧、低血压和高碳酸血症。
- 在低血压或血容量不足的情况下，高渗盐水优于甘露醇。
- 了解甘露醇和高渗盐水的剂量和给药指南，如果患者确实需要，请不要吝啬。

推荐阅读

[1] Greenberg MS, ed. Treatment measures of elevated ICP. In: *Handbook of Neurosurgery*. 7th ed. Tampa, FL: Greenberg Graphics, 2010:866–868, 876–883.

[2] Guidelines for the management of severe traumatic brain injury. *J Neurotrauma.* 2007;24(Suppl 1):i–vi. doi:10.1089/neu.2007.9999.

[3] Hauser SL. *Harrison's Neurology in Clinical Medicine*. New York, NY: McGraw-Hill MedicalPub. Division, 2013:294–300.

[4] Mangat HS, Hartl R. Hypertonic saline for the management of raised intracranial pressureafter severe traumatic brain injury. *Ann N Y Acad Sci.* 2015;1345:83–88.

[5] Press Release: 2006 Apr 24. Hypertonic saline a viable treatment for controlling intracranial pressure in patients with traumatic brain injury. *Am Acad Neurol Surg.* 2006. Article ID:38032.

第 26 章
大面积肺血栓栓塞和溶栓药
Massive Pulmonary Thromboembolism and Thrombolytics

Nour Al Jalbout，著

静脉血栓栓塞（venous thromboembolism，VTE）包括深静脉血栓形成（deep vein thrombosis，DVT）和肺栓塞（pulmonary embolism，PE），在美国每年造成超过 250000 例住院，其发病率和死亡率具有高风险。VTE 最严重的临床表现是急性 PE。

　　了解 VTE 的风险因素，有助于 PE 的诊断。外在风险因素包括手术、创伤、外固定、口服避孕药或激素替代疗法的使用。内在危险因素主要是由于高凝状态，包括妊娠、恶性肿瘤和各种凝血障碍。另外，一部分 VTE 为特发性。PE 的临床症状可能包括胸痛、呼吸困难、晕厥和 DVT 症状。PE 的目标体征包括心动过速、低血压、缺氧、呼吸急促、发热、精神状态改变和 DVT 体征（例如，不对称肢端水肿或阳性 Homans 征象）。PE 最危及生命的类型是大面积的 PE。AHA 在其 2011 年的科学声明中将大量 PE 定义为：急性 PE 伴持续性低血压 [收缩压 ≥ 90mmHg，持续至少 15min 或需要正性肌力药支持，同时除外 PE 以外的原因，如心律失常、血容量不足、败血症或左心室（left ventricular，LV）功能障碍]，无脉性或持续的深度心动过缓（心率 < 40 次 /min，伴有休克征兆或症状）。

　　表现为大面积 PE 症状的患者的鉴别诊断包括急性冠状动脉综合征、心脏压塞、瓣膜功能障碍、急性肺水肿、气胸和主动脉夹层。鉴别以上诊断，床旁经胸超声心动图非常有用。在这种情况下，运送不稳定的患者进行放射学检查可能是不可行的。与大面积 PE 相关的超声检查结果包括右心室或下腔静脉（inferior vena cava，IVC）右心室功能不全、室间隔变薄和肺动脉高压增加。临床医师也可能使用下肢多普勒检查 DVT 的体征。其他发现如心脏压塞、气胸和大量胸腔积液也可通过床旁超声确诊，以帮助医生进行诊断。

　　PE 如何影响循环，最终导致休克？急性 PE 会干扰肺动脉的循环。如果肺动脉总横截面积超过 30%～ 50% 被血栓堵塞，则肺动脉压（pulmonary artery pressure，PAP）增加。此外，局部缺氧导致血管床血管收缩，也可导致肺血管阻力进一步增加。因此，肺血管阻力的突然增加导致 RV 扩张，结果导致 RV 压力和体积增加。右室壁张力的突然增加防止 RV 抵消 PAP，导致室间隔向左弯曲。这阻碍了 LV 舒张早期的心室充盈，最终降低心输出量，并导致血流动力学不稳定和阻塞性休克。

　　出现大面积 PE 症状的患者必须立即处理呼吸道、建立呼吸和恢复循环。由于大面积 PE 导致阻塞性休克，需要治疗以充分恢复循环。根据 AHA 2011 年的科学声明，纤溶药物对于伴有可接受的出血并发症风险的严重急性肺栓塞患者（Ⅱa 级，证据级别 B）是可以应用的。这些数据来自 13 个重大的研究溶栓剂与安慰剂相比的随机对照试验。只有一小部分 PE 的调查，研究结果与之不同，矛盾主要在于改善生存期的趋势以及复发性 PE 的减少。使用溶栓剂观察到的主要积极结果是，在没有血管加压药支持的情况下稳定呼吸和心血管功能，减轻 RV 损伤并预防 PE 复发，并且存活率增加。造成的主要危害包括大出血、脑内出血以及小出血的风险增加，导致住院治疗时间延长和潜在的血液制品应用。应用纤维蛋白溶解剂取决于风险和收益的个性化评估。最佳的医疗决策必须纳包含患者的期望值，预期寿命和他 / 她出血并发症的风险。

　　应用溶栓治疗，通常通过外周静脉导管输注血栓溶解剂。FDA 推荐的输注剂量是阿替普酶 100mg，连续输注 2h，同时在输注期间停止其他抗凝药物使用。因此，怀疑有大面积 PE 时，应避免应用半衰期较长的抗凝剂（如低分子量肝素）。通常在血栓溶解后开始抗凝。抗凝的最佳持续时间自急性深静脉血栓形成患者的血栓未溶解时起至少 3 个月。溶栓治疗患者应在重症监护室进行进一步监测和治疗。

　　如果患者在这次急性事件中幸存下来，那么后续的重点将转向康复、抗凝治疗以及预防未来 VTE 的诱发因素。VTE 的高级治疗仍需要进一步的临床试验来研究，治疗方案决定必须基于患者当时的临床证据。溶栓剂的使用可能会导致发病率和死亡率的提高，因此应该在适当的临床情况下予以应用。

要点

- 临床决策规则，例如 Wells 的标准、Geneva 评分和 PERC（PE 排除标准）可用于帮助预测 VTE 概率。
- 不明原因的休克可能是继发于 PE 的阻塞性休克。
- 当考虑患者为大面积 PE 时，床边超声波检查很有必要。
- 溶栓治疗时要考虑风险和益处，特别注意出血风险。
- 处置后强调遵守抗凝措施。

推荐阅读

[1] Goldhaber SZ. Thrombolysis for pulmonary embolism. *N Engl J Med.* 2002;347:1131–1132.

[2] Jaff MR, Mcmurtry MS, Archer SL, et al. Management of massive and submassive pulmonary embolism, iliofemoral deep vein thrombosis, and chronic thromboembolic pulmonary hypertension: A scientific statement from the American Heart Association. *Circulation.*2011;123(16):1788–1830.

[3] Kearon C, Akl EA, Comerota AJ, et al. *Antithrombotic Therapy for VTE Disease: Antithrombotic Therapy and Prevention of Thrombosis*, 9th ed: American College of Chest Physicians Evidence-Based Clinical Practice Guidelines. *Chest.*2012;141:e419S.

[4] Konstantinides SV, Torbicki A, Agnelli G, et al. 2014 ESC guidelines on the diagnosis and management of acute pulmonary embolism. *Eur Heart J.* 2014;35(43):3033–3069,3069a–3069k.

[5] Le Gal G, Righini M, Roy PM, et al. Prediction of pulmonary embolism in the emergency department: The revised Geneva score. *Ann Intern Med.* 2006;144(3):165–171.

[6] Stein PD, et al. Multidetector computed tomography for acute pulmonary embolism. *N Engl J Med.* 2006;354(22):2317–2327.

[7] Wells PS, Anderson DR, Rodger M, et al. Derivation of a simple clinical model to categorize patients probability of pulmonary embolism: Increasing the models utility with the SimpliRED D-dimer. *Thromb Haemost.* 2000;83(3):416–420.

第 27 章
积液导致的心脏压塞
Fluid in the Sac? Cardiac Tamponade

Ngozi Nweze，著

一、概述

心包是一种围绕在心脏外周的弹性膜。心包积液是由积液（血液、脓、浆液、肿瘤）积聚在心包内引起的。当积液增多，心包严重拉伸时，导致心房和心室受压收缩，静脉回流减少，心脏输出减少。随着时间的推移，液体的逐渐积累使心包能够适应和伸展，但心室壁破裂或穿透性创伤等快速心包内积累不允许心包有扩张的时间。当心脏输出明显减少，而补偿性机制不再充分时，就会发生心脏压塞，导致血流动力学不稳定而崩溃。

二、临床表现和体格检查

患者可出现呼吸困难、心悸、胸膜胸痛、嗜睡。体格检查可能会显示出一系列非特异表现（在吸气时，血压会降低，因为胸腔内压力的增加会减少静脉回流）、心动过速、呼吸急促、心脏杂音、颈静脉扩张和低血压。

三、诊断

心电图（electrocardiogram，ECG）可能会显示出电交替（QRS 波振幅的变化，如心脏"摇摆"在充满液体的心包内）、低 QRS 电压、窦性心动过速、心律失常或非特异性 ST 变化。胸部 X 线片可显示心影扩大。床边超声心动图可能显示舒张期右心室塌陷，吸气时左室间隔偏离，吸气时下腔静脉塌陷，心脏收缩期右心房塌陷或心包内心脏摆动。

四、处理

应慎重应用静脉内液体输注，因为过多的液体会增加静脉回流，加重心包填塞。由于内源性儿茶酚胺的分泌，心脏的肌力会有所增加，正性肌力药物的使用仍存在争议。如果必须使用强心剂，多巴酚丁胺是首选。最重要的根本治疗是心包穿刺术，最好是在超声引导下进行。在消毒、麻醉、注射器插入部位后，连接注射器的针头（至少长 3.8cm）以 45°穿过剑突区域的皮肤，朝向左肩，保持持续负压，进入心包囊（最好在超声引导下）。抽吸心包积液，直到血流动力学状态得到改善。心包穿刺术的禁忌证包括外伤性心包积血、心肌游离壁破裂和主动脉夹层。在这些情况下，要采取外科治疗。心包穿刺术的并发症包括：感染、对肝脏及其他腹腔内结构的损伤、气胸、心肌裂伤、肋骨间或内乳管裂伤或动脉瘤、心包血栓、假阳性抽吸（血液内的心内吸血）、假阴性吸入（因血凝血）、心律失常、心脏骤停等。

> **要点**
> - 在低血压患者中考虑心脏压塞，有许多条件可以导致填塞。
> - 通常用床边超声诊断。
> - 静脉输液需谨慎，因为液体过多会使病情恶化。
> - 在除外创伤、心室游离壁破裂或主动脉瓣剥离的情况下，超声引导心包穿刺术是填塞的明确的治疗方法。

推荐阅读

[1] Bodson L, Bouferrache K, Vieillard-Baron A. Cardiac tamponade. *Curr Opin Crit Care.*2011;17:416–424.
[2] Kumar R, Sinha A, Lin MJ, et al. Complications of pericardiocentesis: A clinical synopsis. *Int J Crit Illn Inj Sci.* 2015;5(3):206–212.
[3] Spodick DH. Acute cardiac tamponade. *N Eng J Med.* 2003;349:684–690.
[4] Synovitz CK, Brown EJ. Chapter 37: Pericardiocentesis. In: *Tintinalli's Emergency Medicine, A Comprehensive Study Guide.* 7th ed. China: The McGraw-Hill Companies, Inc., 2011:250–257.

第 28 章
是宽还是窄——无脉动电活动的简化判断方法
Is It Wide or Is It Narrow? PEA: A Simplified Approach to Pulseless Electrical Activity

Nicholas Risko，著

当患者在 ECG 上有规律的电活动但没有脉搏时，就会发生无脉动电活动（pulseless electrical activity，PEA）。在 20%～40% 的心脏骤停患者中发现了 PEA，与室性心动过速或室颤导致的心脏骤停相比，其总体生存率较低。研究表明大约 40% 的患者有一些机械性心脏活动。然而，仅仅产生一个触觉脉冲是不够的。

对 PEA 的处理一直是一项挑战，因为医生需要回忆一系列熟练和快速干预的原因。在本章中，我们建议以近期同行评议文献为基础，简化 PEA 诊断方法。

通常的训练需要记住 10～13 个 H 和 T（具体数量取决于计算方法，以及是否参照 AHA 或欧洲心脏病学会的指南），并在混乱的处置环境中冷静地回忆它们。病因"Hs"包括血容量不足、缺氧、氢离子（酸中毒）、低钾或高钾血症、低血糖、低钙血症和低体温。病因"Ts"包括张力性气胸、压塞、毒素、血栓形成（肺或心脏）和外伤。尽管急诊医生每天都要完成这项任务，但这种容易出错的系统需要不断的练习和准备。此外，这些病因中大部分都是理论上的，对 PEA 处理的贡献微不足道或未经证实。例如，评价者难以找到低钾血症、低血糖和体温过低导致 PEA 的证据。同时，在几个小病例系列中，作为 PEA 病因的肺栓塞发生率从 36%～68% 不等。

Desbiens 提出了一种简化的 PEA 诊断方法，命名为"3 和 3 规则"。他要求考虑 PEA 的三种最可能的原因：严重血容量不足、循环阻塞和心脏衰竭。最后，因为会阻碍血液循环，他强调了三个主要原因：填塞、张力性气胸和肺栓塞。他建议在 CPR 中使用无股动脉搏动来提示梗阻或低血容量，以及提示可能存在其他原因。

另一个简化的方法是心电图，可能导致 PEA 的电解质紊乱通常具有典型的心电图结果，如 J 波、t

波变化或 QT 变化。此外，快速狭窄的复杂节奏可能是心脏对循环系统衰竭的生理反应。看似健康的心脏，但 QRS 波增宽，可能表示内在的心脏功能的衰竭或严重的代谢紊乱。研究已经发现 QRS 波增宽、QT 间期延长、心动过缓和缺乏心房活动都预示着预后较差。

Littman 等提出了一种基于心电图 QRS 评估的新算法，即窄（< 0.12s）或宽（> 0.12s），仅考虑非创伤情况下最可能的病因。窄 QRS 波 PEA 意味着一个机械问题，如填塞、张力性气胸、肺栓塞、机械性过度通气或心肌破裂。宽 QRS 波意味着代谢问题，如严重的高钾血症、毒素或缺血。作者建议，在考虑进一步治疗之前，QRS 波狭窄的患者给予静脉输液。对于宽 QRS 波，他们建议经验性静推氯化钙（用于高钾血症）和碳酸氢钠（用于降低潜在的钠阻断剂毒性或一过性继发性局部缺血）。

床边超声是另一个有用的辅助手段。Hernandez 等提出了一种心脏骤停的超声诊断方法，该算法采用了急诊医师熟悉的技术，可以快速评估低血容量、张力性气胸、心脏压塞、肺栓塞和总心室功能。图 28-1 给出了以上操作的诊断流程。

请记住，随着低灌注的发展，最初的机械阻滞可能会进一步加重代谢紊乱。PEA 是一个发展的连续过程，需要快速适当的处理。希望这一章可引发读者一些关于如何处理 PEA 的重要思考。

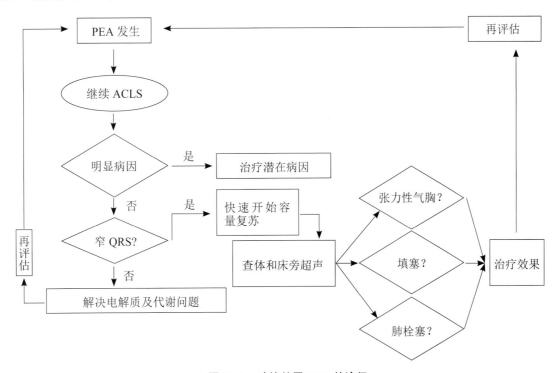

▲ 图 28-1　建议处置 PEA 的途径

要点

- 缺乏证据证明很多 "Hs 和 Ts" 病因是 PEA 的原因。
- 肺栓塞是隐源性 PEA 的常见原因。
- 除了既往病史和体格检查，心电图和超声也可用来帮助确定病因。
- 狭窄的 QRS 意味着更好的预后和机械性病因，在快速适当的干预后可能出现逆转。
- 利用本章和相关的阅读材料找到一种适用于自己的 PEA 识别方法，易于记忆，并且识别率高。

推荐阅读

[1] Desbiens NA. Simplifying the diagnosis and management of pulseless electrical activity inadults: A qualitative review. *Crit Care Med.* 2008;36:391–396.

[2] Hernandez C, Shuler K, Hannan H, et al. C.A.U.S.E.: Cardiac arrest ultrasound exam—abetter approach to managing patients in non-arrhythmogenic cardiac arrest. *Resuscitation.*2008;76(2):198–206.

[3] Littmann L, Bustin DJ, Haley MW. A simplified and structured teaching tool for the evaluationand management of pulseless electrical activity. *Med Princ Pract.* 2014;23:1–6.

[4] Mehta C, Brady W. Pulseless electrical activity in cardiac arrest: Electrocardiographic presentations and management considerations based on the electrocardiogram. *Am J Emerg Med.*2012;30:236–239.

[5] Neumar RW, Otto CW, Link MS, et al. Part 8: Adult advanced cardiovascular life support:2010 American Heart Association Guidelines for Cardiopulmonary Resuscitation and Emergency Cardiovascular Care. *Circulation.* 2010;122:S729–S767.

第 29 章
不明原因休克
Undifferentiated Shock

Daniel Sheets, Randall T. Rhyne，著

　　不明原因休克患者对急诊医生来说是一个独特的挑战，因为医生必须在有限的时间内根据有限的诊断信息对患者进行复苏。除了在复苏过程中对"呼吸道、呼吸、循环"的重点评估外，还应特别注意"泵""油箱"和"管道"，以便为低血压患者提供系统的方法。尽早识别低血压的病因和及时干预可以降低严重的发病率和死亡率，因为未经治疗的休克几乎总是致命的。

　　休克被广泛定义为组织氧需求和组织供氧的不平衡。这种不平衡导致细胞内钙的毒性增加，无氧呼吸导致乳酸生成，细胞死亡和系统性促炎性细胞因子释放造成细胞损伤。这种级联反应最终导致器官损伤，并可能进展到多器官功能障碍综合征。休克的四大类型包括低血容量性、心源性、阻塞性和分布性。低血容量性休克可能是由于外伤引起的出血或因严重呕吐或腹泻引起的体液丢失。心源性休克是由于心肌梗死、心脏瓣膜破裂或充血性心力衰竭导致的心输出量减少引起的。阻塞性休克是指由于心脏压塞、大面积肺栓塞或张力性气胸引起的物理阻塞而导致心脏输出减少。分布性休克最常见的原因是败血症和严重的感染，尽管它也可能是由脊髓损伤中的过敏性休克或神经源性休克引起的。通过患者病史、体格检查、实验室检查、心电图检查、胸部 X 线和床旁超声，可以早期识别休克类型。

　　在不明原因休克患者的复苏过程中，最初的步骤包括开放外周静脉通路和确保足够的通气和氧合。这可能涉及气管插管，因为在低血压患者中，面罩通气或正压通气的失败可能导致呼吸衰竭和循环衰竭。即使那些急性心源性休克患者可能会出现循环衰竭，也应考虑进行晶体溶液的试验性推注。应该

仔细监测患者对液体临床反应，因为肺水肿可能是液体给药的非预期结果。

早期对心功能的关注有助于区分四大类型休克，并缩短挽救生命的干预措施的时间。应及早进行心电图检查，以评估是否是 STEMI 引起的心源性休克，此病需立即进行 PCI。心电图也可能显示右心室压力，这提示大面积肺栓塞或电交替提示心脏压塞。床旁心脏超声快速显示心包积液的存在并提供心脏收缩功能的评估。心包积液伴右心室塌陷的存在提示心脏压塞引起阻塞性休克，并且需要立即行心包穿刺术用于帮助舒张充盈。急性扩张的右心室可能提示大面积肺栓塞导致右心室压力升高和阻塞性休克。具有正常或高收缩性的超动力心脏提示分布性或低血容量性休克。收缩力下降和心室扩张的低动力心脏提示心源性休克。

在对心功能进行评估后，对心血管的评估有助于确定血管内容量状态和液体反应性。体格检查可以为心血管是空的还是满的提供线索。颈静脉压升高时，肺部听诊双侧啰音或下肢水肿提示液体超负荷，但可能不完全代表血管内容量。抬高下肢可能会增加静脉回流和确定液体反应性。床边超声为患者的血管内状态提供了有价值的线索。距右心房交界处 2 ~ 3cm 测得的下腔静脉宽度小于 2cm，吸气塌陷＞50% 表明患者血管内容量不足，可通过静脉输液改善。这一发现也暗示了血容量不足或分布性休克。需要提示的是，IVC 评估必须在插管前进行，因为正压通气使得 IVC 评估不可靠。对腹腔内游离液体和胸腔积液的进一步评价可能提示出血是引起低血容量性休克的原因。超声可用于重新评估液体复苏后的血管内状态。如果患者在充足的液体复苏条件下仍然处于低血压状态，则可能需要血管升压药。

最后，在不明原因休克患者中应考虑血管进行评估。体格检查可能会显示有腹主动脉增宽提示主动脉瘤，尽管这一发现并不敏感。床旁超声可用来评估腹主动脉瘤或夹层，在低血压的背景下，必须考虑到主动脉夹层破裂可能。对下肢的血管进行超声检查可以评估是否存在深静脉血栓，这可能提示大面积的肺栓塞和阻塞性休克。

对心功能、心血管和血管的系统评价可以帮助及时识别不明原因休克的病因，并指导治疗（见表29-1）。早期识别休克分类和及时干预可以挽救生命。

表 29-1　四大休克分类的超声检查结果及相应干预措施

休克类型	"泵"	"油箱"	"管"	干预措施
低血容量性	正常或高收缩力 高动力 心腔变小	下腔静脉宽度＜2cm，吸气塌陷＞50%	主动脉夹层	液体复苏
分布性	收缩力正常 高动力 心腔大小正常	下腔静脉宽度＜2cm，吸气塌陷＞50%	正常	液体复苏 血管升压药 抗生素 解除过敏
心源性	收缩力降低 低动力 心腔扩大	下腔静脉宽度＞2cm，吸气塌陷＜50%	正常	血管升压药 正性肌力药
阻塞性	心包填塞：心腔变小，心包积液 肺栓塞：右心室扩大，左心室受压变小 张力性气胸：心腔变小，缺少肺活动	下腔静脉宽度＞2cm，吸气塌陷＜50%	下肢深静脉血栓	心包填塞：心包穿刺 肺栓塞：血栓切除术或溶栓 张力性气胸：胸腔穿刺

要点

- 记住休克的四种分类：低血容量性、分布性、心源性和阻塞性。
- 使用系统的方法通过评估心功能、心血管和血管来确定休克类型。
- 将床旁超声的使用整合到不明原因休克患者的复苏治疗中，以帮助做出诊断和指导干预措施。

推荐阅读

[1] Goldberg SA, Liu P. Undifferentiated shock. *Crit Decis Emerg Med.* 2015;29(3):9–19.

[2] Perera P, Mailhot T, Riley D, et al. The RUSH exam: Rapid ultrasound in shock in the evaluation of the critically ill. *Emerg Med Clin North Am.* 2010;28:29–56.

[3] Vincent J, De Backer D. Circulatory shock. *N Engl J Med.* 2013;368(18): 1726–1734.

第 30 章
如何识别腹腔间隔综合征
Know How to Identify Abdominal Compartment Syndrome

Ruben Troncoso Jr. , Debjeet Sarkar，著

一、介绍

目前对腹腔间隙综合征（abdominal compartment syndrome，ACS）的诊断和治疗是由专家小组一致意见指导的。最广为人知的来源是世界腹腔间隙学会（World Society of the Abdominal Compartment Syndrome，WSACS），该协会在 2013 年发布了最新指南。当腹腔内压升高（intra-abdominal pressure，IAP）或腹腔内高压（IAH）导致新的器官功能障碍时，ACS 就发生了。尚未报道急诊室腹腔间隙综合征的发病率，但在创伤患者的研究中，发生率在 1%～ 14%之间。

二、诊断

ACS 的临床症状可通过器官系统来讲解。在大脑中，IAH 损害静脉回流，这会增加脑内压力并降低脑灌注压。在心脏中，IAH 会增加胸腔膜内压，从而减少静脉回流和心输出量。在肺部，IAH

推动膈肌，降低肺活量和肺顺应性，导致低氧血症和高碳酸血症。在胃肠道，IAH 降低腹腔灌注压（abdominal perfusion pressure，APP）（平均动脉压—腹内压），较低的 APP 导致肠系膜灌注不足和乳酸清除率差。在肾脏中，IAH 降低肾血流量，表现为急性肾损伤和少尿。

ACS 的病因可以按机制分组，分为原发性和继发性两种。原发性病因包括肠梗阻、腹水、胰腺炎、外伤、近期腹部大手术和腹主动脉瘤破裂。这些病症通常需要早期手术或介入放射学治疗。ACS 的继发原因来自非腹部或骨盆病理，包括大量液体复苏或输血、休克和严重烧伤。

体格检查、临床体征和影像学检查对于诊断一般不可靠。在紧急情况下进行评估时，如果患者的病史包含表 30-1 中的任何危险因素，在鉴别诊断中应考虑 ACS。重点检查和实验室检查结果可能包括腹胀、进行性少尿、高碳酸血症、难治性低氧血症和乳酸性酸中毒。

表 30-1　腹腔间隙综合征危险因素

腹壁顺应性降低	腹部手术 重大创伤 / 烧伤 俯卧位通气
腔内容物增加	胃轻瘫 / 腹胀 肠梗阻 结肠假性梗阻 肠扭转
腹内容物增加	急性胰腺炎 腹水 血 / 气腹 腹腔内感染 / 肿瘤 腹膜透析
毛细血管渗漏	酸中毒 剖腹探查手术 低温 大规模液体复苏＞5L / 24 h 多输注＞10U / 24h
其他	年龄 脓血症 凝血功能障碍 床角度增加（＞20°） 大面积切口疝修补术 肥胖或增加体重指数 机械通气 PEEP＞10

该表根据 WSACS 的 2013 年指南总结

最后，为了客观地评价 IAH/ACS，需要使用转换后的膀胱内压力来测量 IAP（表 30-2）。腹膜粘连，盆腔血肿 / 骨折，腹腔填塞，或神经性膀胱可能影响 IAP 测量的准确性。患有病态肥胖、妊娠或长期腹水的患者可能会出现长期的 IAP 升高。根据 WSACS 的定义，IAP 是腹腔内的稳态压力，仰卧位时进行测定。当 IAP 升高且≥ 12mmHg 时，升高的 IAP 被认为是 IAH。正常 IAP 成年人是 0～5mmHg。危重患者的 IAP 为 5～7mmHg。对于成人，当 IAP 维持在 20mmHg 以上（儿科的阈值为 10mmHg）时出现

ACS，伴有新的器官功能障碍。ACS 的诊断不依赖于 APP 值。

表 30-2　测量腹腔压力的步骤

1	夹闭导尿管
2	通过导尿管的抽吸端口将 25ml 无菌盐水灌入膀胱，确定导管充满了盐水
3	将压力传感器连接到 18 号针上并插入抽吸端口
4	将换能器置于腋中线水平
5	患者仰卧时，确保没有腹部肌肉收缩，并在呼气末测量膀胱压力

改编自 Gestring M. Abdominal compartment syndrome. *UpToDate*. 2015.

三、治疗

鉴于与之相关的死亡率为 40%～ 100%，ACS 的早期识别至关重要。基于疑似 ACS 的潜在机制，可以实施几项临时的医学治疗。对于腹壁顺应性，应使用合适的镇痛药和镇静药，可以尝试使用神经肌肉阻滞药来降低肌肉张力。如果患者的心血管和呼吸状态允许，对于腹腔内容物增加的患者应仰卧，鼻胃管和直肠减压可以帮助降低 IAP。如腹水、血肿、脓肿等腹内容物增加，应考虑行超声引导下急诊穿刺术，或介入放射经皮引流术。目前，WSACS 没有关于利尿剂或白蛋白使用的建议。

在紧急情况下，如果担心 ACS，应首先获取 IAP。如果是 > 12mmHg，采用适当的治疗来降低 IAP，获得早期的手术咨询，每 4h 测量一次 IAP。如果 IAP 没有下降或器官功能障碍进展，保守治疗不成功，建议手术干预。

减压剖腹手术被认为是 ACS 的决定性治疗方法。减压的阈值尚未确定。一些外科医生使用 25mmHg 的 IAP 作为手术的指征，也有推荐使用 15mmHg 和 25mmHg，还有一些使用 50mmHg 以下的 APP。减压后，腹部通过用敷料将筋膜连接起来进行临时腹壁封闭。ACS 患者的处置建议交由外科 ICU。

要点

- 常见急诊怀疑 ACS：肠梗阻、腹水、胰腺炎、创伤、近期腹部大手术、大规模液体复苏或输血、休克、严重烧伤。
- 提示 ACS：腹胀、进行性少尿、高碳酸血症、难治性低氧血症和乳酸性酸中毒。
- 使用传导膀胱压力测量 IAP：≥ 12mmHg 为 IAH；> 20 mmHg 且伴有新的器官功能障碍诊断 ACS。
- 在急诊，按照指示使用临时处理疗法。
- 尽早获得可能的减压剖腹手术的外科意见。

推荐阅读

[1] Cheatham ml. Abdominal compartment syndrome: pathophysiology and definitions. *Scand J Trauma Resusc Emerg Med.* 2009;17:10.

[2] Gestring M. Abdominal compartment syndrome. *UpToDate.* 2015.

[3] Harrison SE, Smith JE, Lambert AW, et al. Abdominal compartment syndrome: An emergency department perspective. *Emerg Med J.* 2008;25:128–132.

[4] Kirkpatrick AW, Roberts DJ, De Waele J, et al. Intra-abdominal hypertension and the abdominal compartment syndrome: Updated consensus definitions and clinical practice guidelines from the World Society of the Abdominal Compartment Syndrome. *Intensive Care Med.* 2013;39(7):1190–1206.

[5] Lee RK. Intra-abdominal hypertension and abdominal compartment syndrome: A comprehensive overview. *Crit Care Nurse.* 2012;32(1):19–31.

第 31 章
心源性休克
Cardiogenic Shock

Kevin K. Chung，著

心源性休克被定义为由于心输出量不足导致组织灌注不足的一组综合征。它可导致多器官衰竭，包括精神状态改变、少尿、肾衰竭、乳酸性酸中毒和组织灌注不足。最常见的是，在ST升高心肌梗死和非ST段升高心肌梗死（non-ST-elevation myocardial infarction，NSTEMI）病例中，有3%～8%的病例发生心源性休克。急性心肌梗死后心源性休克患者的死亡率达80%。除了心肌梗死，任何急性左心室或右心室功能障碍的原因都可能导致心源性休克。例如，心肌病、心肌炎、压力诱发（tako subo）心肌病、急性瓣膜功能障碍都会导致心源性休克。

心源性休克的定义有以下标准：收缩压＜90mmHg或MAP较基线血压降低30mmHg，肺楔压＞15mmHg，心脏指数＜2.2L/（min·m²），舒张压正常或升高。

临床上，急诊医生没有肺动脉导管来测定这些信息，所以大部分的评估来自体格检查。组织灌注减少可导致肢端发凉、发绀、外周脉搏搏动减弱、精神状态改变、尿量减少。瓣膜病变会引起心脏杂音，血管充血会导致颈静脉压升高，心脏听诊时出现爆裂声和啰音。将心衰和循环功能障碍患者的血流动力学分布划分为四个基本概况可以帮助进行恰当的治疗。

(1) 稳定：没有治疗。

(2) 湿暖：应用利尿药以减少充血。

(3) 干冷：静息时低灌注，适当补偿。

(4) 湿冷：严重的心源性休克，需要血管扩张药、正性肌力药物、利尿药。

心源性休克的病理生理学较为复杂，但一般不会深入研究与之相关的各种复杂性病因。从本质上讲，心源性休克通常被认为是无效的心脏输出导致低血压和代偿性心动过速，并且由于儿茶酚胺的释放导致全身血管阻力增加，从而导致休克生理恶化。然而，SHOCK（紧急的冠状动脉闭塞血流重建）的试验表明，许多患者在类似于 SIRS 反应的细胞因子释放的机制中，会出现类似于脓毒性休克的机制，从而导致低血压。

诊断的首要任务应该是确定是否存在 STEMI 或 NSTEMI，因为这仍然是导致并发症如乳头肌破裂和瓣膜功能障碍的最常见原因，这些并发症的发生取决于心肌梗死面积大小。胸部 X 线和超声心动图可以进一步帮助确定病因。

治疗的重点是维持血流动力学，如果可以逆转，应进行潜在病因治疗。因此，治疗的首要任务应该是合理使用正性肌力药、血管升压药、利尿药，并在心肌梗死后早期重建血运。SHOCK 试验证实了早期血运重建的益处，早期血运重建包括早期溶栓、心脏血管造影和 PCI 与 CABG。

急诊的药物治疗可分为以下几类：

(1) 急性冠状动脉综合征药物：在诊断急性心肌梗死时，应及早应用阿司匹林、氯吡格雷和肝素进行抗栓治疗。对于难治性低血压，应避免使用硝酸酯类药物和血管扩张药。

(2) 升压：AHA 推荐去甲肾上腺素治疗低血压。多巴胺易引发或加重心律失常，增加心源性休克死亡率。

(3) 正性肌力药：这类药物可与抗利尿药结合使用。

由于收缩性衰竭导致心源性休克，正性肌力药物在治疗中具有核心作用。多巴酚丁胺既具有时向性，也有正性肌力作用，并减少心脏后负荷。米力农（一种磷酸二酯酶抑制剂）具有较低的时向性，在减轻后负荷方面比多巴酚丁胺发挥更大的作用。因此，如果患者没有足够的血压，应该谨慎使用，尽管许多人认为它比多巴酚丁胺在右心衰竭中的作用更大。其他辅助治疗可在心内科专科指导后应用，包括主动脉内气囊泵（intraaortic balloon pumps，IABP）、心室辅助装置（impella）和经静脉安置起搏器（transvenous pacers）。

要点

- 心源性休克可以表现为高血压或低血压。
- 心肌梗死是心源性休克最常见的病因，血管再通应该是治疗的首要任务。
- 在急诊，心源性休克可依靠体检和临床检查诊断。根据患者的临床表现如湿冷、湿暖、干冷来指导治疗。
- 虽然 ACS 是一种常见的原因，但低血压患者应避免使用硝酸甘油。
- 应用去甲肾上腺素和多巴酚丁胺收缩血管并产生正性肌力作用。
- 如果可能需要进行其他辅助治疗，请尽早让心内科小组参与进来。

[1] Califf R, Bengtson J. Current concepts. Cardiogenic shock. *N Engl J Med.* 1994;330:1724–1730.

[2] Griffen B, Callahan T, Menon V. *Manual of Cardiovascular Medicine.* 4th ed. Alphen aan den Rijn: Wolters Kluwer, 2013.

[3] O'Brian JF, Mattu A. Heart failure. In: Marx JA ed. *Rosen's Emergency Medicine Concepts and Clinical Practice.* Philadelphia, PA: Elsevier Saunders, 2006:1075.

[4] Reynolds H, Hochman J. Cardiogenic shock current concepts and improving outcomes. *Circulation.* 2008;117:686–697.

[5] Shah P, Cowger J. Cardiogenic shock. *Crit Care Clin.* 2014;30:391–412. Retrieved from criticalcare.Theclinics.com

第 32 章
危重中毒患者使用碳酸氢钠的时机
Know When to Administer Sodium Bicarbonate in the Critically Ill Poisoned Patient

Harry E. Heverling, Tiffany C. Fong，著

碳酸氢钠是治疗危重中毒患者的重要解毒剂。这与一般的酸中毒方法形成对照，因为在其他条件下，碳酸氢钠很少在治疗（如败血症、糖尿病酮症酸中毒、急性肾衰竭）中作为首选药物。碳酸氢钠在各种有毒物质中起着至关重要的作用，尤其是三环类抗抑郁药（tricyclic antidepressants，TCAs）和水杨酸盐（salicylates）。碳酸氢钠最重要的作用包括：①逆转钠通道阻滞；②改变药物分布和消除；③逆转威胁生命的酸血症。

一、逆转钠通道阻滞

快速钠通道的阻断可能引起致命的心脏毒性效应，表现为传导延迟（QRS 延长、右束支传导阻滞、广泛的复杂心动过速）和低血压。这种在 TCAs、IA 型和 IC 型抗心律失常（如奎宁、普鲁卡因胺、氟卡尼）、苯海拉明、丙氧苯酚、奎宁、卡马西平和可卡因中都有明显的毒性表现。

碳酸氢钠是一种通过两种机制逆转钠通道阻滞药毒性的解毒剂。它创造了一个碱性环境，减少了可用于结合和阻断钠通道的电离形式药物的比例，并且增加了可用于通过钠通道的钠离子数量。

在钠通道阻滞药毒性中，碳酸氢钠的适应证是 QRS 持续时间＞ 0.10s、室性心律失常或低血压。碳酸氢钠不能有效治疗与 TCA 中毒相关的精神状态改变和癫痫发作。而且它可用于限制由癫痫发作导致的进一步酸血症，其可加剧传导障碍和心律失常。

二、改变药物的分布和消除

水杨酸盐的作用机制较为复杂，可影响多种器官系统，这会在一个单独的章节中更深入地讨论。虽然对水杨酸盐中毒没有特效解药，但碳酸氢钠是基础治疗。碳酸氢钠可降低组织中水杨酸盐的浓度，并通过碱化尿液加快水杨酸盐的消除。

水杨酸盐是一种弱酸，当 pH 值升高时，它会转化为离子形式。由于电离的分子不容易穿过细胞膜，使用碳酸氢钠和其他的药物使得水杨酸存在于血浆中。减少中枢神经系统（central nervoussystem, CNS）中药物的结合，能降低水杨酸盐中毒相关的发病率和死亡率。此外，碱化尿液环境中水杨酸盐的电离增强了尿液中水杨酸盐的蓄积和随后的消除。类似原则适用于其他弱酸所致的中毒，包括苯巴比妥、氯磺丙脲和氯苯氧基除草剂。

水杨酸盐中毒中碳酸氢钠的适应证包括全身毒性症状或体征（即中枢神经系统或肺部表现）或显著的代谢性酸中毒。一些毒理学家还主张在水杨酸盐浓度 > 30mg/dl 的无症状患者中使用碳酸氢钠。有关碱化的适应证存在争议，因为其可能导致过度的碱血症、高钠血症、体液超负荷、低钾血症和低钙血症。必要时可以采用气管插管和过度换气治疗（注意避免呼吸性酸中毒引起酸血症恶化），严重时可能需要血液透析。

三、逆转严重代谢性酸中毒

有毒醇类中毒（如乙二醇和甲醇）会导致危及生命的酸血症，与血流动力学不稳定和终末器官功能障碍有关。虽然明确的处理包括服用甲磺酸伊马唑或乙醇，并可能需要血液透析，但碳酸氢钠可能是扭转严重酸血症的重要临时措施。建议在有毒醇类中毒且动脉 pH < 7.30 时使用碳酸氢钠。碳酸氢钠的其他益处是有毒代谢物从目标组织中重新分布，并增强泌尿系统消除。

四、碳酸氢钠的剂量

在多种中毒中，碳酸氢钠的剂量和给药方式相似。高渗碳酸氢钠溶液可以在 1 ～ 2min 内以 1 ～ 2mmol/ kg 静脉内推注开始，然后连续输注。可将 3 个 50ml 的碳酸氢钠（总共 150ml）混合到 1L 的 5% 葡萄糖袋中来输注，并以大约 2 倍的维持率运行。5% 葡萄糖溶液由于其低渗特性而被使用。当与碳酸氢钠结合时，它会变成等渗溶液。

特别是对于三环类抗抑郁药中毒，可根据需要每 5min 重复进行一次碳酸氢钠静脉推注以实现缩小 QRS 间隔，血液 pH 维持在 7.50 ～ 7.55。作为持续治疗的一部分，需要连续心电监测（electrocardiograms, ECG），用于 pH 监测的动脉血气（arterial blood gases，ABG）以及液体用量的重新评估。当心脏毒性、血流动力学指数和精神状态得到改善时，停止输注。

为了达到增加尿液排出的目的，如水杨酸中毒，输液应滴定至目标尿 pH 7.5 ～ 8.0，尿量为 3 ～ 5ml/（kg • h）。应遵循 ABGs 以确保血清 pH 不超过 7.55。为确保尿液碱化成功，可能需要静脉补充钾（通过添加 20 ～ 40mg/L 的液体）。

要点

- 虽然不那么适用于一般的危重患者代谢性酸中毒，但碳酸氢钠在中毒患者治疗中作为解毒药至关重要。
- 碳酸氢钠是钠离子通道阻滞药 (例如：TCA 和 I 型抗心律失常药) 中毒患者的特定逆转剂。
- 在水杨酸中毒中，碳酸氢钠有利于将药物从易损伤的靶组织中重新分布，并增强尿液排泄。
- 碳酸氢钠可以缓解有毒醇类中毒时出现的严重的代谢性酸中毒，可与其他治疗措施同时使用。
- 碳酸氢钠以 1 ～ 2mg/kg 静脉推注使用，随后使用添加至 1L 5% 葡萄糖溶液的 150ml 碳酸氢钠的混合物连续输注。在 TCA 毒性的情况下，可以根据需要重复静脉推注。

推荐阅读

[1] *Guidance Document: Management Priorities in Salicylate Toxicity*. American College of Medical Toxicology.http://www.acmt.net/cgi/page.cgi/zine_service.html?aid=4210&zine=sho-w.Accessed November 15, 2015.

[2] Nelson L. *Goldfrank's Toxicologic Emergencies*. 9th ed. New York: McGraw-Hill Medical Publishing Division, 2011.

[3] Pentel P. Optimal use of bicarbonate therapy. *Int J Med Toxicol.* 1999;2:3.

[4] Proudfoot AT, Krenzelok EP, Vale JA. Position paper on urine alkalinization. *J Toxicol Clin Toxicol.* 2004;42:1.

[5] Woolf AD, Erdman AR, Nelson LS, et al. Tricyclic antidepressant poisoning: An evidencebased consensus guideline for out-of-hospital management. *Clin Toxicol.* 2007;45:203–233.

第 33 章
血管大事件
Think Big Vessels: Vascular Catastrophes

Kevin K. Chung，著

许多人认为急诊医学的实践主要是围绕血管急症诊断。有一些血管急症需要立即实施干预来稳定血流动力学以保持组织灌注。本章将着重关注高死亡率与发病率的血管危象，这些疾病需要及时纠正，以为患者提供任何可能的生存机会。这些疾病包括腹主动脉瘤（abdominal aortic aneurysm，AAA）破裂和主动脉夹层，但又不仅限于这两种疾病。

一、腹主动脉瘤破裂

腹主动脉瘤破裂的经典表现包括：＞ 60 岁的老年患者，突然发作的腹痛、低血压和搏动性腹部肿块。大约 50% 的患者描述突然出现撕裂样疼痛。对于不同的患者，腹主动脉瘤破裂的症状存在差异。这似乎是显而易见的，但重要的是，腹主动脉瘤破裂可以有更细微的变化。当区别腹主动脉瘤破裂的差异，有四个临床情景应考虑：急性破裂、主动脉肠道瘘、动脉瘤和偶发动脉瘤。各自代表不同程度的严重性，并有不同的处理方法。遗漏的腹主动脉瘤破裂可能被误认为是肾绞痛，所以要小心，并进行全面的身体检查。腹膜后出血可有股瘀血和脐周瘀血，医生应观察股神经受压迫引起的神经病变。

主动脉肠道瘘可以由之前治愈的 AAA 引起。这种患者一般表现为消化道出血和呕血。十二指肠仍是脓肿形成最常见的部位。破裂的 AAA 也可被包含在腹膜后。如果急诊医师并没有意识到 AAA 的这种分型，主动脉肠管瘘很容易被忽略。

二、主动脉夹层

主动脉夹层患者通常会出现放射到背部的胸痛。他们往往是年龄较大和高血压的患者，疼痛通常被描述为撕裂样疼痛。研究表明，70% 以上的受累患者有前胸痛，63% 的患者有腰背痛。主动脉夹层物理检查的结果取决于内膜撕裂的位置。例如，发生在主动脉弓上的夹层可能涉及锁骨下动脉，导致左右臂肱动脉不同的搏动强度和两臂之间的血压改变。如果它包括主动脉的上升部分，可能会有主动脉瓣关闭不全的杂音出现。在新发的神经系统受损患者中，往往容易忽略主动脉夹层的可能性。颈动脉受累会出现卒中症状，而椎动脉供血的闭塞可能导致截瘫、视力丧失，甚至 Horner 综合征。诊断包括体检（上面列出了一些）、胸部 X 线检查、CT 平扫，心电图显示冠状动脉夹层典型的表现为来自 RCA 破裂的低位 STEMI。

升主动脉夹层需要紧急血管或胸外科会诊。主动脉夹层应使用 Stanford 分类或 Debakey 分类，以便更好地与外科医生沟通。Stanford A 型为升主动脉夹层，B 型为降主动脉夹层。DeBakey 分型—— I 型包括升主动脉和降主动脉，Ⅱ 型仅为升主动脉，Ⅲ 型为降主动脉。

血压升高时需要 β 受体阻滞药和血管扩张药。值得注意的是，在开始血管扩张药时，应首先使用 β 受体阻滞药，以防心动过速产生过大的剪切力。最常用的 β 受体阻滞药是艾司洛尔（其半衰期很短），硝普钠也经常被使用，钙通道阻滞药也可以使用。收缩压应控制在 100 ～ 140mmHg 之间。

要点
- AAA 患者的表现可能有差异。不要忽略主动脉肠道瘘和内壁破裂，这是更难以诊断的。
- 使用 Stanford 与 DeBakey 分型对主动脉夹层进行分类，以便与外科手术组进行沟通。
- 主动脉夹层可出现神经系统受损，当出现 CVA 和 Horner 综合征时应考虑神经受累的可能。
- 出现血管危象尽量早期进行手术治疗。
- 治疗主动脉夹层，应在使用血管扩张药前使用 β 受体阻滞药。

推荐阅读

[1] Kent K. Abdominal aortic aneurysms. *N Engl J Med.* 2014;371:22.

[2] Marek D, Nemec P, Herman M. Mistakes in dealing with aortic dissection. Lessons from three warning cases. *Biomed Pap Med Fac Univ Palacky Olomouc Czech Repub.* 2008;152(2):283–287.

[3] Shah TT, Herbert P, Beresford T. An atypical presentation of aortic rupture: Intuitionand investigation can avoid disaster. *Ann R Coll Surg Engl.* 2011;93(7):e125–e128.doi:10.1308/147870811X602131.

[4] Veraldi GF, Gottin L, Genco B, et al. Aorto-duodenal fistula on an aortic endograft: A rarecause of late conversion after endovascular aneurysm repair. *Gen Thorac Cardiovasc Surg.*2012;60(6):350–354.

第 34 章
止血新疗法：复苏性血管内球囊闭塞主动脉技术
Stop the Bleeding! Novel Therapies: REBOA

Casey Lee Wilson，著

在穿透性损伤和生命体征消失的情况下，急诊开胸术与主动脉交叉钳夹仍然是最常见的出血控制技术。这种侵入性手术的存活率仍然很差，目前只有 15% 左右。急诊开胸手术对操作者也有潜在的风险。控制血管出血是通过主动脉闭塞来减少出血和增强中心动脉压，这又可增加心肌和脑灌注。复苏性血管内球囊闭塞主动脉技术（resuscitative endovascular balloon occlusion of the aorta，REBOA）已被设计为辅助控制出血，以维持重要的灌注，直到止血。

目前有创伤中心的研究表明，当 REBOA 以最原始的方式放置时，可以放置约 6min。主动脉内的放置通过共同的股动脉，并且放置深度由近似于外部的创伤水平决定。第 1 区位于胸主动脉内，与出血性腹部创伤相关，球囊导管在外对其剑突进行测量。第 3 区属于肾下动脉，用于出血性盆腔出血，在脐部外部测量。

REBOA 是一种可能替代复苏性胸科（resuscitative thoracot-omy，RT）或剖腹手术的新兴技术，可以快速控制不可压缩的躯干创伤。在骨盆骨折诱发出血的情况下，桥接止血甚至可以消除将患者送至放射介入所需的稳定性和资源。在军事和资源匮乏的环境中，控制损伤是复苏的关键，REBOA 可能在院前环境中发挥作用，因为失血性休克仍然是引起死亡的重要因素。

不可按压止血的躯干出血几乎有 50% 的死亡率，当治疗不及时，患者迅速进展为心血管衰竭和死亡。对于急诊患者来说，功能性的结果仍然很差，甚至更糟。在终末期低血容量性休克患者中，REBOA 可作为一种挽救循环的方法，直到最终止血。在高于主动脉闭塞水平 REBOA 有相当大的血流动力学，导致 MAP 和心输出量升高。膨胀的气囊可以改善心脏后负荷，在胸廓切开术后可使用

REBOA 获得支持，因为膨胀的气囊能够产生较为理想的 MAP。动物模型比较 REBOA 与 RT 这两种止血技术，显示 REBOA 组有较高的 pH、更低的乳酸、较少的液体和心脏收缩支持，并且 REBOA 组的存活率增加。连续主动脉闭塞的安全时间长度仍有待确定。

早前在血管和心胸外科的研究文献显示，主动脉钳夹持会产生不良的结果。脊髓损伤和瘫痪是最可怕和最具破坏性的并发症，在目前的文献中发生率高达 23%。在猪模型中关于 REBOA 的初步研究表明，更高和更近端的 REBOA 发生脊髓损伤程度较高，功能恢复较少。但根据这项研究难以推断出潜在的人类结果，因为在猪和人类血管有差异。REBOA 的有益血流动力学效应必须平衡缺血再灌注损伤带来的潜在代谢性后遗症，主动脉阻塞的长度与乳酸水平升高和随后的炎症反应有关，而这对心肺功能的影响尚不清楚。危重护理设施和预期器官支持在 REBOA 部署的任何环境中都是必不可少的。

目前仍有许多问题尚待解决，未来的研究可能会涉及手术的适应证和禁忌证，即 REBOA 是否在胸外伤中有用，它是否能与不稳定的腹部外伤患者的 RT 进行比较，以及是否可以在院前环境中安全有效地放置。随着 REBOA 技术的进步，从业人员将需要仔细考虑现有的证据和资源，以确定其在各自机构中的适用性。早期临床和大型动物系列研究表明 REBOA 有望成为止血的桥梁。毫无疑问，在积极管理不可压迫躯干的出血领域，这是一个令人兴奋的研究方向。

要点
- 迄今为止，目前开放性主动脉阻断和心脏按压的 RT 仍然是创伤性心肺停搏中不可压迫性出血的治疗方法。
- 早期的数据和正在进行的研究表明，REBOA 手术相关的死亡和主要并发症是最少的，REBOA 是一个新兴的概念，可以作为替代治疗用于不可压迫的躯干出血。
- 这种技术仍处于起步阶段，其在临床上的优势可能是在军队或院前使用，因为发生在这些环境的出血发生在院前，资源较贫瘠，死亡率较高。
- 对于急诊医师来说 REBOA 可能是一种"将来的考虑"，作为 ED 开胸手术的一种替代方法，用在横膈膜下出血导致极端情况或心脏骤停的患者。
- 目前还没有进一步数据支持 REBOA 的广泛使用。在 REBOA 的广泛使用之前，需要研究机构的设立以及专业知识储备。

推荐阅读

[1] Biffl WL, Fox CJ, Moore EE. The role of REBOA in the control of exsanguinating torso hemorrhage.*J Trauma Acute Care Surg.* 2015;78(5):1054–1058.

[2] Kisat M, Morrison JJ, Hashmi ZG, et al. Epidemiology and outcomes of non-compressible torso hemorrhage. *J Surg Res.* 2013;184(1):414–421.

[3] Moore LJ, Brenner M, Kozar RA, et al. Implementation of resuscitative endovascular balloon occlusion of the aorta as an alternative to resuscitative thoracotomy for noncompressible truncal hemorrhage. *J Trauma Acute Care Surg.* 2015;79(4):523–532.

[4] Morrison JJ, Ross JD, Markov NP, et al. The inflammatory sequelae of aortic balloon occlusionin hemorrhagic shock. *J Surg*

Res. 2014;191:423–431.

[5] Qasim Z, Brenner M, Menakar J, et al. Resuscitative endovascular balloon occlusion of theaorta. *Resuscitation.* 2015;96:275–279.

第 35 章
避免插管：无创通气策略
Avoid the Tube! Noninvasive Ventilation Strategies

Rodica Retezar，著

一、简介

急诊医师在处理急性呼吸衰竭患者时总是处于前线，及时干预以优化患者的氧合和通气过程是至关重要的，可以避免严重的并发症和死亡。在过去的几十年中，无创通气（noninvasive ventilation，NIV）已被证明是在各种条件下处理呼吸衰竭患者的一个重要手段。

二、无创通气模式

急诊科常用的两种 NIV 通气模式是持续气道正压通气（continuouspositive airway pressure，CPAP）和双水平正压通气（bilevel positive airway pressure，BiPAP）。CPAP 在呼吸循环的吸气和呼气阶段都提供恒定的压力。这通过改善塌陷肺泡（肺泡征募）、重新分配肺静脉和减少通气灌注失调来改善氧合。此外，CPAP 增加胸内压力，降低前负荷，在许多情况下可改善左心室功能。BiPAP 在吸气期间提供较高气道压力 [吸气气道正压（inspiratory positive airway pressure，iPAP）] 和呼气期间较低的气道压力 [呼气气道正压（expiratory positive airway pressure，ePAP）]。BiPAP 的 ePAP 成分与 CPAP 机制相当，增强了低氧性呼吸衰竭患者的氧合能力。与 ePAP 相比，较高的 iPAP 导致 iPAP 和 ePAP 之间的差异梯度，从而有利于气体流动和通气，并增加高二氧化碳呼吸衰竭患者的二氧化碳清除。

三、患者选择

NIV 的禁忌证包括心脏骤停、血流动力学不稳定、不能保护气道、需要立即插管、上呼吸道阻塞、严重胃肠道出血、呕吐和面部外伤。NIV 的理想对象是一个清醒的患者，能够遵循指令，正确处理他的分泌物，并且能够耐受呼吸机。在呼吸困难的患者中应尽早启动 NIV，以防止因呼吸不畅而加重的高碳酸血症和低氧血症。

一旦决定将患者放置在 NIV 上，就必须选择合适尺寸的面罩。口鼻面具能够覆盖足够的口和鼻子，是最常用的 ED 的类型。在急性呼吸衰竭患者中鼻口罩已被证明比鼻罩更有效。在患者用正确尺寸的面罩固定后，选择 NIV 模式和压力水平。最好从较低的压力开始，让患者适应面罩和呼吸机，可以逐渐增加压力以优化充氧和通气过程。

氧的增加可以通过增加供氧量（吸入氧气或 FiO_2 的分数）来提高。另外，这也可以通过增加 CPAP（或在 BiPAP 模式中的 ePAP）的压力（达到 $10\sim15cmH_2O$）水平来实现。这可以增加呼气末正压，进而增加功能储备容量（PEEP 和 FRC）。IAPP 增加至 $20\sim25cmH_2O$ 水平，同时保持患者对 BiPAP 的 ePAP 恒定可改善通气和高碳酸血症。NIV 启动后，应密切监测患者，以对其反应进行适当的干预。重新评估的关键因素包括血氧饱和度、心率、血压、呼吸频率、精神状态、心肺检查和血气值。

如果患者不耐受 NIV，则可能需要改变不同的面罩、模式或压力设定，然后称其为治疗失败并进行气管插管。此外，可使用低剂量、短剂量阿片类药物或苯二氮䓬类药物等以减轻与 NIV 相关的焦虑和不适。

四、适应证

（一）充血性心力衰竭与慢性阻塞性肺疾病

有强有力的证据支持 NIV 降低了插管的需要，缩短了医院和 ICU 的停留时间，并提高了充血性心力衰竭（congestive heart failure，CHF）和慢性阻塞性肺疾病（chronic obstructive pulmonary disease，COPD）急性加重患者的生存率。一些早期文献指出，与 CPAP 模式相比，CHF 患者在 BiPAP 模式上的心肌梗死率增加。然而，在随后的荟萃分析和循证医学评价中还没有证实这一结论。

（二）哮喘

虽然一些数据表明，在急性哮喘发作的患者中使用 NIV，其在减少气管插管和死亡率方面结果是不明确的，但它确实表明 NIV 能改善哮喘患者肺功能并降低医院和 ICU 住院时间。考虑到气压伤和气管插管引起的气泡膨胀风险，NIV 的短期使用是哮喘患者的合理选择。

（三）肺炎 / 免疫低下患者

NIV 在社区获得性肺炎（community-acquired pneumonia，CAP）中的应用是有争议的。最近的 Cochrane 评价表明，NIV 在 CAP 中可能更有益，但是没有足够确凿的研究证据。早期的研究表明，NIV 使这些患者的死亡率升高和插管率降低，而最近的一些研究表明，严重呼吸窘迫患者的 NIV 失败率和死亡率都有所升高。

目前的建议是，诊断为 CAP 的患者，具有潜在的肺或心脏疾病者可能是更合适的对象。有几个述评表明，NIV 可以降低肺炎患者的死亡率和插管率，尤其是如果他们有基础的慢性阻塞性肺病，以及免疫功能低下患者出现肺部浸润和发热。

（四）胸部钝伤

钝性胸部创伤患者接受早期 NIV 可能会降低插管率、ICU 住院时间和死亡率。研究的疾病包括肺挫伤，肋骨骨折，连枷胸或胸骨骨折。这些数据似乎支持 NIV 在血流动力学稳定、低氧但尚未发展为爆发性呼吸衰竭的患者中的应用。

（五）插管前预氧

需要插管的患者应预通过非呼吸器输送 100% 的氧，以防止呼吸暂停期间的去饱和。有时这种方法不足以在诱导之前充分地提高氧饱和水平。最近的研究已经表明，与 NIV 预氧化的患者相比，通过插管阀面具接受 100% 氧气的患者在气管插管过程中有更少的去饱和。

要点

- 如果患者是合适的对象，尽早启动 NIV。
- NIV 为 COPD 急性加重和 CHF 患者提供了最大益处。
- NIV 的短期试验适用于某些有氧或通气损害的患者。
- IPAP 相对于 EPAP，增加通气量，从而减少 CO_2 储留。增加 ePAP 类似于提供 PEEP/CPAP，并有助于增加氧合。
- NIV 患者需要经常重新评估以确定治疗成功，恶化的临床状态或未改善是气管插管的指征。

推荐阅读

[1] Cabrini L, Landoni G, Oriani A, et al. Noninvasive ventilation and survival in acute care settings:A comprehensive systematic review and meta-analysis of randomized controlled trails. *Crit Care Med.* 2015;43(4):880–888.

[2] Martin J, Hall RV. Noninvasive ventilation. *Crit Decis Emerg Med.* 2015;29(2):11–18.

[3] Nava S, Hill N. Non-invasive ventilation in acute respiratory failure. *Lancet.* 2009;374:250–259.

[4] Ozyilmaz E, Ugurlu AO, Nava S. Timing of noninvasive ventilation failure: Causes, risk factors,and potential remedies. *BMC Pulm Med.* 2014;13:14–19.

[5] Vital FM, Ladeira MT, Atallah AN. Non-invasive positive pressure ventilation (CPAP or bilevel NPPV) for cardiogenic pulmonary oedema. *Cochrane Database Syst Rev.* 2013;(5):CD00531.

第 36 章
警惕哮喘患者插管
Be Wary of Intubation in the Asthma Patient

Daniel B. Savage，著

根据疾病控制中心的数据，超过 2400 万美国人被诊断为哮喘，占美国人口的 7%。考虑到这一统计数据，哮喘在儿科患者中是最常见的慢性医疗状况也就不足为奇了。因此，由于哮喘恶化而到急诊科就诊是非常普遍的。

哮喘发作可由广泛的环境刺激引发，但最终由支气管痉挛、气道炎症和气道分泌物增加组成。这种三联征会导致气道阻塞和完全无法呼气，或者称为气体储留。治疗哮喘的主要手段包括全身性类固醇激素、吸入 β_2 受体激动药和吸入抗胆碱药。然而，当这些治疗不能改善哮喘发作时，他们被认为有哮喘急性加重或哮喘持续状态。急性哮喘状态的早期识别与积极管理是关键——因为这种情况可能危及生命。

哮喘加重是一种基于病史和体格检查的临床诊断。患者往往有过度的吸气呼气比，弥漫性呼气末喘息，增加呼吸耗能。记住：气喘的程度并不总是与哮喘恶化的严重程度相关。警惕安静的肺——这通常意味着患者只呼吸少量的空气。

就诊急诊的阻塞性肺病急性发作哮喘患者给予吸入 β_2 受体激动药（沙丁胺醇）和吸入抗胆碱药（异丙托品）。此外，全身性类固醇激素的早期给药是重要的，虽然这种医疗干预在 6h 内没有任何明显的临床效果。如果吸入药物不易获得或不能耐受，可以给予皮下全身性 β 受体激动药治疗（特布他林）以及皮下肾上腺素。以静脉注射硫酸镁（2g，超过 20min）的形式使全身性支气管扩张，可以作为哮喘状态下吸入药物的辅助治疗。

哮喘患者在接受先前提到的药物治疗和沙丁胺醇持续雾化时需要密切监测。如果可能，应避免气管插管，因为气管插管已被证明可能增加死亡率和导致气压伤、呼吸叠加和气道膨胀。然而，恶化的低氧 / 高碳酸血症导致的精神状态下降、肌肉疲劳和呼吸暂停都是无创正压通气（noninvasive positive pressure ventilation，NIPPV）或机械通气的指征。

NIPPV 在哮喘状态中的应用是急诊医学中一个备受争议的课题，尚未得到很好的研究。尽管其持续临床使用，2012Cochrane 表明 NIPPV 整体效益是不确定的。从理论上讲，NIPPV 可以减少整体的呼吸疲劳，并改善气体交换。然而，NIPPV 不能应用于患有躁动、呕吐或有大量分泌物或精神状态不佳的患者。至少，NIPPV 可以作为气管插管的桥梁，通过提供通气支持和预氧合为医生建立一个通道做准备。

临床上一旦决定为哮喘持续状态的患者插管，氯胺酮可以作为诱导剂（氯胺酮可以使支气管扩张），一些作者建议用抗胆碱药物如异丙托溴铵预处理气道，以帮助减少与氯胺酮相关的分泌物。气管插管后，哮喘患者容易出现低血压，因为机械通气的正压增加胸腔内压力。为了限制气道过度膨胀，重要的是减少患者的分钟通气量（呼吸频率 * 潮气量）。在潮气量为 6ml/kg 时开始（如在高原，压力不低于 $30cmH_2O$）。吸气呼气比率应该是 1∶5 左右，这样患者在下一个呼吸到来之前能够完全呼气。在高碳酸血症患者中，可能会考虑增加呼吸速率以释放 CO_2，然而，这只会加剧过度通气，并导致呼吸循环衰竭。

要点

- 如果雾化药物不容易获得或患者耐受性不好——采用特布他林和肾上腺素。
- 尽可能避免插管，因为它已经显示出增加死亡率和加重气压伤、加重感染。
- 插管指征：恶化的高碳酸血症或缺氧导致的精神状态下降、肌肉疲劳、呼吸暂停。
- 考虑氯胺酮作为哮喘的 RSI 诱导剂。
- 气管插管患者，应耐受高碳酸血症和低呼吸频率——因哮喘患者能够在进行下次呼吸之前进行充分的呼气。

推荐阅读

[1] Higgins JC. The 'crashing asthmatic'. *Am Fam Phys.* 2003;67(5):997–1004.

[2] Lim WJ, et al. Non-invasive positive pressure ventilation for treatment of respiratory failure dueto severe acute exacerbations of asthma. *Cochrane Database Syst Rev.* 2012;(12):CD004360.

[3] Mannam P, Siegel MD. Analytic review: Management of life-threatening asthma in adults. *J Intensive Care Med.* 2010;25(1):3–15.

[4] Pardue Jones B, et al. Pediatric acute asthma exacerbations: Evaluation and management from emergency department to intensive care unit. *J Asthma.* 2016;53(6):607–617.

[5] Rogrigo GJ, Rodrigo C, Hall JB. Acute asthma in adults: A review. *Chest.* 2004;125:1081–1102.

第二篇

危重护理
Critical Care

第 37 章
气管插管的危重患者不要使用苯二氮䓬类药物

Stop Using Benzodiazepines to Sedate Your Critically Ill Intubated Patient

Krystle Shafer, Lillian L. Emlet，著

对急诊科气管插管患者的治疗不应仅限于气管内导管（endotracheal tube，ETT）的固定和机械通气的初始设置。给予患者镇痛药和镇静药治疗也至关重要。气管插管患者疼痛和焦虑的原因多种多样，包括 ETT 的存在、肺保护性通气设置、导尿管留置，甚至常规护理措施等。疼痛和躁动可使儿茶酚胺水平升高，从而引起血管收缩，心肌灌注减少，最终导致心输出量降低。

最新的文献显示，许多急诊的气管插管患者要么镇痛、镇静治疗不充分，要么没有镇痛、镇静治疗。2014 年的一项回顾性研究显示，刚插管的急诊患者中，18% 患者应用了长效神经肌肉阻断药，但插管后未给予任何镇静药。在急诊科，即使患者使用了镇痛药或镇静药，使用时间也往往被拖延。

苯二氮䓬类药物常用于重症插管患者的镇静治疗。需要指出的是，苯二氮䓬类药物会增加谵妄的发生率，延长重症监护病房（intensive care unit，ICU）住院时间，并增加死亡率。老年患者对苯二氮䓬类药物的不良反应更为敏感。因此，最新的关于 ICU 患者疼痛和躁动管理的临床指南建议避免应用苯二氮䓬类药物治疗躁动。

对于重症插管患者，应首先给予镇痛药，而非苯二氮䓬类药物。先镇痛后镇静的"镇痛－镇静"策略已被证实可以减少机械通气时间和 ICU 住院时间。阿片类药物是插管后镇痛的一线用药。尚无研究证实哪种阿片类药物最优，不过作者更偏爱芬太尼。芬太尼是一种高效的阿片类药物，起效迅速，可以连续输注给药。与吗啡相比，芬太尼不会引起组胺释放，使其导致低血压的风险较低。

如果在给予足量的镇痛药后患者仍然躁动，应评估患者是否存在低血糖、低血压、缺氧加重或长期应用某种药物引起的戒断症状。检查呼吸机以确保其设置得当也很重要。尽管谵妄在急诊科并不常见，也应该考虑到这一点。应用抗精神病药（如氟哌啶醇、喹硫平、奥氮平等）可能有效。在应用镇静药前应先治疗疼痛和谵妄（图 37-1）。

应用危重患者躁动评价方案可减少机械通气时间，降低感染率，并降低 30 天死亡率。最常用的方案是 Richmond 躁动镇静量表（Richmond Agitation Sedation Scale，RASS）。应根据这些方案对插管患者的镇静药进行滴定。现行指南建议异丙酚或右美托咪定用于镇静治疗。异丙酚起效迅速，用于癫痫持续状态患者尤其有效。异丙酚的清除也很迅速，因而更易于医生对患者进行神经系统评估。异丙酚最常见的不良反应是低血压，通常可通过静脉补液治疗纠正。大剂量给药可引起异丙酚输注综合征和高甘油三酯血症。胰腺炎患者以及对鸡蛋或大豆过敏患者，应避免使用异丙酚。

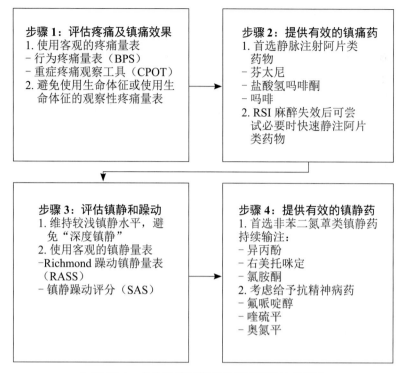

| 步骤 1：评估疼痛及镇痛效果
1. 使用客观的疼痛量表
- 行为疼痛量表（BPS）
- 重症疼痛观察工具（CPOT）
2. 避免使用生命体征或使用生命体征的观察性疼痛量表 | 步骤 2：提供有效的镇痛药
1. 首选静脉注射阿片类药物
- 芬太尼
- 盐酸氢吗啡酮
- 吗啡
2. RSI 麻醉失效后可尝试必要时快速静注阿片类药物 |
| 步骤 3：评估镇静和躁动
1. 维持较浅镇静水平，避免"深度镇静"
2. 使用客观的镇静量表
-Richmond 躁动镇静量表（RASS）
- 镇静躁动评分（SAS） | 步骤 4：提供有效的镇静药
1. 首选非苯二氮䓬类镇静药持续输注：
- 异丙酚
- 右美托咪定
- 氯胺酮
2. 考虑给予抗精神病药
- 氟哌啶醇
- 喹硫平
- 奥氮平 |

▲ 图 37-1 急诊重症插管患者镇痛镇静治疗策略

右美托咪定是一种具有抗焦虑作用的 α₂ 受体激动药，但有微弱的呼吸抑制作用。右美托咪定的镇静作用并不亚于咪达唑仑和异丙酚。与苯二氮䓬类药物相比，应用右美托咪定的患者较少出现谵妄，机械通气时间也更短，甚至在拔管后仍可继续输注。右美托咪定最常见的不良反应为低血压和心动过缓。

氯胺酮是一种非竞争性 NMDA（N- 甲基 -D- 天冬氨酸受体）拮抗剂，具有镇痛和抗焦虑作用，可用于镇静。氯胺酮可以静脉小壶给药或连续输注。与右美托咪定或异丙酚不同，氯胺酮很少引起心动过缓。与之相反，氯胺酮的拟交感作用常导致血压升高和心率加快。传统观点认为氯胺酮可导致颅内压增高。然而，目前的文献表明，大脑灌注压的改善可完全抵消颅内压的升高。应用氯胺酮作为气管插管后的镇静用药，应在与负责后续治疗的 ICU 团队讨论后进行。异丙酚、右美托咪定和氯胺酮都是治疗危重患者躁动的理想选择。应避免苯二氮䓬类药物用于急诊插管患者的镇静治疗，或仅在不得已情况下使用。

要点

- 急诊气管插管患者需治疗其疼痛和躁动。
- 使用经过验证的量表，如 RASS，以客观评估疼痛和躁动。
- 优先镇痛。
- 避免应用苯二氮䓬类药物，因其会导致谵妄，增加死亡率，并延长 ICU 住院时间。
- 在危重患者中考虑应用异丙酚或右美托咪定作为镇静药。

推荐阅读

[1] Chong I, Sandefur B, Rimmelin D, et al. Long-acting neuromuscular paralyses without concurrent sedation in emergency care. *Am J Emerg Med*. 2014;32(5):452–456.

[2] Jakob S, Ruokonen E, Grounds M, et al. Dexmedetomidine vs Midazolam or Propofol for sedation during prolong mechanical ventilation, two randomized controlled trials. *JAMA*. 2012;307(11):1151–1160.

[3] Strom T, Martinussen T, Toft P. A protocol of no sedation for critical ill patients receiving mechanical ventilation: A randomized trial. *Lancet*. 2010;375(9713):475–480.

[4] Watt JM, Amini A, Traylor BR, et al. Clinical practice guidelines for the management of pain, agitation, and delirium in adult patients in the intensive care unit. *Crit Care Med*. 2013;41(1):263–306.

[5] Watt JM, Amini A, Traylor BR, et al. Effect of paralytic type on time to post-intubation sedative use in the emergency department. *Emerg Med J*. 2013;30(11):893–895.

第 38 章
监测急诊气管插管患者的平台压
Monitor the Plateau Pressure in Intubated ED Patients

Brian J. Wright，著

危重患者常应用气管插管和有创机械通气（invasive mechanical ventilation，IMV）。实际上，约 3% 的入院患者需要 IMV。急诊患者应用 IMV 的病因多种多样。无论何种病因，给予安全的机械通气都是复苏医学的一项核心原则。最近的文献表明，急诊 IMV 的管理有待改进。急诊科实施肺保护性通气策略（lung protective ventilation strategies，LPVS）由此引发关注。LPVS 的关键环节包括正确测量并解释吸气峰压（peak inspiratory pressure，PIP）和平台压（plateau pressure，Pplat）。

IMV 使用不当会带来伤害。呼吸机相关性肺损伤（ventilator-induced lung injury，VILI）的概念在 20 世纪 70 年代即被首次描述。VILI 产生的机制包括气压伤、容积伤、萎陷伤和生物伤。当肺暴露于过高的吸气压力时会发生气压伤，导致肺泡破裂。过大的潮气量（tidal volumes，Tv）可引起容积伤，进而导致肺泡扩张。在呼吸周期中肺泡反复开放和关闭可引起萎陷伤。这种持续的剪切和应变损伤可激活炎症介质，导致肺和肺外器官功能障碍，即生物伤。

大量的研究表明，对大多数需要 IMV 的患者来说，LPVS 都是有益的。一项具有里程碑意义的研究显示，对于急性呼吸窘迫综合征（acute respiratory distress syndrome，ARDS）患者，以 Tv 4 ~ 6ml/kg 理想体重（ideal body weight，IBW）、Pplat < 30cmH$_2$O 为目标，并予得当的呼气末正压和 FiO$_2$（表 38-1）的 IMV 策略，相较于以 Tv 10 ~ 12ml/kg IBW 为目标的 IMV 策略，可使死亡率降低。在 ARDSNet 试验中，LPVS 可使死亡率降低 7%，机械通气时间减少 14 天。遗憾的是，急诊科和 ICU 对

LPVS 的接纳太慢了。目前的证据也表明，没有 ARDS 的患者，Tv 应设置在 6 ～ 8ml/kgIBW。

急诊医生对所有进行 IMV 的患者监测 PIP 和 Pplat 非常重要。了解这两项指标可为临床医生管理患者提供重要的参考信息。PIP 反映了大气道阻力和肺顺应性之和。现代呼吸机大多可显示 PIP（图 38-1）。PIP 升高伴 Pplat 正常或降低提示大气道阻力存在问题。鉴别诊断包括以下几个方面。

- 气管导管阻塞或扭结。

- 异物吸入。

- 支气管痉挛。

- 气道受压。

- 呼吸机不同步。

- 气体流速过高。

Pplat 是一个反映肺泡压力和肺顺应性的指标。在容量辅助－控制机械通气模式中，可通过在吸气末阻断气流 1 ～ 2s 来测得 Pplat。由于没有来自呼吸机的气流，在呼吸系统压力平衡后，呼吸机可估算肺泡水平的压力（图 38-2）。需要指出的是，患者必须与呼吸机同步进行吸气保持。常见的错误是在应用压力调节 IMV 容量控制（pressure-regulated volume control，PRVC）模式时尝试吸气暂停。此模式下的测量值不能准确反映真实 Pplat。对于 PIP 和 Pplat 均升高的患者，鉴别诊断包括以下几个方面。

表 38-1　PEEP 和 FiO_2

低 PEEP/ 高 FiO_2							
FiO_2	0.3	0.4	0.4	0.5	0.5	0.6	0.7	0.7
PEEP	5	5	8	8	10	10	10	12
FiO_2	0.7	0.8	0.9	0.9	0.9	1.0		
PEEP	14	14				18 ～ 24		

高 PEEP/ 低 FiO_2							
FiO_2	0.3	0.3	0.3	0.3	0.3	0.4	0.4	0.5
PEEP	5	8	10	12	14	14	16	16
FiO_2	0.5	0.5 ～ 0.8	0.8	0.9	1.0	1.0		
PEEP	18	20	22	22	22	24		

- 气胸。

- 插管插入主支气管。

- 进行性肺水肿。

- 黏液栓和肺不张。

- 胸腔积液。

- 胸腔外压力增加（如胸壁水肿、腹腔室间隔综合征、腹水等）。

- 潮气量过大。

如出现 PIP 和 Pplat 过高，应进行胸部 X 线或肺部超声来排除上述情况。当排除上述并发症后，应降低 Tv 以使目标 Pplat 处于 30cmH₂O 以下。为获得安全的肺泡膨胀压力，轻度的呼吸性酸中毒（pH ＞ 7.2）是可接受的。只要不存在对 pH 降低的禁忌证（如难治性酸中毒，严重的血流动力学不稳定，颅内压升高等），此策略，即允许性高碳酸血症，就应采取。

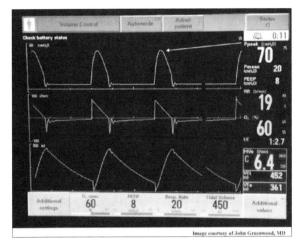
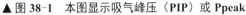
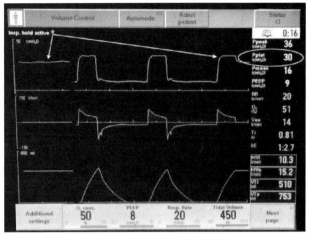

| ▲ 图 38-1　本图显示吸气峰压（PIP）或 Ppeak | ▲ 图 38-2　本图显示 PIP 和吸气暂停手法测量 Pplat |

在管理 IMV 患者时，谨记 LPVS 原则和 VILI 观念非常重要。虽然 IMV 是一种救命的措施，如果使用不当，也会造成伤害。急诊医生必须有能力测量并解释需要 IMV 的患者出现 PIP 和 Pplat 升高的原因。这样做可使临床医生能够迅速识别急性并发症，防止继发性损伤的发生。

要点

- 机械通气可能带来伤害。
- 测量 PIP 和 Pplat 对于实施有效的急诊科有创机械通气至关重要。
- Pplat 通过吸气暂停手法测量，反映了肺泡膨胀压力。
- PIP 升高伴 Pplat 降低提示存在阻塞，PIP 和 Pplat 均升高提示肺顺应性不佳和肺内病变进展的可能。
- 保持 Pplat < 30mmH$_2$O，以使 VILI 的风险降至最低。

推荐阅读

[1] Fuller BM, Mohr NM, Hotchkiss RS, et al. Reducing the burden of acute respiratory distress syndrome: The case for early intervention and the potential role of the emergency department. *Shock*. 2014;41(5):378–387.

[2] Gattinoni L, Protti A, Caironi P, et al. Ventilator-induced lung injury: The anatomical and physiological framework. *Crit Care Med*. 2010;38(10 Suppl):S539–S548.

[3] Leatherman J. Mechanical ventilation for severe asthma. *Chest*. 2015;147(6):1671–1680.

[4] Mosier JM, Hypes C, Joshi R, et al. Ventilator strategies and rescue therapies for management of acute respiratory failure in the emergency department. *Ann Emerg Med*. 2015;66:529–541.

[5] Slutsky AS, Ranieri VM. Ventilator-induced lung injury. *N Engl J Med*. 2013;369(22):2126–2136.

第 39 章
不用中心静脉压——用动态容量反应力指导危重症者液体复苏

Forget CVP! Use Dynamic Markers of Volume Responsiven-ess to Guide Fluid Resuscitation in the Critically Ill Patient

Michael Allison，著

液体复苏是急诊休克患者的基础治疗。危重患者液体复苏的难点在于，在高达 50% 的患者中，静脉输液（intravenous fluid，IVF）并不能使其心输出量（cardiac output，CO）增加。仅仅通过无创血压监测决定是否继续 IVF 会将患者置于过度复苏的风险之中。对于危重症患者，严重的液体正平衡与机械通气时间延长、急性肾损伤和死亡率增加相关。

测量中心静脉压（central venous pressure，CVP）是监测危重症患者液体复苏的传统方法。CVP 是重度脓毒症和脓毒性休克者早期目标治疗的核心部分。最近的文献显示，使用 CVP 来指导 IVF 治疗，其预测能力与掷硬币差不多。事实上，在早期给予 IVF 并抗生素的情况下，关于 CVP 驱动的脓毒症治疗准则是否能带来收益，ProCESS、ARISE 和 ProMISe 试验并无阳性发现。应用血流动力学动态监测的方法使急性复苏患者 IVF 治疗情形得以改观。这些方法应用 CO 或每搏输出量（stroke volume，SV）的变异来评估患者 IVF 治疗获益的可能性。急诊科复苏应以容量反应力的动态指标作为标准。

一、动脉波形分析

确定患者容量反应力的方法之一是通过分析动脉波形获得脉压变异（pulse pressure variation，PPV）。随呼吸变化的 PPV 已被证实可预测患者的容量反应力。除 PPV 外，随呼吸变化的每搏输出量变异（stroke volume variation，SVV）也可用于指导 IVF 治疗。该技术的敏感性和特异性均大于 80%。商业设备可通过测量动脉波形下面积估算 SV。

二、下腔静脉的超声评估

床旁超声（point-of-care ultrasound，POCUS）可用于确定患者是否可从额外的 IVFs 中获益。评估下腔静脉（inferior vena cava，IVC）直径随呼吸相的变化，以及通过主动脉血流速度时间积分（velocity time integral，VTI）估计 SVV 随呼吸相的变化，是床旁超声用于测量容量反应力的两种方法。应用床旁超声测量下腔静脉已被纳入急诊和重症监护医生的超声培训计划之内。下腔静脉随着胸腔内压的升降发生相应的变化，这种变化可以反映机械通气患者的容量反应力，以及估计非机械通气患者的 CVP。IVC 最大直径缩小 15％以上，提示额外的 IVF 可使 CO 增加。需要注意的是，IVC 超声测量在低潮气量通气（＜ 8ml/kg）的患者以及心律失常或右心室衰竭患者中是不可靠的。此外，在自主呼吸患者（即使是那些有自主呼吸的机械通气患者）中的效用也有限。

通过主动脉流出的血流也受到胸内压力变化的影响。经胸壁超声心动图通过血流的多普勒值估计 SV，也可用于判断容量反应力。这些多普勒值通常在心尖四腔视图中测得。

三、呼气末二氧化碳

呼气末二氧化碳（end-tidal carbon dioxide，$ETCO_2$）浓度的变化可与弹丸式液体输注联用确定容量反应力。$ETCO_2$ 由肺血流量、CO_2 生成量和每分通气量共同决定。当通气和 CO_2 生成量不变时，肺血流量可作为 CO 的替代指标。弹丸式液体输注后 $ETCO_2$ 增加 3％是反映容量反应力的高度特异性标志。若与被动抬腿（passive leg raise，PLR）联用，$ETCO_2$ 增加 5％作为容量反应力的反映，灵敏度和特异度都很高。

四、被动抬腿（PLR）

PLR 试验可为患者提供 200 ～ 300ml 来自下肢血液的可逆性容量负荷。将患者置于半卧位（床头抬高 45°），而后迅速放低至仰卧位，并将脚抬高 45°。这会使 SV 和 CO 产生快速变化，并可通过上述方法之一进行测量，但收缩压变异和 PPV 则不会有这种变化。PLR 的优点是可以用于有自主呼吸的患者和心律失常的患者，其局限性在于 PLR 时需要迅速评估 SV 和 CO。基于动脉导管的 SV 或 CO 评估可满足需求。或者床旁多普勒超声也可用于测量 SV 或 CO 的变化。仅仅通过评估 PLR 中收缩压的变化是不可靠的。

要点

- 50% 的危重症患者的心输出量不会随容量增加而改变。
- CVP 不能预测重症患者的容量反应力。
- 动脉波形分析可以确定窦性心律以及无自主呼吸患者的容量反应力。
- IVC 超声测量在低潮气量通气、右心室衰竭或自主呼吸患者中并不可靠。
- PLR 可为评估容量反应力提供可逆的容量负荷。

推荐阅读

[1]　Cavallaro F, Sandroni C, Marano C, et al. Diagnostic accuracy of passive leg raising for pre- diction of fluid responsiveness in adults: Systematic review and meta-analysis of clinical studies. *Intensive Care Med*. 2010;36(9):1475–1483.

[2] Cecconi M, De backer D, Antonelli M, et al. Consensus on circulatory shock and hemo- dynamic monitoring. Task force of the European Society of Intensive Care Medicine. *Intensive Care Med.* 2014;40(12):1795–1815.

[3] Marik PE, Baram M, Vahid B. Does central venous pressure predict fluid responsiveness? A systematic review of the literature and the tale of seven mares. *Chest.* 2008;134(1):172–178.

[4] MarikPE,CavallazziR,VasuT,etal.Dynamic changes inarterial waveform derived variables and fluid responsiveness in mechanically ventilated patients: A systematic review of the literature. *Crit Care Med.* 2009;37(9):2642–2647.

第 40 章
难治性低血压患者应考虑腹腔室间隔综合征的可能
Consider Abdominal Compartment Syndrome in Patients with Refractory Hypotension

Cindy H. Hsu，著

一名有严重酗酒史的 54 岁男性患者因剧烈腹痛和低血压来到急诊科。医生迅速对他作出急性胰腺炎的诊断并开始晶体液复苏。经过数升的静脉补液和血管加压素治疗，患者仍有低血压，且合并进行性腹胀、气促和少尿。

越来越多的急诊危重症患者和重症监护病房患者被诊断为腹腔内高压（Intra-abdominal hypertension，IAH）和腹腔室间隔综合征（abdominal compartment syndrome，ACS）。不幸的是，由于临床表现的复杂性和体格检查的局限性，IAH 或 ACS 的诊断常常被延误或遗漏。IAH 或 ACS 诊断延误会导致发病率和死亡率显著增加。

2004 年，由多国的内科和外科医生共同创建了世界腹腔室间隔综合征协会（World Society of the Abdominal Compartment Syndrome，WSACS），以促进 IAH 和 ACS 检测、预防和治疗相关的研究、文献综述，以及指南的撰写。检测腹内压（intra-abdominal press，IAP）升高是识别和诊断 IAH 和 ACS 的关键。IAP 是腹腔内的稳定压力。IAP 的正常范围为 5 ～ 7mmHg。IAH 指 IAP 持续或反复大于或等于 12mmHg。IAH 分为四级：Ⅰ级，IAP 介于 12 ～ 15mmHg；Ⅱ级，IAP 介于 16 ～ 20mmHg；Ⅲ级，IAP 介于 21 ～ 25mmHg；Ⅳ级，IAP > 25mmHg。

ACS 指 IAP 持续 > 20mmHg，并伴有新的器官功能障碍或衰竭。根据病因及病程，ACS 可分为原发性、继发性或复发性。原发性 ACS 的特点是 IAH 由腹盆腔的病因（创伤或腹部手术后）引起，并且常常需要手术或放射介入治疗。继发性 ACS 指源于非腹盆腔部位的情况，常见于需要大量液体复苏的患者。复发性 ACS 指通过药物或手术治疗已经治愈的 ACS 再度出现。

跨膀胱压力测量简单经济，仍是确定 IAP 的金标准。膀胱压力测量时应使患者处于仰卧位，并在呼气末进行。将传感器在腋中线的髂嵴处归零。然后将约 25ml 盐水注入膀胱。注入盐水后测量

IAP30 ～ 60s 以使膀胱逼尿肌松弛。因为腹部肌肉收缩可导致 IAP 急剧升高，确保腹部肌肉没有收缩也很重要。约每 4h 测量 1 次 IAP；如 IAP > 12mmHg，则要缩短测量间隔。WSACS 建议，如患者存在两种或两种以上的 ACS 风险因素（表 40-1），或者有新发的或进行性器官功能衰竭，即应采用程序化方法监测 IAP。

表 40-1　IAH 和 ACS 的危险因素

1. 腹壁顺应性降低 　(1) 腹部手术 　(2) 严重创伤 / 烧伤 　(3) 俯卧位，床头 > 30° 　(4) 伴有胸腔内压升高的急性呼吸衰竭 　(5) 肥胖 2. 管腔内容物增加 　(1) 胃轻瘫 / 胃扩张 　(2) 肠梗阻 　(3) 结肠假性梗阻 　(4) 肠扭转 3. 腹腔内容物增加 　(1) 腹腔积血 / 气腹 　(2) 腹腔感染 / 脓肿 　(3) 腹腔内或腹膜后肿瘤	(4) 巨大切口疝修补术 　(5) 肝功能不全 / 肝硬化合并腹水 　(6) 腹膜透析 4. 毛细血管渗漏 / 液体复苏 　(1) 酸中毒（pH < 7.2） 　(2) 损伤控制性剖腹术 　(3) 低体温症（中心温度 < 33℃） 　(4) 大量液体复苏（> 5L/24h） 　　　或输血（> 10U/24h） 　(5) 腹膜炎 　(6) 急性胰腺炎 　(7) 肺炎 　(8) 脓毒症 / 菌血症 　(9) 休克或低血压 　(10) 凝血功能障碍

引自 Kirkpatrick AW, Roberts DJ, De waele J, et al. Intra-abdominal hypertension and the abdominal compartment syndrome: Updated consensus definitions and clinical practice guidelines from the World Society of the Abdominal Compartment Syndrome. *Intensive Care Med*. 2013;39(7):1190–1206.

　　一旦诊断 IAH 或 ACS，即应当给予适当的药物或手术治疗以降低 IAP。图 40-1 列举了 WSACS 用于降低 IAP 的推荐疗法。当给予药物治疗后，IAP 仍然 > 20mmHg 并伴有持续性器官功能障碍时，应立即进行腹部减压手术。

要点

- 体格检查对于诊断 IAH 或 ACS 的敏感性不高。
- 测量高危患者的跨膀胱压力以检测 IHA 和 ACS。
- 确定 IAH 的类型以指导降 IAP 治疗。
- 迅速的药物或手术干预是降低 IAP 和预防 ACS 的关键。
- 难治性 ACS 需要即时行腹部减压手术。

推荐阅读

[1]　Harrisson SE, Smith JE, Lambert AW, et al. Abdominal compartment syndrome: An emer- gency department perspective. *Emerg Med J*. 2008;25(3):128–132.

[2]　Kirkpatrick AW, Roberts DJ, De waele J, et al. Intra-abdominal hypertension and the abdomi- nal compartment syndrome: Updated consensus definitions and clinical practice guide- lines from the World Society of the Abdominal Compartment Syndrome. *Intensive Care Med*. 2013;39(7):1190–1206.

[3] Papavramidis TS, Marinis AD, Pliakos I, et al. Abdominal compartment syndrome— Intra-abdominal hypertension: Defining, diagnosing, and managing. *J Emerg Trauma Shock*. 2011;4(2):279–291.

[4] WSACS—the Abdominal Compartment Society. Education. Available at: https://www.wsacs. org/education.html. Accessed September 6, 2015.

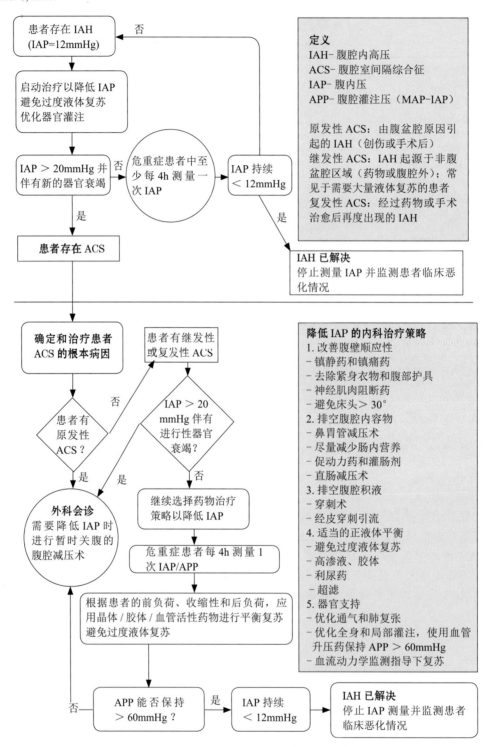

▲ 图 40-1　IAH/ACS 管理步骤

引自 Kirkpatrick AW, Roberts DJ, De waele J, et al. Intra-abdominal hypertension and the abdominal compartment syndrome: Updated consensus definitions and clinical practice guidelines from the World Society of the Abdominal Compartment Syndrome. Intensive Care Med. 2013;39(7):1190–1206.

第 41 章
了解危重症患者红细胞输注的阈值
Know the Thresholds for Red Blood Cell Transfusion in the Critically Ill

Michael C. Scott，著

在定义危重症患者的诸多情形中，休克是一种典型的危重功能紊乱。由于床旁治疗目标过多地关注血压和心输出量，导致很容易忽略休克在本质上体现为细胞水平上氧的供应与需求之间的失衡。事实上，大多数干预措施正是通过增加氧气输送以纠正这种失衡。正因如此，长期以来人们一直乐于通过输血的方式来增加危重患者的氧气输送。

近年来，大量的研究对通过输注红细胞的方式来增加氧气输送的传统做法提出了质疑。事实上，目前的文献表明，严重的输血反应可能会对患者造成伤害，这还不包括那些常见的、引起广泛关注的反应，如溶血、输血相关性肺损伤，以及携带致病原血制品引发的直接感染等。这是由于除红细胞外，血制品尚含有少量供血者的血浆、白细胞、抗体以及炎性介质等。最近一项针对重症监护病房外伤及手术患者的观察性研究的荟萃分析发现，红细胞输注是死亡、医院获得性感染、急性呼吸窘迫综合征和多器官功能障碍综合征等的独立预测因子。输血的潜在危害使得人们用"异体输血"甚至"液体器官移植"这些字眼以强调输血潜在的免疫调节效应。

最近的研究大大地简化了无活动性出血危重症患者的输血指征。在没有急性心肌梗死或缺血性脑血管意外（cerebral vascular accident，CVA）的情况下，当血红蛋白值大于 7g/dl，无特殊缺血症状的危重患者不建议输血。无论对于重症监护病房患者还是存在脓毒性休克的 ICU 患者，比较以血红蛋白 7g/dl 和 10g/dl 为输血阈值的随机对照试验较好地支持了这种观点。这些试验显示以血红蛋白 10g/dl 作为输血阈值并无益处。由于这些试验，以及越来越多的证据表明输血和不良事件之间存在相关性，对于没有急性局部缺血的 ICU 危重患者，多数临床医生采用血红蛋白 7g/dl 作为输血阈值。

大多数输血研究通常将存在急性冠状动脉综合征（acute coronary syndrome，ACS）或 CVA 的患者排除在外，因为不能证明这些局部缺血区域不会随血红蛋白水平的升高和携氧能力的增加而改善。在完成更多的研究之前，我们应遵循目前重症医学会 - 东部外科创伤协会的指南，即输血对血红蛋白值小于 8g/dl 的 ACS 患者可能是有益的。

要点
- 对于无症状的、无活动性出血的危重患者，没有具体的输血血红蛋白阈值。
- 对于大多数无活动性出血危重患者，应以血红蛋白 7g/dl 作为红细胞输注阈值。

- 一些指南中，对于有冠心病史的无症状患者，当血红蛋白水平降至 8g/dl 以下时推荐输血。
- 对于存在局部缺血患者输注红细胞的阈值仍不明确；不过，保持血红蛋白水平大于 8g/dl 是合理的。
- 对于无出血的患者，推荐单次仅输注 1 单位红细胞。

推荐阅读

[1] Carson JL, Terrin ML, Noveck H, et al. Liberal or restrictive transfusion in high-risk patients after hip surgery. *N Engl J Med*. 2011;365(26):2453–2462.

[2] Hébert PC, Wells G, Blajchman MA, et al. A multicenter, randomized, controlled clinical trial of transfusion requirements in critical care. Transfusion Requirements in Critical Care Investigators, Canadian Critical Care Trials Group. *N Engl J Med*. 1999;340(6):409–417.

[3] Hebert PC, Yetisir E, MArtin C, et al. Is a low transfusion threshold safe in critically ill patients with cardiovascular diseases? *Crit Care Med*. 2001;29(2):227–234.

[4] Holst LB, Haase N, Wetterslev J, et al. Lower versus higher hemoglobin threshold for transfusion in septic shock. *N Engl J Med*. 2014;371(15):1381–1391.

[5] Marik PE, Corwin HL. Efficacy of red blood cell transfusion in the critically ill: A systematic review of the literature. *Crit Care Med*. 2008;36(9):2667–2674.

[6] Napolitano LM, Kurek S, Luchette FA, et al. Clinical practice guideline: Red blood cell trans-fusion in adult trauma and critical care. *Crit Care Med*. 2009;37(12):3124–3157.

第 42 章
实施简单干预措施有效预防呼吸机相关性肺炎
Perform These Simple Interventions That Make a Big Difference in Preventing Ventilator-Associated Pneumonia

Nicholas Johnson，著

呼吸机相关性肺炎（Ventilator-associated pneumonia，VAP）指机械通气患者气管插管超过 48h 后发生的肺炎。在机械通气患者中，VAP 的发生率高达 27%，与之相关的死亡率接近 50%。大约一半的 VAP 发生在开始机械通气的最初 4d 内。业已证明在急诊科滞留时间延长是 VAP 发生的危险因素。一些简单的、低花费的干预措施可以降低 VAP 的风险，并可在急诊科实施（表 42-1）。

VAP 发生的最大危险因素是气管内插管和机械通气。因此，预防 VAP 的最佳策略是避免气管插管。

当患者因慢性阻塞性肺疾病、充血性心力衰竭及神经肌肉无力出现呼吸衰竭时，应考虑实施无创正压通气。对于存在低氧血症的患者，可考虑应用其他无创通气方式，如高流量鼻导管。若必须插管，鉴于引起 VAP 的风险，经口插管优于经鼻插管。

表 42-1　可能降低呼吸机相关肺炎风险的措施

• 尽可能避免气管插管 [a]
• 无创形式的氧疗和通气 [a]
• 对机械通气患者定期进行脱机评估 [a]
• 患者采取半卧体位 [a]
• 经口而非鼻腔插入气管导管和胃管 [a]
• 有选择地进行口腔净化治疗 [a]
• 避免不必要的输血 [a]
• 应用带声门下吸引端口的气管导管 [a]
• 应用具有抗菌涂层的气管导管
• 维持气管内导管气囊压力在 20 ～ 30cmH$_2$O [a]
• 胃肠减压
• 预防应激性溃疡 [a]
• 机械通气集束化策略

a. 表示 2005 年 ATS/IDSA 指南建议的措施

大量研究显示，仰卧位更易致微生物吸入下呼吸道。床头抬高 30° ～ 45° 是一种降低 VAP 风险的简单、廉价的措施。一项随机试验显示，与保持仰卧位患者相比，采取半卧位患者 VAP 发生率显著下降。除非存在禁忌证，如脊柱固定等，急诊科机械通气患者均应采取半卧位。

口咽定植菌是 VAP 发生的独立危险因素。因此，机械通气患者应接受口腔净化治疗。最近的一篇 Cochrane 评述显示，口腔应用氯己定的患者发生 VAP 的概率降低了 40%。该项治疗的最佳时机尚不明确。最近的两项研究显示，在院前或插管前即刻进行口腔净化并无益处。全身氯己定洗浴也未显示出可使 VAP 或其他卫生保健相关感染的风险降低。

具有特殊功能的气管导管也可预防 VAP。多个荟萃分析表明使用带声门下吸引端口的气管导管可降低 VAP 的发生率。大量研究试图评估抗微生物涂层的气管导管是否能降低 VAP 风险。一项大型随机对照试验显示，使用银涂层的气管导管治疗患者，VAP 的发生率降低。随后对同一数据进行的分析也显示，对发生 VAP 的患者，使用银涂层气管导管的患者死亡率也有所下降。

关注气管导管气囊压力也有助于预防 VAP。急诊医生应在插管后测量气管导管气囊压力。维持气管导管气囊压力在 20 ～ 30cmH$_2$O 可以防止气囊周围的病原菌漏入下呼吸道。在整个呼吸周期内可持续控制气管导管气囊压力的装置在降低 VAP 风险上并未能显示出一致性。

医疗保健改进协会（Institute for Healthcare Improvement，IHI）旨在将循证理论纳入临床实践。许多医院采取了主要基于 IHI 的"机械通气集束化"策略。该策略包括 4 项内容：①床头抬高 30° ～ 45°；②每日镇静唤醒，进行脱机评估；③ 预防消化性溃疡；④预防深静脉血栓。IHI 机械通气集束化策略，以及其他机械通气集束化策略，其效果尚不明确。但这代表了针对预防 VAP 实行最佳方法的重要尝试。急诊科机械通气集束化策略，包括动脉血气检测、胃肠减压、早期镇静、适当的初始潮气量、二氧化碳定量图等，已显示出可改善预后的能力，不过，具体到预防 VAP 上，这些集束化策略的影响尚不确定。

要点

- 预防 VAP 的最佳方法是避免不必要的插管和机械通气。
- 抬高床头和选择性口腔净化可降低 VAP 风险。
- 带声门下吸引端口或抗菌涂层的气管导管可以减少 VAP 的患病率。
- 维持气管导管气囊压力在 20 ～ 30cmH_2O 可以防止细菌漏入下呼吸道。
- 在急诊采取机械通气集束化策略可改善病人的预后。

推荐阅读

[1] American Thoracic Society; Infectious Diseases Society of America. Guidelines for the management of adults with hospital-acquired, ventilator-associated, and healthcare- associated pneumonia. *Am J Respir Crit Care Med*. 2005;171(4):388–416.

[2] Bhat R, Goyal M, Graf S, et al. Impact of post-intubation interventions on mortality in patients boarding in the emergency department. *West J Emerg Med*. 2014;15(6):708–711.

[3] Kollef MH. Prevention of hospital-associated pneumonia and ventilator-associated pneumonia. *Crit Care Med*. 2004;32(6):1396–1405.

[4] Shi Z, Xie H, Wang P, et al. Oral hygiene care for critically ill patients to prevent ventilator- associated pneumonia. *Cochrane Database Syst Rev*. 2013;8:CD008367.

[5] Wang F, Bo L, Tang L, et al. Subglottic secretion drainage for preventing ventilator-associated pneumonia: An updated meta-analysis of randomized controlled trials. *J Trauma Acute Care Surg*. 2012;72(5):1276–1285.

第 43 章
如何管理急诊的危重症患者
Know How to Care for the ICU Boarder in Your ED

Joshua D. Farkas，著

急诊科就诊的危重患者数量正在迅速增加。危重患者就诊数量的增加和在急诊滞留时间的延长，均可显著影响其死亡率。对急诊危重患者高质量的支持治疗是重中之重，在等待转入 ICU 的过程中就应在急诊启动实施。

一、避免输注过量液体

各种来源的液体可使危重患者每天增加多达 1L 的液体量。静脉注射多种药物、不间断的输液和反复的弹丸式液体输注可导致严重的液体正平衡。累积数天后，这些过量的液体可造成严重的水肿，导致肺水肿、肾衰竭、腹腔间隔室综合征和压疮等多种严重并发症。

避免不必要的输液至关重要。除非患者存在明确的容量缺失，否则应避免通过弹丸式液体输注来提升血压或尿量。对于存在全身炎症反应的患者（如脓毒症、胰腺炎），应用弹丸式液体输注可能暂时会使情况得到改善，但这部分液体很快就会渗出到组织间隙中。除了不加选择地应用弹丸式液体输注外，"液体维持"也可导致液体过量应用，应尽量避免。

二、避免不必要的输血

输血可以导致多种并发症，包括容量超负荷、免疫抑制、输血反应及输血相关急性肺损伤等。如血红蛋白不低于 7mg/dl，无活动性出血的 ICU 患者一般不应输血。由于患者的血红蛋白水平会随时间波动，应避免一次性输血两个单位。最近一项研究上消化道出血的试验表明，相较于以血红蛋白 7mg/dl 为输血阈值，以 9mg/dl 为输血阈值的患者死亡率增加。需要强调的是，该研究排除了存在活动性出血或急性冠状动脉综合征的患者。

三、避免插管患者的镇静过度和镇痛不足

度过急性复苏阶段后，保持其清醒和上机的舒适成为插管患者的治疗目标。相较于深度镇静，较轻的镇静水平有助于减少精神错乱的发生和缩短插管时间。使上机患者获得舒适的第一步是镇痛。多数插管患者会经受疼痛。单纯给予镇静是危重患者疼痛管理中的常见错误。大部分镇静药仅当增加至接近昏迷水平时才能产生镇痛作用并提供足够的舒适度。为实现患者的清醒、舒适，首选阿片类药物（如芬太尼 25～150μg/h），该类药物在轻微镇静的同时即可缓解疼痛，被推荐为危重患者的一线镇痛用药。

通常，患者尚需应用镇静药。苯二氮䓬类药物是传统用药。然而，最近的证据表明，该类药物不仅使发生精神错乱的风险增加，也使机械通气的时间延长。与其他镇静药相比，苯二氮䓬类药物的主要优点是不易引起低血压，尚可用于难治性休克患者。

异丙酚是常用的镇静药。大剂量异丙酚可导致低血压，并增加异丙酚输注综合征的风险。小剂量异丙酚 [例如低于 30μg/（kg·min）] 与中等剂量阿片类药物联用则可避免这些并发症的发生。

对于应用阿片类药物和镇静药后仍有顽固性躁动的患者，非典型抗精神病药物作为辅助用药可能有效。多数镇静药（如奎硫平和奥氮平）通常仅在夜间应用，以减少睡眠 - 觉醒周期紊乱的发生。

还有一种镇静药是右美托咪定，其主要优点是不抑制呼吸，可在患者拔管期间应用（以避免拔管前焦虑和呼吸急促）。右美托咪定的缺点包括费用高、可引起血流动力学波动，以及大剂量使用超过 4～5 天，有导致快速耐受和戒断的风险。总之，右美托咪定较少用于急诊插管患者的初始镇静用药。

四、避免使用非甾体类抗炎药物

非甾体类抗炎药（NSAIDs）是一种广泛用于门诊患者的止痛和抗炎用药，但对于危重患者，该类药物可产生破坏性后果。非甾体类抗炎药增加肾衰竭和应激性溃疡的风险。除非存在明确的适应证（如心包炎），应避免应用此类药物。

五、避免深静脉血栓形成

除非存在活动性出血或其他禁忌证，患者均应接受深静脉血栓（DVT）的预防性治疗。常用治疗方法包括普通肝素（每 8 小时 5000U）或低分子量肝素（依诺肝素 40mg/d）。肾衰竭的患者禁用低分子量肝素。肝素的应用剂量基于患者体重，因此病态肥胖患者需按比例增加剂量（依诺肝素每 12 小时 0.25mg/kg）。

要点

- 避免不必要的液体维持。
- 除非病人存在活动性出血或血红蛋白＜ 7mg/dl，否则不予输血。
- 机械通气患者应镇痛。
- 尽可能避免应用苯二氮䓬类药物和非甾体类抗炎药。
- 如无禁忌证，则预防性治疗 DVT。

推荐阅读

[1] Barr J, Fraser GL, Puntillo K, et al. Clinical practice guidelines for the management of pain, agitation, and delirium in adult patients in the intensive care unit. *Crit Care Med*. 2013;41(1):263–306.

[2] Napolitano LM, Kurek S, Luchette FA, et al. Clinical practice guideline: Red blood cell transfusion in adult trauma and critical care. *Crit Care Med*. 2009;37(12):3124–3157.

[3] Villanueva C, Colomo A, Bosch A, et al. Transfusion strategies for acute upper gastrointestinal bleeding. *N Engl J Med*. 2013;368(1):11–21.

第 44 章
如何评估和管理难治性低氧血症的插管患者
Know How to Evaluate and Manage the Intubated Patient with Refractory Hypoxemia

Thomas H. Rozen, Christopher P. Nickson，著

插管患者出现难治性低氧血症是一种危急情况，需要紧急、系统处理。评估和管理应同时进行，并优先处理危及生命的情况。"DOPES"口诀（表 44-1）可用于指导最初的行为，特别是在插管后即刻的行为。

表 44-1　"DOPES"口诀

• D：插管移位
• O：插管梗阻
• P：患者异常，如气胸
• E：设备异常
• S：层叠呼吸，即动态过度充气

插管患者出现难治性低氧血症时，对其管理的第一步是断开呼吸机与气管内插管（endotracheal tube，ETT）的连接。随即，寻找气体陷闭（又称内源性PEEP或动态过度充气）的迹象。当怀疑气体陷闭时，可通过调整呼吸机设置以延长呼气相。具体方法包括降低呼吸频率（6次/min），增加吸气流量（100L/min），延长呼气时间（I∶E为1∶4或更高），或降低PEEP（如PEEP=0cmH$_2$O）等。

一旦排除了动态过度充气，可将简易呼吸器接气管导管并给予纯氧。如患者通气顺畅，氧饱和度回升，说明问题出在呼吸机或管路上。如患者仍通气困难，表明问题出在气管插管或患者本身。需要强调的是，由于存在导致致命性皮下气肿的风险，在确保气管导管在位并通畅之前，切勿给气管切开术患者通气。

通过监测呼气末二氧化碳（ETCO$_2$）和插入负压吸引管确认导管是否通畅。ETCO$_2$ 定量监测是确认气管导管在位和检测插管移位的金标准。试回想，插管插入食管后超过 30s，ETCO$_2$ 可呈现多达 8 种波形。如用探条来确认插管的位置和通畅情况，插入探条应轻柔，以避免造成气管损伤。如气管导管在气管内，探条应在达到隆突时（～30cm）受阻。当插管位于食管内时，探条则很容易深入超过 35cm。支气管镜或胸部 X 线也可用于确认气管导管位置，然而，这些方法费时，不适于病情进展迅速的患者。

如应用简易呼吸器通气顺畅而患者低氧血症，可能提示气管导管移位或管路漏气（如气囊漏气、

连接断开或管路破裂）。如果怀疑这些情况，立即拔掉插管，持续面罩通气，并准备再次插管。

当以上原因均已排除而患者仍存在低氧血症，则考虑患者本身因素所致。在应用简易呼吸器通气同时，采用"MASH"方法对患者因素进行快速评估，（表 44-2）。非对称性胸部运动提示可能存在气胸、胸腔积液、血胸或肺炎导致的肺不张等。其他常见的引起患者低氧血症的因素包括肺水肿、支气管痉挛和肺栓塞。

表 44-2　快速进行患者评估的"MASH"方法

• M：胸部运动 　• 检查双侧胸部运动、单侧胸部运动或胸部运动缺失 　• 胸部是否过度扩张
• A：动脉血饱和度（SaO_2）和 PaO_2 　• 如时间允许，行动脉血气检查
• S：患者的肤色（检查有无发绀） 　• 谨记 SpO_2 监测滞后于患者的真实血氧饱和度
• H：循环稳定性

患者胸部 X 线提示双侧肺部渗出时应警惕急性呼吸窘迫综合征（acute respiratory distress syndrome，ARDS）。该类患者需施行保护性肺通气策略，包括潮气量≤ 6ml/kg 预测体重、平台压＜ 30cmH_2O、动脉血 pH ＞ 7.15（允许"允许性高碳酸血症"）。避免输入过量液体并采取头高位有助于保持功能残余量。对 ARDS 患者难治性低氧血症的有效治疗策略见表 44-3。

表 44-3　ARDS 患者难治性低氧血症的治疗策略

• 应用镇静药和神经肌肉阻断药以优化人 - 机同步
• 通过吸痰、胸部理疗和支气管镜祛除痰栓
• 调整呼吸机参数 　• 借助 ARDSNet 列线图优化 PEEP。肥胖患者可能需要额外的 PEEP
• 增加吸气时间（以及增加I∶E比率）
• 如果临床医生有足够的专业知识，可尝试反比通气或交替通气模式，如气道压力释放通气。没有业已证实的特定策略可改善患者预后
• 肺复张：没有任何策略被证明更为有效；一种简单的方法是以 40cmH_2O 正压维持 40s
• 俯卧体位：可由训练有素的团队实施。长时间的俯卧位通气（如 16h/d）可降低严重 ARDS 死亡率
• 体外膜肺氧合：对于可逆性呼吸障碍引起的低氧血症，当其他治疗方法无效时，可应用静脉转流体外膜肺氧合疗法

非肺源性病因导致的低氧血症（例如发绀型心脏病或血红蛋白病）虽然少见，但在难治性病例中应想到此种可能。最后，如果患者通气顺畅、低氧血症迅速缓解，应防范可能随时出现低氧血症。简单断开呼吸机 / 管路或吸痰本身就可因去复张和肺不张导致氧饱和度严重下降（尤其是低龄儿童）。

要点

- 应用"DOPES"口诀以评估低氧血症插管患者可即刻危及生命的并发症。
- 断开与呼吸机间的连接可用于治疗动态过度充气和排除设备原因。
- $ETCO_2$ 定量监测是确认气管导管位置的金标准。
- 当试图诊断低氧血症病因时，"MASH"方法可用于快速评估患者。
- 多种通气和非通气策略有助于改善 ARDS 患者的难治性低氧血症。

推荐阅读

[1] Ardsnet.org. *NHLBI ARDS Network Tools*. 2015. Available at: http://www.ardsnet.org/tools.shtml. Accessed September 26, 2015.

[2] Nickson C. Post-intubation hypoxia. *Lifeinthefastlane.com*. 2015. Available at: http://lifeinthefastlane.com/ccc/post-intubation-hypoxia/. Accessed September 26, 2015.

[3] Wilson JG, Matthay MA. Mechanical ventilation in acute hypoxemic respiratory failure:A review of new strategies for the practicing hospitalist. *J Hosp Med*. 2014;9(7):469–475.

第 45 章
为急救黄金时间做准备：急诊科的体外生命支持系统
Ready for Prime Time? Extracorporeal Life Support in the ED

Zachary Shinar，著

在急诊科，心脏骤停属于棘手事件。复苏终止（termination of resuscitation，TOR）指南迫使院前系统在现场实施救援，而非将患者转运至医院。其结果一是到达急诊科的心脏骤停患者数量减少，二是患者心脏停搏时间延长。院外心脏骤停（out-of-hospital cardiac arrest，OHCA）和急诊科内心脏骤停患者的总生存率小于 10%，不过，可通过策略化和有组织的复苏方法得到改善。高质量的胸外按压和室性心动过速的早期除颤是心脏骤停患者存活的两个最重要的因素。胸外按压的目标是维持冠状动脉灌注压（coronary perfusion pressure，CPP）在 25mmHg 以上，从而大大增加恢复自主循环（return of spontaneous circulation，ROSC）的概率。高质量的胸外按压和维持 CPP > 25mmHg 是一项艰巨的任务，要求尽可能减少按压中断，胸外按压实施者协调交替，以及在除颤前后专注于胸外按压质量。机械胸外按压装置似可改善这些指标，但其优越性缺乏文献支持。

呼气末 CO_2（end-tidal CO_2，$ETCO_2$）监测可为胸外按压的实施者提供实时反馈的装置方面的进展，已用于辅助评估胸外按压的质量。在心脏骤停期间，$ETCO_2$ 可辅助用于判定 ROSC。肺排出 CO_2 增加表明产生了自主血流，因而可用于评判胸外按压质量及 ROSC。最近的文献表明，近红外光谱仪不仅可用于评估 ROSC，而且在神经系统预后方面具有潜在的应用价值。发现一种可准确评估心脏骤停患者神经系统恢复能力的工具将具有里程碑式的意义。当患者被认为在神经功能上是可恢复的，更多的高级复苏工具会被用于该患者。

体外生命支持（extracorporeal life support，ECLS）是一项具有大幅提高心脏骤停存活率潜力的技术。ECLS 通过体外提供心脏和肺脏的功能，从而绕过自身的心脏和肺脏。心脏骤停中，灌注、氧合及通气的辅助支持使得 CPP 远优于传统胸外按压。传统心肺复苏（cardiopulmonary resuscitation，CPR）的许多局限性可因体外心肺旁路提供的机械循环支持降至最低。关于 ECLS 的常见错误是未能意识到所在的医院已经具备该技术。咨询本院心胸外科医生是否具备 ECLS 的能力，可能避免为从头发展新的项目付出大量努力。

对于具备 ECLS 能力的机构，遴选合适的患者并非易事，因为我们目前尚不能准确评估心脏骤停患者神经系统预后。既往预示神经系统预后的特征包括停搏时间短，室性心动过速或心室颤动的初始节律，目击者心肺复苏及更低的年龄。某些特殊情况，包括低体温患者和因中毒导致心脏骤停患者，ECLS 的应用显示出独特的效果。鉴于 ECLS 在挽救难治性心脏骤停患者上不俗的表现，其带来的收益可能是巨大的。

ECLS 可导致严重的并发症，包括腹膜后导管的放置，静脉或动脉破裂，右心房排空障碍或主动脉瓣关闭不全相关性肺水肿，股动脉插管所致远端灌注不足造成的下肢缺血，以及继发于诱发性和获得性凝血障碍的出血。常见的错误包括意外夹闭体外回路，未将氧气附加到泵上，试图通过增加氧气供应以增加氧合，以及在旁路启用后未成功采集桡动脉血气。

心脏骤停后神经系统预后良好的概率很低，因此迫切需要继续探索可以改善这些预后的新疗法。ECLS 在急诊科的应用是全新的、令人激动的领域。关于哪些人可能从该项技术中获益，目前仍有许多问题悬而未决；然而，关于其获益潜力的早期报道是振奋人心的，必将引发更进一步的研究。

要点

- 确定您所在的机构是否具备执行 ECLS 的能力。
- 在筹建急诊科 ECLS 项目前，在急诊医学、重症监护、心脏病学和心胸外科间建立强大的协作关系是至关重要的。
- 在心脏骤停中应用 ECLS 充满了挑战，因此，在投入临床应用前，必须具备大量的技术、程序并进行系统性培训。
- 在应用 ECLS 时，明晰的分工在执行程序前即应分派完成。
- 当考虑在急诊科实施 ECLS 时，深入了解与之相关的局限性、禁忌证和并发症至关重要。

推荐阅读

[1] Bellezzo JM, Shinar Z, Davis DP, et al. Emergency physician-initiated extracorporeal cardiopulmonary resuscitation. *Resuscitation*. 2012;83(8):966–970.

[2] Cheng R, Hachamovitch R, Kittleson M, et al. Complications of extracorporeal membrane oxygenation for treatment of cardiogenic shock and cardiac arrest: A meta-analysis of 1,866 adult patients. *Ann Thorac Surg*. 2014;97(2):610–616.

[3] Cheskes S, Schmicker RH, Christenson J, et al. Perishock pause: An independent predictor of survival from out-of-hospital shockable cardiac arrest. *Circulation*. 2011;124(1):58–66.

[4] Hallstrom A, Rea TD, Sayre MR, et al. Manual chest compression vs use of an automated chest compression device during resuscitation following out-of-hospital cardiac arrest: A randomized trial. *JAMA*. 2006;295(22):2620–2628.

[5] Sakamoto T, Morimura N, Nagao K, et al. Extracorporeal cardiopulmonary resuscitation versus conventional cardiopulmonary resuscitation in adults with out-of-hospital cardiac arrest: A prospective observational study. *Resuscitation*. 2014;85(6):762–768.

第 46 章
快速逆转口服抗凝药患者的致命性出血
Rapidly Reverse Life-Threatening Hemorrhage in the Patient Taking an Oral Anticoagulant Medication

Rory Spiegel，**著**

医生常常为患者开具口服抗凝药。无论传统的维生素 K 拮抗药（vitamin K antagonist，VKA）或是新型口服抗凝血药（novel oral anticoagulant，NOAC），均有发生严重出血的风险。

一、传统的维生素 K 拮抗药

VKAs 可抑制维生素 K 氧化还原酶，从而阻止维生素 K 依赖性凝血因子 Ⅱ、Ⅶ、Ⅸ 和 Ⅹ 的形成。凝血酶原时间（prothrombin time，PT）和国际标准化比值（international normalized ratio，INR）常用于评估应用 VKAs 患者的抗凝效果。只有当维生素 K 依赖性凝血因子水平下降至正常值的20%～30%时，才能观察到 INR 一致性变化。华法林是最常用的 VKA。

表 46-1 列出了有关逆转 VKA 抗凝作用的一些建议。对于 INR > 10 的非出血患者，应给予维生素 K。可选给药途径包括口服、皮下注射、肌肉注射和静脉注射（intravenous，IV）。虽然 IV 给药纠正 INR 稍快于口服给药，但其在逆转时间上的差别几乎没有临床意义。由于药效不稳定且易于形成肌内血肿，不推荐皮下注射和肌肉注射给药。

　　所有 INR 升高且合并出血的患者，均应快速给予新鲜冰冻血浆（fresh frozen plasma，FFP）。FFP 以剂量依赖性方式直接替代所有维生素 K 依赖性凝血因子。推荐剂量为 10 ～ 15 ml/kg，以取代 25％ 水平的凝血因子。凝血酶原复合物（prothrombin complex concentrate，PCC）由维生素 K 依赖性凝血因子聚集而成，可用的有 3 因子 PCC 或 4 因子 PCC。3 因子 PCC 包含凝血因子 Ⅱ、Ⅸ 和 X，而 4 因子 PCC 包含凝血因子 Ⅱ、Ⅶ、Ⅸ 和 X。与 FFP 相比，低剂量的 PCCs 即可释放大量的凝血因子，且不良反应更小。目前推荐的 PCCs 剂量为 25 ～ 50U/kg。有人建议将活化的凝血因子 Ⅶ 与 3 因子 PCC 联用以弥补凝血因子 Ⅶ 的缺乏。对于 VKA 引起的可危及生命的出血，相较于 FFP，美国胸科医师协会目前推荐以 4 因子 PCCs 治疗。迄今为止，比较 PCCs 与 FFP 疗效的试验显示 PCCs 可更快地纠正 INR，但在死亡率上两者无显著差异。

表 46-1　INR 增高的推荐干预措施

3 ＜ INR ＜ 5，无明显出血	降低华法林剂量，或停用 1 次
5 ＜ INR ＜ 10，无明显出血	停用华法林 1 ～ 2 次
INR ＞ 10，无明显出血	暂停华法林治疗 口服给予 2.5 ～ 5mg 维生素 K
INR 任意水平升高且合并严重出血	暂停华法林治疗 给予 10mg 维生素 K 静脉注射 给予 PCC25 ～ 50U/kg 或 FFP 10 ～ 15ml/kg

二、新型口服抗凝血药

　　NOAC 近来已成为 VKAs 的替代品。目前的产品有直接凝血酶抑制药（即达比加群）和凝血因子 Xa 抑制药（即利伐沙班，阿哌沙班，依沙巴坦）。这些产品不像 VKAs 那样消耗凝血因子，而是产生主动抑制作用。在制药公司赞助的试验中，NOAC 在功效和风险预测方面均不逊于华法林。传统的抗凝检测（即 PT、PTT、INR）精确性和敏感度不佳，且不能量化应用 NOAC 患者的抗凝强度。取而代之的，推荐应用凝血酶时间或蝰蛇凝血时间来评价直接凝血酶抑制强度，而当怀疑凝血因子 Xa 抑制时，需测定抗因子 Xa 水平。多数 NOACs 半衰期较短，其抗凝作用在末次服药后 24h 内消失。

　　目前指南推荐应用 4 因子 PCCs、活化的凝血因子 Ⅶ 或凝血因子 Ⅷ 抑制药旁路活性来治疗 NOACs 引起的出血。最近的试验显示，这些产品可不同程度地逆转 NOACs 的抗凝效应。不同于因子 Xa 抑制药，达比加群可通过血液透析部分清除。志愿者研究和病例报告显示，2 ～ 4h 的透析即可消除循环中高达 68％ 的达比加群。根据临床表现和出血程度来决定透析治疗与否。

　　美国食品和药物管理局最近批准了数种达比加群和因子 Xa 抑制药的逆转剂。Idarucizumab 是一种单克隆抗体片段，可与血清中的达比加群结合而使其失活。Andexanet 是一种复合物，可结合于抗因子 Xa 抑制药上的位点，从而防止因子 Xa 的进一步抑制。迄今为止，评价这些药物的试验均是由行业赞助的，尚需进行进一步的独立研究。尽管如此，当患者由于应用 NOAC 药物出现危及生命的出血时，仍应考虑应用此类药物。

要点

- 应用华法林的患者，当 INR ＜ 10 而无活动性出血时，不推荐应用维生素 K。
- 应用 FFP 治疗服用华法林患者出血时，其初始剂量为 10 ～ 15 ml/kg。
- 与 FFP 相比，4 因子 PCCs 可快速纠正 INR，但未显示出可降低死亡率。
- 当药物过量或者引起危及生命的出血时，达比加群可通过透析清除。
- Idarucizumab 可用于紧急逆转达比加群引起的出血。

推荐阅读

[1] Chen BC, Sheth NR, Dadzie KA, et al. Hemodialysis for the treatment of pulmonary hemorrhage from dabigatran overdose. *Am J Kidney Dis*. 2013;62(3):591–594.

[2] Dezee KJ, Shimeall WT, Douglas KM, et al. Treatment of excessive anticoagulation with phytonadione (vitamin K): A meta-analysis. *Arch Intern Med*. 2006;166(4):391–397.

[3] Kaatz S, Kouides PA, Garcia DA, et al. Guidance on the emergent reversal of oral thrombin and factor Xa inhibitors. *Am J Hematol*. 2012;87(Suppl 1):S141–S145.

[4] Pollack CV, Reilly PA, Eikelboom J, et al. Idarucizumab for dabigatran reversal. *N Engl J Med*. 2015; 373:511–520. (E-Pub ahead of print.)

[5] Sarode R, Milling TJ, Refaai MA, et al. Efficacy and safety of a 4-factor prothrombin complex concentrate in patients on vitamin K antagonists presenting with major bleeding: A randomized, plasma-controlled, phase IIIb study. *Circulation*. 2013;128(11):1234–1243.

第 47 章
做好讨论和开展急诊科临终关怀的准备
Be Ready to Discuss and Deliver End-of-Life Care in the Emergency Department

Ashley Shreves，著

患者在临终（end of life，EOL）前往往会被送到急诊科。尽管存在临终关怀服务，医疗护理人员仍然对临终患者的需求应接不暇。尽管对住院患者姑息治疗的资源日益增多，仍不能满足急诊科此类患者对此庞大的需求。做好讨论和开展急诊科临终关怀的准备迫在眉睫。

对于一些临终患者，临终决策已然做出并记录于预设医疗指示中。务必询问是否已作出临终决策，或者关于临终决策的文件是否已签署。特别是对于丧失决策能力的患者，务必询问关于此类文件的事项。临床医生应严格按照这些文件执行。需要强调的是，维持生命治疗医嘱（physician orders for life-sustaining treatment，POLST）中阐述了处理临终状况时最常采用的干预措施，并为急诊科照护提供实用指导。对于因依照 POLST 而不予治疗的法律风险，急诊科的医务人员表示担忧。部分国家已经成功实行 POLST 十年以上，尚无一例因采用 POLST 被认为玩忽职守的案例发生。

如果没有预设医疗指示，可直接由患者及其决策代理人决定最佳治疗方案。常见的错误是给患者和家属一个治疗方案的可选菜单。这会导致医疗决策可能由健康素养低者制定，以及决策者对其所做决定导致的后果的过度恐慌。设法了解患者的价值观和目标，依据此信息为患者提出治疗建议。

以系统化的方式进行关于临终照护的谈话收效最佳。以下常见步骤可用于大多数可行的照护目标路径。

①准备工作。

②患者认知。

③循循善诱。

④信息交流。

⑤了解价值观 / 目标。

⑥医疗建议。

对于第 1 步，要确保对患者的临床病情有精确的了解。这可能需要与患者的初级诊疗医师或肿瘤医师进行讨论。对于第 2 步，试探患者对其自身疾病的认知。"关于您的病情医生都说过什么"和"您对自己的病情怎么看"诸如此类的措辞非常有效。对于第 3 步，评估患者及家属对进行一次可能充满精神痛苦的对话的意愿。可以采用"我们来聊聊我对于这种情况的理解，怎么样"或者"关于您的病情我恐怕有坏消息，我们现在讨论这个您觉得可以吗"之类的措辞。这 一 步可以确保患者及其家属能够理解所接收到的医疗信息。

第 4 步，告之你对患者临床状况的理解。在介绍病情时要慢慢解释，并尽量避免使用医学术语。如患者及家属仍不能改变他们的临床预期，可使用"她 / 他的病可能治不好了"和"她 / 他可能时日无多了"之类的措辞。在传达预后不佳这点上，"我真的很担心"这样的措辞比统计数字更为有效。

第 5 步，试探对于患者及其看护人来说最重要的是什么。对于诸如"听到这个消息后，对您来说，什么是最重要的？"和"能不能告诉我，对您来说，什么样的生活质量是能接受的？"等开放式问题，有些人反应良好，有些人则需要更具体的引导。例如，"对于处于类似您目前状况的人，有些人即便能延长时间但出院回家的机会很小，也愿意接受生命支持并住进 ICU。有些人则不愿经历这些，而更愿意让我们在这种情况下尽量减少他的痛苦。您属于哪种情况？"

第 6 步中，当治疗可延长生命但与患者的目标相违背时，劝阻其应用。例如，"我担心像生命支持这样的治疗仅仅延缓了她的死亡，同时也增加了她的痛苦"或"我们现在能做的最好的事是将我们所有的努力聚焦在如何提高她的舒适度和生活质量。"简明、直接的说法如"根据我们之前讨论过的，自然死亡是您的亲人最希望的"以及"当她的心脏停搏时，我们不会对其加以干涉"可以说明情况。详述胸外按压和除颤往往是不必要的。

临床医生应能预期到人们在听到坏的消息时可能有的强烈情感反应。面对死亡可能诱发人们的悲痛、绝望、愤怒、内疚、失望、震惊等情绪，实属正常，并不代表临床医生的沟通技巧不佳。可以用"我也希望事情不是这样"和"我能想象你会有多失望"之类的措辞来表达同情，但不要说"一切都会好起来的"。

要点

- 急诊科医生必须学习如何进行临终谈话。
- 系统性临终谈话收效最佳。
- 不应给予临终患者治疗方案的可选菜单，并期待他们做出明智的选择。
- 医师应推荐符合患者目标的治疗方案。
- 临终谈话可激起患者和家属的强烈情感反应。这属于正常现象，并不代表临床医生的沟通技巧不佳。

推荐阅读

[1]　Ellershaw J, Ward C. Care of the dying patient: The last hours or days of life. *BMJ*. 2003;326(7379):30–34.

[2]　Jesus JE, Geiderman JM, Venkat A, et al. Physician orders for life-sustaining treatment and emergency medicine: Ethical considerations, legal issues, and emerging trends. *Ann Emerg Med*. 2014;64(2):140–144.

[3]　Lamas D, Rosenbaum L. Freedom from the tyranny of choice—teaching the end-of-life conversation. *N Engl J Med*. 2012;366(18):1655–1657.

[4]　Quill TE, Arnold R, Back AL. Discussing treatment preferences with patients who want"everything". *Ann Intern Med*. 2009;151(5):345–349.

[5]　Weissman DE. Decision making at a time of crisis near the end of life. *JAMA*. 2004;292(14):1738–1743.

第三篇

心脏病学
Cardiology

第 48 章
急性冠状动脉综合征的非典型表现
Recognize Atypical Presentations of Acute Coronary Syndrome

Amita Sudhir，著

　　急性冠状动脉综合征（acute coronary syndrome，ACS）的典型表现是老年男性、吸烟、有高血压病史，劳力性胸部疼痛，放射至左上肢，并伴有呼吸急促。以上表现得到了急诊医生的认同。不幸的是，许多 ACS 患者缺乏明显的胸痛或胸闷，并伴有不典型的体征和症状。因此，急诊医生可能无法考虑 ACS 的诊断，导致发病率和死亡率增加。最近的文献表明，与具有经典 ACS 表现的患者相比，具有非典型 ACS 表现的患者可能不会接受抗缺血性治疗，更容易死亡。目前，超过 20% 的出现非典型症状和体征的 ACS 患者在最初评估时被漏诊。为了预防不必要的发病和死亡，急诊医生正确识别非典型 ACS 患者是至关重要的。

　　常见的非典型 ACS 症状包括呼吸困难、发汗、恶心、呕吐和晕厥。颌骨疼痛、颈部疼痛、背痛、四肢疼痛、腹痛和疲劳是由 ACS 引起的其他症状。由于这些症状没有胸痛，心电图（electrocardiogram，ECG）和心脏标志物检查经常被延误或均未获得。

　　非典型 ACS 表现的患者更可能是女性或老年人，或者是有糖尿病或心力衰竭病史的人群。女性 ACS 的误诊风险特别高。因为女性不仅更可能有非典型的表现，而且在发生 ACS 时呈现出更易患糖尿病和更年轻化。此外，与典型 ACS 患者相比，女性患者往往会在疾病的较晚进程时呈现典型的胸痛。糖尿病患者早已被认识到更易出现非典型 ACS 表现。这种非典型 ACS 表现发生率较高的原因被认为是由于感觉神经受到影响。最后，具有非典型 ACS 表现的患者可能没有吸烟史、高脂血症或既往心脏病史。重要的是，对 ACS 的关注不应仅限于具有非典型症状的女性、糖尿病或老年患者。任何可能是由心脏缺血引起，且无明显原因的症状，都应考虑到 ACS。

　　在诊断 ACS 中，最重要的步骤是考虑出现上述症状的患者的诊断。对于临床上考虑 ACS 的患者都应取得他们的心电图。如果心电图不能诊断，考虑检查心脏标志物，并将患者留观以进行额外的诊断测试。此外，当考虑诊断 ACS 时，对时间敏感的治疗是很重要的。可能包括抗血小板药物或抗凝药物，以及心内科会诊。

要点
- 非典型 ACS 表现的患者有可能不接受关键的、时间依赖性的治疗，并且更容易死亡。
- 呼吸困难、发汗、呕吐和疲劳是 ACS 常见的非典型症状和体征。

- 非典型表现 ACS 更容易发生在妇女、糖尿病患者和老年人。
- 非典型 ACS 患者可能不患有心脏病。
- 对任何有 ACS 症状或非典型症状的患者做心电图。

推荐阅读

[1] Ambepityia G, Kopelman PG, Ingram D, et al. Exertional myocardial ischemia in diabetes: a quantitative analysis of anginal perceptual threshold and the influence of autonomic function. *J Am Coll Cardiol.* 1990;15:72–77.

[2] Brieger D, Eagle KA, Goodman SG, et al. Acute coronary syndromes without chest pain, an underdiagnosed and undertreated high-risk group: insights from the Global Registry of Acute Coronary Events. *Chest.* 2004;126:461–469.

[3] Canto JG, Canto EA, Goldberg RJ. Time to standardize and broaden the criteria of acute coronary syndrome symptom presentations in women. *Can J Cardiol.* 2014;30:721–728.

[4] Eagle, KA, Goodman, SG, Avezum A, et al. Practice variation and missed opportunities for reperfusion in ST-segment-elevation myocardial infarction: findings from the Global Registry of Acute Coronary Events (GRACE). *Lancet.* 2002;359:373–377.

第 49 章
A 型行为：胸痛和缺血性心电图患者应考虑主动脉夹层
Type A Behavior: Consider Aortic Dissection in Patients with Chest Pain and Ischemic Electrocardiograms

Jessica Balderston, Jeffrey D. Ferguson，著

在急诊室繁忙的环境中，必须对危及生命的疾病进行快速诊断和应急管理。急性胸痛患者心电图出现 ST 段抬高性心肌梗死（ST-segment elevation myocardial infarction，STEMI），诊断和治疗似乎很简单。国家指南推荐急诊经皮冠状动脉介入治疗（percutaneous coronary intervention，PCI）或纤溶治疗。不幸的是，当急性主动脉夹层（aortic dissection，AD）引起急性冠状动脉综合征（acute coronary syndrome，ACS）并产生缺血性 ECG 改变时，患者伤害的可能性很高。

在 AD 中，主动脉内膜的缺陷允许血液进入血管中膜。假腔发展并可在顺行或逆行方向扩展。涉及升主动脉（Stanford A 型）的 ADs 可通过多种机制导致冠状动脉失常。这些机制包括覆盖在冠状动脉上的升主动脉的周缘内膜缺损、冠状动脉口本身内层的缺陷、传播性假腔进入冠状血管压缩真腔，或者冠状动脉内膜环状分离导致肠套叠式血管剥离。右冠状动脉是最常见的受这些病理机制影响的血管。因此，下壁 STEMI 是 AD 患者最常见的 ACS 表现。尽管如此，病例报告中存在急性 AD 并发 STEMI，而不直接累及冠状血管（如 STEMI 与 Stanford B 型）。

大约 70% 的急性 AD 患者会出现心电图异常。这可能包括非特异性 ST 段或 T 波改变、左心室肥厚和心房节律紊乱。弥漫性 ST 段抬高，伴有或不伴有 PR 节段性抑郁症和电交替，应怀疑心包积液引起的主动脉破裂进入心包空间。虽然 STEMI 患者的 AD 发生率很低（0.1% ～ 0.2%），但 AD 患者的 STEMI 率为 5%。当仅考虑 A 型夹层患者时，这一比率上升到 8%。

尤其是患有下壁 STEMI 的患者，应考虑 AD 的诊断。额外的病史和体格检查可以防止抗血小板、抗凝或溶栓治疗的灾难性结果。重要的是，前壁 STEMI 很少，如果有与急性 AD 相关。

临床医生应如何对待急性胸痛、缺血性心电信号和急性 AD 患者的危险因素？其中强烈怀疑急性 AD、心电图上发现下壁或后壁 STEMI，应进行胸主动脉的快速评估。应暂缓纤溶治疗，直至排除 AD。胸部和腹部的计算机断层扫描可以快速完成或排除 AD。急诊冠状动脉介入也可在一些病例中进行诊断。当临床表现考虑急性 AD 和非诊断心电图时，类似的诊断治疗方法是必要的。

要点

- 70% 的急性 AD 患者有心电图异常。
- 高达 8% 的 A 型夹层可出现 STEMI。
- 右冠状动脉是 AD 最常见的受累动脉。
- 前壁 STEMI 很少，与急性 AD 相关。
- 对有急性 AD 嫌疑的 STEMI 患者不进行纤溶治疗。

推荐阅读

[1]　Pape LA, Awais M, Woznicki EM, et al. Presentation, diagnosis, and outcomes of acute aortic dissection: 17-Year trends from the international registry of acute aortic dissection. *J Am Coll Cardiol.* 2015;66:350–358.

[2]　Upadhye S, Schiff K. Acute aortic dissection in the emergency department: diagnostic challenges and evidence-based management. *Emerg Med Clin North Am.* 2012;30:307–327.

第 50 章
紧急救治：急性主动脉夹层患者的血流动力学管理
Contents Under Pressure: Aggressive Hemodynamic Management in Patients with Acute Aortic Dissection

Jeffrey D. Ferguson, Jessica Balderston，著

急性主动脉夹层（aortic dissection，AD）被定义为内膜的撕裂，可导致动脉血在主动脉各层之间

流动。这种内膜撕裂通常是由主动脉壁的中间层变性引起的，病变由各种疾病过程引起，包括动脉粥样硬化、结构部件的先天性缺陷或血管炎。无论病理过程如何，中间层都被削弱，并且可以随着主动脉壁应力的增加而撕裂。最常用的 ADs 分类系统是斯坦福分类系统。任何涉及升主动脉的夹层被归为 Stanford A 型，而 Stanford B 型仅限于涉及降主动脉的夹层。最近，术语"壁内血肿"（intramural hematoma，IMH）已被用于表征主动脉壁内的血栓，在计算机断层扫描或磁共振造影成像中不增强显影。由于 IMH 的临床表现和进展与急性 AD 相似，两种情况的管理是相同的。无论是否存在急性 AD 或 IMH，都需要多个肢体的血流动力学监测以获得准确的血压测量和治疗指导。

AD 管理的理论基础是认为主动脉壁上的剪切应力降低会降低解剖上血管破裂的传播，防止主动脉破裂或危及重要器官。降低剪切应力的治疗目标是血压和心率（heart rate，HR）。经典的治疗方法是心率减少至 60 次 /min（beats per minute, bpm），随后收缩压（systolic blood Pressure，SBP）迅速降低至 120mmHg 以下。虽然最近的共识指南中继续推荐这些 HR 和 SBP 目标，但重要的是，要注意这些数字尚未在前瞻性或随机试验中证实。事实上，只有很少的观察证据表明，减少 HR 对死亡率有影响。为此，欧洲目前的 AD 治疗指南仅关注血压降低。管理急性 AD 最合理的方法是降低 SBP 和 HR，尽可能增加耐受性，同时维持重要器官的灌注。治疗应个体化，基于末梢器官灌注的标志物，如精神状态和尿量。

β 受体阻滞药被推荐作为急性 AD 的初始药物。该药物可降低心率，尤其在血管扩张药物普遍存在潜在的心动过速时。艾司洛尔和拉贝洛尔是两种最常用的 β 受体阻滞药。两者均可连续输注。艾司洛尔的优点是半衰期比拉贝洛尔短，如果血流动力学受损，可以立即停止输注。重要的是，β 受体阻滞药应避免使用于急性主动脉瓣关闭不全的患者（即新的舒张期杂音、肺水肿、心动过速），因为它们可能导致心血管衰竭。对 β 受体阻滞药禁忌或耐受性差的患者，可以使用钙通道阻滞药（如地尔硫䓬）。减少心率后，应给予血管扩张药（如尼卡地平）以减少收缩压。不要忘记给急性 AD 患者服用镇痛药。疼痛会使心率和收缩压升高，应加以管理，推荐静脉注射阿片类药物（如芬太尼）。

对于 Stanford A 型夹层、复杂的 Stanford B 型夹层和高危的主动脉破裂，应立即进行外科会诊。复杂的 Stanford B 型夹层是脊椎、肾脏和内脏循环等终末器官缺血表现的原因。Stanford B 型夹层没有终末器官缺血或即将破裂的证据时，通常是通过控制血压和 HR 来进行药物治疗的。

对于急性 AD 并发心脏压塞的患者，心包穿刺术应仅作为最后的手段。必要时，在准备将患者移至手术室时，只需清除足够的压塞心脏的血液以恢复足够的血液循环。过多的清除液体反而可能增加假腔的血流和扩散。

要点

- 目前的指南建议迅速减少 HR 至每分钟约 60 次，然后减少收缩压至 < 120 mmHg。
- β 受体阻滞药，如艾司洛尔或拉贝洛尔，是最初推荐的减少 HR 的药物。
- 控制 HR 后应使用血管扩张药。
- 给所有急性 AD 患者服用镇痛药，如芬太尼。
- StanfordA 型、复杂的 StanfordB 型和那些有即将破裂迹象的 AD 患者应接受紧急手术治疗。

推荐阅读

[1] Diercks DB, Promes SB, Schuur JD, et al. Clinical policy: critical issues in the evaluation and management of adult patients with suspected acute nontraumatic thoracic aortic dissection.*Ann Emerg Med.* 2015;65:32–42.

[2] Hiratzka LF, Bakris GL, Beckman JA, et al. 2010 ACCF/AHA/AATS/ACR/ASA/SCA/SCAI/SIR/STS/SVM Guidelines for the diagnosis and management of patients with thoracic aortic disease. *Circulation.* 2010;121:e266–e369.

[3] Tsai, TT, Nienaber CA, Eagle KA. Acute aortic syndromes. *Circulation.* 2005;112:3802–3813.

第 51 章
注意鉴别多灶性房性心动过速与心房颤动
Do Not Confuse Multifocal Atrial Tachycardia with Atrial Fibrillation

Christopher Greene，著

多灶性房性心动过速（multifocal atrial tachycardia，MAT）是一种罕见的、很少被研究的、通常被误诊的心律失常。MAT 总患病率＜ 0.4%。当存在时，常见于急性病患者，如低氧血症、高碳酸血症、低钾血症、低镁血症、高肾上腺素能状态，或慢性疾病急性加重期的患者。事实上，应认识到 MAT 反映了潜在疾病的严重性。MAT 最常见的误诊为心房颤动（atrial fibrillation，Afib）和窦性心动过速。由于这些心律失常的治疗是不同的，急诊医生必须正确诊断 MAT。

区分 MAT 和 Afib（图 51-1）对于医生来说是一个挑战。这两种心律失常都是绝对不规则的，可导致快速心室率，更常见于存在心肺疾病的老年患者。此外，MAT 有时可能与其他心房节律紊乱有关，包括 Afib 和心房扑动（atrial flutter，AF）。MAT 最常被接受的诊断标准是：①在单一心电图（electrocardiogram，ECG）导联中存在至少三种形态上不同的 P 波；②心房率大于或等于每分钟 100 次；③ P 波之间的等电基线。与 P 波特征为连续、起伏和变化的 Afib 相比，MAT 中的 P 波是完整的和离散的。其他特征包括没有主导起搏器和绝对不规则的 P-P、P-R 和 R-R 区间。表 51-1 列出了 MAT、Afib 和 AF 的主要特征。

MAT 的治疗是针对引起心律失常的基础疾病过程。与 Afib 和 AF 相反，MAT 通常不需接受心脏复律或药物治疗。应该优先考虑确保足够的供氧和通气，充足的钾和镁，以及减少任何外源性肾上腺素刺激。另外，审查患者的药物也很重要，去除任何可能引起 MAT 的潜在药物。由于许多 MAT 患者有严重的肺部疾病，有些人可能接受甲基黄嘌呤药物，即茶碱的慢性治疗。茶碱的使用和毒性与 MAT 有关，在 MAT 中茶碱应停止使用。专家还认为，用于治疗支气管痉挛的 β 受体激动药可能会传播 MAT。如果可能，应减少使用 β 受体激动药，虽然这在急性加重期慢性阻塞性肺疾病（chronic obstructive pulmonary disease，COPD）患者中是具有挑战性的做法。β 受体阻滞药、钙通道阻滞药和硫酸镁已用于治疗 MAT，改善心室率，同时降低血压。迄今为止，大多数证据显示一直在使用 β 受体阻滞药（即美托洛尔、艾司洛尔）治疗 MAT。然而，β 受体阻滞药在 COPD 患者的治疗中仍存在争议。维拉帕米已被用于治疗 MAT，虽然它确实降低了心率，但它可以引起血压的强烈和持续下降，在危重患者中应该避免使用。硫酸镁不良反应可以接受，并且已证明在心率减少和窦性心律转换方面具有合理的效果。一般而言，在优化和治疗潜在失常后，应尝试降低心率的药物治疗。

多灶性心动过速

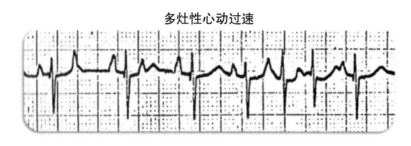

心房颤动伴快速心室率

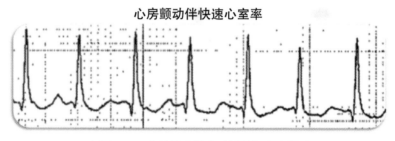

▲ 图 51-1　多灶性房性心动过速与心房颤动

表 51-1　多灶性房性心动过速、心房颤动与心房扑动的比较

节　律	心　率	心电图标准	患者人口统计学	治　疗
MAT	> 100	1. ≥ 3 个 P 波形 2. 等电基线 3. 节律绝对不规则 4. 不规则 P-P、P-R 和 R-R 区间	急性经常性危重病，儿茶酚胺过量，低氧，低钾血症，低血糖	基础疾病的治疗。β 受体阻滞药、硫酸镁和钙通道阻滞药可被考虑
AF	300	5. 锯齿状伏特波 6. 常规 P-P 间隔 7. 规则或不规则基于阻塞	慢性或急性心肺疾病	速率控制
Afib	> 350	8. 漂移基线 9. 不规则 R-R 10. 没有明显的 P 波	可见于慢性或急性心肺疾病。在解剖学上正常的心脏	根据患者：心率控制　节律控制　心脏电复律

MAT 很少引起低血压和休克。如果两者都存在于危重患者中，则应寻找其他的病因。

要点

- MAT 最常见的误诊为 Afib 和窦性心动过速。
- MAT 需要在单个心电图导联中存在至少三个形态不同的 P 波。
- MAT 的治疗是针对潜在的疾病过程。
- 茶碱与 MAT 有关。如果可能，停止用药。
- MAT 很少引起休克。如果休克，寻找其他病因。

推荐阅读

[1] Borzak S, McCord J. Multifocal atrial tachycardia. *Chest.* 1998;113:203.

[2] Hill G, Owens S. Esmolol in the treatment of multifocal atrial tachycardia. *Chest.* 1992;101:1726.

[3] Kastor J. Multifocal atrial tachycardia. *N Engl J Med.* 1990;322:1713–1717.

[4] Schwartz M, Rodman D, Lowestein S. Recognition and treatment of multifocal atrial tachycardia:A critical review. *J Emerg Med.* 1994;12(3):353–360.

[5] Ueng KC, Lee SH, Wu DJ, et al. Radiofrequency catheter modification of atrioventricular junction in patients with COPD and medically refractory atrial tachycardia. *Chest.*2000;117:52.

第 52 章
区分 Mobitz Ⅰ型和 Mobitz Ⅱ型房室传导阻滞
Do Not Confuse Mobitz Type I and Mobitz Type II Atrioventricular Block

C. Blayke Gibson，J. Jeremy Thomas，著

房室传导阻滞（atrioventricular block，AVB）是一个广泛的术语，它包含了从良性到危及生命的一系列不正常的节律障碍。一度 AVB 是最常见的 AVB 类型，其特征是 P-R 间期延长。大多数此级 AVB 患者无须治疗。与一度 AVB 相反，三度 AVB 的特征是完全房室（atrioventricular，AV）分离，需要立即治疗以防止心血管事件的发生。二度 AVB 分为两类：Mobitz Ⅰ型和Ⅱ型。对于急诊医生来说，能够区分二级 AVB 的这两种类型是很重要的，因为两者的治疗、处理和预后有很大不同。

Mobitz Ⅰ型 AVB，也被称为文氏现象，通常出现在年轻的患者和运动员身上，偶尔也见于老年患者。它被认为是一种良性的节律异常，并成为更高级传导系统疾病的早期预警。Mobitz Ⅰ型 AVB 的心

电图（electrocardiogram，ECG）特征包括：P-R 间隔的逐渐延长和 R-R 间隔的逐渐缩短，随后是一个非传导的 P 波。这就产生了在心电图上成组节律的特征和独特的模式（图 52-1A）。在 Mobitz Ⅰ 型中，传导阻滞最常见的位置是在房室结。从本质上说，在房室结上的传导延迟逐渐增加，最终导致非传导的 P 波和 QRS 波群脱落。大多数患有 Mobitz Ⅰ 型 AVB 的患者都是无症状的，不需要额外的评估或治疗，很少会导致血流动力学改变或进展为三度 AVB。

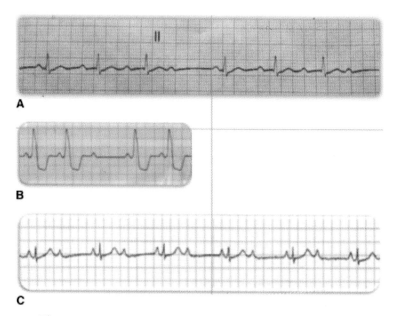

▲ 图 52-1　A.Mobitz Ⅰ 型 AVB；B.Mobitz Ⅱ 型 AVB；C. 二度 AVB，2∶1 传导，尚不能区分属于 Ⅰ 型还是 Ⅱ 型

　　Mobitz Ⅱ 型 AVB（图 52-1 B）是异常的，通常与严重的心脏疾病有关，并很可能进展为完全性房室传导阻滞（complete heart block，CHB）。Mobitz Ⅱ 型 AVB 被认为是一种不良心电图。与 Mobitz Ⅰ 型 AVB 相比，Mobitz Ⅱ 型 AVB 传导阻滞的位点在房室结以下。在 Ⅱ 型 AVB 中，ECG 的典型特点包括一个恒定的 P-R 间期，带有散发且不可预测的非传导 P 波。与 Ⅰ 型 AVB 不同，在 Ⅱ 型 AVB 中没有特征性的心电图特点。如前所述，Ⅱ 型 AVB 患者出现症状性心动过缓及发展为 CHB 的风险更大。因此，患者需要住院和评估心脏起搏器的位置。

表 52-1　Mobitz Ⅰ 型和 Ⅱ 型 AVB 特征性心电图

	Ⅰ 型	Ⅱ 型
传导模式	P-R 间期逐渐延长 R-R 间期逐渐缩短 非传导的 P 波	固定的 P-R 间期 固定的 R-R 间期 非传导的 P 波
R-R 间期	R-R×2 ＞ R- 脱落 -R	R-R×2＝R- 脱落 -R
阻滞位置	房室结	房室结下
临床意义	良性	严重

　　表 52-1 列出了 Mobitz Ⅰ 型和 Ⅱ 型 AVB 的关键 ECG 特性。当有 2∶1 AVB（图 52-1 C）时，强调特定情景是很重要的。在这种情况下，我们很难确定 AVB 是 Ⅰ 型还是 Ⅱ 型，因为没有办法评估 P-R 间

期是否变长。因此，除非有明确证据证明是Ⅰ型，否则最好将患者视为Ⅱ型 AVB。

要点

- Mobitz Ⅰ型 AVB 的特点是延长的 P-R 间期和缩短的 R-R 间隔，跟随一个非下传 P 波。
- Mobitz Ⅰ型 AVB 一般不需要治疗。
- Mobitz Ⅱ型 AVB 的特征是一个恒定的 P-R 间期，伴有不可预测的非传导 P 波。
- Mobitz Ⅱ型 AVB 均为异常，并有很快的进展速度。
- 在 2∶1 模式中，区分Ⅰ型和Ⅱ型 AVB 是很有挑战性的。

推荐阅读

[1]　Josephson ME. Atrioventricular conduction. In: *Clinical Cardiac Electrophysiology*. 4th ed.Baltimore, MD: Wolters Kluwer, 2016:93.

[2]　Langendorf R, Cohen H, Gozo EG. Observations on second-degree atrioventricular block,including new criteria for the differential diagnosis between type I and type II block.*Am J Cardiol.* 1972;29:111.

[3]　Narula OS. Conduction disorders in the AV transmission system. In: Dreifus L, Likoff W, eds.*Cardiac Arrhythmias*. New York: Grune and Stratton, 1973:259.

第 53 章
判别节律异常的心电图
Be Able to Recognize Electrocardiographic Artifact from Dysrhythmia

George Glass，著

　　快速诊断和及时治疗心律失常对急诊医疗至关重要。没有达到最佳标准的数据可以影响节律图及心电图（electrocardiogram，ECG）的分析。节律图及心电图"假象"可以被误诊为心律失常，并导致诊断或治疗错误。

　　ECG 和节律图利用皮肤电极测量心肌去极化。在这些监视器上看到的电偏转可能很小（1～10mV），并且容易受到内部和外部因素的干扰。外部因素包括设备故障、附近设备的干扰、导联放置不当，或者由于头发、出汗或其他因素如超声波凝胶而导致的电极与皮肤接触不良。内部因素包括患者的皮肤及肌肉的活动或颤抖，或者植入设备如深层大脑刺激器。在危重患者中，图像干扰尤其普遍，在这些患者中，数据采集可能与其他操作同时发生，如中心静脉置管，甚至是胸外按压。对

ECG 或节律图的准确分析需要充分采集数据，应该注意优化这一过程。ECG 动态干扰通常在获得数据的瞬间立即被识别和纠正。限制患者的运动，并通过备皮、干燥皮肤或用胶带及其他黏合剂涂在不牢固的导联上来改善皮肤与电极接触，可以在数据采集过程中将干扰降到最低。急诊科的心电图是快速评估及筛查 ST 段抬高型心肌梗死的一种手段。因为 ECG 可以提供关键的临床信息，所以分析过程要认真仔细。例如，一个有轻微颤抖的患者的心电图可能会出现心房颤动或心房扑动的波形。然而，进一步做动态 ECG 检查，则发现隐藏的 P 波和固定的 R-R 间隔（图 53-1）。对这种假性颤动的认识是必要的，因为不恰当的"心房颤动"诊断可能会导致潜在的危险和不必要的治疗。

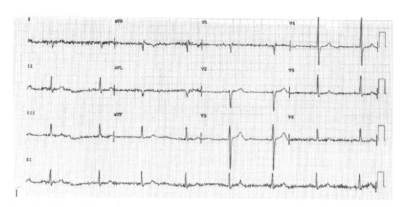

▲ 图 53-1　患者患有静息性震颤。计算机化的解释错误地识别出心房颤动的速度为 130 次 / min。而仔细检查，P 波是很明显的，且很容易发现固定的 R-R 间隔和每分钟 50 次的窦性心律

　　患者大幅度运动可能导致心电图或节律图出现类似心室颤动或心动过速波形（图 53-2）。这种人为干扰在需要长时间遥感监测的患者中很常见，因为他们经常在戴着监测导联的情况下进行日常活动。在这些情况下，确定波形是否与患者的心律相关联十分重要。除了触及患者的脉搏跳动外，同时可以通过观察血氧饱和度波形和监测动脉血压来判断。一个正常的脉搏或血氧饱和度波形却提示心室颤动，这应该引起人们对心电图准确性的怀疑。提示 ECG 干扰而非真正心律失常的其他因素包括监测中隐藏着正常的 QRS 波群。此外，当孤立的肢体导联存在节律失常时，应该怀疑干扰。

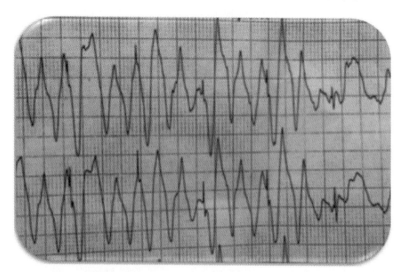

▲ 图 53-2　患者活动的干扰与室性心动过速相似。经仔细检查，在大的干扰相关波形内 QRS 波群是很明显的

要点

- 在做心电图过程中限制患者活动，可以减少干扰。
- 优化皮肤电极接触以减少干扰。可以考虑剃掉胸部毛发或者以胶带固定导联来确保与其皮肤保持良好接触。
- 正常的血氧饱和度波形可以帮助评估 ECG 是否有干扰。
- 在奇异波形内以常规 R-R 间隔出现的 QRS 波群提示有干扰。
- 只有一个心电图导联中存在异常节律时怀疑有干扰。

推荐阅读

[1] Knight BP, Pelosi F, Michaud GF, et al. Clinical consequences of electrocardiographic artifact mimicking ventricular tachycardia. *N Engl J Med.* 1999;341:1270–1274.

[2] Nossikoff A, Traykov V, Gatzov P. A case of 'toothbrush' tachycardia. *Europace.* 2015:17:663.

[3] Stevenson WG, William GB, Maisel WH. Electrocardiography artifact: What you do not know,you do not recognize. *Am J Med.* 2001;110:402–403.

第 54 章
心房颤动的管理：控制心室率与复律
Management of Atrial Fibrillation: Rate Control versus Rhythm Conversion

Charles Khoury, J. Jeremy Thomas，著

心房纤维性颤动（atrial fibrillation，AF）是急诊医学中最常见的无节律性心律失常。有心房颤动的患者可以向急诊科（the emergency department，ED）提供大量的症状和体征资料，从无症状到血流动力学不稳定。此外，没有充分抗凝的 AF 患者发生严重血栓栓塞事件的风险很高。由于这些原因，急诊医生必须掌握 AF 患者的治疗规范。

AF 患者在急诊科的管理通常以心率控制或节律控制为中心。已有证据显示，这两种治疗策略均可改善症状并减少血栓栓塞事件，尽管这两种策略均未被证实可降低死亡率。此外，在血栓栓塞事件发生时，控制速率或是控制节律并没有区别。速率控制包括通过药物治疗来减少房室结的传导，从而降低心室率。最常用的药物是 β 受体阻滞药和钙通道阻滞药，部分心房颤动患者也使用地高辛和胺碘酮来控制心率。在紧急情况下，节律控制则更加困难，可以用药物治疗或电复律来恢复窦性心律。在恢复窦性心律之前，确定心房颤动持续时间至关重要。心房颤动持续时间超过 48h 的患者发生血栓栓

塞事件风险增加。因此，心房颤动患者持续 48h 以上应该充分抗凝，然后再设法恢复窦性心律。另外，如果恢复窦性心律之后再次心房颤动发作，患者通常还需要药物治疗来控制心率。

电复律是由于心房颤动引起血流动力学不稳定的患者的首选治疗方法。对于其余患者，是降低心率还是恢复节律是难以抉择的，需要考虑患者的年龄、并发症、心房颤动发作时间和抗凝状态。对于无明显并发症的患者，如果持续时间＜ 48h，则首选恢复窦性心律，药物和电复律均可有效恢复窦性心律。已经证明安全有效的一种用于控制节律的方法是在 60min 内静脉给予 1g 普鲁卡因胺。对于房颤发作＜ 48h 且恢复窦性心律成功的年轻患者，通常不需要长期抗凝。

对于大多数出现在急诊科的心房颤动患者，由于心房颤动持续时间不确定，则首选控制心率。静脉给予 β 受体阻滞药（即美托洛尔、艾司洛尔）或钙通道阻滞药（即地尔硫䓬）用于降低心室率。最近的文献表明，在心房颤动患者实现心率控制方面，地尔硫䓬可能优于美托洛尔。两类药物都可以产生低血压。当使用地尔硫䓬时，在治疗前给予钙剂可减少心房颤动患者的低血压发生率。地高辛可用于 β 受体阻滞药及钙通道阻滞药不耐受或禁忌的患者。

不管用于治疗心房颤动的方法是什么，重要的是评估患者长期抗凝治疗的需要，以预防血栓栓塞事件。可以使用 CHADS2 或 CHA$_2$DS$_2$-VASc 评分计算患者发生卒中（血栓栓塞）的风险。

要点

- 电复律是因心房颤动引起血流动力学不稳定的患者的治疗选择。
- 对心房颤动发作 48h 内的无其他并发症的患者考虑恢复窦性心律治疗。
- 对于快速控制心房颤动患者心率，地尔硫䓬可能优于美托洛尔。
- 给予地尔硫䓬前考虑使用钙剂，以降低心房颤动患者低血压的发生率。
- 使用 CHADS2 或 CHA$_2$DS$_2$-VASc 评分来确定心房颤动患者的卒中风险。

推荐阅读

[1] Benjamin EJ, Wolf PA, D'Agostino RB, et al. Impact of atrial fibrillation on the risk of death:The Framingham Heart Study. *Circulation.* 1998;98:946–952.

[2] Crijns HJ. Rate versus rhythm control in patients with atrial fibrillation: What the trials really say. *Drugs.* 2005;65:1651–1667.

[3] European Heart Rhythm Association; European Association for Cardio-Thoracic Surgery.Guidelines for the management of atrial fibrillation: The Task Force for the Management of Atrial Fibrillation of the European Society of Cardiology (ESC). *Eur Heart J.* 2010;31:2369–2429.

[4] Ogawa S, Yamashita T, Yamazaki T, et al. Optimal treatment strategy for patients with paroxysmal atrial fibrillation: J-RHYTHM study. *Circ J.* 2009;73:242–248.

[5] Stiell IG, Clement CM, Symington C, et al. Emergency department use of intravenous procainamide for patients with acute atrial fibrillation or flucter. *Acael Emerg Med.* 2007;14:1158–1164.

第 55 章
心房颤动伴快速心室反应管理
Management of Atrial Fibrillation with Rapid Ventricular Response

Brian L. Bauerband，J. Jeremy Thomas，著

心房颤动伴快速心室反应（rapid ventricular response，RVR）是急诊科患者常见的疾病。对于急诊医生来说，在对心房颤动和 RVR 患者的初步评估中，确定患者是否稳定至关重要。此外，确定患者的不稳定性是由于 RVR 还是继发于非心律失常事件也是同样重要的。因 RVR 而造成不稳定的患者，应进行同步电复律治疗。因非心律失常事件（如败血症、血容量不足、酒精戒断、肺栓塞）而造成不稳定的患者应接受针对病因的治疗。在这些患者中，治疗原发性疾病时可能仍需要复律。对于相对稳定的心房颤动及快速心室反应的患者，急诊医生必须采取适当的药物治疗以控制心率。选择合适的药物来控制心率需要仔细考虑患者临床表现、并发症和当前正在用的药物。并发症诸如充血性心力衰竭（congestive heart failure，CHF）会影响用于心率控制的药物的选择。通常用于心房颤动控制心率的药物包括钙通道阻滞药（calcium channel blockers，CCBs）、β 肾上腺素受体阻滞药、地高辛和胺碘酮。

一、钙通道阻断药

非二氢吡啶类钙通道阻滞药（CCBs），如地尔硫䓬或维拉帕米，被认为是心房纤颤控制心率的一线治疗药物。CCBs 作用于房室结，并抑制心脏传导。在 2 ～ 5min 内静脉给予地尔硫䓬的初始剂量为 0.25mg/kg，在 5 ～ 10min 内可以看到心率下降。如果没有反应，可以在初始剂量后 15 ～ 30min 再给予 0.35mg/kg。地尔硫䓬可以连续输注，开始以 5mg/h 输注，并可根据临床反应逐渐增加至 15mg/h。维拉帕米也可用于控制心房颤动的心率，维拉帕米的剂量为 0.075 ～ 0.15mg/kg，静脉注射 2 ～ 5min。维拉帕米一般在静脉给药 2min 内起效，根据需要每 15 ～ 30min 可以给予额外的剂量。持续输注的维拉帕米以 0.005mg/（kg·min）为起始剂量。需要注意的是，CCBs 在严重左心室功能不全和 Wolff Parkinson White（WPW）综合征患者的心房颤动治疗中是禁忌的，其传导是通过旁路传导的。

二、β 肾上腺素受体阻滞药

β 肾上腺素受体阻滞药也可用于控制心房纤颤和 RVR 患者的心率。β 肾上腺素受体阻滞药通过降低交感神经张力来控制心率。急诊最常用的 β 受体阻滞药是美托洛尔、普萘洛尔和艾司洛尔。美托洛尔经常是用于心房颤动患者 RVR 治疗的初始 β 受体阻滞药。美托洛尔的初始剂量为 2.5 ～ 5mg 静脉给

药，时间为 2min。可以每 5min 给予 1 次额外的剂量，直到达到 15mg 的累计剂量。一旦心率得到控制，可以给予 25mg 美托洛尔速释剂或 50mg 美托洛尔缓释剂作为口服治疗的过渡。如果选用普萘洛尔，其初始剂量可以在 1min 内以 1mg 给药，每 2min 重复剂量 1mg，直到累计剂量 3mg。超过 4h 后可以给予额外剂量的普萘洛尔。艾司洛尔的作用持续时间短，因此，艾司洛尔特别适用于当 β 受体阻滞药相关的血液动力学耐受性受到影响时。艾司洛尔的初始剂量为 0.5mg/kg 1min 内静脉推注，然后连续输注 50μg/（kg·min）。艾司洛尔的维持输注通常在 50μg/（kg·min）和 300μg/（kg·min）之间。没有任何重要的文献表明任何 β 肾上腺素受体阻滞药的优越性。β 肾上腺素受体阻滞药的禁忌证包括低血压、严重 CHF、肺水肿和严重阻塞性肺疾病。

三、地高辛

地高辛被认为是心房颤动和 RVR 患者控制心率的二线药物。在不能耐受 β 肾上腺素受体能阻滞药或 CCB 的患者中应考虑地高辛，如急性 CHF 的急性加重或低血压的患者。地高辛起效开始较慢，而且阻断房室结的效力较弱，因此缺乏一线药物的功效。

地高辛的初始剂量是每 2h 静脉内给药 0.25mg，在 24h 内最大为 1.5mg。 地高辛的起效时间在 15～30min 之间，但在 6～12h 内可能都没有明显的控制心率。

四、胺碘酮

胺碘酮已用于维持心房颤动患者的窦性心律，也可用于控制心房颤动伴 RVR 患者的心率。与地高辛类似，在低血压患者和 CHF 急性失代偿期患者中可考虑使用胺碘酮。初始剂量是在 10～20min 静脉注射 150mg。如果在 60min 内心率没有完全控制，则追加 150mg 的额外剂量。胺碘酮可以 1mg/min 维持输注 6h，然后以 0.5mg/min 再维持 18h。

五、WPW 综合征

伴有 RVR 的心房颤动患者，其 QRS 波宽而且形态各异，必须考虑伴有旁路传导的 WPW。在这种特殊情况下，应避免使用所有阻断房室结的药，并对患者静脉注射普鲁卡因胺时进行同步电复律治疗。

要点

- 由于 RVR 不稳定的心房颤动患者，应采用同步电复律治疗。
- 0.25 mg/kg 剂量的地尔硫䓬，是大多数心房颤动伴 RVR 患者的一线药物。
- WPW 通过旁路途径进行传导，因此所有阻断房室结的药物均禁用于 WPW 伴心房颤动的心率控制。
- β 受体阻滞药治疗心房颤动的禁忌证包括低血压、严重 CHF、严重 COPD 和急性哮喘加重。
- 对于低血压或急性充血性心力衰竭患者的心率控制，可以考虑使用地高辛。

推荐阅读

[1] Demircan C, Cikriklar H, Engindeniz Z, et al. Comparison of the effectiveness of intravenous diltiazem and metoprolol in the management of rapid ventricular rate in atrial fibrillation.*Emerg Med J.* 2005;22:411–414.

[2] Fromm C, Suau SJ, Cohen V, et al. Diltiazem vs. metoprolol in the management of atrial fibrillation or flutter with rapid ventricular rate in the emergency department. *J Emerg Med.*2015;49:175–182.

[3] January CT, Wann S, Alpert JS, et al. 2014 AHA/ACC/HRS guideline for the management ofpatients with atrial fibrillation. *J Am Coll Cardiol.* 2014;64:e1–e76.

[4] Martindale JL, deSouza IS, Silverberg M, et al. Beta-blockers versus calcium channel blockers for acute rate control of atrial fibrillation with rapid ventricular response: A systematic review. *Eur J Emerg Med.* 2015;22:150–154.

[5] Scheuermeyer FX, Graftstein E, Stenstrom R, et al. Safety and efficiency of calcium channel blockers versus beta-blockers for rate control in patients with atrial fibrillation and no acute underlying medical illness. *Acad Emerg Med.* 2013;20:222–230.

第 56 章
Wolff-Parkinson-White 综合征伴心房颤动
Atrial Fibrillation in the Wolff-Parkinson-White Syndrome

William J. Brady，Heather T. Streich，著

1930 年，Wolff，Parkinson 和 White 描述了结构正常的年轻健康患者发生束支传导阻滞、P-R 间期缩短以及心动过速反复发作的综合征。心电图（electrocardiography，ECG）记录的这种改变被描述为心室预激综合征，也称为 Wolff-Parkinson-White（WPW）综合征。在 WPW 中，心房和心室之间通过旁路连接，该连接绕过房室结并在心房和心室之间建立直接电连接。患有 WPW 的患者可能会经历一系列的快速性心律失常，这可以导致不适症状，甚至心力衰竭和死亡。WPW 的标志性心电图特征包括以下三个。

① P-R 间期< 0.12s。

② Delta（δ）波（QRS 波群的初始预激波）。

③宽 QRS 波群（宽度> 0.10s）。

P-R 间期短，因为沿旁路传导的冲动比预期的更早到达心室。这部分冲动不受房室结发生的房室延搁的影响。Delta（δ）波代表通过旁路激活一部分心室。同时，还有通过正常路径进入房室结并支配心室其余部分的冲动，这由 QRS 波群的后半部分表示。最终，心室由两个不同的途径激活，并导致 QRS 波群，这是两个脉冲融合的结果。重要的是，只有一部分典型心电图三联征的 WPW 患者被诊断出患有这种综合征。患者必须具有与快速性心律失常（即心悸、晕厥）一致的症状，才能被诊断患有

WPW 综合征。

WPW 患者最常见的快速心律失常包括室上性折返性心动过速、心房颤动和房室折返性心动过速（atrioventricular reciprocating tachycardia，AVRT）。高达 25% 的 WPW 综合征患者可见心房颤动。在心房颤动中，心房脉冲可以通过旁路传导并造成不受控制的心室率。当这些不受控制的心室去极化与那些经由房室结到达的心室去极化一起发生时，患者可能出现快速心室率和心力衰竭。在患有心房颤动的 WPW 综合征患者中，心电图表现出以下几种独有的特征。

①心室率非常快、节律不规则。

②宽 QRS 波群。

③在 QRS 波群形态中有显著的节拍变化。

在这些患者中也可以看到 Delta（δ）波。

WPW 相关心房颤动的治疗主要基于患者的血流动力学状态。在血流动力学不稳定的患者中，治疗首选镇静情况下电复律。对于血流动力学稳定的患者，尽管可以立即进行电复律和其他复苏干预措施，但可以尝试用药物控制。在血流动力学稳定的患者中，普鲁卡因胺是控制 WPW 相关心房颤动的主要药物。普鲁卡因胺剂量为 20 ～ 30mg/min，直到心律失常扭转或出现以下任一情况：低血压加重、QRS 波群从其原始宽度扩大 50% 或更多、心动过速加重或累计剂量达 1g。接受普鲁卡因胺治疗的患者应持续心电监护并反复监测血压。不管用药策略如何，普鲁卡因胺起效相对较慢，在 40 ～ 60min 内可能无法达到治疗的血药浓度。

在治疗与 WPW 相关心房颤动患者时，应避免使用胺碘酮。胺碘酮曾经作为适用药物，然而，其多种电生理效应（即 β 肾上腺素能、钙通道、快速钠通道阻断机制）会影响旁路并使快速静脉给药风险增加。胺碘酮可加快心室率并导致心室颤动或心力衰竭。

阻断房室结的药物在 WPW 和心房颤动患者的治疗中是禁忌的。钙通道阻滞药、β 肾上腺素受体阻滞药、腺苷和地高辛可以通过旁路增强传导，加快心室率，导致恶性室性心律失常和心力衰竭。一旦患者病情稳定并且节律转为窦性心律，宜转入重症监护病房，同时应寻求心内科专科会诊。

在复杂性心动过速患者的鉴别诊断中，应该包括发生于 WPW 综合征的心房颤动。临床诊断线索包括年轻患者、呈现出异常快速的心率且不规则节律、在 QRS 波群形态上具有明显的节拍变化（图 56-1）。

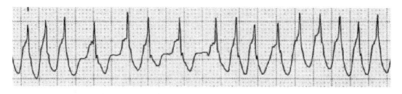

▲ 图 56-1　在 WPW 综合征中心房颤动的特征是心率非常快速，节律不规则，QRS 波群增宽和形态上的节拍变化

要点
- WPW 综合征经典心电图三联征包括短 P-R 间期，Delta（δ）波和宽大的 QRS 波群。
- 在患有 WPW 综合征的患者中，有高达 25% 的人伴有心房颤动。

- 心脏电复律是 WPW 相关心房颤动血流动力学不稳定患者的首选治疗方法。
- 普鲁卡因胺是血流动力学稳定患者用于控制 WPW 相关心房颤动的首选药物。
- 所有用于阻断房室结的药物在 WPW 相关心房颤动的患者中都是禁忌的。

推荐阅读

[1] Brady WJ. Wolff-Parkinson-White syndrome. In Brady WJ, et al. eds. *The ECG in Prehospital Emergency Care*. London: Wiley, 2012.

[2] Wolff L, Parkinson J, White PD. Bundle-branch block with short PR interval in healthy young people prone to paroxysmal tachycardia. *Am Heart J.* 1930;5:685–704.

第57章
鉴别室性心动过速和伴异常传导的室上性心动过速
Never Mistake Ventricular Tachycardia for Supraventricular Tachycardia with Aberrant Conduction

Heather Groth，著

对于任何急诊医生，识别广泛的复杂性心动过速（wide-complex tachycardia，WCT）的急诊患者是具有挑战性的，特别是难以鉴别的室性心动过速（ventricular tachycardia，VT）和室上性心动过速（supraventricular tachycardia，SVT）伴差异性传导（差传）。幸运的是，如果患者血流动力学不稳定，两种心律失常的初始治疗均为同步电复律。然而，对于具有 WCT 的稳定患者，将 VT 误诊为具有异常传导的 SVT 可能是致命的错误。

WCT 定义为心室率＞100 次 /min，QRS 波群持续时间超过 0.12s。WCT 的主要差异是 VT 和 SVT 伴差传。可出现 SVT 伴差传的心律失常包括阵发性 SVT、心房颤动、心房扑动、窦性心动过速和高钾血症。尽管区分 VT 和 SVT 伴差传很困难，但是急诊医生还是可以根据许多心电图（electrocardiography，ECG）和过往经验来区分这两种心律失常。

重要的是，单靠病史、体格检查或心电图均不能可靠地区分 VT 与 SVT 伴差传。尽管如此，年龄＞50 岁并既往有心肌梗死、缺血性心脏病、结构性心脏病或 VT 均增加 VT 的可能性。除了年龄和既往病史外，心电图是最主要的鉴别手段。可以通过心电图的异常来区别这些心律失常。节律是否规则有助于鉴别。不规则节律可能提示 SVT 由于心房颤动导致的差传（图 57-1A），相反，单形性 VT 通常是一种规律性节律（图 57-1B）。其他提示 VT 可能性更大的指征包括胸前导联 QRS 波群一致性、房室分离（图 57-1C）、心室夺获（图 57-1D）和室性融合波（图 57-1E）。这些研究结果虽然不够敏感，但对诊断 VT 具有高度特异性。 Brugada 及其同事提出最常用的区分 VT 和 SVT 伴差传的判定方法。在 Brugada 的标准中，如果心电图出现以下四个标准中的任何一个，则诊断为 VT。

① $V_1 \sim V_6$ 导联中是否缺少 RS 波群。

②在一个心前区导联中，R 到 S 间隔是否＞ 100 ms。

③是否有房室分离。

④是否有 VT 的形态学标准。

在临床实践中，Brugada 标准很难回顾，验证研究显示该标准的敏感性和特异性比 Brugada 及其同事最初发表的要低得多。事实上，最近的一项研究显示，在使用 Brugada 标准评估 WCT 中有 22％的急诊医生对此有不同意见。

同时也有其他标准，包括由 Vereckei 及其同事和 Griffith 及其同事撰写的标准。这些标准可以很容易地在网上找到。在 Griffith 的标准中，只有当 QRS 轴和形态符合右束支传导阻滞或左束支传导阻滞的标准并且没有房室分离的证据时才诊断 SVT 伴差传，否则都被认为是 VT。重要的是，没有心电图或某一标准可以适用于所有 VT 或 SVT 伴差传的鉴别。

血流动力学稳定性与否也不能用于区分 VT 与 SVT 伴差传。血流动力学稳定性并不普遍与 SVT 伴差传相关，也不能表示节律分类。此外，用于治疗 SVT（即腺苷、钙通道阻滞药）的药物如果给予 VT 患者可能会导致代偿失调。相反，通常用于治疗 VT（即普鲁卡因胺、胺碘酮）的药物可有效治疗 SVT 伴差传。当存在临床不确定性时，应该将常规 WCT 作为 VT 进行治疗，直到确诊为止。

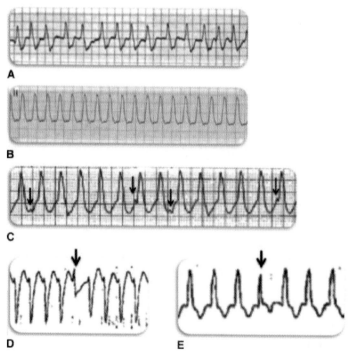

▲ 图 57-1　各种 ECG 特征可用于区分 VT 和 SVT 伴差传

A. 不规则节律, QRS 波群增宽，与心房颤动伴束支传导阻滞一致；B. 单形性 VT；C. 房室分离，箭头表示 P 波；D. 心室夺获（箭头所指）；E. 室性融合波（箭头所指）

要点

- 在确诊之前，可将心动过速当作是 VT 来治疗。
- 病史、体格检查或心电图，没有单一特征可以可靠地区分 VT 与 SVT 伴差传。
- 年龄＞50 岁，既往有心肌梗死、缺血性心脏病、器质性心脏病或室性心动过速的病史增加 VT 的可能性。
- 目前还没有已公布常规区分 VT 与 SVT 伴差传的心电图标准。
- 不应使用血流动力学稳定性来区分 VT 与 SVT 伴差传。

推荐阅读

[1] deSouza IS, Peterson AC, Marill KA, et al. Differentiating types of wide-complex tachycardia to determine appropriate treatment in the emergency department. *Emerg Med Pract.* 2015;17:1–22.

[2] Jastrzebski M, Kukla P, Czarnecka D, et al. Comparison of five electrocardiographic methods for differentiation of wide-QRS tachycardias. *Europace.* 2012;14:1165–1171.

[3] Mattu A, Brady W. *Wide Complex Tachycardia. Cardiovascular Emergencies.* Dallas, TX:American College of Emergency Physicians, 2014.

[4] Sousa PA, Pereira S, Candelas R, et al. The value of electrocardiography for differential diagnosis in wide QRS complex tachycardia. *Rev Port Cardiol.* 2014;33:165–173.

[5] Szelényi Z, Duray G, Katona G, et al. Comparison of the 'real-life' diagnostic value of two recently published electrocardiogram methods for the differential diagnosis of wide QRS complex tachycardias. *Acad Emerg Med.* 2013;20:1121–1130.

第58章
室性心动过速的几个鉴别诊断
Know the Mimics of Ventricular Tachycardia

William C. Ferguson, J. Jeremy Thomas, 著

室性心动过速是一种广泛的复杂性心动过速（wide complex tachycardia，WCT），通常与冠状动脉疾病或其他显著心脏病有关。快速的心率，通常伴随着较差的基线心脏功能，可能会导致心血管不稳定。如果这种不稳定性得不到及时治疗，那么很快会出现心力衰竭。这也说明，在确诊之前我们可以将所有广泛的复杂性心动过速均视为室性心动过速（ventricular tachycardia，VT）来治疗。同样，因为治疗的不同，鉴别室性心动过速（VT）和室上性心动过速（supraventricular tachycardia，SVT）伴差异性传导（差传）十分重要。很多情况下，这两种心律失常难以区分，因此，必须根据患者的临床情况

和心电图（electrocardiography，ECG）来决策。图 58-1 描述了 WCT 的鉴别诊断。

与室上性心动过速伴差传相关的心律失常包括阵发性室上性心动过速、窦性心动过速、伴有快速心室反应的心房颤动、WPW 综合征以及代谢和中毒引发的心律失常。

有许多情况可以出现类似 VT 的波形，包括但不限于以下几种情况：SVT 伴差传、WPW（Wolff-Parkinson-White，WPW）综合征、心电图人为假象、代谢紊乱（即高钾血症）和药物中毒（即钠通道阻滞药）引起的心律失常。在这种情况下，电脉冲在通过传导系统和心室心肌时被延迟或减慢，从而产生了一个宽的 QRS 波群。心室内传导系统的功能障碍可以是永久或暂时的。在某些情况下，异常传导只能在更快的心率下才能看到。

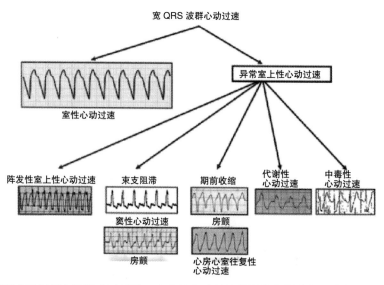

▲ 图 58-1　宽 QRS 波群心动过速与室性心动过速、室上性心动过速伴异位传导的鉴别诊断。室上性心动过速伴异位传导相关的节律障碍包括阵发性室上性心动过速、窦性心动过速、房颤伴快速心室率、Wolf-Parkinson-White 综合征宽 QRS 波群心动过速、代谢性和中毒性节律障碍

SVTs 伴差传的节律可以是规则亦可以是不规则的，包括窦性心动过速、心房颤动、阵发性 SVT、心房扑动和多源性房性心动过速。由于束支传导阻滞（bundle branch block，BBB）的存在，由上述这些节律引起的 SVTs 将表现出宽 QRS 波群。WPW 综合征是心室预激的一种形式，涉及心房和心室之间的辅助传导通路。WPW 综合征患者易发生多种室上性快速性心律失常，特别是与 WPW 综合征相关的心房颤动和 WCT。严重的高钾血症也可能导致快速而广泛的复杂节律，很容易被误认为 VT。心率＜ 120 次 / min 的广泛的复杂性心动过速应考虑到高钾血症。钠通道阻滞药（如三环类抗抑郁药）过量常被误认为 VT。在高钾血症或钠通道阻滞药毒性的情况下，给予碳酸氢钠既有诊断作用也有治疗的效果。前 ST 段抬高型心肌梗死伴窦性心动过速可以出现类似 VT 的心电图波形。最后，ECG 假象可能被误认为 VT，患者移动、电极应用不良、设备故障或电磁干扰都可能导致 ECG 假象，并出现类似 VT 的波形。

要点
- 室上性心动过速伴差异性传导是常见的可以出现类似室性心动过速的心电图波形。
- 心率低于 120 次 / min 的任何广泛的复杂性室性心动过速均应考虑到高钾血症。

第59章　不要因无传统危险因素而排除胸痛的心源性病因

Do Not Exclude Cardiac Causes of Chest Pain because the Patient Does Not Have Traditional Risk Factors for Acute Coronary Syndrome

- 众所周知，三环类抗抑郁药中毒可引起 WCT，因此应在 VT 的鉴别诊断中考虑到这种情况。
- 患者移动、设备故障以及电极放置或接触不良导致心电图伪影，并出现类似 VT 的波形。
- 在 WCT 的鉴别诊断中应考虑到 WPW 综合征。

推荐阅读

[1] deSouza IS, Peterson AC, Marill KA, et al. Differentiating types of wide-complex tachycardia to determine appropriate treatment in the emergency department. *Emerg Med Pract.* 2015;17:1–22.

[2] Jastrzebski M, Kukla P, Czarnecka D, et al. Comparison of five electrocardiographic methods for differentiation of wide-QRS tachycardias. *Europace.* 2012;14:1165–71.

[3] Mattu A. ECG Pearls: beware the slow mimics of ventricular tachycardia. *Emergency Physicians Monthly* August 24, 2010. Available at: http://epmonthly.com/article/ecg-pearls-bewarethe-slow-mimics-of-ventricular-tachycardia. Accessed July 1, 2016.

第 59 章
不要因无传统危险因素而排除胸痛的心源性病因

Do Not Exclude Cardiac Causes of Chest Pain because the Patient Does Not Have Traditional Risk Factors for Acute Coronary Syndrome

Christopher N. White，J. Jeremy Thomas，著

　　Framingham 心脏研究描述了冠心病（coronary artery disease，CAD）的传统危险因素，包括年龄、性别、高脂血症、高血压、糖尿病、吸烟和心脏病家族史，这些危险因素已纳入临床指南以及急诊医生（emergency provider，EP）的日常实践中，以量化急诊科（emergency department，ED）急性胸部疼痛患者患急性冠状动脉综合征（acute coronary syndrome，ACS）的风险。当客观证据清楚地表明 ACS 时，急诊医生可以按部就班地进行治疗和处置。然而，缺乏典型的缺血性心电图（electrocardiography，ECG）以及心脏生物标志物检测结果阴性时并不能排除 ACS。即使是最敏锐的临床医生，这种情况也常常会给他们带来诊断上的挑战。急诊医生根据患者的临床表现、冠心病危险因素和评分量表（即 PURSUIT、TIMI、GRACE、FRISC、HEART 评分）综合评判，对患者进行风险分层并确定适当处理措施。HEART 评分是第一个用于急诊人群的风险分层工具，强调临床医生的格式塔（心理学中的理论、经验和行为的整体性），纳入非 ACS 胸痛，并评估以患者为中心的结果。然而，HEART 评分是一种利用传

统危险因素的工具，这些因素尚未证实有助于评估疑似 ACS 的急诊患者。

在急诊科的急性胸痛患者中，急诊医生根据病史、体格检查和心电图各个要素制定 ACS 临床诊断标准。值得注意的是，这些从几项纵向研究得来的关于 ACS 的传统危险因素，可以预测多年，甚至几十年的冠心病发病率。在急性胸痛患者的诊断中，没有对这些危险因素进行评估。关于 ACS 的危险因素是否导致过度或漏诊以及潜在可避免的入院率增加，这方面文献仍然有限。

与缺血性心电图异常相比，冠心病的危险因素在疑似 ACS 的急诊患者中提供了有限的信息和预测价值。事实上，没有发现独立危险因素显著增加女性 ACS 的可能性。对于男性来说，根据 Jayes 及其同事的报道，只有糖尿病史和心肌梗死家族史（myocardial infarction，MI）显著增加了 ACS 的相对风险。在同一项研究中，对于 50 岁以下的人群，高胆固醇血症、吸烟、高血压和 MI 家族史并没有显著改变 MI 的相对风险。

在最近的多变量分析中，Body 和同事发现冠心病危险因素数量的增加并没有增加急性心肌梗死的发生率。此外，没有任何危险因素发生冠心病的比率为 0.61。同样，Han 及其同事证明，除了对于 40 岁以下的人群，冠心病患者危险因素总数量的诊断性较差。对于年龄超过 65 岁的人群，风险因素的数量并不能说明问题。最重要的是，不能仅仅因为缺乏冠心病的传统危险因素而排除 ACS。

获取急性胸痛患者的完整病史是非常必要的。尽管如此，ACS 的传统危险因素的存在与否并不能显著增加依据于当前病史和初始心电图的临床整合判断力。简而言之，即使在年轻患者中，冠心病危险因素的缺乏也不能预测 ACS 的低风险。未来的研究和临床决策工具，如曼彻斯特急性冠状动脉综合征（manchester acute coronary syndromes，MACS），应该集中在客观临床和诊断层面上，来更好地预测 ACS。

要点

- 传统的冠心病风险因素不能预测急诊科的急性胸痛患者的 ACS 诊断。
- 缺乏冠心病风险因素不能排除急诊科的急性胸痛患者的 ACS 诊断。
- 更多的危险因素并不能预测急诊科的急性胸痛患者发生 ACS 的可能性更高。
- 目前的临床决策规则仍然纳入传统危险因素来预测未来 6 周的主要不良心脏事件。
- MACS 临床决策规则不使用传统的冠心病危险因素，并且可能在疑似 ACS 患者中表现更好。这个工具需要专业的验证。

推荐阅读

[1] Body R, McDowell G, Carley S, et al. Do risk factors for chronic coronary heart disease help diagnose acute myocardial infarction in the emergency department? *Resuscitation*.2008;79:41–45.

[2] Han JH, Lindsell CJ, Storrow AB, et al. The role of cardiac risk factor burden in diagnosing acute coronary syndromes in the Emergency Department setting. *Ann Emerg Med*.2007;49:145–152.

[3] Jayes R, Beshanky J, D'Agostino R, et al. Do patients' coronary risk factor reports predict acute cardiac ischemia in the emergency department. *J Clin Epidemiol*. 1992;45:621–626.

[4]　Patel H, Herbert ME. Myth: identifying classic coronary risk factors helps to predict the likelihood of acute ischemia. *West J Med.* 2000;173:423–424.

[5]　Six AJ, Backus BE, Kelder JC. Chest pain in the emergency room: Value of the HEART score.*Neth Heart J.* 2008;16.6:191–196.

第 60 章
不要忽略胸痛者冠状动脉疾病的非传统危险因素

Do Not Forget to Consider Nontraditional Risk Factors for Coronary Artery Disease in Patients with Chest Pain

Thomas Hartka，著

急诊医生（Emergencyproviders，EP）经常要对急性胸痛进行评估。虽然大多数患者依赖于传统的冠心病（coronary artery disease，CAD）危险因素来评估，但是非传统的危险因素也会影响急诊胸痛患者的评估。如果不考虑这些非传统的危险因素，可能会把一些患者误分在急性冠状动脉综合征（acute coronary syndrome，ACS）的低风险人群。这些非传统的危险因素包括慢性肾病（chronic kidney disease，CKD）、放射治疗（radiation therapy，RT）、系统性红斑狼疮（systemic lupus erythematosus，SLE）、类风湿关节炎（rheumatoid arthritis，RA）、类固醇激素治疗和人类免疫缺陷病毒感染（human immunodeficiency virus，HIV）。

一、慢性肾病

冠心病是导致 CKD 患者死亡的首要原因。CKD 已经被证明是冠状动脉疾病的独立危险因素。在近期发病的终末期肾病患者的血管造影中，40%～50% 有明显的冠心病，即使轻度肾损害，也有增加患冠心病和 ACS 的风险。Ⅳ期 CKD 患者的 5 年死亡率高达 45.7%。事实上，即使在 Ⅱ 期 CKD 患者中，5 年死亡率也有 19.5%。任何程度的肾功能不全的患者都应该被认为能够增加冠心病风险。

二、放射治疗

胸部的放射治疗已被证明是冠心病发展的危险因素。胸部放射治疗是淋巴瘤和乳腺癌化疗的常见辅助手段。放射治疗诱发冠心病的危险因素包括较高剂量的辐射、接触时年龄较小，以及传统的心脏危险因素。对早期乳腺癌患者辅助试验的荟萃分析显示，心脏病死亡率增加了 27%。值得注意的是，自早期研究以来，放射治疗技术已经发生了很大的变化，现代放射治疗可能带来的风险较低。在大多数情况下，直到暴露后十多年才发展为冠心病。许多患者可能会忘记告诉医生他们的放射治疗病史，但对于急诊患者来说，询问胸部放射治疗病史是非常重要的，尤其是对于有乳腺癌或淋巴瘤病史的患者。

三、系统性红斑狼疮

SLE 是一种常见的疾病，其涉及多器官系统中的慢性炎症，通常包括 CAD。SLE 患者心肌梗死（myocardial infarction,MI）的风险增加已经确定，在年轻女性患者中这种风险尤其高。一项使用年龄匹配的对照研究显示，35—44 岁的女性 SLE 患者 MI 的发病率增加了 50 倍。从尸体解剖研究中可以看出，与一般人群相比，SLE 患者的动脉粥样硬化发病率增加。SLE 常见治疗方法中长期使用糖皮质激素也与这一人群 MI 发生率较高有关。对于 SLE 急诊患者，特别是年轻的女性患者，应该高度怀疑 ACS。

四、类风湿关节炎

炎性关节疾病，尤其是类风湿关节炎，与冠心病的风险显著增加有关。与一般人群相比，炎性关节疾病患者有较高的早亡风险，并且大部分风险可归因于冠心病。荷兰的一项基于人群的研究发现，类风湿关节炎患者的冠心病发展与糖尿病患者的发展相似。一项大型荟萃分析显示，类风湿关节炎患者与未患类风湿关节炎的患者相比，患冠心病的相对危险度为 1.48。当评估患有急性胸痛的类风湿关节炎患者或其他炎性关节疾病患者时应特别小心，因为这些患者的冠心病风险与糖尿病患者相似。

类固醇激素疗法

长期类固醇激素疗法用于包括器官移植、炎症性肠病、SLE 和类风湿关节炎在内的多种疾病的治疗。以上很多疾病独立地增加了患者发展冠心病的风险；然而，类固醇激素本身也增加了这种风险，这与长期使用类固醇激素引起代谢和血流动力学变化有关，其引起包括高脂血症、胰岛素抵抗、体重增加和中心性肥胖。一项大型病例对照队列研究发现，长期口服类固醇激素患者与非使用者相比，急性 MI 的相对危险度为 1.42。因为类固醇激素的不良反应和其所处的基础疾病的原因，长期应用类固醇激素应被认为是冠心病的一个危险因素。

人类免疫缺陷病毒感染

HIV 感染的患者已经显示出冠心病和 ACS 的风险增加，其病因可能是多因素的。HIV 的复制似乎直接增加了冠心病的风险。持续性抗逆转录病毒疗法（antiretroviral therapy,ART）与间歇性 ART 患者的非致死性心血管事件相比，相对危险度为 1.5，ART 与高脂血症、高密度脂蛋白降低和胰岛素抵抗有关。几个大型队列研究表明 ART 使 MI 的发生率增加，特别是用蛋白酶抑制剂治疗。然而，两个大型队列研究没有显示采用 ART 的患者 MI 或症状性心脏病的比率增加。尽管存在一些相互矛盾的数据，但 HIV 和 AIDS 可能有较高的患冠心病和 ACS 风险。

要点

- 任何程度的 CKD 患者都应该被视为冠心病风险增加的因素。
- SLE 患者在 35—44 岁的女性患者中 MI 的发生率增加了 50 倍。
- 炎性关节疾病患者的冠心病风险与糖尿病患者相似。
- 长期使用类固醇激素导致高脂血症、胰岛素抵抗、体重增加和中心性肥胖，是冠心病的危险因素。
- HIV 患者可能会增加患冠心病和 ACS 的风险。

推荐阅读

[1] Baris A, Kultigin T, Adrian C, et al. An update on coronary artery disease and chronic kidney disease. *Int J Nephrol*. 2014;2014:767424.

[2] Darby SC, Cutter DJ, Boerma M, et al. Radiation-related heart disease: Current knowledge and future prospects. *Int J Radiat Oncol Biol Phys*. 2010;76:656–665.

[3] Mattu A, Petrini J, Brady WJ, et al. Premature atherosclerosis and acute coronary syndrome in systemic lupus erythematosus. *Am J Emerg Med*. 2005;23:696–703.

[4] Mishra RK. Cardiac emergencies in patients with HIV. *Emerg Med Clin N Am*. 2010;28:273–282.

[5] Nurmohamed MT, Heslinga M, Kitas GD. Cardiovascular comorbidity in rheumatic diseases. *Nat Rev Rheumatol*. 2015;11:693–704.

第 61 章
不要忽略非急性冠状动脉综合征诱发的胸痛
Do Not Forget about the Non-ACS Causes of Chest Pain

Patrick Siler, J. Jeremy Thomas，著

每年有近 600 万急诊患者主诉胸痛，值得庆幸的是，大多数患者并非是急性冠状动脉综合征（acute coronary syndrome，ACS）。胸痛有多种诱因，从良性到危及生命。急诊医生（emergency provider，EP）应扩大急性胸痛和单纯 ACS 的差异范围，以便快速诊治其他因素引起的致命性胸痛。

急性胸痛危及生命的原因包括 ACS、主动脉夹层、肺栓塞（pulmonary embolism，PE）、张力性气胸、心脏压塞和食管破裂。这些诱因的延迟诊断与患者发病率和死亡率的显著增加有关。本章从病史和体格检查的角度讨论了诊断非 ACS 胸痛诱因的关键和陷阱。

一、胸主动脉夹层

每年胸主动脉夹层（thoracic aortic dissection，TAD）的发病率约为 3/10 万。TAD 发病峰值在 70 岁，男性更为常见，患者通常有高血压病史。年龄小于 40 岁的 TAD 患者通常有结缔组织病病史（即马方综合征、Ehlers-Danlos 综合征）、长期滥用可卡因，或有二尖瓣主动脉瓣病史。妊娠是 TAD 的危险因素，尤其是妊娠晚期。TAD 的其他危险因素包括主动脉手术的既往史、主动脉瓣疾病或主动脉瓣疾病家族史。

最常见的症状是突然发作剧烈疼痛。与教科书中"撕裂"样疼痛的描述相反，TAD 患者更常见的是快速发作的急剧疼痛，很快达到最大强度。患者具有任何横跨膈肌（即胸部和腹部疼痛）的症状也应考虑 TAD。在降主动脉夹层的患者中有报告胸背部疼痛的急性发作。

TAD 患者的经典体格检查结果包括四肢血压差异、四肢脉搏缺陷、主动脉瓣关闭不全杂音或局灶性神经系统体征。重要的是，这些体征是可变的。事实上，已经发现收缩压差对 TAD 缺乏特异性和敏感性。当病史强烈提示此病因时，正常的体格检查不应排除 TAD 的诊断。

TAD 患者胸片（chest X-ray，CXR）异常包括纵隔增宽和主动脉外形异常，然而，这些经典的发现在大多数病例中很少见到。计算机断层扫描（computed tomography，CT）血管造影术通常用于确认或排除 TAD 的诊断。近年来，已经有许多研究试图验证 D- 二聚体在评估 TAD 患者中的应用。目前，低 D- 二聚体不足以排除低风险患者的 TAD 诊断。

二、肺栓塞

预计 PE 的发病率会继续上升。PE 的危险因素已经明确，包括高凝状态史、近期手术或长期固定、结缔组织病和外源性雌激素使用史。

PE 患者通常会呼吸困难、伴或不伴劳累，以及急性胸痛。PE 的胸痛通常会被描述为胸膜炎，但可以通过其他症状来明确，如下肢或小腿疼痛、单侧下肢肿胀、咳嗽或咯血。

与 TAD 相似，PE 患者常缺乏体格检查结果。生命体征异常可能引起临床医生的怀疑，但在 ED 评估时并不总是具备。PE 患者可出现心动过速、呼吸急促或缺氧，严重者可能会出现低血压和休克的迹象。如果出现发热，通常不是高热，可能会误导为 EP 来诊断肺炎。单侧下肢肿胀可提示 DVT 的诊断，并引起对 PE 的怀疑。

PE 的诊断评估需要了解当前的临床决策规则。熟练的 EP 应该能够结合临床形态学和肺栓塞排除标准，排除低风险患者的 PE。除了这些低风险的患者，EP 必须理解和正确地应用预测评分——WELL 规则和修正的日内瓦评分来计算预测试概率，并通过 D- 二聚体检测或胸部 CT 血管造影进一步评估。

三、张力性气胸

张力性气胸的发生率变化很大，并且取决于研究的人群。EP 对于近期胸部、颈部或上肢区域外伤史的患者应高度怀疑张力性气胸的可能。张力性气胸几乎总是伴随急性胸痛和呼吸窘迫的出现，临床特征包括单侧或双侧无呼吸音、低血压、颈静脉扩张和气管偏离。

张力性气胸是一种临床诊断，需要快速干预以防止心脏骤停和死亡。床边超声可用于快速确认疑似患者的诊断。

四、心脏压塞

在心脏压塞时，心包积液增加心包压力，减少右心室充盈，并减少心输出量。心包积液的病因包括恶性肿瘤、创伤、感染性疾病、心包炎、尿毒症和急性心肌梗死。心包积液伴压塞的患者常出现胸痛、呼吸困难和疲劳，只有 1/3 的患者可以听到呼吸音减弱或心包摩擦。低血压、心音遥远和颈静脉扩张三联征是心脏压塞患者的典型表现，心包积液患者的心电图可显示低电压、心动过速和电交替。

与张力性气胸类似，床边超声可用于快速确诊。出现舒张期右心室塌陷的积液患者应紧急行心包穿刺术。

五、食管破裂

食管破裂是一种罕见的诊断。食管破裂的常见原因包括医源性（即食管胃十二指肠镜）、严重呕吐、外伤、腐蚀性消化道和食管异物。胸痛是严重的，最常见于胸骨后部，常常向背部、颈部、肩部或腹部放射，其他症状可能包括吞咽困难、呼吸困难和呕吐。食管破裂患者可发生休克，出现心动过速、低血压和灌注不良。体格检查结果可包括颈部和锁骨区的皮下气肿，腹部破裂的患者可能需要行腹部手术。

虽然 CXR 可以显示气胸、纵隔气肿或胸腔积液，但胸部 CT 可确诊食管破裂。食管破裂的 CT 表现可包括主动脉周围或食管周围空气、胸腔积液或软组织改变。

要点

- TAD 患者更常见的是突然发作剧烈疼痛，很快达到最大强度。
- PE 患者可能不会出现心动过速、呼吸急促或缺氧。
- 张力性气胸仍是一种临床诊断。
- 低血压、心音遥远和颈静脉扩张三联征是心脏压塞患者的典型表现。
- 食管破裂最常见的诱因是医源性。

推荐阅读

[1] Brown MD, Newman DH. Evidence-based emergency medicine. Can a negative D-dimer result rule out acute aortic dissection?. *Ann Emerg Med*. 2011;58:375–376.

[2] Hagan PG, Nienaber CA, Isselbacher EM, et al. The international registry of acute aortic dissection (IRAD). *JAMA*. 2000;283:897–903.

[3] Kline JA, Kabrhel C. Emergency evaluation for pulmonary embolism, Part 1: clinical factors that increase risk. *J Emerg Med*. 2015;48:771–780.

[4] Kline JA, Kabrhel C. Emergency evaluation for pulmonary embolism, Part 2: diagnostic approach. *J Emerg Med.* 2015;49:104–117.

[5] Khandaker MH, Espinosa RE, Nishimura RA, et al. Pericardial disease: Diagnosis and management. *Mayo Clinic Proc.* 2010;85(6):572–593.

第 62 章
胸痛并焦虑者需谨慎诊断"焦虑"或"惊恐障碍"
Be Cautious Diagnosing "Anxiety" or "Panic Disorder" in Patients with Chest Pain and Anxiety

Adam E. Nevel，著

胸痛是急诊科（emergency department，ED）患者常见的症状。急性胸痛患者常有呼吸困难、发汗、焦虑、恶心或呕吐等伴随症状，虽然这些症状可能有助于急诊医生（emergency provider，EP）诊断，但依赖任何一种症状的诊断都应谨慎。具体而言，焦虑或恐慌与非心脏原因胸痛的关联可能是一个风险假设。虽然一些研究显示恐慌症在急诊科胸痛人群中有高患病率（高达 20%），但焦虑和恐慌本身却缺乏特异性表现。

急性危及生命的心脏或肺部疾病的胸痛患者经常出现恐慌或濒死感，这可能发生在压力情景下，而且误导了 EP，使其确信采用抗焦虑疗法和必需的安抚的信心。这些压力情景可能成为更严重情况的催化剂，因为高压力和愤怒与心血管事件的发病率增加有关。据称这些事件是由与急性情绪困扰相关的儿茶酚胺激增引起的，这反过来又导致血小板聚集增加和随后的不稳定冠状动脉斑块破裂。此外，多项研究表明焦虑障碍与心脏风险因素的发病率之间存在联系，有精神病史的患者可能有更高的心脏病风险。

不幸的是，误诊为焦虑的心肺疾病经常发生。最近一项对急诊内科医生的调查发现，近 10% 的自我报告漏诊为急性冠状动脉综合征（acute coronary syndrome，ACS）、肺栓塞（pulmonary embolism，PE）或主动脉夹层。除了出现漏诊或延迟诊断的后果外，也要负法律责任。所有医疗事故索赔中大约 7% 是由于漏诊心肌梗死（myocardial infarction，MI）或 PE 所致。考虑到这一点，在排除主要基于焦虑或恐慌伴随症状的胸痛危及生命的病因之前，急诊医生无疑应该三思而后行。

Takotsubo 心肌病是一种涉及 ACS 和情绪困扰的疾病，虽然并不常见但是很好描述，也称为"心脏破裂综合征"。在最近的情感事件（即失去亲人）中 Takotsubo 患者会经常出现胸痛。Takotsubo 患者的心电图（electrocardiogram，ECG）结果可能类似于急性前壁心肌梗死。这些患者甚至可能有心脏生物标志物升高和超声心动图检查的改变，这些结果都支持急性梗死的诊断，但心导管检查显示没有发现冠状动脉病变，反而会看到左心室扩张，其扩张的状态类似于日本渔民捕获章鱼用的被称为"Takotsubo"的壶。当这些患者接受标准的 ACS 治疗后，心电图和心室功能通常会在几个月内正常，但值得注意的是，其 6 年内复发率高达 5%。

　　一般来说，虽然"焦虑"和"惊恐障碍"可能仍然是急诊科患者胸痛的常见诊断，但急诊医生必须保持谨慎，要全面地评估后再进行诊断。

要点

- 心肺疾病误诊为焦虑的情况经常发生。
- 急性危及生命的心脏或肺部疾病的胸痛患者经常出现恐慌或濒死感。
- 高压力和愤怒会导致心血管事件发生率增加。
- 多项研究表明，焦虑障碍与心脏危险因素的发生率较高之间存在联系。
- Takotsubo 心肌病是一种可逆性心肌病，多发生在严重的情绪事件后。

推荐阅读

[1] Handberg E, Eastwood J, Eteiba W, et al. Clinical implications of the women's ischemia syndrome evaluation: interrelationships between symptoms, psychosocial factors and cardiovascular outcomes. *Womens Health (Lond Engl)*. 2013;9:479–490.

[2] Huffman J, Pollack M, Stern T. Panic disorder and chest pain: mechanisms, morbidity, and management. *Prim Care Companion J Clin Psychiatry*. 2002;4:54–62.

[3] Mostofsky E, Penner EA, Mittleman MA, et al. Outbursts of anger as trigger of acute cardiovascular events: A systematic review and meta-analysis. *Eur Heart J*. 2014;35:1404–1410.

[4] Schiff G, Hasan O, Kim S, et al. Diagnostic error in medicine, analysis of 583 physicianreported errors. *Arch Intern Med*. 2009;169:1881–1887.

[5] Sharma AK, Singh JP, Heist EK. Stress cardiomyopathy: diagnosis, pathophysiology, management, and prognosis. *Crit Path Cardiol*. 2011;10: 142–147.

第 63 章
一步到位：快速评估急性胸痛
One and Done: Rapid Rule-Out Protocols

Maite Anna Huis in't Veld, Semhar Z. Tewelde，著

　　胸痛是急诊科（emergency department，ED）患者最常见的主诉之一。为了防止发病率和死亡率不必要的增加，当务之急是迅速鉴别急性冠状动脉综合征（acute coronary syndrome，ACS）。心电图

（electrocardiography，ECG）异常或肌钙蛋白值升高，提示 ACS 的存在但仍需进一步评估，因为急诊科许多 ACS 的患者缺乏这些特异性表现。尽管不是所有急诊的胸痛患者都能进行价格昂贵且有潜在损害的检查，但急诊医生面临的挑战仍是鉴别 ACS 患病风险低的胸痛者，并使其安全出院。

许多作者试图开发风险评分系统来识别可以出院的急性胸痛患者。表 63-1 列出了最常用的评分系统。在当前的系统中，HEART 评分可能是急诊医生最适用的工具，且是本章重点。

表 63-1　胸痛风险评分系统

评分系统	人群	得分因素	结果	原始研究的 C 静态
PURSUIT（Boersma 等，2000）	不稳定型心绞痛或 NSTEMI 患者的回顾性队列研究	年龄、性别、6 周内 CCS 分级恶化、充血性心力衰竭症状、初始心电图 ST 段压低　分值 1～18	死亡；30 天内心肌梗死	0.84（死亡），0.67（死亡 / 心肌梗死）
TIMI（Antman 等，2000）	确诊 ACS 患者的回顾性队列研究	年龄、危险因素、已知冠心病、服用阿司匹林、心绞痛、心肌损伤标志物、心电图　分值 0～7	全因死亡率；急性心肌梗死；严重缺血再灌注 14 天后需要行 PCI	0.63
GRACE（Granger 等，2003）	ACS 患者的回顾性队列研究（STEMI 和 NSTEMI）	Killip 分级，收缩压、心率、年龄、肌酐，其他危险因素（包括肌钙蛋白、心电图、心脏停搏等）　分值 1～372	院内死亡；出院后 6 个月死亡	0.83
FRISC（Lagerqvist 等，2004）	不稳定型冠心病或 NSTEMI 患者的回顾性队列研究	年龄、性别、心电图、危险因素、肌钙蛋白、炎性标志物　分值 0～7	死亡；1 年内心肌梗死	0.77（死亡），0.70（死亡 / 急性心肌梗死）
HEART（Backus 等，2008）	急诊胸痛患者回顾性队列研究	病史、心电图、年龄、危险因素、肌钙蛋白　分值 0～10	主要不良心血管事件；急性心肌梗死；PCI 或 6 周内死亡	0.90

NSTEMI：非 ST 段抬高型心肌梗死；STEMI：ST 段抬高型心肌梗死；ACS：急性冠状动脉综合征；PCI：经皮冠状动脉介入治疗

HEART 评分是从一项急诊科胸痛患者回顾性队列研究中提出的。这些患者随访 6 周，测量主要不良心血管事件（major adverse cardiac event，MACE）的主要研究终点。MACE 被定义为急性心肌梗死（acute myocardial infarction，AMI）、原发性冠状动脉介入治疗（primary coronary intervention，PCI）、冠状动脉旁路移植术（coronary artery bypass graft，CABG）或死亡。重要的是，HEART 评分是唯一将当前疾病史（history of present illness，HPI）纳入计算的评分系统。表 63-2 列出了 HEART 评分的其余组成部分。在最初的研究之后，作者进行了大量的验证试验。这些结果列于表 63-3。在最近由 Mahler 等人进行的一项验证研究中，他们将心脏评分与急诊科患者胸痛的传统护理进行了比较。在这项研究中，HEART 评分在 30 天时降低了 12.1% 的心脏测试，12h 的急诊科时间延长并增加早期急诊科放电 21.3%。在 30 天的早期放电组中未见 MACE。

HEART 评分存在局限性。最显著的是 HPI 的主观成分，另一个限制是验证。虽然已经进行了多项验证性研究，但目前还没有足够的研究能够检测到 MACE 的差异。此外，Backus 等的验证研究报道

ACS 低风险患者的 HEART 评分不符合率为 29%。

这些评分系统可用于帮助 EP 确定可安全出院的急诊科患者。HEART 评分已被证明是一种对低危急诊科胸痛患者可靠的和有价值的工具。尽管如此，还需要进一步的研究来验证 HEART 评分在更大患者组中的使用。

表 63-2　HEART 评分

病　史	高度可疑	2
	中度可疑	1
	轻度可疑	0
心电图	典型 ST 段上抬	2
	非特异性复极异常	1
	正常	0
年　龄	≥ 65 岁	2
	45—65 岁	1
	≤ 45 岁	0
危险因素	≥ 3 个危险因素或冠心病病史	2
	1 或 2 个危险因素	1
	无危险因素	0
肌钙蛋白	≥ 3 倍标准值	2
	1 ～ 3 倍标准值	1
	≤ 1 倍标准值	0

表 63-3　初始心脏研究结果与验证研究

	6 周的 MACE 风险（Backus, 2008）	6 周的 MACE 风险（Backus, 2013）
低 HEART 评分（0 ～ 3）	2.5%（1/39）	1.7%（15/870）
中 HEART 评分（4 ～ 6）	20.3%（12/59）	16.6%（183/1101）
高 HEART 评分（7 ～ 10）	72.7%（16/22）	50.1%（209/417）

要点

- 多风险评分系统可用于急性胸痛的评估。
- HEART 评分是评估急诊科胸痛患者的唯一工具。
- HEART 评分包括患者的当前病史、心电图、年龄、冠状动脉疾病的危险因素和肌钙蛋白值。
- HEART 评分< 3 的患者在 6 个月时发生主要不良心血管事件的风险< 2%。

推荐阅读

[1] Boersma E, Pieper KS, Steyerberg EW, et al. Predictors of outcome in patients with acute coronary syndromes without persistent ST-segment elevation. Results from an international trial of 9461 patients. The PURSUIT Investigators.

Circulation. 2000;101(22):2557–2567.

[2] Lagerqvist B, Diderholm E, Lindahl B, et al. FRISC score for selection of patients for an early invasive treatment strategy in unstable coronary artery disease. *Heart*. 2005;91(8): 1047–1052.

[3] Six AJ, Backus BE, Kelder JC. Chest pain in the emergency room: value of the HEART score. *Neth Heart J*. 2008;16(6):191–196.

第 64 章
谨防"高敏感性"肌钙蛋白
Beware of the "Highly Sensitive" Troponin

Maite Anna Huis in't Veld, Semhar Z. Tewelde，著

在美国（the united states，US）每年急诊科（emergency department，ED）的急性胸痛患者约有 500 万人次。当患有急性心肌梗死（acute myocardial infarction，AMI）或急性冠状动脉综合征（acute coronary syndrome，ACS）时，心肌酶通常用于 ED 急性胸痛患者的危险分层。肌钙蛋白 T 和 I 是目前诊断 AMI 的标准心肌酶，对心脏损伤的灵敏度为 85%。重要的是，目前肌钙蛋白可能需要在 AMI 症状发作后几个小时才能出现异常。正是出于这个原因，许多 ED 胸痛方案是在几小时内获得连续的肌钙蛋白值，以排除 AMI。

2009 年，"高敏感性"肌钙蛋白检测成为可能，与传统肌钙蛋白测定相比，它可以检测到比血清水平低得多的肌钙蛋白。首先要理解"高敏感性"这个词的概念，"高敏感性"肌钙蛋白检测，必须遵循以下两个标准。

①该检测在健康人群中的肌钙蛋白检出率超过 50%，但传统分析方法在健康人群中却检测不到肌钙蛋白，因此，传统肌钙蛋白值的任何升高都是异常的，而"高敏感性"肌钙蛋白值并非如此。

②分析精度必须较高。用变异系数（coefficient of variation，CV）测量精度，在不同的时间对相同的血液样本进行相同测定来计算 CV。然后将标准偏差除以这些结果的平均值，得到 CV。对于 ACS 的诊断，CV 应该是 10% 或更少。

这些"高敏感性"肌钙蛋白测定与传统测定相比具有更高的分析灵敏度。理论上，可以使用单个阴性"高敏感性"肌钙蛋白来排除急性心肌梗死，缩短住院时间，并降低医疗费用。值得注意的是，分析灵敏度与诊断灵敏度大不相同，自从引入临床实践以来，使用"高敏感性"肌钙蛋白一直存在争议。

阳性结果意味着什么？

许多心脏和非心脏病因都会使肌钙蛋白升高，列于表 64-1。由于敏感性增加，与传统检测相比，

更多的患者会出现"高敏感性"肌钙蛋白升高，阳性"高敏感性"肌钙蛋白应该被认为是心肌损伤的标志，但不一定是 AMI 的诊断。毫无疑问，与传统测定相比，"高敏感性"肌钙蛋白测定具有较低的特异性。不幸的是，没有足够的数据来指导治疗患有"高敏感性"肌钙蛋白值单一升高的患者。多个肌钙蛋白值有助于 AMI 或 ACS 的诊断。肌钙蛋白值上升表明心肌缺血，而稳定值可能表明另一种疾病进程列于表 64-1。

表 64-1　阳性肌钙蛋白病因

心脏原因	急性冠状动脉综合征 心律失常 充血性心力衰竭 心包炎 / 心肌炎 主动脉瓣疾病 心脏挫伤 浸润性心肌病 心脏术后
非心脏原因	肺栓塞 主动脉夹层 终末期肾病 脓毒症 横纹肌溶解症

阴性结果意味着什么？

"高敏感性"肌钙蛋白的初步研究报告显示 AMI 阴性预测值在 99% 和 100% 之间，然而最近的研究未能复制这些初步发现。最近的一项国际研究发现，高达 23% 的最终诊断为 AMI 的患者初始为"高敏感性"肌钙蛋白阴性。然而，当症状出现后 6h 或更长时间获得肌钙蛋白值时，敏感性和阴性预测值确实有所改善。

肌钙蛋白值应作为风险评分工具。必须认识到，阴性值不能排除 AMI，而肌钙蛋白阳性值并不总是由 AMI 引起。目前的文献不支持使用"高敏感性"肌钙蛋白作为排除或诊断 AMI 的单一方式。在许多情况下，需要重复的值，类似于传统肌钙蛋白测定。目前，美国食品和药物管理局尚未批准"高敏感性"肌钙蛋白检测用于临床实践。

要点

- 肌钙蛋白值应该用于风险评分急性胸痛患者。
- 肌钙蛋白升高有许多非心脏病因。
- 与传统肌钙蛋白测定相比，"高敏感性"肌钙蛋白具有更高的灵敏度和阴性预测值，但特异性较低。
- 高达 23% 的 AMI 患者可能具有初始阴性"高敏感性"肌钙蛋白值。
- 没有足够的数据支持使用单一的"高敏感性"肌钙蛋白来排除 AMI。

推荐阅读

[1] Body R, Burrows G, Carley S, et al. Rapid exclusion of acute myocardial infarction in patients with undetectable troponin using a sensitive troponin I assay. *Ann Clin Biochem*. 2015; 52:543–549.

[2] Body R, Carley S, McDowell G. Rapid exclusion of acute myocardial infarction in patients with undetectable troponin using a high-sensitivity assay. *J Am Coll Cardiol*. 2011;58(13): 1332–1339.

[3] de Lemos JA. Increasingly sensitive assays for cardiac troponins: a review. *JAMA*. 2013;309(21): 2262–2269.

[4] Hoeller R, Rubini Giménez M, Reichlin T, et al. Normal presenting levels of high-sensitivity troponin and myocardial infarction. *Heart*. 2013;99(21):1567–1572.

[5] Rubini Giménez M, Hoeller R, Reichlin T, et al. Rapid rule out of acute myocardial infarction using undetectable levels of high-sensitivity cardiac troponin. *Int J Cardiol*. 2013;168(4): 3896–3901.

第 65 章
心室辅助装置的管理
When Good VADs Go Bad

Christina Lynn Tupe，著

随着心室辅助装置（ventricular assist device，VAD）的发展，终末期心力衰竭患者的生存率和生活质量都得到了提高。目前有三个放置 VAD 适应证：恢复患者暂时减少的心脏功能（如心肌炎）的桥梁，心脏移植的桥梁，非心脏移植候选患者的终点疗法。左心室辅助装置（left ventricular assist device，LVAD）是临床上最常见的 VAD，但也可以使用右心室辅助装置（right ventricular assist device，RVAD）和双心室辅助装置（biventricular assist device，BIVAD）管理 VAD 患者。然而，这些都需要急诊科（emergency department，ED）进行患者评估及考虑设备使用后的并发症。因此，急诊医生（emergency provider，EP）必须采用系统的方法来评估这些复杂的情况。

一个 VAD 患者的 ED 评估应该从气道、呼吸和循环开始。目前的 VA 设备为患者提供持续的血液流动，其结果是脉搏常常缺失或明显减弱，无创性收缩压和舒张压测量可能不准确或根本无法测量到。对于 VAD 患者，平均动脉血压（emergency provider，MAP）可以通过袖带血压和多普勒超声在肱动脉或桡动脉上获得。多普勒装置上血液停止流动之前，应对袖带进行调节充气，然后袖带慢慢地放气，当听诊听到第一个血流信号则提示患者的 MAP。VAD 患者 MAP 的测量范围为 70 ~ 90mmHg。在危重或濒临死亡的 VAD 患者中应考虑动脉导管。同样重要的是评估外周灌注的其他体征，如神志、皮肤颜色和温度以及尿量。应听诊患者的胸部以确定 VAD 持续嗡鸣的存在或不存在。没有可闻及的嗡嗡声提示严重的 VAD 功能障碍并需要立即复苏。

在初始评估中应该包括的 VAD 的其他组件，如设备的速度、流量、功率和电池寿命，这些值可以在 VAD 监视器上找到。一旦初步评估开始，应联系患者的 VAD 调配技师以协助管理。

高达 50% 以上的 VAD 患者可发生心房或心室节律失常，因此，大多数 VAD 患者的心电图（electrocardiogram，ECG）很重要。心律失常的常见病因包括血容量减少、电解质紊乱和心肌缺血。由于心律失常导致不稳定的 VAD 患者应进行心脏复律或除颤治疗，建议将除颤垫置于前后位置。稳定且有心律失常的 VAD 患者可接受抗心律失常药物治疗，这些患者还应接受静脉输液，必要时稳定电解质。

床旁超声心动图（echocardiography，echo）是 VAD 患者尤其是危重病患者的 ED 评价中的一种有效工具。Echo 可用于评估泵血栓、右心室（RV）衰竭和"吸入"事件。在 VAD 植入后 2 年内有 2% 的患者出现泵血栓。泵血栓减少心输出量，从而导致泵功率读数的升高。疑似血栓形成的 VAD 患者应接受肝素抗凝治疗。高达 25% 的 VAD 患者可发生急性右心室衰竭，通常在植入后不久即可见到。VADS 是预加载敏感设备，在低流量状态下，由 VAD 产生的负压可引起室内隔膜向左移位并产生"吸入"事件。"吸入"事件通常是由低血容量引起的，但也可发生伴有心脏填塞、心律失常和流入导管的错位。"吸入"事件的初始管理包括静脉输液、超声和安排转移到 VAD 中心以评估流入导管。

在多达 40% 的 VAD 患者中出血是一种严重且常见的并发症。所有 VAD 患者都应接受抗凝和抗血小板药物治疗，以降低血栓栓塞事件的发生率。此外，这些患者发展成获得性血管性血友病综合征以应对来自 VAD 的剪切力。最后，持续血流的脉压下降导致动静脉畸形，特别是空肠。由于出血而不稳定的 VAD 患者应接受血液制品和抗凝血药。然而，稳定的 VAD 患者应用抗凝血药逆转应该在与患者的 VAD 团队协商后进行。

VAD 患者感染的风险很高，感染可发生在 VAD 的任何部位，包括手术部位、动力传动系统、泵或装置袋。VAD 感染可由多种生物体引起，包括革兰阳性菌，尤其是凝固酶阴性葡萄球菌和金黄色葡萄球菌，革兰阴性菌和真菌。重症 VAD 患者应应用覆盖革兰阳性菌和革兰阴性菌的广谱抗生素。

很少有 VAD 患者出现心脏骤停。在这些患者中，应快速评估控制器电池的寿命和正确的连接，并采用超声心动图评价心包积液、左心室（left ventricular，LV）功能或 RV 扩张。大多数 VAD 制造商声明只有在绝对必要时才应该进行心肺复苏（CPR），主要是由于担心从 LV 流入套管的移位问题。在 VAD 患者的 CPR 中，仅有的文献是最近 8 例接受 CPR 的 VAD 患者的回顾性分析。在这项研究中，没有经历装置移位的患者的存活率为 50%，且具有良好的神经系统结果。

VAD 患者对 EP 是一个特殊的挑战。通过仔细评估 VAD、体格检查、MAP、ECG 和 echo，EP 可以避免良好的 VAD 恶化。

要点
- 尽快联系患者的 VAD 调配技师。
- 早期获得心电图以评价心律失常。
- 在任何危重 VAD 患者中应考虑出血和脓毒症。
- 应用超声对 VAD 患者的泵血栓、RV 衰竭和"吸入"事件进行评估。
- 心脏骤停 VAD 患者的 CPR 是合理的。

推荐阅读

[1] Partyka C, Taylor B. Review article: ventricular assist devices in the emergency department. *Emerg Med Australas*. 2014;26(2):104–112.

[2] Pratt AK, Shah NS, Boyce SW. Left ventricular assist device management in the ICU. *Crit Care Med*. 2014;42:158–168.

[3] Shriner Z, Bellezzo J, Stahovich M, et al. Chest compressions may be safe in arresting patients with left ventricular assist devices (LVADs). *Resuscitation*. 2014;85(5):702–704.

第 66 章
对疑似 ACS 的患者不要太过依赖心脏负荷试验
Don't Stress the Stress Test in Suspected ACS

Christina Lynn Tupe，著

急诊科（the emergency department，ED）急性胸痛患者的评估以现病史（history of present illness，HPI）、体格检查和心电图（electrocardiogram，ECG）为主。通常情况下，急诊医生（emergencyprovider，EP）根据肌钙蛋白值和心脏负荷试验的结果，进一步对患者进行风险评分并确定是否需要额外的管理。以往的心脏负荷试验在疑似急性冠状动脉综合征（acute coronary syndrome，ACS）的 ED 患者风险评分中的作用尚不确定。

心脏负荷试验的目的是确定阻塞性冠心病（coronary artery disease，CAD）的患者，这类患者通常定义为血管造影术冠状动脉狭窄超过 50%。传统的负荷测试包括运动心电图（在跑步机上）、超声心动图或核素心肌灌注显像。所有测试都有休息和运动的阶段，超声心动图和核素心肌灌注显像可以通过物理运动或药物诱导（如腺苷或多巴酚丁胺）完成诱发。根据研究，该试验将检测心肌缺血的心电图改变、室壁运动异常或提示心肌区域灌注的异常。试验可操作性、患者自身条件常常决定所选择的负荷试验类型。

所有心脏负荷试验的敏感性均在 67%～85% 之间，特异性在 70%～95% 之间。心脏负荷试验对冠心病多支血管病变具有更高的敏感性。运动心电图负荷试验对冠心病的敏感性为 68%，特异性为 77%。冠心病多支血管病变将灵敏度提高到 81%。值得注意的是，女性的敏感性和特异性都低于男性。大多数心脏病专家都将运动心电图负荷试验作为早期门诊检查。最近，冠状动脉 CT 血管造影（coronary computed tomography angiography，CCTA）已经成为诊断冠心病和定义冠状动脉病变的手段。CCTA 的集中敏感性在 98%～99% 之间，特异性在 82%～89% 之间，阳性预测值为 85%，阴性预测值为 92%。

　　患有急性胸痛的 ED 患者与经历门诊心脏负荷试验的无症状患者非常不同。Nerenberg 及其同事回顾了 ACS 评估的 ED 患者的处置，他们发现以前的负荷试验并没有改变住院率，此外，在阳性、阴性或无负荷试验结果的患者中，不良事件发生率也没有差异。在另一组 ED 患者中，Smith 及其同事发现，在 3 年内阴性负荷试验结果的患者中有 5% 被诊断为急性心肌梗死。Walker 及其同事回顾了在过去 3 年内出现的 ED 胸痛患者的记录和阴性或无负荷试验结果，这项研究包括运动和药物超声心动图、药物核素心肌灌注显像、运动核素心肌灌注显像和运动心电图评估，作者将冠心病定义为由心肌酶阳性、随后的负荷试验阳性、需要介入的心导管插入术、冠状动脉旁路移植手术或心脏骤停引起的死亡等确定的心肌梗死。约 20% 负荷试验结果阴性的 ED 患者 3 年内被诊断为冠心病，在严重冠心病的患者中，23.5% 在 ED 前 1 个月内进行的压力负荷试验结果为阴性。

　　心脏负荷试验是心脏科医生门诊筛选冠心病患者的一个有效工具。在门诊患者中，心脏负荷试验可用于确定冠状动脉血流的固定阻塞。然而，在 ED 的急性胸痛患者中，检测的目的是确定急性斑块破裂和血栓形成，因此，在 ED 的急性胸痛评价中，心脏负荷试验具有有限的效用。EP 不应仅根据最近的心脏负荷试验阴性结果而排除 ED 的急性胸痛患者为 ACS。如果现病史被关注，EP 应继续进行评估和随后的确诊。

要点

- 心脏负荷试验的灵敏度为 67% ~ 85%。
- 冠心病多支血管病变患者的负荷试验敏感性高于单支病变。
- 女性运动心电图负荷试验的敏感性和特异性均低于男性。
- 以往的负荷试验阴性结果不应作为随后就医入院决定的依据。
- 尽管最近的负荷试验结果为阴性，但严重的冠心病仍可能出现。

推荐阅读

[1] Arbab-Zadeh A. Stress testing and non-invasive coronary angiography in patients with suspected coronary artery disease: Time for a new paradigm. *Heart Int*. 2012; 7(1):e2.

[2] Gibbons RJ, Balady GJ, Bricker JT, et al. ACC/AHA 2002 guideline update for exercise testing: Summary article: A report of the American College of Cardiology/American Heart Association Task Force on Practice Guidelines. *Circulation*. 2002;106(14): 1883–1892.

[3] Nerenberg RH, Shofer FS, Robey JL, et al. Impact of a negative prior stress test on emergency physician disposition in ED patients with chest pain syndromes. *Am J Emerg Med*. 2007;25(1):39–44.

[4] Smith SW, Jackson EA, Bart BA, et al. Incidence of myocardial infarction in emergency department chest pain patients with a recent negative stress imaging test. *Acad Emerg Med*. 2005;12(5):51.

[5] Walker J, Galuska M, Vega D. Coronary disease in emergency department chest pain patients with recent negative stress testing. *West J Emerg Med*. 2010;11(4): 384–388.

第 67 章
下壁心肌梗死的患者记得做右侧面导联心电图
Remember to Obtain a Right-Sided Electrocardiogram in a Patient with an Inferior Myocardial Infarction

Carmen Avendano, Semhar Z. Tewelde，著

急性下壁心肌梗死（inferior myocardial infarction，IMI）通常导致 12 导联心电图（electrocardiogram，ECG）中 Ⅱ、Ⅲ 和 AVF 导联中的 ST 段抬高（ST-segment elevation，STE）。除这些发现外，IMI 还可在 AVL 导联中产生 ST 段压低（ST-segment depression，STD）或 T 波倒置（T-wave inversion，TWI）。事实上，STD 或 AVL 导联中的新 TWI 常常是急性 IMI 患者的首次 ECG 异常。这就强调了在疑似急性冠状动脉综合征患者中动态监测 ECG 的重要性。

当诊断急性 IMI 时，应做右侧面导联心电图以排除伴随右心室心肌梗死（right ventricular myocardial infarction，RVMI），RVMI 可在 30%～50% 的 IMI 患者中发现。右心室 ECG 是通过将 V_3 到 V_6 放置在胸部的右侧进行的。这些导联标记为 V_{3R} 到 V_{6R}，在一个或多个 V_{4R} 到 V_{6R} 导联中的 STE 为 0.5mm 或更大，对 RVMI 的敏感性为 90%，特异性为 91%。在 RVMI 中，STE 在 V_{4R} 导联中与 V_{5R} 和 V_{6R} 导联相比更为常见。事实上，在 V_{4R} 导联中 STE 大于 1mm 提示右冠状动脉（right coronary artery，RCA）近端闭塞和房室传导阻滞（AVB）的风险增加。其他的心电图结果表明，RVMI 包括 V_1 导联中的 STE，Ⅲ 导联中的 STE 大于 Ⅱ 导联中的 STE，和 V_1 导联的 ST 段等电位、V_2 导联的 STD。

诊断 RVMI 至关重要，因为它会影响患者的管理。急性心肌梗死患者除了接受其他时间敏感疗法外，通常还接受硝酸盐类药物治疗。RVMI 患者依赖于前负荷，需要静脉输液以维持足够的灌注，当给予 RVMI 患者硝酸盐类药物时，可能出现血压急剧下降，在 RVMI 中应避免任何可能减少预负荷的药物。已明确吗啡在 RVMI 患者中增加梗死面积并减少冠状动脉血流量高达 13%，RVMI 患者应避免使用吗啡。RVMI 患者的其他治疗方法与非 RVMIS 患者的治疗方法相同。

要点

- RVMI 可能会使多达 50% 的 IMI 被发现。
- 当一个 IMI 被确诊时，应该做右侧面导联心电图。
- V_{4R} 导联中的 STE 大于 1mm，表示 RCA 近端闭塞和 AVB 风险增加。
- V_1 导联中的 ST 段等电位伴 V_2 导联 STD 提示 RVMI。
- RVMI 患者依赖于预负荷，应做到避免硝酸盐类药物和静脉输液管理。

推荐阅读

[1] Chhapra D, Mahajan SK, Thorat ST. A study of the clinical profile of right ventricular infarction in context to inferior wall myocardial infarction in a tertiary care centre. *J Cardiovasc Dis Res*. 2013;4:170–176.

[2] Inohara T, Kohsaka S, Fukuda K, Menon V. The challenges in the management of right ventricular infarction. *Eur Heart J Acute Cardiovasc Care*. 2013;2:226–234.

[3] Ondrus T, Kanovsky J, Novotny T, et al. Right ventricular myocardial infarction: From pathophysiology to prognosis. *Exp Clin Cardiol*. 2013;18:27–30.

[4] Waldo SW, Brenner DA, Li S, et al. Reperfusion times and in-hospital outcomes among patients with an isolated posterior myocardial infarction: insights from the National Cardiovascular Data Registry (NCDR). *Am Heart J*. 2014;167(3):350–354.

[5] Wei EY, Hira RS, Huang HD, et al. Pitfalls in diagnosing ST elevation among patients with acute myocardial infarction. *J Electrocardiol*. 2013;46:653–659.

第 68 章
高血压急症的陷阱
Pitfalls in Hypertensive Emergencies

Stephen D. lee，著

高血压急症是由于血压升高而导致的器官功能障碍，1% ~ 2% 的高血压患者会出现高血压急症。值得注意的是，没有明确的血压阈值判定是否患上高血压急症。在高血压急症中，病理生理的早期改变是外周血管阻力（systemic vascular resistance，SVR）突然增加。SVR 的突然增加会引起血管内皮损伤，并导致血管通透性增加、血小板活化和纤维蛋白沉积。这种纤维蛋白的沉积导致微血管血栓形成、血管闭塞、器官缺血，最终导致器官功能障碍。

高血压急症患者应静脉注射血管扩张药来治疗。虽然，对于无症状高血压患者口服药物缓慢降低血压是安全可行的，但对于那些由于血压升高而导致器官功能障碍的患者，应给予静脉药物滴注治疗，它可以安全、可控和适当地降低血压，进一步阻止器官功能障碍。

适宜有效地降低血压是高血压急症治疗的关键。降压的目标取决于疾病进程和特定的受损器官，因为血压急剧下降超出了患者的自动调节阈值时会加重受损器官损伤及缺血。目前文献推荐，在高血压急症首诊后 1 ~ 2h，平均动脉血压（mean arterialblood pressure，MAP）降低不超过 25%。表 68-1 列出了常见的高血压急症和目前推荐的降压目标。对于一些特殊情况，需要在较短时间内积极进行降压处理，如主动脉夹层、脑出血和子痫，一旦确诊，MAP 在 2h 内至少要降低 25%，以减少远期器官损伤。相反，对于急性缺血性卒中患者，除了严重高血压患者（> 220/110 mmHg）或接受溶栓治疗的患者（> 185/110mmHg）外，最好避免迅速急剧降低血压。对于急性心肌梗死或急性肺水肿患者，需降低 MAP 直到临床症状得到改善。

表 68-1　高血压急症及降血压治疗目标

高血压急症	治疗目标（mmHg）
缺血性脑卒中	＜ 220/110
缺血性脑卒中和（或）溶栓	＜ 185/110
脑出血	＜ 160/90 或 MAP ＜ 110
主动脉夹层	SBP 维持在 100 ～ 120，HR ＜ 60 次 /min
心衰或者肺水肿	症状改善（血压降低 10% ～ 15%）
子痫或先兆子痫	＜ 160/90

MAP. 平均动脉压；SBP. 收缩压；HR. 心率

目前关于治疗高血压急症药物的数据比较有限。最好根据疾病的进程来选择药物。最常用的药物包括钙通道阻滞药（如尼卡地平）和 β 受体阻滞药（如拉贝洛尔）。尼卡地平是第二代钙通道阻滞药，可以扩张冠状动脉血管和脑血管。尼卡地平常用于治疗神经系统急症患者，因为它对颅内压的影响很小。而硝普钠既可以扩张动脉，又可以扩张静脉，可引起冠状动脉和脑血管的盗血现象。对于缺血性脑卒中或急性心肌梗死患者应避免使用硝普钠。子痫患者最好也避免硝普钠，长期使用可导致其副产物（氰化物）在体内积聚，并可能对胎儿造成伤害。对于主动脉夹层患者，降低心率首选 β 受体阻滞药（如艾司洛尔）。一旦降至目标心率，可以给予另一血管扩张药（如尼卡地平），将收缩压（systolic blood pressure，SBP）降至 100 ～ 120mmHg 即可。在高血压急症患者中应避免直接给予血管扩张药，如肼屈嗪，因为它可引起反应性心动过速，并且作用时间可长达 10h。

找到继发性高血压患者发生高血压急症的原因是很重要的，发生继发性高血压的原因包括内分泌疾病（如嗜铬细胞瘤）、药物滥用（如可卡因、安非他明、苯环己定）及药物或毒物的戒断症状。对于此类情况，应避免使用 β 受体阻滞药，以防止由于 α- 肾上腺素能受体受刺激导致儿茶酚胺激增。可联合应用一些药物，如苯二氮䓬类或可乐定，可能对这些高肾上腺素能患者有所帮助。

要点

- 高血压急症是由于血压升高造成的器官功能损伤。
- 高血压急症首诊后 2h 内，MAP 降低不超过 25%，以防止出现器官灌注不足或缺血。
- 根据疾病进程选择合适的药物。
- 对于主动脉夹层患者，首先予以 β 受体阻滞药，以防止发生反应性心动过速。
- 考虑继发高血压引起的高血压急症的因素，如可卡因的使用、嗜铬细胞瘤等。

推荐阅读

[1] Baumann B, Cline D, Pimenta E. Review article: Treatment of hypertension in the emergency department. *J Am Soc Hypertens*. 2011;5:366–377.

[2] Elliott W. Clinical features in the management of selected hypertensive emergencies. *Prog Cardiovasc Dis*. 2006;48:316–325.

[3] Muiesan M, Salvetti M, Pedrinelli R, et al. An update on hypertensive emergencies and urgencies. *J Cardiovasc Med*.

2015;16(5):372–382.

[4] Singh M. Hypertensive crisis-pathophysiology, initial evaluation, and management. *J Indian Coll Cardiol*. 2011;1:36–39.

[5] Vadhera R, Simon M. Hypertensive emergencies in pregnancy. *Clin Obstet Gynecol*. 2014;57: 797–805

第 69 章
ST 段抬高不仅仅是急性冠状动脉综合征

Know the Differential for ST-Segment Elevation: It's More Than Just Acute Coronary Syndrome

Kathleen Stephanos, Semhar Z. Tewelde，著

　　急诊医生（emergency providers，EPs）每天都会用到心电图（electrocardiograms，ECG）来应对各种临床问题。急性胸痛患者是急诊科（emergency department，ED）最常做心电图的患者。在急性胸痛患者中，心电图检查对于诊断 ST 段抬高型心肌梗死（ST-segment elevation myocardial infarction，STEMI）是必不可少的，表明该患者需要行再灌注治疗。但是，也有许多其他疾病的心电图可以出现 ST 段抬高（ST-segment elevation，STE）。为了避免误诊，STE 的鉴别诊断对于急诊医生来说具有重要意义。

　　早期复极是 STE 的常见原因，它常见于 45 岁以下的男性和运动员。最近的文献表明，早期复极是发生心源性猝死的危险因素，因为它增加了特发性心室颤动的风险。早期复极的心电图通常表现为 R 波降支与 ST 段连接部出现 J 点或 J 波，ST 段抬高小于 0.3mV。目前尚未有明确治疗早期复极的方法。早期复极的患者应遵循其保健医生的建议。对于有心源性猝死家族病史的个人或心电图提示冠状动脉疾病的患者，应行转诊治疗。

　　心包炎的心电图也可表现为 ST 段抬高，患者通常表现为胸痛，性质为胸膜样及体位性疼痛。重要的鉴别点是，心包炎的心电图表现为弥漫性 STE。STE 在心电图的 I、II、III、aVF、aVL 和 V$_2$～V$_6$ 导联中最为突出。而 ST 段压低或 T 波倒置则更有可能是 STEMI。此外，除非有其他的证据可以推翻，否则 ST 段扁平或水平也通常被认为是 STEMI。PR 段压低通常被认为是心包炎的病理学表现，然而，这种表现通常持续时间较短，并且也可以在 STEMI 患者中看到。急诊就诊过程中 ST 段的快速演变，更易提示患者为急性冠状动脉综合征（acute coronary syndrome，ACS），而不是急性心包炎。而急性心包炎的心电图改变通常发生在几周内。

　　左束支传导阻滞(left bundle-branch block，LBBB)、左心室肥大（left ventricular hypertrophy，LVH）以及左心室假性动脉瘤都可以导致 ST 段抬高。发生左束支传导阻滞时，心电图 ST 段的方向与 QRS 波群主波方向相反。在心电图 V$_1$～V$_3$ 导联上，QRS 主波方向是向下的，因此在这三个导联上表现为 ST 段抬高。在 LBBB 中，ST 段抬高不超过 0.5mV。装有心脏起搏器的患者的 ECG 也可有与

LBBB 类似的 ST 段抬高的表现。左心室肥大的患者，也可表现为 ST 段抬高，并伴有 $V_1 \sim V_3$ 导联上的 S 波压低，以及 I 、aVL、V_5 和 V_6 导联 R 波高尖。左心室假性动脉瘤的患者，心电图除了有 ST 段抬高外，在 $V_1 \sim V_3$ 导联上 ST 段之前还会单独出现较深的 Q 波。和急性心包炎一样，左束支传导阻滞、左心室肥大以及左心室假性动脉瘤的患者都不会出现动态心电图的异常。

高钾血症也可以造成心电图异常改变，动态常易造成误诊和误治。典型的心电图改变是 ST 段抬高和 T 波高尖，除此之外，还可有宽大畸形的 QRS 波群，缓慢以及快速性心律失常。

一些其他引起 ST 段抬高的不太常见原因，包括变异性心绞痛和应激性心肌病，所以，如果伴有胸口疼痛，注意别误诊为 STEMI。需做紧急心脏导管置入术后确诊。

要点

- STEMI 不是造成心电图 ST 段抬高的唯一因素。
- 动态心电图的异常通常提示急性冠状动脉综合征。
- 非缺血性 ST 段抬高的心电图表现病因包括早期复极、左束支传导阻滞、左心室肥大、急性心包炎和左心室假性动脉瘤等。
- 高钾血症是心电图 ST 段抬高的重要鉴别诊断。
- 变异性心绞痛及应激性心肌病易误诊为 STEMI，确诊需行心脏导管置入术。

推荐阅读

[1] Hanna EB, Glancy DL. ST-segment elevation: Differential diagnosis caveats. *Cleve Clin J Med*. 2015;82(6):373–384.

[2] Huang HD, Birnbaum Y. ST elevation: Differentiation between ST elevation myocardial infarction and nonischemic ST elevation. *J Electrocardiol*. 2011;44(5):494.e1–494.e12.

[3] Toledano K, Rozin AP. Early repolarization: Innocent or dangerous? *Am J Med Sci*. 2013;346(3):226–232.

第 70 章
心电图不是急诊科急性胸痛鉴别的唯一依据
Do Not Rely on a Single ECG to Evaluate Chest Pain in the ED

Kathleen Stephanos, Semhar Z. Tewelde，著

对美国每年大约 8 万急诊就诊患者的研究发现，胸痛是急诊科患者的第二最常见主诉，幸运的是可危及生命的只是小部分。但是，准确迅速地鉴别出急性胸痛患者是否为急性冠状动脉综合征（acute coronary syndrome，ACS）仍然非常有必要。目前不到 2% 的 ACS 的急诊患者被误诊，这无疑增加了发病率和死亡率。

心电图（electrocardiogram，ECG）对于急诊胸痛患者的评估具有重要价值，也是急诊科最常用的诊断性检查之一。急性胸痛患者，心电图表现为 ST 段抬高以及其他相关的改变，通常可以诊断为 ACS。但是，在 ACS 发病初期，心电图通常并没有特异性改变甚至是正常的。因此，作为一名急诊医生认识到心电图对于急性胸痛患者鉴别诊断的局限性具有重要意义。

大约有 20% 的胸痛患者在发病初期心电图正常或无异常改变，却需要再灌注治疗。如果没有动态的心电图监测，医生可能不能发现心肌缺血的迅速改变。最近的美国心脏协会（American Heart Association，AHA）指南建议对于急诊低风险胸痛患者的评估应进行连续动态心电图监测。另外，AHA 指南同样指出对于非 ST 段抬高型心肌梗死也应进行连续心电图监测。连续动态心电图监测可以提高 ACS 诊断的敏感性，由 43% 提高到 83%。有明显症状或者胸痛性质发生改变的患者，应每隔 5～10min 做 1 次心电图。当然，这无疑加重了本来就非常忙碌的急诊科的负担，但是对于那些需要紧急治疗的患者而言受益非常大。每一个重复的心电图都应与前一个心电图进行比较，从而发现一些潜在问题，比如新出现的 T 波倒置。

目前，急诊科患者究竟做多少心电图合适，尚未有定论。但是，心电图检查花费小，收益确是巨大的。对于一些患者而言，连续的动态心电图监测可以明显改善由于 ACS 造成的死亡率。

要点

- 大约有 2% 的 ACS 的患者被漏诊。
- ACS 患者最初的心电图改变可能并不具有特异性。
- 连续心电图监测可以提高 ACS 诊断的准确性。
- 具有明显临床症状的胸痛患者，心电图应每隔 5～10min 做 1 次。
- 行连续心电图监测时，应反复对比心电图有无改变。

推荐阅读

[1] Amsterdam EA, Kirk JD, Bluemke DA, et al. Testing of low-risk patients presenting to the emergency department with chest pain: A Scientifc Statement From the American Heart Association. *Circulation*. 2010;122:1756–1776.

[2] Gibler WB, Young GP, Hedges JR, et al. Acute myocardial infarction in chest pain patients with nondiagnostic ECGs: Serial CK-MB sampling in the emergency department. The Emergency Medicine Cardiac Research Group. *Ann Emerg Med*. 1992;21(5): 504–512.

[3] Silber SH, Leo PJ, Katapadi M. Serial electrocardiograms for chest pain patients with initial nondiagnostic electrocardiograms: Implications for thrombolytic therapy. *Acad Emerg Med*. 1996;3(2):147–152.

第 71 章
左束支传导阻滞或安装心脏起搏器患者如何诊断心肌梗死
Know How to Diagnose Acute MI in Patients with an LBBB or Pacemaker

Anthony Roggio，著

左束支传导阻滞，是心脏内支配左侧心室肌肉运动的传导系统受到阻碍时产生的。右侧的心室肌细胞首先通过右束支去极化，然后通过室间隔引起左侧的心室肌细胞去极化。因此，心室肌细胞去极化的方向是由右向左，心电图（electrocardiogram，ECG）的表现为 QRS 波群持续时间＞ 120ms，$V_1 \sim V_3$ 导联上出现深 S 波，Ⅰ、V_5 和 V_6 导联出现抬高的单项 R 波（图 71-1）。装有心脏起搏器的患者也会出现类似的心电图改变，起搏器首先引起右侧的心室肌细胞去极化，然后引起左侧心室肌细胞去极化。

发生左束支传导阻滞的患者，无论是否安装有心脏起搏器，心电图上 QRS 波群主波方向和 J 点方向相反。当 QRS 波主波方向向上时，J 点就会在等电位线以下，反之亦然。这种现象也被称为"特殊的不一致"（图 71-2），并且也增加了 ST 段抬高型心肌梗死（ST-segment elevation myocardial infarction，STEMI）的诊断难度。事实上，传统的理论认为，对于具有左束支传导阻滞的患者而言，STEMI 是难以诊断的。这就造成对那些新发的左束支传导阻滞，并伴有符合急性心肌梗死表现症状的患者常规应用再灌注治疗（溶栓或者心脏导管置入）。然而，最近的文献对此提出了质疑，因为对于新发的左束支传导阻滞，大约有 86% 的患者并没有急性冠状动脉综合征。因此，指南上去除了对于新发的或者之前没有发现左束支传导阻滞的患者给予再灌注治疗。

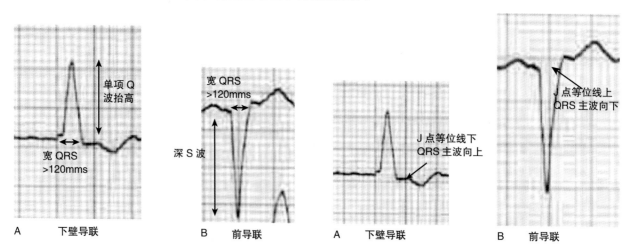

单项 Q 波抬高

宽 QRS >120mms

宽 QRS >120mms

深 S 波

A　下壁导联　　　　B　前导联

▲ 图 71-1　左束支传导阻滞的心电图改变
图片来源于网络，左束支传导阻滞（LBBB），2015

J 点等位线下 QRS 主波向上

J 点等位线上 QRS 主波向下

A　下壁导联　　　　B　前导联

▲ 图 71-2　"特殊的"不一致

发表于 2006 年的 Sgarbossa 标准，是被公认的对于患有左束支传导阻滞患者的 STEMI 诊断标准，如图 71-3 所示。评分≥ 3 分，急性心肌缺血诊断的敏感性可高达＞ 97%。Sgarbossa 标准发表后，许多研究者指出最后一条标准对于急性心肌缺血的诊断的特异性最低。2012 年 Smith 及其同事对 Sgarbossa 标准的第三条做了修改，改为 ST 段抬高的振幅和 S 波振幅的比例（图 71-4）。发生急性心肌缺血使该比例＞ 0.25。Cai 及其同事以及 Gregg 及其同事也对修改后标准做了评估，并证实这种修改可以提高诊断的敏感性，并可将诊断的特异性由 90% 提高到 95%。

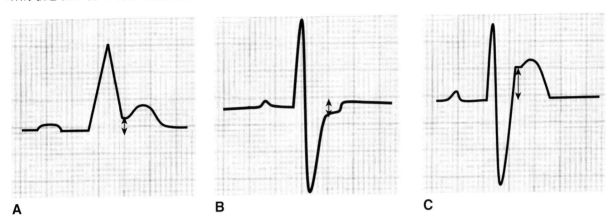

▲ 图 71-3　Sgarbossa 标准

A. 每个导联上 ST 段抬高≥ 0.1mv（5 分）；B. 在 V₁ ~ V₃ 任一导联上 ST 段压低≥ 0.1mv（3 分）；C. 在任一导联上出现 ST 段抬高≥ 0.5mv（2 分）

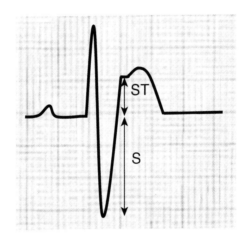

▲ 图 71-4　Smith 修改版 Sgarbossa 标准

修改版 3:ST 段抬高的振幅≥ S 波的 0.25（ST/S ≥ 0.25）

要点

- Sgarbossa 标准可用于诊断患有左束支传导阻滞患者的 STEMI。
- Sgarbossa 评分≥ 3 分对于急性心肌缺血的诊断具有较高的敏感性。
- 第三条 Sgarbossa 标准，非一致性的 ST 段抬高＞ 0.5mv，对于 STEMI 诊断的特异性最低。
- 修改后的第三条 Sgarbossa 标准对于急性心肌缺血诊断的特异度和灵敏度都较高。

- 最近指南对于左束支传导阻滞患者行再灌注治疗的推荐总结如下。
  - ①血流动力学不稳定或者有急性心衰的证据；
  - ② Sgarbossa 评分≥ 3 分；
  - ③符合修改版的 Sgarbossa 标准；
  - ④肌钙蛋白水平升高，超声心动图有心肌梗死表现的室壁运动异常，或者有动态心电图改变。

推荐阅读

[1] Cai Q , Mehta N, Sgarbossa EB, et al. The left bundle-branch block puzzle in the 2013 ST-elevation myocardial infarction guideline: From falsely declaring emergency to denying reperfusion in a high-risk population. Are the Sgarbossa Criteria ready for prime time? *Am Heart J.* 2013;166(3):409–413.

[2] Gregg RE, Helfenbein ED, Babaeizadeh S. New ST-segment elevation myocardial infarction criteria for left bundle branch block based on QRS area. *J Electrocardiol.* 2013;46(6):528–534.

[3] Sgarbossa EB, Pinski SL, Barbagelata A, et al. Electrocardiographic diagnosis of evolving acute myocardial infarction in the presence of left bundle-branch block. GUSTO-1 (Global Utilization of Streptokinase and Tissue Plasminogen Activator for Occluded Coronary Arteries) Investigators. *N Engl J Med.* 1996;334(8):481–487.

[4] Smith SW, Dodd KW, Henry TD, et al. Diagnosis of ST-elevation myocardial infarction in the presence of left bundle branch block with the ST-elevation to S-wave ratio in a modified Sgarbossa rule. *Ann Emerg Med.* 2012;60(6):766–776

第 72 章
心源性肺水肿抢救：积极使用硝酸甘油
Getting Ahead of Cardiogenic Pulmonary Edema: Aggressive Nitroglycerin Usage

Semhar Z. Tewelde，著

对于急性失代偿性心力衰竭（acute decompensated heart failure，ADHF）患者的管理历来侧重于利尿药的使用。事实上，2013 美国心脏协会 / 美国心脏病学会基金会心力衰竭指南提供了一条 Ⅰa 类的建议："对于那些容量过负荷的患者，应首先静脉给予髓袢利尿药治疗，这一建议在急诊科中应立即执行"。近年来，越来越多的研究支持大剂量使用血管扩张药治疗作为急性失代偿性心力衰竭患者的初始治疗。2007，美国急诊医师学会发表了一项关于 ADHF 的临床策略，即在急诊 ADHF 患者的管理中强调血管扩张药的使用。

重要的是，大多数患有 ADHF 的急诊患者并没有容量超负荷。相反，他们的肺淤血是由于体内液体的再分布所致。这些患者的经典急诊表现包括急性呼吸困难、高血压和肺水肿。通常，这些患者由救护车送到急诊，并在他们的运输过程中给予舌下含服硝酸甘油治疗（每 5 分钟 0.4mg）。在到达急诊时，患者应继续使用硝酸甘油进行积极的血管扩张治疗。在大多数情况下，硝酸甘油治疗开始于 50μg/min，剂量小于护理人员给予的通过舌下含服的剂量（80μg/min）。许多研究强调起始剂量为 120～200μg/min 静脉输注硝酸甘油的重要性。美国心脏病杂志上的一份报告指出，至少需要 120μg/min 的硝酸甘油才能显著降低肺毛细血管楔压。根据临床疗效和患者症状，硝酸甘油输注可迅速增加至 400μg/min。虽然还没有确凿的数据表明，积极的血管扩张药使用可以改善长期死亡率，但已经证明在该患者群体中可以预防使用气管插管和机械通气。

无创通气（noninvasive ventilation，NIV）和高剂量血管扩张药联合应用已被证实可以降低 ADHF 患者的气管插管率、ICU 入院率和减少住院时间。急诊 ADHF 患者应尽早启动 NIV。一旦患者临床症状得到改善（呼吸频率下降、呼吸困难缓解、氧合改善、血压改善），就可以考虑应用利尿药。重要的是，利尿药发挥作用需要保证足够的肾灌注。在最初的急诊患者评估和管理中，当患者处于终末期时，肾灌注较差，所以利尿药也是无效的。尽管在所有心力衰竭患者中最终都需要利尿药治疗，但在最初的复苏阶段不会使患者受益。AHDF 患者急诊治疗的初步原则应是大剂量血管扩张药治疗和 NIV。

要点

- 对于急诊 AHDF 患者利尿药不作为首选治疗。
- 对于 AHDF 患者应及早使用高剂量的硝酸甘油，特别是有高血压的患者。
- 静脉输注硝酸甘油的起始剂量不应低于舌下含服剂量。
- 降低肺动脉楔压的硝酸甘油剂量不应小于 120μg/min。
- 对于 AHDF 患者应及早开始 NIV 和大剂量血管扩张药的联合应用。

推荐阅读

[1] Collins SP, Storrow AB, Levy PD, et al. Early management of patients with acute heart failure: State of the art and future directions—A consensus document from the SAEM/HFSA acute heart failure working group. *Acad Emerg Med.* 2015;22(1):94–112.

[2] den Uil CA, Brugts JJ. Impact of intravenous nitroglycerin in the management of acute decompensated heart failure. *Curr Heart Fail Rep.* 2015;12(1):87–93.

[3] Elkayam U, Bitar F, Akhter MW, et al. Intravenous nitroglycerin in the treatment of decompensated heart failure: Potential benefts and limitations. *J Cardiovasc Pharmacol Ther.* 2004;9(4):227–241.

[4] Levy P, Compton S, Welch R, et al. Treatment of severe decompensated heart failure with high-dose intravenous nitroglycerin: A feasibility and outcome analysis. *Ann Emerg Med.* 2007;50(2):144–152.

[5] Sharon A, Shpirer I, Kaluski E, et al. High-dose intravenous isosorbide-dinitrate is safer and better than Bi-PAP ventilation combined with conventional treatment for severe pulmonary edema. *J Am Coll Cardiol.* 2000;36(3):832–837.

第 73 章
心源性肺水肿利尿药以外的治疗
Beyond Diuresis: Treatment Adjuncts in Cardiogenic Pulmonary Edema

Nicholas goodmanson，著

充血性心力衰竭是美国 65 岁以上患者最常见的住院原因。急性心力衰竭可以有多种表现形式，根据其病理生理学分类主要分为两种：①失代偿性心力衰竭，主要是由于体内容量负荷过重，最终导致心脏泵功能衰竭。②循环衰竭，指患者外周血管阻力增加导致心脏后负荷加重，引起左心室舒张末期压力增加，心输出量减少，进而引起心源性肺水肿。利尿药是传统意义上治疗心源性肺水肿的主要手段。然而，对于一些患者利尿药并不作为首选治疗，如循环衰竭的患者，他们的血容量是正常的；如心源性休克患者，他们往往是低血容量。对于此类患者，在急诊上应首先使用无创正压通气（noninvasive positive pressure ventilation，NPPV）、硝酸酯类或正性肌力药物等来降低心脏的前、后负荷。

NPPV 是治疗心源性肺水肿的重要辅助手段。NPPV 可以通过增加胸腔内压减少心脏的前、后负荷。NPPV 可以减少静脉回流（降低前负荷），并可降低左心室跨壁压（降低后负荷）。NPPV 已被证明可以降低急性心力衰竭患者的气管插管率和住院死亡率。因此，除了使用硝酸酯类药物治疗外，在心源性肺水肿患者中早期应用 NPPV 也是非常有必要的。重要的是，尚未有研究表明在对患者进行治疗时，持续气道正压通气（continuous positive airway pressure，CPAP）和双水平正压通气（bilevel positive airway pressure，BiPAP）对患者的预后有差异。建议 CPAP 的初始设定为 5 ～ 10cmH$_2$O 连续压力，而 BiPAP 的初始设定为 10cmH$_2$O 的吸气压力和 5cmH$_2$O 的呼气压力。

硝酸酯类药物（如硝酸甘油）可以有效地提高心源性肺水肿和高血压患者的心输出量。小剂量的硝酸酯类药物可以扩张静脉，降低前负荷。大剂量时可以扩张动脉，降低后负荷。因此，硝酸酯类药物可以减少心肌耗氧量，减少心脏做功，最终增加心输出量。硝酸甘油可通过舌下含服（每 5 分钟 1 次喷雾剂或者片剂，400μg/ 次），直到建立静脉通路并开始持续静脉输注。通常起始速率为 20μg/min 左右，但必须迅速输注以发挥临床效果。一般来说，每 5min 内剂量可增加 40μg/min，最多可增加 200μg/min。对于硝酸甘油无效或者不能使用的患者，可以使用硝普钠。静脉起始剂量为 0.1mg/（kg·min），每 5min 内可增加 0.1mg/（kg·min）。但是，由于硝普钠的中间产物具有氰化物毒性，因此，肾功能不全患者及大剂量时，应谨慎。

虽然大多数心源性肺水肿患者可伴高血压，但也有一些患者以低血压和心源性休克为心源性肺水肿的诱因。多巴酚丁胺通常是这种情况的首选药，静脉滴注起始剂量为 2.5μg/（kg·min），可以增加 2.5μg/（kg·min）至最大剂量 20μg/（kg·min）。值得注意的是，多巴酚丁胺高速率滴注时，伴随着血

管扩张和加重低血压，可能会引起心动过速。一旦出现这种情况，考虑使用血管升压药，如肾上腺素或去甲肾上腺素，以增加全身血管阻力。随着血液内肾上腺素剂量的增加，对 β_1 受体的作用增强，因此与去甲肾上腺素相比，应首选肾上腺素。

最后，也是最重要的，在心源性肺水肿的常规治疗中应避免使用吗啡。虽然传统理论认为使用吗啡可以降低心脏的后负荷，但最近的回顾性研究分析表明，吗啡的使用可引起气管插管率、住院死亡率增加。虽然没有大型的前瞻性试验，但在心源性肺水肿患者的常规治疗中应避免使用吗啡。

由于急诊特殊的医疗环境，诊疗必须同步进行。对于心源性肺水肿患者应考虑两个分类：失代偿性心力衰竭和循环衰竭。如果考虑存在容量负荷过重，在给予无创正压通气和硝酸酯类药物后应考虑利尿药和血管紧张素转化酶抑制剂（ACEI）类药物的使用。

要点

- 早期应用 NPPV 可以降低心力衰竭患者的气管插管率和入院死亡率。
- 早期应用硝酸酯类药物，以利于最大程度上降低心脏的前、后负荷。
- 对于继发于心源性休克的心源性肺水肿，可以考虑应用正性肌力药，如多巴酚丁胺，以增加心输出量。
- 近期研究表明，吗啡治疗心源性肺水肿效果会更差。
- 在降低前、后负荷后才可以使用利尿药治疗，特别是对于容量负荷过重的患者。

推荐阅读

[1] Cotter G, Felker GM, Adams KF, et al. The pathophysiology of acute heart failure—is it all about fluid accumulation? *Am Heart J.* 2008;155(1):9–18.

[2] Marik PE, Flemmer M. Narrative review: The management of acute decompensated heart failure. *J Intensive Care Med.* 2012;27(6):343–345.

[3] Mebazaa A, Gheorghiade M, Piña IL, et al. Practical recommendations for prehospital and early in-hospital management of patients presenting with acute heart failure syndromes. *Crit Care Med.* 2008;36(1 Suppl):S129–S139.

[4] Peacock WF, Hollander JE, Diercks DB, et al. Morphine and outcomes in acute decompensated heart failure: An ADHERE analysis. *Emerg Med J.* 2008;25(4):205–209.

[5] Vital FM, Ladeira MT, Atallah AN. Non-invasive positive pressure ventilation (CPAP or bilevel NPPV) for cardiogenic pulmonary oedema. *Cochrane Database Syst Rev.* 2013;(5):CD005351.

第 74 章
区别心源性和非心源性晕厥
Know How to Differentiate Cardiac versus Noncardiac Causes of Syncope

Omoyemi Adebayo，著

晕厥被定义为短暂的意识丧失，其特征是与姿势性张力无关，是由大脑灌注不足引起的。最重要的是，晕厥患者能够很快恢复到之前的状态。对晕厥患者进行评估时，区分非心源性和心源性病因是至关重要的。心源性晕厥相比非心源性晕厥，无论是发病率还是死亡率都明显要高。判断心源性晕厥可从现病史（history of present illness，HPI）、体格检查、心电图（electrocardiogram，ECG）和定向诊断试验等方面着手。

现病史以及患者的既往史和家族史，在晕厥的评估中都是必不可少的，并可以为心源性病因提供有价值的线索。充血性心力衰竭、瓣膜性心脏病、冠状动脉疾病或其他器质性心脏病的既往史会增加心源性晕厥的可能性。另外这些因素在许多晕厥评分系统和临床决策规则系统中都有提到。既往没有心脏疾病的年轻患者，仍要考虑心源性因素。头晕、心悸、呼吸困难、胸痛等前驱症状在心源性晕厥患者中更为常见。此外，在仰卧位或者体力劳动时发生晕厥的更应评估心源性病因。晕厥发生时可能会伴有癫痫发作，如肌阵挛或大小便失禁，这在心源性晕厥患者中也有发生。尽管如此，缺乏某些特异症状时并不能排除心源性晕厥的可能。另外，对于有早发性心脏病或不明原因猝死家族史的人群也应注意心源性晕厥的发生。

除了现病史之外，体格检查也是至关重要的，并且对可以鉴别心源性或非心源性晕厥的异常者有针对性地着重做检查。在晕厥患者中存在体位性生命体征是很常见的。Knopp 及其同事证明，与血压读数的变化相比，站立位时与头晕相关的心率至少增加 30 次 / min，敏感性更强，并且对识别体位性低血压更为特殊。体位性生命体征并非提示心源性晕厥的诱因，其参数也有一定的局限性。许多研究证实了老年人体位性生命体征测量的不准确性。直立测量不管是阳性结果还是阴性结果都不能完全排除心源性晕厥的可能。一些其他体格检查结果如心脏杂音、心律不齐或充血性心力衰竭的征象等心脏异常表现，会增加心源性晕厥的可能性。

如上所述，ECG 是评估晕厥患者的基本检查。仔细阅读心电图可以发现心律失常、缺血和结构异常的迹象。具有特征性心电图改变的诊断见表 74-1。

常规实验室检查很少用于晕厥的评估。已经研究了心脏相关的实验室检查（例如肌钙蛋白、B 型利钠肽和 D- 二聚体），以评估其对识别心源性诱因的敏感性和特异性。但这类的文献资料很有限，它们并不能作为常规检查被推荐使用。

表 74-1 心源性晕厥的异常心电图表现

离子通道异常	管腔异常	电解质异常	器质性异常	传导异常
Brugada 综合征	急性冠状动脉综合征	高钾血症	肥厚型心肌病	房室传导阻滞
长 QT 综合征	肺栓塞	低钾血症	WPW 综合征	室上性心动过速
短 QT 综合征	心脏压塞	低钙血症		

对患者进行了详细的病史询问、体格检查和心电图评估后，仍不能确定晕厥的病因时，一些评分系统和决策规则可用于患者的风险评估。常见的决策系统包括 OESIL 评分系统（OESIL scoring system）和旧金山管理系统（San Francisco syncope rules）。目前，对评分决策系统的研究并未达成一致，因此，虽然有所帮助，但并未正式用于临床。

要点

- 有充血性心力衰竭、瓣膜性心脏疾病及冠状动脉疾病既往史的患者，心源性晕厥的风险会增加。
- 在仰卧位或者体力活动时发生晕厥，提示心源性晕厥的可能。
- 在老年患者，体位性生命体征的测量指标具有不准确性。
- 心电图在进行心源性晕厥的评估中起重要作用。
- 风险评分（如 OESIL 评分系统和旧金山管理系统）可以用于心源性晕厥患者的评估，但是仍存在争议。

推荐阅读

[1] Costantino G, Furlan R. Syncope risk stratifcation in the emergency department. *Cardiol Clin.* 2013;31:27–38.

[2] Costantino G, Sun BC, Barbic F, et al. Syncope clinical management in the emergency department: A consensus from the frst international workshop on syncope risk stratifcation in the emergency department. *Eur Heart J.* 2015. [epub ahead of print]

[3] Strickberger SA, Benson DW, Biaggioni I, et al. AHA/ACCF Scientifc Statement on the Evaluation of Syncope: From the American Heart Association Councils on Clinical Cardiology, Cardiovascular Nursing, Cardiovascular Disease in the Young, and Stroke, and the Quality of Care and Outcomes Research Interdisciplinary Working Group; and the American College of Cardiology Foundation: In collaboration with the Heart Rhythm Society: Endorsed by the American Autonomic Society. *Circulation.* 2006;113:316–327.

第 75 章
晕厥患者的心电图表现
Pearls in Syncope ECG Interpretation

Carmen Avendano, Semhar Z. Tewelde，著

晕厥被定义为大脑灌注不足所造成的意识丧失。在美国，每年大约有超过 70 万患者由于晕厥到急诊就诊，且入院率高达 6%。虽然大多数晕厥的预后较好，但仍有一小部分晕厥可危及生命。患者的现病史、体格检查以及 12 导联心电图（electrocardiogram，ECG）对于急诊晕厥患者的评估是很重要的。事实上，ECG 可以为潜在的危及生命的晕厥提供重要线索。对于急诊晕厥患者，应仔细检查心电图是否有缺血、心动过缓、心动过速和传导延迟的征象。一些可以通过心电图检测到的其他重要的诊断包括心室预激综合征、Brugada 综合征、长或短 QT 综合征、肥厚型心肌病、心律失常性右心室发育不全和儿茶酚胺敏感性多形性室性心动过速。危及生命的晕厥的心电图特征如下。

一、心室预激综合征（如 WPW 综合征）

- PR 间期 < 120ms。
- QRS 波群 > 110ms。
- R 波起始部向上倾斜（delta wave，δ 波）。
  - ◇ A 型：左侧旁路预激，δ 波出现在所有的胸导联上，在 V₁ 导联上 R 波 > S 波。
  - ◇ B 型：右侧旁路预激，V₁ ~ V₂ 导联 δ 波向量向下。

二、Brugada 综合征

- 1 型
  - ◇ ST 段弓背向上抬高；
  - ◇ V₁ ~ V₃ 导联上至少有 2 个导联的 ST 段向上抬高 > 0.2mv，伴有 T 波倒置。
- 2 型
  - ◇ ST 段弓背向下抬高；
  - ◇ 在 V₁ ~ V₃ 导联上至少有 2 个导联的 ST 段向上抬高 > 0.2mv。
- 3 型
  - ◇ 1 型或者 2 型 ST 段抬高 < 0.2mv。

三、长 QT 综合征

- QTc=QT/$\sqrt{RR}$ 即 R-R 间期为 1s（心率 60 次 /min）时的 QT 间期。
- QT 间期延长，男性 > 440ms，女性 > 460ms。
- 无论性别 QT 间期 > 500ms 时，会增加心律失常的发生风险。
- 可能有潜在的 "R on T" 现象发生，即 T 波结束时伴室性期前收缩波，会诱发多形性室性心动过速和尖端扭转型室性心动过速。
- 可能的病因有电解质缺乏（如钾、镁、钙等）、低体温、心肌缺血、颅内压增高和毒素等。

四、短 QT 综合征

- QT 间期缩短，男性 < 330ms，女性 < 340ms。
- ST 段缩短甚至消失，伴 T 波高尖。
- 可能的诱因有先天性的异常、地高辛中毒以及高钙血症等。

五、肥厚型心肌病（hypertrophic cardiomyopathy, HOCM）

- 心室侧壁导联（Ⅰ、aVL、V$_5$ ~ V$_6$）和下壁导联（Ⅱ、Ⅲ、aVF）出现较深的 Q 波。
- 左心室肥厚（left ventricular hypertrophy, LVH）。
- 左心房扩大。
- 心尖肥厚性心肌病
    - ◇ 左心尖局部肥厚。
    - ◇ 左心室肥厚。
    - ◇ 胸前导联出现巨大的 T 波倒置。
    - ◇ 心室侧壁和下壁可能出现 T 波倒置。

六、心律失常性右心室发育不全

- Epsilon 波（QRS 波群末端的一个较小的正向波）是最特异的表现，大约可存在于 30% 的患者中。
- V$_1$ ~ V$_3$ 导联上出现 T 波倒置。
- V$_1$ ~ V$_3$ 导联上 QRS 波群延长（100 ~ 120ms）。
- V$_1$ ~ V$_3$ 导联上出现连续向上的 S 波（50 ~ 55ms）。
- 对于有阵发性室性心动过速的患者要考虑致心律失常性右心室发育不全（ARVD）的可能性。

七、儿茶酚胺敏感性多形性室性心动过速（CPVT）

- 休息时 ECG 正常。

- 运动可激发肾上腺素的分泌导致室性心动过速。
- 双向性室性心动过速 QRS 波群可扭转 180°。
- 心率＞ 100 次 / min 时，要考虑心室异位搏动。

要点

- 所有急诊晕厥患者都应行心电图检查。
- 应仔细阅读心电图可以识别心肌缺血、传导阻滞、心动过速或心动过缓等征象。
- 仔细识别心室预激综合征、Brugada 综合征、长或短 QT 综合征、HOCM、ARVD 和 CPVT 等可能会出现的心电图异常改变。
- Epsilon 波是 ARVD 心电图最特异的表现。

推荐阅读

[1] Dovgalyuk J, Holstege C, Mattu A, et al. The electrocardiogram in the patient with syncope. *Am J Emerg Med.* 2007;25(6):688–701.

[2] Johnsrude CL. Current approach to pediatric syncope. *Pediatr Cardiol.* 2000;21(6): 522–531.

[3] Quinn J. Syncope and presyncope: Same mechanism, causes, and conccrn. *Ann Emerg Med.* 2015;65(3):277–278.

[4] Thiruganasambandamoorthy V, Stiell IG, Wells GA, et al. Outcomes in presyncope patients: Aprospective cohort study. *Ann Emerg Med.* 2015;65(3):268–276.e6

第 76 章
对于晕厥，避免忙中出错
Syncope: Avoiding a Shotgun Wedding

Omoyemi Adebayo，著

在美国，因晕厥全年来急诊就诊的患者高达 5%。在对晕厥患者进行评估时，急诊医生应尝试回答以下两个问题：①导致事件的原因；②发生晕厥后产生不良后果的风险有多大。要回答这两个问题，首先要清楚患者的现病史（history of present illness，HPI）、体格检查、心电图（electrocardiogram，ECG）和一些诊断性检查的情况。

晕厥是由于大脑灌注不足引起的短暂性意识丧失，其特征是与姿势性张力无关，随后可以快速恢复。晕厥的致命因素包括蛛网膜下腔出血（subarachnoid hemorrhage，SAH）、腹主动脉瘤破裂、主动脉夹层、肺栓塞（pulmonary embolism，PE）、异位妊娠破裂和急性冠状动脉综合征等。5% ～ 15% 的上述患者可有晕厥症状。在进行 HPI 询问时，急诊医生应注意询问有无提示危及生命的晕厥诱因的前驱症状，如头痛、腹痛、背痛、胸痛或呼吸急促。有时很难将癫痫发作和卒中与晕厥区分开，尤其是现病史来源不可靠时。事实上，晕厥患者可能伴有典型的癫痫发作，如肌阵挛或尿失禁。结合患者的现病史和体格检查仍未能确定晕厥患者的原因时，应进行一系列实验室或影像学检查，以对患者的远期风险进行评估。

心电图可以为 5% 的患者提供诊断依据，并且在所有晕厥患者中都应进行心电图检查。心电图检查发现有心肌缺血或心律失常的迹象时应进行复查。同样的，对于心电图有预激综合征、Brugada 综合征、肥厚型心肌病、心律失常性右心室发育不全、QT 间期延长等都要复查心电图。本书中其他章节详细介绍了这些心电图的特异性改变。

虽然低血糖是晕厥极为罕见的原因，但血糖值应与生命体征测量值相结合。体位性生命体征测量对没有相关疾病的年轻患者会有所帮助。然而，认识到生命体征测量体位的局限性仍然是很重要的。许多研究表明体位性生命体征测量对于老年患者而言是不准确的，尤其是服用 β 受体阻滞药或钙通道阻滞药的患者。所以，老年患者不要依赖体位性生命体征的测量。

常规的实验室检查或影像学检查在晕厥患者中很少能够提供有价值的信息，除非根据现病史和体格检查发现需要做的进一步检查。心脏相关实验室检查（肌钙蛋白、D- 二聚体）还没有被证明能够为鉴别心源性与非心源性晕厥提供可靠的依据。对于体格检查未能发现的重症贫血，也很少会由全血细胞计数检查出来。同样的，心电图未能发现的电解质异常，通常综合的代谢检查也不能提供更有价值的信息。但是当怀疑患者有蛛网膜下腔出血时，头颅 CT 检查是有必要的。尽管如此，仍然缺乏在所有晕厥患者中，行头颅 CT 检查的证据。另外，怀疑心脏结构异常时，如心房黏液瘤、室间隔增厚或瓣膜疾病等，应考虑行经胸超声心动图检查。在许多情况下，急诊医生可以适当地对患者进行风险评估，而不需要依赖实验室检查或影像学检查。

许多系统已经被研发出来并进行了验证，以协助急诊医生对晕厥患者进行风险评估。这些系统对患者的现病史、并发症、心电图改变以及实验室检查进行不同的组合。虽然这些晕厥评分系统确实有助于对患者的不良预后的评估，但是它们是否优于临床医生决策并未得到证实。

要点
- 晕厥的致命诱因包括蛛网膜下腔出血（SAH）、腹主动脉瘤破裂、主动脉夹层、肺栓塞（PE）、异位妊娠破裂和急性冠状动脉综合征等。
- 患者的现病史、体格检查和心电图检查是对晕厥患者进行评估的基本要素。
- 晕厥患者同样可以发生肌肉痉挛和尿失禁。
- 低血糖是造成晕厥极为罕见的原因。
- 常规实验室和影像学检查应根据现病史、体格检查以及心电图检查结果，看是否需要进行。

推荐阅读

[1] Chiu D, Shapiro N, Sun B, et al. Are echocardiography, telemetry, ambulatory electrocardiography monitoring, and cardiac enzymes in emergency department patients presenting with syncope useful tests? A preliminary investigation. *J Emerg Med.* 2014;47(1):113–118.

[2] Perez-Rodon J, Martinez-Alday J, Baron-Esquivias G, et al. Prognostic value of the electrocardiogram in patients with syncope: Data from the group for syncope study in the emergency room (GESINUR). *Heart Rhythm.* 2014;11:2035–2044.

第四篇

胃肠病学
Gastroenterology

第 77 章
急性阑尾炎，不走寻常路
When an Appy Doesn't Follow the Rules

Caroline Brandon，著

急性阑尾炎是最常见的急腹症，可发生于任何年龄，但最常见于 20—30 岁。阑尾炎好发于男性，一生中患病的风险男性为 9%，女性为 6%。粪石、肿瘤、感染或者淋巴滤泡增生均可导致阑尾腔梗阻而引发炎症。

阑尾炎的典型症状表现为腹痛，开始时为隐痛或脐周疼痛，逐渐发展为转移性右下腹的局限性腹壁疼痛。但只有 50% 的患者有这些典型症状，另 50% 的给诊断造成了难度。

阑尾炎的腹痛并不都是局限于右下腹部。先天性发育异常的患者，可能表现为左侧腹痛。胚胎期中肠转位不良或者全内脏转位的患者，大部分会在出生后 1 个月内就会被诊断，但仍有部分患者是在急性阑尾炎时才确诊。盲肠后位阑尾炎可以引起右上腹痛，其约占 26% ～ 65%，可导致不同的炎症形式。阑尾脓肿可发生于肾旁间隙、结肠后沟或结肠旁沟，甚至发生于肝下区域。罕见情况下，急性阑尾炎可以表现为胸痛或上腹痛。未确诊的先天性膈疝患者，其阑尾炎甚至可能出现在胸腔，以胸痛为表现。

重要的是要知晓容易出现阑尾炎不典型疼痛的 3 个特定群体：孕妇、年龄不足 5 岁的儿童、老年人。

在妊娠期间，急性阑尾炎是最常见的非妇产科疾病性急腹症。患者可以出现上腹痛、排便习惯改变、直肠性和（或）阴道性疼痛。在妊娠早期，恶心、呕吐或者非特异性腹痛的症状很有可能被认为是早孕反应而误诊。在妊娠后期，阑尾位置上移，患者可能主诉为右侧季肋部或者右上腹部疼痛。超声检查可以发现阑尾，其敏感性为 67% ～ 100%。若超声检查没有发现阑尾，则建议进行磁共振检查。阑尾炎的诊断延迟或发生阑尾穿孔，对胎儿的风险就会增加，如阑尾穿孔与未发生阑尾穿孔的患者流产的发生率分别为 20% ～ 30% 和＜ 5%。

儿童的阑尾炎表现不同于成年人。婴儿可能仅表现为精神萎靡和腹胀，1—3 岁的幼儿通常表现为呕吐和腹泻，有可能被诊断为病毒感染综合征。若延误诊断，不足 3 岁的小儿中有超过 2/3（70%）会在 48h 内发展成为阑尾穿孔。且年龄小的儿童有 2/3（67%）在首次就诊中没有被确诊。重复的腹部检查有助于诊断，对相关症状，如疼痛加重、局灶性疼痛、症状不缓解，保持清醒和高度警惕极为重要。

若怀疑儿童或者孕妇的急性阑尾炎，而超声检查不能确诊，则建议进行磁共振（magnetic resonance imaging，MRI）检查。MRI 若能看到阑尾，则对阑尾炎诊断的敏感性和特异性都接近 100%。若无条件进行 MRI 检查，不仅需要根据病史、体格检查、实验室检查来怀疑急性阑尾炎的诊断，还需要外科会诊。计算机辅助断层（computed tomography，CT）检查存在电离辐射的风险，但也可以作为在儿童或者孕妇群体中确诊急性阑尾炎的备选检查工具，就该检查的风险效益进行权衡，需要和患者本人、儿童的父母以及专业人员讨论。

在急诊就诊的老年腹痛患者中，急性阑尾炎占 7%。该群体常常有很多共患疾病，导致诊断困难。60 岁以上的患者，具有典型的转移性右下腹痛表现的不足一半，而主要表现为腹部隐痛或者全腹痛。他们中的一半到急诊就诊的时间，为疾病病程的后期，发生穿孔的比例较高。研究发现，大部分急性阑尾炎的老年患者，在手术前已经发生穿孔。这使老年急性阑尾炎患者具有很高的致病风险和死亡风险。对于老年人的急性阑尾炎，CT 是首选的检查手段。同时，该群体一些其他可危及生命的疾病也可通过 CT 检查发现，而辐射的长期风险一般较少被关注。

要点

- 只有 50% 的急性阑尾炎患者有脐周痛并转移到右下腹的典型症状。
- 患者具有先天性异常或者结肠后沟或结肠旁沟的阑尾炎，可以表现为右上腹痛、左侧腹痛甚至胸痛。
- 孕妇、年龄不足 5 岁者、老年患者的阑尾炎疼痛多不典型。

推荐阅读

[1] Henriques de Franca Neto A, Ramos do Amorim MM, Nóbrega BM. Acute appendicitis in pregnancy: Literature review. *Rev Assoc Med Bras.* 2015;61(2):170–177.

[2] Marzuillo P, Germani C, Krauss BS, et al. Appendicitis in children less than five years old: A challenge for the general practitioner. *World J Clin Pediatr.* 2015;4(2):19–24.

[3] Omari AH, Khammash MR, Qasaimeh GR, et al. Acute appendicitis in the elderly: Risk factors for perforation. *World J Emerg Surg.* 2014;9:6.

[4] Ong EMW, Venkatesh SK. Ascending retrocecal appendicitis presenting with right upper abdominal pain: Utility of computed tomography. *World J Gastroenterol.* 2009;15(28): 3576–3579.

[5] Vissers RJ, Lennarz WB. Pitfalls in appendicitis. *Emerg Med Clin North Am.* 2010;28(1):103–118.

第 78 章
急性腹痛的镇痛，不要拖延
Analgesia for the Patient with Acute Abdominal Pain: Don't Delay!

Adrian Flores，著

急性腹痛的患者，在外科医生诊查前是否应给予镇痛药，在急诊的答案很简单是"是"。

就诊时，急腹症的严重腹痛发病时间一般不足 24h。腹痛的原因有可能是危及生命的腹内病变，需要迅速重视，准确诊断，且常常需要外科处理。传统上，外科一般不鼓励应用镇痛药，特别是麻醉药，其原因是担心药物掩盖临床症状而诊断延误。有段时间内，这种做法有其合理性，但这是一个世纪前的做法，大剂量给吗啡导致患者反应迟钝。

89 年前出版了一部外科名著，书名是 *Cope's Early Diagnosis of the Acute Abdomen*。直到 1987 年版本前，还一直强调该观点并得到很多支持，此后禁止使用镇痛药的做法才有所缓和。2010 年第 22 版的内容有所更改，指出"不给患者镇痛药是残忍的，应该受到谴责"，并且指出"将会需要几代临床医生，才能消除这种根深蒂固的观念和做法"。

国际医疗卫生机构认证联合委员会（Joint Commission on Accreditation of Healthcare Organizations，JCAHO）、美国急诊医师学会（American College of Emergency Physicians，ACEP）、医疗政策与研究局（Agency for Health Care Policy and Research，AHCPR）的政策性陈述文件中引用的证据资料表明，控制疼痛并不会掩盖患者的临床表现或延误诊断。事实远不止于此，不论是急诊还是住院的患者，都存在疼痛治疗不足的情况。

很明显就应该及时采取措施缓解患者疼痛。怎么做，选用什么药、剂量如何？急性腹痛的患者首选静脉注射（intravenous，iv）。不仅使根据患者具体情况来调整剂量变得更容易，也有助于保持患者预期手术前的禁食。吗啡的应用剂量，起始可参考的治疗剂量为 0.1mg/kg 静脉注射。要知道，一些从未使用过阿片类药物的患者可能十分敏感，而较长时间使用该类药物的患者，耐受性很高。吗啡的起始剂量一般是 7～8mg（按体重 70～80kg 计算），最好是先给患者 1/2 或 3/4 的剂量，必要时使用。若首剂无效，可以给护士医嘱，15～20min 后重复使用 1 次。负责任的且可以信赖的护士有一剂重复剂量备用药品，可以保证患者得到及时的处置，特别是在繁忙的急诊科。可能的情况下，多次评估诊查患者，也有助于达到这个目的。长期服用镇痛药的患者，可以考虑初次就给予较高剂量，与家庭用药剂量相当。

阿片类药物的等效剂量表（可在大多数智能手机药典上查到）对于患者长期口服的药品与静脉制剂之间进行剂量换算，或者在不同级别的静脉阿片类制剂之间进行剂量换算，都很有帮助。比如，静脉使用 10mg 吗啡，相当于口服 30mg 吗啡，也相当于静脉使用 1.5mg 氢吗啡酮。然而，即使患者对静脉使用 10mg 吗啡无反应，或者耐药，阿片类制剂之间也有不完全的交叉耐药。很小剂量的氢吗啡酮就可能有很好的镇痛效果，所以，也不必完全按照等效剂量用药，可以降低起始剂量。

以吗啡的用药剂量作为阿片类用药剂量的参考标准，还可以使用更适合临床病情的其他替代用药。吗啡的耐受性差，可以引起恶心，或者因组胺释放而导致瘙痒。氢吗啡酮较少引起这些不良反应。两种药物都可以引起低血压，病情不稳定的患者，镇痛可以考虑使用芬太尼（对血流动力学影响小）。但芬太尼镇痛效果维持的时间较短，只有 45min，要达到较好的镇痛效果需要稳定的基础用药速度。适当地换用长效的静脉阿片类制剂，可以避免患者在两次短效制剂用药间隔期间，再次忍受严重疼痛。虽然口服阿片类制剂的作用时间，长于静脉类制剂，但在急性腹痛中，应避免使用口服制剂。口服阿片类制剂由于作用时间较长，也难以预计起效时间，因而难以调整剂量。若已经确定患者不是外科疾病，可以考虑口服长效制剂。

要点
- 急性腹痛的患者，不要延迟给予阿片类镇痛药。
- 镇痛治疗，并不会掩盖临床表现，也不会导致延误诊断。
- 充分考虑患者的耐受性、药物作用时间，及时重复用药达到适宜的控制疼痛的目的。

推荐阅读

[1] Brownfield E. Making health care safer: A critical analysis of patient safety practices. *Chapter 37, Pain Management.* [Internet]. 2001. Available at: http://www.ncbi.nlm.nih.gov/pubmed/24423049
[2] Curtis L, Morrell T. Pain management in the emergency department. *Emerg Med Pract.*2006;8(7):1–28.
[3] King K. Culture and medicine. *West J Med.* 2000;172:208–214.
[4] Manterola C, Vial M, Moraga J, et al. Analgesia in patients with acute abdominal pain. *Cochrane Database Syst Rev.* 2011;(1):CD005660.
[5] Silen W. *Cope's Early Diagnosis of the Acute Abdomen.* New York: Oxford University Press, 2010.

第79章
乙状结肠扭转诊治越早越好
Get to It Early: Sigmoid Volvulus

Jorge Ontiveros，著

当乙状结肠的一部分绕肠系膜扭转时，就会发生乙状结肠扭转，导致肠梗阻。通常需要冗长的乙状结肠肠襻，并附着在狭长的肠系膜上才容易发生。扭转超过 180°时发生肠腔梗阻，而扭转超过

360°时，会出现血供障碍。

乙状结肠扭转可能是后天或先天因素造成的。在北美，乙状结肠扭转罕见，在所有肠梗阻中仅占 3%～5%。而在乙状结肠扭转的高发地区，如拉丁美洲、非洲、中东、东欧，可占所有肠梗阻的 20%～54%。在这些地区，乙状结肠扭转的高发病率被认为是继发于乙状结肠冗长发生率高，后者已经在解剖学研究中得到了证实。而且，美洲锥虫病（Chagas 病）常常与乙状结肠扭转有关。在低发病率地区，乙状结肠扭转与便秘有关，便秘导致乙状结肠延长和扩张，从而使发生扭转的风险增加。其他风险因素包括高龄、糖尿病、神经和精神疾病、高纤维饮食、长期住院。尽管乙状结肠扭转在儿童中极为罕见，但还是有一些高危因素，如慢性便秘和共患病基础（先天性巨结肠病、肠旋转不良、智力障碍）。

乙状结肠扭转通常表现为腹痛、腹胀和便秘。发生急性肠梗阻的患者，诊断相对容易，如突发严重腹痛伴腹胀。然而，也可能表现为隐匿发病，出现轻度和缓慢进行性加重的腹痛和便秘。如果发生不完全肠梗阻，患者也会表现为腹泻。此外，也可能发生乙状结肠扭转和自发性复位，患者会描述以前发生过类似的症状。大多数患者在发生乙状结肠扭转后 3～4 天才就诊，只有 17% 的患者在发病 48h 内就诊，这一点很常见。

钡灌肠、计算机断层扫描（computed tomography，CT）和磁共振（magnetic resonance，MR）都可以用于诊断乙状结肠扭转。乙状结肠扭转病例中，简单的腹部 X 线片检查诊断高达 80%。腹平片显示乙状结肠扩张：从骨盆延伸出来大面积的透光区域，像咖啡豆状或弯曲的轮胎内胎状。同时还能看到气 - 液平面和直肠内缺乏气体。对于不能确诊的病例，对比剂灌肠或 CT 扫描可用于诊断。对比剂灌肠后，会在扭转的部位出现"鸟嘴征"。在 CT 上，可能看到旋涡征（肠扭转时肠结构自身扭转的证据，类似旋涡）和扩张的乙状结肠。延误诊断可导致血运障碍，引起肠缺血、坏疽和穿孔。

乙状结肠扭转的治疗取决于患者自身的特点、共患病和临床表现。如有腹膜炎、穿孔或肠坏疽的证据，则应立即外科会诊进行开腹手术。手术方式包括：肠管复位术、肠系膜固定术、肠切除 - Ⅰ期吻合术、肠切除 - 肠造瘘术。如果没有发生腹膜炎或坏疽，也应尽早请消化科和外科会诊。乙状结肠镜 / 结肠镜检查可以诊断和治疗，内镜下可以给肠管减压并复位扭转的肠管。一旦内镜下发现肠管坏死或者肠管复位失败，应进行手术治疗。据报道，目前结肠镜下复位的成功率为 70%～90%。但是，肠管减压后，肠扭转常复发，因此即使复位成功后也建议进行择期手术治疗。乙状结肠扭转若发生肠坏疽，死亡率超过 50%，而没有发生肠坏疽的患者，死亡率小于 10%。导致死亡率上升的因素有：复位延迟、休克、坏疽、穿孔、白细胞增多、电解质紊乱和高龄。

要点

- 乙状结肠扭转患者也可能症状轻微，甚至出现矛盾性症状（腹部隐痛、轻微腹胀、便秘或腹泻）。
- 乙状结肠扭转的危险因素包括高龄（平均 60—70 岁）、住院、神经和精神疾病以及慢性便秘。
- 腹部 X 线片检查效果显著，通常可以诊断乙状结肠扭转。
- 一旦确诊，应请消化科和外科会诊！在发生肠坏疽前进行内镜下肠管减压和复位扭转通常会成功。

推荐阅读

[1] Colinet S, Rebeuh J, Gottrand F, et al. Presentation and endoscopic management of sigmoid volvulus in children. *Eur J Pediatr.* 2015;174(7):965–969.

[2] Feldman D. The coffee bean sign. *Radiology.* 2000;216:178–179.

[3] Halabi WJ, Jafari MD, Kang CY, et al. Colonic volvulus in the United States: Trends, outcomes,and predictors of mortality. *Ann Surg.* 2014;259:293.

[4] Oren D, Atamanalp SS, Aydinli B, et al. An algorithm for the management of sigmoid colon volvulus and the safety of primary resection: Experience with 827 cases. *Dis Colon Rectum.*2007;50(4):489–497.

[5] Raveenthiran V, Madiba TE, Atamanalp SS, et al. Volvulus of the sigmoid colon. *Colorectal Dis.* 2010;12:e1.

第 80 章
不要漏诊盲肠扭转
Cecal Volvulus: Don't Miss It!

Jan Marie Shoenberger，著

腹痛是急诊科（emergency department,ED）常见的症状，医生根据患者的年龄、性别和临床病史等重要因素进行鉴别诊断。由于腹痛的常见原因往往是最常见且最熟悉的那几种，以至于忽略了较少见的急性腹痛原因，盲肠扭转正是这些少见病因之一。最近的一项研究是针对 2002—2010 年在美国医院住院的肠梗阻患者，结果发现不到 2% 的肠梗阻的原因是结肠扭转（包括盲肠扭转和乙状结肠扭转）。尽管罕见，该研究发现盲肠扭转病例的死亡率接近 7%。

盲肠扭转是在胚胎发生过程中，肠道发育出现解剖异常所导致，可以发生于任何年龄段的患者。盲肠扭转的原因也与腹部手术史有关，理论上，由于术后粘连，肠管以粘连点为轴发生扭转。以下因素也与盲肠扭转有关，如慢性便秘、远端结肠梗阻、各种类型的肠梗阻、晚期妊娠、高纤维食物的摄入。此外，由于各种共患病或住院治疗，导致患者结肠扩张和肠道蠕动减弱，则使盲肠扭转的发生有增加趋势。

盲肠扭转有 3 种表现类型。第一种类型是复发性间歇性，大约一半患者均是此类型，最终被诊断为盲肠扭转。患者表现为间歇性右下腹疼痛、腹胀，肠道排气后症状可缓解。第二种类型是由于扭转而出现的急性肠梗阻，这种表现在临床上与急性小肠梗阻难以鉴别，确诊可依赖于术前或术中的影像学检查。第三种类型是暴发性，如果急性肠扭转在最初未被及时诊断，则会发展成为绞窄性肠梗阻和肠穿孔。

无论急性还是间歇性的肠梗阻，患者的病史和体格检查很可能导致医生怀疑肠梗阻的诊断。患者

可以有呕吐、痉挛性腹痛、腹胀等症状，但实验室检查无法作为确诊依据。如果确认为外科急症，术前或术中可以进行影像学检查。

影像学检查包括：腹部 X 线片或计算机断层扫描（computed tomography，CT）等。X 线片的表现与肠梗阻一致，如气 - 液平面和肠襻扩张，也可能会表现为经典的"咖啡豆征"，即可见扩张的、扭曲的盲肠，指向左上象限。另一种征象是"鸟嘴征"，它反映出扭转部位远端肠襻和近端肠襻两者逐渐变细的起止部位。也很有可能腹部 X 线片仅有不同程度的异常，但并不能用于确诊盲肠扭转，这就需要进一步 CT 检查。

手术是治疗盲肠扭转的首选方法，目的是解除梗阻。已经发生肠管坏死者，需要切除坏死节段的结肠，有一些外科医生支持这种方法来预防肠扭转复发。

要点

- 盲肠扭转患者，可能会出现典型的肠梗阻症状，或右下腹阵发性痉挛性疼痛伴腹胀。
- 腹部 X 线片显示为"咖啡豆征"或"鸟嘴征"，但若依然不能确诊，应进行 CT 检查。
- 手术是治疗盲肠扭转的首选。

推荐阅读

[1] Consorti ET, et al. Diagnosis and treatment of caecal volvulus. *Postgrad Med J.* 2005;81(962):772–776.

[2] Gingold D, Murrell Z. Management of colonic volvulus. *Clin Colon Rectal Surg.* 2012;25(4):236–244.

[3] Halabi WJ, et al. Colonic volvulus in the United States: Trends, outcomes, and predictors of mortality. *Ann Surg.* 2014;259(2):293–301.

[4] Rabinovici R, et al. Cecal volvulus. *Dis Colon Rectum.* 1990;33(9):765–769.

第 81 章
小儿精神状态改变：不要忘记肠套叠
Altered Mental Status in a Child: Don't Forget about Intussusception!

Aaron E. Kornblith, Jeffrey Bullard-Berent，著

肠套叠是近端肠管套入相邻的远端肠管所致。最常见的部位是回肠和结肠之间（回结肠肠套叠）。肠套叠导致静脉和淋巴回流受阻，最终引起肠道水肿。未能及时治疗者，可累及动脉，诱发肠梗死、

腹膜炎，甚至穿孔。

　　在婴幼儿和年龄较小的儿童中，肠套叠是最常见的肠梗阻原因。大多数病例发生在 5 个月至 5 岁，超过 80% 的患者不足 2 岁。这些低龄患者的沟通能力差，可造成诊断延误。回结肠肠套叠在男孩更多见，并且具有随季节变化的特征，与病毒性胃肠炎的发病高峰一致，< 50% 的病例可表现为典型的"果酱"样大便，其中 < 20% 的病例同时存在血便、腹痛、呕吐和腹部包块。

　　直到 1979 年，医学文献才认识到肠套叠是导致儿童孤立性精神状态改变（altered mental status，AMS）的一个原因，肠套叠导致精神状态改变（AMS）的病理生理机制仍不清楚。儿童肠套叠的 AMS 改变的特征有精神萎靡、虚弱、昏睡、昏迷、冷漠，甚至毫无生气。这些症状很容易让急诊医生忽略，直到其他的 AMS 病因被排除或出现更典型的肠套叠症状。肠套叠患者的 AMS 表现并不预示疾病更严重，但可能延误诊断。诊断延误使通过气体或液体灌肠复位的可能性降低，导致需要外科手术复位。

　　若儿童的 AMS 无法确诊为肠套叠，要怎样筛查呢？诊断的金标准是气体或液体对比灌肠，但在一个有经验的超声检查者手中，超声检查的敏感性和特异性与 X 线检查相当，并且成为一线诊断工具。然而，这两种检查都需要专业技术并且需要离开抢救区域。有 3 个诊断试验在其他诊断措施不可用时可以在床旁快速进行，以改变肠套叠的检出率，分别是：便潜血试验（fecal occult blood testing，FOBT）、床旁（point of care，POC）超声、腹部 X 线片。

　　便潜血是肠套叠一个很重要的预警表现。当肠道内皮细胞开始脱落后，最终会表现为典型的"果酱"样大便。很早就可能出现 FOBT 阳性。一项回顾性研究分析显示，肠套叠患者中便潜血阳性比潜血阴性更常见。而且，肠套叠患者的病史中或检查中没有明显直肠出血时，潜血发生率也高达 75%。虽然 FOBT 远非万无一失，但阳性结果与肠套叠相关，从而增加了确诊的可能性。

　　POC 超声是一项可以辅助诊断肠套叠的检查。一项前瞻研究证实，急诊医生仅经过 1h 培训，就可以使用床旁超声熟练地诊断肠套叠。典型的肠套叠超声图像是"靶环征"，即相互套叠的各层肠壁（图81-1），多见于右上象限。POC 超声对于发现肠套叠是十分有帮助的，但 POC 超声具有操作依赖性，并且对排除诊断没有足够的敏感性。如果考虑肠套叠而 POC 超声没有看到靶环征，应该采取进一步的图像检查。

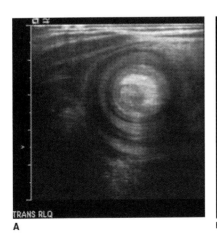 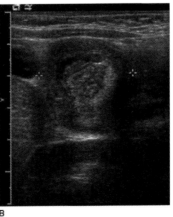

◀图 81-1　回结肠肠套叠超声图像示"靶环征"

肠套叠的横断面图像展示了典型的同心环形征（A）和特征性高回声，异质性肠套叠套入部被肠套叠鞘部的水肿肠壁包绕（B）（引自 Cosby KS, Kendall JL, eds. Practical Guide to Emergency Ultrasound. 2nd ed. Philadelphia, PA: Wolters Kluwer Health, 2013.）

腹部 X 线片对诊断肠套叠并不敏感，但某些发现可以降低肠套叠的可能性。发生肠套叠时，升结肠的气体被套叠入管腔的小肠所替代，所以在右上象限的升结肠内见不到肠腔内气体。一项拟诊肠套叠的前瞻性研究，入选了 3 个月至 3 岁的儿童，结果显示，当升结肠的气体在三个体位（仰卧位、俯卧位、左侧卧位）都存在，排除肠套叠的敏感性是 100%（95% CI 79.1 ～ 100）。如果升结肠气体只在一个或两个体位可见，排除肠套叠的能力会明显下降。病情不稳定的患者，腹部 X 线片可以在床旁进行。

治疗

血流动力学不稳定或生命体征不稳定的患者应该给予静脉液体复苏。有腹膜炎或穿孔表现的患者，马上请外科会诊。血流动力学稳定的患者，首选透视或超声引导的气液或气钡灌肠检查，成功率达 75% ～ 95%。不可复位的肠套叠，像大多成年人的肠套叠一样，需要外科处置。

要点
- 精神状态改变可以是儿童肠套叠的主要症状或唯一症状。
- 便潜血试验结果阳性和床旁超声检查可以提高肠套叠的诊断率。
- 三个体位的腹部 X 线片结果阴性，可以降低诊断肠套叠的可能性。
- 超声检查与气体对比灌肠的诊断价值相当，但灌肠仍是诊断和治疗的金标准。

推荐阅读

[1] Losek JD, Fiete RL. Intussusception and the diagnostic value of testing stool for occult blood.Am J Emerg Med. 1991;9(1):1–3.
[2] Lumba A, Conrad H. The young child with lower gastrointestinal bleeding or intussusception.PediatrEmerg Med Pract. 2012;9(1):1–16.
[3] Riera A, Hsiao AL, Langhan ML, et al. Diagnosis of intussusception by physician novice sonographers in the emergency department. Ann Emerg Med. 2012;60(3):264–268.
[4] Roskind CG, Kamdar G, Ruzal-Shapiro CB, et al. Accuracy of plain radiographs to exclude the diagnosis of intussusception. Pediatr Emerg Care. 2012;28(9):855–858.

第 82 章
不要遗漏主动脉肠瘘：一种罕见但危及生命的消化道出血
Don't Miss Aortoenteric Fistula: A Rare But Life-Threatening Cause of Gastrointestinal Bleeding!

Kristin Berona，著

主动脉肠瘘（aortoenteric fistula，AEF）是一种罕见的消化道出血（gastrointestinal bleeding ,GIB），

如果不治疗，死亡率高达 100%。经典三联征包括消化道出血、腹痛和可扪及搏动性腹部包块，不幸的是三者同时出现者仅占 11%。

原发性 AEF 是一种自发性的连接主动脉和任何部位肠管之间的瘘，其最常见的原因是主动脉瘤（83%）。同时，感染、肿瘤、吞咽异物和放射治疗等原因也有报道。原发性 AEF 极其罕见，尸检发现其发生率 < 0.1%。

继发性 AEF 是一种主动脉手术后形成的瘘，目前的发生率为 0.5% ～ 2.3%。它最常发生于主动脉瘤破裂的急诊手术后，也发生于任何主动脉手术，包括择期腹主动脉瘤（abdominal aortic aneurysm, AAA）切除术、主动脉置换、主髂动脉闭塞症搭桥术后以及主动脉瘤开胸手术或血管内支架植入术后。它往往与主动脉炎相关，包括初次手术、肠道菌群易位或者其他部位来源的术后菌血症。AEF 初次手术至发生瘘的时间中位数为 2 ～ 4 年，也有报道为 1 周至 26 年。

无论是原发性还是继发性 AEF，均为男性明显高发。50% ～ 70% 的患者都与十二指肠第三部分和第四部分之间的关系密切，因为该部位位于腹膜后并且离主动脉很近。

消化道出血是 AEF 最常见的临床表现，发生率 > 90%。呕血最常见，黑便和便血也有报道。不仅如此，由于血栓形成及血管痉挛，患者可能表现为自限性的少量出血。这种初次出血被称为"出血先兆"，50% 的 AEF 患者均可发生。出血先兆后大约数小时至数周，可在任何部位再次发生出血。患者可能同时出现腹痛、背痛、发热、脓毒症或低血压等非特异性症状。

任何有 AAA 病史或者有主动脉修补术病史的消化道出血患者，都要考虑 AEF 的可能，并进行相关排查。尽早考虑到 AEF 是明确诊断的关键，常见的诊断消化道出血的措施包括胃镜和结肠镜，诊断 AEF 的能力仅为 30% 和 10%。更为雪上加霜的是，一项序列研究表明，23% 的原发性 AEF 患者同时合并胃溃疡，这就很可能会导致 AEF 漏诊。考虑到 AEF 后应尽快与胃肠病学专家联系，尽可能检查十二指肠的第三和第四部分。

如果考虑到 AEF 且患者血流动力学稳定，腹 / 盆腔 CT 主动脉造影是首选的诊断方法，其敏感性为 94%，特异性为 85%。造影剂从主动脉溢出至邻近的肠管，是特征性 CT 表现，但该征象罕见。其他有提示意义的征象包括主动脉移植周围气体积聚、邻近主动脉移植周围肠壁增厚、主动脉和肠之间的脂肪平面消失以及十二指肠内血肿。仍然要强调，与放射科医生沟通对 AEF 的怀疑，有助于确诊。

如果高度怀疑患者 AEF 并且血流动力学不稳定，难以接受 CT 扫描，应立即联系血管外科医生进行开腹探查术并进行修补，这是重中之重。

AEF 的急诊处理，与其他危重患者的处理原则相同：至少留置两条大口径静脉液体通路；心电监护；血常规：包括肾功能的生化检验、PT/INR、血型和交叉配血。为稳定低血压出血患者的病情，静脉输注血液制品和液体非常重要，尽管如此，AEF 也应像创伤和 AAA 破裂一样，允许存在控制性低血压。血凝块可以暂时止血，因此允许患者维持术前相对低血压可能是有益的。

除了急诊稳定生命体征之外，也应使用对抗革兰阳性和革兰阴性细菌的广谱抗生素。若术中细菌培养阴性应抗感染治疗至少 1 周，若细菌培养阳性则应根据药敏结果抗感染治疗 4 ～ 6 周。

AEF 明确的治疗措施是外科手术，因此 AEF 患者的早期治疗中就应有血管外科医生参与，这也是非常重要的。如果医院没有血管外科医生，则应尽快稳定病情并转院。传统上，依据感染的严重程度，外科修补 AEF 包括了开放式主动脉修补术、置入移植物以及封闭瘘管，或者应用腋 - 双股动脉旁路并移植物去除术。据报道，术后 30 天死亡率为 30%～40%，而最新涵盖 1991—2003 年的序列研究报道显示，30 天病死率为 21%。毫无意外，早期死亡与存在低血容量休克或脓毒性休克密切相关。最近几年，血管内 AEF 修补（一种微创的介入放射技术）已被作为一种过渡治疗手段，且术后死亡率较低。尽管如此，现今血管内修复仍制约于其并发症，即反复感染和出血，这些并发症可能提示瘘管并没有被完全修复。

要点

- 对于任何有主动脉手术或者 AAA 病史的消化道出血患者，急诊医生都应考虑 AEF 的可能。
- 对于病情稳定的 AEF 患者，增强 CT 是关键的诊断工具。
- 立即请血管外科会诊，尤其是对于病情不稳定的 AEF 患者。

推荐阅读

[1] Armstong PA, Back MR, Wilson JS, et al. Improved outcomes in the recent management of secondary aortoenteric fistula. *J Vasc Surg.* 2005;42(4):660–666.

[2] Bergqvist D, Björck M, Nyman R. Secondary aortoenteric fistula after endovascular aortic interventions: A systematic literature review. *J VascInterv Radiol.* 2008;19(2 Pt 1):163–165.

[3] Ranasinghe W, Loa J, Allaf N, et al. Primary aortoenteric fistulae: The challenges in diagnosis and review of treatment. *Ann Vasc Surg.* 2011;25(3):386.e1–386.5.

[4] Saers SJ, Scheltinga MR. Primary aortoenteric fistula. *Br J Surg.* 2005;92(2):143–152.

[5] Tagowski M, Vieweg H, Wissgott C, et al. Aortoenteric fistula as a complication of open reconstruction and endovascular repair of abdominal aorta. *Radiol Res Pract.* 2014;2014:383159.

第 83 章
急性肠系膜缺血：真正的腹部灾难
Acute Mesenteric Ischemia: A True Abdominal Catastrophe

Talib Omer，著

急性肠系膜缺血（acute mesenteric ischemia，AMI）是指流向小肠的血液不足，不能维持正常的肠道功能。AMI 是一种高危疾病，如果在发生肠梗死之前没有及时诊断，死亡率极高，超过 70%。

根据病理生理学 AMI 可分为 3 种不同的类型，区分这些类型很重要，因为每种类型都有不同的危险因素和管理策略。

（1）急性肠系膜动脉闭塞

急性肠系膜动脉闭塞最常见（65%～70%）也最危险，死亡率最高，最常见于老年人。大多来自心脏的血栓引起，主要的危险因素是心房颤动和心肌无运动，如急性心肌梗死。其余的肠系膜动脉闭塞发生于严重动脉粥样硬化患者的原位血栓形成，主要在肠系膜上动脉的近端部位。由于致病机制与心肌梗死类似，其主要危险因素同样也是年龄、高血压和严重的血管病变。大约一半的患者有餐后腹部绞痛的病史。

（2）肠系膜静脉血栓形成

肠系膜静脉血栓形成（5%～15%）是 AMI 中唯一倾向于影响年轻人的类型。它具有与其他静脉血栓栓塞（如深静脉血栓形成和肺栓塞）相似的机制，在高凝状态患者中同样可见。事实上，大多数 AMI 患者有深静脉血栓形成病史。尽管死亡率低于其他类型的 AMI，但仍高达 20%～50%。

（3）非闭塞性肠系膜缺血

非闭塞性肠系膜缺血（20%）常见于住院患者，无血管闭塞证据，受多种疾病的影响。它可能是由休克、心输出量减少或药物[如血管收缩药]引起的，伴或不伴肠系膜血管狭窄。其高死亡率通常取决于患者的基础疾病。

AMI 的表现根据类型而异，但大多数患者的主诉为突发的严重绞痛、局限性腹痛，症状常常与体检结果不匹配。然而，我们不能依赖于这种经典的教科书式 AMI 表现。AMI 的一个主要问题是一些患者的检查结果可能正常，且最初可能只有轻度弥漫性腹部不适。腹胀和腹膜体征通常是疾病病程晚些时候才出现，其实提示肠道已经发生坏死。此前，感染性休克与多器官功能障碍就已经很明显，但肠坏死通常在症状发作后 10～12h 发生。这个阶段死亡率大约为 70%。

很多检验指标，如白细胞计数、肌酸激酶、磷酸酶和淀粉酶水平经常会升高，但既不够敏感也不够特异，对诊断没有帮助。乳酸水平升高具有良好的敏感性，但在疾病早期不会出现，也不是 AMI 所特有。近年来，D- 二聚体检测在 AMI 评估中得到了推广，由于其高灵敏度，一些作者建议把它作为排除 AMI 的工具。

首选的影像检查是 CT 血管造影（CT angiography，CTA），但只有 12%～15% 能直接观察到病变，其他 CT 表现未能增强显示，包括局灶性肠壁、肠壁增厚、脂肪堆积或肠壁积气。应避免口服造影剂，因为它可以掩盖血管的影像。鉴于 CT 检查所需的条件，CTA 已经成为 AMI 首选的检查措施，但诊断金标准仍然是传统的血管造影，可用于动脉闭塞的诊断和治疗。

治疗包括静脉（intravenous，iv）液体复苏、静脉注射抗生素、留置鼻胃管、避免应用血管收缩药，以及早期手术治疗。如果需要血管升压药复苏，建议避免使用 α 受体激动药。如果 CT 或腹膜体征提示有肠道坏死，则无论是何种缺血原因所致，均需立即开腹手术。

如果没有明显的肠坏死，那么不同类型的 AMI 需要不同的治疗措施。如果是动脉闭塞所致，则应通过介入放射学进行动脉内血管扩张药注射（如罂粟碱）或某些情况下的血管成形术、手术血栓切除术和溶栓进行血运重建。如果是静脉血栓形成所致，若无禁忌，应立即对患者进行抗凝治疗（如静脉注射肝素）。对于没有血管闭塞证据的 AMI，应治疗基础疾病，可以考虑动脉内输注血管扩张药。

要点

- 对于有心房颤动或血管病史的老年患者（即使临床表现和腹部检查良好），或有腹痛伴有深静脉血栓形成史（DVT），或高凝状态的年轻患者应考虑 AMI。
- CT 血管造影是诊断首选的影像学检查方法。
- 根据 AMI 的不同病因制定不同的治疗措施，但都需要迅速请外科会诊。
- AMI 的诊断和治疗不要有任何的延迟：时间不仅重要，时间就是生命！

推荐阅读

[1] Cudnik MT, Darbha S, Jones J, et al. The diagnosis of acute mesenteric ischemia: A systematic review and meta-analysis. *Acad Emerg Med.* 2013;20(11):1087.

[2] McCarthy E, Little M, Briggs J, et al. Radiology and mesenteric ischaemia. *Clin Radiol.*2015;70(7):698–705.

[3] McKinsey JF, Gewertz BL. Acute mesenteric ischemia. *Surg Clin North Am.* 1997;77(2):307.

[4] Reinus JF, Brandt LJ, Boley SJ. Ischemic diseases of the bowel. *Gastroenterol Clin North Am.*1990;19(2):319.

第 84 章
不是所有的上腹痛都是良性病变
Not All Epigastric Pain Is Benign

Alessandra Conforto，著

尽管消化道溃疡（peptic ulcer disease, PUD）的发病率已经明显下降，但是在美国，估计 1/10 的人仍患有消化道溃疡。幽门螺杆菌（*Helicobacter pylori*）感染和服用某些药物（如非甾体类抗炎药、阿司匹林、类固醇激素等）仍为最常见的病因，急性应激（如住院、机械通气和烧伤）和吸烟也有一定的影响。大约 25% 的消化道溃疡患者会出现并发症。

一、上消化道出血

PUD 是急性上消化道出血（upper gastrointestinal bleeding, UGIB）最常见的原因。尽管大多数（约85%）上消化道出血是自限性的，但是大出血也确有发生，并且死亡率高（5% ～ 14%）。症状包括呕血、黑便，如果出血速度及出血量足够大，还会出现便血。晕厥、头晕和周身乏力也都是上消化道出血的

症状。

休克的体征以及异常的生命体征必须迅速处理，并且严密监测血红蛋白的变化，初始血红蛋白正常，并不能排除明显出血的可能。大量的出血可以通过快速输注红细胞、血小板以及新鲜冰冻血浆来治疗，比例通常为1:1:1。这种情况下，早期气管插管以保护气道是很关键的。实验室检查应该包括血常规、生化检查、凝血酶原时间、国际标准化比值（international normalized ratio，INR）、乳酸、血型和交叉配血。

如果不是大出血，推荐在血红蛋白＜70g/L时开始输血，如果患者有严重的心肺并发症，输血指征可适当放宽。当血小板＜50×10⁹/L推荐输注血小板（如果怀疑血小板功能障碍，则血小板计数＜100×10⁹/L即可输血小板）。轻到中度的INR升高（INR＜1.5）不需要纠正，并且不能为了将INR纠正至＜2.5而延误内镜检查。

置入鼻胃管不能改善预后，并且在临床指南中已不推荐将其常规应用。

推荐使用大剂量的质子泵抑制药（如奥美拉唑80mg静脉推注之后，序贯为8mg/h静脉泵入），尽管该用法并不会降低死亡率、再出血率或者降低对外科手术需求。但是它确实可以减少在内镜检查时发现的出血性红斑。

内镜可以用于诊断，也可以用于治疗，对于大多数的溃疡出血，内镜可以提供明确的治疗效果。内镜检查的时机是根据失血的严重程度来预计和决定的：大出血患者复苏后立即进行，大多数患者是在24h内进行，那些低风险患者也可以在门诊进行。在几个评分系统中，急诊最有用的是Blatchford危险评分。若评分＜1，则属于极低危，这些患者不需要住院，可以安全地在门诊诊治。

如果内镜检查未能有效控制活动性出血，可以采取其他措施，包括介入性肠系膜动脉栓塞或外科手术。

二、穿孔

如果溃疡侵蚀胃和十二指肠壁全层，就会发生穿孔。穿孔可以是包裹性的（多发生于粘连或者其他邻近脏器，如肝脏或胰腺阻止胃肠道内容物广泛腹腔播散），也可以是游离性的（胃肠道内容物可畅通无阻地进入腹腔）。

与幽门螺杆菌感染相比，穿孔与非甾体类抗炎药物的关系更为密切。高达10%的胃穿孔是由癌症所导致。死亡率为5%～10%，高龄、共患病、免疫缺陷以及癌症都是导致预后差的因素。

突然发作、严重的、持续不缓解的弥漫性腹痛是穿孔的标志。典型的临床表现包括痛苦病容、强迫卧位、心动过速，可能出现低血压、发热以及外科板状腹（腹膜刺激征和肠鸣音减弱）。老年人、应用免疫抑制的患者或者是包裹性穿孔患者，其临床表现可能更加隐匿。立位腹部X线片可以发现腹腔内的游离气体（敏感性80%）。侧位片可以将敏感性提高至98%。腹部CT敏感性更高，能够检测到5ml的气体。

急诊治疗包括静脉液体复苏、静脉使用质子泵抑制药、广谱抗生素以覆盖革兰阴性杆菌、肠球菌和厌氧菌，并且要留置鼻胃管。一般地，病情稳定的患者，如包裹性穿孔、自发封闭性穿孔、不适宜外科手术的穿孔，单独使用抗生素治疗也是一种选择。

三、胃出口梗阻

因消化道溃疡导致的胃出口梗阻很少见，原因可能是由于明显水肿、肌痉挛或者是瘢痕导致的不可逆性狭窄。饭后数小时反复发生呕吐的患者，需要怀疑到该病。临床症状还包括厌食、上腹饱胀感、体重下降以及明显脱水。通过内镜检查或腹部 CT 可确诊。

治疗包括禁食水、留置鼻胃管、静脉补液和静脉使用质子泵抑制药。如果梗阻没有缓解，内镜下的球囊扩张可以作为一种暂时性治疗方案。明确的治疗方案是外科手术治疗，包括幽门成形术、胃肠造口吻合术或切除和（或）迷走神经切断术。

要点

- 消化道溃疡是一种良性疾病，但是严重的并发症包括上消化道出血、穿孔和胃出口梗阻。
- 对于上消化道出血：不要因为初始的血红蛋白正常而忽视疾病的严重性；同样，对于稳定患者也不要过度输血。大剂量的质子泵抑制药以及内镜检查是最常用的治疗方法，对于内镜检查无效的危及生命的大出血可以采用介入及外科手术治疗。
- 对于穿孔：X 线检查正常不能排除穿孔。
- 不是所有的反复呕吐都是胃轻瘫，也要考虑胃出口梗阻。

推荐阅读

[1] Aquarius M, Smeets FGM, Konijin HW, et al. Prospective multicenter validation of the Glasgow Blatchford bleeding score in the management of patient with upper gastrointestinal hemorrhage presenting at an emergency department. *Eur J Gastroenterol Hepatol.*2015;27:1011–1016.

[2] Barkum AN, Bardou M, Kuipers EJ, et al. International consensus recommendations on the management of patients with nonvariceal upper gastrointestinal bleeding. *Ann Intern Med.*2010;152:101–113.

[3] Ramakrishnan K, Salinas RC. Peptic ulcer disease. *Am Fam Physician.* 2007;76:1005–1012.

[4] Simon TG, Travis AC, Saltzman JR. Initial assessment and resuscitation in non variceal upper gastrointestinal bleeding. *Gastrointest Endosc Clin N Am.* 2015;25:429–442.

第 85 章
不要低估急性静脉曲张性消化道出血
Don't Underestimate an Acute Variceal Hemorrhage!

Lee Plantmason，著

很多原因可以导致上消化道出血，其中有些病因可以危及生命。确定是否为静脉曲张性出血很关键，因为病因不同，检查和治疗方案也是不同的。急性静脉曲张性出血是肝硬化患者上消化道出血最常见的原因，大概会累及 50% 的患者，死亡率高达 20%。肝硬化会导致肝实质的纤维化改变，进而降低肝脏血管的顺应性以及增加门静脉阻力。随之会导致位于食管胃底交界处的侧支血管扩张，即静脉曲张。

一、临床表现

对于上消化道出血的患者，若存在明确酗酒史、肝硬化病史、静脉曲张病史，首先要认为存在静脉曲张破裂出血，并且要按照静脉曲张出血进行治疗。初始的病史采集主要集中在出血量和出血途径。呕血是咖啡色还是鲜红色，经直肠出血是黑便还是便血，询问关于上消化道出血的其他危险因素，如胃/食管静脉曲张的病史、使用抗凝药物或非甾体类抗炎药、其他共患病（可能会影响到机体对急性失血的应对能力）。胸痛、气短、面色苍白、尿量减少以及意识障碍等症状，预示终末器官灌注恶化和休克。

二、抢救

考虑到患者可能会迅速失代偿，需要立即用粗针穿刺建立静脉输液通路，严密监测。大量呕血、神志改变以及血流动力学不稳定，都是早期实施气道管理的指征，因为存在误吸风险，气道管理也有利于内镜检查。大出血发生循环衰竭者，需要输注晶体液以及血液制品，目标是使血红蛋白 > 70g/L（存在终末器官功能不全风险者，血红蛋白的目标值要更高）。血浆、凝血酶原复合物（prothrombin complex concentrates，PCC）以及血小板可用于纠正凝血功能障碍，目标为 INR < 1.8，血小板 > 50×10^9/L。但是要记住，在快速失血时，测得的血红蛋白水平下降在时间上明显滞后，所以要根据患者的血流动力学和灌注状态进行治疗，而不是根据实验室结果。

实验室检查包括血常规（反映失血量、血小板）、凝血因子（肝脏合成功能）、肝功能（提示肝功能不全）、基本的生化检查（BUN 升高、消化道内的血液和肾功能）、肌酐（肾功能）以及血型和交叉配血（输血）。床旁检查，如鼻胃管灌洗以及便潜血试验，已经在评估上消化道出血中得到充分利用。但是除了病情严重的上消化道出血外，鼻胃管灌洗的作用是有争议的且还会引起患者不适。

三、治疗

　　静脉曲张出血的药物治疗包括质子泵抑制药（proton pump inhibitors，PPI）、生长抑素类似物（在美国称为奥曲肽）和抗生素（头孢曲松）。PPI 通常会经验性地用于肝硬化上消化道出血，因为消化道溃疡导致的出血也非常常见。目前的指南推荐泮托拉唑 80mg 静脉推注之后序贯以 8mg/h 静脉泵入，但是 2014 年一篇荟萃分析显示，对于出血性溃疡，间断静脉推注给药并不差于上述指南的用药方案。生长抑素类似物推荐用于治疗静脉曲张出血，降低门静脉压力，其用法通常为 25 ～ 50μg 静脉推注之后序贯 25 ～ 50μg/h 静脉泵入。到目前为止，研究显示早期止血率以及 5h 止血率增高，但是没有降低不良事件的发生，也没有降低死亡率。预防性应用抗生素（通常是头孢曲松 1g 静脉注射）对于所有急性静脉曲张出血的患者，除了可以降低再出血率以及缩短住院时间外，还可以降低死亡率。

四、会诊和处置

　　仅仅有 50% 的静脉曲张出血可以自行停止，所以建议请消化科早期会诊并立即进行内镜检查。大多数静脉曲张出血患者需要入住 ICU 治疗，指征包括需要急诊内镜检查、血流动力学不稳定或神志状态改变、活动性出血的证据（呕血或大量的血性灌洗液），或者存在严重共患病（如冠心病、肿瘤、酒精戒断等）。内镜治疗失败的患者，可能会从急诊经颈静脉肝内门－腔静脉分流术（TIPS）中获益，以降低门静脉压力，实现止血。

　　最后，对于病情不稳定的患者，若没有机会进行内镜检查，在经口气管插管后，球囊压迫可以作为折中的处理方案。每一种商品化的球囊装置，均有其特定的放置要求。如三腔二囊管（Sengstaken-Blakemore 管和 Minnesota 管）具有一个胃囊和一个食管囊，而 Linton-Nachlas 管仅有一个单独的胃囊，但对于食管胃底静脉曲张出血的局部压迫，通常是可以充分应对的。但球囊压迫可能出现严重并发症，包括食管破裂、气道堵塞、吸入性肺炎。在不具备条件应用其他措施时，球囊压迫有可能救命。

要点

- 所有肝硬化患者在出现上消化道出血时，首先要认为是静脉曲张出血。
- 这些患者通常是病情严重，需要早期实施气道管理，使用多种血液制品复苏。
- 内镜治疗（尽早消化科会诊）联合药物治疗（PPI、生长抑素类药物和头孢曲松）是一线治疗方案。
- 对于无法控制的出血，考虑 TIPS 和球囊压迫。

推荐阅读

[1] Bhutta A, Garcia-Tao G. The role of medical therapy for variceal bleeding. *Gastrointest Endosc Clin N Am.* 2015;25:479–490.

[2] Bosch J, Thabut D, European Study Group on rFVIIa in UGI Haemorrhage, et al. Recombinant factor VIIa for upper gastrointestinal bleeding in patients with cirrhosis: A randomized, double-blind trial. *Gastroenterology.* 2004;127:1123–1130.

[3] Habib A, Sanyal AJ. Acute variceal hemorrhage. *Gastrointest Endosc Clin N Am.* 2007;17(2):223–252.

[4] Imperiale TF, Birgisson S. Somatostatin or octreotide compared with H2 antagonists and placebo in the management of acute nonvariceal upper gastrointestinal hemorrhage: A meta analysis.*Ann Intern Med.* 1997;127:1062.

[5] Sreedharan A, Martin J, Leontiadis GI, et al. Proton pump inhibitor treatment initiated prior to endoscopic diagnosis in upper gastrointestinal bleeding. *Cochrane Database Syst Rev.*2010;(7):CD005415.

第 86 章
不要被轻微的症状迷惑——自发性细菌性腹膜炎也会致命
Don't Be Fooled by a Subtle Presentation—SBP Can Be Deadly!

Alessandra Conforto，著

　　每年有 7% ~ 30% 的腹水患者会发生自发性细菌性腹膜炎（spontaneous bacterial peritonitis，SBP），SBP 是指腹腔内没有发现任何感染灶而发生的腹水感染，因此它不同于继发于其他腹腔疾病（如阑尾炎）的腹膜炎和腹膜透析患者的腹膜炎。SBP 是腹水患者最常见的感染源之一，仅次于尿路感染（urinary tract infections，UTI）。未被诊断和未经治疗，SBP 的死亡率高达 90%。通过早期诊断和早期治疗，这种现象可获得显著改善，然而，每延迟 1h 使用抗生素，死亡率都会明显提高。

　　当细菌从肠腔内移位至腹水时就会发生 SBP。最常见的致病菌是大肠埃希菌（70%）、克雷伯菌属（10%）、变形杆菌属（10%）、粪肠球菌（4%）和假单胞菌属（2%）。面对这种细菌负荷，肝硬化患者炎症介质的释放不受控制。由此会产生瀑布式的脓毒症级联反应，进而快速导致多系统器官衰竭和死亡。

　　发生过一次 SBP 的患者，一年内再次发作者可高达 70%。因此，发生过 SBP 的患者都应终身服用抗生素进行二级预防（通常是口服氟喹诺酮或甲氧苄啶 / 磺胺甲噁唑）。两组肝硬化患者可受益于对 SBP 的初级预防：急性静脉曲张上消化道出血者（急性出血后接受 7 ~ 14h 抗生素治疗）和腹水中蛋白浓度降低（≤ 10g/L）者。常用的抗生素包括诺氟沙星、环丙沙星和甲氧苄啶 / 磺胺甲噁唑。

　　SBP 的症状和体征包括发热、轻微的意识障碍（或肝性脑病症状加重）、弥漫性腹痛、恶心、呕吐、尿量减少、胃肠道出血、脓毒症和休克。腹水患者出现隐匿的症状，无法解释的白细胞增多、肾功能恶化和酸中毒，都应警惕 SBP。腹水患者很少有板状腹，因此，若患者出现轻度腹部触压痛或腹痛，

都应认真对待并进一步检查。

急诊科对于 SBP 的初步诊断，是基于腹水的细胞计数。目前公认的标准是腹水多形核白细胞（PMN）> 250/μl，也有作者采用不同的界值。如果腹水明显被血液污染（RBC > 10000/μl），需进行如下校正：每 250 个红细胞（RBC）减去 1 个 PMN 校正系数。应用尿液分析试纸检测到腹水中 PMN 升高（白细胞酯酶法），可以早期进行初步诊断和应用抗生素，从而改善预后。因腹水中细菌浓度一般很低，革兰染色很少得到阳性结果。如果在床旁向血培养瓶中注入至少 10ml 腹水，则培养阳性率可高达 80%，但是细菌学结果在就诊后的最初数天内无法获得。除了腹水细胞计数外，患者的腹水 pH（< 7.35），血 - 腹水 pH 梯度 ≥ 0.10，以及血清 - 腹水白蛋白差值 ≥ 1.1g/L 都可以帮助明确 SBP 诊断。

同 SBP 相比，若腹水 PMN 显著 > 250/μl 或腹水化验符合以下标准中的 2 条，应考虑继发性腹膜炎的可能：葡萄糖 < 2.8mmol/L，蛋白质 > 10g/L，或腹水 LDH > 血清 LDH。怀疑继发性腹膜炎时需要应用广谱抗生素，且要覆盖厌氧菌，并需要积极寻找是否存在可经手术治疗的腹膜炎病因，马上请外科会诊并行进一步影像学检查。

一、治疗

抗生素治疗首选应用第三代头孢类药物（头孢噻肟、头孢曲松或头孢他啶），连用 5 天。神志清醒、无呕吐的患者，可口服喹诺酮类药物。只有患者对治疗反应欠佳和怀疑继发性腹膜炎时，才再次进行腹腔穿刺。对于肌酐 > 88.4μmol/L 或总胆红素 > 68.4μmol/L 的患者，应用白蛋白可降低 SBP 相关性肾衰竭的发病率，剂量为治疗第 1 天 1.5g/kg 和第 3 天 1g/kg。

二、患者出院后得知腹水细菌培养阳性，怎么办

细菌性腹水是指腹水中有细菌繁殖（细菌培养阳性），但 PMN 计数 < 250/μl。由于腹水穿刺术的 3 天后才可获得细菌培养结果，所以诊断细菌性腹水有滞后性。目前的建议是在第 3 天再次腹腔穿刺。若第 2 次的腹水 PMN 计数 > 250/μl 或第 2 次穿刺的腹水培养依然为阳性，则细菌性腹水的治疗与 SBP 相同。当 PMN 计数 < 250/μl 并且培养仍为阴性时，则无须进一步的处置。

要点
- SBP 患者主诉可能不明显，不一定伴有腹痛。
- 白细胞酯酶法的尿液分析试纸，可以帮助早期诊断 SBP 和应用抗生素。
- 发生过一次 SBP 的患者，存在再次发作的风险，需接受终生预防性治疗。
- 不要将继发性腹膜炎误诊为 SBP。当腹水变成脓性外观（PMN 计数非常高）时，建议行紧急外科手术。

推荐阅读

[1]　Koulaouzidis A, Bhat S, Saeed AA. Spontaneous bacterial peritonitis. *World J Gastroenterol.*2009;15(9):1042–1049.

[2]　Lutz P, Nischalke HD, Strassburg CP, et al. Spontaneous bacterial peritonitis: The clinical challenge of a leaky gut and a cirrhotic liver. *World J Hepatol.* 2015;7(3):304–314.

[3]　Wong CL, Holroyd-Leduc J, Torpe KE, et al. Does this patient have bacterial peritonitis or portal hypertension? The rational clinical examination. *JAMA.* 2008;299:1166–1178.

第 87 章
上行性胆管炎（胆系脓毒症、胆系张力性脓肿）
Ascending Cholangitis aka Biliary Sepsis aka "That Other Pus Under Pressure"

PrathapSooriyakumaran，著

有句名言"明察秋毫，见微知著"，上行性胆管炎是指胆道系统的细菌感染，其发病需同时具备两个条件：胆道梗阻和胆道细菌繁殖。

通常情况下，胆汁是无菌的。胆盐具有抑菌作用，Oddi 括约肌控制着胆汁流动的方向，在无菌的胆管和有菌的十二指肠之间起到屏障作用。没有胆道系统的阻塞，就不会发生上行性胆管炎。在没有胆管阻塞的情况下，即使细菌在胆汁中定植，一般也不会发展成具有临床表现的胆管炎。现在尚不清楚细菌是如何进入阻塞的胆道系统的，但可以确定的一条途径是，医生在进行外科手术内镜逆行胰胆管造影（endoscopic retrograde cholangiopancreatography，ERCP）或经皮肝穿刺胆管造影术（percutaneous transhepatic cholangiography，PTC）时，干扰了胆管和肠道之间的生理屏障，从而完成了这个"无心之失"的过程。细菌也可以通过淋巴管或门静脉血液进入胆管系统，其中最常见的有大肠埃希菌、克雷伯菌属和拟杆菌属。一旦细菌进入阻塞的胆管，就可能导致上行性胆管炎。

哪些人会罹患上行性胆管炎？对所有的脓毒症患者，只要有胆道系统疾病症状和体征（通常很轻微），尤其患有糖尿病、高龄，或身体虚弱者，都应考虑上行性胆管炎的可能。Charcot 是首批描述胆管炎的医生之一，称之为"肝性发热"，并记录了一组相关症状组成的 Charcot 三联征：伴有寒战的间歇性发热、右上腹疼痛、黄疸。上述三联征加上意识改变和休克，就是 Reynolds 五联征，其可以预示在没有及时予以减压的情况下，预后结局更为严重。急性胆管炎最常见的症状是发热和腹痛（大多数报道其发生率约为 80%）。临床黄疸相对较少见（60% ～ 70%）。幸运的是，严重的症状（如休克和意识改变）很少见（3.5% ～ 7.7%）。胆管炎很少具有典型表现，因此，对于任何一个没有明确感染灶的脓毒症患者，都应重点考虑此病。重要的是要记住，病情最重的患者往往最难确诊，这些患者由于病情太严重而无法向医生提供感染病史且不能配合体格检查。在这种情况下，对于意识障碍的脓毒症患

者，床旁超声检查特别有助于检查胆道疾病。

导致胆道梗阻的原因有很多。常见的病因见表 87-1。

不要忘记，儿童同样可以罹患上行性胆管炎。接受鲁氏 Y 形吻合术（如治疗胆道闭锁的 Kasai 手术）以及那些留置导管的儿童，或者生长发育迟缓的儿童，其患病风险增高。

一旦怀疑胆管炎，就需与胆囊炎相鉴别，因为两者的表现非常相似。胆管炎中胆红素升高更多见。但是，最终鉴别胆管炎与胆囊炎，常常需要超声提供胆总管和肝内胆管扩张的证据。

治疗的关键包括稳定血流动力性、应用广谱抗生素、密切监控（一般收入 ICU 病房）、胆道减压（手术、介入放射学、消化科）。这些患者病情严重，如果不能做出正确诊断，患者永远也不会好。

表 87-1　胆道梗阻的原因

•胆结石
•恶性胆道狭窄（胰腺癌、胆管癌、胆囊癌、壶腹癌和十二指肠恶性肿瘤）
•良性胆道狭窄（手术后、急性和慢性胰腺炎、原发性硬化性胆管炎、自身免疫性胆管炎、先天畸形）
•寄生虫感染（对于从疫区来的移民或游客应高度怀疑）
•十二指肠憩室（老年患者中常见）
•胆道出血
•胆道支架梗阻

要点

- 任何脓毒症患者，若没有其他感染灶，应考虑本病。
- 警惕引起胆道系统梗阻的危险因素，同时对于脓毒症儿童也要考虑胆管炎可能。
- 鉴别胆管炎和胆囊炎：胆管炎中可见胆红素升高，超声下显示胆管扩张。
- ERCP 既是本病的病因，也是治疗手段。

推荐阅读

[1] Flemma RJ, Flint LM, Osterhout S, et al. Bacteriologic studies of biliary tract infection. *Ann Surg.* 1967;166(4):563–572.

[2] Kiriyama S, Takada T, Strasberg SM, et al. TG13 guidelines for diagnosis and severity grading of acute cholangitis (with videos). *J Hepatobiliary Pancreat Sci.* 2013;20(1):24–34.

[3] Lai EC, Mok FP, Tan ES, et al. Endoscopic biliary drainage for severe acute cholangitis. *N Engl J Med.* 1992;326:1582–1586.

[4] Mosler P. Diagnosis and management of acute cholangitis. *Curr Gastroenterol Rep.* 2001;13(2):66–72.

第 88 章
非结石性胆囊炎：没有结石不等于没有问题
Acalculous Cholecystitis: No Stones, No Problems?

Christopher Martin, Lauren Longyear，著

从我们进入医学院校的早期，急性结石性胆囊炎的诊断和流行病学就已深入脑海，根深蒂固。几乎出版的每一本教材都会总结以下几点帮助记忆：肥胖（fat）、多次生育（fertile）、四十岁（forty）、家族史（family history）和女性（female），即 5F。然而，关于非结石性胆囊炎却往往没有得到充分的讨论，通常只是不适当地简单总结一句："这是一个 ICU 的重症诊断"。随着对非结石性胆囊炎了解的不断深入，有关描述和报告也越来越多。1844 年，Duncan 最先描述了一位经股疝修补术的患者罹患该病。在越南战争期间，那些脓毒症和创伤中幸免于难的士兵，很多人患上该病。随着重症监护室的兴起，非结石性胆囊炎的患病率也在增加。同时，现代医学可以延长很多共患病患者的寿命，以至于我们在门诊患者中也可以发现这种疾病。诊断的关键是首先要了解这些患者特有的危险因素（表 88-1）。

非结石性胆囊炎属于需要手术的急症，而预后良好的关键取决于对疾病的早期诊断和适当的手术治疗方法。据估计，非结石性胆囊炎占所有胆囊炎病例的 10% 左右。一项 7 年的研究观察发现，77% 的非结石性胆囊炎患者在门诊就诊。重要的是，其中 45% 的患者最终未诊断为胆囊炎 [1]。如果没及时采取针对性治疗，其死亡率高达 65%，而进行早期干预者的死亡率仅为约 7%[2]。与之相比，结石性胆囊炎的死亡率一般为 1.5% ～ 3%[1]。非结石性胆囊炎是一种罕见的疾病，但重要的是要注意那些不明原因的脓毒症患者，特别是在出现腹痛的情况下。

表 88-1　与非结石性胆囊炎相关的危险因素

常见风险因素	在急诊就诊中的危险因素
• 烧伤	• 男性
• 创伤	• 60—69 岁
• 非胆管手术	• 高血压
• 应用血管升压药	• 冠心病
• 应用机械通气	• 外周血管病
• 分娩	• 糖尿病

非结石性胆囊炎的病理生理学基础是在导致内皮损伤和胆囊缺血的急性病或慢性病基础上的急性发作。缺乏灌注会导致胆囊淤滞、扩张和局部炎症反应。有人推测，当发生胆囊淤滞时，胆盐及其副产物对胆囊有毒性。一旦出现胆囊炎，可能会出现继发性细菌感染，通常伴有大肠埃希菌类和厌氧菌类（大肠埃希菌和肺炎克雷伯杆菌）[2] 感染。细菌感染的确切性质和机制尚未完全明了。尽管如此，抗生素仍被认为是治疗的中流砥柱。

该病的临床表现多种多样，但最常见的是右上腹痛、发热、黄疸、恶心、呕吐，偶尔也会表现为脓毒性休克。体格检查可能会在右上腹触及包块，实验室检查可有白细胞增多、肝酶升高。住院患者有以下危险因素时更容易导致该病：烧伤、创伤、非胆管手术、使用正性肌力药、机械通气或分娩。在门诊和急诊科（emergency department，ED），这些患者的诊断确实比较困难。非结石性胆囊炎好发于男性（男女比例 1～2.8∶1）、高龄（平均年龄在 60—69 岁）、心血管疾病、糖尿病、高血压、外周血管疾病、酒精性肝病和 COPD[1, 2]。这些病例可能因患者意识改变或发育迟滞而变得复杂，会妨碍充分采集病史和体格检查。在儿童中，非结石性胆囊炎可能是 EB 病毒感染的并发症 [3]。获得性免疫缺陷综合征（艾滋病）患者也可有继发于机会性感染的非结石性胆囊炎，出现非特异性感染前驱症状和上腹部痛，当然，艾滋病患者的胆管炎本身也很常见。

影像学检查对于早期诊断至关重要。一项研究评估了计算机断层扫描（computed tomography，CT）、超声和核素闪烁扫描的诊断效果，结果发现，超声（敏感性 92%，特异性 96%）和 CT（敏感性 100%，特异性 100%）都是优秀的诊断方式，但是核素闪烁扫描的特异性差（38%）[4]。通常，在实际诊断应用时，鉴别诊断的范围涉及较广，这时候 CT 扫描可能会对其他疾病的鉴别诊断具有较好的应用价值。

积极的做法是，一旦确诊，治疗方案与结石性胆囊炎类似。初始选择抗生素应覆盖大肠埃希菌和厌氧菌，尤其是含有 β- 内酰胺酶抑制药的 β- 内酰胺类药物。外科会诊是十分必要的，这决定了患者是应该被送往手术室进行胆囊切除术，还是应该在放射学引导下进行介入胆囊造口术 [1]。这些决策主要是围绕患者的共患病和围术期的风险进行评估。诸如气肿性胆囊炎和穿孔胆囊等并发症，可以显著改变患者的病程和治疗计划，这使得在急诊科加强对该病早期诊断显得尤为重要。

要点

- 并非所有的胆囊炎都是由胆结石引起的。
- 许多非结石性胆囊炎患者可能是门诊患者。
- 一旦做出诊断，需启动广谱抗生素治疗并早期进行外科会诊。

参考文献

[1] Savoca PE, Longo WE, Zucker KA, et al. The increasing prevalence of acalculous cholecystitisin outpatients. Results of a 7-year study. *Ann Surg.* 1990;211:433.

[2] Wang AJ, Wang TE, Lin CC, et al. Clinical predictors of severe gallbladder complications in acute acalculous cholecystitis.

World J Gastroenterol. 2003;9:2821.

[3] Yi DY, Kim JY, Yang HR. Ultrasonographic gallbladder abnormality of primary Epstein–Barr virus infection in children and its influence on clinical outcome. Celis MJC, ed.*Medicine (Baltimore)*. 2015;94(27):e1120.

[4] Mirvis SE, Vainright JR, Nelson AW, et al. The diagnosis of acute acalculous cholecystitis:A comparison of sonography, scintigraphy, and CT. *AJR Am J Roentgenol.* 1986;147:1171.

第 89 章
肝衰竭患者的出血预警和凝血功能障碍逆转

Anticipate Bleeding and Reverse Coagulopathies in Patients with Liver Failure

Derek K. Richardson, Barry Schlansky，著

　　肝病患者的凝血功能障碍会导致很多问题，严重者在复苏过程中出现大量呕血，又或者是在等待转出急诊科（emergency department,ED）的患者出现缓慢的渗血，如中心静脉导管周围。通过适当地评估、预测、纠正出血体质，急诊医生（emergency physician，EP）可以帮助患者实现止血并避免产生不良后果。

　　慢性肝病的情况下凝血问题较为复杂，其净效应可能是血栓形成，也可能是抗血栓形成状态。有利于出血的因素是肝脏产生的促凝因子（Ⅱ、Ⅶ、Ⅸ和Ⅹ）和纤维蛋白原减少，以及血小板生成素减少引起的血小板减少症、脾脏滞留和产生抗血小板抗体。有利于血栓形成的因素是具有强抗凝作用的因子（蛋白C）的减少，由于 von Willebrand 因子水平升高而导致的血小板活化增加。缺乏准确的实验室检测方法来衡量肝病患者的净血栓状态，该缺憾使上述问题变得更难应对。国际标准化比值（international normalized ratio，INR）已经成为评价华法林抗凝效果的标准化指标，但在肝病患者凝血功能障碍者中没有进行 INR 的评估研究。事实上，慢性肝病住院患者的静脉血栓栓塞风险高于没有肝脏疾病的住院患者，这表明经常存在易于发生血栓的状态。尽管存在这些问题，但当存在活动性出血时，建议输血液制品以纠正这些凝血异常。

一、凝血功能异常的评估

　　幸运的是，对于以目标导向的医务工作者来说，在急诊快速评估凝血功能异常仅需要少数几个关键的实验室检查。任何肝功能衰竭患者，不管是活动性出血还是有出血风险者，都应该接受以下检查：凝血酶原时间（PT）/INR、纤维蛋白原水平和血小板计数。全面的测试有助于指导进一步的评估和管理，但急性干预将主要关注这 3 项。

二、根据预期的出血风险进行纠正

肝功能衰竭患者通常可以代偿凝血功能障碍，对没有活动性出血或预期没有出血可能的患者（如有择期侵入性操作或手术），不需要给予药物或血液制品。对于有胃肠道创伤或医源性出血的患者需要马上纠正。可能带来损害的高出血风险操作包括中心静脉导管、腰椎穿刺和颅内放置监测器，必须权衡这些操作的紧迫性与纠正凝血功能异常需要等待而导致的风险。低风险操作，如穿刺术、外周血管入路，都不需要进行纠正。

三、选择适当的治疗措施

基于实验室异常结果的治疗措施，总结于表 89-1。

表 89-1　异常实验室指标与治疗

实验室指标	治疗阈值	治疗	评论
血小板计数	50×10^9/L 伴有出血或高危操作 100×10^9/L 伴有高危操作 10×10^9/L 伴有低风险操作或没有活动性出血	1 单位血小板输注（如果时间允许，则在术前重新评估血小板水平，如果低于目标水平则再次输注血小板）	
纤维蛋白原水平	1g/L 伴出血或高风险操作	冷沉淀物，基于体重调整剂量	通常 10 个单位
INR	> 2.0 伴有出血或高危操作	新鲜冰冻血浆，基于体重调整剂量	通常 2～4 个单位

基于纤维蛋白原水平和血小板计数的干预措施相当简单。如果纤维蛋白原水平低于 1g/L，并且患者需要纠正，则给予冷沉淀物，根据体重调整剂量。通常剂量是 10 个单位左右。如果有活动性出血或预期会出血而血小板计数 $< 50\times10^9$/L，则应给予 1 个单位血小板。某些非常高风险操作，如放置颅内压监测器，可能需要更高的血小板数值，目标 $> 100\times10^9$/L。对于无活动性出血或预期不会出血的患者，应仅在血小板计数 $< 10\times10^9$/L 考虑输注血小板。

基于 INR 治疗凝血功能障碍较为复杂，原因是延迟止血的多因素特性和缺乏一致性的推荐意见。对于 INR 超过 2.0 的活动性出血或预期出血，新鲜冰冻血浆（fresh frozen plasma, FFP）是一线治疗用药。值得注意的是，治疗凝血功能所需的大量 FFP 可能导致容量超负荷，从而有可能会加重因胃食管静脉曲张导致的门静脉高压和出血。危及生命的出血，可以考虑使用重组Ⅶ因子，但基于结果导向的研究不多，并且这种药物非常昂贵。其他药物的作用，包括凝血酶原复合物浓缩物，目前正在研究中。

尽管总维生素 K 缺乏不是由于慢性肝病直接引起的，但在长期酒精滥用而引起营养不良的患者中，常常伴随总维生素 K 缺乏。因此，无论是否存在肝脏疾病，当 INR 升高时，对有活动性出血的长期饮酒患者，应考虑给予肠外维生素 K（静脉、肌肉或皮下注射）。

由于促凝血作用和抗凝血作用的失衡，肝功能衰竭患者的凝血功能异常较为复杂。在活动性出血或预期出血情况下，急诊医生应评估这些患者的 PT/INR、纤维蛋白原和血小板计数，并根据临床情况、出血严重程度或预期操作风险，审慎纠正凝血功能异常。

要点

- 如果患者有肝脏疾病，需要警惕出血和凝血异常。
- 检查所有出血风险患者的 PT/INR、纤维蛋白原水平和血小板计数。
- 审慎地纠正凝血功能异常，采取适当的治疗措施。

推荐阅读

[1] Dasher K, Trotter JF. Intensive care unit management of liver-related coagulation disorders. *Crit Care Clin.* 2012;28:389–398.

[2] De Gasperi A, Corti A, Mazza E, et al. Acute liver failure: managing coagulopathy and the bleeding diathesis. *Transplantation Proceedings.* 2009;41:1256–1259.

[3] Munoz SJ, Stravitz RT, Gabriel DA. Coagulopathy of acute liver failure. *Clin Liver Dis.* 2009;13:95–107.

[4] Northup PG, Caldwell SH. Coagulation in liver disease: a guide for the clinician. *Clin Gastroenterol Hepatol.* 2013;11:1064–1074.

第 90 章

食管自发性破裂：并非所有致命性胸痛都是心肺疾病

Boerhaave Syndrome: Not All Life-threatening Chest Pain Involves the Heart and Lungs

Christopher J. Coyne，著

　　食管自发性破裂（Boerhaave 综合征）通常由气压性损伤导致。干呕以及任何能引起腹内压突然增加而声门同时紧闭的因素，均可导致气压伤。食管穿孔罕见，而食管自发性破裂就更为罕见了，仅占食管穿孔的 15%。但该病的病死率为 8% ～ 60% 不等，且延误治疗会使死亡率显著增加。尽管在 200 多年前就已经了解这种疾病，但其死亡率依然很高，原因是其症状表现不具备特异性以及由此导致的诊断延误。

　　食管自发性破裂的典型临床表现为胸骨后胸痛、呕吐和皮下气肿（即 Mackler 三联征）。正如许多其他诊断困难的疾病一样，这些典型的症状很少同时出现。25% ～ 45% 的患者没有呕吐病史，更少的

患者出现皮下气肿。故任何表现为胸骨后疼痛、颈部疼痛或上腹部疼痛的患者，均应该怀疑食管自发性破裂，特别是疼痛发生于严重干呕或紧密声门屏气的动作后（举重、排便、分娩等）。疼痛的部位通常与食管破裂的位置相关，最常见的部位在食管远端的左后外侧部。应注意症状表现的严重程度可以差异很大，表现为单纯的胸骨后疼痛，直至出现呼吸衰竭、脓毒性休克和多系统多器官功能衰竭，这取决于食管实际破裂时间长短。

诊断食管自发性破裂的关键是仅仅考虑这个疾病的诊断。然而，许多病例是因在胸部 X 线检查中发现纵隔气肿、皮下气肿、气胸或胸腔积液而被意外诊断。诊断该疾病的金标准仍然是应用对比剂食管造影（造影剂多为泛影葡胺），但计算机断层扫描（computed tomography，CT）相对更加容易实施，胸部 CT 通常可以提示食管穿孔，CT 上可表现为食管水肿、食管周围积液、纵隔气肿或气胸。此外，如果临床高度怀疑本病，可行 CT 食管造影，口服稀释后对比剂，目的是显现食管穿孔的具体位置。内镜检查可能有助于诊断本病，但一般不推荐使用，因为内镜检查中的充气过程或直接损伤存在使食管撕裂扩大的风险。

一旦确诊为食管自发性破裂，应迅速开始治疗。即使患者最初看起来病情稳定，但很快就会发生失代偿。食管自发性破裂患者应被视为病情危重，并予以密切监测，特别是呼吸功能监测。禁食禁水时，许多患者会出现脱水并需要静脉输注液体。尽早开始静脉应用广谱抗生素，抗菌谱应覆盖肠道微生物，也应当静脉应用质子泵抑制药，从而降低化学性纵隔炎和胸膜炎。

最后，食管自发性破裂的最佳治疗是快速外科手术或内镜下修复治疗。一旦怀疑该疾病，应尽早请外科会诊。业已证明，早期手术修复可以降低死亡率。然而，在某些食管穿孔亚组中，如颈部食管穿孔、包裹性食管穿孔且腔外渗液有限，可以考虑非手术治疗方案。

要点

- 食管自发性破裂是一种罕见的疾病，但未经治疗者几乎全部致命。
- 任何表现为胸骨后疼痛的患者都要考虑到这种综合征。
- 要认识到，该病的患者病情很严重（或很快就变得很严重）。
- 应尽早开始静脉补液和静脉应用广谱抗生素治疗。
- 一旦怀疑该病，应立即请外科会诊，以尽快外科手术或内窥镜下修复治疗。

推荐阅读

[1] Brinster CJ, Singhal S, Lee L, et al. Evolving options in the management of esophageal perforation. *Ann Thorac Surg.* 2004;77(4):1475–1483.

[2] Garas G, Zarogoulidis P, Efthymiou A, et al. Spontaneous esophageal rupture as the underlying cause of pneumothorax: Early recognition is crucial. *J Thorac Dis.* 2014;6(12):1655–1658.

[3] Schweigert M, Beattie R, Solymosi N, et al. Endoscopic stent insertion versus primary operative management for spontaneous rupture of the esophagus (Boerhaave syndrome): An international study comparing the outcome. *Am Surg.* 2013;79(6):634–640.

[4] Tonolini M, Bianco R. Spontaneous esophageal perforation (Boerhaave syndrome): Diagnosis with CT-esophagography. *J Emerg Trauma Shock.* 2013;6(1):58–60.

[5] Wilson RF, Sarver EJ, Arbulu A, et al. Spontaneous perforation of the esophagus. *Ann Thorac Surg.* 1971;12(3):291–296.

第 91 章
吞服腐蚀性物质：不要让它雪上加霜
Caustic Ingestions: Don't Make It Worse

Erika Flores Uribe, Christopher R. Peabody，著

在美国，每年有 5000 ～ 15000 起吞服腐蚀性物质（caustic ingestions，CI）的事件发生，包括儿童和成人。其中 80% 是 1—5 岁的儿童意外吞服，其余通常发生在 21 岁以上的成年人故意吞服。吞服量大者会立即导致穿孔、休克甚至死亡。成人故意吞服往往会有更严重的后果。远期并发症则会导致狭窄及食管癌风险增加。急诊科需要做的是，首先，了解儿童吞服腐蚀性物质的不典型表现；其次，对吞服大量腐蚀性物质的成人，做好随时复苏抢救的准备。

腐蚀性物质通过化学反应造成组织损伤。这些腐蚀性物质一般为酸性或碱性。组织损伤的严重程度取决于所吞服物质的 pH、浓度、接触时间长短、摄入量及其物理性状。酸性物质导致凝固性坏死，进而出现自限性烧伤的表现；碱性物质导致液化性坏死，进而弥散到受伤黏膜的更深层组织（表 91-1）。即使吞服低浓度的碱性物质也可能造成广泛性损伤。

CI 引起的损伤，可以从口腔、气道、食管，一直波及小肠。根据腐蚀性物质的摄入量、强度和吞服时间的不同，患者可能出现多种症状。口唇、口腔和口咽部会有明显的烧伤，但没有这些症状时也不能排除 CI。故意吞服的成年人，可以没有任何口咽部受累，但可能会有明显的食管受累（如故意快速吞服，腐蚀性液体来不及烧伤口咽部）。此外，喉头或会厌水肿的患者，会出现喘鸣、发音困难、声音嘶哑、呼吸困难和流涎，导致呼吸窘迫和濒临气道阻塞。严重的 CI 可能导致食管穿孔，也会出现腹痛、腹肌紧张、胸痛或背痛。

病史清晰，诊断就显而易见了，但有些病例报告称，吞服腐蚀性物质的儿童表现为过敏反应症状，最初按照过敏休克进行治疗，后来才发现为 CI。因为两者最初临床表现相似，且易误诊，在出现过敏症状的儿童，经抗过敏治疗无效时，则应将 CI 列入鉴别诊断进行考虑。不幸的是，即使临床医生考虑 CI，如果没有吞服病史，目前急诊机构还没有明确的方法来确诊。放射线检查发现穿孔的表现，但其影像表现并不总是具有诊断意义。只有通过直视方法（通常是内镜检查）才可以确诊 CI。在吞服后的 72h 内行内镜检查，可以了解病变程度以及决定是否需要进一步干预。如果患者有口咽损伤、流涎、呕吐、语言障碍或疼痛，则很可能存在严重损伤，应进行紧急内镜检查以确定是否需要手术干预。

表 91-1　吞服碱性物质与酸性物质

	碱性物质	酸性物质
pH	＞ 11	＜ 3
坏死类型	液化性坏死	凝固性坏死
危害	羟基（OH）基团与组织反应→肿胀→小血管血栓形成和产热损伤	焦痂形成，防止渗透至深层组织→穿孔的发生率更高
出现时间	数分钟	延迟
定位	口咽部、喉咽部、食管	胃
并发症	急性或迟发性穿孔 穿孔、狭窄、死亡	急性或迟发性穿孔 出血、累及小肠、胃出口综合征、代谢性酸中毒、溶血、急性肾损伤、死亡
实例	氢氧化钠、碱性液（烤箱清洁剂、液体制剂、液体清洁剂、纽扣电池） 氢氧化钙和氢氧化锂（头发松弛剂） 氨（家用清洁剂）	硫酸、盐酸、硝酸（马桶清洁剂、游泳池清洁剂、除锈剂） 次氯酸（漂白剂 - 通常为中性 pH）、过氧化物（去霉剂）

　　CI 治疗中唯一达成共识的是，应避免应用催吐药物，如吐根，以避免导致食管穿孔。在急诊科，医务人员应尽可能确定所吞服物质的品名和其中有效成分的浓度。应避免使用弱酸或弱碱来中和该物质，以避免导致进一步伤害。而且，不论吞服任何腐蚀性物质，均不要试图应用稀释剂。活性炭对腐蚀性物质的吸附作用不佳，且干扰内窥镜检查，也不应使用。

　　管理 CI 患者时，评估气道是第一位的。用于气管插管和环甲膜切开术的物品应该随时备用。如果存在明显的水肿，则考虑纤维镜辅助下气管插管。始终保持禁食禁水状态，直到可以确定损伤程度后再做决定。如果怀疑有自杀企图，则要考虑检测乙醇、水杨酸盐和对乙酰氨基酚水平，并进行精神状态评估。在某些情况下，已证实吞服水杨酸盐是引起消化道狭窄的独立因素。吞服大量酸性液体时，鼻胃管吸引可能是有益的，但其使用时需要与食管穿孔的风险进行权衡。积极地补充液体、使用减少酸性物质产生的药物，以预防反流相关性损伤。类固醇激素的应用，仍然存在不同意见。

要点

- 不要催吐、不要使用吐根、不要使用活性炭、不要试图通过使用弱酸或弱碱来中和吞服的物质。
- 在儿童出现过敏症状但对抗过敏治疗无效时应当考虑 CI。
- 对于有症状（或吞服碱性物质的无症状者）、拒绝进食或进水的儿童、精神状态改变的患者，应在 24 ～ 48h 内行内镜检查。

推荐阅读

[1] Bonnici KS, Wood DM, Dargan PI. Should computerised tomography replace endoscopy in the evaluation of symptomatic ingestion of corrosive substances? *Clin Toxicol (Phila).*2014;52(9):911–925.

[2] Lupa M, Magne J, Guarisco JL, Amedee R. Update on the diagnosis and treatment of causticingestion. *Ochsner J.* 2009;9(2):54–59.

[3] Sherenian MG, Clee M, Schondelmeyer AC, et al. Caustic ingestions mimicking anaphylaxis:Case studies and literature review. *Pediatrics.* 2015;135(2):e547–e550.

[4] Waasdorp Hurtado CE, Kramer RE. Salicylic acid ingestion leading to esophageal stricture. *Pediatr Emerg Care.* 2010;26(2):146–148.

第 92 章
吞服异物：何时干预？
Ingested Foreign Bodies: When to Intervene?

Brian Doane，著

误吞异物嵌顿最常发生于儿童、没有牙齿或其他功能受损的成人。目前为止，对于成人，最常见异物是肉丸嵌顿于天然的解剖结构内；对于儿童，最常见的异物为硬币。大多数异物可自行排出，仍有近 20% 需要内镜取出，1% 需要手术取出。误吞异物的临床表现多样，彼此之间差异巨大，典型表现包括进食后吞咽困难和颈部压痛，但也包括窒息、喘鸣、呼吸窘迫，甚至无明显症状。更糟的是，此类患者多不能提供准确病史，从而增加临床识别难度。

食管有 3 个解剖狭窄部位：上食管括约肌、主动脉弓和横膈膜。这 3 处狭窄部位均为食管异物嵌顿高发部位，然而很多异物嵌顿，尤其是反复异物嵌顿可继发于食管蹼、狭窄或肿物。食管异物嵌顿多表现为急性起病，也有部分阻塞性病变可在阻塞后几天才出现症状，且更易出现食管穿孔。

误吞异物的病史多不充分。这些患者多为高龄、幼龄或患精神疾病，提供的临床病史多不可靠。对于大多数患者，需要进行 X 线筛查。但要注意，许多异物可透过 X 线，包括鱼骨、大部分药片和肉丸。因此 X 线检查阴性不能除外食管异物。事实上，约 2/3 食管异物不可透过 X 线。以下读片技巧可能有助于诊断。

①纽扣电池经常出现双重阴影或硬币堆。

②气管异物宜在侧位片显示。

③食管异物宜在冠状位显示。

临床干预的时机取决于具体的临床情况，即使吞服的异物类似，也是遵循同样的原则（表 92-1）。

与其他情况一样，抢救的 ABC 原则也适用于吞服异物。气道受累是真正的紧急状况。其他急诊内镜的绝对指征包括患者无法排出分泌物、发热、捻发音或 X 线片见游离气体。此外，若吞入尖锐异物或纽扣电池、磁铁，也应马上完善内镜检查。若患者吞入的异物较大、不能耐受经口进固体食物或流食、食管异物超过 24h，需考虑尽快行内镜检查（而不是急诊胃镜）。

对儿科患者应予特别关注。儿科患者吞咽异物的表现更为隐匿，看护人提供的病史极为重要。对于此类患者，平片通常能提供有用的信息，应避免口服造影剂，因其提供信息有限，反而有误吸风险。一旦确认异物位置并可识别，只要没有紧急危重情况，患儿可出院，儿科随诊，复查影像学直至异物排出。充分评估嵌顿的原因将有助于预防复发，防止出现其他并发症，故建议随访所有的吞服异物患者。有些情况下，吞咽异物的诊治过程中可意外发现另一种更为严重的疾病，如恶性肿瘤，需要及时干预。最后，无论是急性发作穿孔还是未来发生穿孔，死亡率都很高，因此，吞咽异物的治疗目标为预防穿孔。

表 92-1 异物的处理

食团	胰高血糖素 1g 静脉注射；24h 内完成内镜检查 注意：不要使用嫩肉粉
尖锐物品	行 CT 扫描排除消化道穿孔或脓肿。若 CT 阴性，可先行内镜检查，手术室随时准备后援；否则首先考虑手术
纽扣电池	若异物在食管内，行急诊胃镜检查取出；若不在食管内，可密切监测等待排出
磁铁	仅在吞入多枚磁铁存在危险时，考虑到病史可能欠准确，最好将其全部取出
圆形物品 / 硬币	若张口可见，使用钳子取出；若引起嵌顿，使用内镜取出；若通过胃且相对较小，可密切观察，等待排出
药物包装	多可密切观察，控制破裂风险

要点
- 首先要评估气道。
- 定位、识别异物可指导治疗。
- 纽扣电池、磁铁、尖锐异物通常需要立即干预。
- 所有的患者都要随访。

推荐阅读

[1] Ikenberry SO, Jue TL, Anderson MA, et al. Management of ingested foreign bodies and food impactions. *Gastrointest Endosc.* 2011;73(6):1085.

[2] Khan MA, Hameed A, Choudhry AJ. Management of foreign bodies in the esophagus. *J Coll Physicians Surg Pak.* 2004;14:218.

[3] Kramer RE, Lerner DG, Lin T, et al. Management of ingested foreign bodies in children: A clinical report of the NASPGHAN Endoscopy Committee. *J Pediatr Gastroenterol Nutr.* 2015;60:562.

第 93 章
急性重症胰腺炎早期识别困难
Severe Acute Pancreatitis Can Be Sneaky

Dennis Hsieh，著

急性胰腺炎是美国胃肠道相关性疾病住院的主要病因，每年有超过 28 万例胰腺炎患者住院。其中 1/5 为重症胰腺炎，无感染和合并感染患者死亡率分别约为 10% 和 25%。

识别急性重症胰腺炎（severe acute pancreatitis，SAP）较为棘手，大部分评估标准如 Ranson、Imrie-Glasgow、APACHE Ⅱ均需在起病后 24 ～ 48h 评估。因此，患者在急诊观察期间，难以使用上述标准评估病情的严重程度。此外，CT 严重程度分级指数 /Balthazar 评分必须在完善 CT 检查后进行，但已经明确诊断为胰腺炎的患者，实际上也不鼓励早期进行 CT 检查（见第 94 章）。最后需要注意，脂肪酶的升高程度对于预测急性胰腺炎的严重程度没有作用。

早期识别、积极治疗 SAP 与提高生存率直接相关，从而产生了治疗 SAP 的"黄金时间"概念，要像对待严重脓毒症或严重烧伤那样对待 SAP。

近年来提出的两项评分有助于急诊诊断 SAP。其一为 BISAP（bedside index of acute pancreatitis，BISAP）评分，包括 5 项指标：尿素氮（blood urea nitrogen，BUN）> 8.9mmol/L、精神状态受损（格拉斯哥评分< 15）、合并全身炎症反应综合征（systemic inflammatory response syndrome，SIRS）、年龄> 60 岁、影像学胸腔积液。上述变量每存在一项则计 1 分。3 分、4 分、5 分分别对应的住院期间死亡率为 8.3%、19.3%、26.7%。BISAP 评分≥ 3 分，患者出现器官功能衰竭、永久脏器功能衰竭及胰腺坏死的风险较高。

除 SAP 的评分系统外还有一项是无害性胰腺炎（harmless acute pancreatitis，HAP）评分。该评分关注 3 个指标：红细胞压积（hematocrit，Hct）、血肌酐（creatinine，Cr）> 176.8μmol/L、查体反跳痛 /肌紧张。若患者不具备上述任何指标，则可不考虑 SAP（敏感性 96%）。Cr > 159.12μmol/L（1.8mg/dl）是 SAP 预后不良的独立预测因素。

上述评分系统结合临床经验，有助于更好地识别 SAP。急性重症胰腺炎临床进展迅速，因此，即使患者一般状况好，急诊科也需要积极予以治疗。

液体复苏和支持治疗是早期 SAP 治疗的关键。

临床常见的处理不当包括液体复苏不足和使用错误类型的液体。若患者无心脏或肺脏疾病禁忌证，初始应给予 20ml/kg 快速大量液体输入，之后以 3ml/（kg•h）维持，目标为维持尿量 0.5 ～ 1ml/（kg•h）、心率每分钟< 100 次、收缩压> 90mmHg。6 ～ 8h 后重新评估 BUN、Cr、乳酸、Hct，若这些指标好转，输液速度可降至 2ml/（kg • h）。有证据显示乳酸林格液优于生理盐水，但该结论仍存在争议。目前不推荐预防性使用抗生素治疗。但若患者有感染的证据，和（或）符合 SIRS 标准，则有经验性使用抗生素治疗的指征。

对于 SAP 患者，需考虑收入 ICU 诊治。至少需有外科和消化科会诊。若怀疑胆石性胰腺炎，建议行右上腹超声检查。经过一系列药物治疗，腹部 / 盆腔增强 CT 有助于胰腺炎分期，但起病后 48 ～ 72h 后或药物治疗后，进行 CT 检查的意义更大，此时更有助于发现外科并发症。

液体复苏时，需监测腹内压，确认患者未发生腹腔间室综合征（abdominal compartment syndrome，ACS）。当患者腹内压 > 20mmHg，且合并新发脏器功能衰竭，则可诊断为 ACS。若出现 ACS，初始（药物）治疗如下。

①减少肠道体积：鼻胃管 / 口胃管引流，促胃肠动力药物，肛管，必要时内镜下减压。

②减少血管内 / 血管外液体：降低液体复苏剂量，若存在容量过负荷，予以超滤或利尿治疗。

③药物扩张腹壁：镇痛和镇静，必要时使用神经肌肉阻滞，以减少腹部肌肉的张力。

若上述治疗效果欠佳，考虑手术减压。但新的文献指出，血液透析 / 血液滤过为一项创伤较小的替代性治疗方法。早期外科和肾脏科会诊有助于处置这种隐匿而凶险的并发症。

总之，在急诊科需要早期诊断 SAP，积极治疗、密切监测，尽可能减少并发症和降低死亡率（见表 93-1）。

表 93-1　SAP 的处理

诊断	BISAP 评分（BUN > 8.9mmol/L、GCS < 15、全身炎症反应综合征、年龄 > 60，胸腔积液）+ 脏器终末性损伤 +pH 评估 +HAPS 标准（反跳痛 / 肌紧张、Hct 升高、血 Cr > 176.8μmol/L）
检验 / 检查	全血细胞检测、生化全项、乳酸、脂肪酶、乳酸脱氢酶、动 / 静脉血气（测 pH）、血培养 ×2、甘油三酯、胸片，考虑右上腹超声检查，考虑平扫或增强腹腔 / 盆腔 CT 检查
治疗	液体复苏目标：HR 每分钟 < 100 次、收缩压 > 90mmHg、BUN < 7.83mmol/L、尿量 ≥ 0.5 ～ 1ml/（kg·h）、Hct（改善血液浓缩）
液体剂量	初始快速静脉 20ml/kg，之后最少 3 ml/（kg·h）维持，6 ～ 8h 后再评估
液体类型	乳酸林格液 > 生理盐水
抗生素	不予预防性抗生素治疗，若有感染、SIRS、脓毒症证据则予经验性抗生素。
并发症	腹腔间室综合征、感染性胰腺炎、假性囊肿形成、坏死性胰腺炎、胰管狭窄、胰腺功能受损、死亡
会诊	ICU、外科、消化科、肾脏科（若合并严重酸中毒、肾功能恶化、腹腔间室综合征）
其他考虑	早期透析 / 血液滤过治疗酸中毒及腹腔间室综合征

要点
- 早期识别、积极治疗 SAP 可直接改善生存率。
- SAP 患者可出现腹腔间室综合征、感染、假性囊肿及其他致命性并发症。

推荐阅读

[1] Forsmark CE, Gardner TB, eds. *Prediction and Management of Severe Acute Pancreatitis*. New York: Springer, 2015.

[2] Lankisch PG, Weber-Dany B, Hebel K et al. The harmless acute pancreatitis score: A clinical algorithm for rapid initial stratification of nonsevere disease. *Clin Gastroenterol Hepatol.*2009;7(6):702–705.

[3] Working Group IPA/APA Acute Pancreatitis Guidelines. IAP/APA evidence-based guidelines for the management of acute pancreatitis. *Pancreatology.* 2013;13(4 Suppl 2):e1–e15.

[4] Wu BU, Banks PA. Clinical management of patients with acute pancreatitis. *Gastroenterology.*2013:144(4);1272–1281.

[5] Wu BU, Johannes RS, Sun X, et al. The early prediction of mortality in acute pancreatitis: A large population-based study. *Gut.*2008;57(12):1698–1703.

第 94 章
急性胰腺炎影像学检查需谨慎
Use Restraint When Imaging Patients with Acute Pancreatitis

Derek K. Richardson, Barry Schlansky，著

急性胰腺炎（acute pancreatitis，AP）在急诊很常见，目前美国约 65% 的 AP 患者需住院治疗。有很多评分系统用于评估 AP 的预后和疾病严重程度，其中大都包括腹部 CT 及 MR 检查。该类检查对于发病一段时间后的住院患者来说，评估效果最为有益，而不是在急诊科用于紧急评估，除非是存在不能确诊的情况。因此当患者就诊时已经确诊为 AP 时，需要慎重进行腹部影像学检查。

一、急性胰腺炎的临床表现

AP 在急诊很常见，但是临床表现多种多样。一部分患者病情反复发作，在候诊室大声抱怨、吃弗拉曼辣奇多（Flamin' Hot Cheetos，一种膨化小吃）后出现难以控制的疼痛、恶心、呕吐，这些表现为急诊医务人员所熟知。另一部分患者的症状可能不明显，难以与消化不良鉴别。因存在严重的炎症反应，急性重症胰腺炎的表现可能与脓毒症相似，发热、因血容量向第三间隙大量渗出而出现休克症状。胆结石、饮酒史是最常见的急性胰腺炎病因，需要注意排查。

二、影像学诊断

血清脂肪酶在胰腺炎急性期的敏感性和特异性很高，在发病的最初两天内可达 95%。但是对于慢

性胰腺炎及间歇性发作的胰腺炎患者来说，血清脂肪酶就很不可靠。对于有典型症状和实验室化验结果有诊断意义的患者，不需要行 CT 或 MR 检查来确诊 AP。胆道超声检查及饮酒史是确定 AP 基本病因的关键性一步。当实验室结果不具诊断意义或者症状不典型，致使不能明确诊断时，可以进行腹部及盆腔 CT 检查，排除导致腹痛的非胰腺炎病因，或证实胰腺的炎症反应以确诊 AP。

三、影像学检查在胰腺炎干预和预后方面的作用

急性胰腺炎行 CT 和 MR 检查，主要是为了发现其并发症，如胰腺坏死或液体积聚（假性囊肿），后者可能需要进行引流。但是这些表现基本是在发病几天后才出现。此外，胰腺炎的初始治疗主要是支持性的。当影像学检查发现并发症时，通常也需要在确诊 AP 的 1 周或更长时间后，才会采取干预措施，如有成熟囊壁而不能自行吸收的假性囊肿，或者受感染的胰腺坏死组织。虽然影像检查的最佳时机尚不明确，一般建议在药物治疗 48～72h 后仍有持续性症状或者发热时，再进行检查。患者在急诊诊治时长几乎不会达到这一标准，因此，对于已经确诊 AP 的患者来说，在急诊一般不需要进行 CT 或 MR 检查。

四、影像学检查的风险

近期，美国一家教学医院进行的回顾性研究表明，急诊科有一半以上的 AP 患者在入院后 24h 内进行了 CT 检查，其中绝大多数即使没有 CT 检查结果也都能确诊为 AP。其他多项研究结果也表明，在全美范围内，AP 患者在早期或在急诊科进行 CT 检查的比率持续上升。辐射风险受很多因素影响，根据模型预测，对于 40 岁的健康者，大约 1000 次腹腔或盆腔 CT 检查会发生 1 例辐射诱发的癌症。为了明确患者腹部没有临床意义的病变，却进行额外的损伤性操作或者进行影像学检查，不仅给患者带来额外风险，同时还会过度耗费医疗资源，增加卫生经济负担。偶尔早期 CT 或 MRI 检查也是必要的，如对病情危重以及诊断不明确的患者，但常规进行这些影像检查很少有诊断意义，也存在潜在风险。过度的 CT 检查会带来辐射暴露风险，因此一定要慎重、合理使用。

要点
- 在急诊科，CT/MR 检查不应用于已确诊为 AP 的患者。
- 过度的影像学检查会给患者带来辐射暴露风险。
- 如果诊断不明确，再考虑断层影像学检查。

推荐阅读

[1] Bharwani N, Patel S, Prabhudesai S, et al. Acute pancreatitis: The role of imaging in diagnosis and management. *Clin Radiol.* 2011;66:164–175.

[2]　Dachs RJ, Sullivan L. Does early ED CT scanning of afebrile patients with first episodes of acute pancreatitis ever change management? *Emerg Radiol.* 2015;22:239–243.

[3]　Shinagare AB, Ip IK, Raja AS, et al. Use of CT and MRI in emergency department patients with acute pancreatitis. *Abdom Imaging.* 2015;40:272–277.

[4]　Smith-Bindman R, Lipson J, Marcus R, et al. Radiation dose associated with common computed tomography examinations and the associated lifetime attributable risk of cancer. *Arch Intern Med.* 2009;169:2078–2086.

[5]　Tenner S, Baillie J, DeWitt J, et al. American College of Gastroenterology guideline:Management of acute pancreatitis. *Am J Gastroenterol.* 2013;108:1400–1415.

第 95 章
慢性胰腺炎之"痛"
The "Pain" in Chronic Pancreatitis

Delphine J. Huang，著

　　慢性胰腺炎通常发生于不可逆、进展性的胰腺损害[1]。患者常见的临床表现为慢性腹痛，影响工作和生活，若出现难治性腹痛，通常需要大剂量镇痛药物治疗[2, 3]。由于胰腺功能障碍，患者也可表现为脂肪泻、吸收功能障碍、体重减轻、厌食、恶心、呕吐及糖尿病等[3]。

　　急性胰腺炎发展为慢性胰腺炎的转变过程不明显，常常难以鉴别。而且，慢性胰腺炎的临床表现，彼此之间差别很大[2, 3]。医生们常常抵触对患者频繁地进行详细的查体和检查，因为这些患者中很多人经常光顾急诊，很有可能具有阿片类药物成瘾问题。即便如此，仔细评估患者的腹痛很重要，也有利于发现慢性胰腺炎的并发症。

　　绝大部分急性胰腺患者的脂肪酶水平增高，随着疾病的发展可逐渐降至正常。在慢性胰腺炎患者中，即使胰腺功能明显受损，脂肪酶水平也可表现为正常[2]。此外，对于非酒精性慢性胰腺炎，需明确患者是否有胆囊结石、毒性代谢产物、自身免疫性疾病和遗传性疾病。对具有可疑表现的这些患者，可以通过 CT 或 MRI 检查胰腺，一些患者可能需要进行超声内镜（endoscopic ultrasound，EUS）及磁共振胰胆管成像（magnetic resonance Cholangiopancreatography，MRCP）检查，尤其是病情较轻或者在疾病早期的患者[2]。一旦明确诊断，就不必在急诊科再进行后续的影像学检查。

　　慢性胰腺炎容易漏诊，或想当然地认为患者是为了获取阿片类药物，但仍需警惕其并发症可能对胰腺炎病情急性加重的影响。如是否有一些新发症状或症状发生改变，如疼痛的性质发生改变、是否发热，难治性呕吐，或者无法饮食的患者，需要进一步评估。这些患者多存在胰管狭窄、胰腺假性囊肿、胰腺结石、胰瘘形成等。胰腺囊肿和胰腺坏死容易发生感染或形成脓肿，则需要给予抗生素或予以引流。胰岛细胞损害继而发生糖尿病，多见于疾病后期，这类患者可发生神经病变和视网膜病变，罕见情况下，也会发生糖尿病酮症酸中毒。最后，这些患者发生胰腺癌的风险很高，特别是遗传性胰腺炎患者 [1-3]。

急诊科对于胰腺疼痛管理的难度很大，治疗措施的选择也存在一定限度。在病因尚未明确下，疼痛通常是由慢性炎症、疼痛刺激改变和组织缺血引起 [1]。对乙酰氨基酚是一线治疗药物，但对于急诊就诊患者，通常需要，可能也必须予以阿片类药物镇痛。其他非麻醉镇痛药物通常在门诊使用，包括神经性疼痛调节剂，如抗抑郁药（环类抗抑郁药和 5- 羟色胺再摄取抑制药）和加巴喷丁，这些药物都有效 [4]。最近一些文献指出，口服或静脉使用氯胺酮也有一定疗效，但还需进一步研究 [5]。

降低病变损伤的咨询尤为重要。虽然戒酒不一定可以逆转病变，但仍能减缓疾病的进展，缓解慢性疼痛 [3]。吸烟也是一种主要的危险因素，可以增加慢性胰腺炎发病率。患者通过少食多餐、低脂饮食、服用质子泵抑制药的方法缓解疼痛，饮食中增加胰酶及微量元素可改善患者消化功能 [1]。

对于难治性疼痛，可采取神经阻滞、内镜和手术的方式进行处置 [6]。胆道减压、碎石术、括约肌切除术、胰腺切除术都能减少患者疼痛。研究表明：胰岛细胞移植也获得了成功 [2, 3]。自身免疫性疾病患者可采用激素治疗，可能对患者有益 [1]。

要点

- 即使胰腺功能明显受损，脂肪酶可表现正常。
- 如果患者疼痛未获控制，需要评估患者并发症，包括胰腺假性囊肿、坏死、胰管狭窄和脓肿。
- 如果没有并发症、疼痛也未能得到控制，应考虑请消化科、外科及疼痛科会诊。

参考文献

[1] Braganza JM. Chronic pancreatitis. *Lancet.* 2011;377:1184–1197.
[2] Nair RJ. Chronic pancreatitis. *Am Fam Physician.* 2007;76:1679–1688.
[3] Ahmed SA. Chronic pancreatitis: Recent advances and ongoing challenges. *Curr Probl Surg.* 2006;43:127–238.
[4] Puylaert M. Pain in chronic pancreatitis. *Pain Pract.* 2011;11:492–505.
[5] Juel J. Study protocol for a randomised, double-blinded, placebo-controlled, clinical trial of S-ketamine for pain treatment in patients with chronic pancreatitis (RESET trial). *BMJ Open.* 2015;5:e007087.
[6] Chauhan S. Pain management in chronic pancreatitis: A treatment algorithm. *Best Pract Res Clin Gastroenterol.* 2010;24:323–335.

第96章　炎症性肠病所致腹痛：是急性加重还是突发并发症

Abdominal Pain in Inflammatory Bowel Disease: A Flare or Emergent Complication?

第 96 章
炎症性肠病所致腹痛：是急性加重还是突发并发症

Abdominal Pain in Inflammatory Bowel Disease: A Flare or Emergent Complication?

Margaret Huang，著

炎症性肠病（inflammatory bowel disease，IBD）包括克罗恩病（Crohn disease，CD）和溃疡性结肠炎。克罗恩病的特征表现为肠壁全层性炎症且可累及全消化道的任何部位。病变区域周围可见正常肠道黏膜，呈特征性"节段性"或"跳跃性"分布。相反，溃疡性结肠炎局限于结肠，典型表现是从直肠起始的呈连续弥漫分布的病变，局限于浅层黏膜。不过，克罗恩病和溃疡性结肠炎均可导致肠瘘、肠腔狭窄和脓肿形成，引发肠梗阻、穿孔、感染性结肠炎及中毒性巨结肠等并发症。

炎症性肠病的确切病理机制尚不清楚，但是可能与遗传、环境和免疫等多因素作用有关。已经证实，在某些情况下，食源性疾病和肠道黏膜通透性增加是此类疾病的激发因素。此外，细菌、病毒或寄生虫的重叠感染可以作为诱因，导致炎症性肠病急性加重。

炎症性肠病患者急诊就诊的主要原因多为腹痛和（或）腹胀伴腹泻、血便。而发热、恶心、呕吐、乏力、体重下降也是常见的临床表现。症状可为急性持续性的（≥ 4 周）或反复、迁延性的（6 个月内 ≥ 2 次急性发作）。

系列立位腹平片检查是快速筛查炎症性肠病并发症的有效检查手段。如立位腹平片出现膈下游离气体、气 - 液平面和（或）伴远端肠腔气体减少而近端肠襻扩张等征象，需提醒临床医生注意肠梗阻、穿孔和（或）中毒性巨结肠的可能。对于成人和 ≥ 10 岁的儿童，如横结肠扩张至直径大于 5 ～ 6cm 且伴结肠袋消失，可考虑诊断为中毒性巨结肠；而对于 10 岁以下儿童，横结肠直径扩张至大于 4cm，提示存在中毒性巨结肠。中毒性巨结肠是外科急症，极易出现肠穿孔、肠出血、电解质失衡以及脓毒症等情况。

除腹平片外，可以完善腹部断层扫描（CT）以发现其他并发症，如脓肿形成、肠腔狭窄和（或）肠瘘等。CT 检查还可以对肠梗阻和结肠炎症程度提供更多信息。对于儿科患者，可以考虑行腹部超声和腹部磁共振检查作为替代性检查手段，以免电离辐射，但这些检查还没有公认用于该病诊断，其应用也受限于医疗机构设施情况和操作者专业技术水平。

一般来说，炎症性肠病急性加重与发生严重并发症之间的鉴别诊断存在困难。这两种情况，无论是临床表现还是实验室检查结果均相似。这些实验室检查异常包括血小板减少、贫血以及血炎症指标升高（包括 C 反应蛋白、血沉）。此外，由于激素或其他免疫调节剂的使用，可能掩盖急腹症的症状和体征，导致诊断和治疗延误。如果患者的生命体征不稳定，腹痛进行性加重且出现全身毒性症状和（或）腹膜炎表现，要高度警惕可能出现炎症性肠病的严重并发症。

炎症性肠病急性加重的治疗，多需要静脉使用大剂量糖皮质激素。推荐甲泼尼龙每 12 小时 1mg/kg（最大剂量每 12 小时 30mg）为一线治疗方案。另外，患者需禁食禁水、给予静脉补液治疗。

若怀疑出现感染性结肠炎、穿孔和（或）中毒性巨结肠，应给予抗生素治疗。环丙沙星联合甲硝唑为经典的一线抗生素治疗方案，但是当培养结果报告后，应根据具体病原体及药敏情况调整抗生素方案。常规情况下，环丙沙星不应用于 12 岁以下儿童，除非无其他安全或有效的药物可以选择，且权衡为利大于弊后，方可作为替代性治疗方案。对于病情更严重的病例，可考虑外科手术治疗。治疗决策应咨询消化科及外科医生意见。

细菌、病毒或寄生虫的重叠感染将加重炎症性肠病症状，便培养是确定肠道病原体不可或缺的检查，包括弯曲杆菌、艰难梭菌、巨细胞病毒、大肠埃希菌、肠道阿米巴、贾第鞭毛虫、沙门氏菌、志贺氏菌和耶尔森菌属等。其中，艰难梭菌是最常见的感染病原体，且与预后不良相关。

对于炎症性肠病患者应用阿片类药物的做法，有不同意见，因为其与肠穿孔及中毒性巨结肠等严重并发症有关，特别是同时存在结肠炎时。可以考虑其他镇痛药物，研究指出，氯胺酮（0.1～0.5mg/kg）可有效镇痛并减少阿片类镇痛药的用量。对于伴随里急后重的患者，也可使用苯二氮䓬类药物缓解疼痛。

要点
- 炎症性肠病的常见并发症包括肠瘘、肠腔狭窄、脓肿形成、肠梗阻、穿孔、感染性结肠炎及中毒性巨结肠。
- 系列立位腹平片可用于快速发现炎症性肠病的许多并发症，可以在腹部 CT 和其他影像学检查之前进行。
- 炎症性肠病患者使用糖皮质激素或其他免疫调节剂，可使患者处于免疫抑制状态，延误急腹症的诊断，后续的腹部检查尤为重要。
- 只在怀疑炎症性肠病患者出现感染性结肠炎、穿孔和中毒性巨结肠时才给予抗生素治疗。如患者腹痛进行性加重且出现全身毒性症状表现，应尽快给予抗感染治疗。

推荐阅读

[1] Anupindi SA, Janitz E, Darge K. Bowel imaging in children: A comprehensive look using US and MRI. *Semin Roentgenol.* 2012;47:118–126.

[2] Cosnes J, Gower-Rousseau C, Seksik P, Cortot A. Epidemiology and natural history of inflammatory bowel diseases. *Gastroenterology.* 2011;140:1785–1794.

[3] Sauer CG, Kugathasan S. Pediatric inflammatory bowel disease: Highlighting pediatric differences in IBD. *Med Clin North Am.* 2010;94:35–52.

[4] White M, Shah N, Lindley K, et al. Pain management in fulminating ulcerative colitis. *Paediatr Anaesth.* 2006;16:1148–1152.

第 97 章
不是所有孕吐都是妊娠剧吐
Not Every Pregnant Patient with Vomiting Has Hyperemesis Gravidarum

Rolando G. Valenzuela, William K. Mallon，著

恶心、呕吐是妊娠期间的常见症状。估计有 50%～90% 的孕期妇女会出现恶心和呕吐，而 35% 的孕期妇女出现明显的呕吐。恶心和呕吐常始于孕早期，在孕 9 周达到高峰，90% 以上在孕 20 周缓解，这可能与人绒毛膜促性腺激素和雌激素水平有关。尽管恶心和呕吐在普通妊娠中颇为常见，我们还是不能轻易把恶心和呕吐看作妊娠期间的生理反应或者妊娠剧吐（hyperemesis gravidarum）。需要进行仔细全面的鉴别诊断。

妊娠剧吐被看作是妊娠期恶心、呕吐的极端特例。仅有 0.5%～2% 的妊娠妇女会出现妊娠剧吐。诊断妊娠剧吐应排除其他呕吐的原因，妊娠剧吐常使孕妇处于一定程度的饥饿状态，表现为大量酮尿。患者常出现电解质紊乱和脱水，往往体重减轻至少 5%。不论病因如何，若不及时处理，严重的呕吐可以给孕妇和胎儿造成损害。妊娠剧吐导致的脾破裂、食管破裂、气胸、急性肾小管坏死、韦尼克脑病（Wernicke encephalopathy）、脑桥中央脱髓鞘等均有报道。

除针对性的体格检查外，怀孕前的包括慢性病在内的详尽病史分析，有助于了解可能潜在的严重致病因素。需要牢记的是，妊娠期恶心、呕吐很少会伴有其他症状，如发热、头痛、神经功能障碍、腹痛、蛋白尿、排尿困难、血尿或者侧腹痛。如果出现任何上述症状，都应进一步检查以明确病因。表 97-1 显示了妊娠期恶心、呕吐的鉴别诊断。

表 97-1　妊娠期恶心、呕吐的鉴别诊断

胃肠道（GI）疾病	代谢性疾病	泌尿生殖系统疾病
• 贲门失弛缓症 • 胆道疾病 • 肝病 • 胃肠炎 • 胃轻瘫 • 肠梗阻 • 消化性溃疡疾病 • 胰腺炎 • 阑尾炎	• 糖尿病酮症酸中毒 • 卟啉病 • 原发性肾上腺皮质功能减退症 • 甲状腺功能亢进症	• 肾盂肾炎 • 尿毒症 • 卵巢扭转 • 肾结石 • 退行性子宫肌瘤
妊娠相关 • 妊娠期急性脂肪肝 • 先兆子痫 • 葡萄胎妊娠	**神经系统疾病** • 颅底假性肿瘤 • 前庭病变 • 偏头痛 • 中枢神经系统肿瘤	**其他** • 药物毒性反应 • 药物戒断反应 • 药物不耐受

引自 Practice Bulletin No. 153: Nausea and Vomiting of Pregnancy.*Obstet Gynecol*. 2015; 126（3）:687–688.

　　评估应包括血液化验检查，了解电解质有无异常、肝功能、尿常规。盆腔 B 超有助于排除葡萄胎妊娠。排除了重症疾病以后，基本的处理措施是通过改变生活方式和调节饮食来控制症状。避免接触易诱发恶心反应的因素（如强烈气味、油性或辛辣的食物、铁剂等）。少食多餐、清淡低油、高蛋白膳食均有助于减轻恶心反应。生姜和维生素 B_6（pyridoxine）均显示要比安慰剂明显有效。这两种药均可安全用于妊娠期，而且是很容易买到的非处方药。

　　如果生活方式、饮食调整和非处方药物治疗无效，就应该考虑处方药。美国妇产科医师学会（American College of Obstetrics and Gynecology，ACOG）建议的初始治疗包括维生素 B_6（pyridoxine hydrochloride）10 ～ 25mg 口服，每日 3 ～ 4 次；抗组胺药物多西拉敏（doxylamine succinate）12.5mg 口服，每日 3 ～ 4 次。认为这些药物对母亲和胎儿都是安全的。如果这些药物无效，可使用二线药物包括苯海拉明和（或）异丙嗪（非那根）。这两种药物也是抗组胺药物，要避免和前述的多西拉敏合用。耐药病例可以应用 $5-HT_3$ 受体拮抗药（昂丹司琼）治疗。早期研究显示，这些药物通常对于孕期是安全的，但有一项回顾性研究认为会增加心血管疾病风险。

要点

- 尽管孕期生理性恶心和呕吐普遍，但必须警惕其他可能的病因。
- 调整生活方式和饮食习惯，可以在不用药物的情况下改善恶心症状，是一线治疗方式。
- 维生素 B_6 和多西拉敏被认为是安全的药物。

推荐阅读

[1] American College of Obstetrics and Gynecology. Practice Bulletin Summary No. 153: Nausea and vomiting of pregnancy. *Obstet Gynecol*. 2015;126:687–688.

[2] Danielsson B, Wikner BN, Kallen B. Use of ondansetron during pregnancy and congenital malformations in the infant. *Reprod Toxicol*. 2014;50:134–137.

[3] Jarvis S, Nelson-Piercy C. Management of nausea and vomiting in pregnancy. *BMJ*. 2011;342:d3606.

[4] Matthews A, Haas DM, O'Mathuma DP, et al. Interventions for nausea and vomiting in early pregnancy. *Cochrane Database Syst Rev*. 2015;9:CD007575.

[5] Niebyl J. Clinical practice: Nausea and vomiting in pregnancy. *N Engl J Med*. 2010;363(16):1544–1550.

[6] Temming L, Franco A, Istwan N, et al. Adverse pregnancy outcomes in women with nausea and vomiting of pregnancy. *J Matern Fetal Neonatal Med*. 2014;27(1):84–88.

第 98 章
警惕无痛性黄疸
Beware of the Patient with Painless Jaundice

Andrés Guzmán, Rolando G. Valenzuela，著

　　黄疸的定义是皮肤和黏膜的黄染，是血清胆红素升高的临床表现，胆红素主要是红细胞降解的产物。高胆红素血症是由于在肝脏葡萄糖醛酸化前非结合胆红素升高，或在葡萄糖醛酸化后结合胆红素升高所致，结合胆红素从粪便（粪胆原）或尿液（尿胆原）中排出。

　　无痛性黄疸患者的重要临床病史包括职业史、毒物暴露史、海外旅行史、家族史、酒精或静脉注射（intravenous，iv）药物滥用史或高危性行为。明显的体重减轻、发热、盗汗和腹围增加，可以帮助内科医生做出诊断，如寄生虫感染、自身免疫性疾病或肿瘤。贫血的症状和体征、有无黑便史，以及任何其他提示胃肠道出血的表现都非常重要，并且应详细询问病史。

　　体格检查中，与黄疸相关的某些表现被认为是潜在的紧急情况。包括任何生命体征异常和贫血，这些表现很容易通过床旁检查来确定。应避免将生命体征异常当作基础慢性疾病的表现。如任何程度的低血压都应积极找出出血或感染的来源。

　　首选检查应该包括血糖、血常规、电解质、肝功能检查（liver function tests，LFT）、血型鉴定和交叉配血、便潜血。如果胆红素水平异常，则必须区分直接胆红素（结合胆红素）和间接胆红素（非结合胆红素）。消化道出血是一个需要考虑的重要因素，应尽快予以确认。由肝功能障碍引起的门静脉高压增加了胃食管静脉曲张和溃疡的风险，可以表现为急性或慢性出血。

　　在转氨酶和碱性磷酸酶正常情况下出现的非结合胆红素升高性黄疸，应考虑到溶血的可能。这可能由药物诱导、自身免疫性或遗传性疾病所引起（表 98-1）。如果怀疑有溶血性贫血，需检查外周血涂片、网织红细胞计数、结合珠蛋白和乳酸脱氢酶（lactate dehydrogenase，LDH），应请血液科会诊并收住院。

表 98-1　溶血性贫血的常见原因

传染病	外　因	相关器官	红细胞内在缺陷	微血管病性
疟疾	输血反应（ABO 血型）	肝衰竭	G6PD 缺陷	溶血 - 尿毒症综合征
巴尔通体属	铅	脾功能亢进	丙酮酸激酶缺陷	血栓性血小板减少性紫癜
巴贝虫	铜		血红蛋白病	主动脉瓣狭窄
梭菌属败血症	氧化剂		膜缺陷	人工瓣瓣周漏

改编自 Approach to the diagnosis of hemolytic anemia in the adult. *UptoDate*, 2015.

直接胆红素升高时，检查血常规、肝功能和凝血酶原时间（PT）将有助于鉴别原发性肝衰竭、原发性胆管内或胆系疾病及梗阻性疾病。肝后阻塞性无痛性黄疸，应考虑原发性或转移性肝癌、胆囊或胰腺恶性肿瘤。嗜酸性粒细胞增多应考虑寄生虫感染。

病毒性肝炎通常会引起直接胆红素升高以及转氨酶升高，伴或不伴有碱性磷酸酶升高，表明主要是肝细胞病变。病毒性肝炎可能会逐渐发展，因此，只有在出现明显黄疸时患者才会就诊。如果怀疑病毒病原学，应该进行血清学检查。如果怀疑有自身免疫性疾病，应该进行相关检查。如果能够安排门诊密切随访，就可以在门诊进行这些检查。

常见或不常见的毒物暴露均可以导致急性、慢性肝功能衰竭，或在慢性病基础上发作急性肝功能衰竭。详尽询问职业历史，可能会揭示工作场所接触的化学品（如砷、四氯化碳、氯乙烯）。急性摄入或长期使用非处方药（对乙酰氨基酚、非甾体类抗炎药）、常用的处方药物（异烟肼、阿莫西林 - 克拉维酸、增效磺胺、丙戊酸、呋喃妥因等）以及添加剂、替代品或草药（荔枝果、樟脑、卡瓦叶等）均可引起肝功能衰竭。亚急性摄入植物或真菌（鹅膏菌），也会导致肝功能衰竭。

有几种影像学检查可用于评估肝脏、胆囊和胆道系统。超声检查是评估胆囊结石和肝内胆管扩张的优良工具，但它具有操作者依赖性，也缺乏内镜逆行胰胆管造影（endoscopic retrograde cholangiopancreatography，ERCP）在评估肝外胆管和胆总管病因方面的敏感性和特异性。尽管如此，其价格不贵，是应用广泛的首选影像学检查。CT 与超声和 ERCP 一样，不能识别胆结石，然而，它对肝脓肿、肝肿瘤（原发性或继发性）和壶腹周围肿瘤和肿块有较好的敏感性和特异性。当怀疑恶性梗阻性疾病时，应首选 CT 检查。

治疗方案将取决于导致黄疸的基础疾病以及患者的临床状况（生命体征、对口服药物的耐受性、整体表现等）。如果已经排除急性期和慢性期急性加重等情况，无症状的黄疸患者可以安全地出院，应及时随访以进一步评估。

要点

- 无痛性黄疸可能反映正在发生的消化道出血。初步评估应确定患者是否有静脉曲张出血和溃疡的风险。
- 溶血性贫血是另一种可能危及生命的原因，表现为非结合胆红素升高。
- 当检查提示为肝后疾病所致黄疸时，鉴别诊断应包括原发性或继发性恶性肿瘤、寄生虫感染性疾病（旅行史或嗜酸粒细胞增多症具有提示意义）。
- 毒物（无论常见的或不常见的）会导致肝功能衰竭伴黄疸。询问对乙酰氨基酚的摄入量、应用添加剂和替代品、茶和植物类药物、工作场所的化学品暴露很重要，但往往会被忽视。

推荐阅读

[1] Pappas G, Christou L, Akritidis NK, et al. Jaundice of unknown origin: Remember zoonoses! *Scand J Gastroenterol.* 2006;41(4):505–508.

[2] Patel SN, Baumann BM, Farmer MC. A rare incidental finding in a case of painless jaundice. *Am J Emerg Med.*

2008;26(4):516.e1–2.

[3] Reisman Y, Gips CH, Lavelle SM, et al. Clinical presentation of (subclinical) jaundice—the Euricterus project in The Netherlands. United Dutch Hospitals and Euricterus Project Management Group. *Hepatogastroenterology.* 1996;43:1190.

[4] Rosenfeld GA, Nimmo M, Hague C, et al. Echinococcus presenting as painless jaundice. *Can J Gastroenterol.* 2012;26(10):684–685.

[5] Wheatley MA, Heilpern KL. Jaundice. In: *Rosen's Emergency Medicine.* 8th ed. Philadelphia,PA: Elsevier/Saunders, 2014:232–237.

第 99 章
经内镜逆行胰胆管造影术可导致多种并发症
ERCP Can Cause a Lot of Complications!

Abraham Flinders，著

经内镜逆行胰胆管造影术（endoscopic retrograde cholangiop-ancreatography，ERCP）开发于 20 世纪 60 年代，是一种诊断和治疗胆管、胰管疾病的方法。它通过内窥镜可直接观察胃和十二指肠，并使用对比剂显现胆管及胰管系统，同时可以进行活检、切除、取石和括约肌切开等操作。然而 ERCP 可出现多种并发症。一项包括约 17000 名患者的前瞻性调查研究显示，ERCP 的并发症发生率为 6.5%。最常见的是胰腺炎、脓毒症、穿孔和出血。随着这项操作的普及，患者在门诊进行 ERCP 后，通常只监护 4 ~ 6h 后就被视为安全，可以离院。因此，急诊科医生必须做好诊断和治疗 ERCP 并发症的准备，其中最常见的症状为腹痛。

急性胰腺炎在急诊中常见，其症状常表现为腹痛、恶心及呕吐。ERCP 术后发生急性胰腺炎者约为 3%。任何 ERCP 术后出现腹痛的患者都应该监测脂肪酶水平，但仅仅 ERCP 术本身就可出现脂肪酶升高，但通常低于上限的 3 倍并且在术后 2h 恢复。ERCP 诱发的胰腺炎与其他胰腺炎处理方式一致，因易与其他并发症，如穿孔相混淆，所以行影像学检查的限制相对宽松（参见第 94 章有节制地进行急性胰腺炎影像学检查）。如果患者出现毒性表现，则需住院（重症监护病房）进行静脉输液水化、肠道休息和观察，同时尽快请普通外科医生评估。经验性静脉应用抗生素、腹部和骨盆增强 CT 检查也是必要的。哌拉西林–他唑巴坦或亚胺培南可用作单药疗法，或者可应用氟喹诺酮与甲硝唑联合治疗作为替代方案。

ERCP 术后脓毒症的发生率为 0.5% ~ 2%。最常见的病因是急性胆管炎 / 胆囊炎，但患者也可因肝脓肿、胰腺假性囊肿感染、内脏穿孔和胰腺炎而引起脓毒症。患者通常会出现腹痛以及发热、休克等异常体征。当患者出现黄疸、右上腹疼痛和发热时需考虑胆管炎。如果患者病情稳定，可先进行右上腹部超声检查，必要时进一步行腹部增强 CT 检查（限制相对宽松，参见第 94 章有节制地进行急性胰腺炎影像学检查）。这些患者应该进行静脉液体复苏、使用广谱抗生素、请外科或消化科会诊，并收入重症监护病房。因为治疗时通常需要再次进行 ERCP，因此，需积极联系外科医生或消化内科专家。

ERCP 术后腹痛的另一项重要鉴别诊断是穿孔。穿孔可表现为症状严重的食管游离壁破裂和张力性气胸，或仅表现为几无症状的腹膜后游离气体。若患者表现为腹膜炎，可通过立位胸片观察膈肌诊断，但最敏感的影像学方法仍是腹盆腔增强 CT。怀疑穿孔时，患者应禁食禁水，并进行鼻胃管减压、静脉抗生素和外科会诊。

当患者在 ERCP 术后出现休克时，需考虑血管损伤导致的出血。最常见于括约肌切开术后，通常出血量不大。罕见情况下，也可出现严重出血，需根据情况进行处理。评估和处理包括检查血红蛋白水平、血型和交叉配血，必要时行输血治疗。如患者生命体征平稳可耐受影像学检查，行腹盆腔增强 CT 检查，有助于确定出血部位。肝硬化患者可能会出现凝血功能障碍，接受抗凝治疗的患者也可出现难以控制的出血。对于出血严重并且对输血治疗反应不明显的患者，应考虑使用逆转抗凝作用的药物。及时请外科或消化内科专家会诊评估，很多患者可以手术治疗或内镜治疗，但有时也需要介入医生来进行栓塞治疗。

要点
- ERCP 已经彻底改变了胆道梗阻的诊断和治疗，但也带来了很多并发症。
- ERCP 术后可出现急性胰腺炎、休克、穿孔和出血。
- 在并发症的患者中，建议予以静脉液体复苏、影像学检查（如腹盆腔增强 CT）、经验性抗生素治疗和及早专家会诊。

推荐阅读

[1] Andriulli A, Loperfido S, Napolitano G, et al. Incidence rates of post-ERCP complications:A systematic survey of prospective studies. *Am J Gastroenterol.* 2007;102(8):1781–1788.

[2] Ferreira LE, Baron TH. Post-sphincterotomy bleeding: Who, what, when, and how. *Am J Gastroenterol.* 2007;102(12):2850–2858.

[3] Loperfido S, Angelini G, Benedetti G, et al. Major early complications from diagnostic and therapeutic ERCP: A prospective multicenter study. *Gastrointest Endosc.* 1998;48(1):1–10.

[4] Masci E, Toti G, Mariani A, et al. Complications of diagnostic and therapeutic ERCP: A prospective multicenter study. *Am J Gastroenterol.* 2001;96(2):417–423.

[5] Paspatis GA, Dumonceau JM, Barthet M, et al. Diagnosis and management of iatrogenic endoscopic perforations: European Society of Gastrointestinal Endoscopy (ESGE) position statement. *Endoscopy.* 2014;46(8):693–711.

[6] Sherman S, Lehman GA. ERCP and endoscopic sphincterotomy-induced pancreatitis.*Pancreas.* 1991;6(3):350-367.

第 100 章
若确实需要，不要害怕为孕妇行 CT 检查
Don't Be Afraid to Order a CT on a Pregnant Patient If She Really Needs It

Marita M. Harris-Naddell, Michelle D. Lall，著

孕妇暴露于射线是一个复杂的话题。当权衡孕妇接受射线检查的获益与射线对胚胎或胎儿的可能危害时，医生一直都很谨慎。根据美国放射学会（American College of Radiology，ACR）的报告，平片的低剂量不会对胎儿发育造成影响。然而，对于 CT 而言，不同暴露剂量的研究结果不同，只有在合理的风险与获益分析之后才能进行。

ACR 已经公布了实用参数以指导临床医生，对孕妇或具有妊娠可能的妇女进行电离辐射检查时可以选择哪种诊断方法。美国妇产科协会（American College of Obstetricians and Gynecologists，ACOG）也公布了孕妇的影像学检查指南，根据 ACOG 的指南，在孕妇具有进行影像学检查的指征时，对胎儿的辐射暴露可能性不能成为阻止检查的因素。上述两个指南均是在 2014 年更新的。

ACR 总结了放射线对不同胎龄的影响。在 8 ～ 15 周胎龄中，放射线导致的中枢神经系统受损的危险性最大。在任何孕龄，小于 50mGy 的辐射剂量不会有任何危害。18 周以上，接受 50 ～ 100mGy 的辐射剂量也不会对胎儿的生长发育造成危害。在孕期的任何阶段，大于 100mGy 的辐射剂量都会有危害。ACR 报道，接受 20mGy 辐射剂量的胎儿，终身罹患肿瘤的风险增加约 0.8%。常用放射检查的辐射剂量详见表 100-1。

表 100-1　估计几种常见放射线检查中胎儿暴露剂量

放射线	胎儿暴露剂量
胸部 X 线（双侧）	0.0002 ～ 0.0007mGy
腹部平片（单侧）	1mGy
髋关节（单侧）	0.07 ～ 0.2mGy
钡剂灌肠或小肠灌肠	20 ～ 40mGy
头颅或胸部 CT 扫描	＜ 10mGy
腹部和腰椎 CT 扫描	35mGy

1mGy = 0.1rad，每公斤组织所承受的能量总和

引自 American College of Obstetrics and Gynecology. ACOG Committee on Obstetric Practice.ACOG Committee Opinion. No. 299, September 2004（replaces No. 158, September1995）. Guidelines for diagnostic imaging during pregnancy. *Obstet Gynecol.* 2004;104（3）:647–651.

对于孕妇而言，超声（ultrasound，US）和核磁共振检查（magnetic resonance，MR）是首选的影像学诊断方式，然而，有时不具备进行 MR 检查的条件。如果需要明确重要的诊断，不应该推迟 CT 检查。另外，只有在确实需要的情况下，才进行增强 CT 检查。因为对比剂能通过胎盘，一些专家担心会影响胎儿的甲状腺功能。然而，动物研究表明对比剂并无致畸作用。根据 ACOG 的报告，对比剂不会对胎儿造成危害。

ACOG 和 ACR 均推荐，若有可能，尽可能选用非电离辐射的影像学检查，如 US 和 MR。对于可疑阑尾炎和受伤的孕妇行腹部和盆腔 CT 扫描是常用的检查方法。孕妇可能患有阑尾炎时（阑尾炎手术是孕妇中进行的最常见的非产科急诊手术），超声是最受欢迎的一线影像学检查方法。如果超声不能确诊，MR 是推荐的第二个最优检查方法。如果没有条件进行 MR 检查，可行 CT 检查。但是，对于病情稳定的腹部闭合性损伤孕妇，超声的诊断价值有限，此时，腹部 CT 仍然是最准确和最具性价比的检查方法。腹部和盆腔的单项 CT 的辐射剂量一般小于 35mGy，若使用剂量节制方案，则辐射剂量一般是10 ～ 25mGy。尚无明确证据表明，仅仅一次腹部和盆腔的 CT 扫描就会损害生长发育的胚胎或胎儿。但是任何时候只要有可能，就要使用低剂量方案。

检查前都需要签署知情同意书，并且应尽一切努力减少检查中所需的辐射量。根据 ACR 的指南，在获取知情同意时，应该用通俗易懂的语言向患者解释，内容是关于影像检查的获益和有限风险的现实总体观点。ACR 强调"采用积极的而不是消极的形式传递信息，帮助患者正确理解可能发生的风险"。知情同意应记录在病历中。

要点
- 为明确重要的诊断，如果母亲的获益大于给胚胎或胎儿带来的风险，可以进行任何影像学检查以帮助诊断。
- 一次腹部和盆腔的 CT 扫描，不大可能对胎儿造成危害。

推荐阅读

[1] American College of Obstetrics and Gynecology. ACOG Committee on Obstetric Practice.ACOG Committee Opinion. No. 299, September 2004 (replaces No. 158, September 1995). Guidelines for diagnostic imaging during pregnancy. *Obstet Gynecol*. 2004;104(3):647–651.

[2] American College of Radiology. *ACR Practice Guideline for Imaging Pregnant or Potentially Pregnant Adolescents and Women with Ionizing Radiation*. Reston, VA: American College of Radiology, 2008: amended 2014. Available at: http://www.acr.org/~/media/9e2ed55531f c4b4fa53ef3b6d3b25df8.pdf on 9/12/15.

[3] Wieseler KM, Bhargava P, Kanal KM, et al. Imaging in pregnant patients: Examination appropriateness.*Radiographics*. 2010;30(5):1215–1229.

第 101 章
如何处理经皮内镜胃造口管脱落
Know How to Deal with the Displaced PEG Tube

Julie Y. Valenzuela, Rolando G. Valenzuela，著

由于能够放置经皮内镜胃造口（percutaneous endoscopic gastrostomy，PEG）管的医生数量不断增加，大量和多种类型的 PEG 管被留置。留置 PEG 管的主要目的是用于进食以及胃肠减压。约 10% 留置 PEG 管的患者会出现 PEG 管功能异常，其中 1.6%～4.4% 的患者中会发生脱落。因此急诊科（emergency department，ED）的医生需要熟悉 PEG 管，当患者因 PEG 管移位就诊于急诊科时，应为这些患者做出适当的处理。

PEG 管是一个插入胃内的单腔管，有固有的内垫片（fixed internal bolster）和可以滑动的外垫片（sliding external bolster）。放置位置正常情况下，外垫片处应该有 1～2cm 的活动范围。通常在皮肤和外垫片之间放置一块方形纱布，用来吸收可能富集的水分。正常情况下，伤口周围的皮肤不应该有红肿、渗出液或分泌物。置管部位的皮肤可出现刺激性皮炎，通常仅表现为轻微的皮肤发红。置管部位局部皮肤感染常常被错误地判断为刺激性皮炎。在皮肤感染时，局部皮肤感染会出现红肿、疼痛、皮温增高、分泌物。每一个患者都需要进行仔细鉴别。出现全身性感染性表现的患者，需要考虑脓肿、伤口感染、坏死性皮肤感染。需要特别注意的是，在免疫系统受累的患者中，表现可能并不典型。

在烦躁、痴呆或谵妄的患者中发生 PEG 管脱落很常见。在急诊，更换 PEG 管的决策取决于 PEG 管留置时长，以及 PEG 管脱落的时长。

最初放置 PEG 管时，需要在空腔器官与皮肤之间控制性造口以形成胃皮瘘。PEG 管将胃前壁保持贴在腹壁上。最终，胃和腹壁形成粘连后附着在腹壁。文献报道瘘道成熟需要 1 周至 6 个月，一般在 10～14 天可认为瘘道成熟。老年人、营养不良、获得性免疫缺陷病（acquired immune deficiency disorder，AIDS）、癌症、糖尿病患者、接受放射治疗的患者或其他免疫抑制性疾病患者，瘘道成熟需要更长的时间。

当 PEG 管脱落时，患者 [和（或）照顾者] 提供的病史和检查是很重要的，特别是置管时长和脱管时长。如果 PEG 管在瘘道成熟不满 1 个月之前脱出，重置 PEG 方式就不应选择盲置。瘘道没有成熟，意味着存在较高的概率使胃壁脱离腹壁，盲置可能会导致 PEG 管留置于腹腔内。而且，这部分患者应该视作消化道穿孔，要启动抗感染治疗、留置鼻胃管以及外科会诊。在这种情况下，PEG 管的更换应由专科医生在内镜辅助的情况下进行。

留置超过 1 个月的 PEG 管，可以认为瘘道已经成熟，重置 PEG 管可以盲置于瘘道中，这个处理对患者的风险最小。胃皮瘘在 PEG 管脱出 4～48h 后会闭合，因此，不应延迟重置管操作，确保内部球

囊充气。如果重置 PEG 管暂时不可行，要使用 Foley 管来保持瘘道不闭合，并且可以饲喂，直到可以重置 PEG 管。应该注意的是，如果 PEG 管脱落的原因是创伤或外部牵拉，可因瘘道破坏使得 PEG 管被盲置于腹腔。因此，重置后应确认放置位置，可通过管内注射造影剂后拍摄腹部 X 射线片明确。

在急诊科，这些患者的常见错误处置包括以下两个。

①瘘道未成熟情况下，未请专科医生会诊而盲置 PEG 管。

②未能及时留置 Foley 管或重置 PEG 管以保持瘘道不闭合。

要点

- 患者有局部皮肤红肿、压痛，特别是有全身感染表现时，要考虑到瘘道感染。
- 对瘘道成熟的患者进行盲置 PEG 管后，应使用对比剂进行影像学检查确认 PEG 管的位置。
- 对于瘘道尚未成熟（＜4 周）的 PEG 管脱管者，应请专科会诊。

推荐阅读

[1] Jacobson G, Brokish PA, Wrenn K. Percutaneous feeding tube replacement in the ED—are confirmatory X-Rays necessary? *Am J Emerg Med.* 2009;27(5):519–524.

[2] Marshall JB, Bodnarcuk G, Barthel JS. Early accidental dislodgement of PEG tubes. *J Clin Gastroenterol.* 1994;18(3):210–212.

[3] McClave S, Neff RL. Care and long-term maintenance of percutaneous endoscopic gastrostomy tubes. *JPEN J Parenter Enteral Nutr.* 2006;30:S27–S38.

[4] Schrag S, Sharma R, Jalk NP, et al. Complications related to percutaneous endoscopic gastrostomy (PEG) tubes. A comprehensive clinical review. *J Gastrointestin Liver Dis.* 2007;16(4):407–418.

第 102 章
胆囊超声的常见错误
Common Pitfalls in Point of Care Ultrasound of the Gallbladder!

Kristin Berona，著

从 20 世纪 80 年代后期开始，急诊便携床旁（point-of care，POC）超声就被用来评估胆囊疾病。急诊医生很擅长通过超声发现胆囊结石（敏感性 88% ～ 96%）和胆囊炎（敏感性 87%）。但是，仍需注意一些特殊情况，从而避免漏诊胆囊结石或把其他病理情况误诊为胆囊结石和胆囊炎。

必须全面充分评估胆囊，以避免漏诊结石。这包括在长轴和短轴两个方向，从胆囊底部到胆囊颈全面扫查胆囊、测量胆囊前壁厚度和尽可能测量胆总管内径。胆结石通常为高回声（亮）伴声影，且可以活动。但结石小于 4mm 可以没有声影，如果结石堵在胆囊颈时则不能活动。一定要仔细扫查胆囊颈，这里的结石经常被漏诊。让患者深吸气或者左侧卧位，有助于胆囊颈检查。

有一种常见的误诊令人哭笑不得：胆囊内充满结石，临床医生会认为胆囊处于收缩状态或扫查模糊，此时胆囊本身就会被漏诊，从而认为没有结石。当胆囊内完全充满结石，胆囊内见不到胆汁和高回声区域，称之为 WES 征（图 102-1），即"wall echo shadow"，所能见到的是胆囊壁（wall）、结石的高回声（echo）和后方声影（shadow）。WES 征时很难测量胆囊壁厚度，但重要的一点是，不能根据这种表现而漏诊结石。

那么假阳性是什么情况呢？很多情况下，我们可能会把一些征象当作结石的阳性，而实际并不存在结石。最常见的类似结石表现的情况是胆囊息肉。胆囊息肉与胆结石的鉴别点在于不能运动也没有声影，患者一般没有症状，门诊随访即可。与胆囊邻近的十二指肠内存在气体，也可能误判为结石。十二指肠内的气体是高回声的，但是不伴有声影。当患者左侧卧位，可以很清楚地看到高回声（气体）位于胆囊外。最后一点，超声伪影（边缘伪影）可能造成结石假象，因为它会产生声影。当超声波遇到两种声波传导速度截然不同的组织或弧形结构时，就会发生边缘伪影（边界效应）。此时反射的超声波传导方向发生改变，超声波没有反射回探头，于是产生了声影。图 102-2 显示声影出现在胆囊壁边缘，而没有结石高回声。

胆囊炎的超声诊断基于胆囊结石或淤胆伴感染的继发征象：超声 Murphy 征阳性（超声探头直接压迫胆囊有明显压痛）、胆囊壁增厚（＞3mm），或胆囊周围液体。但是，仍有多种非胆囊炎的情况也可以引起胆囊壁增厚，包括胆囊收缩（进食后）、腹水、胰腺炎或酒精性肝炎。这些情况下，应结合临床情况和实验室检查结果综合考虑。

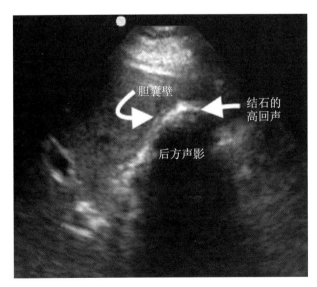

▲ 图 102-1　一例胆囊内满是结石患者的胆囊壁、强光团、声影三联征超声影像

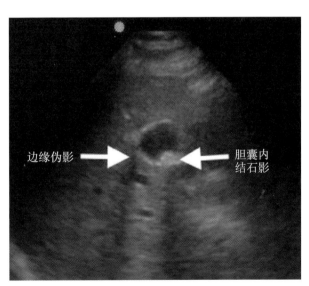

▲ 图 102-2　胆囊内结石影和边缘伪影

要点

- 通过两个平面完整扫查胆囊是最好的防止误诊的办法。应认真检查胆囊颈。
- 注意会误认为结石的情况：息肉、十二指肠内气体和边缘伪影。
- 收缩的胆囊、腹水、胰腺炎和酒精性肝炎会引起胆囊壁增厚，不要误诊为胆囊炎。

推荐阅读

[1]　Miller AH, Pepe PE, Brockman CR, et al. ED ultrasound in hepatobiliary disease. *J Emerg Med.* 2006;30(1):69–74.

[2]　Scruggs W, Fox JC, Potts B, et al. Accuracy of ED bedside ultrasound for identification of gallstones: Retrospective analysis of 575 studies. *West J Emerg Med.* 2008;9(1):1–5.

[3]　Summers SM, Scruggs W, Menchine MD, et al. A prospective evaluation of emergency department bedside ultrasonography for the detection of acute cholecystitis. *Ann Emerg Med.* 2010;56（2）:114–122.

[4]　Theodoro D. Hepatobiliary. In: Ma J, Matee, J, Blaivas M, eds. *Emergency Ultrasound.* New York: McGraw Hill, 2008:169–922.

第五篇

皮肤感染
Cutaneous

第 103 章
不容忽视的坏死性筋膜炎
Don't Miss Necrotizing Fasciitis!

Shaughn Keating，著

坏死性筋膜炎是一种诊断起来非常困难的疾病，因为它发病罕见，早期临床表现不典型。坏死性软组织感染（necrotizing soft tissue infection，NTSI）是一种更常见的描述，是不同的细菌感染导致的最终共同途径，包括快速进展的软组织坏死、全身感染中毒症状，如不治疗死亡率很高。该病的诊断难点在于早期 NTSI 的临床表现与蜂窝织炎相似，常导致误诊、治疗延误和高发病率。成功的治疗需要早期识别、最大程度的支持治疗和及时的外科清创。

NTSI 可以根据病因进行分型，每种分型都有相应特殊的危险因素。Ⅰ型 NTSI 是多种微生物感染，常与免疫系统缺陷有关，占比超过 NTSI 总数的 80%。常见的并发症包括糖尿病、肥胖症和潜在性的肾脏疾病。Ⅰ型 NTSI 中的同名亚型在历史上也曾按部位分类。1883 年，弗尔涅坏疽被描述为"猛烈的阴茎坏疽"，是一种爆发性的、病态的会阴部感染。路德维希咽峡炎则是一种由口腔厌氧菌引起的深部口咽腔的 NTSI。

Ⅱ型 NTSI 是由 A 族链球菌（group A streptococci，GAS）或金黄色葡萄球菌引起的单种微生物感染，以其产生的毒力因子来区分。A 族链球菌的蛋白 M、蛋白 F、链球菌补体抑制因子、链球菌溶血素、透明质酸酶、链激酶、细胞包膜蛋白酶、热原外毒素和葡萄球菌的杀白细胞素、调节素、α 溶血素等使它们迅速扩散并引起中毒性休克综合征。尽管这些感染并不常见，仅占 NTSI 的 10% ～ 15%，但它们可以影响健康、有免疫力的个体，即使是轻微的创伤都可以产生严重的危险。

气性坏疽，作为一种特殊的Ⅱ型单种微生物感染，也可以分类为Ⅲ型 NTSI。梭状芽孢杆菌是厌氧菌属，需要深层接种才能繁殖。感染常发生于外科局部断流手术、静脉药物使用，或妊娠并发症如妊娠组织物残留。与Ⅱ型感染一样，梭状芽孢杆菌也会产生一系列的毒素从而加强其扩散以及全身中毒症状。这些感染因在筋膜内快速蔓延和产气而引人注意。

无论哪种分型，NTSI 治疗的关键就是早期诊断和及时清创。不幸的是，由于受影响的软组织位于皮下，早期 NTSI 的皮肤表面体征可能是轻微的红斑和水肿，甚至缺失。在病程的晚期可能会出现紫红色的大疱或捻发音，这些症状提示已经存在严重的组织坏死，尽管特异性高但并不敏感。区分蜂窝织炎和早期的 NTSI 需基于病理学的证据。NTSI 会破坏软组织的脉管系统，导致病情进展迅速。与体格检查不相符合的严重疼痛提示潜在的组织缺血，类似于肠系膜缺血或肢体动脉闭塞。

一旦临床高度怀疑，通常会进行实验室和影像学的检查，但其作用往往有限。在病程的初期，白细胞升高可能不明显，同时，一些非特异性的标志物，如 C 反应蛋白，并不能区分 NTSI 和蜂窝织炎。

实验室评分系统没有一个敏感而可靠的指标来识别早期 NTSI。X 线检查发现沿着筋膜腔的气体具有诊断特异性，但极其不敏感，CT 扫描可能显示弥漫性炎症、坏死、气体或积液等。在一项研究中表明，当使用所有这些标准时，CT 的阴性预测值达 100%，但特异性有限，蜂窝织炎、肌炎和其他非坏死性肌病也有类似的表现。MRI 被认为是一种高敏感的检查方式，但受使用时间限制，以及同样存在特异性低的问题。

一旦患者考虑为 NTSI，应立即启动最强的抗生素治疗和支持治疗，直至制订出确切的治疗方案。强烈的炎症反应常常导致大量的体液转移，一些患者在整个疗程中可能需要 10 ～ 20 L 的静脉补液。在明确致病菌之前需要使用广谱抗生素，且应同时覆盖耐甲氧西林金黄色葡萄球菌（methicillin resistant staphyloco-ccus aureus，MRSA）和广谱革兰阴性菌，通常是万古霉素联合哌拉西林 / 他唑巴坦。克林霉素也可以考虑使用，其能抑制细菌毒素的合成和调节内源性细胞因子的产生。丙种球蛋白可以抑制炎症反应并可能提高生存率，已被用作危重症的辅助治疗手段，但尚未成为标准急诊治疗的一部分。

明确诊断 NTSI 需要手术直接检查组织。首次清创术的延迟会使死亡率增加到 9 倍。如果临床高度怀疑存在 NTSI，尤其是出现如捻发音或弗兰克坏死这些晚期体征，则应立即外科会诊，并且进一步的诊断性检查不应耽误实施清创术。如果诊断仍不明确，美国感染病协会（the Infectious Disease Society of America，IDSA）指南建议：抗生素治疗有效定义为发热、中毒症状的减轻，病情未进一步进展，初始抗生素治疗失败后应进行手术。多次严密的评估病情是为了积极地进行外科治疗，如果在小切口下探查未发现肉眼可见的坏死，则手术可以在极小的风险下终止。在这个高分辨率影像学应用的时代，手术探查结果为阴性的发生率急剧降低，因此，在诊断不明确时，医生对是否手术可能会变得犹豫不决。相比于不行清创术致使 NTSI 进展，一个敏锐的急诊医生为了给患者争取最大的风险 - 获益比，可能更需要提倡手术，即使探查结果可能是阴性。

要点

- NSTI 在病程的早期，可能缺乏全身中毒症状和皮肤表面的体征。A 族链球菌可以通过很小或者不明显的外伤感染年轻、健康的宿主，从而引起 NTSI。
- 与查体不相符合的疼痛有助于区分 NTSI 和蜂窝织炎。捻发音、紫红色大疱、皮肤剥脱是晚期的特异性病症，但敏感性不高。
- 克林霉素包含在 NTSI 的治疗中，其可以阻止局部的细菌繁殖和全身毒素的活性。
- 明确诊断后，手术和清创治疗是唯一有效的治疗方式。外科干预的延迟将增加死亡率，所以外科会诊需早期执行。
- 切口探查阴性的风险较低。对所有的患者而言，如果临床高度怀疑 NTSI 或感染逐步加重，即使影像学上没有特异性的发现，也应该进行积极的手术探查。

推荐阅读

[1]　Hussein QA, Anaya DA. Necrotizing soft tissue infections. *Crit Care Clin*. 2013;29(4):795–806.

[2]　Loudon I. Necrotising fasciitis, hospital gangrene, and phagedena. *Lancet*. 1994;344(8934):1416–1419.

[3] Stevens DL, Bisno AL, Chambers HF, et al. Practice guidelines for the diagnosis and management of skin and soft-tissue infections. *Clin Infect Dis*. 2005;41(10):1373–1406.

[4] Ustin JS, Malangoni MA. Necrotizing soft-tissue infections. *Crit Care Med*. 2011;39(9):2156–2162.

[5] Zacharias N, Velmahos GC, Salama A, et al. Diagnosis of necrotizing soft tissue infections by computed tomography. *Arch Surg*. 2010;145(5):452–455

第 104 章
Sevens-Johnson 综合征与中毒性表皮坏死松解是否相同
SJS and TEN: Are They Different?

Arun Nair，著

一、什么是 Sevens-Johnson 综合征（SJS）/ 中毒性表皮坏死松解（TEN）

这两种疾病实际上是具有共同病理生理基础的一个连续性疾病谱。它是一种急性弥散性的表皮坏死，继发于某些非天然物质引起的超敏反应——通常是指药物，感染因素是不常见的原因。这是一种表皮和真皮分离的皮肤黏膜病。该病的病理生理涉及免疫调节和多种因素，特别有趣的是，在某种程度上你只需了解要为患者提供高级护理就已足够。这是一种从里至外累及全身的一种烧伤，但与热损伤无关。其严重程度与其他烧伤的评估标准一样，主要看累及的身体体表面积（body surface area，BSA）。该病还会累及看不见的皮肤黏膜组织——消化道、呼吸道、泌尿生殖道——不能通过传统的 BSA 计算来表明。烧伤的皮肤不能发挥其正常的功能，而且会留下疤痕。如果致病物质持续存在，烧伤仍会持续加重。如果你对以上这些知识能整体把握，该病的进程和治疗就容易理解。

二、皮肤表现

该病是表皮与真皮分离，因此，皮肤表现出尼氏征就更容易理解了。当剪切力施加到皮肤上时可以看到，表皮呈完整的一层从真皮上剥脱。另一种测试的方法是针对已经成型的水疱——如果通过向一侧施加轻微的压力就可以使整个水疱移动，那就证明表皮 / 真皮的界面已经被破坏了。这种皮肤表现并非特异性的体征，还可见于其他疾病，但是同时合并有黏膜损害时（通常见于口唇或口腔内黏膜，还可见于结膜和角膜），就应该要高度考虑诊断 SJS/TEN。病变最初可以是扁平的红白相间靶样皮疹（不要与多形性红斑的皮损相混淆，常为蓝色、白色和红色等凸出于皮面或水肿性病变），之后病变可能融合，发展为薄壁水疱或坏死糜烂。随着病情的进展，可以在手掌、脚底、舌头等处看到大面积的皮肤脱落。除非损伤的区域出现重复感染，否则不会出现明显的水肿或硬结，脱落的皮片应该是薄的，并且看起来是"局部的"。

三、丧失皮肤屏障

表皮的功能是将人体的内部器官与外界隔离开来。它是保护体内平衡的第一层屏障，保持人体的水分和热量，以及防止病原体的进入。治疗 SJS/TEN 的皮肤损伤与其他皮肤烧伤的方法相同：镇痛、预防感染和维持水、电解质平衡。由于没有热损伤，因此，该病没有超常的炎症反应，以及不显性失水较少。使用 Parkland 公式计算补液速度可能会高估液体的缺失量，从而导致"过度吸收"，引起轻度的外周水肿，甚至筋膜室综合征和急性肺水肿。然而，根据症状出现的时间，患者初始可能需要快速大量补液来弥补体液的丢失。可以考虑早期使用超声测量下腔静脉塌陷程度来评估初始容量状态，以及放置 Foley 导尿管连续监测尿量，目标为 0.5 ～ 1ml/（kg·h）。

由于致病物质通常是药物，因此，不可以使用磺胺嘧啶银（磺胺类衍生物）使皮肤着色，除非是由烧伤专家指导，并且只有明确了病原体的情况下才可以这样做。病灶处需要用不易粘连的凡士林纱布覆盖，以保持湿润，起到保护和无菌的作用。很大一部分 BSA 受累显著的患者将继续进展为皮肤感染，应尽量避免这种情况的发生，以避免加用其他药物带来的风险。对发生超敏反应的人使用抗生素是风险很大的选择。

随着表皮的丢失，患者失去了主要的体温调节手段，因此，需要尽可能减少患者的暴露程度和暴露时间。患者可能需要输入加温的液体或者使用加温器，如 Bair Hugger，来维持体温。

四、识别内脏黏膜受累

气道黏膜在通气和氧合中参与气体的弥散，纤毛的功能是清除气道中的黏液。患者病情可能会累及呼吸功能，出现肺水肿和气道阻塞而需要机械通气，这种情况下气管插管必须非常小心，避免舌黏膜剥脱或其他组织结构脱落入气道以加重气道损伤。消化道上皮细胞功能是参与从离子到大分子所有物质的运输，并在吸收和保持自由水中不可或缺——如果患者的消化道受累严重则可能需要肠外营养。角膜上皮细胞提供清晰视力需要的透明度。当黏膜层受到破坏引起纤维素性渗出将导致腔体结果的瘢痕和狭窄，甚至角膜瘢痕可能导致永久性的视力丧失。早期识别和治疗这些内脏部位的病变是至关重要的。

五、处置

不要太过注重 BSA 的测量。如果仅累及较小的 BSA，患者一般情况较好，可以明确并中断致病物质，患者的预后通常较好，并且可能不需要住院观察。但是，如果所有病灶加起来大小超过一面躯干，BSA > 10%，则需要尽快转运至当地的烧伤中心，或者 BSA < 10% 但患者病情看起来比较严重，也最好转运。严重的热烧伤或化学烧伤同样是转运至烧伤中心。当 BSA 受累超过 10%

时，意味着患者已经处在 SJS 和 TEN 重叠的病程发展阶段，死亡率＞ 5%。如果患者已经是 SJS/TEN，应去烧伤中心治疗。这类患者不能交由缺乏经验的医生管理，也不能只是收入院后让皮肤科医生 1 周查看 1 次。这种程度的死亡率需要 ICU 水平的治疗，以及需要烧伤中心提供专业的经验。见第 105 章。

最重要的是，明确致病物质并终止暴露。停止使用所有的药物——只要持续暴露在致病物下，病情就会继续恶化。预测预后最重要的因素就是能否早期终止患者的暴露和能否尽快转运至烧伤中心。

要点

- SJS/TEN 是一系列由致病物质引起的超敏反应，是一种表皮和真皮分离的皮肤黏膜病。
- 不要忘记病变也会累及内脏器官如：消化系统、泌尿生殖系统和呼吸系统等。
- SJS/TEN 的治疗与其他类型的烧伤相同——维持体温、补充体液丢失和避免病灶部位继发感染。
- 预测患者预后最重要的因素就是：能否早期中断致病物质的暴露和能否尽快转运至烧伤中心——要避免上述情况的延误！

推荐阅读

[1] Endorf FW, Cancio LC, Gibran NS. Toxic epidermal necrolysisclinical guidelines. *J Burn Care Res*. 2008;29:5.

[2] Harr T, French LE. Toxic epidermal necrolysis and Stevens-Johnson syndrome. *Orphanet J Rare Dis*. 2010;5:39.

[3] McGee T, Munster A. Toxic epidermal necrolysis syndrome mortality rate reduced with early referral to regional burn center. *Plast Reconstr Surg*. 1998;102:1018–1022.

[4] Schwarts RA, Mcdonough PH, Lee BW. Toxic epidermal necrolysis part Ⅱ. Prognosis, sequelae, diagnosis, differential diagnosis, prevention, and treatment. *J Am Acad Dermatol*. 2013;69(2):187.e1–e16.

[5] Trent JT, Kirsner RS, Romanelli P, et al. Use of SCORTEN to accurately predict mortality in patients with toxic epidermal necrolysis in the United States. *Arch Dermatol*. 2004;140:7.

第 105 章
中毒性表皮坏死松解的疾病谱
The Spectrum of TEN

Alexander Jenson，著

中毒性表皮坏死松解（toxic epidermal necrolysis，TEN）是一种严重的不良自身免疫反应（通常是药物诱发的），其导致角质细胞死亡，以及皮肤黏膜中表皮与真皮的分离。TEN 与史蒂文斯—约翰逊综合征（Stevens-Johnson syndrome，SJS）都属于严重表皮松解反应的一类疾病谱。虽然很少见，但每年发病率仍然有百万分之二，整体死亡率为 30%。在急诊科，对 TEN 的①快速识别；②确定严重程度；③早期开始支持治疗；④监测威胁生命的后遗症，是至关重要的。

一、TEN 的识别

虽然 TEN 主要以皮肤和黏膜受累为特征，但前期常表现为类似于病毒性疾病的前驱症状（咳嗽、发热、充血、不适）。通常，在前驱症状出现后数日，面部、躯干、手掌和足底可出现对称性分布的疼痛性红斑。超过 90% 的 TEN 患者会有黏膜受累，包括颊黏膜、生殖器黏膜和眼部（结膜或角膜）的红斑和糜烂，并且会引起吞咽困难、视力改变和疼痛感。在第二阶段，红斑可发展成大疱和剥脱。在表现形式上，皮疹可以先后呈现为红斑、水疱、大疱和糜烂。

现病史（history of present illness，HPI）中必须包括最近的用药情况，因为 80%～95% 的 TEN 病例是由药物引起的，但是用药史资料缺乏也不应该排除 TEN，因为经常在事后才能识别或鉴定出药物。引起 SJS / TEN 的药物常简单分为几类，包括抗癫痫药物（卡马西平、苯妥英钠和苯巴比妥）、磺胺 [主要是甲氧苄啶 / 磺胺甲噁唑（TMP / SMX）] 和抗生素（包括青霉素、头孢菌素、碳青霉烯类和喹诺酮类）。通常，使用药物后 1～8 周内开始出现反应，对于长期使用的药物，8 周后 TEN 的发生风险急剧下降。TEN 的其他诱因（尽管很少见）包括肺炎支原体、巨细胞病毒、登革病毒等感染、副肿瘤反应、免疫因素，甚至对造影剂的反应。队列研究显示，患有恶性肿瘤、HIV、狼疮和胶原血管疾病的患者在接触这些药物时发生 TEN 的风险较高。

在体格检查时，标志性皮疹常出现在黏膜区（嘴唇、口咽部、生殖器），且脸部、手掌、足底和躯干皮疹与周围皮疹显著融合在一起。红斑有疼痛感并且进展为水疱和表皮剥脱，这可以通过侧向压力体现出来（尼氏征）。通过体表受累百分比来区分，SJS 的体表面积（BSA）< 10%，TEN / SJS 重叠征 10%～30%，TEN > 30%。

重要的是，TEN 的鉴别诊断包括 IgA 皮肤病、副肿瘤性类天疱疮和葡萄球菌性烫伤样皮肤综合征，这些综合征都可以出现尼氏征阳性及大疱。此外，与具有嗜酸性粒细胞增多和全身症状的药疹（eosinophilia and systemic symptoms，DRESS）的重要区别点在于，DRESS 具有大疱和口唇糜烂但没有表皮剥脱，且组织学上截然不同。此外，多形性红斑可能表现类似于 TEN 的早期疼痛性红斑，尽管表皮的坏死和大疱并不常见。

二、TEN 的严重程度：SCORTEN 评分系统

鉴于 TEN 的高死亡率，对预后的快速评估在优先配置医疗资源上至关重要。因此，SCORTEN 评分系统被研发出来且经过反复验证，用以指导 TEN 患者的预后、管理和处置。

SCORTEN 评分系统的指标包括年龄（> 40 岁）、恶性肿瘤、心动过速（> 120 次 /min）、BSA 百分比（> 10%）、血清尿素氮（BUN > 28mg/dl、血糖 > 252mg/dl）和血清碳酸氢盐（< 20mmol/L）。

每个都是二进制变量，每项指标为 1 分，最多 5 分。每项指标都会增加住院期间死亡风险，从 3%（0～1 分）到 90%（5 分）。该评分系统已在美国境内外的多个烧伤中心得到验证。

这对于急诊医生来说意味着什么？经典的观念认为 SCORTEN 评分大于或等于 2 分提示尽早得到烧伤中心 ICU 的护理级别。然而，重要的是，要记住这是一个渐进的过程，患者的初始表现可能处于疾病过程中的任何一个阶段。TEN 最重要的一点就是，患者的护理需要达到烧伤中心 ICU 的护理水平。显然，这个应该再与当地烧伤中心进行讨论，并且还应该考虑到体表面积、补液要求以及可能使护理复杂化的其他全身性疾病。

三、TEN 的治疗指南

谁来治疗，怎么治疗，在哪里治疗，以及为什么治疗。

在讨论 TEN 患者的管理及治疗之前，停用可疑药物是至关重要的。这意味着在急诊情况下，需要及时地调整药物以及皮肤科的共同参与。考虑到 TEN 的并发症，除非绝对必要，否则在怀疑 TEN 时应停止使用所有家庭用药。

接下来，谁来治疗的问题。患者必须转往当地烧伤中心进行治疗和管理。只有烧伤中心具备 ICU 的经验和重大创伤管理经验。多项研究表明，延迟转移到烧伤中心会直接增加死亡率，因此，应尽快转移患者。

然后，在哪里治疗的问题。如上所述，许多 TEN 患者，尤其是那些患有其他严重疾病的患者，需要 ICU 级别的护理。在与当地烧伤中心讨论这类病例时，由于复杂的液体管理和隐匿的内脏器官受累情况，要提倡对这些患者进行高级别护理的门槛要降低。

虽然及时转移病人很重要，但转移之前在急诊应该做些什么？与当地的烧伤专家讨论护理问题，但要遵循相应的管理标准。首先，与烧伤的治疗标准一样，对 TEN / SJS 患者也要进行积极补液。TEN 与传统烧伤相比有两种区别：首先，微血管损伤较少，并且细胞因子反应低于烧伤，相对减少了不显性失水；其次，由于对 TEN 患者肺部受累情况的高度关注，可能会增加过度复苏和肺水肿的潜在发病率。尽管如此，这些患者可能需要高达每天 5～7L 的液体。与其他复苏一样，尿量应达到 0.5～1ml / (kg·h)。考虑到输尿管损伤及密切监测出量的问题，应该放置 Foley 导尿管。

与烧伤一样，细菌双重感染是常见的并发症，从急诊护理就应开始预防感染。虽然不能因为伤口护理而延迟转移，但按照烧伤伤口管理的标准，应尽可能清洁伤口，并使用非封闭敷料覆盖于伤口表面。在转移前不要使用含磺胺的药物（包括磺胺嘧啶银）作为烧伤覆盖敷料，因为这可能是 TEN 的发病原因。尽量减少更换敷料以减少表皮剥脱的机会。所有静脉注射管应尽可能远离烧伤皮肤。

除了支持性护理（液体、缓解疼痛），急诊科医生也应注意到 TEN 黏膜受累引起的特征性皮肤表现，并尽可能在患者护理早期进行治疗及管理。高达 25% 的患者可能有肺部受累，包括支气管扩张、闭塞性细支气管炎和急性呼吸窘迫综合征（acute respiratory distress syndrome，ARDS）。患者可能经常出现低氧血症，但初始胸部 X 线片正常（初始 X 线片通常看不到黏膜剥落）。插管可能会因口腔和黏膜皮损而变得复杂、困难，在喉镜检查时应特别小心。

除了肺部并发症之外，胃肠道和眼部的并发症在 TEN 中也很常见。这些都适合在当地烧伤中心进行管理，而不是急诊管理的核心部分。在转移之前，患者应该禁食，眼部症状可以通过润滑的滴眼液和红霉素软膏来控制。眼科应尽早参与评估眼部表现并解除眼部的粘连，而不应延迟至转移到特定的护理中心和管理机构才开始治疗。

全身性治疗（如类固醇激素或静脉输注免疫球蛋白）在 TEN 中存在争议，因为不同的数据显示这对预后或死亡率几乎没有影响。此类治疗的应用都应咨询皮肤科和（或）当地烧伤中心，尤其是那些存在可能影响 TEN 发病机理的潜在疾病的患者。

TEN 是一种可能危及生命的疾病，每位急诊医生都应掌握它的识别、转诊和管理。尽早开始支持性护理并转移到合适的护理中心对降低死亡率至关重要。

要点

- TEN 是一种皮肤和黏膜的表皮松解性自身免疫反应。在病理生理学上，它与 SJS 相同，其受累皮损为 > 30% 的体表面积。
- 用于评估 TEN 预后的 SCORTEN 评分系统包括：年龄、恶性肿瘤、血糖、BUN，剥脱的体表面积百分比和碳酸氢盐水平。≥ 3 分提示需转入 ICU。（注意：正文中只提到过 ≥ 2 分需要 ICU 级别的护理）
- 类似于烧伤，尽管需要早期积极的补液，但 TEN 需要的补液量较少，仔细监测补液过量导致的肺部并发症是非常重要的。
- 肺部并发症在 TEN 中常见，包括 ARDS。另外，胃肠和眼部表现也较为常见。
- 所有疑似 SJS / TEN 的患者应尽快转移到烧伤中心。转移前应由急诊医生进行基本的伤口处理和补液。

推荐阅读

[1] Endorf FW, Cancio LC, Gibran NS. Toxic epidermal necrolysis clinical guidelines. *J Burn Care Res*. 2008;29:5.

[2] Harr T, French LE. Toxic epidermal necrolysis and Stevens-Johnson syndrome. *Orphanet J Rare Dis*. 2010;5:39.

[3] McGee T, Munster A. Toxic epidermal necrolysis syndrome mortality rate reduced with early referral to regional burn center. *Plast Reconstr Surg*. 1998;102:1018–1022.

[4] Schwarts RA, Mcdonough PH, Lee BW. Toxic epidermal necrolysis part II. Prognosis, sequelae, diagnosis, differential diagnosis, prevention, and treatment. *J Am AcadDermatol*. 2013;69(2):187.e2.

[5] Trent JT, Kirsner RS, Romanelli P, et al. Use of SCORTEN to accurately predict mortality in patients with toxic epidermal necrolysis in the United States. *Arch Dermatol*. 2004;140:7.

第 106 章
蜂窝织炎的鉴别疾病
Mimics in Cellulitis

Shabana Walia，著

有许多皮肤病的症状可能与蜂窝织炎非常相似，尤其是首次在急诊科呈现时。虽然有些疾病是慢性的，但有些疾病会对生命造成威胁，因此急诊医生的诊断至关重要。区分蜂窝织炎和其他皮肤病可减少抗生素使用、降低抗生素耐药性，以及避免延误致命性疾病诊断和治疗。

蜂窝织炎是一种引起表皮、真皮和皮下组织炎症反应的急性细菌感染性疾病。A 族 β 型溶血性链球菌和金黄色葡萄球菌是引起蜂窝织炎最常见的细菌。然而，在儿童以及少数对初始治疗无反应的成人中，必须考虑其他原因引起的蜂窝织炎。B 型流感嗜血杆菌引起的是一种伴有呼吸道感染的严重蜂窝织炎。由于皮疹可具有特征性的蓝紫红色表现，因此，通过体格检查可将流感嗜血杆菌蜂窝织炎与常见的蜂窝织炎进行区分。其他罕见的蜂窝织炎病原体包括创伤弧菌和嗜水气单胞菌，它们都是与水有关的生物。如果有接触淡水的病史，按链球菌蜂窝织炎治疗失败，或在体检时出现大疱和脓肿并有恶臭分泌物，应怀疑嗜水气单胞菌。如果暴露于海水中，同时查体发现大疱和小水疱，应怀疑创伤弧菌。在更凶险和严重的阶段，创伤弧菌可以进展为肌炎并呈现类似于气性坏疽的表现。

丹毒是一种累及表皮、真皮上层及浅层淋巴管的浅表蜂窝织炎。病史上，患者的描述可能表现为比蜂窝织炎进展更为快速的感染。与蜂窝织炎类似，皮肤感染部位可出现红斑、皮温升高和肿胀。与蜂窝织炎的模糊边缘相比不同的是，由于丹毒感染的浅表性，可以通过边缘隆起及境界清楚的特点来区分。A 族链球菌是丹毒最常见的原因，因此，治疗和临床管理通常与浸润更深的蜂窝织炎相同。

淤积性皮炎通常称为"静脉曲张性湿疹"，在急诊常被误诊为蜂窝织炎。它是长期慢性静脉瘀血的并发症，常与年龄相关性的静脉瓣膜功能不全相关，少数与手术、深静脉血栓形成病史和外伤有关。静脉瓣膜功能不全会导致血细胞外渗和水肿，导致组织灌注量减少。这种情况的患者通常会出现下肢无痛性红肿，并伴有色素沉着和鳞屑，可持续数月至数年。淤积性皮炎可能会由于合并蜂窝织炎或溃疡而继发感染。

脂性硬皮病或"硬化性脂膜炎"表现为持续存在的慢性静脉瓣膜功能不全和淤积性皮炎。其病理生理表现与淤积性皮炎相似，组织灌注减少，并进一步引起内皮损伤。内皮损伤引起微血管血栓形成，进而导致组织栓塞、成纤维细胞和肉芽组织的形成。因为这种疾病通常影响下肢的下 1/3，所以在体格检查时，会发现有下肢的锥形改变，类似于"倒置的香槟酒瓶"外观。这一发现可能是该病急性期与蜂窝织炎唯一的鉴别点，因为其急性期的表现类似于蜂窝织炎，也有严重的疼痛、皮温升高、红斑以及皮疹边缘模糊不清。慢性期的特征是红斑硬化性皮肤改变，伴有褐色色素沉着和硬化性斑块，因此，更容易与蜂窝织炎区分。

　　接触性皮炎是由过敏原或外界刺激引起的皮肤炎症反应。可以通过明确的病史来简单的区分蜂窝织炎与接触性皮炎。在过敏原暴露部位出现红斑或皮疹是该病的诊断线索。患者主诉中可能会有皮疹伴有剧烈瘙痒，或既往有过敏史。医生应详细询问患者使用新的肥皂、洗涤剂或外用药膏的情况。接触性皮炎是Ⅳ型超敏反应，因此，皮疹通常在暴露后 1 ~ 2 天发生。避免接触过敏原、口服抗组胺制剂和低浓度的类固醇激素药膏可以改善症状。抗生素不是治疗接触性皮炎的主要方法。丘疹性荨麻疹是昆虫咬伤后可能发生的另一种常见的超敏反应。它表现为瘙痒性丘疹，基底潮红，继而可以发展为水疱和溃疡，并且分布在昆虫叮咬的附近。

　　蜂窝织炎的鉴别疾病中"不容漏诊"的最致命的疾病是坏死性筋膜炎。在深部软组织感染的早期阶段，查体时很难有特异性的发现，因为这些感染与蜂窝织炎具有许多共同特征，如红斑、皮温升高、局部肿胀和压痛。坏死性筋膜炎累及深部皮下组织，并迅速穿过筋膜累及肌肉。通常是许多细菌的混合性感染，包括革兰阴性菌、革兰阳性菌和厌氧菌。与查体不相应的疼痛应提醒医生可能存在更深的软组织感染。疾病的进展比其他皮肤病快得多。在数小时内，皮肤表层可能出现红斑、肿胀、伴捻发音，并且形成脓肿。影像学照片上可以看到气体，但不能因为影像学的检查而延误诊断。尽早使用抗生素，抗菌谱要广泛且覆盖厌氧菌，但是最重要的治疗是早期手术清创，在手术室通过直接观察到坏死组织可证实诊断。

　　尽管无法概括全部，以上这些疾病是常见的蜂窝织炎的鉴别疾病。临床中，必须考虑其他的查体表现，如深静脉血栓形成、血栓栓塞、血管炎、病毒和药物相关性皮疹、真菌感染或恶性肿瘤。最重要的是，应指导患者在急性皮疹初次出现后 24 ~ 72h 内接受主治医生的随访。免疫抑制患者、对初始治疗无反应或复发性 / 慢性皮疹的患者应立即入院或皮肤科紧急会诊。

要点

- 蜂窝织炎往往是单侧发病。
- 淤积性皮炎是最常见的蜂窝织炎鉴别疾病，是由长期慢性静脉淤滞和组织灌注减少引起。
- 与查体不相应的疼痛时，急诊医生应考虑坏死性软组织感染。
- 观察和一系列的检查有助于鉴别诊断的治疗和评估。
- 详细的病史和体格检查可以最大限度地帮助医生区分蜂窝织炎和它的鉴别疾病。

推荐阅读

[1] Blum CL, Menzinger S, Genné D. Cellulitis: Clinical manifestations and management. *Rev Med Suisse*. 2013;9:1812–1815.

[2] Hirschmann JV, Raugi GJ. Lower limb cellulitis and its mimics: Part I. Lower limb cellulitis. *J Am Acad Dermatol*. 2012;67:163.e1–e12; quiz 175–176.

[3] Keller EC, Tomecki KJ, Alraies MC. Distinguishing cellulitis from its mimics. *Cleve Clin J Med*. 2012;79:547–552.

[4] Westerman EL. Other disorders that mimic infectious cellulitis. *Ann Intern Med*. 2005;142:949.

[5] Wolfson AB, Cloutier RL, Hendey GW, et al. *Harwood-Nuss' Clinical Practice of Emergency Medicine*. 6th ed. Philadelphia, PA: Wolters Kluwer, 2015.

第 107 章
水痘和带状疱疹：不仅仅是皮疹
Chickenpox and Shingles: More Than Just a Rash

Aaryn K. Hammond，著

　　水痘是由水痘-带状疱疹病毒引起的常见的儿童良性疾病。最常见的特征性临床表现是在全身可以发现不同阶段的瘙痒性水疱，显著的区别于其他疾病的皮疹。然而，我们必须认识到瘙痒性皮疹以外的并发症，并能对其进行针对性治疗。水痘最常见的并发症是继发性浅表皮肤细菌感染。感染通常是由金黄色葡萄球菌或化脓性链球菌引起的。局部蜂窝织炎可以使用抗生素治疗。更严重的感染，如中毒性休克综合征和坏疽性水痘，也已经逐渐引起关注。一些研究已证明坏疽性水痘和 NSAIDs 之间可能存在关系，因此，我们建议避免使用 NSAIDs 治疗水痘伴发的发热和疼痛。在免疫抑制的儿童中可见大疱和出血性水痘，这可能与血小板减少症或弥散性血管内凝血有关。

　　除皮肤外，水痘在免疫功能正常的人群中还可以引起肺炎，在免疫功能低下的人群中更是如此。通常情况下，肺炎在胸部 X 线片可表现为弥漫性间质结节浸润。水痘患者出现呼吸困难和咳嗽时，我们必须警惕这些并发症。这些病例应积极采取抗病毒药物治疗并密切观察，因为在缺乏治疗的情况下可能使死亡率显著升高。

　　水痘的另一个重要并发症是神经系统疾病。可能包括小脑共济失调、脑炎、横贯性脊髓炎、脑膜炎和格林-巴利综合征。当皮疹伴随有神经系统检查结果阳性时，最重要的是要考虑到是否存在这些并发症。抗病毒药物在水痘相关神经系统疾病中的作用尚不清楚。然而，由于抗病毒治疗产生的风险不高，通常会用于病毒性脑炎或严重情况。

　　在初次感染水痘-带状疱疹病毒之后，病毒潜伏于脊髓后根神经节中，并且在细胞免疫力下降时，病毒以带状疱疹的形式重新激活。大多数带状疱疹发生在 50 岁以后，风险随年龄增加而增加。带状疱疹通常表现为局限于一个或两个皮区的疼痛性水疱性皮疹，通常在出疹之前 1～5 天有皮肤不适感。与水痘不同，带状疱疹大多数情况下需要治疗，因为治疗可减轻症状、疾病严重程度和减少并发症。伐昔洛韦和泛昔洛韦是首选的抗病毒药物，优于阿昔洛韦。通常情况下，由于辅助性类固醇激素可改善预后，故可用于没有禁忌证的患者。对于带状疱疹患者控制疼痛也是必要的，因为这种疼痛有时可能非常严重。

　　带状疱疹最常见的并发症是带状疱疹后遗神经痛。在带状疱疹发作后疼痛持续 30 天以上可诊断，且发生率随着年龄增加而增加。虽然并不危险，但不能轻视，应积极治疗。数据显示，阿片类药物／三环类抗抑郁药和加巴喷丁可以用于治疗疼痛。

　　在三叉神经分支第一次受累的带状疱疹患者中，需要进行详细的眼科检查以评估眼带状疱疹

（herpes zoster ophthalmicus，HZO）是否存在。研究表明，患带状疱疹期间有眼睛发红的情况提示极有可能其病情为中度至重度。其他主要特征包括畏光、滑车区皮疹或哈钦森征（鼻尖、鼻根或侧部红斑）。这些患者不仅需要尽快进行抗病毒治疗，还应该进行紧急眼科评估，因为葡萄膜炎、角膜炎、视网膜炎和视神经炎等眼部疾病可能会影响患者的视力。HZO 或艾滋病患者的远隔带状疱疹的另一眼部并发症是急性视网膜坏死（acute retinal necrosis，ARN）。这种视网膜损伤是由血行传播引起的。尽管 ARN 在免疫功能正常的患者中进展缓慢，但是在艾滋病患者中病情进展非常迅速，并且在没有治疗的情况下可从 ARN 发展至双侧视网膜脱离和失明。

带状疱疹的重要神经系统并发症包括对侧偏瘫、脑炎和其他神经麻痹。对侧轻偏瘫可在皮疹后数周至数月发生。有人认为三叉神经中的带状疱疹病毒再激活能够扩散至脑动脉，引起炎症和局部缺血，从而导致对侧轻偏瘫。患者应接受类固醇激素和抗病毒药物治疗。值得注意的是，即使治疗，梗塞也是不可逆的。与带状疱疹相关的脑炎是最危险的并发症之一。在带状疱疹感染期，它通常伴有发热、头痛和其他神经系统表现。尽管治疗，但最终往往进展至死亡的情况常见于艾滋病患者。但是，一些报道指出高剂量静脉注射阿昔洛韦有一定的益处。

要点

- 大多数水痘患者不需要治疗。相反，大多数带状疱疹患者在出现皮疹 72h 内应接受伐昔洛韦或泛昔洛韦治疗。
- 在患有水痘或带状疱疹合并呼吸系统并发症的患者中，需要评估是否存在肺炎，如果确诊，则积极治疗。
- 对于近期或正在发生水痘或带状疱疹的患者，合并神经系统相关症状时，应该高度警惕脑炎和对侧偏瘫，因为这种情况有潜在的高发病率和高死亡率，应积极治疗。
- 带状疱疹的后遗神经痛非常痛苦，必要时应给予适当的疼痛管理治疗。
- 所有 HZO 和眼睛发红的患者都应该接受紧急眼科评估。

推荐阅读

[1] Adam R, Vale N, Bona M, et al. Triaging herpes zoster ophthalmicus patients in the emergencydepartment: Do all patients require referral? *Acad Emerg Med.* 2010;17(11):1183–1188.doi:10.1111/j.1553-2712.2010.00875.x.

[2] Galetta K, Gilden D. Zeroing in on zoster: A tale of many disorders produced by one virus. *J Neurol Sci.* 2015;358(1–2):38–45. doi:10.1016/j.jns.2015.10.004.

[3] Gnann J Jr. Varicella-zoster virus: Atypical presentations and unusual complications. *J Infect Dis.* 2002;186(s1):S91–S98. doi:10.1086/342963.

[4] Gnann J, Whitley R. Herpes zoster. *N Engl J Med.* 2002;347(5):340–346. doi:10.1056/nejmcp013211.

[5] Solomon C, Cohen J. Herpes zoster. *N Engl J Med.* 2013;369(3):255–263. doi:10.1056/nejmcp1302674.

第 108 章
结节性红斑，结节和超敏反应
Erythema Nodosum, Nodules, and Hypersensitivity

Nicholas Risko，著

结节性红斑（erythema nodosum，EN）是一种迟发性超敏反应，其特征性表现通常为分布于双侧胫前区的皮下结节。EN 很少出现在急诊医学文献中，然而，它的出现可能预示着无法识别的严重的潜在疾病。本章讨论的是就诊于急诊科的 EN 患者所需的治疗管理要点。

尽管多达 60% 的病例是特发性的[1]，但 EN 的发病与各种各样的暴露因素有关。EN 的年发病率为（1 ~ 5）/10 万[2]，育龄妇女的发病风险较高[3-5]。发病前 1 ~ 3 周可能存在前驱症状，包括发烧（60%）、疲乏（67%）、关节痛（64%）、关节炎（31%）和上呼吸道症状[3]。待其他症状消失后，关节痛可能会持续 2 年[2]。不太常见的全身症状包括淋巴结肿大、肝肿大、脾肿大和瘙痒[4]。皮损通常位于伸侧面，呈红色、隆起、肿胀、无破溃改变。皮疹直径约几厘米，愈合时呈现出淤青样改变，从红色变为黄色，最后略带紫色[1, 4]。

当患者出现 EN 时，最主要的任务是寻找危险因素和鉴别其他疾病。主要病因包括特发性（55%）、链球菌感染（28% ~ 48%）、结节病（11% ~ 25%）、药物反应（3% ~ 10%）、妊娠（2% ~ 5%）和炎症性肠病（1% ~ 4%）。链球菌感染是儿科患者的主要病因。少见病因包括淋巴瘤 / 白血病、结核病、人类免疫缺陷病毒（HIV）、单纯疱疹病毒（HSV）、病毒性肝炎、组织胞浆菌病和球孢子菌病[1, 2, 4, 6]。

其他高危的皮肤病在其早期阶段可能也会出现类似的临床表现。需要鉴别的有蜂窝织炎、多形红斑、蜘蛛咬伤、中毒性表皮坏死松解征、中毒性休克综合征、大疱性疾病、落基山斑疹热和脑膜炎球菌血症。其他常见但较少需要急诊处理的鉴别疾病包括皮肤血管炎、结节性血管炎和浅表性血栓性静脉炎[1, 7, 8]。典型的 EN 常被误诊为蜂窝织炎、外伤或肉瘤[7, 9, 10]。

结节性红斑患者的治疗方法

一旦排除了其他高危情况，EN 的初步筛查应考虑到最常见的原因。所有患者均应接受胸部 X 线检查以评估结节病、肺结核或其他肺部感染。肺结核暴露者可以考虑 PPD 试验。育龄妇女应进行怀孕测试。出现疲乏的患者或有癌症病史的患者应进行基础血液检测，并筛查 HIV 和病毒性肝炎。病情较重的患者应进行血培养[6]。

有胃肠道症状的患者在急诊科可能需要诊断性检查或影像学检查，或者根据其表现程度直接转诊给胃肠门诊。

对于近期或目前有链球菌感染者，特别是对于最近有咽炎症状的患者，推荐进行咽拭子培养、快速抗原检测或抗链球菌溶血素 O 抗体滴度筛选。但是，EN 是一个迟发型超敏反应的过程而非活动性感染，因此，不会改变紧急处置的方案，同时应该权衡急诊科可获取的资源 [2, 4]。

如果检查未能找到病因，可以向患者解释以消除疑虑，然后转诊至基层医院进行随访。EN 通常无需处理即可自愈。绷带加压和受累的肢体抬高可能有助于缓解症状。非甾体类抗炎药（通常是吲哚美辛或萘普生）以及秋水仙碱（2mg/d，连续 3 天，1mg/d，连续 2～4 周）可以缓解症状。使用碘化钾（400～900mg/d）可能有益，但有潜在的不良反应，包括腹痛、恶心、呕吐、腹泻和浮肿。短期全身使用类固醇激素或局部注射类固醇激素可能会提供一定的帮助，但应该权衡风险 [11]。其他不适用于急诊科的治疗包括氨苯砜、甲氨蝶呤和抗 TNF 药物 [2]。如果需要对 EN 进行确诊，建议转诊至皮肤科进行皮损病理活检。

> **要点**
> - EN 通常是特发性的，此外最常见的原因有链球菌感染、结节病、肺部感染、全身性病毒感染、妊娠和药物反应。
> - 需要警惕其他与 EN 相似的高危皮疹。
> - 在急诊科，推荐的检查内容如下。
>   ◇ ①大多数患者：胸部 X 线、基础血液检查、妊娠试验、链球菌感染筛查。
>   ◇ ②胃肠道症状患者：影像学、大便检查、转诊。
>   ◇ ③病重者：血培养、HIV 筛查、病毒性肝炎筛查。
> - 大多数患者可以自愈且安全地出院，并在基层医院进行随访。
> - 根据症状的治疗里最简单、有效的治疗是非甾体类抗炎药。

参考文献

[1] Blake T, Manahan M, Rodins K. Erythema nodosum—A review of an uncommon panniculitis. *Dermatol Online J.* 2014;20(4):22376.

[2] Schwartz RA, Nervi SJ. Erythema nodosum: A sign of systemic disease. *Am Fam Physician.* 2007;75(5):695–700.

[3] Passarini B, Infusino SD. Erythema nodosum. *G Ital Dermatol Venereol.* 2013;148(4):413–417.

[4] Requena L, Requena C. Erythema nodosum. *Dermatol Online J.* 2002;8(1):4.

[5] Requena L, Sanchez Yus E. Erythema nodosum. *Semin Cutan Med Surg.* 2007;26(2):114–125.

[6] Louthrenoo W, Lertprasertsuke N, Kasitanon N, et al. Erythema nodosum as a manifestation of HIV infection. *Asian Pac J Allergy Immunol.* 2002;20(3):175–178.

[7] Browne BJ, Edwards B, Rogers RL. Dermatologic emergencies. *Prim Care.* 2006;33(3):685–695.

[8] O'Neill JH Jr. The differential diagnosis of erythema nodosum. *Del Med J.* 1991;63(11):683–689.

[9] Hyland-McGuire P, Guly H. Erythema nodosum—Diagnostic difficulties in the accident and emergency department. *J Accid Emerg Med.* 1996;13(3):211–212.

[10] Brady WJ, DeBehnke D, Crosby DL. Dermatological emergencies. *Am J Emerg Med.* 1994;12(2):217–237.

[11] Horio T, Imamura S, Danno K, et al. Potassium iodide in the treatment of erythemanodosum and nodular vasculitis. *Arch Dermatol.* 1981;117:29–31

推荐阅读

[1] Blake T, Manahan M, Rodins K. Erythema nodosum—A review of an uncommon panniculi- tis. *Dermatol Online J*. 2014;20(4):22376.

[2] Brady WJ, DeBehnke D, Crosby DL. Dermatological emergencies. *Am J Emerg Med*. 1994;12(2):217–237.

[3] Browne BJ, Edwards B, Rogers RL. Dermatologic emergencies. *Prim Care*. 2006;33(3):685–695.

[4] Requena L, Requena C. Erythema nodosum. *Dermatol Online J*. 2002;8(1):4.

[5] Schwartz RA, Nervi SJ. Erythema nodosum: A sign of systemic disease. *Am Fam Physician*. 2007;75(5):695–700.

第 109 章
经典并非总是典型：经典皮疹
Classic Is Not Always Classic: Classic Rashes

Debra Ravert，著

　　皮疹往往有些吓人。许多是非特异性和无害的，但有些提示有意义的病理情况则不容忽视。皮疹通常与病毒和细菌感染有关，但也可能由真菌、寄生虫、恶性疾病、药物和其他化学物质引起。因此，必须采集详细的病史记录，包括有关免疫抑制的危险因素、用药变化、过敏和暴露风险因素的问题。本章中提到的有些皮疹虽然被认为是"经典的"，但在临床实践中少见，需要回顾学习。

一、经典的儿童皮疹

　　麻疹——历史上被认为是第一种出疹性疾病，由麻疹病毒引起。自有效疫苗接种以来，全球麻疹发病率急剧下降，世界卫生组织（World Health Organization，WHO）制定了到 2020 年在 6 个 WHO 区域中的 5 个区域消除麻疹的目标。麻疹具有高度传染性，人群中需要 95% 的免疫接种来控制它。最近，在美国免疫接种不足的地区出现了麻疹的爆发，强调了医生需要识别麻疹症状和体征。麻疹表现为在高热和咳嗽（cough）、鼻炎（coryza）和结膜炎（conjunctivitis）（"三 C"症状）几天后开始出现麻疹样皮疹，并且通常从脸上开始向躯干蔓延，从散在的斑疹发展为融合性皮疹（图 109-1）。

　　猩红热——历史上第二种出疹性疾病，通常由 A 组 β 型溶血性链球菌造成。猩红热通常前期有链球菌性咽炎，伴有发烧、喉咙痛和头痛。特征性皮疹表现为"砂纸"样纹理，在深色皮肤上触诊比视诊更明显。咽部链球菌培养阳性可确诊，一线治疗方案是青霉素。

　　风疹——历史上第三种出疹性疾病，由风疹病毒引起。风疹的皮疹与麻疹相似，也是从面部开始蔓延到身体。伴随症状一般不太严重，包括低烧和乏力，患者通常无全身性中毒症状。淋巴结明显肿大是风疹的典型体征。风疹并不常见，但由于其致畸性，需要重视。

传染性红斑——俗称为"第五病"，由细小病毒 B_{19} 引起。第五病典型的"拍面样"皮疹常在发热和轻微流涕等前驱症状后数天内发生。相对于成人，皮疹在儿童中更为常见，而多关节痛在成人中更常见。大部分的患者在面部出现皮疹后，躯干、背部和四肢会出现弥漫性分布的花边状斑丘疹。第五病在大多数患者中症状轻微且有自愈性，但在镰状细胞病和免疫抑制患者中可出现贫血。

婴儿玫瑰疹——历史上称为"第六病"或幼儿急疹，由人类疱疹病毒 6 型和 7 型引起。婴幼儿中常见，玫瑰疹常在高热退热后出现。通常患者的伴随症状较少，疾病具有自限性。

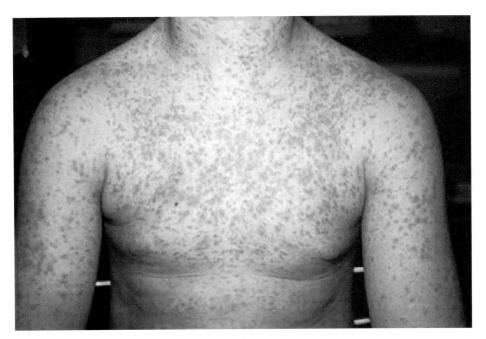

图 109-1　典型麻疹皮疹

二、经典的蜱传播性疾病

莱姆病——由伯氏疏螺旋体引起。典型的牛眼征（游走性红斑，图 109-2）通常在蜱叮咬后 2 周内出现。尽管如此，多达 30% 的莱姆病患者不会出现典型的皮疹。皮疹首先出现在蜱叮咬的部位，并且在几天内变大，通常境界清楚并伴有轻度疼痛或无疼痛感。出疹时期血清学通常是阴性的。一线治疗方案是多西环素治疗 14 天。

落基山斑疹热（Rocky Mountain spotted fever，RMSF）——由立氏立克次体引起。RMSF 的皮疹通常在蜱叮咬后 2 周内出现。RMFS 的经典皮疹是瘀点，并从腕部和脚踝向躯干发展（图 109-3）。不幸的是，高达 70% 的患者并不会出现这种独特的皮疹。即使有经典表现的患者，皮疹也是在疾病发生数日后才出现，常表现为广泛分布的斑疹。该病在地理分布上比其名称所代表的更为多样化，除了两个相邻的州以外，其他州均有该病报道。RMFS 是美国最致命的蜱传播性疾病，早期识别对降低发病率和死亡率至关重要。当怀疑 RMFS 时，应开始经验性治疗（一线治疗是多西环素），并且在血清学确认前不要转运患者。

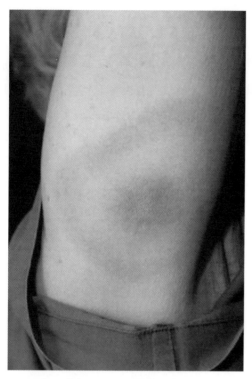

图 109-2　游走性红斑

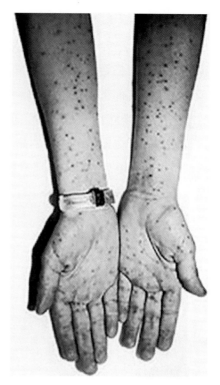

图 109-3　落基山斑疹热

要点

- 皮疹并非总表现为"典型的"。
- 应结合临床情况来考虑皮疹——发病情况、持续时间、相关因素、生命体征和整体表现。
- 尽管上述提到的所有皮疹都是由病毒或细菌引起，但不是所有皮疹都是病毒或细菌感染引起——不要忘记询问药物和暴露因素。
- 有些皮疹看起来有明显的不同，或者在深肤色上很难观察。
- 蜱传播性疾病在美国的大部分地方均有发现，尤其在温暖的月份，需要注意鉴别。

推荐阅读

[1]　Allmon A, Deane K, Martin K. Common skin rashes in children. *Am Fam Physician*. 2015;92(3):211–216.

[2]　Nathavitharana R. Diseases from North America: Focus on tick-borne infections. *Clin Med*. 2015;15(1):74–77.

[3]　Ramdass P, Mullick S, Farber H. Viral skin diseases. *Prim Care*. 2015;42(4):517–567.

[4]　World Health Organization. (2012). *Global Measles and Rubella Strategic Plan*. Geneva, Switzerland: World Health Organization. Retrieved from http://www.measlesrubellainitiative.org/wp-content/uploads/2013/06/Measles-Rubella-Strategic-Plan.pdf

第六篇

内分泌代谢
Endocrine/Metabolic

第 110 章
碳酸氢盐值正常不能排除酸碱平衡紊乱
A Normal Bicarbonate Value Does Not Exclude an Acid-Base Disturbance

Seth T. Stearley, Ian Boyd，著

酸碱平衡紊乱是急诊医学所要面对的最困难的问题之一。对于急诊医生来说，迅速分辨出患者是否存在酸碱平衡紊乱是极其重要的。误诊酸碱异常或延误治疗将会导致严重的并发症。血清碳酸氢盐含量（HCO_3）、pH 和动脉二氧化碳分压（pCO_2）对于机体酸碱变化的生理功能有重要意义。不能单独考量一个值而下结论。

酸碱平衡紊乱通常分为代谢性紊乱和呼吸性紊乱两种类型。代谢性酸碱紊乱主要是引起 HCO_3 的变化，而呼吸性酸碱紊乱则主要引起 pCO_2 的变化。虽然很多急诊患者是单一类型的代谢性或呼吸性酸碱紊乱，但是也有不少患者是混合型酸碱紊乱。

急诊中最常见的酸碱紊乱是阴离子间隙（AG）增高型代谢性酸中毒。阴离子间隙的计算公式如下：

$$AG = Na^+ - (Cl^- + HCO_3^-)$$

很多未纳入测量范围的阳离子和阴离子（如钙离子、镁离子和蛋白、磷酸盐、硫酸盐、乳酸盐等）也维持着血浆中的电解质平衡。这些阴离子浓度升高会导致 HCO_3 降低，从而引发 AG 增高型代谢性酸中毒。一般来说，基本代谢检测中的 HCO_3 值可为医生快速提供患者是否存在 AG 增高型代谢性酸中毒的线索。但要注意的是，在一些严重的酸碱紊乱情况下，HCO_3 值却是正常的，通常见于混合型酸碱紊乱的起始阶段。若患者同时存在呕吐和腹泻，引发代谢性酸中毒并代谢性碱中毒就是一种典型病例。这种情况下，腹泻引起大量碳酸氢盐的流失而导致代谢性酸中毒，而呕吐则导致代谢性碱中毒。

另外一种典型病例就是患者同时存在代谢性酸中毒并呼吸性酸中毒。呼吸性酸中毒会导致 pCO_2 升高，从而引起 HCO_3 代偿性升高。需要牢记肾脏在呼吸系统疾病中对 HCO_3 的调节特点：肾脏对 pCO_2 的代偿改变需要数小时到数天才能达到平衡。因此，在呼吸系统疾病的患者体内，HCO_3 值的代偿变化会延迟，在未达到平衡时是"正常"的。在所有的酸碱失衡中评估代偿改变有重要的意义。在呼吸性紊乱的病例中，HCO_3 的浓度可由下面的公式推算得到。

急性呼吸性酸中毒

$$[HCO_3] 预计值 = 24 + (pCO_2 - 40)/10$$

通常 pCO_2 每增加 10 个单位，$[HCO_3]$ 相应增加 1 个单位。

慢性呼吸性酸中毒

$$[HCO_3] \text{ 预计值} = 24 + 4（pCO_2-40）/10$$

通常 pCO_2 每增加 10 个单位，$[HCO_3]$ 相应增加 4 个单位。

急性呼吸性碱中毒

$$[HCO_3] \text{ 预计值} = 24-2（40-pCO_2）/10$$

通常 pCO_2 每减少 10 个单位，$[HCO_3]$ 相应减少 2 个单位。

慢性呼吸性碱中毒

$$[HCO_3] \text{ 预计值} = 24-5（40-pCO_2）/10$$

通常 pCO_2 每减少 10 个单位，$[HCO_3]$ 相应减少 5 个单位。

如果预计代偿的 $[HCO_3]$ 值与实际测得的 $[HCO_3]$ 值不符，则同时存在代谢性酸或碱中毒。

碳酸氢盐是酸碱生理中最重要的电解质之一。碳酸氢盐水平会随着代谢性或呼吸性紊乱而起伏，出现急剧的变化。一定要注意，碳酸氢盐值在某些严重的酸碱紊乱情况中可能是正常的或接近正常，若不注意识别将会引起患者严重的并发症，进而影响患者的治疗。

要点

- 不能单独考量血清碳酸氢盐量、pH 和动脉二氧化碳分压中的一个值而下结论。
- 在所有的酸碱失衡中都应评估代偿改变。
- 不能单独根据碳酸氢盐值正常而排除酸碱紊乱的可能性。
- 混合型酸碱紊乱经常出现正常的血清碳酸盐含量检测结果。
- 在呼吸系统酸碱紊乱情况下，肾脏对血清碳酸氢盐含量的代偿改变需要数小时到数天才能达到平衡。

推荐阅读

[1] Chiu W, Jones KM, Chiu WC. Acid-base disorders. In: Farcy DA, Chiu WC, Flaxman A, et al. eds. *Critical Care Emergency Medicine*. New York, NY: McGraw-Hill; 2012:Chapter 21.

[2] Hyneck M. Simple acid-base disorders.*Am J Hosp Pharm*. 1985;42（9）:1992–2004.

[3] Morris JE. Fluid, electrolyte, & acid base emergencies. In: Stone C, Humphries RL, eds. *Current Diagnosis & Treatment Emergency Medicine*. 7th ed. New York, NY: McGraw-Hill; 2011:Chapter 44.

[4] Narins R, Emmett M. Simple and mixed acid-base disorders: A practical approach. *Medicine*. 1980;59(3):161–187.

[5] Nicolaou DD, Kelen GD. Acid-base disorders. In: Tintinalli JE, Stapczynski J, Ma O, et al. eds. *Tintinalli's Emergency Medicine: A Comprehensive Study Guide*. New York, NY: McGraw-Hill; 2011.

第 111 章
不要忘记奥曲肽可用于低血糖
Don't Forget about Octreotide for Hypoglycemia

Haley M. Rapp, Erica B. Shaver，著

低血糖被定义为血糖浓度＜ 50mg/dl（2.8mmol/L），在美国每年大约有 30 万急诊患者因此就诊。低血糖症常发生于有糖尿病病史患者中，由于药物的改善和加强对使用药物治疗和控制糖尿病的患者的教育，低血糖的发病率最近有所下降。尽管如此，药物仍是急诊患者低血糖最常见的病因之一。

磺酰脲类药物是治疗糖尿病的主要药物。常用的磺酰脲类药物包括格列本脲、格列吡嗪和格列美脲，这些药物通过在胰岛 β 细胞上以超极化的腺苷三磷酸钾通道来增加胰岛素的释放。无论血糖浓度如何，这都会导致高胰岛素血症，可能引起严重的、长期的低血糖。因为糖尿病患者的肾上腺髓质系统对低血糖的对抗调节反应常常是受损的，对低血糖的失败的反调节反应被称为低血糖相关的自主失败。磺酰脲类药物有不同的半衰期，可能导致低血糖，且不能轻易逆转。

任何一名患者，无论其病因是什么，其最初的治疗方法都是快速补充葡萄糖、静脉注射葡萄糖或口服碳水化合物。静脉注射葡萄糖治疗的目的是建立一个相对的高血糖状态。然而，在服用磺酰脲类药物的患者中，这种高血糖状态进一步增强了胰腺胰岛素的释放，从而使持续低血糖的恶性循环得以延续。

传统的治疗磺酰脲类低血糖症的方法是连续注射葡萄糖，有时持续数天。近年来，奥曲肽被用作磺酰脲类诱导的低血糖的辅助治疗。奥曲肽是一种长效生长抑素，用于治疗肢端肥大症、上消化道出血和转移性类癌的症状。在磺酰脲类诱导低血糖时，奥曲肽直接拮抗胰腺分泌胰岛素。我们已经进行了多项研究，以评估奥曲肽在磺酰脲类药物引起的低血糖症中的安全性、有效性和作用。一项随机对照试验评估了"奥曲肽 + 静脉注射葡萄糖"与单独葡萄糖注射液的疗效，发现使用奥曲肽的患者血清葡萄糖浓度较高，低血糖事件的发生率比单独使用葡萄糖的患者低。在许多回顾性分析中也发现了类似的结果。对磺酰脲类药物引起的低血糖症，奥曲肽的推荐剂量为每 8h 给予 1 ～ 2μg/kg，通过静脉注射或皮下（SC）给药，每日 3 次。这种药物的不良反应通常是轻微的，主要局限于胃肠道不适（恶心、呕吐、腹泻）。虽然有更严重的不良反应，如高血压、心律失常和晕厥，但这些不良反应通常在长期使用中发现，在短期使用奥曲肽治疗磺酰脲类低血糖症时没有报道。

基于现有的数据，对急诊科疑似或已知的磺酰脲类低血糖或低血糖症的患者，给予标准的静脉葡萄糖时推荐使用奥曲肽。

要点

- 在任何低血糖症的患者身上检查药物。
- 磺酰脲类药物引起的低血糖可能是深远的和长期的。
- 奥曲肽拮抗胰腺内胰岛素的释放。
- 治疗磺酰脲类药物引起的低血糖症，奥曲肽剂量为每 8h 给予 1 ~ 2μg/kg 静脉注射或皮下给药。
- 奥曲肽的主要不良反应是恶心、呕吐和腹泻。

推荐阅读

[1] Chan MM, Chan MM, Mengshol JA, et al. Octreotide: A drug often used in the critical care setting but not well understood. *Chest.*2013;144(6): 1937–1945.

[2] Cryer PE. Glycemic goals in diabetes: Trade-off between glycemic control and iatrogenic hypoglycemia. *Diabetes.*2014;63:2188–2195.

[3] Dougherty PP, Klein-Schwartz W. Octreotide's role in the management of sulfonylureainduced hypoglycemia. *J Med Toxicol.*2010;6:199–206.

[4] Dougherty PP, Lee SA, Lung D, et al. Evaluation of the use and safety of octreotide as antidotal therapy for sulfonylurea overdose in children. *Pediatr Emerg Care.*2013;29(3):292–295.

[5] Fasano CJ, O'Malley G, Dominici P, et al. Comparison of octreotide and standard therapy versus standard therapy alone for the treatment of sulfonylurea-induced hypoglycemia. *Ann Emerg Med.* 2008;50(4):400–406.

第 112 章
糖尿病酮症酸中毒的治疗误区
Pitfalls in the Management of DKA

Anthony Roggio，著

糖尿病酮症酸中毒（酮症酸中毒）是由急性疾病（如感染、心肌梗死、脑卒中）或不恰当的使用降糖药所引起的一种严重的代谢紊乱。美国糖尿病协会和国际儿童及青少年糖尿病协会为酮症酸中毒患者的治疗提供了临床指南。然而，这些指南不仅复杂，而且很难被遵循。鉴于酮症酸中毒的死亡率，当务之急是使急诊科医生了解该病治疗中可能出现的几个误区。

一、静脉输液

酮症酸中毒的初始治疗应从静脉注射开始。目前的指南建议初始剂量为 15 ～ 20ml/kg 的生理盐水。值得注意的是，生理盐水含有生理浓度的氯化物。高氯血症被认为是一种炎症刺激，并对肾、肺、心血管和内脏器官系统有着不良影响。生理盐水的强离子差为零。因此，大量使用生理盐水可导致高氯血症及代谢性酸中毒，并可能使酮症酸中毒患者的酸碱平衡紊乱更加恶化。

近年来，平衡溶液（如等离子溶液）被认为是危重患者体液复苏更佳选择。平衡溶液有较低浓度的氯化物，并使用有机离子作为碳酸氢盐的替代品。对酮症酸中毒患者分别使用平衡溶液与生理盐水的比较研究表明，使用平衡溶液可使阴离子间隙升高，平均动脉压增加，酸中毒能得到更快地解决。因其特殊性，平衡溶液还含有不同浓度的电解质（即钾、钙、镁）。虽然目前没有任何随机试验表明使用平衡溶液可以降低酮症酸中毒死亡率，但它可替代生理盐水治疗酮症酸中毒。

在静脉输液初步治疗完成后，液体应以 250 ～ 500ml/h 的速度继续维持。低钠血症的患者应考虑使用平衡溶液，而高钠或血钠正常的患者则应考虑 0.45% 盐水。

二、胰岛素

外源性胰岛素在酮症酸中毒的治疗中起着至关重要的作用。胰岛素可以逆转酮症酸中毒中发生的酮症，并纠正代谢性酸中毒。根据患者的精神状态、pH 和血清碳酸氢盐水平，酮症酸中毒患者可分为轻度、中度或重度。严重程度分层见表 112-1。

表 112-1　酮症酸中毒的严重分层

	轻度	中度	重度
pH	7.25 ～ 7.3	7 ～ 7.24	＜ 7
碳酸氢钠	15 ～ 18	10 ～ 14	＜ 10
意识状态	清醒	清醒 / 嗜睡	昏睡 / 昏迷

传统治疗中，胰岛素的给药剂量为 0.1U/kg 静脉注射。这种给药策略能在短时间内达到足够的血清胰岛素水平。然而，最近的文献表明，如果持续输注速度为 0.1U/（kg·h），则不需要初始剂量的胰岛素。此外，最近的证据表明，轻度或中度酮症酸中毒患者可以安全地使用间歇性皮下注射短效或中效胰岛素制剂，而并不需要胰岛素输注。重要的是，皮下注射胰岛素治疗酮症酸中毒还需要进一步的研究，且在治疗重度酮症酸中毒的患者时并不推荐。

酮症酸中毒患儿有脑水肿的危险。在治疗的第 1 个小时内或液体复苏前开始注射胰岛素已被确定为脑水肿的危险因素。因此，酮症酸中毒患儿不应使用胰岛素。在使用胰岛素之前，患儿应接受 1 或 2 个剂量的静脉输液（20ml/kg）。

胰岛素治疗应持续到酸中毒得到有效缓解。当血糖达到 250mg/dl（13.9mmol/L）时，应将液体改为葡萄糖，以维持正常血糖，同时给予胰岛素治疗。一旦酸中毒得到改善、阴离子间隙降低，此时应开始皮下注射长效胰岛素。在使用长效胰岛素后，胰岛素还应维持 1 ～ 2h，以防止停药后出现反弹性高血糖或酮症。

三、血钾

许多酮症酸中毒患者由于酸中毒引起电解质紊乱，血钾水平会升高。然而，由于渗透性利尿导致尿钾流失增多，实际上大多数患者处于低钾血症，更重要的是，伴随胰岛素的使用，血钾水平会进一步下降。当血清钾水平低于 5mmol/L 时，应开始补钾，如果血钾 < 3.5mmol/L，则应在注射胰岛素前给予补钾，以防止致命性的低钾血症。

四、碳酸氢钠

与传统观点相反，使用碳酸氢钠可能会加重细胞内酸中毒，它被认为是酮症酸中毒患儿脑水肿的危险因素。并且，在酮症酸中毒治疗中使用碳酸氢钠并没有被认为是治疗的关键措施。因此，在酮症酸中毒的治疗中，不推荐使用碳酸氢钠，除非出现继发于严重酸中毒的心脏骤停。

要点

- 酮症酸中毒的患者应考虑使用平衡液进行液体复苏。
- 不再推荐初始治疗时使用大剂量的胰岛素。
- 不应给儿科酮症酸中毒患者使用大剂量胰岛素。
- 患者血钾含量 > 3.5mmol/L 之前，不要使用胰岛素。
- 在酮症酸中毒的治疗中不再推荐使用碳酸氢钠。

推荐阅读

[1]　Chua HR, Schneider A, Bellomo R. Bicarbonate in diabetic ketoacidosis—A systematic review. *Ann Intensive Care*. 2011;1(1):23.

[2]　Chua HR, Venkatesh B, Stachowski E, et al. Plasma-Lyte 148 vs. 0.9% saline for fluid resuscitation in diabetic ketoacidosis. *J Crit Care*. 2012;27(2):138–145.

[3]　Goyal N, Miller JB, Sankey SS, et al. Utility of initial bolus insulin in the treatment of diabetic ketoacidosis. *J Emerg Med*. 2010;38(4):422–427.

[4]　Kitabchi AE, Umpierrez GE, Miles JM, et al. Hyperglycemic crises in adult patients with diabetes. *Diabetes Care*. 2009;32(7):1335–1343.

[5]　Mahler SA, Conrad SA, Wang H, et al. Resuscitation with balanced electrolyte solution prevents hyperchloremic metabolic acidosis in patients with diabetic ketoacidosis. *Am J Emerg Med*. 2011;29(6):670–674.

第 113 章
不要靠体位性生命体征评估容量消耗
Do Not Rely on Orthostatic Vital Signs to Diagnose Volume Depletion

Anand K. Swaminathan, Gordon Wu，著

直立血压常常被用于评估血管内容量状态。直立性低血压定义如下。

①收缩压至少降低 20mmHg；

②舒张压至少降低 10mmHg；

③心率至少增快每分钟 30 次。

满足直立性低血压的定义，必须具备上述标准中的 1 条，在测量直立血压之前，患者应该至少站立 3min。另外，患者有直立性低血压的症状，包括头晕眼花、视物模糊、恶心、心悸、头痛和乏力，且这些症状俯卧位后可以缓解。

直立性低血压很常见。来自大型研究的未经选择的养老院的数据显示直立性低血压的比例为 28% ～ 50%。青少年研究提示相似的发生率，约 44% 的患者有体位性血压改变。重要的是要记住，直立性低血压仅仅是查体表现而不是疾病。

为了阐明直立性低血压的意义，Raiha 及其同事开展了一项前瞻性队列研究。研究结果表明直立时收缩压或平均血压改变不能预示 10 年死亡率。但是直立时舒张压降低至少 10mmHg 与血管事件死亡率的上升有关（OR=2.7）。当校正基础条件如心血管疾病后，多因素分析提示不存在这种关联。作者推测，舒张压不稳定的患者可能有显著的并发症，易使他们发生心肌梗死或卒中等事件。

为了进一步研究直立性低血压作为血管内容量丧失的指标的有效性，作者及其同事在健康志愿者献血＜ 600ml 后使用倾斜台进行试验。对于年龄小于 65 岁的成年患者，心率改变＞ 20 次 /min 或收缩压改变＞ 20mmHg 的血管内容量丧失敏感性为 47%，特异性为 84%。65 岁以上患者的敏感性和特异性值相似。这项研究的结果表明，直立性低血压（不管收缩压下降还是心率增加）的发现不足以有把握地确定存在中等血管内容量丧失。重要的是，患者没有直立性低血压，并不意味着他们有正常的血管内容量。另外，急诊科医生往往高估了老年患者直立性低血压的作用。正如作者及其同事所表明，作为容量状态的临床预测指标，老年患者与年轻患者的直立性低血压没有统计学上的显著差异。

基于之前的工作研究，McGee 及其同事评估了直立性低血压症状的实用性。作者表明，在他们的系统评价中，有症状的直立性低血压患者的症状，对轻度至中度容量丧失的预测价值不大。然而，在严重失血（600 ～ 1100ml）的患者中，因严重头晕无法站立测量生命征的预测敏感性（97%）和特异性（98%）显著增加。在症状严重的患者亚组中，无法站立作为严重容量丧失的极佳预测因子。否则，仅仅是站立时出现恶心或头晕症状在临床上并不具有预测作用，并且不应该常规用于评估血管内容量状态。

要点

- 在测量体位性生命体征之前，患者应该至少站立 3min。
- 直立性低血压很常见。多达 55% 的患者可能有符合直立性低血压的生命体征改变，这并不意味着他们有血管内容量丧失。
- 直立性低血压的测量在轻度至中度血管内容量丧失方面既不敏感也不特异。
- 老年患者的体位性生命体征测量不能作为容量状态的临床预测指标。
- 如果患者出现症状且无法站立测量生命体征，则患者血管内容量丧失可能至少为 600ml。

推荐阅读

[1] American Autonomic Society, American Academy of Neurology Consensus Conference.Consensus statement on the definition of orthostatic hypotension, pure autonomic failure and multiple system atrophy. *Clin Auton Res*. 1996;6:125–126.

[2] McGee S, Abernethy WB, Simel DL. Is this patient hypovolemic? *JAMA*. 1999;281(11):1022–1029.

[3] Raiha I, Luutonen S, Piha J, et al. Prevalence, predisposing factors and prognostic importance of postural hypotension. *Arch Intern Med*. 1995;155:930–935.

[4] Stewart JM. Transient orthostatic hypotension is common in adolescents. *J Pediatr*. 2002;140:418–424.

[5] Witting MD, Wears RL, Li S. Defining the positive tilt test: A study of healthy adults with moderate acute blood loss. *Ann Emerg Med*. 1994;23(6):1320–1323.

第 114 章
糖尿病非酮症高渗综合征：高血糖也会让你倒下
HHS: When High Sugars Have Got You Down!

Stephanie Lareau，著

对于糖尿病来说谈到内分泌急症，第一个想到的往往是糖尿病酮症酸中毒（diabetic ketoacidosis，DKA），然而急救人员在进行鉴别诊断时是否考虑到糖尿病非酮症高渗综合征（HHS）是非常重要的。急救人员不能识别 HHS，有可能导致重要治疗的延迟，最终增加患者的发病率和死亡率。

HHS 的诊断标准包括血清葡萄糖值＞ 600mg/dl（33.33mol/l）、血清渗透压＞ 320osm/kg、pH ＞ 7.3、血清碳酸氢盐＞ 15mmol/L、酮体阴性。与酮症酸中毒不同，许多 HHS 患者会出现神经功能障碍，这些症状通常包括精神状态的改变、嗜睡、癫痫发作，甚至出现偏瘫样症状，类似于脑卒中。因 HHS 多发于老年性 2 型糖尿病患者，有时候很难鉴别患者的精神症状是否为急性发作，特别是痴呆患者。此外，私人疗养院的糖尿病患者发生 HHS 的风险较高，这些患者经常有水化障碍，或者其正在接受大量的药物治疗，这些药物往往可以降低中枢系统的敏感性。因此，对于有精神状态改变、精神错乱或昏睡的高血糖患者，应高度怀疑 HHS。

急诊科对 HHS 患者进行评估时应把可导致 HHS 的诱因考虑在内。HHS 最常见的诱因是感染（如肺炎、尿路感染、败血症等）。其他如心肌梗死、脑卒中、药物、肾衰竭和头部外伤（如硬膜下血肿）都可以成为 HHS 的诱因。因此，急诊科在对患者进行评估时应尽可能完成包括心电图、头颅 CT、胸部 X 线片、尿液分析和实验室检查（如全血细胞计数、综合代谢情况、肌钙蛋白、药物浓度、乳酸等）在内的一系列检查。

HHS 患者均存在明显的血管内容量不足情况，事实上，HHS 的液体负平衡缺口平均为 9L，因此，适当的液体复苏至关重要。糖尿病患者如发展到 HHS 阶段，经常会存在较多并发症，包括心力衰竭和肾衰竭，因此，他们可能无法接受快速、大容量的液体复苏。快速输液可能会导致肺水肿和呼吸衰竭。因此，需要对输入的等张晶体液进行综合管理，并密切监测患者是否有液体超负荷情况。

尽管没有酮症酸中毒和阴离子间隙升高的情况，给予患者胰岛素输注控制高血糖可使 HHS 患者受益。胰岛素输注起始量为 0.1U/kg。不同于 DKA，当 HHS 的高血糖纠正后，通常不需要进行葡萄糖转化的输注。当患者能够耐受经口进食时，即可转换成皮下胰岛素进行治疗。鉴于需要密切监测患者，以防止出现低血糖、低钾血症和容量超负荷等情况，HHS 患者通常需要进入重症监护病房或过渡监护治疗病房进行护理。住院后，院内团队继续对 HHS 的起因进行评估仍然是非常重要的。最后一点，患者出院后应进行必要的药物调整以及对患者及看护者进行健康宣教，以防复发。

要点

- 糖尿病患者合并精神状态异常需考虑是否为糖尿病非酮症高渗综合征。
- 糖尿病非酮症高渗综合征的液体负平衡平均为 9L。
- 糖尿病非酮症高渗综合征快速输液可能会导致肺水肿和呼吸衰竭。
- 糖尿病非酮症高渗综合征患者胰岛素输注起始量为 0.1U/kg。
- 当糖尿病非酮症高渗综合征的高血糖纠正后，通常不需要把葡萄糖转化进行输注。

推荐阅读

[1] Anna M, Weinreb JE. Hyperglycemic hyperosmolar state. In: De Groot LJ, Beck-Peccoz P, Chrousos G, et al. eds. *Endotext*. South Dartmouth, MA: MDText.com, Inc., 2000.

[2] Kitabchi AE, Umpierrez GE, Miles JM, et al. Hyperglycemic crises in adult patients with diabetes: A consensus statement from The American Diabetes Association. *Diabetes Care*. 2009;32(7):1335-1343.

[3] Pasquel FJ, Umpierrez GE. Hyperosmolar hyperglycemic state: A historic review of the clinical presentation, diagnosis, and treatment. *Diabetes Care*. 2014;37(11):3124–3131.

[4] Wolfsdorf JI, Allgrove J, Craig ME, et al. Diabetic ketoacidosis and hyperglycemic hyperosmolar state. *Pediatr Diabetes*. 2014;15:154–179.

第 115 章
避免过度治疗低钠血症或高钠血症
Do Not Over Treat Hypo- or Hypernatremia

Nicole Cimino-Fiallos, Wan-Tsu Wendy Chang，著

血钠异常是急诊常见且严重的疾病，治疗血钠异常主要基于实验室指标、发病时间及原发病。低钠血症及高钠血症处理不当将加重患者病情。下文将着重阐述治疗高钠血症及低钠血症应遵循的重要原则。

一、低钠血症——少量补钠

血清钠 < 135mmol/L 为低钠血症。低钠血症可导致脑水肿，重者可形成脑疝。低钠血症的临床表现可无症状，亦可惊厥或昏迷。所有的低钠血症患者都需寻找病因，这对治疗决策至关重要。如患者术后及颅内病变所致的低钠血症需紧急处理。发病时间也很重要，血钠快速下降的患者比血钠缓慢下降的患者症状重且处理更紧急。低钠血症致惊厥及昏迷的患者比无症状患者处理起来更显急迫。

对于需紧急处理的患者，可给予 100ml 高渗盐水，给药时间大于 10min。目标是在 6h 内使血钠上升 4 ~ 6mmol/L。血钠上升 4 ~ 6mmol/L 可有效地减轻症状、预防脑疝形成。需注意 24h 内血钠上升不能超过 8mmol/L。血钠过快上升可诱发严重不良反应，第一个 24h 内血钠上升超过 8mmol/L 可增加渗透性神经脱髓鞘、惊厥、脑疝形成的风险。若患者因过快纠正低钠血症而出现病情恶化，可使用去氨加压素及 5% 葡萄糖快速降低血钠。

对于那些不需要紧急处理的患者，低钠血症应尽可能地缓慢纠正。对于这类患者，首先应评估患者的血容量，血容量偏低或血容量正常的患者给予补液治疗即可，可静脉补充生理盐水，不需限制水的摄入，同时治疗原发病。对于血容量过多的患者，需限制液体入量并予呋塞米治疗。

二、高钠血症——补水

血清钠 > 145mmol/L 为高钠血症。脑细胞脱水可致惊厥、昏迷甚至死亡。随着血浆渗透压上升，患者会出现口渴、烦躁、共济失调及神经功能障碍。

大多数高钠血症患者血钠缓慢上升，病程超过 48h，不应使血钠快速恢复正常水平。细胞内钠的调节需要一定的时间，快速纠正高钠血症会增加脑细胞水肿的风险。因此，治疗目标为在 24h 内降低血钠 10mmol/L。当血钠 > 154mmol/L 时，需使用生理盐水而不是低渗液。当血钠 < 154mmol/L 时，可

开始使用低渗液，如 5% 葡萄糖、0.45% 盐水。为了明确补液量，需先计算出失水量，失水量可按如下公式计算。

$$失水量（L）=0.6× 体重（kg）×[（实测血钠/140）-1]$$

因为患者的血钠是缓慢上升的，所以失水量不应一次快速补足。低渗液的补充速度可按以下公式计算。

$$24h 预计补充量 =（失水量 ×10mmol/L）/（血钠 -140）$$
$$每小时补充量 = 预计补充量 /24$$

在补液的同时，必须寻找病因，积极治疗原发病。若患者持续失水不能纠正，即使规范治疗，疗效也很难达到预期。治疗开始后必须不断地监测电解质情况，若治疗 4h 后血钠水平未改善，重新评估失水量并调整补液速度。如果患者的血钠纠正过快（24h 内下降超过 10mmol/L），停止补液，2～4h 内复查血钠。高钠血症治疗失败的一种潜在可能原因是使用了 5% 葡萄糖，因为大量补充葡萄糖引发高血糖症，进而使尿糖增加并加重失水。因此，当患者使用 5% 葡萄糖治疗高钠血症效果不理想时，可改用 0.45% 盐水。

要点

- 血钠异常的治疗方案应依据患者的原发病、病程长短及临床表现的严重程度制定。
- 需紧急处理的低钠血症患者，可给予 100ml 高渗盐水，给药时间大于 10min。
- 治疗低钠血症的目标：第 1 个 24h 血钠上升 4～6mmol/L。
- 评估高钠血症患者的失水量，但不能一次补完，一次补完可导致脑水肿。
- 治疗高钠血症时，目标是 24h 内降低血钠 10mmol/L。

推荐阅读

[1] Olsso K, Öhlin B, Melander O. Epidemiology and characteristics of hyponatremia in the emergency department. *Eur J Intern Med*. 2013;24:110–116.

[2] Pfennig CL, Slovis CM. Sodium disorders in the emergency department: A review of hyponatremia and hypernatremia. *Emerg Med Pract*. 2012;14（10）:1–26.

[3] Sterns RH, Silver SM. Salt and water: Read the package insert. *QJM*. 2003;96:549–552.

[4] Verbalis JG, Goldsmith SR, Greenberg A, et al. Diagnosis, evaluation and treatment of hyponatremia: Expert panel recommendations. *Am J Med*. 2013;126（10 Suppl 1）:S1–S42.

第 116 章
三联疗法治疗高钾血症
A 3-Pronged Approach to the Treatment of Hyperkalemia

Erica B. Shaver, Christopher S. Kiefer，著

在紧急情况下，钾（K^+）调节紊乱很常见。血钾 > 5mmo/L 被定义为高钾血症，是最致命的电解质紊乱。考虑到 K^+ 是人体内的主要细胞阳离子，即使在细胞膜上的微小移位也会导致一系列症状，包括恶心、疲劳和肌肉无力。随着 K^+ 浓度的增加，心肌细胞膜不稳定、心电图（EKG）改变和致死性心律失常都可能发生。高钾血症通过血清测量或经典心电图异常来诊断。高钾血症经典心电图改变包括 T 波高尖（图 116-1）、一个宽大的 QRS 波群、心动过缓会导致经典的"正弦波"形态（图 116-2）。

在等待血清 K^+ 水平时，不要延迟经典的心电图提示高钾血症患者的治疗。如果注意到心电图变化，就必须开始治疗，以防止心律失常和循环衰竭。同样，对经典 EKG 变化的患者的治疗不应因血清 K^+ 水平而延迟，这可能不相关。基线 K^+ 水平正常的患者与长期 K^+ 水平升高的患者相比，通常表现出更早的 EKG 变化。在心电图变化之前，这些患者往往耐受更高的水平。重要的是，单独的心电图异常并不能指示 K^+ 浓度增加的程度。

本章将讨论一种简单的三联疗法来治疗高钾血症：稳定、再分布和清除。

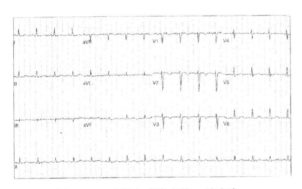

▲ 图 116-1 高钾血症患者的 T 波高尖
（译者注：在该图中并未见到高尖的 T 波）

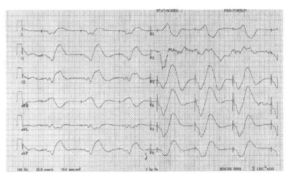

▲ 图 116-2 在严重高钾血症患者中的正弦波图形

一、稳定

从高钾血症患者相关的心电图变化上讲，钙是心肌细胞膜稳定的基石。重要的是，钙不会改变血清 K^+ 水平。尽管如此，钙的缺乏会导致高钾血症的致命性心律失常。所以，在血清 K^+ 浓度检测结果出来之前应常规补钙，尤其是在慢性肾脏疾病患者中。在高血钾症中常用的两种钙制剂分别是：氯化

钙和葡萄糖酸钙。考虑到可能对外周静脉造成一定的损伤，氯化钙一般通过中心静脉给药。氯化钙的钙含量是葡萄糖酸钙的 3 倍，因此，要获得相似的临床效果，葡萄糖酸钙需要更高的剂量。

二、再分布

通过给予沙丁胺醇、胰岛素、葡萄糖和碳酸氢钠可促进血清 K^+ 的再分布。重新分布措施并不能从体内消除 K^+，而是将 K^+ 转移到细胞内。

沙丁胺醇通过第二信使系统在细胞膜上转移 K^+。最近的研究表明，给予高剂量（10 ～ 20mg）雾化沙丁胺醇的患者，血清 K^+ 下降 0.6 ～ 1mmol/L。标准剂量（5mg）雾化沙丁胺醇可能是有益的，但不能达到最佳效果。

胰岛素通过 Na^+-K^+-ATP 酶在细胞膜上转移细胞外 K^+ 到细胞内。为了避免造成胰岛素给药有关的低血糖，当患者血糖＜ 250mg/dl，在使用 10 单位常规胰岛素同时静脉滴注葡萄糖。重要的是，要注意胰岛素是通过肾脏清除的。肾功能不全患者胰岛素的清除可能会延迟，需要额外的葡萄糖来预防低血糖。

碳酸氢钠在急性高钾血症治疗中的应用尚存争议。最近的文献质疑碳酸氢盐在降低血清 K^+ 水平方面的功效。据 Cochrane 最近的综述报道，碳酸氢钠在高钾血症中使用的依据是不确切的。另一个最近的综述强调，使用碳酸氢盐后血清 K^+ 并没有显著下降，建议不要常规使用。

三、清除

通过血液透析、增加尿排泄或粪便中的结合树脂可减少全身血清 K^+ 的含量。当高钾血症患者出现体液潴留的情况时，如果肾功能正常，推荐使用袢利尿剂药物。袢利尿剂在 Henle 环上起作用，增加尿中 K^+ 排泄。其他排钾利尿剂（如噻嗪类利尿剂）不如袢利尿剂有效。

低血容量、急性肾损伤和常规尿量的高钾血症患者建议实行静脉液体复苏。使用液体复苏的患者，通过改善肾灌注、稀释和排泄 K^+ 来降低血清钾的浓度。

聚苯乙烯钠（Kyxalalt）是口服或直肠给药的阳离子交换树脂，通过 Na^+ 交换 K^+，再通过胃肠道排出 K^+。20 世纪 60 年代发表的一项研究提倡使用聚苯乙烯钠治疗高钾血症，显示在急性和慢性肾衰竭患者中使用聚苯乙烯钠降低血清 K^+。然而，最近的文献表明，在高钾血症患者中常规服用聚苯乙烯钠，会使血清 K^+ 水平不可预知性降低和结肠坏死的风险增加。

患有高钾血症的少尿或无尿患者需要血液透析以明确地去除体内的 K^+。建议对于少尿、无尿或终末期肾脏疾病的患者，应尽早接受肾内科血液透析。

要点
- 在等待血清 K^+ 检测水平时，不要延迟已有高钾血症经典心电图形态的患者的治疗。
- 氯化钙的钙含量是葡萄糖酸钙的 3 倍。

- 大剂量沙丁胺醇（10 ～ 20 mg）可使 K^+ 降低 0.6 ～ 1mmol/L。
- 最近的文献反对常规服用聚苯乙烯钠。
- 少尿、无尿或终末期肾病患者应尽早接受血液透析。

推荐阅读

[1] Kovesdy CP. Management of hyperkalemia: An update for the internist. *Am J Med*. 2015;128:1281–1287.

[2] Mahoney BA, Smith WAD, Lo D, et al. Emergency interventions for hyperkalemia. *Cochrane Database Syst Rev*. 2005;18:2.

[3] Sterns RH, Rojas M, Bernstein P, et al. Ion-exchange resins for the treatment of hyperkalemia: Are they safe and effective. *J Am SocNephrol*. 2010;21:733–735.

[4] Weisberg LS. Management of severe hyperkalemia. *Crit Care Med*. 2008;36:3246–3251.

第 117 章
如何识别和治疗甲状腺危象
Know How to Recognize and Treat Thyroid Storm

Henderson D. McGinnis，著

　　甲状腺危象是甲状腺功能亢进的一个极端说法，即使进行了治疗，死亡率仍接近 30%。在急诊科，对甲状腺危象的识别和治疗是很困难的。通常，患者因缺乏特异性症状而很容易被误诊为急诊科其他更常见的疾病（如脓毒症）。接下来将重点讨论甲状腺危象患者的临床表现、诊断和治疗。

　　脑垂体分泌促甲状腺激素（thyroid-stimulating hormone，TSH）、促进甲状腺分泌甲状腺激素。大多数甲状腺激素以甲状腺素（T_4）的形式从甲状腺释放，不具有生物活性。而其余的以具有生物活性的三碘甲状腺素（T_3）形式释放，T_4 在外周组织中转化为 T_3。当有足够的甲状腺激素时，TSH 的进一步释放被抑制。在正常情况下，这种反馈机制能保持平衡。当这种平衡被打破时，甲状腺就会变得过度活跃或被抑制。

　　甲状腺危象通常表现为高热、高血压、心动过速（通常与高热不相符）和意识改变。意识改变通常是活跃的，且有从焦虑到昏迷不同的表现。这些症状和体征很容易被忽视，尤其是在对一个意识模糊患者进行评估时。其他的临床表现包括震颤、大汗、脱发、眼球突出和甲状腺肿大。甲状腺疾病的患者也可能表现出高输出量的充血性心力衰竭症状和体征，如肺水肿、颈静脉怒张、劳力性呼吸困难。一些人将甲状腺危象称为"伟大的模仿者"，因为它与其他常见的急诊科疾病很相似。

甲状腺危象的诊断应以临床表现为基础。关于甲状腺危象的评分标准已经发表，但是没有任何标准被证明具有优越性，且这些标准在急诊科并不常用。确诊甲亢应做甲状腺功能测试：TSH、游离的 T_3 和游离的 T_4 水平都应该检测。甲状腺危象患者的 TSH 水平通常较低，T_3、T_4 升高或两者均升高。虽然非常罕见，但 TSH 相关肿瘤可以表现出正常或升高的 TSH 水平，同时伴有高 T_4 和 T_3。在甲亢患者中如果出现这些实验室检查结果及症状应该考虑该肿瘤。

甲状腺危象的急诊科治疗包括降低循环中的甲状腺激素水平、减轻甲状腺激素的作用、治疗可能的病因、提供支持治疗。这些治疗应在对甲状腺危象患者实验室确诊结果出来之前进行。最初的管理始于对 β 受体阻滞药的管理。在甲状腺危象期间，有更多的 β 肾上腺受体表达，导致许多临床表现。虽然可以使用任何 β 受体阻滞药，但普萘洛尔通常是首选药物，因为它也阻断了 T_4 在外周组织中转化为 T_3。紧急情况使用 β 受体阻滞药应以控制心率每分钟＜ 100 次为目标。控制心率还能改善因甲状腺危象引起的高输出心力衰竭患者的血流动力学。如果患者对 β 受体阻滞药不耐受，非二氢吡啶类钙通道阻滞药可能具有类似功效。重要的是，这些替代药物不会阻止外周组织 T_4 转化为 T_3。

抗甲状腺药物（如硫酰亚胺、碘）在给予 β 受体阻滞药后使用。硫酰亚胺、丙基硫脲嘧啶（propylthiouracil，PTU）和甲巯咪唑阻断了新的甲状腺激素的合成，应该在使用碘剂之前服用。这两种方法都是口服的，而且已经被证明同样有效。与普萘洛尔相似，PTU 抑制外周组织 T_4 转化为 T_3。碘会进一步抑制甲状腺激素的合成，但应在服用硫酰亚胺药物后至少 1h 内服用。如果在硫酰亚胺前使用碘，它将为新的激素合成提供基质，并增加激素水平。最后，糖皮质激素药物抑制外周组织 T_4 转化为 T_3，应在有生命危险的甲状腺危象患者中应用。

治疗甲状腺危象的一个关键因素是发热时的体温管理。一个常见的陷阱是通过使用冷却毯、冰冻静脉输液和冰袋来提供有效的降温。然而，在甲状腺危象中，主动降温是禁忌。主动降温会加速周围血管收缩，加重高血压。甲状腺危象的体温管理应该只包括被动降温，如降低室温和去除衣物。

要点
- 有意识改变和高热的患者应考虑甲状腺危象。
- 在等待实验室检测结果的同时立即开始甲状腺危象的治疗。
- 普萘洛尔是推荐的受体阻滞药，可以抑制外周组织 T_4 转化为 T_3。
- 在丙基硫脲嘧啶或甲巯咪唑治疗后至少 60min 给予碘剂治疗。
- 在甲状腺危象患者中，被动降温是体温管理的首选方法。

推荐阅读

[1] Akamizu T, Satoh T, Isozaki O, et al. Diagnostic criteria, clinical features, and incidence of thyroid storm based on nationwide surveys. *Thyroid*. 2012;22(7):661–679.
[2] Bahn RS, Burch HB, Cooper DS, et al. Hyperthyroidism and other causes of thyrotoxicosis: Management guidelines of the American Thyroid Association and American Association of Clinical Endocrinologists. *Thyroid*. 2011;21(6):593–646.
[3] Devereaux D, Tewelde SZ. Hyperthyroidism and thyrotoxicosis. *Emerg Med Clin North Am*. 2014;32(2):277–292.

第 118 章
镁在治疗低钾血症中的作用
Understand the Role of Magnesium in the Treatment of Hypokalemia

Farhad Aziz, Justin Boone Rose，著

低钾血症是普通人群中常见的电解质异常。低钾血症的原因包括钾摄入量的减少、细胞外钾转移至细胞内、胃肠道的丧失，以及尿失禁的增加。低钾血症有许多临床表现，其中一些可能危及生命，包括心律失常和呼吸抑制。低钾血症的主要治疗方法是补充钾，同时对低钾血症的病因进行鉴别和纠正。不幸的是，外源性钾的补充并不总是使钾达到正常水平。未能达到正常钾水平的最常见原因是，钾的补充量不足导致低钾血症。而另一个常见原因是难治性低钾血症。为了治疗低钾血症，使镁水平正常是必要的。

大多数钾都储存在身体的细胞内。口服摄入钾含量高的食物或钾补充剂（如氯化钾、钾磷酸盐、碳酸钾、葡萄糖酸钾）可以增加钾的含量。氯化钾是口服钾的首选方法，吸收快速。除了钾的补充，还可治疗低钾血症，包括防止持续的钾流失（胃肠道或泌尿道）。

尽管补充了适当剂量的钾，但一般情况下很难补充到正常的血清钾水平。高达 60% 的低钾血症患者是其他原因并发引起的电解质异常。镁主要通过主动和被动的途径在小肠中被吸收，然后通过肾小球滤过。镁可以通过胃肠或肾脏排泄而丢失。镁缺乏会加重低钾血症，使其难以治疗。

大部分钾的分泌发生在远曲小管和皮层集合管中，而大多数钾的再吸收发生在近端小管和亨利循环。镁通过减少钾的分泌和增加肾脏内的排泄，在平衡体内钾中发挥重要作用。在远曲小管和皮层集合管中，钾通过细胞膜上 Na^+-K^+-ATP 酶的耗能的主动转运而被吸收进入细胞。在细胞内，钾通过钾离子通道蛋白分泌到尿液中。镁会抑制这个通道，并降低分泌到腔内液体中的钾含量。当人体缺镁时，就不会再对这个通道进行抑制，钾容易分泌到腔内并在尿液中排泄。

镁缺乏的常见原因包括营养不良、呕吐、腹泻和吸收不良。在难治性低钾血症的治疗中，最重要的一步是在低钾血症中考虑伴随低镁血症。低镁血症的治疗方法是补充镁，并确定其病因。摄入足够镁离子后有更高的概率补充血钾至正常水平。正常血清镁含量在 1.5 ～ 2.4mg/dl 之间。轻度至中度低镁血症（1.0 ～ 1.5mg/dl），可静脉注射（iv）1 ～ 4g 的硫酸镁，最高使用剂量可至每小时补充 1g。在严重的症状性低镁血症中，可在 5 ～ 60min 内注射 1 ～ 4g 硫酸镁。在肾功能不全的患者中，静脉注射剂量应减少 50%。另外，更快的输液速度可以增加尿镁的排泄。镁的口服准备包括氯化镁和氧化镁。它们的生物利用度有限，但对门诊治疗很有用。

要点

- 高达 60% 的低钾血症患者存在低镁血症。
- 低钾血症在纠正镁缺乏之前是很难纠正的。
- 寻找低钾血症、低镁血症的原因。
- 静脉注射镁是首选途径。
- 在严重镁缺乏的时候，可在 5～60min 内静脉注射使用 1～4g 的硫酸镁。

推荐阅读

[1] Ayuk J, Gittoes NJ. Contemporary view of the clinical relevance of magnesium homeostasis. *Ann Clin Biochem*. 2014;51(Pt 2):179–188.

[2] Cohn JN, Kowey PR, Whelton PK, et al. New guidelines for potassium replacement in clinical practice: A contemporary review by the National Council on Potassium in Clinical Practice. *Arch Intern Med*. 2000;160:2429–2436.

[3] Kraft MD, Btaiche IF, Sacks GS, et al. Treatment of electrolyte disorders in adult patients in the intensive care unit. *Am J Health Syst Pharm*. 2005;62:1663–1682.

[4] Rose BD, Post TW. Hypokalemia. In: Rose BD, Post TW, eds. *Clinical Physiology of Acid–base and Electrolyte Disorders*. 5th ed. New York: McGraw-Hill, 2001:836.

[5] Whang R, Flink EB, Dyckner T, et al. Magnesium depletion as a cause of refractory potassium repletion. *Arch Intern Med*. 1985;145:1686–1689.

第 119 章
如何解读静脉血气
Know How to Interpret the Venous Blood Gas

Joshua （Josh） Nichols, Corey Heitz，著

决定做静脉血气（venous blood gas，VBG）分析还是动脉血气（arterial blood gas，ABG）分析对急诊科医生来说是一个挑战。有时也很难知道该何时进行检验。重要的是，动脉血气分析可以节省时间，避免患者抽动脉血时的疼痛，避免动脉损伤，并避免潜在的动脉血栓和局部缺血。因此，急诊科医生知道如何解释静脉血气分析的结果是至关重要的。本章讨论与动脉血气相比，静脉血气的 pH、二氧化碳分压（$PaCO_2$）、氧分压（PaO_2）、碳酸氢根（HCO_3）和乳酸水平的相关性。

一、pH

静脉血气的 pH 值与动脉血气的 pH 相关性很好。在两项大型荟萃分析中，作者阐明，静脉和动脉 pH 之间的平均差异在 0.033 ~ 0.035。静脉血气 pH 在酸中毒（如糖尿病酮症酸中毒）和碱中毒患者中显示出良好的相关性，其中 pH 范围 7.05 ~ 7.61。

有两种临床情况，医生必须警惕静脉血气的 pH。没有足够的数据支持混合酸碱失调患者使用静脉 pH。另外，很少有关于低血压患者（收缩压 < 90mmHg）静脉和动脉 pH 相关性的研究。在一项小型研究中，作者发现跟血压正常的患者比，低血压患者的动脉 pH 较静脉 pH 略有增高，然而，这种增高并没有统计学意义。由于在低血压状态下检查静脉 pH 的研究相对较少，因此急诊科医生对休克患者应考虑检查动脉 pH。

二、二氧化碳

静脉血气的二氧化碳分压（$PaCO_2$）是一个重要的测量值。不幸的是，它仅仅作为替代标记，静脉血气的 $PaCO_2$ 与动脉血气的 $PaCO_2$ 之间的协同性不够好。在正常的 $PaCO_2$ 水平下，静脉血气和动脉血气的 $PaCO_2$ 确实相关。这种关联在高碳酸血症患者中并不适用。然而，静脉血气的 $PaCO_2$ 可用于筛查高碳酸血症。与 > 50mmHg 的 $PaCO_2$ 相比，< 45mmHg 的静脉 $PaCO_2$ 值显示为 100% 的阴性预测值。如果静脉血气 $PaCO_2$ 正常，则可以可靠地排除高碳酸血症。如果静脉血气 $PaCO_2$ > 45mmHg，急诊科医生应该检测动脉血气来测量 $PaCO_2$ 并确定是否存在临床相关的高碳酸血症。

三、氧气

静脉血气的氧分压（PaO_2）与动脉血气的 PaO_2 相关性较差。在一项研究中，作者估计静脉血气的 PaO_2 比动脉血气的 PaO_2 低约 37mmHg。在这项研究中，95% 可信区间足够宽，以使两个值之间有任何相关性。有一种情况例外，即氰化物中毒，此时急诊科医生可能由于氰化物与细胞色素氧化酶结合而看到静脉血气 PaO_2 的动脉化。这阻断了电子传输链并防止氧气转化成水。在这种情况下，静脉血气 PaO_2 可能在动脉血气 PaO_2 的 10% 差异之内。

四、碳酸氢根

与 pH 一样，静脉血气 HCO_3 与动脉血气 HCO_3 很相关。在两项大型荟萃分析中，静脉和动脉 HCO_3 的平均差异为 1.03 ~ 1.41。由于小平均差和狭窄的可信区间，临床可在大多数情况下用静脉 HCO_3 估计动脉 HCO_3。但是，急诊科医生必须认识到患者的潜在医疗状况。在一项高碳酸血症性呼吸衰竭的慢性阻塞性肺疾病（COPD）恶化患者的静脉和动脉 pH 比较研究中，单个动脉和静脉 HCO_3 测量值差异多达 -6.24 ~ +10.0mmol/L。这表明，静脉血气的 HCO_3 在这些患者中可能不太有用。尽管不完全清楚，但这种低一致性可能是由于 COPD 引起的，COPD 导致基线慢性代谢性碱中毒伴有急性呼吸性酸中毒。这一发现阐明了在混合型酸碱紊乱中静脉血气和动脉血气的低相关性。

五、乳酸

在正常水平（< 2mmol/L）下，静脉血气乳酸与动脉血气乳酸相关性良好。一项系统分析显示，在正常水平下，静脉血气和动脉血气乳酸的平均差异为 0.25mmol/L。然而，作者指出，在包括血流动力学不稳定创伤患者和乳酸水平较高患者的研究中，动脉血气和静脉血气乳酸之间的相关性较弱。

要点
- 静脉血气适用于估计动脉血气 pH 和 HCO_3^-，不适用于低血压或怀疑有混合酸碱紊乱的患者。
- 静脉血气 $PaCO_2$ 可用于筛查高碳酸血症。在 $PaCO_2$ > 45 mmHg 时，与 $PaCO_2$ 的相关性很差。
- 除了可疑的氰化物中毒外，静脉血气 PO_2 在临床上并无用处。
- 在乳酸 < 2mmol/L 时，静脉血气乳酸与动脉血气乳酸的相关性最好。
- 在休克、严重创伤和混合性酸碱紊乱患者中，动脉血气优于静脉血气。

推荐阅读

[1] Baskin S, Brewer T. Cyanide poisoning. In Sidell F, Takefuji E, Franz D, eds. *Medical Aspects of Chemical and Biological Warfare*. Washington, DC: Office of the General Surgeon,1997:271–286.

[2] Bloom BM. The role of venous blood gas in the emergency department: A systematic review and meta-analysis. *Eur J Emerg Med*. 2014;21:81–88.

[3] Byrne AL. Peripheral venous and arterial blood gas analysis in adults: Are they comparable?A systematic review and meta-analysis. *Respirology*. 2014;19:168–175.

[4] Kelly AM. Review article: Can venous blood gas analysis replace arterial in emergency medicalcare. *Emerg Med Australas*. 2010;22:493–498.

[5] Kelly AM. Validation of venous pCO_2 to screen for arterial hypercarbia in patients with chronic obstructive airway disease. *J Emerg Med*. 2005;28:377–779.

第 120 章
掌握碳酸氢盐的治疗指征
Know the Indications for Bicarbonate Therapy

Kimberly Boswell，著

碳酸氢钠在急诊医学上的应用随着时代变迁有所不同。在治疗很多疾病时都会用到碳酸氢盐，如糖尿病酮症酸中毒（diabeticketoacidosis，DKA）、预防参与计算机体层摄影（CT）研究的患者的造影剂肾病（contrast-induced nephropathy，CIN）等。然而，最近的文献对碳酸氢盐在某些严重疾病中的应用及其安全性问题提出了质疑。目前，在急诊医学中仅有部分情况有碳酸氢盐适用指征。本章将讨论碳酸氢盐在急诊医学中的应用和争议。

　　DKA 的基础治疗包括积极的液体复苏、电解质平衡和胰岛素。碳酸氢盐不再被推荐用于 DKA 的治疗，除非患者的 pH 低于 6.9。如果在 pH < 6.9 时使用碳酸氢盐，应当以 100mmol 为剂量单位给药，输注时间大于 1～2h。给药过程中应当每 2h 测 1 次静脉 pH，当 pH > 7.0 时即停止使用碳酸氢盐。碳酸氢盐疗法在 DKA 治疗中的争议主要有两点：第一，几乎没有证据支持使用碳酸氢盐的获益，反而有很多可能的不良反应，包括反常性降低大脑 pH 和血清钾浓度；第二，已有证据表明碳酸氢盐会减少酮体的清除。重要的是，因为碳酸氢盐的使用与脑水肿之间存在关联，儿科不推荐使用该疗法。碳酸氢盐疗法已经不再作为 DKA 的常规治疗，仅用于病情极其严重的患者。

　　乳酸性酸中毒是很多疾病或外伤的病理发展结果，反映了组织的低灌流。碳酸氢钠在乳酸性酸中毒治疗中的应用仍然存在争议，一般在 pH < 7.1 且血清碳酸氢盐浓度低于 6 的时候考虑使用。严重的酸中毒通过减弱心脏收缩力、降低机体对儿茶酚胺的反应对患者血流动力学产生负面影响，进而引发小动脉血管舒张，甚至导致各种心律失常。对于 pH > 7.1 的患者，建议治疗针对乳酸性酸中毒的病因而不要应用碳酸氢盐。一些研究已经证实对于 pH > 7.1 的患者，使用碳酸氢盐和使用生理盐水对心输出量和血压的影响没有太大差别。实际上，需要牢记，使用外源性碳酸氢盐会影响电解质平衡，引起低钙血症、高钠血症和低钾血症等。另外，外源性的碳酸氢盐还会刺激血管和组织产生二氧化碳。在一些严重的乳酸性酸中毒情况下使用碳酸氢盐仅仅是为了使 pH > 7.1，同时要针对病因治疗。

　　另外一个有争议的话题就是碳酸氢盐对于 CIN 预防的应用。碱化尿液能保护肾脏免于自由基引发的损害——这一观念导致了该误区：碳酸氢盐疗法对 CIN 的预防有益处。然而，造影剂对肾脏的影响机制并未完全清楚。大量随机试验和荟萃分析已经证实，使用碳酸氢盐与使用生理盐水其结果是一样的。2012 年，《肾脏疾病：改善全球疗效指南》推荐针对 CIN 的预防只需要简单应用等渗溶液扩容。目前仍然在执行这个指南。

　　在急诊医学中，严重的、威胁生命的高钾血症仍然是应用碳酸氢盐的重要指征。碳酸氢盐通过使细胞外钾向细胞内转移而保持电解质平衡。有趣的是，尚未有研究证明使用碳酸氢盐的益处（血清钾水平的急剧变化）。应当牢记对急性高钾血症的治疗不应当单单使用碳酸氢盐，也可选择钙剂、胰岛素、葡萄糖和 β_2 受体激动药等药物。

要点

- 碳酸氢盐不应用于 DKA 酸中毒的常规治疗，除非患者的 pH 值低于 6.9。
- 严重乳酸性酸中毒的患者可使用碳酸氢盐（pH < 7.1）。
- 碳酸氢盐会诱发低钾血症、高钠血症和低钙血症等。
- 碳酸氢盐疗法与对 CIN 的预防没有直接关系。
- 对钙剂、胰岛素、葡萄糖和 β_2 受体激动药等药物无效的急性高钾血症患者可使用碳酸氢盐。

推荐阅读

[1] Kraut JA, Kurtz I. Use of base in the treatment of severe academic states. *Am J Kidney Dis.* 2001;38(4):703-727.

[2] Kraut JA, Madias NE. Treatment of acute metabolic acidosis: A pathophysiologic approach. *Nat Rev Nephrol.* 2012;8(10):589-601.

[3] Latif KA, Freire AX, Kitabchi AE, et al. The use of alkali therapy in severe diabetic ketoacidosis. *Diabetes Care.* 2002;25(11):2113–2114.

[4] Okuda Y, Adrogue HJ, Field JB, et al. Counterproductive effects of sodium bicarbonate in diabetic ketoacidosis. *J ClinEndocrinol Metab.* 1996;81(1):314-320.

[5] Solomon R, Gordon P, Manoukian SV, et al.; onbehalf the BOSS Trial. Randomized trial of bicarbonate or saline study for the prevention of contrast-induced nephropathy in patients with CKD. *Clin J Am Soc Nephrol.* 2015;10(9):1519–1524.

第七篇

环 境 病
Environment

第 121 章
低体温患者的复温治疗不要太快
Not So Fast! Rewarming the Cold Patient

Kubwimana Moses Mhayamaguru, Christopher G, Williams，著

"从容不迫""慢即平稳，平稳即快""三思而后行""稳扎稳打"经常在低体温患者的治疗中被提到，稍后讨论这些建议为何会与低体温患者的治疗有关。首先，让我们回顾一下正常的体温调节和身体热量传递的机制。

一、体温调节

正常体温的范围为 36.4～37.5℃，正常体温的维持是产热量和散热量平衡的结果。绝大多数热量通过辐射、蒸发、传导和对流的方式从体表散发，剩余的大部分热量通过呼吸而散发。

体温的调节由下丘脑前部控制。有些因素 / 条件如老年、幼年、内分泌失调、营养不良和低血糖，都会限制机体产热，改变体温的调节。其他因素包括皮肤完整性受损（如烧伤、开放性伤口），或周围血管的舒张障碍（例如介质、脊髓损伤、脓毒症）都可能会影响体温的调节。低温的定义为中心温度 ≤35℃（95 ℉），通常细分为三个严重程度：轻度低温 [32～35℃（90～95 ℉）]、中度低温 [28～32℃（82～90 ℉）] 及严重低温，相当于核心温度＜28℃（82 ℉）。体温接近 30℃时，机体会发生各种变化，甚至昏迷，且可能发生心律失常；体温降至 23℃时，易出现呼吸暂停。

二、低体温的治疗

轻度低温患者往往使用无创性被动体外复温就已足够，例如在温暖的房间里用干燥的衣服覆盖患者。

对于中度低温患者，可使用加热毯、热垫、热水瓶和化学加热器进行更加积极的体外复温。在严重低温的情况下，应试着进行侵入性的复温治疗，包括体外循环或静脉复温，目前腔内灌洗已不再受临床欢迎。

轻度低温患者可表现为剧烈寒战和冰冷、苍白的皮肤。中度低温患者的精神状态改变与很多其他疾病的症状类似，常表现为失语症、健忘症、精神错乱或淡漠，且往往反射低下，合并运动失调或精细运动障碍。严重低温症患者完全丧失了颤抖的能力，可能表现为神志不清、昏迷、瞳孔散大固定、少尿、心动过缓、低血压和肺水肿。牢记这些表现和症状至关重要。被送至急诊科的共济失调和意识

水平下降的患者，急诊医生可能会怀疑是其他病因引起的精神状态改变（altered mental status，AMS），而忽视可能是由于患者核心温度低而造成的。

低温患者复苏的最大威胁是心律失常，可导致难治性心室颤动，且与推挤或粗暴地对待患者有关。因此，在院前和复苏期间转移病人、放置保护垫、执行诊治流程等时，都应小心谨慎。另一个更隐秘的威胁是后遗症。发生这种情况的原因是复温导致机体外周淤滞的血液回到中心，引起核心体温异常下降。本文作者曾遇到过常见这种情况的格陵兰岛因纽特人。其中一名因纽特人（他本身也是一名医生）传授经验说道，手臂和小腿应远离温暖的毯子，远离加热垫，直到核心体温已上升到足够的温度。

同样重要的是要注意，一个冰冷、发绀且没有明显心跳或呼吸的患者不一定是死亡状态。正如指南所说的那样"患者只有在处于温暖和死亡状态才能宣布死亡"。美国心脏协会（American Heart Association，AHA）建议将患者复温到35℃后再宣布复苏无效，撤回生命支持（很明显，这只适用于死因不明或潜在环境原因的患者）。AHA 有一个改良后的 AHA 算法用于低温复苏，其中需要记住的一些事项如下：至少将患者复温到 28℃才能停止用药及除颤；在冰冷的皮肤上获取心电图（EKG）可能比较困难，此时可选择使用针形电极。

除了心室颤动和后遗症之外，在严重低温患者复温时还应警惕其他潜在的并发症，包括低钾血症、低磷血症、低血糖、复温相关性高血压、膀胱乏力、麻痹性肠梗阻、凝血障碍和横纹肌溶解症。在患者的复温期间和复温后都应严密监测，注意以上并发症。

要点

- 慢即平稳，平稳即快：对待患者应动作轻柔，避免粗暴的操作，以防止心室颤动。
- 存在基础病或并发症可能会导致和加重患者的低体温。
- 如存在疑问，先充分升高患者的中心温度，再加热四肢以防止后遗症。
- 将患者复温到 28～30℃后，仍无法记录到心脏活动才能停止复苏。

推荐阅读

[1] Brugger H, Durrer B, Elsensohn F, et al. Resuscitation of avalanche victims: Evidencebased guidelines of the international commission for mountain emergency medicine (ICAR MEDCOM): Intended for physicians and other advanced life support personnel. *Resuscitation*. 2013;84(5):539–546.

[2] Cohen DJ, Cline JR, Lepinski SM, et al. Resuscitation of the hypothermic patient. *Am J Emerg Med*.1988;6(5):475–478.

[3] Durrer B, Brugger H, Syme D. Advanced challenges in resuscitation: Special challenges in ECC—hypothermia. *Resuscitation*. 2001;50(2):243–245.

[4] Petrone P, Asensio JA, Marini CP. Management of accidental hypothermia and cold injury. *Curr Probl Surg*. 2014;51(10):417–431.

[5] European Resuscitation Council. Part 8: Advanced challenges in resuscitation: Section 3: Special challenges in ECC 3A: Hypothermia. *Resuscitation*.2000;46(1–3):267–271.

第 122 章
或适应，或死亡，或降低海拔
Acclimatize or Die or Descend

Clinton G. Keilman，著

一、急性高山病

急性高山病（acute mountain sickness，AMS）是对缺氧不耐受的一种情况，常发生在进入海拔超过 2499m 以上地区的最初几天。症状最早可以在 2h 内出现，但在进入高海拔 36h 以后则很少发生。快速上升、较高海拔、水土不服、体力消耗增加和遗传易感性都会增加 AMS 发生的风险和严重程度。AMS 的标志性特征是头痛，它通常是双侧的、有搏动性，并且做 Valsalva 动作会加重。伴随头痛的症状有恶心、呕吐、厌食、胃肠道紊乱、头晕、呼吸困难、乏力和倦怠等。AMS 通常在 1 ～ 2 天内能缓解，并且具有自限性，不会有生命危险。除了头痛之外，AMS 没有神经系统方面的其他表现。如果存在神经系统相关的阳性发现，则 AMS 很可能已经进展至高原脑水肿（high-altitude cerebral edema，HACE）。路易斯湖共识（Lake Louise consensus）对 AMS 的定义是头痛，并至少存在以下情况之一：胃肠道问题、疲劳或虚弱、头晕或眩晕和睡眠障碍。

（一）预防

几乎和其他所有的身体状况一样，预防远比治疗要好。Wilderness Medical Society（WMS）提出了关于 AMS 的预防建议。这些措施包括：花费 ≥ 2 天的时间到达 3 000m 的海拔；随后睡眠时所在海拔的上升高度限制在 < 500m/d；乙酰唑胺 125mg，每日 2 次，和（或）地塞米松 4mg，每日 2 次。这些建议根据个体对高海拔疾病的风险分类有细微的差别，因此，读者可参考 WMS 共识指南以了解详情。最重要的是，如果患者遵循正确的上升曲线，在大多数情况下可以避免使用乙酰唑胺或地塞米松。

（二）治疗

对于轻度的 AMS，停止上升以便有时间来适应，同时使用镇痛药和止吐药来缓解症状。使用乙酰唑胺 125 ～ 250mg，每日 2 次，可以加速适应环境，或者下降到 488m 以下直到症状消失。中、重度 AMS，使用地塞米松（Dexamethasone）每 6 小时 4mg（口服、肌肉注射、静脉注射）；吸氧（oxygen）2L/min；乙酰唑胺（Acetazolamide）250mg，每日 2 次（可记为 "DOA"，可以理解为你不想你的患者在到达时死亡）。如果可以降低海拔就降低海拔，如果不能降低海拔，就使用便携式高压氧治疗。

二、高原脑水肿

HACE 是一种以共济失调和意识改变（意识模糊、嗜睡、昏迷）为主要症状的脑病，局灶性神经系统体征和癫痫发作的临床症状较为少见。AMS 进展至 HACE 通常需要 1 ～ 3h，但最快 12h 就可能发生。实验室检查有助于排除其他情况，但是影像学的作用较小。"CT 可能会显示脑沟变窄和脑回变平，并且白质中的信号衰减比灰质更多。磁共振检查有更多提示，表现为特征性的白质中高 T_2 信号，尤其是在胼胝体的压部，在弥散加权图像上最明显。"路易斯湖共识对 HACE 的定义是有以下表现之一的疾病：AMS 患者出现精神状态和（或）共济失调的变化，或者没有 AMS 的表现但同时存在精神状态改变和共济失调。

治疗

HACE 的治疗与 AMS 相似，但更为紧迫。需要立即降低海拔，如果不能立即下降，需要使用便携式高压氧治疗。一个便携式高压氧袋被压缩到 13.79kPa，相当于下降了 1600m。除了降低海拔外，早期应用地塞米松每 6 小时 8mg 口服、肌肉注射或静脉推注，以及吸氧 2 ～ 6L/min 也十分重要。

三、高海拔肺水肿

高海拔肺水肿（high-altitude pulmonary edema，HAPE）常发生在海拔超过 2499m 的第 2 ～ 4 天，是高海拔死亡最常见的原因。路易斯湖共识对 HAPE 的定义是至少有以下两种症状：静息时呼吸困难、咳嗽、虚弱或运动能力下降、胸闷或胸部紧迫感；此外，至少有以下两种体征：至少有一侧肺野闻及湿啰音或哮鸣音、中心性发绀、呼吸急促，或心动过速。如果能早期识别，该病很容易恢复。

治疗

HAPE 的治疗与 HACE 相似，必须立即降低海拔，同时也必须尽可能地减少体力消耗。如果不能下降则需要使用便携式高压氧，氧气 2 ～ 6L/min，并加用硝苯地平（可用西地那非或他达拉非作为替代）每 12 小时口服 30mg，以降低肺动脉压力。

要点

- 大多数急救人员不会在急诊科接触到该病，除非是很严重的病例，因为大多数患者在达到急诊前症状就已经缓解了。
- 当面对一个出现高海拔症状的患者时，降低海拔总是正确的处理方式。
- 早期识别是治疗和防止疾病进一步恶化的关键。

推荐阅读

[1] Auerbach P. *Wilderness Medicine*. Philadelphia, PA: Elsevier/Mosby, 2012.

[2] Luks A, McIntosh S, Grissom C et al. Wilderness medical society practice guidelines for the prevention and treatment of acute altitude illness: 2014 Update. *Wilderness Environ Med*. 2014;25(4):S4–S14.

[3] Sutton J, Houston C, Coates G. *Hypoxia and Molecular Medicine*. Burlington, VT: Queen City Printers; 1993.

[4] Swenson E. Pharmacology of acute mountain sickness: Old drugs and newer thinking. *J Appl Physiol*. 2016;120(2):204–215. doi:10.1152/japplphysiol.00443. 2015.

第 123 章
对环境性高热患者积极降温总是正确的
Aggressive Cooling Is (Almost) Always the Correct Approach to the Critical, Environmentally Hyperthermic Patient

Christopher G. Williams，著

在 1790 年 12 月的一场风暴中，当地医生 James Currie 在利物浦港附近的岸边无助地站着，而此时一些美国船员在 40 ℉（4℃）的水域里挣扎、遇害。很多船员因无法抓住周围的绳索和漂浮的货物而淹死。在这次经历之后，Currie 博士开始进行一系列涉及冷水浸泡（cold water immersion，CWI）的人体实验。在这些有所局限的实验中，只有少数健康的受试者出现了体温升高，这种现象被称为"Currie 反应"。这个现象表明一个人如果迅速地被安置在寒冷的环境中，机体会出现血管收缩、寒战，并暂时保持或提高他的体温（总共 0.1 ~ 0.2℃）。这些发现慢慢融入现代医学的教条式教学中，即高热患者的治疗只能用一些摆好的冰块、温水蒸发降温、避免 CWI 等方法。大约 200 年来，医学界，包括急诊医生，都认为谨慎地实施降温措施的用意虽好，但得出的结果并不理想。

热灼伤的严重程度是由热强度和接触时间共同作用决定的，高热导致终末期器官损伤程度也是类似的。因此，对于高热患者应采取积极的治疗，以减少患者高热状态的时长。与严重低温的治疗不同，过早和过度积极的治疗均可导致后遗症、心律失常或复温损伤，实际上高热患者可以耐受，并且需要尽可能及时地进行安全可行的治疗。时间就意味着神经元、肾单位、肌细胞和肝细胞，因此，要快速地进行降温。

高热相关性疾病是美国高中运动员以及训练期新兵发病和死亡的主要原因。热浪每年导致数千人死亡，主要为老年、幼年和社会经济水平低的患者。一般情况下，热病的轻度症状包括热水肿、热疹、热痉挛、热晕厥，中度至重度症状表现为热衰竭、热损伤（意味着终末期器官损伤）和热中风（中枢神经系统损害）。

到达急诊科后，中度至严重高热的患者可能需要的不仅仅是简单的被动降温措施。热量通过传导、对流、辐射和蒸发而散发。脱下所有的衣服，尤其是制服或橄榄球衬垫等紧身衣。表皮温度可能具有误导性，因此，应通过直肠或 Foley 导管温度感应器获得核心温度（请注意，直肠具有良好的绝缘性，降温起效后所测量的温度可能实际上落后于核心温度）。通常，中心温度＞ 40℃会导致严重的热损伤或

热中风，但这也不是绝对的。高热 +CNS 功能障碍 = 热中风。但对于温度＜ 40℃或出汗的患者来说，医生也需要考虑到热中风的诊断。

脱水会导致出汗率降低、核心温度增加，因此，应尽量补充水分。口服补液治疗适用于轻度至中度脱水患者，但不适用于终末期器官衰竭的患者，对于这部分患者，通常给予静脉输注晶体液进行治疗，但不应该教条式地输液，治疗目标应该是恢复正常的血容量。切记症状性运动相关的低钠血症的症状与热衰竭或热中风相似，如乏力、共济失调和精神状态改变。如果把低钠血症患者误认为仅仅是脱水，进行积极补液会导致灾难性的后果。

那么什么是 "Currie 反应" 呢？研究和实践经验表明，在高危的高热患者中，CWI 不会导致寒战或体温升高。无论外周血管如何收缩，都不足以抵消积极降温的影响。CWI 研究显示，高热患者的降温速率可达 0.2 ～ 0.35℃ /min，比其他传统降温方法快好几个数量级。然而，除非患者是劳力性热射病（exertional heat stroke，EHS），既往的身体是健康的，否则需要对患者进行监测、气道管理、评估并发症等措施，这就使得沉浸式治疗变得不可行。

临床上有一些为人熟知，但费用昂贵的方式可快速对重症患者进行降温。一般为降温垫或降温毯，能对核心体温进行更为严格的监测，具有避免过度降温和维持所需温度的额外优势（后两者通常不是治疗环境性高热病患者的要素）。在很多急诊室中，低使用率和生疏的护理技能使得这些专有系统的安置及使用变得缓慢且不切实际。最常见的不局限于监测的主动降温方式也许就是蒸发 / 对流。脱下衣服后，可用冷水浸湿的医院床单或毛巾宽松地覆盖患者。如有必要，准备一台箱式风扇或一台落地扇（蜗牛风扇）对患者进行降温。积极的降温治疗过程中，温度升高的床单应及时进行翻转或更换，变干的床单应及时浸湿。这些措施可使温度平均降低 0.04 ～ 0.1℃ /min。加用冰袋可加快患者的降温速度。

要点

- 高热损伤是一个时间敏感的过程，要马上对患者进行降温！
- 积极的降温不会导致严重的高热患者出现反常性寒战及体温上升。
- 对高热伴随的脱水进行评估，避免漏诊低钠血症。
- 当中心温度低于 39℃时停止主动降温措施。

推荐阅读

[1] Auerbach PS. *Wilderness Medicine*. 6th ed. Philadelphia, PA: Elsevier/Mosby, 2012.

[2] Della-Giustina D, Ingebretsen R, eds. *Advanced Wilderness Life Support: Prevention, Diagnosis,Treatment, Evacuation*. 8th ed. Salt Lake City, Utah: Wilderness Medical Society,2013:68–78.

[3] Lipman GS, Eifling KP, Ellis MA, et al. Wilderness Medical Society practice guidelines for the prevention and treatment of heat-related illness: 2014 update. *Wilderness Environ Med*.2014;25(4 Suppl):S55–S65.

[4] Platt M, Vicario S. "Heat illness." In: Rosen P, Marx JA, eds. *Rosen's Emergency Medicine: Concepts and Clinical Practice*. 8th ed. Philadelphia, PA: Elsevier Saunders, 2014:1896–1905.

第 124 章
烟雾吸入：常见的治疗过度与不足
Smoke Inhalation: Commonly Overtreated and Undertreated Aspects

Dennis Allin, FACEP, FAAEM, FAEMS，著

烟雾吸入是火灾中最常见的死亡原因，使烧伤的总体体表面积（total body surface area，TBSA）达 70% 的患者，死亡率增加 30%。烟雾吸入通常发生在密闭的空间内，它的治疗涉及多种损伤机制的管理，包括火焰和吸入过热气体所致的热灼伤、吸入化学刺激物的直接作用和吸入物质产生的全身毒性。

一、热灼伤

除了少数例外，气道内的热灼伤发生在口咽部，热量的耗散可保护下呼吸道。提示上呼吸道热灼伤的征象包括以下几点。

①喘鸣。

②声音嘶哑。

③含碳粒痰。

④黏膜或面部可见灼伤和水疱。

如果在密闭空间遭遇火灾的患者出现气道受累的情况，在出现气道梗阻前就应该考虑选择气管插管，因为气道情况的恶化会非常迅速，一旦出现气道肿胀和挛缩，气管内插管将几乎不可能做到。评估声门的方法包括：快速序贯诱导、局麻下清醒喉镜检查和纤维喉镜检查。伴有明显气道热灼伤的患者很可能合并有肺损伤，同样需要早期积极的气道保护，以及必要时提供肺泡冲洗来控制急性肺损伤。

二、全身性毒物

一氧化碳是碳化合物不完全燃烧的产物，因此它是烟雾吸入常见的成分。中毒的机制通常是一氧化碳与血红蛋白结合导致的缺氧应激和氧解离曲线左移。然而，还有其他可能与缺氧无关的机制，直接阻断细胞代谢和免疫炎症相关的病理过程，可能随着时间的推移而发生变化。这些过程主要影响神经阻滞，导致迟发性的神经系统后遗症，包括头痛、运动无力、平衡问题和认知缺陷。一氧化碳中毒的诊断标准：怀疑可能接触了一氧化碳的患者，并伴有头痛、头晕、呕吐、精神状态改变、意识丧失、严重的酸中毒和心血管功能障碍，通过检测静脉或动脉血中的碳氧血红蛋白水平可以明确诊断。需要

意识到，由于院前急救人员会给予吸氧，因此在急诊科碳氧血红蛋白的测量值可能较低，与毒性水平的相关性会变差。HbCO 水平在任何吸烟者中＞10%，或非吸烟者中＞4%，均提示有 CO 暴露。一旦确认，关键的治疗是吸入 100% 的氧气。

高压氧疗法在一氧化碳中毒中的作用仍有一定的争议，但患者存在长时间的意识丧失、神经功能障碍或心血管功能障碍时，是普遍接受使用高压氧治疗。但必须明白，高压氧治疗的原则和目的是预防神经系统的后遗症，患者气道和肺部的情况应该是稳定的。即使是这样，这些患者需要到高压氧中心，但在美国这些中心的数量正在减少。潜水员警报网络的报告显示，在美国只有 30% 的高压氧科可以全天 24h 收治患者。由于上述原因，主管医师必须仔细考虑，过分强调转运患者进行高压氧治疗，尤其是涉及长距离的转运时，使之优先于皮肤、气道热灼伤导致危及生命的并发症和肺损伤管理所带来的风险和获益。

在封闭空间中的火灾，氰化物的毒性暴露常与一氧化碳一起，随着烟雾而吸入。氰化物通过与细胞色素 C 氧化酶结合而发挥毒性作用，导致细胞缺氧和严重的乳酸酸中毒。患者可能表现出与一氧化碳中毒相似的症状，包括头痛、恶心、精神状态的改变和昏迷，在没进行确诊试验之前，这种中毒常常被忽视。随着羟钴胺素的应用，严重烟雾吸入患者的经验性治疗应该考虑这种方法，因为这种治疗的并发症较少，并且潜在获益很大。

要点

- 对于在密闭空间火灾中有烟雾吸入的患者，不要等待到明显的气道阻塞征象再进行气管插管。因为气道阻塞进展非常迅速，届时再进行气管插管几乎不可能成功。
- 伴有精神状态改变和酸中毒的烟雾吸入患者，早期应考虑氰化物中毒的可能，并给予羟钴胺素作为经验性治疗。
- 脉氧测定不能很好地反映一氧化碳的水平。同时初入急诊时，静脉或动脉碳氧血红蛋白水平与症状的严重程度和毒性程度相关性较差。
- 紧急高压氧治疗的可利用性相对有限，而且可能需要长时间转运。烟雾吸入患者的优先治疗策略是：气道管理、预防缺氧和治疗热灼伤。如果患者状态稳定，同时在合理的转运范围内，可以进行高压氧治疗。

推荐阅读

[1] Dries DJ, Endorf FW. Inhalation injury: Epidemiology. Pathology, treatment strategies. *Scand J Trauma Resusc Emerg Med*. 2013;19:21–31.

[2] Haponik EF, Summer WR. Respiratory complications in burned patients: Diagnosis and management of inhalation injury. *J Crit Care*. 1987;135:121–143.

[3] Thai A, Xiao J, Ammit AJ, et al. Development of inhalation formulations of anti-inflammatory drugs to potentially treat smoke inhalation injury in burn victims. *Int J Pharm*. 2010;389(1–2):41–52.

[4] Thom SR. Carbon monoxide mediated brain lipid peroxidation in the rat. *J Appl Physiol*. 1990;68:997–1003.

[5] Thom SR. Taber RL, et al. Delayed neuropsychologic sequelae after carbon monoxide poisoning: Prevention by treatment

with hyperbaric oxygen. *Ann Emerg Med*. 1995;25:474–480.

[6] Weaver LK, Hopkins RO, et al. Hyperbaric oxygen for acute carbon monoxide poisoning. *N Engl J Med*. 2002:347(14):1057–1067.

第 125 章
一氧化碳中毒：不仅仅是吸氧
CO Poisoning: It Takes More Than O$_2$

Bryan Wilson, Christopher G. Williams，著

  一氧化碳是一种无色、无味的气体，它是由含碳物质不完全燃烧形成的，能引起各种各样非特异的症状。典型的症状包括头痛、头晕和恶心，但也有报道其他的症状，如呕吐、气促，甚至伴有腹泻的发热。在冬季使用可燃燃料取暖，或者在紧急情况下使用室内发电机等暴露史可以让人想到一氧化碳中毒的可能。包括乘坐卡车、操作天然气叉车、在船后游泳和水烟使用在内的各种暴露更难以识别。典型的体格检查可以发现：樱桃红肤色、视网膜火焰状出血，以及罕见的皮肤大疱。尽管一氧化碳中毒是工业化国家最常见的有毒物质暴露之一，每年造成数百人死亡，但是它的诊断很容易被人忽视，需要对该病有高度的警觉性。怀疑一氧化碳中毒可以通过实验室检测碳氧血红蛋白（HbCO）或溶解在血浆中的一氧化碳来证实。

  一氧化碳的毒性是由几种病理生理效应引起的。第一种是通过与血红蛋白的优先结合而使氧输送受损，它的亲和力超过氧的 200 倍。同时氧合血红蛋白解离曲线左移，使得低氧血症的影响更加恶化。动物实验的证据强烈表明，一氧化碳可直接导致严重的终末器官损伤，其主要是通过线粒体色素氧化酶的失活和随后的自由基介导的炎症级联反应实现的。此外，动物证据显示一氧化碳的神经兴奋作用，可能是通过增加需求来增强新陈代谢压力。这些途径的典型结局是神经细胞死亡、心肌功能障碍和长期存在的神经精神性后遗症。由于需要扩散到终末器官来介导毒性，因此溶解在血浆中的一氧化碳水平可能比碳氧血红蛋白饱和度能更好地预测预后。儿童和胎儿更容易受到一氧化氮中毒的影响。以前，这被认为是一氧化碳对胎儿的血红蛋白亲和力增加，但新近的研究显示这可能更多地归因于低氧血症时的高代谢和高呼吸需求。

  氧疗是一氧化碳中毒的治疗基础，因为它可以改善低氧血症和加速一氧化碳消除。在室内空气条件下，碳氧血红蛋白的半衰期约 200min，通过面罩下高流量吸氧半衰期可以降低至 75min，而在 3 个大气压下吸入 100% 纯氧可以将其降低至 15min。一些证据表明，高压氧可加速细胞色素氧化酶活性的恢复和降低随后的炎症反应，从而带来额外的益处。尽管目前没有充分的证据强烈建议或反对高压氧

的治疗方案，但是在严重的一氧化碳中毒时应该考虑使用高压氧。尤其是患者存在神经功能损害、晕厥、胎儿宫内窘迫或妊娠的患者碳氧血红蛋白＞10% 的时候，常推荐使用高压氧治疗。平衡危重患者转运的风险和高压氧可能带来的益处是非常重要的。

这类患者长期的注意事项以围绕神经精神相关的随访和源头控制为中心。在评估一氧化碳中毒的患者时，考虑后遗症及同时暴露的其他危险物也是很重要的。尤其需要注意，在房屋起火时是否存在气道烧伤或氰化物中毒。各类塑料制品在燃烧时会释放出氰化物。在烟雾吸入的情况下，血清乳酸＞10mmol/L 强烈提示氰化物毒性，达到 6mmol/L 常认为具有较高预测的可能。在并发一氧化碳和氰化物中毒的情况下，羟钴胺素和硫代硫酸钠可能用于治疗产生亚硝酸戊酯和亚硝酸钠的高铁血红蛋白血症会更好。其他后遗症包括肺水肿、心肌坏死、筋膜室综合征和急性肾损伤，应该严密监测患者是否发生这些并发症。

许多患者在中毒后的数天至数周内出现各种各样的神经精神相关并发症，如认知功能受损、情绪异常和运动异常。确保对患者进行良好的随访和管理这些可能出现的症状是非常重要的。此外，应尽一切努力确定暴露的来源并加以控制。一些备受瞩目的案例凸显了这一点的重要性，如在同一间酒店房间里，一对老年夫妇发生致命性中毒仅 2 个月后，一名年轻的男孩就死于一氧化碳中毒。

要点

- 对于不明原因的病例要考虑到一氧化碳中毒。
- 儿童和胎儿对一氧化碳特别敏感。
- 对于伴有神经系统表现的严重病例要考虑高压氧治疗。
- 重视共同暴露因素，如氰化物和后遗症，缺氧损害或气道灼伤。
- 尝试识别并报告暴露来源。

推荐阅读

[1] Buckley NA, et al. Hyperbaric oxygen for carbon monoxide poisoning. *Cochrane Database Syst Rev*. 2011;(4):CD002041.

[2] Centers for Disease Control and Prevention. Nonfatal, unintentional, non—fire-related carbon monoxide exposures—United States, 2004–2006. *MMWR Morb Mort Wkly Rep*. 2008;57(33):896–899.

[3] Mendoza JA, Hampson NB. Epidemiology of severe carbon monoxide poisoning in children. *Undersea Hyperb Med*. (2006);33(6):439–446.

[4] Tomaszewski C. Carbon monoxide. In: Hoffman RS, Howland MA, Lewin N, et al. eds. *Goldfrank's Toxicologic Emergencies*. 10th ed. New York: McGraw Hill, 2015.

[5] Weaver LK. Clinical practice. Carbon monoxide poisoning. *N Engl J Med*. 2009;360:1217–1225.

第 126 章
皮疹不只是"皮疹"
A Rash That Is More Than "Just a Rash"

Nash Whitaker，著

对于急诊医生来说，遇上无法解释的皮疹是非常让人觉得挫败的。急诊医生通过获取患者的一部分病史或许能揭示诊断"使用了一种新的清洁剂？是否与宠物有关？可能佩戴了新的首饰？你的小孩刚刚感冒了？"最常见的总结性结论往往不太能让人满意——"它可能只是一种病毒感染，会自然消失的。"通常情况下确实是这样，然而，当有些疾病表现为皮疹时，其实是更严重的病理状态，如果漏诊将会导致严重的死亡率和发病率，如蜱传播疾病。

蜱是世界上最常见的人畜共患病的病媒之一。在美国本土的疾病包括但不限于：莱姆病、落基山斑疹热（Rocky Mountain spotted fever，RMSF）、兔热病、埃里希体病、巴贝虫病、Q 热病、科罗拉多蜱热、回归热和边虫病。认识到蜱传播疾病具有地理分布和季节变化性非常重要，在蜱虫活跃的夏季该病更加常见。

大多数的蜱传播疾病最初的表现类似于病毒感染综合征：发热、寒战、全身乏力、肌痛、头痛和胃肠道症状（恶心、呕吐、腹泻、食欲不振）是急性期的典型症状[1]。在急诊科每天都能看到这些模棱两可的症状，从而使得蜱传播疾病的诊断非常具有挑战性。因为绝大部分的患者都不能回忆起被蜱虫叮咬的病史，因此，当患者表现为发热性皮疹时，急诊医生都要将蜱传播疾病作为鉴别诊断[2]。在所有的蜱传播疾病中，有 3 种特殊疾病诊断是不容错过的，它们是：莱姆病、RMSF 和兔热病。

值得注意的是，对于那些受蜱虫攻击的患者，如果蜱虫附着时间＜ 72h 是几乎没有传播危险的[2]。此外，所有疑似蜱传疾病的患者都需要根据病情的不同，向其初级医生或传染病专家进行随访。在临床高度怀疑这些疾病中的任何一种时，都不应推迟抗生素的使用，根据症状严重程度和患者耐受口服抗生素的能力，可能需要入院治疗。

一、莱姆病

莱姆病是北美最常见的蜱传播疾病，它是由 Borrelia burgdorferi 引起的[1]。它分布在东北部沿海、中大西洋和中北部各州，并在有所接壤的 48 个州中都有报道。

莱姆病有三个阶段。游走性红斑（erythema migrans，EM）是在蜱叮咬部位形成的特征性皮疹，是早期阶段的临床表现。这种明显的血管炎性的非瘙痒性皮疹是莱姆病的特征性病变，并且通常会在暴露后的 2～20 天内出现[3]。这种典型的皮疹被形容为"牛眼征"，呈靶心状圆形红疹，皮疹中央透明。

皮疹可见于 80% 的病例，但是仅有 60% 的患者出现典型的"牛眼"表现[3]。

螺旋体的传播使疾病进展至中期和晚期，其临床特征多种多样。最常见的症状包括短暂的游走性关节炎、房室结传导阻滞、心包炎、脑膜炎、葡萄膜炎，或单侧 / 双侧面神经麻痹。此外，可能会出现多个散在的游走性红斑，将有助于诊断[3]。

莱姆病是依靠急诊医生做出的临床诊断。治疗包括多西环素或阿莫西林。聚合酶链反应或免疫分析可用于确诊检验。

二、落基山斑疹热

RMSF 是美国所有蜱传播疾病中最严重的一种，它的病死率为 15% ～ 20%。立克次体是多形性的细胞内病原体。北卡罗来纳州、密苏里州、田纳西州、阿肯色州和俄克拉荷马州，这 5 个州占了 60% 的病例[4]。2/3 的病例是年龄小于 15 岁的儿童。

90% 的病例存在发热，而大约 80% 的病例在发热后的 2 ～ 4h 内出现皮疹。相较于莱姆病的游走性红斑，RMSF 的皮疹没有特征性[4]，它在儿童患者的早期出现，表现为手、脚、手腕和脚踝处小的粉红色斑疹。随着血小板减少和血管炎的加重，瘀斑和出血性病变将出现[2]。这种典型的症状通常出现在皮疹向躯干部扩散的时候。

即使对于儿童，抗生素的选择也是多西环素。在一个疗程的治疗中，多西环素对牙齿染色的风险并不显著[1]。

外周血涂片、皮肤活检和免疫球蛋白检测可能有助于确诊。

三、兔热病

兔热病是由革兰阴性菌（弗朗西斯菌属）引起的，通常认为是一种与鼠疫类似的疾病，也是一种潜在的生化武器。兔热病通过革蜱，并以兔类动物和啮齿类动物作为载体进行传播，它也可能通过直接接触感染宿主的开放性伤口而被感染。除夏威夷外，所有的州都有相关的病例报告，但在美国中南部地区最为常见。

临床表现取决于进入机体的途径。兔热病有多种表现形式，但是最常见（80% 的病例）的是溃疡腺型，表现为蜱叮咬部位出现红斑、有触痛的丘疹，约在 2d 后形成溃疡。溃疡愈合的非常缓慢，并且通常随着病情的进展持续存在。腹股沟淋巴结炎型是一种明显的、疼痛的局部性淋巴腺病变。坏死、化脓、疼痛的淋巴结会持续扩大，直到可能出现破裂，增加菌血症和感染性休克的风险[1]。腹股沟淋巴结或股淋巴结是蜱传播兔热病最常见的病灶。

未经治疗的病例死亡率 > 25%。治疗方案包括链霉素或庆大霉素。培养和酶联免疫吸附实验（enzyme-linked immunosorbent assays，ELISA）有助于诊断。

要点

- 所有发热和皮疹的患者，都必须要考虑是否有蜱传播疾病。
- 当怀疑是蜱传播疾病时，不要因为等待确诊而延迟抗生素的治疗。
- 了解地理分布和季节变化有助于诊断。
- 不要依赖已知的蜱虫暴露史来帮助你的临床判断。

参考文献

[1] Tintinalli J, Kelen GD, Stapczynski S. *Emergency Medicine: A Comprehensive Study Guide*. 7th ed. New York: McGraw Hill Companies, Inc., 2011:Ch 155 Zoonotic Diseases.

[2] Marx J, Hockberger R, Walls R. *Rosen's Emergency Medicine: Concept and Clinical Practice*. 8th ed. Philadelphia, PA: Saunders Inc., 2014:1785–1808.

[3] Wormser GP: Clinical practice: Early Lyme disease. *N Engl J Med*. 2006;354:2794.

[4] Center for Disease Control and Prevention. *Tickborne Diseases of the United States*. Available at: http://www.cdc.gov/lyme/resources/tickbornediseases.pdf.

第 127 章
潜水病：不要因疏漏病史而错过严重损伤
Diving Injuries: Don't Miss These Serious Injuries Because You Failed to Get the History!

Michael Iacono, Tracy Leigh LeGros，著

由于潜水病的临床表现多样，常导致诊断识别困难。所有的患者都应该询问娱乐活动的经历。病史的获得是至关重要的，包括任何的潜水活动，以及潜水后飞往或开车去高纬度地区。气压伤、肺超压综合征和减压病（decompression sickness，DCS）是最常见的伤害类型，应该是研究关注的重点。

一、气压伤

气压伤是由于无法平衡压力而造成的伤害，在充气空间非常容易发生。气压伤对用戴呼吸器的潜水者、自由潜水者、飞行员和飞机旅行者是一种持续存在的危险（表 127-1 和表 127-2）。

表 127-1　下潜气压伤

气压伤	病 因	症 状	治 疗
外耳挤压伤	由于耵聍、骨质增生，或耳塞产生了一个封闭的空间	鼓膜（TM）出血、鼓膜穿孔、耳痛	上浮、清洁耳道、镇痛药
中耳气压伤（MEBT）	咽鼓管（ET）功能失调导致压力不能平衡，是气压伤最常见的类型（达 30% 的潜水员可能发生）	听力减退、耳痛、鼓膜出血、穿孔、眩晕、罕见面神经麻痹	减充血剂、暂停潜水并于耳鼻喉科就诊、镇痛药
面镜挤压	平衡面镜压力失败导致面境内呈负压——面部挤压	疼痛、点状皮下出血、结膜出血	自然恢复
鼻窦挤压	鼻窦腔阻塞	第二常见的气压伤；鼻窦痛、上升时鼻出血	减充血剂、非甾体抗炎药、暂停潜水
内耳气压伤（IEBT）	压力平衡失败导致圆窗或前庭窗穿孔，剧烈的 Valsalva 动作，在下降时尝试清耳	耳痛、恶心、呕吐、严重的眩晕、共济失调、眼球震颤、听力丧失	耳鼻喉科评估

表 127-2　上升气压伤

气压伤	病 因	症 状	治 疗
可逆性中耳挤压伤	咽鼓管（ET）功能失调导致压力不能平衡	同中耳气压伤	同中耳气压伤
气压性牙痛	龋齿，使用腐烂或不合格的填充物密封；在潜水或飞机旅行中发生	牙痛、头痛、罕见的牙齿断裂	镇痛药、牙科评估
气压性面瘫	中耳压力过高压迫面神经（缺血性神经传导功能障碍）；潜水后飞行、不耐受压力的飞机乘客、飞行中爆炸减压	单侧面神经瘫痪、共济失调、眩晕、恶心、呕吐	随着时间症状逐渐消退
气压性眩晕症	不对称的前庭器官刺激引起中耳空间的压力差异	眩晕、恶心、呕吐、短暂的听力丧失	清理耳道和再次下潜
胃肠道气压伤	在上升时气体膨胀；常见于饮食不当或者首次潜水时	恶心、嗳气、胃肠胀气、胃痛、返流；罕见的胃破裂和脓毒症	浮出水面后症状会及时消退

二、肺超压综合征

这种伤害主要是由于在上浮时过量增压造成的，导致肺的气压伤和气体逸出。动脉气体栓塞是最为致命的损伤，也是除了溺死外，造成潜水员死亡的第二位原因。最常见的原因是上浮时出现屏气（表 127-3）。

三、减压病

DCS 是一种减压性疾病（decompression illness，DCI），表现为在深潜时最初溶解于血浆中的气体又逸出并形成下游循环的栓塞。由于在深潜时惰性气体的饱和，它常发生于潜水员，也发生于矿工和沉箱工人身上。Ⅰ型 DCS（临床症状轻微）和Ⅱ型 DCS（临床症状严重，伴随高致死和高致残风险）分别都有 3 种类型。所有类型的 DCS 都要求立即给予高流量吸氧，同时尽快转移至高压氧舱进行再加压治疗（表 127-4 和表 127-5）。

表 127-3　肺超压综合征

气压伤	病　因	症　状	治　疗
皮下气肿	气体进入颈部组织	胸壁饱满、声音改变、吞咽障碍、颈痛、捻发音	高流量吸氧
纵隔积气纵隔气肿	气体通过血管周围鞘进入纵隔	胸痛、气促、黑曼征	高流量吸氧
气胸	气体进入胸膜腔	胸痛、气促、连续性的干咳、呼吸困难、休克、心脏骤停	高流量吸氧、穿刺抽气、胸腔置管引流术
动脉气体栓塞	肺泡破裂，气体进入血管栓塞到心脏、脑、脊髓或其他部位	表面的意识丧失、意识模糊、瘫痪、头痛、烦躁、眩晕、休克、急性心肌梗死、中风、死亡	高流量吸氧、立即转运至高压氧舱行再加压治疗

表 127-4　Ⅰ型减压病

DCS 分型	症　状
肌肉骨骼相关 DCS	缓慢出现的关节钝痛（常见于肩关节和肘关节），常发生于 24h 内
皮肤相关 DCS	瘙痒或蚁走感样症状，或"大理石样"或"橘皮样"斑疹
淋巴相关 DCS	少见的 DCS 分型，淋巴结远端的软组织肿胀，类似于淋巴水肿

表 127-5　Ⅱ型减压病

DCS 分型	症　状
神经学相关 DCS（占Ⅱ型的 60%～70%）	脊髓最常被影响，常出现在休闲潜水者中；表现为渐进性的麻木和感觉异常、腹痛、肠道和（或）膀胱运动无力导致的失禁、显著的认知障碍
肺部相关 DCS（窒息）	持续的干咳和吸气相胸痛；多见于高海拔 DCS、沉箱工人和隧道工人
前庭相关 DCS（眩晕症）	头晕、恶心、呕吐、听力丧失、耳鸣、眼球震颤；常与中耳气压伤想混淆，在休闲潜水者中少见

要点

- 对于任何可能与潜水相关的事故，请立即呼叫潜水员报警网络。潜水医学专家将会指导你采取最合适的行动。
- 在潜水期间或潜水后出现任何原因的不适或伤害，都需要考虑到减压性疾病（不管是减压病还是动脉气体栓塞）。要对这些诊断保持高度的警醒。

- 全面的了解患者的潜水史，并让他们出示潜水计算机表。
- 腹痛可能是脊髓型 DCS 的早期症状。
- 详细的神经系统查体是至关重要的，尤其是小脑、感觉和认知功能的检查。

推荐阅读

[1]　Francis TJR, Mitchell SJ. Manifestations of decompression disorders. In: Brubakk AO, Neuman TS, eds. *Bennett and Elliot's Physiology and Medicine of Diving*. 5th ed. United States: Saunders Ltd, 2003:578–599.

[2]　Moon RE, Gorman DF. Decompression sickness. In: Neuman TS, Thom SR, eds. *Physiology and Medicine of Hyperbaric Oxygen Therapy*. United States: Saunders Ltd, 2008:283–319.

[3]　Murphy-Lavoie H, LeGros T. Dysbarism, dive injuries and decompression illness. In: Adams J, Barton E, Collings J, et al., eds. *Emergency Medicine*. United States: Saunders Ltd, 2012.

第八篇

五官科
Heent

第 128 章
巨细胞动脉炎：霍顿是谁，他头痛为什么要担心
Giant Cell Arteritis: Who the Heck Is Horton and Why Should I Worry about His Headache?

Aisha Parker, James Aiken，著

一、背景

霍顿病、颞动脉炎、颅动脉炎和老年人动脉炎都是巨细胞动脉炎（giant cell arteritis，GCA）的同义词。GCA 是成人全身血管炎最常见的表现，最早的描述可追溯到公元前 1350 年法老 Pa-Aton-Em-Heb 坟墓上的一幅图 [1]，这幅图展示了一个年老的盲人竖琴师，他的颞动脉增大而不连续。

GCA 是一种全身性坏死性血管炎，可累及中、大型血管并导致肉芽肿性血管炎，本病多见于颞浅动脉、眼动脉、椎动脉和睫状后动脉等颅内动脉，但可影响各种大小和位置的动脉。值得注意的是，这种疾病有 3 种临床亚型。

①颅动脉炎（颞动脉炎）以头痛、下颌跛行为表现，可进展为视觉丧失。与其他亚型不同的是，颅动脉炎仅累及颈动脉分支。

②全身炎症综合征表现为疲劳、肌痛、无力、夜间盗汗和不明原因的发热。症状与风湿性多肌痛（PMR）重叠。

③大动脉血管炎影响锁骨下动脉、腋动脉和主动脉。表现为手臂麻木和动脉杂音，可进展为主动脉扩张和动脉瘤。大动脉血管炎患者红细胞沉降率（ESR）呈阴性。

虽然报道显示，GCA 在 50 岁或 50 岁以上的人中发病率为 0.5～27/10 万，但如果不立即治疗，GCA 的发病率会显著提高 [1]，因此不能忽视。GCA 后遗症包括失明、肾动脉狭窄、主动脉夹层和缺血性中风。在 GCA 发病率较高的斯堪的纳维亚人中，女性的发病率比男性高 3 倍。值得注意的是，GCA 似乎与 PMR 有遗传相关性，约 50% 的 PMR 患者也被诊断为 GCA。

二、综述

诊断为 GCA 的患者在七八十岁时典型的临床表现，但是我们必须对 50 岁以上的人保持高度的怀疑。72% 的患者抱怨新发头痛或慢性头痛发作方式改变，这可能与颞动脉和枕动脉周围的头皮压痛有关 [2]。最可靠的临床征象是颌骨跛行 [似然比（LR）=4.2][3]。事实上，颌骨跛行是 GCA 的病理基础，是由咬肌缺血引起的。其他相关征象包括可触及的颞动脉（LR=4.6），并伴有节段性分布的串珠样改变

（LR=4.3）和复视（LR=3.4）。复视、一过性黑矇、上睑下垂等眼部症状是由于血管功能不全引起的。如果发现患者有视网膜中央动脉阻塞，则需要荧光素血管造影才能发现伴随的睫状后动脉闭塞[4]。

三、诊断

对于急诊医生来说，诊断 GCA 是疾病治疗中最重要的部分，如果不确诊，就不能进行有效的治疗。根据美国风湿病学会的 5 项标准中的 3 项做出诊断[5]。

①发病年龄 50 岁或以上。

②新发头痛。

③临床颞动脉异常。

④ ESR ＞ 50mm/h。

⑤颞动脉活检异常。

其他值得注意的诊断因素如下。

①若 C 反应蛋白（CRP）＞ 2.45mg/dl，活检阳性率提高 5 倍。

②若血小板＞ 40 万，活检阳性率提高 4 倍。

③若 ESR 47 ～ 107mm/h，活检阳性率提高 1.5 倍。

④ ESR 应根据年龄调整：正常情况下，男性 ESR ＜年龄 /2，女性＜（年龄 +10 岁）/2。

因为 GCA 病变不是连续的，所以活检阴性不能排除 GCA。尽管如此，双侧颞动脉活检仍是诊断的金标准。急诊医生应要求病人在激素治疗 48h 内进行活检。治疗 1 周后，只有 50% 的活检结果为阳性。因此，延迟活检可能导致假阴性结果。如果活检为阴性，影像学可能有助于确诊。颞动脉彩色双功超声对 GCA 的诊断有一定的价值，其特异性为 80% ～ 100%，但敏感性较低，尤其是在炎症早期。PET 和 MRI 也是 GCA 大血管炎亚型有用的影像学检查方法[1]。

四、治疗

如果是 GCA 的可疑诊断，类固醇激素治疗（泼尼松 40 ～ 60mg/d）应在活检确诊前开始，虽然不能恢复原有的视力，但可以防止进一步的视力损害。大多数患者可以出院后密切随访，但在出院须知中必须申明药物依从性的重要性。严重疾病或视力丧失的患者应该住院接受高剂量类固醇激素治疗。其他目标免疫调节药，如托西利单抗也可以使用，但疗效尚未确定，所以泼尼松仍然是治疗 GCA 的主要手段。为了防止复发，患者应在病情基本控制后，缓慢减量至最低剂量维持治疗 1 ～ 2 年。

要点

- 所有 50 岁以上的新发头痛患者均应考虑 GCA 的可能性。
- GCA 是一种具有临床诊断价值的急症。
- 如果临床表现有极大可能是 GCA，立即给予类固醇激素治疗。

- ESR 正常或活检阴性均不能排除 GCA。
- 患者需要转诊至外科（一般是普通外科、整形外科或眼科）进行活检，并转入风湿科继续治疗。

参考文献

[1] Smith JH, Swanson JW. Giant cell arteritis. 2014 American Headache Society. *Headache.*2014;54:1273–1289.

[2] Klippel JH, Dieppe PA, Ferri FF. *Primary Care Rheumatology*. Barcelona, Spain: HarcourtPublishers, 1999:321–325.

[3] Lindor RA, Laughlin MJ, Sadosty AT. Elderly woman with headache. *Ann Emerg Med.*2015;65:614–616.

[4] Kanski J. *Clinical Ophthalmology: A Systemic Approach*. 6th ed. China: Elsevier Limited,2007:876–878.

[5] Hunder GG, Bloch DA, Michel BA, et al. The American College of Rheumatology 1990criteria for the classification of giant cell arteritis. *Arthritis Rheum.* 1990;33:1122–1128.

第 129 章
如何认识和治疗威胁视力的眼带状疱疹
Sight-Threatening Zoster Ophthalmicus: How to Recognize and Treat

Suh H. Lee, John Villani，著

一、背景

眼带状疱疹（herpes zoster ophthalmicus，HZO）是三叉神经中三叉神经第一支分布区（V_1）眼神经受累的带状疱疹。由于其可导致潜在的视力丧失，快速识别和治疗 HZO 是至关重要的[1]。超过一半的 V_1 型带状疱疹患者会有眼睛受累[2]。

二、综述

典型的患者是老年人或免疫缺陷患者（HIV/AIDS、营养不良、器官移植等）。从时间上讲，典型的表现将从 1 周前出现的流感样症状开始，接着出现的是单侧三叉神经 V_1 水疱样皮疹，但不超过颜面中线。如果皮疹累及鼻尖（哈钦森征），它对于眼部受累具有高度的特异性，这是因为支配鼻尖的 V_1 鼻睫支和支配眼球的神经是同一支[2]。眼部症状可包括撕裂、红肿、畏光、视力障碍、眼睑下垂。眼部受累可能因皮疹的发生而延迟，从无延迟到延迟数年不等。大多数患者眼部受累则在皮疹发生后 2

周内出现 [3]。

不幸的是，并不是所有的患者都出现标志性的红疹，只有少数人会出现眼部受累 [3]。HIV/AIDS 患者可能有全身皮疹，并出现更严重的疾病。

眼睛的任何部位都可能受累，如眼睑、结膜、巩膜、角膜、前房、虹膜、视网膜和脑神经。大多数（2/3）患者将发展为角膜受累 [2, 4]，潜在的视觉病区包括角膜变薄和穿孔，前房因葡萄膜炎继发青光眼、白内障、视网膜脱离和坏死 [3]。

水痘 - 带状疱疹被认为是急性视网膜坏死（acute retinal necrosis，ARN）和进行性外视网膜坏死（progressive outer retinal necrosis，PORN）的主要原因。PORN 是一种严重的 ARN，通常出现在 AIDS 患者身上 [3]。ARN 会出现视物模糊和疼痛。ARN 的常见并发症是视网膜脱落导致视力迅速下降 [1, 5]，不幸的是，几乎一半的 ARN 病例将出现双侧视网膜脱落 [6]。

三、鉴别诊断

结膜炎：病毒（HSV、腺病毒）、细菌（淋球菌、衣原体）、过敏和寄生虫（隐形眼镜佩戴者的棘阿米巴角膜炎）。

四、检查

视力、荧光素染色、裂隙灯检查、测量眼压，如果你关注 HZO，就会了解裂痕灯检查是角膜受累必须进行的检查。HZO 的调查结果包括以下内容。

①点状或假管状病变（相对于 HSV 角膜炎的"真"树突）。

②细胞和耀斑。

假树枝状角膜溃疡（HZO）与真树枝状角膜溃疡树突（HSV 角膜炎）比较：假树枝状角膜溃疡染色轻，有点状浸润或颗粒状突起，末端缺乏结节状膨大。而真正的树突染色明显，有缺损，末端有结节状膨大 [7]。角膜感觉减弱则怀疑是 HSV 和棘阿米巴角膜炎 [8]。

五、治疗

①皮损＜ 7 天：口服阿昔洛韦 800mg，每日 5 次，或泛昔洛韦 500mg，每日 3 次，或万昔洛韦 1000mg，每日 3 次，7 ～ 10d [9]。研究报告称，口服阿昔洛韦 72d 可减轻疼痛 [10]，降低发生眼部并发症的可能性。

②皮肤损伤易受继发性葡萄球菌 / 链球菌影响：红霉素 2% 软膏温敷 [9]。

③红霉素 0.5% 眼用软膏，每日 2 次 [9]。

④虹膜炎（由疼痛性光恐惧症提示）：醋酸泼尼松龙 1% 滴剂，每 1 ～ 6 小时 1 次。使用局部类固醇治疗 HSV 角膜炎是禁忌的，因此裂隙灯检查和眼科咨询是很重要的 [9]。

⑤疼痛：口服阿片类镇痛药、睫状肌麻痹剂（环戊醇 1% 滴剂，每日 3 次）和冷敷 [9]。

⑥重症（HIV/AIDS、ARN/PORN）：入院并静脉注射阿昔洛韦。ARN/PORN 需要超过 3 个月的口服和静脉注射阿昔洛韦以及使用皮质醇[3]。

⑦＜ 40 岁患者需门诊进行免疫抑制检查[9]。

⑧轻度患者：2 天内眼科门诊随访患者的情况。

⑨每小时口服阿米替林 25mg 对带状疱疹后遗神经痛有效[8]。

要点

- 超过一半的 V_1 区域有带状疱疹的患者会有眼部受累[2]。
- 72h 内开始治疗＝症状缓解和预防视觉减退发病。
- 鼻尖受累提示＝哈钦森征＝眼部受累。
- HSV 角膜炎不要使用类固醇激素滴眼。类固醇激素应用之前应该咨询眼科。

参考文献

[1] Ormerod LD, Larkin JA, Margo CA, et al. Rapidly progressive herpetic retinal necrosis:A blinding disease characteristic of advanced AIDS. *Clin Infect Dis.* 1998;26:34–45.

[2] Pavan-Langston D. Herpes zoster ophthalmicus. *Neurology.* 1995;45(Suppl 8):S50–S51.

[3] Shaikh S, Ta C. Evaluation and management of herpes zoster ophthalmicus. *Am FamPhysician.* 2002;66(9):1723–1730.

[4] Baratz KH, Goins K, Cobo M. Varicella-zoster viral infections. In: Kaufman HE, ed.*The Cornea.* New York: Churchill Livingstone, 1988:134–141.

[5] Lau CH, Missotten T, Salzmann J, et al. Acute retinal necrosis features, management, andoutcomes. *Ophthalmology.* 2007;114:756–762.

[6] Hellinger WC, Bolling JP, Smith TF, et al. Varicella-zoster virus retinitis in a patientwith AIDS-related complex: Case report and brief review of the acute retinal necrosissyndrome. *Clin Infect Dis.* 1993;16:208–212.

[7] Holland EJ, Schwartz GS. Classification of herpes simplex virus keratitis. *Cornea.*1999;18:144–154.

[8] Kunimoto DY, et al. Herpes zoster ophthalmicus. In: Kanitkar KD, Makar M, eds. *WillsEye Manual.* 4th ed. Philadelphia, PA: Lippincott Williams & Wilkins, 2004:81–85.

[9] Tintinalli J. Ocular emergencies. In: Cline DM, Kelen GD, Stapczynski JS, eds. *Tintinalli'sEmergency Medicine Manual.* 7th ed. New York: McGraw-Hill Medical, 2012:742–743.

[10] Liesegang TJ. Herpes zoster keratitis. In: Krachmer JH, Mannis MJ, Holland EJ, eds.*Cornea.* St. Louis, MO: Mosby, 1997:1229–1230.

第 130 章
眼睛内也有病
And the Eyes Have It

Summer Stears-Ellis，著

视神经炎（optic neuritis，ON）是指引起视神经发炎的一系列疾病，在健康的年轻人中，通常表现为亚急性单侧视力丧失、眼周疼痛和色觉受损。ON 被认为是特发性疾病，它可能与脱髓鞘疾病（MS 是最常见的）和其他不常见的病因有关，如自身免疫性疾病（SLE、结节病、Sjögren 综合征、Behcet 病）、疫苗接种后的炎症 / 免疫反应或传染性疾病（带状疱疹、麻疹、西尼罗河病毒、腺病毒、梅毒）。此外，ON 在高纬度地区的白种人中很常见，而在非裔美国人和亚洲人中则很少见。有人认为在青春期前迁移到 ON/MS 发病率较高地区的个体与该地区的发病率相同，有些文献支持这一观点。

许多严重疾病的发病过程都可以和 ON 相似，急诊医生必须能够区分 ON 的典型临床表现和非典型表现，因为实验室 / 影像学研究和潜在的治疗方法会随鉴别诊断改变。

ON 的人口学特征和症状包括年龄＜ 50 岁（通常高峰在 15—49 岁之间）、女性＞男性（3∶1）、急性至亚急性发作（数小时至数周）、有 ON 或 MS 病史，以及眼球运动时眼周疼痛（90%）。在成人中，ON 通常会出现单侧视敏度下降，只是程度不同（10.5% 的 20/20 比 3.1% 的无光感）。在儿童中，可能是双侧的，如感染后，视神经乳头在成人中可正常（65%），而在儿童中可肿胀（35%）。一般情况下，在 2 ～ 3 周后（＞ 90%）会出现自发视力改善，适当使用类固醇激素治疗后不会出现视力下降和色觉受损。

ON 的非典型人口学特征和症状包括年龄＞ 50 岁或＜ 12 岁、同时或连续双侧 ON、症状出现后有严重进行性视力丧失（无光感）＞ 2 周、无痛 / 疼痛 / 持续疼痛＞ 2 周、眼部表现异常、无视力恢复 / 持续恶化症状，除 MS 外的全身性疾病，经适当类固醇激素治疗后视力恶化，有肿瘤史和视神经萎缩，无 ON 或 MS 病史的瘤形成和视神经萎缩。

ON 的不典型征象应促使急诊医生扩大鉴别诊断范围，改变其调查和治疗计划。这应包括模仿视神经病变（AON、LHEN）、毒性或代谢原因 [药物、一氧化碳、甲醇和其他酒精、化疗药物、营养 / 维生素缺乏（B_{12}）] 以及压迫性视神经病变（动脉瘤、肿瘤、癌症、肿块病变、甲状腺眼病和其他眼眶异常）。

对怀疑有典型 ON 患者的检查应包括裂隙灯检查、色觉评估、视力、周边视野测定和眼底检查。这些可以帮助排除视力丧失的原因。神经系统检查，以及眼眶和脑部 MRI（含 / 不含钆）应该在症状出现后的 2 周内进行，因为这不仅会帮助确诊，而且在疑似 MS 的情况下，用钆进行 MRI 可以用作开发临床确诊 MS 的预测指标。在视神经炎治疗试验（ONTT）中，实验室研究和腰椎穿刺不建议在有典型症状的 ON 患者中进行。

对于有不典型症状的患者，上述检查应该是贯穿性的。此外，用钆做眼眶和脑 MRI 是必需的，但

如果不可用时，则应进行增强 CT 扫描。实验室检查和腰椎穿刺结合 CSF 分析可以帮助确定感染原因、视神经病变、炎症或血管炎。基线实验室检查可以包括 CBC、CMP、ESR、CRP、ANA、b12、射频、病毒学、梅毒、艾滋病毒和其他各种研究，这取决于你的临床怀疑，并在必要时咨询眼科。

能够从任何其他潜在的引起视觉丧失的原因上确定典型的 ON，对后续患者得到合理的诊断、治疗是至关重要的。很多会发展为 MS 的患者往往以 ON 为主诉，你的直接行动和适当的干预措施对于他们的早日康复至关重要。

要点

- ON 包括一系列引起视神经发炎的疾病。
- 典型的 ON 需要区别于非典型 ON，因为它们的病因、检查和治疗有所不同。
- 实验室检查和腰椎穿刺不推荐用于典型的 ON。
- 任何不典型的症状都应该进行实验室检查、X 线检查，如果有临床怀疑的话，还有可能进行腰椎穿刺。

推荐阅读

[1] Beck RW, Cleary PA, Anderson MM Jr, et al. A randomized controlled trial of corticosteroidsin the treatment of acute optic neuritis. *N Engl J Med.* 1992;326(9):581–588.

[2] Behbehani R. Clinical approach to optic neuropathies. *Clin Ophthalmol.* 2007;1(3):233–246.

[3] Hoorbakht H, Bagherkashi F. Optic neuritis, its differential diagnosis and management. *Open Ophthalmol J.* 2012;6:65–72.

[4] Volpe NJ. The optic neuritis treatment trial—a definitive answer and profound impact withunexpected results. *Arch Ophthalmol.* 2008;267(7):996–999.

[5] Voss E, Raab P, Trebst C, et al. Clinical approach to optic neuritis: Pitfalls, red flags anddifferential diagnosis. *Ther Adv Neurol Disord.* 2011;4(2):123–134.

第 131 章
"你的患者有球后血肿，他需要做根管切开术"
"Your patient has a retrobulbar hematoma. I think he's going to need a canthotomy."

Jonathan Dangers，著

下班后我和当地人坐在酒吧里，当我从夜间医生那里收到上面的短信时，我已经提前 1 个小时检查了我的患者。这指的是"唤醒和摇晃"一个醉酒的在结账时遭到殴打的患者。过了一会儿：手掌发汗，心情沉重，低声咒骂，不再享受我的啤酒。这是一个真实的故事。为了避免类似的场景，请继续阅读。

眶室综合征是由闭合的眶间隙发生的出血或肿胀引起的。压力迅速上升，推动眼球向前，使视神经紧张，并压迫血管，首先是静脉[1]。视力丧失可能是快速并且永久性的，你可以阻止这种情况的发生[2]。

一、原因

绝大多数眶后血肿由面部外伤引起，但非创伤性原因也有许多[1]。大多数无创伤性眶后血肿发生于以下情况。

①出血倾向：凝血障碍（遗传、获得性）、使用抗凝血药和溶栓药。

②术后：眼眶或眶周（眼、眼外、鼻窦）和颅内。

③压力增高：Valsalva、分娩（母亲、儿童）、鼻窦疾病创伤性和无创性病因的诊断和治疗是相同的。

二、线索

①疼痛的"紧张"突眼：眼睑肿胀时，闭眼时容易忽略。

②视力下降：确定最佳可能，并经常重新评估。眼图→计数手指→描述形状→运动→光感。

③瞳孔反应：与未受影响的眼睛相比，对光反应迟缓，传入瞳孔缺损。

④眼球运动疼痛或活动受限。

⑤眼压升高（intraocular pressure，IOP）：检查几项测量值，与未受影响的眼睛进行比较，并进行重新评估。不要太用力地戳，因为这可能会错误地提高 Tono-Pen 的读数。如果你怀疑眼球破裂，请勿测量。

普通患者的临床表现会提示诊断。但这不包括眶后血肿的患者，这些患者通常是不合作的、醉酒的、易变的，或者插管的。这些患者容易漏诊，需要你密切关注。不要因为眼眶周围肿胀而忽略眼球突出。你需要：撬开肿胀的眼睑，使用 Tono-Pen，打开房间灯，准确地检查瞳孔反应。记住要进行一系列的检查，因为患者临床表现改变得很快。

超声或 CT 可以帮助临床确诊眼眶血肿，但可能延误治疗，因为他们既不是诊断必需的，也不能明确是否需要治疗或者什么时候需要治疗。

三、治疗

对于眼球突出、视力下降或眼压升高的患者，鉴别诊断是广泛的，只有 3 种情况都出现才能诊断为眶室综合征。以下 3 种情况是切开术指征。

- 眼球前突。

- 视力下降。你的最佳判断（见上文）。

- 眼压＞40（有人说眼压＞30）。

切开术应在受伤后 60 ～ 90min 内进行，以最大限度地增加完全康复的机会 [2]。

四、手术

眼后血肿是一种真正的紧急情况，而侧部切开术是一种挽救视力的方法，既可能成功也可能失败。请有经验的专家（眼科）治疗是谨慎和合理的做法，但这并不总能实现。临床上几乎没有机会施行或实践根管切开术，所以要充分利用每一个机会：视频回顾、尸体练习和观察其他急诊医生。有机会手术时，你可能会犹豫、回避或自信地准备行动，这一切都取决于你早期的准备工作。

外侧韧带附着在眼眶边缘，防止眼球向前移位，必须切断以减轻眼眶压力。

①用利多卡因加肾上腺素麻醉侧盖，侧方定位，避免球部损伤。

②夹持并内翻眼角 60s，以减少出血。

③用钳子将眼睑从眼球上拉开，用无菌剪刀（侧根切开术）将眼睑水平切开 1cm。

④找到外侧韧带的下支，你可能需要依靠"感觉"。想象一下，当你把钳子耙过的时候绷带会折断。用钳子把韧带往外拉，然后切开（指裂）。剪刀的尖端应该是下端的和外侧的。

⑤韧带及下睑一旦松开，应感到松弛。

⑥复查眼压和视力。

⑦让患者在手术室获得最终护理。

五、辅助治疗

1. 抬起床头。

2. 治疗疼痛和恶心。

3. 敷冰，避免压迫。

4. 专家提出的减少肿胀和眼压的药物治疗建议没有可靠的临床试验 [1]。只要没有禁忌证都建议采用 [3-5]。

①乙酰唑胺 500mg，静脉注射丸剂。

②甘露醇 1g/kg 静脉注射 30min 以上，低血压或出血创伤患者禁忌。

③氢化可的松 100mg，静脉注射。

要点
- 识别是第一步。在无创伤性患者中考虑眶室综合征。
- 对每一位面部外伤患者进行详细的眼部检查。
- 记住开颅和松解术的适应证。
- 先用辅助药物治疗，直到明确的治疗方案。
- 最重要的是，提前学习程序，这样当你需要拯救患者的视力时，你就可以迅速而自信地行动起来。

参考文献

[1] Perry M. Acute proptosis in trauma: Retrobulbar hemorrhage or orbital compartmentsyndrome—does it really matter? *J Oral Maxillofac Surg.* 2008;66(9):1913–1920.

[2] Chen Y-A, Dhruv S, Yu-Ray C, et al. Management of acute traumatic retrobulbar haematomas:A 10-year retrospective review. *J Plast Reconstr Aesthet Surg.* 2012;65(10):1325–1330.

[3] Lima V, Benjamin B, Leibovitch I, et al. Orbital compartment syndrome: The ophthalmicsurgical emergency. Surv Ophthalmol. 2009;54(4):441–449.

[4] Winterton JV, Patel K, Mizen KD. Review of management options for a retrobulbarhemorrhage. J Oral Maxillofac Surg. 2007;65(2):296–299.

[5] Popat H, Doyle PT, Davies SJ. Blindness following retrobulbar haemorrhage—it can beprevented. Br J Oral Maxillofac Surg. 2007;45(2):163–164.

推荐阅读

Fattahi T, Brewer K, Retana A, et al. Incidence of retrobulbar hemorrhage in the emergencydepartment. *J Oral Maxillofac Surg.* 2014;72(12):2500–2502.

第 132 章
小心喉咙痛，会致命的
Beware the Sore Throat That Kills

Diane Rimple，著

　　自从引进 Hib 疫苗以来，会厌炎从儿童疾病发展到了成人疾病。你可能会想，成人的表现和儿童会厌炎的典型表现全身中毒症状、流口水、吞咽困难是否相同。事实上，"新"会厌炎有一系列的表现，从轻微的疾病，喉咙痛和声音沙哑到更经典和全身中毒表现。这使得诊断更加困难，因为它没有遵循一个措辞严格的脚本。一个患有喘鸣、流口水、发热和喉咙痛的成年人可能不难诊断（尽管他们可能会把你的裤子吓掉），但是患者在气道阻塞前表现怎样？许多最终被诊断为会厌炎的患者在初次就诊时并未诊断出来。

　　侵袭性 Hib 病仍然影响着美国的成人和儿童，估计有 75% 的 Hib 感染现在都涉及成年人 [1, 2]。这些病例大多数是肺炎，许多病例是由侵袭性弱、较少见的 Hib 亚种引起的。会厌炎（+/- 脓肿）仍是侵袭性 Hib 疾病最严重的形式，但成人会厌炎感染也有其他的细菌——主要是链球菌感染：链球菌群、链球菌性肺炎和流感嗜血杆菌 [3]。在目前所见的其他儿科病例中，死亡率从 7% 下降到 1%，而在过去 20 年中，成人的死亡率一直保持在 7% [1, 2, 4]。会厌炎的发病率和死亡率与延迟的（紧急）气道管理密切相关，也可能与迟发或延误诊断有关[5]。

会厌炎患者会出现喉咙痛和吞咽疼痛，大多数患者还会发热。男女比例为 3∶1，平均年龄 40 岁左右，吸烟者似乎易患此病（同时伴有糖尿病和其他免疫功能低下的状态）[6]。成年人的发病没有儿童那么严重，成人会厌炎患者在接受治疗前已经有几天的症状了，而不是几小时。有趣的是，那些几小时内出现严重症状的患者病情往往更严重，更需要插管。

会厌炎患者的鉴别诊断包括上呼吸道感染、病毒性咽炎、链球菌性咽炎、扁桃体周围脓肿、咽后脓肿和食管炎。如果怀疑会厌炎，通常以软组织侧颈 X 线检查为主。虽然 X 线的特异性较好，但假阴性率约为 20%[1]。真正判断或排除会厌炎的最佳方法是直接观察，如纤维镜检查。

会厌炎的治疗包括早期明确的气道管理，这是患者获得最佳治疗的机会。可求助耳鼻咽喉科或麻醉科插管。可能的话，建议使用光纤镜下鼻咽插管。如果你正在做气管插管，可以考虑用一根探条绕过肿胀的会厌，推动肿胀的会厌越过气管会导致气道损害加重，即使轻微的接触也会使会厌迅速肿胀起来，因此必须始终准备好行环甲软骨切开术。管理这些气道时，您的气道管理标准始终应该在您的口袋里。

治疗包括类固醇激素和广谱抗生素，如第三代头孢菌素。使用吸入性外消旋肾上腺素是有争议的，但目前发表的文献对此还没有研究。让插管患者进入 ICU 观察是有必要的。

最后，会厌炎可由烧碱吸入或热气道损伤引起。有许多关于吸入大量可卡因或蒸汽引起会厌炎的报道。

要点

- 成人口咽正常却有咽喉疼痛，应高度怀疑会厌炎。
- 喘鸣音总是一个很坏的信号。
- X 线检查并非最佳。
- 保持低阈值来观察，用鼻咽镜直接观察相对快速和简单。
- 及早打电话求助。

参考文献

[1] Cheung CS, Man SY, Graham CA, et al. Adult epiglottitis: 6 years experience in a universityteaching hospital in Hong Kong. *Eur J Emerg Med.* 2009;16(4):221–226.

[2] Dworkin MS, Park L, Borchardt SM. The changing epidemiology of invasive haemophilusinfluenzae disease, especially in persons >65 years old. *Clin Infect Dis.* 2007;44(6): 810–816.

[3] Isakson M, Hugosson SJ. Acute epiglottitis: Epidemiology and Streptococcus pneumoniaeserotype distribution in adults. *J Laryngol Otol.* 2011;125(4):390–393.

[4] Hermansen MN, Schmidt JH, Krug AH, et al. Low incidence of children with acuteepiglottis after introduction of vaccination. *Dan Med J.* 2014;61(4):A4788.

[5] Westerhuis B, Bietz MG, Lindemann JS. Acute epiglottitis in adults: An under-recognizedand life-threatening condition. *S D Med.* 2013;66(8):309–311, 313.

[6] Suzuki S, Yasunaga H, Matsui H, et al. Factors associated with severe epiglottitis in adults:Analysis of a Japanese inpatient database. *Laryngoscope.* 2015;125(9):2072–2078.

第 133 章
发热、颈部疼痛或斜颈的儿童考虑是深间隙颈部感染
Consider a Deep Space Neck Infection in a Child with Fever and Neck Pain or Torticollis

Joanna Schwartz，著

喉咙痛或颈部疼痛是儿童来急诊科就诊的常见原因，大多数情况下，儿童是良性和自限性的疾病。偶尔，也会有危及生命的深部颈部感染。微妙的线索和高度的怀疑可以帮助急诊医生辨别哪些儿童是真的病了。两种最常见的深部颈部感染是咽后脓肿（retropharyngeal，RPA）和咽旁脓肿（parapharyngeal abscesses，PPA），它们要么是直接穿透性创伤引起的，要么是通过邻近组织感染蔓延引起的。它们并不是儿童咽部淋巴结化脓感染的传播引起的上呼吸道感染的常见并发症。同样，也不是淋巴结内感染引起的咽旁感染的常见并发症。小儿深部颈部感染的发病率和死亡率与气道阻塞、纵隔炎、颈静脉血栓、吸入性肺炎，或颈动脉动脉瘤等有重大关系。通过影像学检查早期诊断和抗生素治疗的进步大大减少了这些并发症发生率。现在如果发现得早，深部颈部感染很少导致长期并发症。

RPA 在男孩中更常见，诊断的平均年龄为 4 岁。咽后淋巴结在 5 岁左右消退，形成脓肿。除非与创伤有关，否则脓肿在年龄较大的儿童中是不常见的。最常见的症状包括发热、颈部疼痛、斜颈、吞咽困难、颈部肿块、咽喉痛，较少见的是呼吸窘迫或喘鸣。体格检查经常发现颈部活动受限和颈部淋巴结肿大。RPA 经常出现在语言前儿童，因为很难从他们身上获得良好的病史。因此，发热的儿童颈部活动受限是诊断 RPA 或 PPA 的线索，把一个不愿意移动自己脖子的孩子归因于咽炎或斜颈需要谨慎。

鉴别诊断相当广泛，包括咽炎、口炎、颈淋巴结炎、脑膜炎、呼吸窘迫或喘鸣、喉头炎和会厌炎。专业地讲，扁桃体周围脓肿虽然不是深间隙颈部感染，但可出现许多类似的症状。无论如何，软腭和悬雍垂后偏的情况在体格检查中应很容易看出。

对儿童进行充分的口咽检查可能很困难，而深间隙颈部感染的儿童口咽可能是正常的。事实上，有症状的儿童的咽部应该是红色的，如果孩子合作，可以看到咽后隆起。侧位颈 X 线片可能有助于诊断 RPA。但是，它必须是真正的侧位，孩子在吸气时必须保持颈部伸长，以避免咽后间隙的假性增厚。可以想象，这即使在儿科专科中也是一个难题，出现假阳性影像结果也很常见。平片报告的与诊断的 RPA 一致的结果是：与前后相邻椎体的测量及咽后隙测量相比，椎前间隙更深，在 C_2 处 $> 7mm$ 或在 C_6 处 $> 14mm$。另一种方法是，椎前间隙的宽度不应超过从 C_1 到 C_4 椎体厚度的一半或从 C_5 到 C_7 的全部厚度。椎体前间隙会随着哭声而改变，尤其是在婴儿、吞咽和通气时。因此，除非患者颈部稳定，否则通常不推荐进行放射学检查。

颈部增强 CT 扫描是 RPA 和 PPA 的首选影像学方法，诊断脓肿的敏感性为 72% ～ 81%，特异性为 57% ～ 59%。CT 扫描发现异常时，应咨询耳鼻咽喉专科医生指导治疗。以往曾认为手术引流术是 RPA

和 PPA 的标准治疗方法，目前文献支持初步试验静脉注射抗生素，除非患者情况不稳定或脓肿的边缘增强扫描＞ 20mm 等。医疗管理的好处包括避免医源性损伤脑神经或大血管，同时不增加住院时间。

脓肿引流培养的细菌通常是多种的。术中最常见的细菌是金黄色葡萄球菌，包括 MRSA、链球菌（A 群链球菌）和厌氧菌。初始治疗应选择针对这些生物的抗生素。

无论是内科治疗还是手术治疗，两组儿童深间隙颈部感染的住院时间平均为 3 ～ 5 天，复发率低于 5%。如果及早发现并适当治疗，深间隙感染的儿童通常预后较好。

要点
- 考虑一个发热和颈部活动受限或斜颈的儿童是深间隙颈部感染。
- 侧位颈 X 线片如果能顺利进行，可以帮助诊断，尤其是在不稳定的患者中。
- 颈部增强 CT 扫描是首选的影像学方法，但对脓肿的特异性可低至 57%。
- 早期的耳鼻咽喉科专业咨询是诊疗计划必需的。
- 对于在 CT 影像学检查脓肿＜ 20mm 的稳定儿童，目前的治疗建议是静脉注射抗生素。如果没有任何改善，则随后进行外科治疗。

推荐阅读

[1] Carbone PN, Capra GG, Brigger MT. Antibiotic therapy for pediatric deep neck abscesses:A systematic review. *Int J Pediatr Otorhinolaryngol.* 2012;76:1647–1653.

[2] Chang L, Chi H, Chiu NC, et al. Deep neck infections in different age groups of children.*J Microbiol Immunol Infect.* 2010;43(1):47–52.

[3] Cheng J, Elden L. Children with deep space neck infections: our experience with 178 children.*Otolaryngol Head Neck Surg.*2013;148(6):1037–1042.

[4] Elsherif AM, Park AH, Alder SC, et al. Indicators of a more complicated clinical coursefor pediatric patients with retropharyngeal abscess. *Int J Pediatr Otorhinolaryngol.*2010;74:198–201.

[5] Hoffmann C, Pierrot S, Contencin P, et al. Retropharyngeal infections in children. Treatmentstrategies and outcomes. *Int J Pediatr Otorhinolaryngol.* 2011;75:1099–1103.

第 134 章
Lemierre 综合征：皇室的颈部疼痛
Lemierre Syndrome: A Royal Pain in the Neck

Frank J. Edwards，著

虽然咽喉痛有很多种类型，但咽炎患者通常是年轻健康的，无论我们是否开抗生素，他们都会康复。这对我们避免滥用抗生素是一个很好的理由。有一种观点认为，用抗生素治疗 A 族 β 溶血性链球菌咽炎可能只会稍稍缩短疾病的病程，并不能预防风湿热或链球菌后肾小球肾炎的发生。然而，咽炎的一个较不常见的并发症 Lemierre 综合征可能会频繁出现。

在 1936 年，Andre Lemierre 描述了一系列年轻人在急性咽炎发作后几天至几周的时间内出现了一些奇异的症状。Lemierre 综合征的 4 个典型特征，也称为"咽峡后脓毒症"（从咽喉疼、压迫感或疼痛感）：①近期喉咙痛的病史；②血培养阳性；③血栓性静脉炎的临床或影像学证据；④转移到远处的感染，最常见的是肺部。血培养阳性结果是坏死性梭形杆菌，具有典型的特征。

坏死性梭形杆菌是一种多形厌氧革兰阴性菌，是人类口腔内正常菌群的一部分。在咽部感染后，坏死性梭形杆菌充分利用咽侧区局部组织的破坏和厌氧的条件成为致病菌。由于邻近颈内静脉，可发生脓毒性血栓性静脉炎，菌栓脱落可向远处组织播散，如肺部。也可能发展成颈动脉炎。

在急诊科，诊断是首要的挑战。

Lemierre 综合征患者的年龄中位数为 19 岁。他们可能会也可能不会出现全身中毒症状，但通常会出现发热、头痛和持续的咽喉痛。咽喉痛可能出现几天至几周，并可能正在好转。单侧颈部疼痛和肿胀很常见。其他症状取决于感染及转移感染的部位，这个范围很广。肺部经常受累，引起肺炎。感染和炎症也可直接扩散到颈动脉鞘内，累及海绵窦，引起海绵窦血栓形成的严重并发症。当这种情况发生时，可能会引起通过这个区域的神经出现功能障碍，如第Ⅵ、Ⅸ、Ⅺ、Ⅻ神经。随着脑神经受累，如累及第Ⅵ眼外展神经导致眼外直肌麻痹引起复视。因为颈交感神经通过海绵窦，也有颈交感神经受累的报道——Horner 综合征（上睑下垂、瞳孔缩小、患侧面部无汗）。

Lemierre 综合征通常在咽炎发病后不到 1 周就出现了，在早期阶段常常会被忽略。执业医师在评估一名有长时间咽喉疼痛病史、单侧颈部疼痛以及严重感染（尤其是肺部感染）的青少年或年轻成年人时，则需高度怀疑患者患有此病。

此病例 50% 患者坏死性梭形杆菌血培养是阳性的。坏死性梭形杆菌是一种挑剔的细菌，可能需要很多天才能生长出来。保持较低的颈部成像阈值，以检查颈静脉或颈动脉腔内是否有充盈缺陷。增强 CT 是有用的，但床旁超声可以快速诊断。胸部 X 线用于检查肺炎，血源播散型肺炎通常是双侧的。其他感染转移部位包括长骨、关节、肝、脑、脑膜、心内膜、乳突和鼻窦。

有趣的是，最初的喉部感染不一定是细菌，引起咽炎的不是坏死性梭形杆菌。由于局部缺氧，这种细菌会机会性地侵入组织。多达 10% 的 Lemierre 综合征患者可能随后会出现 EBV 病毒性咽炎。其他需要考虑的鉴别诊断包括扁桃体周围脓肿或咽后脓肿和 Ludwig 咽峡炎，这些疾病缺乏颏下肿胀、声带改变、气道损害或远处感染。

Lemierre 综合征的治疗包括 1～2 周的静脉注射抗生素，然后口服 2～4 周的抗生素，目的是消除血管内感染。最初使用抗厌氧菌菌谱的抗生素，如克林霉素或甲硝唑。坏死性梭形杆菌对青霉素和氯霉素也很敏感。在一个系列中，血培养 MRSA 阳性。因此，首次使用万古霉素治疗是合理的。如果治疗失败，可能需要外科手术来结扎血栓形成的血管或引流脓肿。肝素在 Lemierre 综合征中的应用是有争议的，也缺乏前瞻性的研究。如果颈静脉血栓已经扩展到海绵窦，大多数专家都认为使用肝素是合适的。进一步的处理通常需要咨询传染病科和其他专科。

如果不使用抗生素，Lemierre 综合征通常会在 2 周内出现致命的败血症。据报道，Lemierre 综合征的死亡率低于 5%，但研究表明，最初被漏诊的患者的预后较差。

要点

- 十几岁至二十岁出头的患者有新出现或持续存在的咽喉痛和单侧颈部疼痛时考虑 Lemierre 综合征。
- 喉咙痛可能正在好转，但发热通常仍然存在。
- 肺炎是最常见的转移感染。
- 10% 的病例伴有 EBV 咽炎。
- 急诊超声对颈静脉血栓性静脉炎是一种较好的筛查方法。

推荐阅读

[1] Ochoa R, Goldstein J, Rubin R. Clinicopathological conference: Lemierre's syndrome. *J AcadEmerg Med.* 2004;(10):152–157.

[2] Olson K, et al. Case 36-2014—an 18-year-old woman with fever, pharyngitis, and doublevision. *N Engl J Med.* 2014;371:2018–2027.

[3] Weesner C, Cisek J. Lemierre syndrome: The forgotten disease. *Ann Emerg Med.* 1993;22(2):256–258.

第 135 章
扁桃体周脓肿
Peritonsillar Abscess

Ben Leeson, Kimberly Leeson，著

一、简介

扁桃体周脓肿（peritonsillar abscess，PTA）是急性扁桃体炎的一种常见并发症，最常见于青少年，但也可能发生于年幼的儿童。据估计，每年发病率为 30/10 万，年龄在 5—59 岁，每 10 万人中有 3 例需引流脓液。美国每年约有 45 000 例患者。

PTA 是一种急性化脓性感染，位于腭扁桃体与咽部上收缩肌和腭咽肌之间。有发热和严重喉咙痛的患者应高度怀疑此病。诊断依赖于临床表现，包括张口困难、悬雍垂移位、患侧扁桃体上极向下移位，急性面容及言语含糊不清，同时出现同侧颈部肿胀和耳痛。双侧 PTA 是罕见的。儿科 PTA 诊断较

难，因为它们可以呈现多种非典型的症状。

二、影像学

虽然影像学检查不是 PTA 诊断必需的，但是它可以诊断和描绘解剖部位病变，帮助制定治疗策略。影像学可以用来区分蜂窝织炎和脓肿，评估感染扩散程度，防止因牙口紧闭而导致检查不充分，排除其他的可能诊断。

①增强 CT。

②侧颈部 X 线片：在考虑会厌炎和咽后脓肿等时可帮助诊断。

③超声检查（有助于鉴别 PTA 和蜂窝织炎，指导脓肿部位穿刺抽脓）。

三、治疗策略

1. 评价优先事项　治疗 PTA 最重要的一步是评估上气道阻塞的程度。出现全身中毒症状、焦虑和流涎的患者必须密切监测并根据需要及时进行气道插管。早期在急诊治疗时，要贯通耳鼻咽喉科、外科、麻醉科等多个学科的知识，来更好地治疗患者。

2. 治疗部署

① PTA——穿刺引流、抗生素治疗和对症支持治疗（液体疗法、镇痛、并发症监测）。

②怀疑 PTA——首选穿刺抽脓，或切开排脓和应用抗生素。

③扁桃体周围蜂窝织炎——24h 试验性抗生素治疗和对症支持治疗。

④未能改善或恶化的患者可能需要肠外抗生素或手术治疗（扁桃体切除术）。

3. 穿刺引流术（穿刺抽脓、切开排脓）　PTA 通常需要通过穿刺抽脓及较少使用的切开排脓。应该由有经验的医生来做。穿刺抽脓疼痛轻、流血少。

4. 针吸活组织检查

所需设备：十六烷卡因喷雾剂、利多卡因配合 epi（5ml 注射器、27G 针）、18G 脊髓针、10ml 控制注射器、壁吸、扬考尔、压舌器、光源（可使用光纤或喉镜拆卸的塑料阴道镜）、呕吐盆、冰水杯和吸管。

①确保所有设备都可用。

②使用压舌板或其他装置确保充分的视觉效果。

③用十六烷卡因喷雾剂麻醉后咽部。

④触诊并定位脓肿最大波动区域。

⑤用 epi（27G 针、5ml 注射器）注射 2～4ml 利多卡因。

⑥拔出 18G 脊髓针的盖子，使 1.5cm 的针头暴露，并连接到 10ml 的控制注射器上。

⑦吸出脓肿，通常靠近扁桃体顶部，外侧至悬雍垂。

⑧让患者用冰水冲洗以帮助减少出血，并抽吸。

⑨送抽吸液到实验室培养。

⑩如果有床旁超声可用，可在超声引导下穿刺并充分引流。

5. 切开引流

可以考虑使用手术刀作为穿刺针的替代物，如果使用这种方法，在使用前将胶带缠绕在刀片的底部，以尽量减少渗透并避免血管损伤。在此之前应先安顿和麻醉患者。初次穿刺后，用钝性解剖方法从脓肿腔中引流脓液。

6. 抗生素疗法

PTA 通常是多种微生物感染，包括链球菌（A 族链球菌）、金黄色葡萄球菌（包括耐甲氧西林金黄色葡萄球菌）、呼吸性厌氧菌和流感嗜血杆菌。

口服（14 天）

①阿莫西林 – 克拉维酸。

②克林霉素。

肠外

①氨苄西林 – 舒巴坦。

②克林霉素。

③万古霉素（用于疑似 MRSA）。

7. 类固醇激素

地塞米松 10mg 联合克林霉素静滴，24h 后疼痛较单纯应用抗生素减轻。此外，应用类固醇激素可使患者更快恢复正常活动和饮食摄入，但无统计学意义。

8. 安排

①门诊治疗可能适合于没有并发症的老年患者，他们有良好的水化能力，能够忍受引流程序，并能耐受口服药物。

②儿童患者、气道损害的患者、即将发生并发症及病情复杂化的患者，以及不能耐受口服摄入药物的患者。

四、并发症

并发症虽然罕见，但可发生于 PTAs，并可能危及生命。避免并发症的关键是早期诊断和适当的治疗。PTAs 的并发症包括以下几个。

①气道阻塞。

②路德维希咽峡炎。

③脓毒症。

④纵隔炎。

⑤经皮穿刺引流后并发症。

⑥化脓性血栓性静脉炎。

⑦ A 族链球菌后遗症。

穿刺抽脓和切开排脓也会引起并发症，包括颈动脉误入、损伤、出血。可以通过使用针头或手术刀以防止针头刺入更深的结构，从而使这些问题发生概率最小化。床旁超声引导下穿刺，可以全程直接观察针头穿刺及脓液引流情况。如果在手术过程中没有使用超声，抽吸后可进行超声检查或切开排脓，来确保脓肿充分引流而不需要进一步穿刺抽脓，这很重要。因为 PTA 的复发率为 10% ～ 15%。

要点

- 做好气道损伤的准备。
- 麻醉后，患者手持式喉镜或内窥镜可以帮助显示和暴露后咽，并解放临床医生的手使之更有效地进行穿刺抽脓或切开排脓。
- 使用带针护具的脊髓针以避免血管损伤。
- 穿刺针的插入比预期要好得多。
- 超声有助于确定 PTA 的大小和位置与周围解剖的关系，并可用于术后脓肿部位检查，以确保脓肿充分引流。

推荐阅读

[1] Chau JK, Seikaly HR, Harris JR, et al. Corticosteroids in peritonsillar abscess treatment:A blinded placebo-controlled clinical trial. *Laryngoscope.* 2014;124(1):97–103.

[2] Fasano CJ, Chudnofsky C, Vanderbeek P. Bilateral peritonsillar abscesses: Not your usual sorethroat. *J Emerg Med.* 2005;29:45.

[3] Herzon FS, Martin AD. Medical and surgical treatment of peritonsillar, retropharyngeal, andparapharyngeal abscesses. *Curr Infect Dis Rep.* 2006;8:196.

[4] Hsiao HJ, Huang YC, Hsia SH, et al. Clinical features of peritonsillar abscess in children.*Pediatr Neonatol.* 2012;53(6):366–370.

[5] Schraff S, McGinn JD, Derkay CS. Peritonsillar abscess in children: A 10-year review ofdiagnosis and management. *Int J Pediatr Otorhinolaryngol.* 2001;57:213.

第 136 章
不要误诊、过度治疗而导致鼓膜穿孔
Don't Misdiagnose, Overtreat, or Cause Perforation of the Tympanic Membrane

John Herrick，著

鼓膜穿孔的原因有很多，包括中耳炎、钝性损伤、气压性损伤和医源性损伤。虽然治疗方法很简单，但也有一些常见的错误需要避免。

大多数穿孔是由感染引起的。液体和压力积聚引起鼓膜疼痛，最终鼓膜破裂引起耳漏。在没有外耳炎的情况下，耳漏的存在证实了有穿孔，因为鼓室通常充满空气。疼痛的存在也意味着鼓膜后感染和压力增加，因为单纯的穿孔不会引起疼痛。当中耳炎鼓膜穿孔时，患者通常会感到压力减轻。

试图清洁耳朵是造成鼓膜穿孔的另一个常见原因。患者可能会将棉签头、发夹梢或其他物体插入管道深处造成穿孔。医务人员会因过度冲洗而导致穿孔。医源性穿孔往往较大，并可能与延迟愈合或不完全愈合有关[1]。听力不佳需要借助仪器以及有多动症的患者试图从耳道上取出异物时可能导致穿孔。因此，在尝试之前强烈考虑先镇静再取出。塞在耳朵里的纽扣电池可能会导致鼓膜穿孔。如果不及时取出，就会导致听小骨损伤和永久性听力的损伤[2]。

张开的手击打头部，头部侧面被水击、雷击、爆炸伤和杂散的焊接渣灼伤，这些都是有文献记载的引起鼓膜穿孔的原因。潜水或水上运动造成的鼓膜破裂，污染的水进入中耳会使感染的概率增加，此时应使用抗生素预防感染。不要用肥皂清洁耳朵，因为它降低了表面张力，且更容易穿透穿孔的鼓膜。

诊断鼓膜穿孔需要用耳镜进行仔细检查。先前的穿孔可以用薄的假膜来修补，但假膜可能会回缩并被误诊为新的穿孔或持续性穿孔。空气吹入后，穿孔的鼓膜运动减少，但将空气吹入受伤的耳软骨囊可能会导致眩晕。人们应该进行听力测试，Rinne 和 Weber 测试可能有助于区分传导性耳聋和感音性耳聋。伴有眼球震颤、共济失调和眩晕的患者，往往意味着有更严重的损伤。而鼓室积血、流脓、脑脊液外漏则意味着颅骨骨折。

颞骨细切 CT 是评价骨异常和骨折的最佳检查方法，增强 CT 扫描可检测脓肿或乙状窦血栓形成，MRI 是诊断颅内脓肿或窦血栓等脑感染性并发症的首选检查方法。

急性穿孔的全身抗生素治疗应遵循标准的 OM 治疗指南，以阿莫西林为一线药物[3]。无感染迹象且未接触过污水的创伤性穿孔不需要应用抗生素。局部治疗是治疗慢性化脓性中耳炎的一种可行方法（成人比儿童更常见）[4]。此外，儿童急性中耳炎（AOM）推荐使用局部抗生素。当使用外用药物时，氟喹诺酮类药物（环丙沙星、氧氟沙星或西普罗司）为一线用药。新霉素、多黏菌素等氨基糖苷类药物是耳毒性药物，不推荐作为一线药物。新霉素可引起耳蜗损伤导致感音性耳聋，耳毒性随着抗生素应用时间的延长而增加，因此，治疗应限制在 10 天或更短时间内。建议用皮质醇耳混悬液，因为溶液酸性强，刺激性强，在鼓膜穿孔的患者中是禁忌使用的。这种产品对常见的病原体肺炎链球菌无杀伤作用。并且患者应采取预防措施，防止耳朵进水。

如果新的创伤或大的鼓膜穿孔在急诊不能治疗的话，应转入耳鼻咽喉科进行听力测定。大多数穿孔可自愈，不过穿孔的大小和位置能帮助诊断是否需要修补。紧急咨询的适应证有共济失调、眩晕、严重的听力损失和面神经损伤。需要在医院观察的情况包括颅底骨折、听骨链破坏、面瘫和外淋巴瘘。

在办公室里，耳鼻咽喉科医生可能会用薄片、脂肪塞、纤维蛋白胶或明胶等来修复鼓膜。鼓膜成形术需要麻醉，并需要植入移植物来代替受伤的鼓膜。手术有进一步损害听力的风险，因此必须评估其风险和益处，因为许多穿孔对患者的生活没有大的影响。

要点

- 大多数穿孔是感染性的或医源性的。
- 不要冲洗鼓膜穿孔或可疑鼓膜穿孔的耳朵。
- 清洁、无感染的穿孔不需要抗生素。
- 如果需要抗生素，应使用全身抗生素治疗 AOM 穿孔。应避免用氨基糖苷类滴耳液和抗生素溶液。

参考文献

[1] Orji FT, Agu CC. Determinants of spontaneous healing in traumatic perforations of thetympanic membrane. *Clin Otolaryngol.* 2008;33(5):420–426.

[2] Marin JR, Trainor JL. Foreign body removal from the external auditory canal in a pediatricemergency department. *Pediatr Emerg Care.* 2006; 22:630.

[3] Lieberthal AS, Carroll AE, Chonmaitree T, et al. The diagnosis and management of acuteotitis media. *Pediatrics.* 2013;131:e964.

[4] Suzuki K, Nishimura T, Baba S, et al. Topical ofloxacin for chronic suppurative otitismedia and acute exacerbation of chronic otitis media: Optimum duration of treatment. *Otol Neurotol.* 2003;24:447.

第 137 章
不是癌症，为什么要叫作恶性外耳炎
If It Ain't Cancer, Why Do I Call This Malignant Otitis Externa?

Allison D. Lane，著

恶性外耳炎（malignant otitis externa，MOE）、坏死性外耳炎（necrotizing otitis externa，NOE）和侵袭性外耳炎是同一种疾病，但不是癌变。那么为什么它的常见名称是恶性外耳炎呢？你可能不知道，

"恶性"这个单词在韦氏词典的定义之一是"倾向于死亡或恶化"，所以癌症、瘟疫、狂犬病被认为是恶性的，甚至正常的生命——包括我们任何人。该疾病最初由 Meltzer 和 Kelemen 在 1959 年进行了描述，后来在 1968 年被 Chendler 命名并描述为恶性外耳炎，因为其严重的临床症状和接近 50%（现在认为< 10%）的死亡率。一些医生认为这个名字应该从恶性改为坏死或侵袭性，这将更准确地描述疾病的临床性质，也解决了人们认为它为什么不是癌性疾病的困惑。

MOE 是外耳道和颅底的一种侵袭性感染，通常由铜绿假单胞菌引起，伴有威胁生命的并发症。MOE 常继发于外耳炎，尽管它也可以从中耳感染开始。MOE 常见于男性，年龄> 60 岁，尤其是在气候潮湿和温暖的地区，而且患者几乎都伴有糖尿病。有全身免疫缺陷的患者预后较差。

糖尿病是 MOE 发生的最重要的高危因素，90% 的 MOE 患者诊断患有糖尿病，MOE 在 I 型和 II 型糖尿病患者中的发病率几乎无差别，糖尿病的周期和 MOE 发病也无必然联系。其他形式的免疫抑制也是此病的危险因素，如淋巴组织增生异常和药物治疗。患有艾滋病的 MOE 患者症状也是如此，这些患者通常更年轻，没有糖尿病，可能在损伤处没有形成肉芽组织，而且可能有比铜绿假单胞菌致病性更强的微生物，当然结果也更糟。

患者通常有严重的深部疼痛，夜间加重，阵发性头痛和脓性耳漏，不伴发热。检查中最重要的发现是 MOE 的疼痛与骨软骨结合部的体格检查和病理检查不成比例。鼓膜一般是完整的。精神状态的恶化和脑神经异常表现可能意味着有颅内并发症。

第 VII 面神经最常受到影响（约 20% 的发病率），但预后不一定差。然而，从这种麻痹中恢复过来很难且难以预测。随着疾病的进展，第 IX、X、XI 和 XII 对脑神经可能受累，随后第 V 和 VI 对脑神经也会受累。这些额外的脑神经受累，使死亡率升高。

其他颅内并发症通常是致命的，因为它们往往提示了更严重的疾病的存在。它们大多发生在脑神经麻痹的情况下，如乙状窦血栓形成、海绵窦血栓形成、脑膜炎、脑脓肿和静脉窦血栓形成。

MOE 的诊断大多依靠临床表现，并需实验室检查和影像学检查支持。ESR 的升高可用于支持 MOE 的临床诊断，单纯的外耳炎和耳道恶性肿瘤通常不会引起 ESR 升高。CRP 值一般正常。CBC 可显示轻微或无白细胞增多。如有可能，应在抗生素治疗前进行耳引流培养和敏感性检查，95% 的患者会出现铜绿假单胞菌感染，但也需考虑葡萄球菌和真菌的感染。

CT 成像可以发现扩展到骨骼的感染，骨髓炎可能在疾病早期很难被发现，因为需要 30% ～ 50% 的骨质破坏影像学才会明显变化。即使没有任何变化，也必须保持高度警惕。若疑似颅内并发症可用 MRI 检测。

MOE 治疗的主要手段包括血糖控制、纠正免疫抑制、耳美化、抗菌药物治疗，必要时手术治疗。尽早咨询，需要时入院治疗。

耳漏和碎片可堵塞耳道，应加以清除。比较好的方法是内镜下抽吸或使用蓬松的棉签排脓。棉芯也可放置以便于引流，一般避免冲洗，因为它会引起进一步的感染。

MOE 患者可能需要住院接受全身抗生素治疗，而不是局部治疗。局部治疗可能会扰乱正常菌群，不能分离病原体，并导致继发性真菌感染，尤其是与类固醇激素联合治疗。经验性治疗抗菌谱应涵盖假单胞菌和葡萄球菌。靶区血供差，因此，需要高剂量治疗，并且骨髓炎的治疗需要延长疗程。多数作者建议使用大剂量抗生素治疗，口服环丙沙星 750mg，每日 2 次，持续 6 ～ 8 周，但可能需要联合用药。手术治疗适用于局部清创术，去除死骨，或脓肿引流。

要点

- 典型的细菌：假单胞菌最常见，也考虑葡萄球菌和真菌。
- 临床诊断：骨关节交界处的肉芽组织和疼痛与检查不成比例，通常发生在老年糖尿病患者身上。
- 检查：ESR 和 CT 升高并伴有骨损害。
- 并发症：评估颅内受累的症状和体征。
- 治疗：延长全身抗菌药物的疗程，而不仅仅是局部治疗。

推荐阅读

[1] Bock K, Ovesen T. Optimised diagnosis and treatment of necrotizing external otitis iswarranted. *Dan Med Bull.* 2011;58(7):A4292.

[2] Chandler JR. Malignant external otitis. *Laryngoscope.* 1968;78(8):1257–1294.Handzel O, Halperin D. Necrotizing (malignant) external otitis. *Am Fam Physician.*2003;68(2):309–312.

[3] Meltzer PE, Kelemen G. Pyocyaneous osteomyelitis of the temporal bone, mandible andzygoma. *Laryngoscope.* 1959;169:1300–1316.

[4] Nussenbaum B, Hawes CJ, Hawes RS. Malignant otitis externa. *Otolaryngol Head Neck Surg.*2014;150(1 Suppl):S1–S24.

第 138 章
走近红眼病
Approach to the Red Eye

Lindsey Retterath, Hans Bradshaw，著

一、需要立即进行眼科检查的红眼症

（一）急性闭角型青光眼：当时间就是视觉时，不要延误，抓紧治疗

这名患者可能是一位老年人（瞳孔扩大），在晚上看着灯光周围的光晕时突然出现伴剧痛的红眼、恶心、呕吐、头痛。触诊紧闭的眼睑可以感觉到压力增加。观察瞳孔，发现瞳孔扩张。几小时后，这种红眼可能会出现不可逆转的视力丧失。紧急眼科检查是最重要的。

（二）急性前葡萄膜炎：立即转诊眼科

这种红眼表现为单侧疼痛、畏光和视物模糊。体格检查发现虹膜与白色巩膜相接的地方红眼，并伴有瞳孔收缩、对光反应迟缓。在裂隙灯检查中，注意到白细胞和耀斑（雾气）。当化脓性碎片在前房内沉降时，这可能导致青光眼、瞳孔异常、白内障、黄斑功能障碍和视力障碍。应快速开始抗生素和眼科检查。

（三）超急性（淋球菌）结膜炎：使用抗生素，立即转诊

这种红眼进展迅速，涉及大量渗出物、眼睑肿胀和耳前腺体病，患者通常出现单侧症状。治疗主要包括局部治疗（杆菌肽、红霉素、环丙沙星）和全身治疗（注射头孢曲松 1 次），进行眼科检查，以评价角膜溃疡是否可能导致穿孔。

新生儿淋菌性结膜炎出现在分娩后 2～5 天，用 1 剂头孢曲松（如婴儿有黄疸时服用头孢噻肟）治疗，并密切监测潜在的角膜损害。

二、相对安全的红眼，无创治疗，或门诊转诊

（一）结膜下出血：安心

当你看到一个单侧的、清晰的红眼，询问有无创伤、凝血障碍、抗凝、干呕、高血压。疼痛可能存在，但视力未受损。解决潜在的病因，出血可自愈。症状超过 3 周表明需要眼科随访。

（二）结膜炎：一种有细微病因差别的常见病理

这种弥漫性红眼有细微的原因和治疗。注意扩张的结膜血管和分泌物以及有无球结膜血肿。病毒性结膜炎和细菌性结膜炎为单侧发病，逐渐发展成双侧结膜炎。临床指南将指导治疗（表 138-1）。

表 138-1　病毒性结膜炎与细菌性结膜炎综述

	病毒性结膜炎	细菌性结膜炎
分泌物	清亮	（黏液）化脓性
诱因	最近的上呼吸道感染或病毒感染前驱症状	最近的上呼吸道感染或病毒感染前驱症状
病程	自限性，7～10 天	＞1 周，治疗 1 周症状改善
治疗	+/- 预防性局部用药	需治疗，局部抗生素治疗

1.病毒性结膜炎　病毒性结膜炎通常用预防性局部抗生素（甲氧苄啶和多黏菌素 b）来治疗，然而，采取预防措施就足够了。控制感染：洗手、不共用毛巾、发病后 2 周不游泳。持续超过 10 天，建议眼科就诊。

2.细菌性结膜炎　细菌性结膜炎需要局部抗生素（庆大霉素或妥布霉素）。对于严重感染，可尝试

环丙沙星或氧氟沙星。1 周的治疗没有改善，建议眼科转诊。

3. 衣原体性结膜炎：口服 / 局部抗生素

这类似于典型的细菌性结膜炎。它可能经常发生在性行为活跃的成年人中，尤其是有泌尿生殖系统症状或耳郭前淋巴结病变的人群中。最具体的发现是结膜穹窿内的滤泡。新生儿在分娩后 5 ～ 14 天会出现黏液性血性分泌物或假膜。治疗成人口服四环素（禁用于妊娠和儿童）、多西环素、红霉素治疗 14 天（也治疗性伙伴）。在新生儿中，阿奇霉素治疗 3 天是另一种选择。

4. 过敏性结膜炎：清除过敏原，缓解症状

这些双侧伴瘙痒的红色眼睛与特应性疾病、撕裂、后鼻滴注或黏液状眼脱出有关。一种罕见的变异是"药物过敏性结膜炎"，包括对局部药物的接触过敏，并伴有眼睑肿胀和剥落。

局部外用盐酸左旋卡巴斯汀，全身抗组胺药物和人工泪液能缓解症状。肥大细胞稳定剂起效较慢，但是长期治疗的首选。建议避免接触过敏原和随后进行 PCP 治疗。

（三）睑缘炎：门诊眼科

睑缘炎起始于睫毛滤泡并进展为眼睑水肿，这可能会导致睑外翻或内翻（向外或向内睑偏离）、泪液不稳定、结膜刺激症状（红眼）。可以发现排列紊乱的或脱落的睫毛。这种红眼通常是慢性的，最好由门诊眼科处理。

（四）巩膜外炎：缓解 / 非甾体抗炎药

浅表巩膜炎表现为突发性红肿和触诊压痛。巩膜血管之间发炎的巩膜保持白色。这可能是自身免疫性疾病，也是自限性疾病。非甾体抗炎药（NSAIDs）可能有帮助，放宽心就行了。持续的症状不缓解需要转诊眼科。

（五）巩膜炎：及时门诊眼科 / 非甾体抗炎药

巩膜的红肿本身比浅表巩膜炎更痛。就像外巩膜炎一样，它很可能是自身免疫性疾病，然而，巩膜炎对视力构成威胁，需要及时眼科咨询应用类固醇激素及抗代谢药治疗。有症状的推荐 NSAID 进行治疗。

（六）翼状胬肉：人工泪液及可能的转诊

翼状胬肉是由于长时间日晒和暴露于灰尘中引起的结膜形成的隆起的肉质的、红黄相间的良性病变。通常应用人工泪液就足够了，但是有视力改变、急性扩大或疑似侵入角膜需要到眼科门诊就诊。

（七）浅表性角膜炎：寻找病因，门诊眼科

干眼症、药物、结膜炎、紫外线照射、接触和睑缘炎都可引起浅表性角膜炎。在荧光素下，寻找有多个点状病变或朦胧的角膜。通常有视物模糊和不适感。根据病因学进行治理（如不戴隐形眼镜）。具体的请到眼科门诊寻求诊断和治疗。

推荐阅读

[1] Khan AA, Kelly RJ, Carrim ZI. Acute anterior uveitis. *BMJ.* 2009;339:b2986.

[2] Kimberlin DW. Chlamydia trachomatis. In: Kimberlin DW, ed. *Red Book: 2015 Report ofthe Committee on Infectious Diseases.* 30th ed. Illinois: American Academy of Pediatrics,2015:288.

[3] Leibowitz HM. The red eye. *N Engl J Med.* 2000;343:345.

[4] Workowski KA, Bolan GA. STD treatment guidelines, 2015. *MMWR Recomm Rep.*2015;64(RR-3):1.

第 139 章
聚焦急性视力丧失的原因
Eyeing the Causes of Acute Vision Loss

Benjamin Karfunkle, Anna McFarlin，著

急性视力丧失对患者来说是一种可怕的经历，不适当的诊断和治疗，会导致永久性的视力丧失，这也是引起投诉的主要原因。急性视力丧失可能是眼睛自身的问题，也可能是外伤、化学暴露或神经病学、心血管或感染性疾病的原因。医生必须以患者的病史为基础来处理这个主诉。本章主要讲述眼内病因引起的急性视力丧失。

对于视力丧失为主诉的完整病历应当包括当前是单眼还是双眼存在视力丧失、是否影响整个视野、是否疼痛、进展的速度，以及是否使用矫正眼镜或角膜接触镜。并询问糖尿病、神经病或心脏疾病病史，眼科手术或创伤，以及任何可能对眼睛产生不利影响的化学品、刺激物或药物，如焊接、电动工具或抗胆碱能药。

身体检查应该从两眼视力的评估开始。如果患者经常戴矫正眼镜，用这些镜片来评估视力。如果不是，可用小孔遮光板代替。记录视力表上患者能正确地读出一半字母的最小的那一行，以及有多少字母看不清。如果化学试剂不慎进入眼睛，首先应该大量清水冲洗，直到流出液测试 pH 呈中性。评估患者眼球运动，并询问是否有眼球活动疼痛。注意不对称的眼睛运动，特别是眼球活动不对称引

起的双重视觉。当评估瞳孔对光反射时，做一个摆动手电筒测试，从侧方逐渐接近患者的视野。在眼睛上涂上荧光素，在木灯下观察染料上染率有无提高。别忘了检查眼睑是否有病变或异物。眼压是直接在角膜上而不是巩膜上测量的。一定要先麻醉眼睛，不要人为地倾斜测量轨道或不校准测量仪器。

这种广泛差异的病理特征可以通过它们的表现来识别——视力丧失是否有痛、是单眼还是双眼。牢记既要考虑全身性病因又要考虑眼内病因（表 139-1）。

急性青光眼是眼部剧痛及单侧视力丧失的最重要病因，必须迅速诊断。这种疼痛通常会被描述为一种眼睛红肿、泪流不止并伴剧烈头痛。请记住老年患者眼睛从暗室开始疼痛，眼内压急剧增高的经典描述。

角膜炎是伴有疼痛的角膜感染，可以是细菌、病毒、真菌、寄生虫，或非传染性因素引起的。肉眼可见的新的角膜混浊或溃疡，裂隙灯检查可能存在细胞和耀斑，此时患者应立即停止使用隐形眼镜，同时到眼科治疗及应用抗生素[1]。

葡萄膜炎是虹膜、睫状体或脉络膜的疼痛性炎症。当细小水流冲洗眼睛时虹膜出现疼痛或强光照射正常眼而患眼出现疼痛时，可疑是葡萄膜炎[1]。裂隙灯检查能发现细胞和耀斑。

眼内炎是指玻璃体或房水的感染，通常是由外伤、手术或角膜炎延伸引起的[1]。细菌性眼内炎常见于白内障摘除术后 1 周内[2]，在裂隙灯下检查发现的前房内白细胞分层和视网膜成像模糊。这种情况需立即眼科会诊和经验性抗生素治疗，因为这种情况可能会导致严重的视力损害，甚至失去眼睛[2]。

表 139-1　视力丧失的鉴别诊断

	有　痛	无　痛
单侧视野丧失	• 角膜擦伤 • 急性闭角型青光眼 • 炎症——虹膜炎、角膜炎 • 视神经炎 • 眼内炎 • 海绵窦血栓形成 • 颞动脉炎 • 眶后血肿 • 感染——包括带状 • 眼睛接触有毒或腐蚀性物质 • 创伤	• 视网膜脱离 • 玻璃体脱离或出血 • 视网膜动脉或静脉阻塞 • 晶状体脱位 • 缺血性视神经病变
双侧视野丧失	• 角膜炎 • 视交叉撞击 • 眼睛接触有毒或腐蚀性物质 • 创伤	• 撞击[a] • 药物不良反应 • 代谢紊乱 • 角膜炎 • 精神或心理性疾病

a. 另一章详细介绍其病理

视网膜脱离通常会导致患者的视觉中出现"浮游生物"，同时在单眼或双眼内出现耀斑。床旁超声可见[3]。

视网膜动脉阻塞通常是由于颈动脉疾病或心房颤动所致的栓塞出现的突发单眼无痛性视力丧失，若出现传入性瞳孔缺损或黄斑上出现樱桃红斑[3]，应紧急转入眼科治疗。

玻璃体出血可在创伤时发生，也可以在镰状细胞性贫血病或糖尿病视网膜病变的新生血管形成时自发出现[1]。在裂隙灯下检查发现玻璃体中红细胞明显，红色反射减弱，超声可能会显示后段出血[1]。服用华法林的患者需检查 INR，并尽早咨询医生。

要点

- 视力丧失会严重影响生活，早期转诊、医生的专业知识和先进的设备能拯救你的视力。
- 经常评估双眼的视敏度——这是眼睛最重要的生命体征！
- 视野缺损和传入性瞳孔缺损可能提示患者有脑瘤——此时进行身体检查很关键。
- 永远不要让患者带着眼部局部麻醉药回家。
- 如果眼睛肿胀，可使用床旁超声评估视网膜脱离、球后血肿、玻璃体出血，甚至眼球运动。

参考文献

[1] Walker RA, Adhikari S. Eye emergencies. In: Tintinalli JE, ed. *Tintinalli's EmergencyMedicine: A Comprehensive Study Guide*. 7th ed. New York: McGraw-Hill, 2011:1517–1549.

[2] Taban M, Behrens A, Newcomb RL, et al. Acute endophthalmitis following cataract surgery:A systematic review of the literature. *Arch Ophthalmol*. 2005;123(5):613–620.

[3] Guluma K, Sharma A, Jagoda A. An evidence-based approach to abnormal vision.*Emergency Med Pract*. 2007;9:9.

第 140 章
食面真菌：鼻脑型毛霉菌病
Face-Eating Fungus: Rhinocerebral Mucormycosis

Eric C. Funk, Casey M. Clements，著

鼻脑型毛霉菌病是一种罕见的疾病因其死亡率高和治疗相对较差而令人恐惧，其诊断中最具挑战性的是如何对易感患者保持高度的怀疑，毛霉菌病最初表现是轻微且无特异性的[1]，典型的临床表现是免疫功能低下的患者鼻部有黑色焦痂。然而，真正的临床表现和诱发条件往往要复杂得多。虽然毛霉菌病也会侵犯肺和皮肤，但鼻脑感染才是最可怕的。

患者免疫力低下时暴露于毛霉菌病的环境下容易感染此病[2]，引起这种疾病的孢子在自然界中是普遍存在的，但免疫能力强的个体不受影响[3]。糖尿病患者、接受干细胞或实体器官移植的患者、艾

滋病患者和白血病患者都处于高风险之中，严重营养不良和静脉药物滥用患者也处于较高的风险。另外，外伤患者也易感此病。事实上，在美国的乔普林、密苏里州和托纳多州，有些免疫能力强但受到创伤的人，也出现了一系列毛霉菌病侵染皮肤的症状[4]。引起毛霉菌病的真菌生长依赖于铁，因此铁超载的患者患此病风险很高。矛盾的是，服用去铁胺的患者也有很高的患病风险，因为这种真菌可以接受来自螯合剂的铁[1]。

毛霉菌病的初始表现可能很难鉴别，典型的黑色焦痂在鼻部出现时有助于诊断，但很少出现，最常见的表现与鼻窦炎一致。此外，患者还可能有鼻漏、头痛、面中部疼痛和面部水肿。诊断鼻脑毛霉菌病很困难，当在急诊科看到有大量无特异症状的糖尿病患者时，诊断困难就容易理解了。然而，对于患有非特异性疾病的患者，有几个关键的特征有助于区分哪些患者应高度怀疑患有此病。由于真菌在头骨的面部和骨骼中传播，可能会出现视力变化和脑神经麻痹[1]。多数鼻窦炎病例中神经学改变并不常见，应密切关注。当真菌从鼻黏膜侵入周围组织时，可能会出现与眼眶周围蜂窝织炎一样的表现。糖尿病患者血糖控制越差，就越有可能感染此病。糖尿病酮症酸中毒和鼻窦炎的患者，患毛霉菌病的概率比血红蛋白 A_1C 轻度升高并伴有鼻窦炎的 Ⅱ 型糖尿病患者高得多。在急诊中，鼻窦炎易感患者及症状恶化的患者也应进行更密切的关注。

鼻脑毛霉菌病的检查包括实验室和影像学检查，两者都不能明确排除感染。实验室检查是非特异性的，但可能对治疗有帮助。没有可用的实验室检查用于诊断毛霉菌病。在某些情况下，影像学检查可能有帮助。面部 CT 扫描将进一步评估鼻窦，并显示骨浸润或受累的迹象。鼻咽镜可以识别鼻内的病变。

鼻脑毛霉菌病的治疗方案有限，我们所依赖的许多新的抗真菌药物是无效的。除药物治疗以外，也需要紧急耳鼻咽喉科咨询和手术治疗。两性霉素 B 仍然是首选的抗真菌药物，泊沙康唑正在研究中，还没有充分研究推荐它作为一线治疗药物[1]。棘白菌素类、卡泊芬净和米卡芬净已普遍用于其他真菌感染，但它们对毛霉菌病的治疗没有效果。如去铁斯若这样的非典型铁螯合剂，使真菌不能利用铁来生长可能有效，但这种治疗方法的证据不足。所有的鼻脑毛霉菌病患者都需要住院接受多学科治疗，即便如此，尤其是在晚期患者，结果仍然很差。快速诊断给患者提供了最好的治疗机会。

关于鼻脑毛霉菌病命名的注意事项：最近毛霉菌病传染源的分类发生了变化。所有有害的真菌制剂现在都被归类为毛霉菌病亚门[3]。虽然许多临床医生仍然可以使用"毛霉菌""根霉病"或"结合菌病"来称呼这些疾病，但要注意的是这些描述不完全准确，可能不会出现在有机体的种或属的名称上。

要点

- 对免疫缺陷患者保持高怀疑指数。
- 最初的症状可能是轻微的，并且类似鼻窦炎。
- 实验室和影像可能无法确诊。
- 两性霉素 B 和手术切除是治疗的基石。
- 尽早咨询耳鼻咽喉科，尽早治疗。

参考文献

[1]　Kontoyiannis DP, Lewis RE. How I treat mucormycosis. *Blood.* 2011; 118(5):1216–1224.

[2]　Mignogna MD, Fortuna G, Leuci S, et al. Mucormycosis in immunocompetent patients: Acase series of patients with maxillary sinus involvement and a critical review of the literature.*Int J Infect Dis.* 2011; 15(8):e533–e540.

[3]　Sun H-Y, Singh N. Mucormycosis: Its contemporary face and management strategies.*Lancet Infect Dis.* 2011;11(4):301–311.

[4]　Neblett Fanfair R, Benedict K, Bos J, et al. Necrotizing cutaneous mucormycosis after atornado in Joplin, Missouri, in 2011. *N Engl J Med.* 2012;367:2214–2225.

第 141 章
掘金：关于鼻出血的一些问题
Digging for Gold: Some Nuggets about Epistaxis

Josh Mugele，著

我第一次遇到鼻出血是在我实习的第一天。她是个年老的修女，痛苦地拿着一堆纸巾捂住鼻子，试图止血。我拿着记录本坐下准备写一份完整的病史。谢天谢地，不久之后，我的主治医生冲了进来，开始把东西塞进她的鼻子里。我的教训是：当涉及鼻出血时，动作要快。

因为鼻出血可能是迅速而严重的情况，所以有一个好的处理办法是很重要的。它应该是一个阶梯样的方法，包括麻醉、烧灼、压力和血管收缩的组合。你应该知道急诊科有什么东西、在哪里，以及如何快速找到它。

大多数教科书将鼻出血分为前鼻和后鼻。这种分法对急诊医生没有太大帮助，因为前鼻出血很多并且初始的填塞治疗难以控制。后鼻出血可能对较大的鼻腔填塞反应良好。考虑鼻出血在急诊可早期控制、难治性鼻出血需要更多干预是有用的。

因为有许多原因导致鼻出血，如挖鼻、轻微创伤、空气干燥、持续正压通气、鼻类固醇激素药物治疗、可卡因、动静脉畸形、凝血障碍病等。急诊医生不得不经常对此做出反应。下面是一种可以在急诊中使用的示例治疗措施。

第一步

当你准备治疗用品时，让患者捏紧鼻孔向前倾斜 10 ～ 15min。当你准备好时，让患者轻轻地吹鼻子来清除大的血块，你也可能需要用到钳子。如果你能找到出血的来源——在很多情况下，这是不可能的——用麻醉剂麻醉鼻部。局部麻醉剂（用肾上腺素注射约 2ml 利多卡因，你可以通过鼻腔雾化器缝合伤口），然后用硝酸银棒烧灼伤口。

如果出血能用直接压迫或简单的烧灼来解决的，你就可以放心地让患者出院。建议患者在家里也同样压迫固定的时间（10min 以上）。根据出血的既往史和原因，你可以推荐一些辅助措施，如鼻用盐水喷雾剂、短程羟甲唑啉或少量凡士林，或是睡前鼻腔涂抹抗生素药膏。

第二步

如果出血不能得到控制，那就把压迫止血和药物结合起来。将 2 ～ 3 个棉球浸泡在羟甲唑啉和黏性利多卡因的混合物中。使用长而有效的钳子，将棉球塞入患者出血的鼻孔中（尽可能向后放置）。棉球在鼻孔里放置大约 20min，然后按照第一步重新评估。

血管收缩药和棉球压迫的结合通常足以在足够的时间内止血。利多卡因可以帮助患者忍受鼻腔压迫和额外的填塞或烧灼。还可以使用其他血管收缩药，如肾上腺素或可卡因，局部使用氨甲环酸也是一种选择[1]。

第三步

如果持续出血，用鼻塞（或鼻气囊导管）塞鼻。常见品牌包括 Rapid Rhino，Rhino Rocket 和 Merocel，它们效果相同[2, 3]。将棉条浸泡在无菌水、盐水或羟甲唑啉中，以方便插入。避免使用凡士林或抗生素软膏，因为这可能会阻止血栓形成。使用最大型号的填塞物，首先要适合患者的鼻腔，其次要方便插入。用大约 10ml 的生理盐水或空气将内气囊充满。

观察患者半小时，检查卫生棉条周围或喉咙后部是否有出血。如果持续出血，尝试使用更大的卫生棉在另一侧鼻孔插入第二个卫生棉以提供额外的填塞。有并发症、大量失血或需要双侧填塞的患者应入院治疗。若无，可以让患者出院，耳鼻咽喉科进行 2 ～ 3 天的随访。抗生素通常不是必需的[4]。

第四步

如果你尽了最大的努力，鼻血仍然在流，那就到了后填塞。大多数商业后填塞产品使用双气囊系统，一个用于前鼻腔的大气球和一个用于后鼻腔的小气球。许多急救医生都很熟悉使用 Foley 导管来治疗后出血，将 Foley 导管的尖端插入鼻子，直到气球进入口咽部，使气球膨胀，然后向前拉，将气球固定在后出血上。然后也可以使用前卫生棉。这是极不舒服的，所以要慷慨地予以镇痛药和抗焦虑药（要注意血流动力学的不稳定性和迷走神经事件）。

当放置带有后气囊的器械时要小心，因为它可能会后退并阻塞口咽，特别是在 Mallampati 分级较高的患者中。让这些患者直立，用贴在脸上的止血钳的压力来固定后部。应该进行紧急耳鼻咽喉科会诊，这些患者应该被送进 ICU 或下级病房观察气道的阻塞情况、血流动力学稳定性和迷走神经事件。在所有情况下，如果你的患者凝血障碍，确保进行凝血检查并考虑对严重出血进行逆转。

要点
- 遇到鼻出血患者时要心有成算，反应迅速。
- 在局部和全身镇痛方面要慷慨。

- 使用填塞和血管收缩的组合。
- 考虑逆转患者的抗凝血（或使用局部促凝剂）。
- 始终尊重后填塞。

参考文献

[1]　Zahed R, et al. A new and rapid method for epistaxis treatment using injectableform of tranexamic acid topically: A randomized controlled trial. *Am J Emerg Med.*2013;31:1389.

[2]　 Badran K, et al. Randomized controlled trial comparing Merocel and RapidRhino packingin the management of anterior epistaxis. *Clin Otolaryngol.* 2005;30:333.

[3]　Singer AJ, et al. Comparison of nasal tampons for the treatment of epistaxis in the emergencydepartment: A randomized controlled trial. *Ann Emerg Med.* 2005;45:134.

[4]　Alter H. Approach to the adult with epistaxis. *UpToDate.* 2015. Available at: www.uptodate.com.

第 142 章
Ludwig 咽峡炎——德国窒息
Ludwig Angina—"The German Stranglehold"

Dustin Leigh，著

　　Ludwig 咽峡炎是一种快速进展且致命的颈部和口腔底部软组织坏疽性蜂窝织炎。1836 年德国医生威廉·弗雷德里克·冯·路德维希首次描述 Ludwig 咽峡炎，认为这是一个"病态的实体"，虽然"路德维希"被轻率地用于深部颈部感染，但它涉及特定的空间，应该仅限于那些累及双侧及下颌下间隙的感染（包括舌下和舌骨下间隙）。在使用抗生素之前，肿胀常常导致呼吸道阻塞和死亡，因此，在描述中增加了"咽峡炎"一词，该术语源于"窒息"的意思。文献中可识别的来源差异很大，范围很广，30% ～ 90% 的病例具有确定来源的感染。下颌下间隙是最常见的部位，由牙源性引起的高达 85%。其他与深间隙颈部感染有关的原因，包括伤口裂伤、下颌骨骨折、肿瘤、淋巴结炎、唾液腺炎、静脉注射药物、全身感染、感染的血行传播，或异物摄入后。

　　了解颈部筋膜的解剖结构对于确定感染的来源和预测感染的进展至关重要。从纯解剖学的角度来看，这些感染遵循阻力最小的路径，穿透最近和最薄的组织，沿着颈部和面部的筋膜平面蔓延。颈部的颈深筋膜分为浅层、中层和深层。结缔组织防止脓液流出皮肤，因此，感染将向纵隔下降，上升到侧咽和咀嚼空间或扩展到气道阻塞点。

吞咽疼痛是最常见的表现（83.9%），其次是吞咽困难（71%）、发热（67.7%）、颈部疼痛（54.8%）、肿胀（45.2%）、三角肌无力（38.7%）和呼吸窘迫（9.7%）。

体检可分为以下几类：

一般情况：总体舒适度，注意患者的体位，前卧位很危险，仰卧位可能会导致完全的气道塌陷。患者经常病得很严重，有些人有休克表现。可以通过评估毛细血管充盈、皮肤温度和湿度水平记录血压、脉搏、外周灌注。

口腔：对扁桃体的对称性、颜色、渗出液、扁桃体后咽部、悬雍垂和扁桃体脓性进行评估。口腔摄入不良是这些患者的常见表现，评估口腔黏膜潮湿或干燥。评估舌下水肿、舌高和口腔分泌物情况。仔细检查牙龈疾病、龋齿、骨折和下臼齿脓性分泌物。牙关紧闭和张口困难应该暂停气管插管，因为这与困难气道有关。

颈部：皮肤检查显示肿胀、红斑、瘀斑、脓疱或"指向性"感染，应进行前后三角肌触诊，活动范围减小可提示咽后受累。注意单侧颈静脉血栓形成与这些间隙的感染有关。触诊气管以确定位置。

CT 因为花费少、实用性强、获取时间短、能够定位头颈部脓肿以及其他结构异常而被广泛应用。

成人颈部感染以草绿色链球菌为主（43.7%），糖尿病患者的感染以肺炎克雷伯菌为主（56.1%），标准治疗应覆盖需氧和厌氧菌感染，经验性治疗方案包括单用克林霉素和 β 内酰胺酶，或联合甲硝唑治疗。在分离种中，近 20% 的菌株是青霉素耐药，仅 4% 对克林霉素耐药。经验性治疗考虑抗菌谱能覆盖需氧和厌氧菌的 β- 内酰胺酶类。第二代或第三代头孢菌素药物，如头孢西丁或头孢曲松就是有效的。

即使在现代这个抗生素时代，由于诊断和治疗延误，也会出现危及生命的并发症，即气道阻塞、颈静脉血栓形成和下行性纵隔炎。并发症的危险因素包括年龄 > 65 岁（OR=6.12；95% 可信区间 1.63～22.89），糖尿病（OR=9.0；95% 可信区间 2.08～38.95），其他并发症（OR=5.44；95% 可信区间 1.72～17.17）和多部位受累（OR=10.80；95% 可信区间 2.59～44.97）。

气道阻塞是最紧急和最易危及生命的并发症，病例被描述为"危险气道"。舌后移或喉头水肿可能直接压迫气道，这些患者应视为困难气道，气管插管非常困难，这些患者中有高达 75% 需要气管切开。观察气道情况、进行气管插管或进行气管切开术必须个体化，考虑各自的优点和缺点。

要点

- 体格检查可能具有欺骗性，很少有外部线索显示深筋膜下受累。
- 早期静脉注射 NPO 和 IVF。
- 多种微生物感染；抗生素抗菌谱应覆盖需氧菌和厌氧菌。
- 颈部 CT 扫描是首选的影像学方法。
- 将所有患者视为困难气道。早期耳鼻咽喉科协助参与患者气道管理和住院治疗。

推荐阅读

[1] Larawin V, Naipao J, Dubey SP. Head and neck space infections. *Otolaryngol Head Neck Surg.*2006;135:889–893.

[2] Lee JK, Kim HD, Lim SC. Predisposing factors of complicated deep neck infection: Ananalysis of 158 cases. *Yonsei Med J.* 2007;48(1):55–62.

[3] Moreland LW, Corey J, McKenzie R. Ludwig's Angina: Report of a case and review of theliterature. *Arch Intern Med.* 1988;148:461–466.

[4] Neff SPW, Merry AF, Anderson B. Airway management in Ludwig's angina. *Anesth Intensive Care.* 1999;27:659–661.

第 143 章
牙科检查不只是牙医的检查，要识别和治疗口腔感染
Dental Exams Are Not Just for Dentists; Remember to Identify and Treat Oral Infections

Ashley Sievers，著

口腔检查往往令人望而生畏而且易被忽略。这是第 14 颗牙齿还是第一磨牙？哪一颗是磨牙？不管你对牙齿编号和命名是否满意，都不要让它妨碍你在牙痛或牙龈肿胀时检查口腔。

口试不仅针对牙医。根据美国牙科协会的说法，大约 1/3 的美国人无法获得牙科治疗。不幸的是，这些人大多患有慢性病、年龄大或社会经济差。我们知道，心脏问题和糖尿病等慢性病与牙齿健康不良有关。

牙源性感染有三个阶段，包括接触、蜂窝织炎和脓肿。当患者到急诊科就诊时，通常是为了评估疼痛、肿胀或发热。他们可能出现在感染的任何阶段，口腔检查是区分感染阶段的第一步。在感染早期，疼痛通常被描述为"牙痛"，随着感染的加重而加剧。随着时间的推移，疼痛可以被描述为更严重的和连续性的疼痛。一位高明的医生会考虑以下几点：敲击疼痛的牙齿，是否有牙关紧闭、肿块波动、发热、心脏杂音，以及其他共存疾病。

一、检查

让我们进一步检查，检查每颗牙齿的触诊压痛，不要忘记咀嚼肌和下颌下区的软组织间隙，以及扁桃体周围的区域。在颊上触诊牙龈黏膜区域和每颗牙齿的舌侧，以确定是否存在脓肿波动。颞骨下颌开放减少，通常是由痉挛、疼痛或肿胀引起的。当三角肌不能进行详细检查时，CT 扫描可以用来识别引起的牙齿和脓肿的存在。最近的一项研究发现，最常见的颈椎间隙感染是咀嚼肌间隙，其次是下颌下区 [1]。更严重感染的迹象包括发热、并发症（如糖尿病、高龄、心血管疾病、HIV）、牙关紧闭、

生命体征异常，以及心脏杂音的存在。

二、影像学检查

做了充分的检查后，就可以考虑影像学检查。X 射线有助于识别龋齿，但 CT 成像可以识别脓肿。在一项对 4209 例牙源性感染患者的研究中，20.8% 的患者有脓肿形成[2]。当患者有牙关紧闭时，这个数字要高得多。

三、牙源性脓肿

牙源性感染来源于牙齿表面的菌斑，菌斑进入两个区域，导致两种不同类型的感染。

菌斑可能进入牙龈边缘上方的牙齿（牙龈周围但不附着在牙齿上），并导致龋齿（蛀牙）侵入深层牙齿结构（牙髓）并最终破坏骨质，形成根尖周脓肿（图 143-1）。

另外，牙龈边缘下方的菌斑可能会导致牙周脓肿，并有可能延伸到颈深间隙。牙周脓肿不同于根尖周脓肿，因为它的来源是牙龈，而不是牙齿，在没有龋齿的情况下可以看到。两者的一个严重的并发症是沿着阻力最小的平面延伸，导致深部感染。

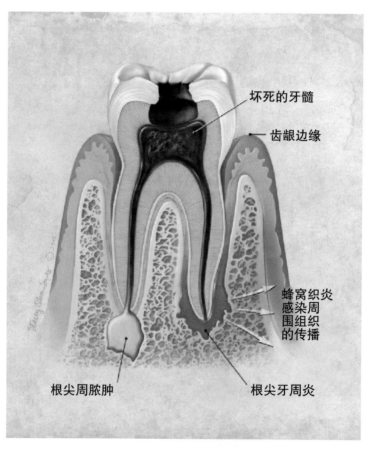

图 143-1 根尖周脓肿

引自 Stacey Olson Sachs. Nguyen DH, Martin JT. Common dental infections in the primary care setting. *Am Fam Physician*. 2008;77（6）:797–802.

四、治疗

临床检查或影像学检查一旦发现感染，就必须妥善治疗。有 3 步治疗可使感染得到控制：经验性抗生素治疗、感染的外科引流术以及患牙的拔除或修复。虽然急诊科很少能够提供拔牙治疗，但这通常是决定性治疗的一个重要组成部分。单用抗生素不足以治疗的脓肿都需要外科引流。最近的一项研究表明，有多种并发症的患者脓肿形成时需要多专科治疗[3]。多项研究表明牙科感染通常是多种细菌感染，最常见的需氧菌是 α 溶血性链球菌。在细菌分离中，69% 是需氧菌和厌氧链球菌的混合感染，其次是拟杆菌最常见。急性脓肿形成通常早于急性根尖周炎，两种疾病的感染菌致病性相似。一项研究提取了来自牙髓脓肿 98 种细菌，100% 对阿莫西林 / 克拉维酸敏感，91% 对单用阿莫西林敏感（与甲硝唑合用后为 99%），96％对克林霉素敏感[4]。重要的是，微生物的敏感性因地区而异，这应在抗生素的选择及针对目标微生物的治疗中加以考虑。

> **要点**
> - 1/3 的美国人无法获得适当的牙科护理，这些人中有不成比例的老年人和社会经济地位差的人。
> - 慢性口腔健康与冠心病疾病和脑血管疾病的发病率增加有关。
> - 记得进行口腔检查，牙源性感染可能在接种、蜂窝织炎或脓肿形成范围内的任何地方出现。
> - 对牙源性感染的正确治疗分为三种，包括经验性抗生素、脓肿引流、患牙拔除（或外科治疗）。大部分牙源性感染为多微生物感染，对阿莫西林联合克拉维酸或阿莫西林联合甲硝唑敏感，但在选择抗生素时应考虑地区敏感性。

参考文献

[1]　Wabik A, Hendrich BK, Nienartowicz J, et al. Odontogenic inflammatory processes of headand neck in computed tomography examinations. *Pol J Radiol.* 2014;79:431–438.

[2]　 Mahmoodi B, Weusmann J, Azaripour A, et al. Odontogenic infections: A 1-year retrospectivestudy. *J Contemp Dent Pract.* 2015;16(4):253–258.

[3]　Opitz D, Camerer C, Camerer DM, et al. Incidence and management of severe odontogenicinfections-a retrospective analysis from 2004 to 2011. *J Craniomaxillofac Surg.*2015;43(2):285–289.

[4]　Baumgartner J, Xia T. Antibiotic susceptibility of bacteria associated with endodonticabscesses. *J Endod.* 2003;29(1):44–47.

第 144 章
眼眶周围蜂窝织炎与眶周蜂窝织炎的鉴别
The Infection behind the Infection: Distinguishing Periorbital from Orbital Cellulitis

Samuel J. Tate, John S. Rose，著

当一个患者眼睛周围的皮肤出现红肿时，会有许多临床难题。这是一种单纯的皮肤蜂窝织炎，还是可能延伸到眼眶深部结构的更险恶的疾病，或者更糟糕的会蔓延到大脑？区分眶前蜂窝组织（或间隔前）和眶后蜂窝组织（或隔后）的难题。这两种疾病是由眼眶眶隔划分的，眶隔是一层薄的结缔组织，它为潜在的感染提供了一道保护屏障，以防止感染侵入更深层次的结构：眶周蜂窝织细胞炎和眶后蜂窝织炎。

眼前感染包括一系列不同解剖结构的感染，包括泪囊炎、睑腺炎和蜂窝织炎，它们通常是由轻微的皮肤创伤（如虫子咬伤）引起的。这些感染在门诊治疗往往主张保守治疗，但眼眶独特的结构可以使这些轻微感染加重成为严重的感染。首先，无瓣的眼眶静脉允许双向流动，远处的感染可随血液循环到达眼眶。其次，薄而透性的眶壁易使局部感染蔓延到更深的结构。最后，靠近鼻窦，特别是容易发生复杂鼻窦炎的筛窦，可成为扩大感染的"蓄水池"。

眶后蜂窝织炎通过上述途径延伸，可引起眼眶脓肿、骨膜下脓肿、骨髓炎、海绵窦血栓形成，甚至颅内感染，包括脑膜炎、硬膜外或硬膜下脓肿或脓胸，以及脑内脓肿。这些显然是需要入院治疗的严重的感染，可以通过静脉注射抗生素和潜在的外科干预。对急诊医生来说，最大的问题是眼眶周围蜂窝织炎和眼眶蜂窝织炎表现相当类似，使两者很难区分。它们在儿童中更常见，但也可能影响成人。两者都可以出现眼眶周围水肿和红斑高热或低热、上呼吸道感染、鼻窦炎以及与近期外科手术有关。

幸运的是，有特殊的表现可以区分这两种情况。与眶后蜂窝织炎（7.5 岁）相比，眶前蜂窝织炎容易发生在较年轻的患者中（3.9 岁）。急性鼻窦炎和发热在眶后蜂窝织炎中更常见（分别为 90% 比 10%，94% 比 47%）。在眶前感染中，眼睛通常看起来正常，没有任何巩膜注射或疼痛。近期的外伤史，包括昆虫咬伤，更常见于眶前蜂窝织炎（40% 比 11%）[1]。

一些"不能错过"的临床症状应该会提示深部感染的存在。诸如复视、眼肌麻痹、眼球突出，视敏度下降对眼眶蜂窝组织炎极具暗示性。如果这些临床表现出现了，快速进行影像学检查和咨询有关科室（如耳鼻咽喉、眼科、神经外科）。

眶前和眶后蜂窝织炎的治疗主要是针对病因的治疗。广泛接种疫苗之前，B 型流感嗜血杆菌是这两种疾病的主要病因。在未接种疫苗的患者和 5 岁以下的儿童中，仍应考虑 H. 流感，因为在这一人群中发病率很高[2]。目前，最常见的感染来源是典型的链球菌、葡萄球菌和潜在的耐 MRSA[3]。

眼眶周围蜂窝织炎的治疗首先是根据患者的表现，如果患者状态好，没有出现危险信号，影像学

检查无异常，则对症治疗。如果患者有泪囊炎，你应该进行革兰染色和细菌培养，并开始经验性抗生素治疗，抗菌谱应覆盖链球菌和葡萄球菌。

如果怀疑眼眶蜂窝织炎，应做眼眶和鼻窦的增强 CT。如果患者症状明显，应立即用第三代头孢菌素和万古霉素或克林霉素进行治疗。血液培养率低，通常液体培养或术中液体培养指导住院医师的治疗，最后根据影像学检查结果进行咨询或入院治疗。

由于眶后蜂窝织炎是一个非常复杂的感染，所有患者应该考虑几个"不能错过"的并发症或潜在的表现。首先，海绵窦血栓形成（CST）的表现与眼球突出症、眼肌麻痹和视力丧失非常相似。CST 也可能以第Ⅲ、Ⅳ、Ⅴ和Ⅵ对脑神经麻痹最常见，但它有一个众所周知的变异表现。脑 MRI/MRV 是首选的检查方法。抗生素治疗与眶前蜂窝织炎类似。肝素的使用有争议，应用时应该与专家一起做出决定。其次，眼眶假瘤的临床表现与此类似，但实际上是一种特发性炎症，需要类固醇激素来治疗。最后，带状疱疹可能伴随红斑和视力改变，需要抗病毒药物治疗。

眶前蜂窝织炎最常见的并发症是反复发作的 RPOC，定义为 1 年中发作 3 次的感染，每次发作至少间隔 1 个月。这些表现应有助于寻找非典型病因，包括 HSV、真菌、HIV、分枝杆菌和肿瘤。

眶后和眶前蜂窝织炎很难区分，但要相信你的临床诊断，让影像学检查指导你的治疗（如果需要的话），记住要时刻考虑危险因素，排除"不能错过"的并发症。

要点

- 眶前蜂窝织炎的治疗是针对潜在的原因，不需要影像学检查。
- 眶后蜂窝织炎的危险信号包括复视、眼肌麻痹、眼球突出或视力下降。
- 眼眶和鼻窦的增强 CT 检查是眶后蜂窝织炎的首选成像方法。
- 眶前和眶后蜂窝织炎的最常见原因是链球菌和葡萄球菌。未接种疫苗和＜5 岁儿童的流感，应考虑 H. 流感。
- 怀疑 CST，考虑脑部 MRI/MRV。

参考文献

[1] Botting AM, McIntosh D, Mahadevan M. Paediatric pre- and post-septal peri-orbitalinfections are different diseases: A retrospective review of 262 cases. *Int J Pediatr Otorhinolaryngol.* 2008;72:377–383.

[2] Hauser A, Fogarasi S. Periorbital and orbital cellulitis. *Pediatr Rev.* 2010;31:242–248.

[3] McKinley S, Yen M, Miller A, et al. Microbiology of pediatric orbital cellulitis.*Am J Ophthalmol.* 2007;144:497–501.

第九篇

血液病与肿瘤
Heme Onc

第 145 章
急性肾衰竭时：考虑肿瘤溶解综合征所致的各种异常
When Kidneys Explode; Everything Is Wrong with Tumor Lysis Syndrome

Daniel Cabrera，著

什么是肿瘤溶解综合征？肿瘤溶解综合征是一种代谢综合征，其特征是快速、大量的细胞破坏和胞内物质入血而引起肾衰竭和多种代谢异常。它通常发生于快速侵袭性血液系统恶性肿瘤，或在一些实体瘤（如高级别淋巴瘤）的治疗开始后。肿瘤溶解综合征可能是最常见的肿瘤急症之一，其临床表现可以从最小的症状到危及生命，因此，急诊医生必须快速识别肿瘤溶解综合征并予以治疗。

肿瘤溶解综合征的发病机制是在治疗开始后出现细胞大量溶解，通常为化疗引起，但放射和激素治疗也会引起。该综合征和肾衰竭一样都是继发于肾小管晶体沉淀、炎症作用导致血管收缩和随之而来的低血容量。

普遍定义：肿瘤溶解综合征的普遍定义很难实现，这是因为该综合征的核心特征仍存在一些争议。目前，Cairo 和 Bishop 分类（表 145-1）最为人所认可，它区分了实验室指标和临床指标，虽然这在紧急的临床诊疗中并不适用，但是为后续分辨患者是否在肾脏与肿瘤方面处于疾病高风险提供了重要帮助。

表 145-1　肿瘤溶解综合征的 Cairo 和 Bishop 分类

实验室检查	临床症状
尿酸 $\geq$ 8.0mg/dl 钾 $\geq$ 6.0mEq/dl 磷 $\geq$ 4.6mg/dl 钙 $\leq$ 7.0mg/dl	急性肾衰竭（AKI）（肌酐超过患者年龄、性别正常上限的 1.5 倍） 心律失常 癫痫发作、手足抽搐或其他症状性低钙血症

什么时候怀疑和如何诊断肿瘤溶解综合征？肿瘤溶解综合征的症状通常是非特异性的，而且与低钾血症、低血容量血症、低钙血症和肾衰竭等有关，这种综合征的诊断通常不足，患者应为最近开始治疗的恶性肿瘤患者。最常见的诊断错误的原因在于误诊为肾衰竭或是没有找到病因。

识别肿瘤溶解综合征是很重要的，只有识别出才能采取特定的治疗方法，换言之，我们要摒弃固有的观点，认为肿瘤溶解综合征是肿瘤患者新发急性肾衰竭的病因，在肿瘤患者新发肾衰竭患者中检测血清尿酸是很必要的。

如何防止肾脏衰竭？虽然这在急诊医生的控制范围之外，但是预防性水化和别嘌呤醇预防对防治肿瘤溶解综合征至关重要，这也是临床医学中很关键的步骤。出现轻微临床症状合并肾功能正常或轻度损伤的患者都应该接受水化保护、别嘌呤醇预防和电解质监测。而具有更多的实验室检查异常和肾功能障碍的患者应该用拉布立酶并收入 ICU 治疗。

肿瘤溶解综合征的药物治疗包括别嘌呤醇和拉布立酶，别嘌呤醇是黄嘌呤氧化酶抑制药，可以防止黄嘌呤转化为尿酸，它虽然可以防止新的尿酸形成，但却不会改变血浆中已存在的尿酸。拉布立酶是一种重组尿酸氧化酶，它可以把尿酸转化为尿囊素，使其更易溶解，并使排泄速度为原来的 5 ～ 10 倍，但是该药物价格不菲，而且应用前需要通过肿瘤和肾脏学中心的授权。

如何处理肿瘤溶解综合征？抓住肿瘤溶解综合征临床患者的主要问题：首先是患者比较虚弱，所以管理上需要非常精细，但是与此同时常常会出现的代谢紊乱是灾难性的，解决这一问题的最佳方法就是逐步进行分析（表 145-2）。

表 145-2　肿瘤溶解综合征相关的对症治疗

血容量不足	静脉输液	达到尿量 1ml/（kg·h）
肾衰竭	透析	
高尿酸血症	别嘌呤醇 拉布立酶	每天 300mg，静脉注射，首剂加倍 0.05 ～ 0.2mg/kg，静脉注射
高磷血症	氢氧化铝	每天 100mg/kg，口服
高钾血症	标准化治疗	
低钙血症	葡萄糖酸钙	50 ～ 200mg，静脉注射

引自 Halfdanarson TR, Hogan WJ, Moynihan TJ. Oncologic emerygencies: diagnosis and treatment (Review). *Mayo Clin Proc*. 2006; 81(6): 835-848.

①深呼吸、保持清醒。

②尽快联系肾内科行血液透析。

③转入 ICU。

④应用标准的高钾血症治疗方案尽快纠正血钾并尽早行血液透析。

⑤脓毒性休克出现时保证尿量至少为 30 ～ 40ml/kg，100ml/h。

⑥初始治疗最好联用别嘌呤醇和拉布立酶，这样既可以抑制尿酸产生也有助于排泄已形成的尿酸盐。

⑦纠正低钙血症，尽管并不容易而且还需要血液透析。

肿瘤溶解综合征患者的血液透析与其他肾脏紧急情况相比更复杂也更不受限制，建议尽早请急诊科的肾科医生一起参与制订治疗计划，肾代替治疗的指征包括少尿、容量超负荷、难治性低钙血症和严重的高钾血症。

要点
- 肿瘤溶解综合征患者在肿瘤患者中远比你认为得多。
- 新发肾衰竭的肿瘤患者都应考虑肿瘤溶解综合征。
- 主要的治疗方法包括水化、别嘌呤醇和拉布立酶。
- 要发现问题的本质，用正确的顺序去处理问题。
- 早期血液透析。

推荐阅读

[1] Halfdanarson TR, Hogan WJ, Moynihan TJ. Oncologic emergencies: Diagnosis and treatment. *Mayo Clinic Proceedings [Internet]*. Elsevier; 2006:835–848. Available from http:// www.sciencedirect.com/science/article/pii/S0025619611617400 [cited April 21, 2014].

[2] Howard SC, Jones DP, Pui C-H. The tumor lysis syndrome. *N Engl J Med.* 2011;364(19):1844–1854.

[3] Lopez-olivo MA, Pratt G, Palla SL, et al. Rasburicase in tumor lysis syndrome of the adult: A systematic review and meta-analysis. *Am J Kidney Dis.* 2013;62(3):481–492.

[4] Wagner J, Arora S. Oncologic metabolic emergencies. *Emerg Med Clin North Am.* 2014;32(3):509–525.

[5] Wilson FP, Berns JS. Onco-nephrology: Tumor lysis syndrome. *Clin J Am Soc Nephrol.* 2012;7(10):1730–1739.

第 146 章
免疫性血小板减少症
Immune Thrombocytopenia: Oh the Platelets, You'll Go!

Nicole Muhlbauer, Neha Bhasin，著

当急诊患者出现血小板计数为 15×10^9/L 时，可能没有必要尽快提高患者的血小板或让患者到血液科住院。

免疫性血小板减少症（immune thrombocytopenia，ITP）的诊断可以通过病史、体格检查和血小板计数来进行。ITP 以血小板计数 $< 100 \times 10^9$/L 为特征，ITP 分为原发性和继发性。原发性 ITP 是在没有潜在原因的健康个体中出现的血小板减少症，在儿科人群中较为常见。随着病史的发展，最近发现了一种病毒性疾病。原发性 ITP 通常出现在 10 岁以下的儿童。而继发性 ITP 作为自身免疫性疾病、恶性肿瘤、急性感染或药物反应表现的潜在信号，在青少年和成年人中更为常见。

虽然 ITP 的确切机制还未明了，但是它破坏血小板的速度却是显而易见的，这在临床上会导致无法止血。

瘀斑或黏膜出血是急诊 ITP 患者的常见症状，除非是大量出血，否则 ITP 患者的血流动力学是稳定的，这也是鉴别其他瘀斑皮疹的要点，如感染性原因的脑膜炎球菌血症。ITP 与肿瘤的区别在于缺乏淋巴结肿大、体重下降或盗汗。此外，全血细胞计数可以显示血小板减少与剩余的细胞系相分离。

如果没有感染或恶性肿瘤的风险，ITP 患儿不用做额外的实验室检查，但是在成人患者中，潜在的感染或恶性病变是常见的。因此，建议成人患者进行 HIV 和 HCV 检测。美国血液学学会不建议进行骨髓检查或血小板抗体检测。

一旦诊断为 ITP，无论血小板计数如何，观察应是无症状或仅有皮肤瘀伤或瘀斑的成人和儿童患者

的主要治疗方式。大多数儿童患者将在 6 个月内自行缓解。不幸的是，青少年和成人 ITP 血小板计数是不太可能自行恢复的。对于血小板计数 < 30×10^9/L 的成人患者可进行治疗。

ITP 最可怕的并发症是颅内出血，当它发生时，会导致严重的神经损伤或死亡。少于 1% 的 ITP 患者会发生颅内出血，并且大多数发生在血小板计数 < 10×10^9/L 的患者中。虽然大多数颅内出血伴有血小板非常低的情况，但是不能只看血小板数量，主要是血小板功能，这将决定患者是否能止血。因此，患有严重出血倾向的患者与血小板计数没有直接关系。目前，还没有一种风险评估工具可供医生在患者到急诊室时使用。因此，许多医生会选择治疗那些血小板计数 < 10×10^9/L 的血小板减少症患者。

对于血流动力学稳定的患者，通常选择的治疗方案包括静脉注射免疫球蛋白（IVIG）和类固醇激素。研究表明，与类固醇激素相比，IVIG 可以更快增加血小板计数，推荐的 IVIG 剂量为 0.8 ~ 1g/kg。如果用 IVIG 治疗，你可能会需要使用苯海拉明和对乙酰氨基酚来预防或治疗恶心、头痛等不良反应。但如果采取了这些防治措施，并且输注速度减慢，头痛仍持续存在的话，需要考虑急查脑部非增强 CT 以评估是否存在颅内出血。类固醇激素的剂量之间存在显著的变异性，许多医生会使用每天 1 ~ 2mg/kg 的剂量，持续 4 周的时间。必须告知患者血小板可能迅速恢复也可能不迅速恢复，并应避免增加出血风险的活动。

对于所有出现急性出血的急诊患者，ABC 评估仍然是最重要的。当你发现患者也是血小板减少症时，建议立即根据需要快速反复输注血小板。如果怀疑 ITP，还可以同时输注 IVIG。病例报道中其他的干预措施包括重组因子Ⅶ$_a$ 和抗纤溶剂，或紧急脾切除可作为挽救患者的最后手段。显然，每种干预措施都有其自身的风险。

要点

- 原发性 ITP 在健康儿童中更为常见，并且可能在病毒性疾病之前。
- 继发性 ITP 在青少年和成人中更为常见，可能与感染、恶性肿瘤或自身免疫性疾病有关。可以检查排除 HIV 和 HCV。
- 适量的锻炼和观察是儿科患者治疗的一线方法，但由于与恶性肿瘤或感染的关联性增加，因此不适用于成人。
- 没有风险评估可用于评估患者颅内出血的风险。
- IVIG 和糖皮质激素仍是治疗的主要手段。

推荐阅读

[1] Cines DB, Bussel JB, Liebman HA, et al. The ITP syndrome: Pathogenic and clinical diversity. *Blood*. 2009;113(26):6511–6521.

[2] D'Orazio JA, Neely J, Farhoudi N. ITP in children: Pathophysiology and current treatment approaches. *J Pediatr Hematol Oncol*. 2013;35:1–13.

[3] Frelinger AL, Grace RF, Gerrits AJ, et al. 1. Platelet function tests, independent of platelet count, are associated with bleeding severity in ITP. *Blood*. 2015;126:873–879.

[4]　Neunert C, Lim W, Crowther M, et al. The American Society of Hematology 2011 evidence-based practice guidelines for immune thrombocytopenia. *Blood.* 2011;117(16): 4190–4201.

第 147 章
血栓性血小板减少性紫癜和溶血性尿毒症综合征

Thrombotic Thrombocytopenic Purpura and Hemolytic Uremic Syndrome: Bloody Zebras with a Bad Bite

Stephen A. Manganaro，著

血栓性血小板减少性紫癜（thrombotic thrombocytopenic purpura，TTP）和溶血性尿毒症综合征（hemolytic uremic syndrome，HUS）是罕见的血小板聚集性疾病，涉及纤维蛋白和微小凝块在毛细血管和动脉中的沉积，通过红细胞的剪切和血小板的全身消耗导致微血管病变性溶血性贫血和全身性贫血，最后由于循环减少导致器官损伤。

虽然 TTP 和 HUS 是相似的病症，但 TTP 在成人中更为常见，并且具有更显著的神经效应，而 HUS 在儿童中更常见，肾脏效应占主导地位。

血栓性血小板减少性紫癜：TTP 的病因尚不清楚。由于尚不清楚的原因，$ADAMTS_{13}$（一种通常会破坏血管性血友病因子的酶）被抑制，从而导致微栓塞的形成。大约 40% 的病例似乎是继发于其他疾病，包括癌症、妊娠、自身免疫疾病、HIV、流感疫苗和某些药物（奎宁、阿昔洛韦、氯吡格雷和某些免疫抑制药），它也可能与骨髓移植相关。女性占 60%，这种疾病似乎也有遗传形式。TTP 可以有各种各样的症状，从轻微到严重。TTP 的"经典症状"如下所述。

①约 90% 的病例出现发烧。

②血小板减少症（10000 ～ 50000），伴有紫癜。

③微血管病性溶血性贫血，血涂片上有红细胞（分裂细胞）碎裂的证据。

④可能包括中风、癫痫发作、精神状态改变和昏迷的神经系统症状（1/3 的患者可能没有神经症状）。

⑤肾损害，但肌酐常保持正常或仅显示轻微上升。

TTP 的贫血通常表现为血细胞比容低于 20，并且常常可以在涂片上检测到碎裂红细胞。TTP 的肾脏受累程度可从血尿和蛋白尿变为到明显的急性肾衰竭。

用新鲜冷冻血浆通过血浆置换治疗 TTP 显著改善了该病症的预后。除了血浆置换，初始治疗可以包括类固醇激素和抗血小板药物，如阿司匹林。除非存在威胁生命的出血，否则应避免输注血小板，因为同型血小板的破坏过程将影响输注的血小板并在微循环中形成额外的血栓。

在血浆置换代替输液广泛应用之前，TTP 的死亡率高达 90%。随着现代治疗，这种情况下的死亡

率已经下降到 20% 以下。TTP 复发现象并不少见，20% ～ 50% 的患者在治愈 30 天后复发。急诊医生必须敏锐地注意到先前 TTP 患者的症状和体征的恢复情况。

溶血性尿毒症综合征：HUS 是儿童急性肾衰竭最常见的原因之一。临床三联征包括微血管病变溶血性贫血、肾衰竭和血小板减少症。典型的表现包括水性腹泻、痉挛性腹痛和可能发烧。在症状出现 5 ～ 10 天后，患者经常出现腹痛、便血（结肠炎）、溶血性贫血、血小板减少和急性肾功能不全，并可能发展为肾衰竭。

HUS 最常见的致病因子是志贺菌素产生的大肠杆菌（shigatoxin-producing *Escherichia Coli*，STEC）。在美国，罪魁祸首往往是大肠杆菌血清型 0157：H7，常见于冷冻碎牛肉饼、冷冻香肠比萨、袋装新鲜菠菜，以及快餐中的莴苣、切达奶酪和碎牛肉中。与 TTP 不同，其机制更简单：众所周知，志贺毒素可引起内皮细胞损伤、白细胞活化、血小板活化以及广泛炎症。这些过程都促进小血管中血栓的形成，导致微血管病变性溶血性贫血和血小板减少。HUS 的其他原因包括补体调节的原发性疾病（称为非典型 HUS），其他感染包括肺炎链球菌和 HIV，以及药物毒性，特别是在患有癌症或接受实体器官移植的患者中。

HUS 的治疗主要是支持性的，包括早期静脉输液用于补液（注意避免过度水合）。建议仅在严重的活动性出血情况下输注血小板或红细胞。如果发生肾衰竭，可能需要进行血液透析或腹膜透析。应避免使用抗生素药物，因为这些药物可能导致中毒性巨结肠，而且抗生素可能会增加细菌中的痢疾毒素的释放。虽然神经系统症状不如 TTP 明显，但其在高达 25% 的 HUS 患者中存在。

好消息是早期透析和支持治疗可以使 90% 的患者恢复到基线肾功能。不同于 TTP，（典型）HUS 的复发是不常见的。

这两个病症的诊断是基于临床症状的频谱以及某些诊断测试。由于 TTP 与 $ADAMTS_{13}$ 抑制有关，因此显示 < 5% 的正常 $ADAMTS_{13}$ 水平的实验室测试指示 TTP。$ADAMTS_{13}$ 水平 > 5% 加上志贺毒素阳性的大便检查可以诊断典型的 HUS，而志贺毒素阳性 > 5% 的患者可能具有不典型的 HUS 临床症状。

表 147-1 是两种病症的对比。

表 147-1　HUS 与 TTP 对比

	HUS	TTP
年龄	儿童	成人
全血细胞计数	贫血 血小板减少	贫血 血小板减少
外周血	微血管病性溶血性贫血	微血管病性溶血性贫血
涂片	破裂细胞	破裂细胞
临床	肾脏系统	中枢神经系统
治疗	支持透析	血浆置换 类固醇激素
预后	好	差

要点

- TTP 和 HUS 均为血小板聚集障碍。
- TTP 在成人中更为常见，具有更显著的神经功能效应。
- HUS 是儿童肾衰竭的常见原因。
- HUS 最常见的致病因子是志贺菌素产生的大肠杆菌。
- HUS 支持治疗（需要透析），预后较好。
- 当遇到贫血、血小板减少症和破裂细胞时，请考虑 TTP 或 HUS。

推荐阅读

[1] Al-Nouri Z, Reese J, Terrell D, et al. Drug-induced thrombotic microangiopathy: A systemic review of published reports. *Blood.* 2015;125 (4):616–618.

[2] George J, Nestor C. Syndromes of thrombotic microangiopathy. *N Engl J Med.* 2014;317:654–666.

[3] Hunt BJ. Critical care medicine: Bleeding and coagulopathies in critical care. *N Engl J Med.* 2014; 370:847–859

第 148 章
发热性中性粒细胞减少症的早期和适当抗生素治疗

High Temps and Low Counts: Treat Febrile Neutropenic Patients with Early and Appropriate Antibiotics

Matthew W. Connelly, Steven Roumpf，著

　　面对中性粒细胞减少性发热时，许多急诊内科医生的第一反应是对所有可能的感染原因进行化学战。由于近一半的患者具有一个可识别的感染源，有效的评估和识别是早期开始治疗的关键。治疗中性粒细胞减少性发热的临床挑战在于早期仔细管理、足够广泛的抗生素覆盖和不断增长的抗生素耐药性生物的平衡。美国传染病学会的 2010 年更新指南继续促进发热性中性粒细胞减少症患者的早期经验性抗生素治疗，然而，现在更加强调根据具体情况而不是"霰弹枪"方法选择适当的抗菌治疗。最近一项基于各种表现因素和临床格式塔将发热性中性粒细胞减少患者分为高风险和低风险类别的措施可能有助于指导医生使用适当的经验治疗药物和处置。

　　中性粒细胞减少性发热通常被定义为< 500 细胞 /mm³ 的绝对中性粒细胞计数（ANC）或其预期在未来 48h 内降低到 500 细胞 /mm³ 以下，并且单次口服测温> 38.3℃（101 ℉）或温度持续> 38.0℃

（100.4 ℉）达 60min 的 ANC。当 ANC 低于 100 细胞 /mm³ 时，中性粒细胞减少症进一步被分为高危。提供者还必须能够识别无热性中性粒细胞减少症患者的感染征兆，并像有文献记载的发热患者一样对其进行治疗 [1]。一旦确定了符合这些定义的患者，就进行胸部 X 线和泛培养，包括外周和中枢的血液如果与脑膜炎有关，则应获得尿、痰和脑脊液，并可根据多种因素将个人分为低危组和高危组。

多国癌症支持治疗协会风险指数评分已经建立并得到验证，以使用客观标准以及由提供者确定的主观患者临床状态来量化严重并发症的可能性 [2]。其他健康、外观良好的患者的低风险特征包括年龄 ＜ 60 岁、门诊状态、实体瘤或血液恶性肿瘤、无真菌感染史。进一步的标准包括在接下来的 7d 内耐受口服药物和预期 ANC 改善的能力。这可以通过与肿瘤学结合，通过考虑 ANC 对先前化疗的反应、未来治疗的时间以及骨髓刺激药物的接收来预测。高危患者的特征是年龄 ＞ 60 岁、COPD 病史、急性胃肠道和（或）神经系统症状、脱水或低血压的迹象。预计持续超过 7 天的深度中性粒细胞减少症和中性粒细胞减少症的持续时间增加也具有高的严重感染率 [1]。一旦分类并且病情稳定，有关治疗和处置的选择可以与患者和他的肿瘤科医生讨论。

具有适当家庭支持结构和密切随访的低风险患者（24h 内）在与肿瘤科医生讨论后可以口服环丙沙星加阿莫西林 / 克拉维酸出院治疗。在青霉素过敏患者中，克林霉素可替代阿莫西林 / 克拉维酸。早期区分"有病还是无病"可以帮助这些患者节省与静脉注射抗生素治疗相关的成本和不良反应。对于被认为具有严重感染高风险的患者，目前没有关于单一优良经验性应用抗生素方案的文献，然而，尽管微生物抗生素耐药性的发生率增加，许多单药疗法仍显示出高水平的有效性。考虑到机构病原体的易感性，同时越来越多的证据支持使用抗假单胞菌的 β 内酰胺类药物，如哌拉西林 - 他唑巴坦、碳青霉烯类（美罗培南或亚胺培南 - 西司他丁）或头孢吡肟。对于有严重青霉素过敏史的患者，推荐使用环丙沙星加克林霉素或氨曲南加万古霉素的经验治疗。由于凝固酶阴性葡萄球菌是中性粒细胞减少症患者大多数菌血症的可识别病原体，并且会被 β 内酰胺所覆盖，所以万古霉素不应该是标准经验疗法的一部分，并且没有证据显示出其显著改变这一人群的死亡率。在血流动力学不稳定、放射性肺炎、怀疑血管导管或软组织感染，或 MRSA 定植史的情况下，应考虑加入万古霉素（或已知 VRE 病例中的利奈唑胺 / 达托霉素）。氨基糖苷（庆大霉素、妥布霉素）可作为担心革兰阴性杆菌耐药的危重患者的标准单药疗法的补充。对于持续发热或明显活动性感染（如疱疹性病变或念珠菌性食管炎）的患者，应考虑使用抗病毒和抗真菌药物，但通常不在急诊经验性治疗的范围内 [1, 3]。

随着癌症治疗趋向于门诊治疗，粒细胞减少性发热在急诊科将变得更加常见。作为对这些患者进行评估和治疗的前沿，急需急诊科医生与传染病和血液学 / 肿瘤学医生进行适当、积极的诊断和管理中性粒细胞减少性发热。早期使用靶向抗生素方案治疗，由个体临床表现和制度性抗生物图和方案决定，将有助于更有效地治疗中性粒细胞减少性发热，同时最小化与广谱抗生素注射相关的细菌耐药性的成本和风险。

要点

- 识别中性粒细胞减少患者发热和（或）感染的迹象，获得泛培养，并尽早用抗生素治疗。
- **低危患者**：与患者 / 肿瘤学家讨论使用口服抗生素方案（环丙沙星和阿莫西林 / 克拉维酸或克林霉素）进行门诊治疗的选择。

- 高危患者：使用抗假单胞菌的 β- 内酰胺类药物进行单药治疗。对于严重的青霉素过敏，使用氨曲南和万古霉素或环丙沙星和克林霉素。
- 万古霉素不应该是标准的经验治疗，除非存在血流动力学不稳定、放射性肺炎、疑似血管导管或软组织感染、初步血培养中观察到的 GPC 或 MRSA 定植史。
- 病毒和真菌的覆盖不应该在没有活动性疾病证据的情况下在急诊中常规开始，而是应该在与顾问讨论后在高危患者中考虑。

参考文献

[1] Freifeld AG, Bow EJ, Sepkowitz KA, et al. Clinical practice guideline for the use of antimicrobial agents in neutropenic patients with cancer: 2010 update by the infectious diseases society of America. *Clin Infect Dis.* 2011;52(4):e56–e93.

[2] Klastersky J, Paesmans M, Rubenstein EB, et al. The multinational association for supportive care in cancer risk index: A multinational scoring system for identifying low-risk febrile neutropenic cancer patients. *J Clin Oncol.* 2000;18:3038–3051.

[3] Paul M, Dickstein Y, Borok S, et al. Empirical antibiotics targeting gram-positive bacteria for the treatment of febrile neutropenic patients with cancer. *Cochrane Database Syst Rev.* 2014;(1):CD003914.

第 149 章
胸背痛！镰刀型细胞贫血症所致的疼痛
My Chest! My Back! My Sickle Cell Attack!

Cullen Clark, Anna Mcfarlin，著

镰刀型细胞贫血症（sickle cell disease，SCD）患者的疼痛可能是危及生命的病理指标。在不评估近期临床恶化迹象的情况下，患者可被作为血管阻塞发作（vaso-occlusive episode，VOE）诊断和治疗。VOE 是鉴别诊断；首先依靠全面的病史和体格检查排除与 SCD 相关的紧急情况。本章不是关于 SCD 的全面章节，但强调了可能迅速将疑似 VOE 转变为灾难性紧急事件的并发症。

急性胸痛综合征

急性胸痛综合征（acute chest syndrome，ACS）是镰刀型细胞贫血症患者死亡的首要原因 [1]。对于任何胸痛的 SCD 患者，ACS 应该是有差异的。不要把患者的呼吸急促归因于疼痛，需要通过胸部 X 光检查和彻底的体格检查来评估 ACS，闻及啰音（最常见的体征）、呼吸音减弱或喘息 [2]、发热和咳嗽也

是 ACS 的常见症状 [1]。到急诊即开始动态监测脉搏血氧饱和度，以评估和监测由于 ACS 引起的缺氧的程度 [3]。

当评估镰刀型细胞贫血症患者胸痛时，思路要开阔。即便这些患者 ACS 的风险高，但并不排除他们有一般人群中胸痛的常见病因，如急性心肌梗死、肺栓塞或气胸 [4]。早期的 ACS 快速评估很重要，早期应用抗生素和输血可以大大改善预后 [2]。

脑卒中

对疼痛患者进行活动的初步评估是绝对重要的，因为 VOE 并不局限于外周循环，这些患者由于脑血管中的细胞黏附和炎性改变而患脑卒中的风险高，所以应全面评估精神状态和神经功能缺损 [3]。

脑卒中不仅发生在成人中，在 2—9 岁的 SCD 儿童也有显著的脑卒中风险 [4]。无法配合神经系统检查的幼儿，其父母和监护人是你了解神经系统变化的最好途径。

脾隔离症

全面而仔细的身体检查是可以挽救生命的。首先要进行脾脏的触诊，脾隔离症相当于大出血，这些患者血管内大量失血进入脾脏。脾脏由于血液积聚，可以迅速扩大到正常大小的几倍。

SCD 儿童更容易发生脾隔离症，因为大多数患者有足够多的血液流向脾脏。而这在 SCD 成人较少见，因为他们往往早期由于梗死而导致脾脏萎缩或纤维化 [2]，即使是有功能性的无脾，成人仍有肝隔离症的风险 [5]。

最初血容量不足导致的心动过速归因于疼痛是错误的。急性脾隔离症的症状包括低血压、疲劳、腹胀和镇痛药难以治愈的背痛 [5]，全血细胞计数将显示严重的贫血和血小板减少并伴有网织红细胞计数升高 [4]。如果脾脏未触及但高度怀疑脾肿大和肝肿大，可以考虑床旁超声或腹部 X 线检查以评估脾脏或肝脏的肿大 [5]。早发现可以早期输血并预防严重休克。

感染

感染是引起红细胞镰状细胞发病的常见因素之一。如上所述，许多梗死会在患者早期就使功能恢复正常，从而削弱对细菌的防御能力。确定 VOE 是否已被感染是至关重要的。你需要仔细检查脑膜炎、骨髓炎和化脓性关节炎的征象。对于有发热或局部感染迹象的患者，应进行血液和尿培养及胸部 X 线检查，然后尽快给予经验性抗生素治疗 [3]。

在治疗 5 岁以下的儿童患者时，感染性检查的门槛很低但是很重要的。年轻的患者可能没有接受过保护免受包囊生物感染的疫苗。

在急诊中 SCD 还有许多严重表现。患者因再生障碍导致血红蛋白低。细小病毒 B_{19} 引起的造血抑制也可能对 SCD 患者构成生命威胁 [4]。患者出现肢体疼痛时可能出现血管坏死，这类患者通常被误认为是单纯 VOE。最后，儿童有患血管阻塞引起的指头炎的风险。

在 SCD 的所有并发症中，血液学家在治疗计划中的早期介入对于患者预后和从急诊科过渡是重要的 [2、3]。

要点

- 对于 SCD 患者疼痛的原因思路要开阔，把 VOE 当作鉴别诊断。
- 如果怀疑 ACS，早期动态监测血氧饱和度至关重要。
- SCD 患者的卒中风险高，需要评估神经功能障碍。
- 低血压、腹胀和镇痛药无效的背痛是急性脾隔离症的征象。

参考文献

[1] Vichinsky EP, Styles LA, Colangelo LH, et al. Acute chest syndrome in sickle cell disease: Clinical presentation and course. *Blood*. 1997;89(5):1787.

[2] Lovett PB, Sule HP, Lopez BL. Sickle cell disease in the emergency department. *Emerg Med Clin N Am*. 2014;32:629–647.

[3] Buchanan GR, Yawn BP. Managing acute complications of sickle cell disease. In: *Evidence-Based Management of Sickle Cell Disease*. Bethesda, MD: National Heart, Lung, and Blood Institute（NHLBI），2014:31–54.

[4] Glassberg J. Evidence-based management of sickle cell disease in the emergency department. *Emerg Med Pract*. 2011;13(8):1–24.

[5] Rivera-Ruiz M, Varon J, Sternbach GL. Acute splenic sequestration in an adult with hemoglobin SC disease. *Am J Emerg Med*. 2008;26(9):1064.e5–e8.

第 150 章
"逆转"华法林药物作用
Warfarin Reversal: Factor It In

William B. Stubblefield, Daren M. Beam，著

华法林是北美使用最广泛的维生素 K 拮抗药（vitamin K antagonist，VKA），用于预防静脉血栓栓塞症（venous thromboembolism，VTE）。VKA 治疗的患者每年有 60000 例发生急诊出血并发症[1]。

华法林抑制维生素 K 依赖的凝血因子 Ⅱ、Ⅶ、Ⅸ、Ⅹ 及抗凝血蛋白 C 和抗凝血蛋白 S 的羧化有关的酶，使它们失活。其剂量以国际标准化比率（international normalized ration，INR）的测量、凝血酶原时间（prothrombin time，PT）的标准化测量为标准，期望治疗范围为 2 ～ 3.5。过高的 INR 值产生于多种原因，主要是由于大量药物和食物对华法林代谢有影响。

华法林过量是错误的。自身系统既不能把过多的华法林去除，也不能束缚和阻止它的作用。但是

我们通过治疗可以降低华法林的抑制作用，需要给予更多的凝血因子补充其产生的功能性消耗[2]。首先停止华法林治疗、给予维生素 K，并考虑使用新鲜冷冻血浆（fresh frozen plasma，FFP）或凝血酶原复合物（prothrombin complex concentrate，PCC）来实现。

在临床上无明显出血的轻度 INR 升高的患者中，停止华法林、仔细观察和定期监测是最安全的过程[2]。然而，当 INR 在 3.0 ～ 4.5 范围内时，临床上显著出血的风险增加。当 INR ＞ 5.0 时发生的出血事件的指数增加[3]。因此，华法林的过度抗凝治疗取决于有无活动出血和 INR 升高的程度（表 150-1）。

维生素 K 应口服或静脉给药，口服给药是首选的给药途径。在华法林过度抗凝并伴有严重或危及生命的出血的情况下，维生素 K 应在 20 ～ 30min 内静脉注射，而不是作为静脉推注。

表 150-1　治疗 INR 升高

INR	出　血	治　疗
3.5 ～ 4.9	无	停用华法林并观察
5.0 ～ 9.0	无	停用华法林 口服维生素 K 1.0 ～ 2.5mg
＞ 9.0	无	停用华法林 口服维生素 K 5.0mg
任何数值	无法控制的出血	停用华法林 维生素 K 10.0mg 静脉注射 和 FFP 或 PCC

FFP 的适应证主要基于观察性试验和专家意见，包括颅内出血（include intracranial hemorrhage，ICH），以及与华法林使用有关的任何威胁生命的出血，包括心包、腹膜后出血，或其他活动性出血伴低血压或 2g/dl 的血液下降。FFP 不适用于容量扩大、VKA 非紧急逆转，或在没有出血的情况下治疗任何原因引起的异常 INR，没有证据显示非出血患者预防性使用 FFP。此外，现有证据不能支持在诸如中心静脉置管和腰椎穿刺等轻度侵入性手术之前 INR 升高的患者中使用 FFP。除非符合危及生命的出血，否则 FFP 不适用于消化道出血[4]。

FFP 的使用可以带来重大风险，因此，如果没有证据不应该给予 FFP。除了病原体传播、过敏反应和溶血的风险之外，降低 INR 所需的相关大容量与长输血时间、循环超负荷、输血相关的急性肺损伤（transfusion-related acute lung injury，TRALI）的风险相关。

FFP 包含所有凝血因子，1 单位的体积为 200 ～ 250ml。输注速度开始为 10 ～ 30ml/kg。治疗结果有可能是不可预测的，这时候复查实验室检查和临床评估就必不可少了[3]。一般来说，在体重为 70kg 的成年人中，1 单位 FFP 可使大多数患者凝血因子增加 3% ～ 5%。2 单位 FFP（7 ～ 8ml/kg）可以使成人凝血因子增加 10%。对与临床相关的凝血因子缺乏症的纠正，需要 15ml/kg（或 70kg 成人，4 个单位）的剂量，这使得大多数凝血因子水平提高了约 20%[3]，FFP 本身 INR 约 1.7，因此 FFP 输血一般不会将患者的 INR 降低到这个水平以下。为了达到不切实际的目标 INR 1.0，重复使用 INR 稍高的 FFP 显然是错误的。

PCC 含有维生素 K 依赖性凝血因子，最早应用于血友病 B，其包含凝血因子 Ⅱ、Ⅸ 和 Ⅹ，以及 F Ⅷ 抑制物旁路活性包含凝血因子 Ⅱ、Ⅸ、Ⅹ 和 Ⅶ。两者都含有蛋白 C、蛋白 S 和微量的肝素。其优点是体积更小，速度更快，这点尤其重要，因为华法林治疗的大多数患者都有并发症，体积超负荷会造成损害。最近一项前瞻性随机对照研究显示，在急症手术或侵袭性手术需要 VKA 逆转的患者中，4-因子 PCC 在有效止血和快速降低 INR 方面优于 FFP[5]。

要点

- 纠正华法林过量的 3 种方法。
  - ◇ 停用华法林。
  - ◇ 停用华法林并予以维生素 K。
  - ◇ 对于严重出血患者，停用华法林、给予维生素 K，并补充各种因子。
- INR 是临床出血的不良预测指标。
- FFP 仅适用于 ICH 相关的和其他危及生命的华法林出血。
- PCC 更贵，但体积小，作用快。
- 尚无证据表明用 PCC 或 FFP 改善 INR 可以改变发病率或死亡率。

参考文献

[1] Shehab N, Sperling LS, Kegler SR, et al. National estimates of emergency department visits for hemorrhage-related adverse events from clopidogrel plus aspirin and from warfarin. *Arch Intern Med.* 2010;170:1926–1933.

[2] Tintinalli JE, Stapczynski JS. *Tintinalli's Emergency Medicine: A Comprehensive Study Guide*. 7th ed. New York: McGraw-Hill, 2011.

[3] Marx JA, Rosen P. *Rosen's Emergency Medicine: Concepts and Clinical Practice*. 8th ed. Philadelphia, PA: Elsevier/Saunders, 2014.

[4] Roback JD, Caldwell S, Carson J, et al. Evidence-based practice guidelines for plasma transfusion. *Transfusion.* 2010;50:1227–1239.

[5] Goldstein JN, Refaai MA, Milling TJ Jr, et al. Four-factor prothrombin complex concentrate versus plasma for rapid vitamin K antagonist reversal in patients needing urgent surgical or invasive interventions: A phase 3b, open-label, non-inferiority, randomised trial. *Lancet.* 2015;385:2077–2087.

第 151 章
紧急逆转抗凝：适当的激进
Emergent Anticoagulant Reversal: Be Appropriately Aggressive

Keith Azevedo, Isaac Tawil，著

在危及生命的出血情况下，标准 ABC 可以重新考虑为 AABC，附加的"A"表示伴随的抗凝血剂逆转药。由于逆转是时间敏感的行为，威胁生命的出血的抗凝患者没有时间进行细致的讨论和彻底审查证据。需要紧急抗凝逆转的危及生命的经典出血情况是颅内出血（intracranial hemorrhage，ICH）。我们

推导出其他经常性研究的患者组出血的建议。本章的目的是：①探讨危及生命的大出血快速抗凝逆转的基本原理；②讨论最常用的抗凝逆转药：华法林；③确定新的靶向特异性口服抗凝药（target specific oral anticoagulants，TSOAC），提出逆转策略，以及未来的逆转药正在研发中；④提供一个实用的参考指南。

抗凝与出血

最常见的口服抗凝血药是维生素 K 拮抗药（vitamin K antagonist，VKA）华法林。由于缺乏必要的监测和更强的抗凝可靠性，TSOAC 越来越受欢迎，包括因子 X_a 抑制药和直接凝血酶抑制药（direct thrombin inhibitors，DTI）。其他常见的抗血栓药物包括抗血小板药物，作用机制（mechanism of action，MOA）、半衰期和逆转参考表 151-1。虽然这些药物的相对安全性已经得到证实，但是当患者出血时，尤其是发生脑出血时，会出现危及生命的紧急情况。典型的脑出血死亡率由 40% 增加到 60%[1]。当合并抗凝治疗时，进一步的神经系统疾病发病率随着血肿的扩大而增加[2]。

华法林逆转

逆转抗凝血药被不同程度的证据所证实，华法林逆转是研究最多的。华法林逆转可通过各种药物实现，每种药物的起效时间和作用持续时间不同：维生素 K、凝血酶原复合物浓缩物（prothrombin complex concentrate，PCC）和新鲜冰冻血浆（fresh frozen plasma，FFP）（表 151-1）。静脉注射维生素 K 的起效时间为 2～6h，并需要长达 24h 才能实现逆转。PCC 是维生素 K 依赖因子 Ⅱ、Ⅶ、Ⅸ 和 Ⅹ 的浓缩物，加上蛋白 C 和蛋白 S 以及少量肝素。PCC 最初是为血友病 B 治疗而开发的，由于起效迅速和可靠的国际标准化比率（INR）校正，在大多数发达国家已用于紧急逆转华法林。最近一项维生素 K+PCC 与维生素 K+FFP 治疗 VKA 相关出血的随机试验比较了止血效果和 INR 校正。在这项非劣效性研究中，PCC 逆转更快，且不良反应更少，主要使血浆相关容积过载。血栓性并发症在各组之间没有差异。这项研究促使 FDA 批准 PCC 用于大出血情况下的紧急 VKA 逆转[3]。虽然缺乏死亡率数据，但是 PCC 优于血浆有多个原因。FFP 逆转策略的主要缺点是由于 FFP 和不可预测的 INR 正常化而导致 INR 校正延迟。其他并发症包括由胶体负荷所致的输血相关循环过载（transfusion-associated circulatory overload，TACO）、输血相关肺损伤（transfusion-associated lung injury，TRALI）。因此，最近的 AHA 建议，VKA 相关脑出血包括静脉维生素 K+PCC 可能优于 FFP[4]。

表 151-1　抗血栓 MOA/ 半衰期

抗血栓药物	MOA[a]	半衰期
华法林	维生素 K 拮抗药 / 环氧还原酶抑制药，防止因子 Ⅱ、Ⅶ、Ⅸ、Ⅹ 的合成	36h
利伐沙班、阿哌沙班和依达沙班	Xa 抑制药	7～21h 肾功能正常
达比加群	凝血酶（Ⅱa）抑制药	14～17h
阿司匹林	COX-1 和纤维蛋白原的不可逆乙酰化	15～30min，5～7d 血小板完全恢复
氯吡格雷，普拉格雷：噻吩并吡啶衍生物	血小板 ADP 与血小板活性的不可逆抑制	7～8h，5～7d 血小板完全恢复

a: MOA 作用机制

新药：靶向口服抗凝药及其他

这些药物可以基于 MOA 分为两类：DTI 和因子 Xa 抑制药。DTIs 包括口服制剂达比加群和 3 种肠外药物比瓦鲁定、阿加曲班和藿香定。临床应用的 Xa 抑制药包括利伐沙班、阿哌沙班和依达沙班。直到最近，还没有严格的临床证据来指导靶向特异性口服抗凝药（target-specific oral anticoagulants，TSOAC）的逆转，并且建议是基于未临床使用的实验室参数标准化的研究和专家意见。PCC 可以通过激活血小板表面的凝血酶来逆转这些药物。DTIs 可以通过血液透析清除，但这在紧急情况下常常是不切实际的。目前正在开发解毒药，如 FDA 新近接受的抗体片段伊达鲁西单抗，其在最近进行的逆转达比加仑的观察性临床试验中显示出前景 [5]。对于抗血小板药物，关于逆转的共识还不太清楚，但许多专家断言，由于这些药物往往会增加出血，它们的作用也应该类似地逆转。在临床试验中，推荐的治疗包括输注功能性血小板和 DDAVP（去氨加压素），其诱导释放血管性血友病因子和凝血因子Ⅷ，从而增强止血。当抗凝药物患者出现危及生命的出血时，请参考图 151-1。

抗凝药	逆转剂
华法林	维生素 K 10mg 静脉注射 加上任何一个： PCC：小剂量 25μ/kg INR 1.5 ～ 4.0；35μ/kg INR 4.0 ～ 6.0；50μ/kg INR ＞ 6.0，体重在 100kg 时药物给上限剂量 或 FFP：大剂量 15 ～ 30ml/kg
Xa 抑制药（利伐沙班）	PCC 50μ/kg 体重在 100kg 以内
凝血酶Ⅱa 抑制药（达比加群）	依达鲁单抗
阿司匹林和噻吩并吡啶衍生物（氯吡格雷、普拉格雷）	去氨加压素：0.3μg/kg 血小板输注

▲ 图 151-1　抗凝与逆转药物

要点

- 快速抗凝逆转在危及生命的出血中至关重要。
- 华法林逆转策略应包括 10mg 静脉注射维生素 K+PCC 或 FFP（PCC 优选）。
- TSOAC 逆转目前包括基于有限数据的 PCC，和目前正在开发抗体片段解毒剂。
- 抗血小板药物逆转包括血小板输注 +DDAVP，但存在争议。

参考文献

[1] Van Asch CJ, et al. Incidence, case fatality, and functional outcome of intracerebral Haemorrhage over time, according to age, sex, and ethnic origin: A systematic review and meta-analysis. *Lancet Neurol.* 2010;9:167–176.

[2] Cucchiara B, et al. Hematoma growth in oral anticoagulant related intracerebral hemorrhage.*Stroke.* 2008;39:2993–2996.

[3] Sarode R, et al. Efficacy and safety of a 4-factor prothrombin complex concentrate in patients on vitamin K antagonists presenting with major bleeding: A randomized, plasmacontrolled,phase IIIb study. *Circulation.* 2013;128(11):1234–1243.

[4] Hemphill JC, et al. AHA/ASA guidelines for the management of spontaneous intracerebral hemorrhage. *Stroke.* 2015;46:2031–2060. doi:10.1161/STR.0000000000000069.

[5] Pollack CV Jr, et al. Idarucizumab for dabigatran reversal. *N Engl J Med.* 2015;373(6):511–520.Mattu2e_Section09.indd 348 2/10/2017 4:23:25 PM Copyright .

第 152 章
识别白细胞淤滞并清楚急救时机
Recognize Leukostasis and Know When to Consult for Emergent Treatment

Cameron Hypes，著

高白细胞血症定义为白细胞（white blood cell，WBC）计数超过 $10^5/\mu l$，可发展为许多血液恶性肿瘤，高白细胞血症可能是它们的初始表现。当高白细胞血症成为症状时，它被称为白细胞淤滞，并与 20% ～ 40% 的 1 周死亡率相关。

当可变形性差的母细胞在总血容量中占比较高，以至于它们增加血液黏度并堵塞微循环，导致流向各种终末器官的血流量减少时，就会发生白细胞淤滞。除了血流减少造成的缺氧损伤之外，这些异常细胞还具有高代谢活性，从而产生局部低氧血症区域，并且还可能由于细胞因子释放和迁移到邻近组织而造成直接损伤。

在所有类型的白血病中可以看到高白细胞血症和白细胞淤滞，但在这些类型中，白细胞计数可能发展成什么样的白细胞淤滞仍存在显著差异，这是由细胞的大小和变形性的变化造成的。在 AML 中，白细胞计数 $\geqslant 10^5/\mu l$ 的患者可能会出现白细胞淤滞。高白细胞血症在慢性粒细胞白血病中最常见，但在白细胞计数低于 $5\times10^5/\mu l$ 的慢性期很少出现白细胞淤滞的症状，除非白细胞淤滞可随着急变发展而发生。在 ALL 中，高白细胞血症很常见，但白细胞淤滞不常见，并且是以较高的白细胞计数出现的，通常高于 $4\times10^5/\mu l$。最后，白细胞淤滞在 CLL 中最不常见，通常仅在计数超过 $10^6/\mu l$ 时才发生。

毫无疑问，白细胞淤滞的症状对应于局部缺血相关的症状，并且根据哪个器官系统受影响最大而表现不同。肺和神经系统的表现是最常见的，但任何器官系统都可能涉及较罕见的表现，包括心肌缺血、急性肾损伤、肠梗阻、急性肢体缺血或阴茎勃起。肺部症状包括呼吸困难和低氧血症，并且通常与胸片上的肺部浸润有关。神经系统症状可以从头痛或头晕一直到嗜睡和昏迷等。

高白细胞血症患者也有发展成其他疾病的风险，这些疾病可能与白细胞淤滞相仿或同时发生，但却是不同的。发热通常伴随白细胞淤滞，增加了感染的风险，这在急性情况下可能无法排除。虽然高白细胞血症患者具有异常高的白细胞计数，但极少数的细胞发挥功能，从而产生有效的免疫抑制状态。因此，许多白细胞淤滞患者将首先接受经验性抗生素治疗。类似地，虽然白细胞淤滞可伴有肾衰竭，但在无白细胞淤滞的情况下，高白细胞血症患者仍有发展肿瘤溶解综合征和随后肾衰竭的高风险。神经性白细胞淤滞可被颅内出血所模仿，这可能是由高白细胞血症引起的内皮损伤和血小板减少引起的。在没有白细胞淤滞的情况下，高白细胞血症也可能引起与弥散性血管内凝血（DIC）的发展有关的血栓形成的后果。结果，白细胞淤滞的最终诊断常常不是一个十分明确的诊断，但积极的治疗应该从可能归因于白细胞淤滞的第一个症状开始。

高白细胞血症与许多误导性的实验室检查结果有关。血液中白细胞的高代谢可导致高白细胞血症患者发生低氧血症，血气分析可能高估其严重性。出于这个原因，脉搏血氧饱和度可以为高白细胞血症患者的血氧饱和度提供更有用的评估。肾损伤和肿瘤溶解综合征的发生使高白细胞血症患者血清钾水平在实验室检查中占有重要地位，然而，在高白细胞血症，尤其是 CLL 的情况下，血清钾的测量可能因高血糖症的发生而复杂化。假性高钾血症是一种体外现象，其中在去除血浆用于分析之前，大量易碎的白细胞在血液样品中溶解。使用血气分析仪测量冰冻样品中的钾可以减少假性高钾血症的发生。

白细胞淤滞的治疗主要围绕迅速的细胞减少，同时提供支持性护理，如预防肿瘤溶解综合征。在实际应用时，应避免在细胞减少之前输注红细胞，因为这可进一步增加循环血液的黏度。可以采用 3 种基本的细胞减少方法，但其中任何一种都需要在进行肿瘤学检查之前进行协商，并且初始细胞减少的最佳方法存在一些争议。细胞减灭术传统上是用白细胞分离法完成的，在这种方法中，白细胞被机械地从血液成分的剩余部分中分离出来，然后这些成分被返回循环。细胞减少的替代方法包括使用口服羟基脲或立即开始诱导化疗。口服羟基脲可以在 1 ～ 2 天内白细胞计数减少 50% ～ 80%，而不会引起肿瘤溶解性肺病或 DIC。急诊医生可以在肿瘤学咨询后通过影响羟基脲的早期启动以及获得类似于用于血液透析的白细胞去除术的大孔中心静脉通路发挥作用。

要点

- 白细胞淤滞与高死亡率有关。
- 白细胞淤滞常常难以与其他临床症状区分，如感染并且常会不能确诊，因此这两种情况可同时开始治疗。
- 白细胞淤滞的诊断往往是不确定的，迅速进行细胞减数术的咨询仍然是必要的。
- 高白细胞血症可导致虚假的实验室结果，包括错误降低血气分析氧饱和度和假性高钾血症。

推荐阅读

[1]　Ganzel C, Becker J, Mintz PD, et al. Hyperleukocytosis, leukostasis and leukapheresis: Practice management. *Blood Rev.* 2012;26:117–122.

[2]　Marx JA, Rosen P. *Rosen's Emergency Medicine: Concepts and Clinical Practice*. 8th ed. Philadelphia, PA: Elsevier/Saunders, 2014.

[3]　Porcu P, Cripe LD, Ng EW, et al. Hyperleukocytic leukemias and leukostasis: A review of pathophysiology, clinical presentation and management. *Leuk Lymphoma.* 2000;39:1–18.

[4]　Ruddy KJ, Wu D, Brown JR. Pseudohyperkalemia in chronic lymphocytic leukemia. J Clin Oncol Off J Am *Soc Clin Oncol.* 2008;26:2781–2782.

第十篇

免　疫
Immune

第 153 章
不要被过敏刺痛
Don't Get Stung by Anaphylaxis

Vincent Devlin, Jerussa Aita-Levy，著

　　速发型过敏反应是一种严重的、危及生命的、经常被误诊的问题，需要在急诊科（emergency department，ED）设置立即注意。要想获得更好的结果，关键是及早识别和干预。如果由于非特异性症状而不能识别过敏反应，后果可能是致命的。回顾导致事件发生的详细描述对诊断和识别至关重要。

　　过敏反应的诱发因素在急诊科中很重要。在儿科中，最可能的诱发因素是食物，如坚果（花生）、海鲜（贝类）、鸡蛋、牛奶和小麦。在成人中，最可能的原因是昆虫叮咬，属于膜翅目。其他病因包括抗生素、乳胶或特发性[1]。

　　专家们创建了 3 个诊断标准，使临床医生能够识别表现的微妙之处[2]。当以下 3 个标准之一被证实时，很有可能诊断过敏反应。

　　标准 1：急性发作的症状，包括皮肤和（或）黏膜以及呼吸损害或血压降低（或相关的器官末梢损害的体征和症状），这被认为是急性瘙痒、脸红、嘴唇 / 舌头肿胀、荨麻疹、呼吸困难、支气管痉挛、喘鸣、低氧血症、晕厥和精神状态变化的典型速发型过敏反应。

　　标准 2：第 2 个准则更加微妙。患者暴露于可疑过敏原后，会出现以下 2 种或以上症状：皮肤 / 黏膜组织受累、呼吸系统受损、血压降低（或相关症状）和（或）持续胃肠道症状。患者可能没有皮肤受累。需要注意的是 20% 的过敏反应患者没有皮肤症状。

　　标准 3：要求患者接触已知的过敏原。在这个类别中唯一的症状是血压降低，成人收缩压 < 90mmHg（或从基线下降 30%）。10 岁以下的儿童，低血压被定义为 70mmHg + 2× 年龄。临床上，晕厥可能是低血压的表现。记住这一类是很重要的，因为它经常被忽略[3]。

　　肾上腺素的使用应仅限于符合上述标准的患者。在少数情况下，未满足上述条件时可以给予肾上腺素。如某人对过敏原有近乎致命的反应并且以瘙痒、荨麻疹和冲洗的方式到急诊科。

　　由过敏反应引起的死亡通常发生在气道阻塞和心血管衰竭之后。病人对即将到来的厄运（死亡恐怖）的感觉是可怕的——有些是不可忽视的。如果症状被误认为是哮喘，由于诊断延迟，哮喘患者发生致命过敏反应的风险增加[4]。

　　回顾你的患者的药物。抗高血压药物包括 β 受体阻滞药、血管紧张素转化酶抑制药和 α 受体阻滞药可能减少对肾上腺素的反应，在 β 受体阻滞药的情况下，可能需要用胰高血糖素来治疗过敏反应[1]。

　　病史和症状总是胜过实验室检测的需要，快速治疗应始终是优先考虑的问题。症状出现后，血浆胰蛋白酶升高 3h，血浆组胺升高时间小于 60min。这些测试对过敏症专科医生的随访可能有用[5]。

永远记得 ABCs。立即治疗应包括清除激动药、肌肉注射肾上腺素、患者仰卧位以防止空室综合征、补充氧气(用面罩 8～10L) 和体积复苏。低血压患者应接受 1～2L 生理盐水，成人 5～10ml/kg，儿童心血管支持 20ml/kg，5～10min 以上。如果有喘鸣或严重呼吸困难的迹象，应立即固定气道。

肌肉注射是首选的输注肾上腺素的方式，它将使药物的组织浓度快速增加。在大腿注射剂量为 0.3～0.5mg，浓度为 1∶1000。这可以在 5～15min 内根据临床影像重复。儿童和婴儿的剂量为 0.01mg/kg，最大剂量为 0.5mg。如果患者在多次肌肉注射肾上腺素后出现持续性症状，应开始持续静脉注射胰岛素（成人 2～10μg/min，儿童每分钟 0.1～1μg/kg）。肾上腺素应根据临床症状立即使用 [5]。

尚未发现辅助药物，如 H_1/H_2 抗组胺药、支气管扩张药和糖皮质激素，对立即全身性治疗过敏反应有用。这些辅助药物可以缓解瘙痒或喘息的症状。糖皮质激素可给药释放 3 天，因为大多数双相反应将发生在 72h 内。这些药物绝不能作为一线治疗 [2]。

需要多次使用肾上腺素的患者或有血流动力学不稳定等严重症状的患者应入院观察。其他患者都可以在 4～6h 的观察期内安全出院。在离开急诊科之前进行患者教育是非常重要的，因为有可能出现双相过敏反应或再次接触过敏原。如果在此期间有任何诊断症状复发，应指示患者立即返回急诊科。只有在接受肾上腺素笔（EpiPen）培训、肾上腺素笔治疗并转诊至过敏专科医生后，患者才能出院 [5]。

要点
- 速发型过敏反应的直接管理应该包括 ABCs、去除激发药、肌肉注射肾上腺素、补充氧气、体积复苏。
- 在疑似过敏反应中，对肾上腺素的管理没有绝对的禁忌。
- 没有发现有用的辅助药物治疗速发型过敏反应。
- 由于诊断延误，哮喘患者出现致命过敏反应的风险增加。

参考文献

[1] Kim H, Fischer D. Anaphylaxis. *Allergy Asthma Clin Immunol.* 2011;7(Suppl 1):S6.
[2] Campbell RL, Li JT, Nicklas RA, et al. Emergency department diagnosis and treatment of anaphylaxis: A practice parameter. *Ann Allergy Asthma Immunol.* 2014;113:599.
[3] Campbell RL, Hagan JB, Manivannan V, et al. Evaluation of NIAID/food allergy and anaphylaxis network criteria for the diagnosis of anaphylaxis in ED patients. *J Allergy Clin Immunol.* 2012;129:748.
[4] Soar J, Pumphrey R, Cant A, et al. Emergency treatment of anaphylactic reactions—Guidelines for healthcare providers. *Resuscitation.* 2008;77:157.
[5] Dhami S, et al. Management of anaphylaxis: A systematic review. *Eur J Allergy Clin Immunol.* 2014;69:168–175.

第 154 章
血管性水肿和过敏反应不同是相似表现的不同疾病
Angioedema and Anaphylaxis Are Not the Same, They Just Happen to Present Similarly

Lui Caleon, Pierre Detiege，著

在急诊科区别嘴唇肿胀的患者，可能会考虑整形手术过度，但更可能考虑到的是过敏或药物不良反应。急性组织肿胀是由多种途径引起的。排除可能危及生命的过程是至关重要的。血管性水肿和速发型过敏反应表现相似，通常相互混淆，但有不同的病理生理学基础和显著的不同治疗方法。

简单地说，过敏反应是一种急性过敏介导的反应，而血管水肿是一种血管反应。更具体地说，过敏反应是一种真正的全身性过敏性 IgE 介导的过敏性炎症反应。然而，血管性水肿被认为是一种非炎性疾病状态，在此期间，由于毛细血管通透性增加而导致的血管性液体外溢进入真皮或黏膜下层，通常发生在面部、上呼吸道和胃肠道。这种血管性反应导致皮下真皮深度界限分明、非对称非点蚀性水肿，被认为类似于过敏性荨麻疹中较浅表的轮状和火焰状水肿。血管性水肿是最常见的特发性疾病，但可以是 ACE 抑制剂诱导，遗传或获得与 C1 酯酶缺乏。此外，过敏反应通常与成人的药物不良反应和昆虫叮咬以及儿童的食物过敏有关。血管性水肿和过敏反应都可能危及生命（表 154-1）。

表 154-1　临床重大血管性水肿的危险因素

血管紧张素转化酶抑制药引起的咳嗽
非裔美国人
年龄＞ 65 岁
女性
既往史血管性水肿
既往史药物相关皮疹或季节性过敏
既往存在食管空间狭窄（肥胖、既往手术创伤、阻塞性睡眠呼吸暂停综合征）

特发性（自发）血管性水肿的机制尚不清楚。然而，血管紧张素转化酶抑制剂血管水肿较少见，在药物治疗的患者中发病率为 0.1% ～ 0.7%，在急诊科中，占病例的 30% 以上。血管紧张素是一种能导致血管收缩和醛固酮刺激导致血压升高的强效激素。缓激肽能增加毛细血管通透性，是一种有效的血管舒张药，被认为比组胺有效 10 倍。血管紧张素转化酶抑制剂，简称 ACE 抑制剂，通过阻断血管紧张素 I 向血管紧张素 II 的转化，从而阻断缓激肽的降解，被广泛应用于治疗高血压。随后的缓激肽积累最常见的结果是支气管痉挛，导致干咳和刺激性"干咳"。认为过剩的缓激肽沉积到气道和胃肠道组织导致了临床上显著的血管水肿。血管紧张素转化酶抑制剂诱导的药物不良反应通常发生在药物初始化的第 1 周，但并发症已记录在用药后 7 年以上。

血管性水肿和速发型过敏反应的诊断和鉴别是根据患者的临床症状、情景背景和既往中医学史进行的。影像学和血液检查在很大程度上是不必要的，延误了适当的治疗。组胺和胰蛋白酶水平可能会

在过敏反应发生时升高（不是血管性水肿），但它们对时间非常敏感，而且是"送出实验室"，无法帮助紧急临床决策。如果患者在抽血前 10 ～ 90min 出现症状，可能需要进行血液检查以协助门诊诊断。

血管性水肿通常不对称地分布在非重力性依赖区。患者可能会出现标志性的嘴唇和舌部肿胀，或者出现更模糊的症状，如肠壁水肿引起的腹痛。相比之下，过敏反应表现得更为广泛。令人担忧的迹象，如声音改变、声音嘶哑、呼吸困难，或喘息表明可能需要气道通气。

血管性水肿是自限性的。在气道不通畅的情况下，局部肿胀将在立即停止治疗（在大多数情况下 ACE 抑制剂停止治疗）后的 24 ～ 72h 内消失。虽然没有专门研究证实，但通常推荐使用 H_1/H_2 抗组胺剂和糖皮质激素的辅助药物治疗，特别是在诊断同位素不确定的情况下。如果出现气道损害或全身性低血压，肌肉注射肾上腺素与死亡率显著降低有关。辅助性药物治疗可缩短病程，但未显示对死亡率有影响。经典情况下，ACE 抑制剂相关血管性水肿难以药物治疗。目前，FDA 批准的血管扩张药物治疗包括使用冷冻血浆、C1 酯酶浓缩物，或新的药物，如重组 C1 抑制药、血管舒缓素，或缓激肽受体拮抗药。建议"尽快而不是晚一点"保护患者的气道，降低插管门槛（表 154-2）。

表 154-2　抢救治疗

	成人剂量	小儿剂量
每 15 ～ 20min 向大腿注射肾上腺素（1∶1000）	0.3 ～ 0.5mg	0.03mg/kg（最大剂量 0.5mg）
氧气		
初始生理盐水	1 ～ 2/L	20 ml/kg
若皮肤受累，盐酸苯海拉明静脉注射	20 ～ 50mg	1 ～ 2mg/kg（最大剂量 50mg）
雷尼替丁静脉注射	50mg	1 mg/kg（最大剂量 50mg）
甲泼尼龙静脉注射	125mg	1 ～ 2mg/kg（最大剂量 125mg）

在出院前，应建议患者避免使用任何可能诱发疾病的可疑药物。如果用于稳定，患者也应该服用短期抗组胺药和类固醇激素，以防止任何长期或反弹发作的失代偿。提供与复发有关的症状的返回指示。如果你有任何有关气道介入的问题，请将患者送入监测室进行观察（表 154-3）。

表 154-3　提出医院血管性水肿分期的处置

第一阶段：皮疹／浮肿、嘴唇浮肿：门诊管理
第二阶段：软腭浮肿：门诊或是住院处入院
第三阶段：眼水肿：ICU 监护
第四阶段：喉水肿：ICU 监护

要点
- 虽然大多数血管紧张素转化酶抑制剂的药物不良反应发生在治疗的第 1 个星期，但血管性水肿可以出现在许多年后。所有有血管水肿症状的患者立即停止使用 ACE 抑制剂。
- 大多数与气道中断有关的主要不良事件继发于血管性水肿，过敏反应发生在症状出现的前 2h（不一定是急诊表现）。

- 血管性水肿和过敏反应都是临床诊断。通常认为实验室不是必要的。
- 保护患者的气道，防止出现任何令人不安的症状，包括声音变化、声音嘶哑、呼吸困难和喘鸣。

推荐阅读

[1] Culley CM, DiBridge JN, Wilson GL Jr. Off-label use of agents for management of serious or life-threatening angiotensin converting enzyme inhibitor-induced angioedema. *Ann Pharmacother.* 2016;50(1):47–59.

[2] Wilkerson, RG. Angioedema in the emergency department: An evidence-based review.*Emergency Medicine Practice.* 2012; 14(1 1):4–16.

[3] Emergency Medicine Practice "Angioedema". November 2012, vol. 14, no. 11.

[4] Ishoo E, Shah UK, Grillone GA, et al. Predicting airway risk in angioedema: Staging system based on presentation. *Otolaryngol Head Neck Surg.* 1999;121(3):263–268.

[5] Marx JA, Hockberger RS, Walls RM, et al., eds. Allergy, hypersensitivity, angioedema, and anaphylaxis. *Rosen's Emergency Medicine: Concepts and Clinical Practice.* Philadelphia, PA:Mosby/Elsevier;2013.

[6] Temiño VM, Peebles RS. The spectrum and treatment of angioedema. *Am J Med.* 2008;121(4):282–286.

第 155 章
危险的移植毒性
Treacherous Transplant Toxicities

Christopher J. Edwards, tszyee (Janice) tsui，著

美国疾病预防控制中心报告称，美国每年有 70 万人因不良药物事件而就诊。固体器官移植后的慢性免疫抑制方案由于其不良反应的多样性、医疗必要性和治疗指标的狭窄性而面临着独特的挑战。本章将通过提出一个主要的想法来让读者熟悉普通免疫抑制剂的毒性，这个想法可以通过下面讨论的药物来解释。

一、钙调磷酸酶抑制药

"我有一段时间有这种奇怪的震颤，还有两周的头痛"。

钙调磷酸酶抑制药（calcineurin inhibitors，CNIs）、环孢素和他克莫司在 20 世纪 80 年代初对实体

器官移植进行了革命性的变革，至今仍在广泛使用。这些药物命名恰当，通过抑制钙调神经磷酸酶破坏细胞内 T 细胞激活的过程[1]。CNIs 也被用于各种自身免疫性疾病的管理，尽管它们在非移植适应证中的应用受到其显著毒性的限制。

（一）神经毒性的震颤和头痛

大多数接受 CNIs 治疗的患者最终会发展为震颤[1]，而中枢神经系统的头痛也相当常见。精神方面的影响包括烦躁不安、迷失方向和可能发生视觉幻觉，就像言语清晰度的变化一样。更严重的情况，如锥体外系综合征、癫痫、癫痫持续状态、脑病和后路白质脑病都与 CNIs 相关。中枢神经系统影响在 CNIs 启动后不久更为常见，但在治疗后可能发生在数月甚至数年。虽然血清药物浓度应该在有中枢神经系统影响的患者中测量，但药物水平与神经毒性之间并没有很强的相关性。

（二）肾毒性——移植外科医生的工作保障

尽管环孢素和他克莫司在肾移植中经常使用，但它们都对肾脏有害[1]。功能异常，如传入小动脉血管收缩、肾素 - 血管紧张素 - 醛固酮系统激活、线粒体孔隙堵塞和内皮功能障碍，被认为是导致结构异常的因素。动脉透明细胞病、肾小管萎缩、肾小球硬化和肾小管细胞等长空泡化，这些通常是由于长期暴露于 CNIs 所致。治疗性药物监测是必要的，因为血清药物浓度高和低都与 CNIs 引起的肾毒性有关。

（三）其他毒性

心血管、代谢和电解质紊乱也可能发生。他克莫司和环孢素都能引起这些效应，然而，血脂异常、高血压和高尿酸血症与环孢素有关更为常见，而糖尿病与他克莫司的相关性更高。

（四）药物动力学和水平

他克莫司和环孢素均通过 CYP3A4 进行肝代谢，主要在粪便中被排出。目标血清水平取决于许多因素，包括伴随的免疫抑制剂使用、诱导药物使用和移植时间。

二、霉酚酸酯

"我一直在大便，当我看到血的时候就进来了"。

霉酚酸酯，又名细胞封闭物或 MMF，通常用于预防和治疗各种固体器官同种异体移植的急性排异反应[2]。霉酚酸酯是非竞争性可逆的单磷酸肌苷脱氢酶抑制剂。通过干扰这一途径，可以抑制淋巴细胞的 DNA 合成。

（一）肠胃炎——肠胃痛

霉酚酸酯最常见的不良反应是胃肠道，包括腹泻、腹痛和消化不良[2, 3]。虽然不太常见，但患者可能出现严重的后果，包括直肠出血、十二指肠溃疡、肠糜烂。

（二）血液学——MMF 会影响全血细胞计数

霉酚酸酯可以抑制淋巴细胞和其他血细胞的 DNA 合成。超过 10% 的患者服用了霉酚酸盐后出现白细胞减少[3]。其他血液学不良反应包括贫血、血小板减少、全血细胞减少和粒细胞缺乏症。

（三）感染——一个不奇怪的后果

长时间使用霉酚酸酯进行免疫抑制会增加机会性感染的风险。超过 15% 的患者可能经历巨细胞病毒（cytomegalovirus，CMV）血症或组织浸润性疾病[2]。其他常见的感染包括单纯疱疹病毒和念珠菌。

（四）药物动力学和水平

支酚酸（mycophenolic acid，MPA）在肝脏中代谢成 MPA 葡萄糖醛酸苷，最终通过肾脏排出体外[2]。常规监测支酚酸水平是不常见的，因为该水平与不良反应的增加无关。

三、西罗莫司

"我咳嗽了一段时间，现在腿都肿了"。

西罗莫司（又名雷帕霉素）是一种大环内酯类抗生素，最初因其抗真菌活性而被研究[4]。在临床研究中，西罗莫司通过阻断哺乳动物雷帕霉素（mammalian target of rapamycin，mTOR）受体靶点，从而抑制 T 淋巴细胞的活化和抗体的产生，显示其免疫抑制活性。主要用于肾移植术后。

（一）血液学——血小板、红细胞、白细胞没有一种是安全的

西罗莫司最常见的不良反应是血小板剂量依赖性减少和白细胞非剂量依赖性减少[4]。因此，西罗莫司携带了关于增加感染风险的黑框警告。西罗莫司也与贫血、血小板减少和鼻出血有关。

（二）肺炎——一个艰难的呜咽

在一项对 186 名肝脏移植患者的回顾性研究中，2.2% 的患者发展为西罗莫司引起的肺炎[4]。最常见的症状是呼吸困难、咳嗽和疲劳。停止治疗后出现西罗莫司引起的肺炎，然而，恢复可能需要几个月。

（三）其他毒性

服用西罗莫司的患者可以显著增加胆固醇和甘油三酯水平。其他常见的不良反应（> 30%）包括周围水肿、腹痛、头痛、发热、尿路感染、恶心和关节痛[4]。

（四）药物动力学和水平

西罗莫司主要通过 CYP3A4 在肝脏代谢，通过粪便排出[4]。抑制 CYP3A4 酶的药物，如地尔硫䓬和酮康唑，可能会增加西罗莫司的水平。西罗莫司水平低于 15ng/ml 与高甘油三酯血症、血小板减少症和白细胞减少症的风险增加有关。

要点

- 药物水平可能对环孢素、他克莫司和西罗莫司有帮助，但不是霉酚酸酯。
- 患者通常有多个免疫抑制药物选择，增加了其他毒性的风险。
- 对于移植患者，一个好药物的历史还有很长的路要走。

参考文献

[1] Azzi JR, Sayegh MH, Mallat SG. Calcineurin inhibitors: 40 years later, can't live without. *J Immunol.* 2013;191(12):5785–5791.

[2] Bardsley-elliot A, Noble S, Foster RH. Mycophenolate mofetil: a review of its use in the management of solid organ transplantation. *BioDrugs.* 1999;12(5):363–410.

[3] European Mycophenolate Mofetil Cooperative Study Group. Placebo-controlled study of mycophenolate mofetil combined with cyclosporin and corticosteroids for prevention of acute rejection. European Mycophenolate Mofetil Cooperative Study Group. *Lancet.* 1995;345(8961):1321–1325.

[4] Kelly PA, Gruber SA, Behbod F, et al. Sirolimus, a new, potent immunosuppressive agent. *Pharmacotherapy.* 1997;17(6):1148–1156.

第 156 章
评估移植患者时要跳出"移植箱"思维
Think Outside the "Graft Box" When Evaluating the Transplant Patient

Timothy S. Davie，著

在完成培训后，你决定从所有复杂的三级医疗护理患者中休息一下，去一个小的农村地区练习急救医学。在一个安静的晚上，你走进下一个患者的房间，他是一位 44 岁的商人，为了参加一个会议，在全国各地旅行。在公路旅行的第二天，他开始有些许的右下腹深部疼痛、低热和厌食症。当你准备对比 CT 来确认疑似阑尾炎时，他告诉你 8 个月前他接受了他姐姐的肾移植，因为他的高血压肾病正在恶化。他的移植物在右髂窝，外科医生把他的阑尾留在原处。你很快意识到这不会像你想象的那么快。

对移植患者来说，最重要的第一步是后退一步，以避免过早闭合。不要忘记考虑除了移植之外的其他因素所解释的紧急可能性。在上面的患者中，阑尾炎和非移植患者一样"不能错过诊断"。确保你的病史和检查足够全面，涵盖你所有的基础知识。接下来，制订一个计划以获得初步的诊断信息，并与患者的移植手术团队讨论你的发现和提出的治疗方案。记住，你的许多诊断和治疗方法可能对宝贵的移植物有害。

一旦你考虑了非移植相关的问题，要考虑移植物感染。在急诊科，移植相关诊断中排斥反应只占6%，感染占36%。这些患者终身服用抑制免疫系统的药物。此外，即使在缺乏免疫抑制药物的情况下，非本人器官天生更容易受到感染。如果你看到肾移植患者肾脏尿液中的白细胞，不要想当然地认为这证实了感染，因为排斥反应本身也会导致这一现象[3]。

移植物排斥反应是移植后第一年死亡的主要原因。只有在考虑过移植物感染和非移植物相关的紧急情况后，才可以认为是排斥反应。本质上，排斥是排斥的诊断。只有在你考虑了移植周围的脓肿、梗阻、血管狭窄和血栓形成之后，你的大脑才会关注于此。记住许多抗排斥药物本身都是肾毒性的，所以你还需要区分原发性急性排斥和药物引起的肾毒性。幸运的是，随着新型免疫抑制剂的出现，移植后第一年的排斥反应发生率从过去的40%～50%下降到15%～25%，[1]。预订实验室时，不要忘记检查这些免疫抑制剂的药物水平。在进行 CT 检查之前，要仔细考虑静脉注射肾毒性造影剂的风险和收益。尽早让移植团队参与进来。

一旦你有了初步的诊断，尽一切可能联系负责患者的移植手术团队。如果你的患者生病了，你不能联系移植组，认真考虑转到转诊中心。如果在治疗过程中推荐使用类固醇激素，请慢慢服用（60～120min），因为心律失常导致的猝死被认为是移植患者快速服用类固醇激素的结果。在大多数感染性疾病中，需要使用两种或两种以上的抗生素。确保你和移植团队仔细讨论这个问题，因为包括氨基糖苷在内的各种抗生素本身也是肾毒性的[2]。

在对你的患者进行了更全面的病史了解和检查后，你知道他的移植外科医生就是和你一起上医学院的人。你得到的实验室结果显示肌酐为[2, 3]高于患者的基线[1, 2]。他的他克莫司水平在正常范围内。你联系你的老同学，在短暂回忆过去的美好时光后，他建议患者做一个非对比 CT，开始服用高剂量类固醇激素，甲泼尼龙，每天 1000mg，连续 3 天。放射科医生可以排除阑尾炎，尽管没有增强对比，患者被转移到附近的大学医疗中心继续治疗。3 天后他就出院了，及时赶上了一趟航班，完成了会议的最后 2 天。1 周后你会收到一封感谢信。

要点

- 不要在没有考虑其他可能性的情况下就把注意力放在与移植相关的问题上。
- 移植感染比移植物排斥更为常见，首先考虑移植感染。
- 在决定方案之前总是联系移植外科医生或合作者。
- 类固醇激素给药采取缓慢地注入而不是快速注射。
- 在没有咨询移植医生的情况下，不要使用静脉造影剂、非甾体抗炎药、肾毒性药物（如氨基糖苷、两性霉素 B）或 P_{450} 系统代谢的药物（如地尔硫䓬、康唑、阿奇霉素、苯妥英）。
- 不要忘记获得免疫抑制剂的药物水平。
- 不要忘记在受感染的移植患者的常规血液培养基中添加真菌培养物。

感谢

作者感谢 William F. Rutherford 博士，他在这本书的前一版中也写过类似的章节。

参考文献

[1] Chan L, Gaston R, Hariharan S. Evolution of immunosuppression and continued importance of acute rejection in renal transplantation. *Am J Kidney Dis.* 2001;38(6 Suppl 6):S2–S9.

[2] McDougal BA, Whittier FC, Cross DE. Sudden death after bolus steroid therapy forrejection *Transplant Proc.* 1976;8:493–496.

[3] Brown PD. Urinary tract infections in renal transplant recipients. *Curr Infect Dis Rep.* 2002;4:525–528.

第 157 章
急诊救治心脏移植患者的注意事项
Do's and Don'ts for Managing Heart Transplant Patients in the ED

Lawrence Deluca Jr，著

一、记得 3 个主要的诊断：排斥反应、感染、其他所有的事情

移植患者可能会出现各种疾病，超出了他们的年龄组和共患病的建议。由于免疫抑制，心脏移植患者可表现出模糊、不典型的体征和症状。患者在排斥反应可能出现充血性心力衰竭（congestive heart failure，CHF）。

二、做一个完整的 H&P，包括移植相关的问题

不仅要关注主诉，还要关注当前的移植方案和任何药物 / 依从性问题。检查患者是否有充血性心力衰竭或容量过载的迹象。心电图和胸部 X 线筛查几乎都是必要的。考虑床旁超声来帮助评估体积状态、心脏功能和对治疗的反应。

三、不要在心脏外科医生面前叫普通外科医生

注意心脏移植患者模糊的腹部或右上象限疼痛。在你急着拔除他们的胆囊之前，把 CHF 和肝脏充血作为一个症状。

四、一定要打电话给移植协调人

如果患者不能提供病史，移植协调人（transplant coordinator，TC）就是你的生命线。TCs 可以帮助阐明先前移植相关并发症或依从性问题。TCs 可以在患者从急诊科出院后，协助安排转移到家庭中心进行进一步的管理或常规随访。TCs 可以告诉你应该评估哪些药物水平以及何时评估。

五、不要对有心室辅助装置的患者进行胸外按压

当终末期心力衰竭患者装有心室辅助装置（ventricular assist device，VAD）时，故障很少是导致心脏骤停的原因，而胸部按压有可能导致心脏骤停。提供标准的高级生命支持措施（抗心律失常、压力传感器等）和支持性护理。

六、复苏时一定要评估容积状态

休克的移植患者可能是具有挑战性和令人困惑的。过度抑制的患者容易发生感染性休克。慢性利尿剂治疗和急性恶心、呕吐使患者易于低血容量，谨慎的滴定复苏可以优化血管内容积。然而，如果患者液体超载，他可能是心源性休克，额外的液体可能加重血管充血。

急诊科常用的容积状态和流体反应性评估方法包括测量 CVP、超声测量 IVC 直径、被动抬腿（passive leg raise，PLR）。虽然 CVP/ 容积状态关系在最近的文献中被质疑，严重升高的 CVP 强烈暗示右心衰竭，暗示额外的液体将是有害的。

液体挑战（250～500ml）是评估容量反应性和处理容量消耗最直接的方法。如果患者不能忍受太多，试试 PLR。从患者的腿往下，头朝下 45°，把患者的头放平，把腿抬高 45°。如果心率每分钟减少 10～20 次和（或）收缩压升高 10～20mmHg，患者可能会有液体反应。PLR 代表一种约 250ml 完全可逆转地瞬时自动输注——如果患者不能忍受这个动作，就把他重新扶正。

七、支持血压，但不要加重心源性休克

对于有 CHF 症状的高血压患者，考虑前负荷和后负荷降低。硝酸化甘油起始浓度为 10～20μg/min，滴定效果良好。硝普钠也可以使用。避免在急性心源性休克患者中使用 β 受体阻滞药。

低血压的患者比较危险。在低血压患者中，通常存在血管张力异常，无论是代偿性（如低血容量时血管收缩）还是部分问题（感染性休克时血管麻痹）。粗略地评估是通过极端温度——"冷休克"（血管收缩）和"热休克"（血管扩张）。血压低的患者如果没有液体反应，就需要血管加压素或肌力支持。

压力可增加血管张力，使心源性休克加重。如果你的患者不能改善（或恶化）压力传感器，改变你的管理。美国心脏协会对治疗心源性肺水肿的建议如下。

SBP < 70mmHg ＋休克——启动去甲肾上腺素的体征。

SBP70～100mmHg ＋休克——启动多巴胺的迹象。

SBP70 ～ 100mmHg，没有休克——启动多巴酚丁胺的迹象。

SBP ＞ 100mmHg——启动硝酸甘油或硝酸酯后负荷降低。

八、不要害怕开始肌动蛋白

评估氧气输送的 3 个主要因素：心输出量（心率 × 中风体积）、血红蛋白浓度和血氧饱和度。纠正低氧血症和贫血，保持血红蛋白至少 8g/dl。获得 VBG 并评估中心静脉血氧饱和度 ScvO2%（正常情况为 70% ～ 75%）。低 $ScvO_2$% 可能是由于缺氧、贫血或低心排血量所致。如果你已经纠正了缺氧和贫血，而且你的患者看起来仍然很虚弱，那么开始使用正性肌力药。从每分钟 5μg /kg 开始使用多巴酚丁胺（或每分钟 0.25μg/kg 米力农）。充分治疗的目的是休克改善、$ScvO_2$% 增加、乳酸正常化。

九、使用正压通气治疗急性肺水肿和难治性休克

正压通气（positive pressure ventilation，PPV）通过减少呼吸工作、减少预负荷（通过增加胸膜腔内压）、增加心肌跨壁压力（促进收缩期心室排空），以及作为"胸泵"增加心流量，使肺水肿或心源性休克患者受益。呼气末正压通气（positive end-expiratory pressure，PEEP）可以补充患者肺泡。

对于精神状态正常、气道反射正常的患者，双水平气道正压通气（BiPAP）能使 CHF 或 COPD 加重。其他原因引起的呼吸衰竭可能需要气管插管。

如果进行 BiPAP 测试，一定要经常对患者进行评估。如果患者在第 1 个小时内没有明显改善或病情恶化，立即插管。

十、不要犹豫将危重患者转移到移植中心

与移植协调人一起工作，早期稳定和移植可能是心脏移植患者最安全和最合适的选择。

推荐阅读

[1] Chacko P, Philip S. Emergency department presentation of heart transplant recipients with acute heart failure. *Heart Fail Clin.* 2009;5(1):129–143, viii. doi:10.1016/j.hfc.2008.08.011.

[2] Chinnock R, Sherwin T, Robie S, et al. Emergency department presentation and management of pediatric heart transplant recipients. *Pediatr Emerg Care.* 1995;11(6):355–360.

[3] Field JM, Kudenchuk PJ, O'Connor R, et al. The acute pulmonary edema, hypotension, and shock algorithm. *The Textbook of Emergency Cardiovascular Care and CPR.* The American Heart Association, 2012:124.

[4] Marino P. Chapter 2. Carbon dioxide and oxygen transport. *The ICU Book.* 3rd ed.Philadelphia, PA: Lippincott Williams & Wilkins, 2007.

第 158 章
过敏反应和肾上腺素——两种是否缺一不可
Anaphylaxis and Epinephrine—Can You Have One without the Other?

Ronna L. Campbell，著

速发型过敏反应是一种潜在的致命的过敏反应，最常在急诊科治疗。肾上腺素是治疗过敏反应的首选药物，研究表明，延迟注射肾上腺素与死亡率增加有关。此外，对急诊科速发型过敏反应的研究表明其往往未被诊断和治疗。此外，许多急诊科速发型过敏反应患者并没有被开处方自行注射肾上腺素。

是否所有的过敏反应患者都需要使用肾上腺素治疗，然后再开自行注射肾上腺素？不符合过敏反应诊断标准的过敏反应患者是否需要用肾上腺素治疗？在回答这些问题之前，我们首先需要了解如何诊断过敏反应。

速发型过敏反应的临床表现多种多样，并非所有病例都包括皮肤表现或多器官系统。美国国立过敏和传染病研究所 / 食物过敏和过敏反应网络（National Institutes of Allergyand Infectious Disease/Food Allergy and Anaphylaxis Network，NIAID/FAAN）标准可能有助于过敏反应的诊断（图 158-1）。这些标准有 97% 的敏感性和 82% 的特异性。因此，它们是有帮助的，但不能取代临床判断。

然而，了解 NIAID/FAAN 标准将帮助您识别非典型过敏反应。任何符合上述 3 个标准之一的患者都应怀疑有过敏反应。所有的患者都必须有迅速出现的症状。为了达到标准 1，患者必须有皮肤表现，同时呼吸或心血管系统参与。为了达到标准 2，患者需要暴露在可能触发的环境中，并涉及 2 个或多个器官系统（皮肤、呼吸、心血管或胃肠道）。为了达到标准 3，患者需要暴露于已知的低血压触发点。

关于过敏反应的诊断，有几点需要注意。第一，尽管速发型过敏反应会引起休克，但患者不需要休克就能发生速发型过敏反应。第二，尽管过敏性反应通常涉及多个器官系统，但患者可能有低血压作为唯一的症状（如患者在被蜜蜂蜇伤后出现晕厥并出现低血压）。第三，重要的是要认识到轻微的过敏反应（如花生接触后出现皮疹和呕吐）。通过对患者进行教育并开出可自我注射的肾上腺素处方，为对轻度症状的认识提供了一个机会，以防止可能发展为更严重的症状，也防止未来的过敏反应和可能的病死率。对致命和接近致命的过敏反应的研究表明，这些患者大多没有严重反应史。

现在我们来谈谈肾上腺素。与任何危及生命的疾病一样，过敏反应的处理从 A、B、C、IV、O_2 和监测开始。使用肾上腺素的决定是基于临床判断。肾上腺素在速发型过敏反应中没有绝对禁忌证，适当使用肾上腺素是非常安全的。一些患者可能需要肾上腺素，即使他们不符合 NIAID/FAAN 标准的过敏性反应。如果有花生过敏史的患者在接触花生后出现弥漫性荨麻疹，而出现严重过敏史，应立即服用肾上腺素以防止症状恶化。相反，由于速发型过敏反应的自限性，患者在出现最初符合 NIAID/

FAAN 标准的过敏反应数小时后，如果症状已经消失，患者可能不再需要注射肾上腺素。因此，当涉及急性速发型过敏反应和注射肾上腺素时，你可以不使用另一种药物。

与此相反，在急性速发型过敏反应治疗后，所有患者都应该开自注射肾上腺素的处方，即使他们不需要注射肾上腺素。此外，即使目前的反应不符合速发型过敏反应的标准，将来可能有速发型过敏反应危险的患者也应开自注射肾上腺素的处方。理想情况下，患者应该有两个自动注射器的处方，因为 5% ~ 15% 的患者在处理过敏反应时需要超过一剂肾上腺素。因此，当涉及过敏反应和自注射肾上腺素的处方时，你不能没有另一种。

当满足以下 3 个条件之一时，过敏反应很可能发生。
1. 急性发病（几分钟到几小时），涉及皮肤、黏膜组织或两者（如皮肤、黏膜组织）。全身荨麻疹、瘙痒或发红、舌肿、小舌），并且至少有下列之一。
　①呼吸困难（如呼吸困难、气喘性支气管痉挛、喘鸣、肺功能减退、低氧血症）
　②降低血压或器官末端功能障碍的相关症状 [如肌张力减退（丧失）、晕厥、尿失禁]
2. 暴露于该患者可能的过敏原（几分钟到几小时）后迅速发生以下两种情况。
　①皮肤黏膜组织炎症（例如广义蜂窝织炎、红肿、嘴唇及悬雍垂肿胀）
　②呼吸系统损伤 [如呼吸困难、喘息性支气管痉挛、喘鸣、呼气峰流速值（PEF）减少、血氧不足]
　③血压降低或相关症状 [如张力减退（崩溃）、晕厥、尿失禁]
　④持久的胃肠道症状（如腹部绞痛、呕吐）
3. 患者暴露于已知过敏原后（几分钟到几小时）血压降低。
　①婴幼儿：收缩压低（年龄特异性）或收缩压降低 30%[*]
　②成人：收缩压低于 90mmHg 或降低＞ 30%，低于患者基线 PEF、呼气流量峰值；血压
* 儿童低收缩压定义为 1 月龄至 1 岁＜ 70mmHg，1—10 岁＜ {70mmHg +[2× 年龄]}，11—17 岁＜ 90mmHg

▲ 图 158-1　NIAID/FAAN 诊断速发型过敏反应的临床标准
改编自 Sampson 等（2006），经许可使用

要点

- 过敏反应的诊断是根据临床判断，但是理解 NIAID / FAAN 标准将有助于确定典型过敏性反应的表现。
- 速发型过敏反应患者不需要肾上腺素。
- 不是所有过敏反应患者都需要肾上腺素（如果症状解决）。
- 对所有过敏反应患者或可能未来有速发型过敏反应风险的患者开自注射的肾上腺素处方。

推荐阅读

[1]　Campbell RL, Hagan JB, Manivannan V, et al. Evaluation of National Institute of Allergy and Infection Disease/Food Allergy & Anaphylaxis Network criteria for the diagnosis of anaphylaxis in emergency department patients. *J Allergy Clin Immunol*. 2012;129:748–752.

[2]　Campbell RL, Li JT, Nicklas RA, et al.; Members of the Joint Task Force; Practice Parameter Workgroup. Emergency department diagnosis and treatment of anaphylaxis: A practice parameter. *Ann Allergy Asthma Immunol*. 2014;113(6):599–608.

[3]　Gelincik A, Demirturk M, Yilmaz E, et al. Anaphylaxis in a tertiary adult allergy clinic:A retrospective review of 516 patients. *Ann Allergy Asthma Immunol*. 2013;110:96–100.

[4]　Humphrey RS. Lessons for management of anaphylaxis from a study of fatal reactions. *Clin Exp Allergy*. 2000;30:1144–1150.

[5]　Sampson HA, Munoz-Furlong A, Campbell RL, et al. Second Symposium on the definition and management of anaphylaxis: Summary report—Second NIAID/Food Allergy and Anaphylaxis Network symposia. *J Allergy Clin Immunol*. 2006;117:391–397.

第十一篇

传 染 病
Infectious Disease

第 159 章
避免依赖 SIRS 诊断脓毒症
Avoid Relying on the Presence of SIRS to Diagnose Sepsis

Kami M. Hu, Joseph P. Martinez，著

脓毒症是指由于宿主对感染的反应失调导致的危及生命的器官功能障碍。在美国，脓毒症已位居死因第十位，并且是非冠心重症病监护病房的首位死亡原因。目前，脓毒症死亡率为 20% ～ 60%。提高对脓毒症的识别和诊治，对预防脓毒症休克、降低与诊断相关的高发病率和死亡率是必不可少的。

由于脓毒症的定义首先由美国胸科医师协会（American College of Chest Physicians，ACCP）和重症监护医学学会（Society of Critical Care Medicine，SCCM）于 1991 届会议（表 159-1）提出，人体对感染的全身反应被认为是由全身炎症反应综合征（systemic inflammatoryresponse syndrome，SIRS）开始持续恶化加重并进展到器官功能障碍和顽固性低血压。重要的是，SIRS 并不特定于传染病，对于那些烧伤、重症胰腺炎、创伤和其他炎症性疾病的患者往往也符合 SIRS 的定义。同样的，虽然 SIRS 的一些诊断标准是感染的明确指征（如发热、白细胞计数增多），但一些不太明显的指标，如呼吸急促、白细胞计数减少，并不总能使感染征象显而易见。SIRS 标准在诊断感染方面表现不佳，在急诊患者至少符合 4 个标准中的 2 项者，其敏感性为 70%，特异性为 35%。此外，将 SIRS 诊断限制为符合 2 个或多个标准，则 12% 的感染和器官功能障碍的患者会被漏诊。同样重要的是，医生需要识别两大类患者，他们可能在发展为重症脓毒症和感染性休克之前不会出现经典 SIRS 的表现：老年人和免疫功能受损的患者。

表 159-1　1991 届 ACCP/SCCM 共识会议制定的诊断标准

SIRS	至少符合以下 2 项标准： ①体温＞ 38℃（100.4 ℉）或＜ 36℃（96.8 ℉） ②白细胞计数＞ 12000μl 或＜ 4000μl 或未成熟粒细胞＞ 10% ③呼吸频率＞ 20 次 /min 或 PaCO$_2$ ＜ 32mmHg ④心率＞ 90 次 /min
脓毒症	SIRS+ 明确的感染灶
重症脓毒症	脓毒症 + 器官功能障碍、组织灌注不足或低血压
感染性休克	重症脓毒症 + 顽固性低血压（IVF 剂量 30ml/kg，SBP 仍＜ 90mmHg）

SBP. 收缩压；IVF. 静脉输液

免疫衰老的加剧增加了老年人感染的风险，同时也削弱了部分负责对感染起免疫应答反应的炎性细胞因子的表达。65 岁以上的老年患者尽管严重感染，但大部分没有发热。与年轻患者相比，脓毒症的老年患者的缺氧和心动过速发生较少，而呼吸急促和精神状态改变的这种非特异性表现更为常见。最后，并发症和一些药物可以掩盖脓毒症的诊断（例如 β 受体阻断药抑制心动过速或药物诱导的白细胞减少掩盖了白细胞增多）。

许多病因都会导致患者的免疫功能低下，包括血液系统恶性肿瘤、化疗后、人类免疫缺陷病毒继发 CD4 细胞计数减少、移植或自身免疫性疾病正在接受免疫抑制剂治疗、获得性或遗传性免疫缺陷。在疾病的过程中以及在同一诊断的不同患者之间免疫抑制的程度都是不同的。这些患者通常只有发热或其他单一的临床表现，来提示患者存在感染和即将发生的失代偿。免疫抑制患者可迅速进展为重症脓毒症和脓毒症性休克，但其表现轻微，缺乏局部症状和体征，尤其是那些肿瘤患者合并有中性粒细胞减少性发热或移植术后的患者。根据 SIRS 的典型症状或体液培养的阳性结果再予以抗生素及补液治疗，对这些患者来说可能是灾难性的。

由于 SIRS 标准的局限性，2001 年国际脓毒症定义研讨会扩大了脓毒症诊断标准的范围，但并没有改变其总体的定义。2012 年"拯救脓毒症运动"工作组修改补充了诊断标准（表 159-2）。SCCM 和欧洲重症监护医学会在 2014 年成立了一个工作组，更新了脓毒症和脓毒症性休克的定义和临床标准。该工作组最近公布了相关建议，包括取消 SIRS 的诊断标准，启用一项新的回顾性快速序贯器官衰竭评估评分，同时删除了"重症脓毒症"一词。这些建议引起了很大争议，目前还不清楚是否会被临床医生广泛采纳。

表 159-2　脓毒症的扩大诊断标准

脓毒症 = 明确 / 疑似感染＋以下标准	
一般因素	
发热	体温 > 38.3℃（101 ℉）
低体温	体温 < 36℃（96.8 ℉）
心率	> 90 次 /min 或高于正常年龄 2SD
呼吸频率	> 20 次 /min
高血糖	无糖尿病患者，血糖 > 140mg/dl
明显水肿或液体正平衡	> 20ml/kg 或 24h 内显著水肿
精神状态改变	
炎症标志物	
白细胞增多	WBC > 12000/μl
白细胞减少	WBC < 4000/μl
核左移 / 杆状核粒细胞增多	> 10%
C- 反应蛋白	> 2SD 正常值
降钙素原	> 2SD 正常值
血流动力学改变	

（续表）

低动脉压	
• BP ＜ 90mmHg • MAP ＜ 70mmHg • 收缩压下降＞ 40mmHg • 收缩压低于该年龄段正常值的 2SD	
器官功能障碍的标志	
动脉低氧血症	PaO_2/FiO_2 ＜ 300
急性少尿	UOP ＜ 0.5ml/（kg·h）持续 2h（尽管液体复苏充分）
肌酐升高	＞ 0.5mg/dl 或 44.2μmol/L
凝血 INR	＞ 1.5 或 aPTT ＞ 60s
血小板减少症	血小板＜ 100000/μl
高胆红素血症	总胆红素＞ 4mg/dl 或 70μmol/L
灌注不足的标志	
高乳酸血症	＞ 1mmol/L
毛细血管充盈降低或瘀斑	

WBC. 白细胞计数；SD. 标准差；MAP. 平均动脉压；UOP. 尿量；INR. 国际标准化比值；aPTT. 活化的凝血酶原时间

虽然新定义和标准目前仍存在争议，但它的意义在于认识到了 SIRS 的标准对诊断脓毒症的敏感性及特异性均较差。特别是存在免疫抑制的情况下，仅存在 1 个或 2 个 SIRS 诊断标准，应该促使医生认识到脓毒症是患者出现上述症状的病因。应及早合理使用抗生素及液体复苏，不要等到患者进入 ICU 后才使用。早期诊断有助于降低病死率和改善患者预后。

要点

- 把 SIRS 的诊断限制在 2 个或 2 个以上的标准范围内，将会漏诊 12% 的感染和器官功能障碍患者。
- 严重感染的老年患者通常无发热。
- 并发症或药物可能会模糊 SIRS 标准，从而掩盖脓毒症的诊断。
- 免疫抑制的患者在未达到 SIRS 标准的情况下，可迅速发展为感染性休克。
- 最近颁布的脓毒症和脓毒症性休克的新定义，将重点放在识别出高死亡率患者的评分系统上。

推荐阅读

[1] Balk RA. Severe sepsis and septic shock. Definitions, epidemiology, and clinical manifestations.*Crit Care Clin.* 2000;16(2):179–192.

[2] Dellinger RP, Levy MM, Rhodes A, et al. Surviving sepsis campaign: International guidelines for management of severe

sepsis and septic shock: 2012. *Crit Care Med.*2013;41(2):580–637.

[3] Girard TD, Opal SM, Ely EW. Insights into severe sepsis in older patients: From epidemiology to evidence-based management. *Clin Infect Dis.* 2005;40(5):719–727.

[4] Kaukonen KM, Bailey M, Pilcher D, et al. Systemic inflammatory response syndrome criteria in defining severe sepsis. *N Engl J Med.* 2015;372:1629–1638.

[5] Singer M, Deutschman CS, Seymour CW, et al. The Third International Consensus Definitions for Sepsis and Septic Shock (Sepsis-3). *JAMA.* 2016;315(8):801–810.

第 160 章
急诊室尿管相关泌尿系感染的预防

Prevent Catheter-Associated Urinary Tract Infections (CAUTIs) in the Emergency Department

Stephen. Y. Liang，著

导尿管置入在急诊非常常见，尤其是在住院患者中。疾病预防控制中心的卫生保健感染控制咨询委员会规定了留置导尿管的适应证（表 160-1）。如果患者可自行留尿，则不应留置尿管以获取尿样。同样，留置尿管也不能代替卧床患者或者失禁患者的精心护理。

尿路感染是一种最常见的医疗相关感染，其中超过 2/3 与导尿管相关。在美国，在成人重症监护病房中导管相关尿路感染率波动在 1.3‰～ 5.3‰，在成人住院病房中波动在 0.2‰～ 3.3‰。大多数感染与有限的发病率有关。然而，对于一些患者，感染可以进展为危及生命的血行感染，病死率高达 15%。导尿持续时间是尿管相关泌尿系感染的关键风险因素。妇女、老人、糖尿病患者更容易患有尿管相关泌尿系感染。导管插入过程中的无菌技术失误和不能维持封闭引流系统同样会增加感染的风险。

急诊医生可以通过避免不必要的留置尿管来预防导管相关的泌尿系感染。对留置导尿管是否存在适应证应进行仔细评估。急诊使用住院患者数据的横断面研究中，8.5% 的急诊患者留置导尿管，其中近 2/3 被认为是可避免的。服用利尿药的充血性心力衰竭患者如果可以自行排尿并收集尿液则可能不需要留置导尿管来精确地记录尿量。对于收入普通病房的稳定或者应提高警惕的患者需要监测尿量则可以留置尿管。在有选择的患者中，包括脊髓损伤或膀胱排空障碍，间歇性导尿可能是留置导尿管的一种更安全的替代方法。

留置尿管时应严格使用无菌技术。这应该先于良好的手卫生（即酒精、手擦、肥皂和水）结束。应使用无菌手套、悬垂布和其他必需用品。尿道口应用消毒液清洗。应使用无菌一次性润滑剂，以促进导管通过尿道狭窄处，从而减少尿道损伤。一旦导管被固定，收集袋应保持在膀胱水平以下并远离，以促进畅通的尿流。应避免导管和管道中的扭结。无菌技术的任何偏差或封闭的排水系统的打折导致断开或泄漏应更换整个导管和收集系统。

虽然在急诊患者护理的最初阶段，并不是所有留置导尿管都可以避免，但限制导尿的持续时间可以减轻感染的风险。一旦没有指征，随着患者的临床状态的改善，应及时拔除尿管。通过合理正确地使用导尿管，急诊医生在预防和优化患者入院安全方面发挥着重要作用。

表 160-1　留置尿管的适应证

①急性尿潴留或膀胱出口梗阻
②需要精确记录尿量的危重病
③择期手术的围手术期护理
④患者长期制动（如骨盆骨折、不稳定椎体骨折）
⑤失禁患者骶骨或会阴伤口愈合的康复
⑥临终关怀的护理

要点

- 感染可进展为高病死率的血行感染。
- 危险因素包括女性、高龄和糖尿病患者。
- 大多数放置导尿管的急诊患者是可避免的。
- 根据适当的临床适应证插入留置导尿管，而不仅仅是为了方便。
- 如果留置导尿管是必要的，在插入过程中严格遵守无菌技术，适当地护理收集系统，并在患者护理不再需要时尽早移除导管，可以减少感染的风险。

推荐阅读

[1] Dudek MA, Edwards JR, Allen-Bridson K, et al. National Healthcare Safety Network report, data summary for 2013, device-associated module. *Am J Infect Control.* 2015;43(3):206–221.

[2] Fakih MG, Heavens M, Grotemeyer J, et al. Avoiding potential harm by improving appropriateness of urinary catheter use in 18 emergency departments. *Ann Emerg Med.* 2014;63(6):761–768.

[3] Gould CV, Umscheid CA, Agarwal RK, et al. Guideline for prevention of catheter-associated urinary tract infections 2009. *Infect Control Hosp Epidemiol.* 2010;31(4):319–326.

[4] Lo R, Nicolle LE, CoffinSE, et al. Strategies to prevent catheter-associated urinary tract infections in acute care hospitals: 2014 update. *Infect Control Hosp Epidemiol.* 2014;35(5): 464–479.

[5] Schuur JD, Chambers JG, Hou PC. Urinary catheter use and appropriateness in U.S. emergency departments, 1995–2010. *Acad Emerg Med.* 2014;21(3):292–300.

第 161 章
感染性心内膜炎的栓塞性并发症
Know the Embolic Complications of Infective Endocarditis

Brain Edwards，著

感染性心内膜炎（infective endocarditis，IE）是由细菌或真菌感染导致的心脏瓣膜或瓣膜周围结构的炎症性疾病，是一种与院内死亡率高度相关的疾病状态。感染性心内膜炎的发病与其对心脏的直接影响和栓塞并发症相关。感染性心内膜炎对心脏的直接影响包括瓣膜功能不全、瓣周脓肿、传导异常和心力衰竭。感染性心内膜炎的栓塞性并发症由栓子碎片作用于特定脏器所致。早期诊断感染性心内膜炎及其相关的心功能障碍对降低其发病率和死亡率至关重要。

感染性心内膜炎的临床表现可能不典型。患者通常出现多器官系统受损症状。大部分人在起病初会出现发热。目前已经证实，新出现的心脏杂音对感染性心内膜炎的诊断有较高的敏感性。感染性心内膜炎的典型体征，如 Osler 结节、Janeway 损害、Roth 斑等比较罕见。我们可用 Duke 标准（表 161-1）及时诊断感染性心内膜炎并对其进行危险分层。

脓毒性栓塞可见于很多感染性心内膜炎患者，它是由瓣膜赘生物破碎所致。栓塞的危险因素包括糖尿病、年龄、赘生物长度、心房纤颤和由金黄色葡萄球菌感染所致的感染性心内膜炎。脓毒性栓塞受累器官主要取决于疾病所累及的瓣膜。当感染性心内膜炎病变在二尖瓣或主动脉瓣时，脓毒性栓塞多出现于大脑、脾脏、肝脏、肾脏和肌肉骨骼系统。当感染性心内膜炎病变主要在三尖瓣时，栓塞则主要出现在肺。当存在右向左分流的基础性心脏病时，如卵圆孔未闭，可能出现矛盾性脓毒性栓塞。

三尖瓣感染性心内膜炎多见于静脉药物滥用者（intravenous drug abusers，IVDA）、留置静脉导管患者或人工心脏起搏器植入者。三尖瓣感染性心内膜炎患者特征性症状为发热和呼吸道症状。胸部 X 线检查（chest x-ray，CXR）通常显示多个不透亮区域，CT 对脓毒性肺栓塞的诊断较 CXR 更敏感。在 CT 上，脓毒性栓塞表现为多个结节影。

在一般人群中二尖瓣或主动脉瓣感染性心内膜炎较三尖瓣感染性心内膜炎常见。20% 的患者可发生中枢神经系统栓塞，且通常在感染性心内膜炎确诊前出现。二尖瓣受累和感染由金黄色葡萄球菌引起者脑栓塞风险较高，患者脑栓塞的临床表现取决于栓塞病变的位置和范围。大脑中动脉供血区是栓塞性病变最常见的部位。中枢神经系统栓塞可表现为缺血性脑卒中、出血性脑卒中、短暂性脑缺血发作或仅影像学上发现的无临床症状的损害。较少见的临床表现包括栓塞性脑膜炎和霉菌性动脉瘤。急性神经系统病变的诊断必须综合临床表现。在发热和心脏杂音基础上出现急性神经系统症状应怀疑脑血管栓塞。抗生素的使用可降低中枢神经系统栓塞的风险。

累及冠状动脉是感染性心内膜炎潜在而致命的后遗症。瓣周脓肿形成可发展并导致冠状动脉的外在压迫。二尖瓣赘生物可栓塞冠状动脉并导致急性冠状动脉综合征。这种情况临床较常见，且预示感染性心内膜炎的发生，其心电图改变与 STEMI 一致，仍需要紧急血运重建。

表 161-1　感染性心内膜炎诊断的改良 DUKE 标准

主要标准
1. 血培养阳性
　　① 2 次血培养检测出符合 IE 的典型微生物（草绿色链球菌、金黄色葡萄球菌、牛链球菌、HACEK 族细菌）
　　②血培养持续阳性
　　③单个血培养贝纳柯克斯体阳性或IgG抗体滴度＞1∶800
2. 心内膜受累的证据
3. 超声心动出现符合 IE 的阳性表现
　　①赘生物
　　②脓肿
　　③人工瓣膜开裂
　　④新出现的瓣膜反流

次要标准
1. 易患 IE 的心脏基础疾病或静脉药物成瘾
2. 体温＞ 38℃
3. 血管征象：主要血管栓塞、化脓性肺栓塞、霉菌性动脉瘤、颅内出血、结膜出血、Janeway 损害
4. 免疫学征象：肾小球肾炎、Osler 结节、Roth 斑、类风湿因子阳性
5. 微生物证据：血培养阳性但不能满足以上主要标准或与感染性心内膜炎一致的急性细菌感染的血清学证据

确诊感染性心内膜炎任——项：	**疑诊感染性心内膜炎任——项：**
① 组织病理学确诊 ② 2 项主要标准 ③ 1 项主要标准 +3 项次要标准 ④ 5 项次要标准	① 1 项主要标准 +1 项次要标准 ② 3 项次要标准

排除感染性心内膜炎：
①已有一个明确的诊断能解释所有临床综合征
②抗菌治疗 4 日内临床表现消失
③抗菌治疗 4 日或不足 4 日时，通过手术或者尸检没有发现 IE 的病理学证据
④不满足疑诊或确诊 IE 的临床标准

影像学上发现肝脓肿或脾脓肿征象应怀疑感染性心内膜炎。肾脏栓塞也会导致脓肿形成和菌尿。在没有留置导尿管和近期没有器械介入治疗的患者，如发现金黄色葡萄球菌引起的感染应怀疑感染性心内膜炎。

了解感染性心内膜炎的流行病学趋势十分重要。疑诊栓塞性病变可有助于早期诊断感染性心内膜炎，可减少其他并发症的进一步进展。

要点

- 及时诊断感染性心内膜炎可降低发病率和死亡率。
- 感染性心内膜炎可通过赘生物碎片栓塞而引起明显的器官功能衰竭。
- 三尖瓣感染性心内膜炎常引起脓毒性肺栓塞。
- 二尖瓣或主动脉瓣感染性心内膜炎可导致中枢神经系统、肝脏、脾脏或肾脏的栓塞。
- 合并急性中枢神经系统症状、发热和新出现的心脏杂音的患者应考虑感染性心内膜炎。

推荐阅读

[1]　HubertS,ThunyF,Resseguier N,et al.Prediction of symptomatic mbolism in infec tiveendocarditis: Construction and validation of risk calculator in a multicenter cohort. *J Am Coll Cardiol.* 2013;62(15):1384–1392.

[2]　Klein M, Wang A. Infective endocarditis. *J Intensive Care Med.* 2014;31:151–163.

[3]　Li JS, Sexton DJ, Mick N, et al. Proposed modifications to the Duke criteria for the diagnosis of infective endocarditis. *Cl in Infect Dis.* 2000;30(4):633–638.

[4]　Pruitt AA. Neurologic complications of infective endocarditis. *Curr Treat Options Neurol.* 2013;15(4):465–476.

[5]　Stawicki SP, Firstenberg MS, Lyaker MR, et al. Septic embolism in the intensive care unit.*Int J Crit Illn Inj Sci.* 2013;3(1):58–63.

第 162 章
不要漏诊：急性逆转录病毒综合征
The Don't Miss Diagnosis: Acute Retroviral Syndrome

Adeolu Ogunbodede, Joseph P. Martinez，著

急性逆转录病毒综合征（acute retroviral syndrome，ARS）又称为急性人类免疫缺陷病毒（human immunodeficiency virus，HIV）或抗病毒综合征，是 HIV 感染的临床综合征。40%～90% 新感染 HIV 患者会发生 ARS。不幸的是，ARS 的漏诊率高达 75%。它的特点是可归因于任何其他感染或疾病的非特异性临床表现。ARS 的症状和体征通常发生在暴露后 1～4 周，并可以持续数天至数周。ARS 的发病没有种族和性别差异，在所有年龄的患者中均有报道。目前认为，某些传播方式会提高 ARS 的出现。对疾病的怀疑、对临床表现的高度认识，以及对高危患者进行适当的检查，可以对疾病进行早期诊断、干预和治疗。而这反过来又可以拯救生命，并大大限制艾滋病毒的传播。

ARS 最常见的症状包括发热、寒战、疲劳、腺体肿大、咽痛、肌肉酸痛。在罕见病例中，ARS 可以表现为器官功能衰竭、伴有脑神经或周围神经麻痹的中风样综合征、贫血、血小板减少、恶性肿瘤或其他无痛性的病毒感染，如巨细胞病毒、EB 病毒、水痘病毒或肝炎病毒。表 162-1 列出了 ARS 的其他临床表现。

由于 ARS 见于新感染的患者中，一般的 HIV 抗体检测（即 ELISA 和 western blot）将为阴性。疑诊患者应送血清检测 HIV RNA。HIV RNA 阳性的定义是血清 HIV RNA 滴度＞50000 拷贝，HIV RNA 阳性可诊断 ARS。在急性期感染 10 天后就能检测到 HIV RNA，在此期间，病毒可在 5 天内复制到几百万拷贝。在急性综合征期过去后，HIV RNA 可能会下降到无法检测的水平，而标准 HIV 抗体试验可能会变成阳性。在 HIV RNA 不可检测和 HIV 抗体尚未转阳性的时期，CD4$^+$ 细胞计数可以正常或低于

正常。我们必须认识到位于此阶段的患者具有高度传染性。尽管如此，30% 的艾滋病患者都是无症状的，这就给控制艾滋病的全球大流行带来了挑战。

表 162-1　急性逆转录病毒综合征最常见症状和表现ª

① 发热	⑤ 肌肉酸痛	⑨ 盗汗
② 乏力	⑥ 咽炎	⑩ 无菌性脑膜炎
③ 皮疹	⑦ 淋巴结病变	⑪ 胃肠道紊乱
④ 头痛	⑧ 关节痛	

a. 按发生率降低的顺序排序

　　ARS 的治疗仍存在争议。在很多主要的传染病文献和联盟中，治疗 ARS 的最佳方案尚不明确，多由经验丰富的临床医生或病毒学家商议后决定。早期治疗不仅可以缓解症状，还能阻止该阶段病毒的快速复制。另外，早期治疗可以减少接下来病程中出现的 CD4$^+$ 细胞计数的下降，维持抗逆转录病毒疗法的作用。抗逆转录病毒疗法可以显著减少艾滋病病毒的传播，因此，及早启动抗逆转录疗法具有巨大的公共卫生学意义。

要点

- 高达 75% 的抗逆转录病毒综合征患者被漏诊。
- 对于有非特异性症状且存在艾滋病病毒感染危险因素的人应该怀疑抗逆转录病毒综合征。
- 在 ARS 患者中，HIV 抗体测试不会是阳性。如果临床怀疑 ARS，应进行 HIV RNA 检测。
- 对于被诊断为 ARS 的患者，早期治疗可以改善症状，保留 CD4$^+$ 细胞计数，减少艾滋病传播。
- 如果诊断为 ARS，请参照州法律通知其性伴侣。

推荐阅读

[1]　Fauci A. Immunopathogenic mechanisms of HIV infection. *Ann Intern Med.* 1996;124:654–663.

[2]　Kahn JO, Walker BD. Acute human immunodeficiency virus type 1 infection. *N Engl J Med.* 1998;339:33–39.

[3]　Pilcher C. Detection of acute infections during HIV testing in North Carolina. *N Engl J Med.* 2005;352:1873–1883.

相关链接

www. hivguidelines.org

第 163 章
了解急诊启动艾滋病毒暴露后防治的时机及方法

Understand When and How to Initiate HIV Postexposure Prophylaxis in the Emergency Department

Stephen Y. Liang, Ed Casabar，著

尽管抗逆转录病毒疗法（antiretroviral therapy，ART）的精确机制仍未知，但该法已使治疗人类免疫缺陷病毒（HIV）感染的疗效取得了革命性进步。虽然 HIV 可通过职业接触感染卫生保健人员，但是个人通过无保护性行为和静脉注射毒品感染 HIV 更常见。预防感染最好的方法是避免接触，此外，在大量暴露后及时采用短疗程抗逆转录病毒疗法（ART）进行暴露后预防治疗（postexposure prophylaxis，PEP）能够降低感染率。急诊医生应该能够识别高危职业性和非职业性接触，根据最新指南启动 PEP，并了解适时的暴露后随访和复查的重要性。

一、职业暴露后预防治疗

职业 PEP 应用于那些接触过血液、组织或其他可传播 HIV 的体液（如脑脊液、关节腔积液、胸腔积液、心包积液、腹腔积液、羊水、精液或阴道分泌物）的卫生保健人员（health care personnel，HCP）。唾液、鼻腔分泌物、痰液、汗液、泪液、尿液、呕吐物和粪便不太可能传播 HIV，除非含有肉眼可见的血液。职业暴露包括经皮损伤（如针刺伤）或直接感染黏膜或非完整皮肤（如体液飞溅）。针刺伤后感染 HIV 的风险为 0%～0.3%。以下情况感染 HIV 风险更高：伤口较深、被患者血液污染的物品所致的损伤、穿刺过患者的静脉或动脉的针所致的损伤、中空针所致的损伤或损伤是和高病毒载量或晚期 HIV 患者相关。与此相反，经黏膜或非完整的皮肤接触后感染 HIV 的风险＜0.09%。完整的皮肤能有效预防 HIV 感染，因此，患者的血液或体液污染 HCP 完整皮肤的情况不属于严重的职业暴露。

对 HCP 的初始护理应该包括用肥皂水清洗暴露的皮肤，用水或盐水冲洗暴露的黏膜、清洁伤口或用消毒剂消毒。应立即通知职业病或传染病专家，以帮助评估是否发生了需要启动 PEP 的高风险暴露。如果相关患者 HIV 感染状态不明，应进行快速 HIV 检测，并对其他血液传播病原体进行检测（如乙肝、丙肝）。如果没有条件进行 HIV 快速检测，且属于高危暴露，那么应该立即启动 PEP。如果相关患者为 HIV 感染者但已检测不到病毒载量，仍需启动 PEP，因为即使病毒被有效地抑制，仍然不能完全消除其传播风险。

二、非职业暴露后预防治疗

非职业暴露 PEP 应用于因无保护性行为、性侵犯或静脉注射毒品而暴露的患者。HIV 感染风险最高的是肛交中的受方（每万次暴露 138 次感染），其次是肛交中的攻方（每万次暴露 11 次感染），然后是阴茎 - 阴道性交中的受方（每万次暴露 8 次感染），以及阴茎 - 阴道性交中的攻方（每万次暴露 4 次感染）。无论对于攻方还是受方，口交感染 HIV 风险均很低，但不是零。增加传播可能性的因素包括：患有急性逆转录病毒综合征、处于艾滋病晚期、血中病毒载量较高以及未受感染者患有生殖器溃疡。对于共用针头注射药物的行为，HIV 传播的概率是每万次暴露中有 63 次感染。

非职业 PEP 的指南仍在更新。美国疾病预防控制中心建议：当被接触者是 HIV 感染者时，如果接触者接触到被接触者的能传播 HIV 的体液且接触者身体表面有 HIV 能侵入的伤口，则应 72h 内尽快启动 PEP。是否启动非职业 PEP 取决于 ART 的治疗费用、患者接受 ART 治疗依从性以及药物潜在毒性。对于那些反复从事高危行为的患者，不推荐使用 PEP。尽管数据有限，但应向性侵受害者提供 PEP，特别是不能快速检测实施性侵者是否感染 HIV 或其有感染 HIV 的危险因素时。此外，涉及肛交、生殖器创伤或有多名性侵犯时也可能增加感染 HIV 的风险。

三、暴露后预防方案和随访

一旦决定启动 PEP，立即开始 ART，在暴露最初的数小时内疗效较好，超过 72h 后几乎无效。美国公共卫生服务机构发布的职业 PEP 指南建议 3 种及以上的抗逆转录病毒药物组成的治疗方案，这也适用于非职业 PEP。目前可行的治疗方案由 1 种双核苷酸逆转录酶抑制剂联合整合酶抑制剂或蛋白酶抑制剂组成，疗程共 28 天。急诊医生应查阅最新的 PEP 指南，以确定适合的一线治疗方案和备选方案。此外，传染病专家和国家临床医生的暴露后预防热线（PEP 线）可以作为急诊科行 PEP 相关决策时的宝贵资源。

接受 PEP 治疗的患者应在急诊科最初评估时完善全血细胞计数、肝肾功能检查，并在治疗开始后的第 2 周及第 4 周复查以评估药物毒性。患者应接受基线及随访 HIV 检测以评估血清转化情况。大多数血清转化发生在暴露的前 3 个月。将工作相关暴露后患者转诊于职业护士进行暴露后护理或将所有其他接触者转诊于传染病专家，并对此进行协调，这对于改善患者预后并提供适当的咨询和随访检测至关重要。在某些情况下，建议仅向患者提供 3 ~ 7d 的 PEP，以鼓励这些专家积极参与后续治疗。

要点
- 唾液、呼吸道分泌物、汗液、泪液、尿液、呕吐物和粪便不太可能传播 HIV，除非混有血液。
- 高风险职业暴露主要是经皮损伤，以下情况感染 HIV 风险更高：伤口较深、被患者血液污染的物品所致的损伤、穿刺过患者的静脉或动脉的针所致的损伤、中空针所致的损伤或损伤是和晚期 HIV 患者相关。
- 高风险的非职业性接触包括肛交或阴茎 - 阴道性交中的攻方和受方，静脉注射毒品。
- 在暴露的 72h 内，PEP 最有可能有效。

- 患者需要密切随访，以监测 PEP 药物的毒性，提供适当的咨询，并对 HIV 和其他潜在病原体进行重复检测。

推荐阅读

[1] Cardo DM, Culver DH, Ciesielski CA, et al. A case–control study of HIV seroconversion in health care workers after percutaneous exposure. *N Engl J Med.* 1997;337(21):1485–1490.

[2] Kuhar DT, Henderson DK, Struble KA, et al. Updated U.S. Public Health Service guidelines for the management of occupational exposures to human immunodeficiency virus and recommendations for post exposure prophylaxis. *Infect Control Hosp Epidemiol.* 2013;34(9):875–892.

[3] Patel P, Borkowf CB, Brooks JT, et al. Estimating per-act HIV transmission risk: A systematic review. *AIDS.* 2014;28(10):1509–1519.

[4] Smith DK, Grohskopf LA, Black RJ, et al. Antiretroviral post exposure prophylaxis after sexual, injection-drug use, or non-occupational exposure to HIV in the United States: Recommendations from the U.S. Department of Health and Human Services. *MMWR Recomm Rep.* 2005; 54(RR-2):1–20.

[5] Workowski KA, Bolan GA; Centers for Disease Control and Prevention. Sexually transmitted diseases treatment guidelines, 2015. *MMWR Recomm Rep.* 2015;64(RR-03):1–137.

第 164 章
识别生物恐怖主义的武器
Recognize the Presentation of Bioterrorism Agents

Stephen P. Shaheen, Jon Mark Hirshon，著

　　虽然大多数的生物武器提供者永远不需要对生物恐怖主义事件采取行动，但对这些生物武器的快速识别和及时的反应对于限制发病率和死亡率至关重要。美国疾病预防控制中心（Centers for Disease Control，CDC）根据易传播性和潜在的致死风险将生物恐怖主义武器分为三类（A 类、B 类、C 类）。本章将重点讨论 A 类武器：炭疽、肉毒杆菌、鼠疫、天花病毒、兔热病和病毒性出血热。对于急诊科医护人员而言，最重要的原则是早期识别、通知公共卫生部门，以及如果有潜在扩散风险应启动灾难预案。

一、炭疽芽孢杆菌（炭疽病）

炭疽病有 3 种分型：皮肤型、胃肠道型和吸入型。胃肠道型和吸入型炭疽一旦出现症状，致死率高达 0% ～ 50%，故备受生物恐怖主义者青睐。胃肠道型炭疽的症状包括恶心、呕吐、出血和败血症，而吸入型炭疽则会引起呼吸困难、咳嗽和出血性纵隔炎。尽管炭疽芽孢杆菌不会从人类传播到人类，但在污染区域，建议使用呼吸防护口罩和防护服直至污染消除。治疗可选用环丙沙星或多西环素。

二、肉毒中毒（肉毒杆菌）

肉毒杆菌会产生一种毒素，这种毒素通过抑制突触前乙酰胆碱的释放引起神经肌肉的阻滞。其进入人体最常见的途径是胃肠道或开放性伤口，但作为生物武器时则通过呼吸道进入人体。肉毒中毒主要表现为球神经麻痹和下行性麻痹。如果该菌或毒素经胃肠道吸收，可出现恶心和呕吐症状。呼吸衰竭可能发生，是肉毒中毒中最常见的死因。患者的血清、吐血物或粪便中检测到肉毒杆菌毒素或相应标本在特定培养基上生长出肉毒杆菌可诊断该病。肉毒中毒的主要治疗方法是抗毒素治疗。全因致死率波动在 1% ～ 17%。大多数肉毒中毒病例只需要标准的隔离预防措施。当涉及吸入式肉毒中毒时，应使用飞沫防护措施。

三、鼠疫耶尔森菌（鼠疫）

鼠疫有 3 种主要类型：腺型、败血症型和肺型。在美国，大多数自然病例都是腺型鼠疫。腺型鼠疫可引起严重的淋巴结病，特别是在颈部或腋窝区域。肺型鼠疫可以迅速进展为败血病，是最致命的类型。即使迅速启动抗菌药物治疗，死亡率也很高。肺型鼠疫的症状包括发热、周身不适和咳嗽，这些症状可迅速进展为心肺功能衰竭。治疗可选用多西环素和环丙沙星。对于腺型鼠疫可采用标准的防护隔离措施，而对于可疑的肺鼠疫则需要采取飞沫防护措施。

四、天花病毒（典型天花）

尽管天花这种疾病在 1980 年已被根除，但天花病毒在美国和俄罗斯的两家四级生物安全实验室仍然存在。这种病毒通过飞沫、气溶胶和被污染的物品传播。起始症状不典型，包括发烧、全身疼痛和头痛。随着病情进展逐渐出现皮肤水疱并进展为脓疱。与水痘不同，天花的皮损伤都处于愈合的同一阶段，且从中央向外周愈合。美国疾病预防中心建议对疑似天花患者进行严格的空气隔离和接触隔离。天花的死亡率在 30% ～ 90% 之间，且与病原体类型相关。

五、土拉弗朗西斯菌（兔热病）

兔热病是一种自然发生的感染性疾病，可作为生物武器。它具有高度传染性，易于雾化传播。它通常通过接触感染的组织或节肢动物来传播。溃疡腺体型是最常见的类型，表现为发热、寒战、局部溃疡和头痛。空气飞沫传播引起的伤寒样的兔热病主要表现为发热、咳嗽和胸痛。治疗可选用链霉素、庆大霉素或多西环素。目前建议接触可疑兔热病患者时采取标准隔离措施。

六、病毒性出血热

病毒性出血热由一组 RNA 病毒引起，这些病毒分布广泛、种类多样。该病常见症状是周身不适和发热。该病易导致严重的血管损伤，据此可与典型的病毒性疾病区分。严重的血管损伤可进一步引起大出血、多器官功能衰竭和休克。需要采取飞沫防护措施，特别注意避免接触患者体液。由于该组病原体均不常见，建议咨询当地卫生部门以协助诊断。病毒性出血热发病率和死亡率差别很大，取决于病毒类型和就诊当地医疗水平。尽管利巴韦林可能在预防病毒传播方面发挥重要作用，但是支持性治疗仍是治疗的主要手段。

各、地区和州卫生部门的报告和监测体系各不相同。重要的是，一旦发现可疑的生物武器，需及时通知相关部门，以确保医护人员和政府部门及时收到相关消息，从而快速识别来源和控制疫情。

要点
- 在炭疽污染区域，建议使用呼吸防护口罩和防护服，直至污染消除。
- 肺型鼠疫可快速进展至败血症和休克。
- 肉毒中毒的典型表现是球神经麻痹和呼吸衰竭。
- 典型的天花皮损伤都处于愈合的同一阶段，且从中央向外周愈合。
- 如果怀疑有 A 类生物武器，应即刻通知公共卫生部门，并启动灾难预案。

推荐阅读

[1] *2007 Guideline for Isolation Precautions: Preventing Transmission of Infectious Agents in Healthcare Settings*. Centers for Disease Control and Prevention. January 13, 2014. Web. August 19, 2015.

[2] Marx JA, Hockberger RS, Walls RM, et al. Weapons of mass destruction, disaster prepared ness. In *Rosen's Emergency Medicine: Concepts and Clinical Practice*. 7th ed. Philadelphia, PA: Mosby/Elsevier, 2010:2484–2504.

[3] NIAID *Emerging Infectious Diseases/Pathogens. Biodefense Category A, B, C Pathogens*. U.S. Department of Health and Human Services, February 25, 2015. Web. August 19, 2015.

[4] Tintinalli JE, Cline D. Bioterrorism recognition and response: Implications for the emergency clinician. In: *Tintinalli's Emergency Medicine Manual*. 7th ed. New York: McGraw-Hill Medical, 2010:40–56.

第 165 章
葡萄球菌中毒性休克综合征：紧急复苏
Staphylococcal Toxic Shock Syndrome: Do Not Hesitate—Resuscitate

Sarah B. Dubbs，著

20 世纪 70 年代末，一种影响年轻健康女性的新的危重疾病出现，其特点是发热、低血压、弥漫性皮疹和多器官损伤。美国疾病预防控制中心（CDC）发起了一项全国性的监控项目，以阐明这种高病死率的原因。监视项目发现该种情况与月经期使用高吸收性能的月经棉条相关，尤其是使用某一品牌时。这个品牌后来从市场上撤了出来，并且与产毒素的金黄色葡萄球菌产生很多特殊关联。

虽然卫生棉条是最早与葡萄球菌毒性休克综合征（toxic shock syndrome，TSS）相关的，但还有许多其他原因。避孕海绵和隔膜、鼻腔填塞、产后感染、乳腺炎、骨髓炎、手术伤口、未引流的脓肿和溃疡都与葡萄球菌 TSS 有关。也有一些没有查明原因的偶然案件。

葡萄球菌 TSS 的临床表现是由细胞因子介导的对 TSST-1 毒素的反应引起的。这些反应会导致发热、不适、呕吐、腹泻、肌肉疼痛和头晕等临床症状。这些非特异性症状可以很容易地被误认为流感或其他病毒综合征的症状，特别是在早期的综合征。当出现低血压和精神状态的改变时会引起对更严重的感染的关注。黏膜充血（结膜、口咽、生殖器）和弥漫性红斑皮疹应提醒临床医生怀疑葡萄球菌 TSS。这种特征性皮疹是常见的、发红的、扁平的、非瘙痒的。手部（背侧和掌面）和脚底在发病后 3 天至 2 周之间脱屑。手足脱垂使 TSS 的诊断更为明显，但如无上述征象，则不应予以排除。许多患者在出现脱屑前就表现为葡萄球菌 TSS。美国疾病预防控制中心对葡萄球菌 TSS 的标准要求有以下临床特征。

(1) 发热：体温 ≥ 38.9℃ 或 104.0 ℉。

(2) 皮疹：弥漫性黄斑红皮病。

(3) 脱屑：皮疹发生后 1 ～ 2 周。

(4) 低血压：成人收缩压 ≤ 90mmHg 或 < 16 岁儿童收缩压 < 5 百分位数。

(5) 多系统参与：以下器官系统的 3 个或更多。

①胃肠道：出现呕吐或腹泻。

②肌肉：重度肌痛或肌酸磷酸激酶水平 ≥ 2× 正常上限。

③黏膜：结膜、口咽或阴道充血。

④肾：血尿素氮或肌酐 ≥ 2× 正常上限或脓尿。

⑤肝：总胆红素、丙氨酸转氨酶或天冬氨酸转氨酶 ≥ 2× 正常上限。

⑥血液学：血小板 < 10 万 /mm³。

⑦中枢神经系统：在没有发热或低血压的情况下，精神状态发生了改变，没有病灶发现。

应尽快开展静脉输液、广谱抗生素和针对病因的积极治疗。即使临床高度怀疑葡萄球菌 TSS，初期急诊科的抗菌药物仍应选择广谱抗生素，直到其他原因可以排除。由 A 组链球菌（group A Streptococcus，GAS）引起的 TSS 也有类似的表现（称为链球菌 TSS），但通常有一个非常明显的来源，很少出现皮疹。落基山斑点热、风疹和钩端螺旋体病也会出现与葡萄球菌 TSS 相似的症状和体征。

实验室和影像学检查应该直接培养潜在的来源和监测并发症。葡萄球菌 TSS 可引起弥散性血管内凝血、急性呼吸窘迫综合征 ARDS 和心力衰竭。患者应被送入监护病房，通常是重症监护病房。当病因比清除卫生棉或脓肿引流更复杂时，早期的外科会诊可能是必要的。

对葡萄球菌 TSS 的诊断最关键的一步是简化诊断。如果症状可疑，寻找来源，并尽快消除它。可能会对这些患者的生存产生影响。

要点

- 怀疑葡萄球菌 TSS 患者表现为脓毒性休克、弥漫性黄斑红皮病和黏膜受累。
- 手足脱屑发生在发病后的几天至几周。如果患者在急诊科时缺乏这种表现，也不能排除。
- 如果怀疑 TSS，一定要做彻底的泌尿生殖检查。
- 葡萄球菌 TSS 还与避孕海绵和隔膜、产后状态、手术切口、鼻腔填塞、医源性异物、脓肿和慢性伤口有关。
- 使用广谱经验性抗生素、病因和重症支持治疗。

推荐阅读

[1] Burnham JP, Kollef MH. Understanding toxic shock syndrome. *Intensive Care Med.*2015;41(9):1707–1710.

[2] Gynecologic infections. In: *Williams Gynecology.* 2nd ed. New York: McGraw Hill, 2012:105.

[3] Toxic shock syndrome (other than Streptococcal) (TSS) 2011 Case Definition. Available at: wwwn.cdc.gov/nndss/conditions/toxic-shock-syndrome-other-than-streptococcal/case- definition/2011. September 11, 2015.

第 166 章
不要被传统的腹泻谣传误导
Do Not Be Misled by the Traditional Myths of Diarrhea

Michael Nitzberg, Kevin Reed，著

急性腹泻是成人和儿童急诊就诊的常见主诉。所有急性腹泻患者都应予安全的止泻治疗，很少有患者不经对症治疗而离开急诊。

　　一个常见的谣传是，在感染性腹泻患者中抗运动性药物增加了疾病的时长且对患者来说是危险的。这一谣传的文献来源于 1973 年的一篇论文，其中 25 例由志贺氏菌引起的血泻患者被随机分为两组，分别予以盐酸地芬诺酯与复方苯乙哌啶片治疗。复方苯乙哌啶片治疗的患者发热时间较长，清除感染的可能性较小。

　　文献支持洛哌丁胺和西甲硅油在水样非血便腹泻中更强有力的作用并在很多 RCT 试验和系统综述中显示出明显的益处。然而，这些试验一般排除了体温高于 39℃的患者、血便的患者和住院患者。 目前的建议鼓励使用洛哌丁胺与西甲硅油治疗成人急性水样腹泻。虽然有数据表明对 3 岁以上的儿童是安全的，但目前的建议是避免在儿童中使用洛哌丁胺，以免由大肠杆菌 O157：H7 的志贺毒素引起溶血性尿毒症。回顾性研究表明，在儿童中使用抗运动剂是发生这种疾病的一个危险因素。

　　对于非血性腹泻的门诊成人患者，洛哌丁胺与西甲硅油被证明是一种安全有效的治疗方法，应开具处方。对于美国以外，抑制分泌剂消旋卡多曲是一种耐受性好的替代品。

　　对于那些应用洛哌丁胺不安全的患者，经验性抗生素可能是一个合适的选择。有证据表明，"旅行者腹泻"患者如果他们的症状是中度到严重将受益于短期使用抗生素。通常使用氟喹诺酮或甲氧苄啶 /磺胺甲噁唑（TMP/SMX）治疗 3 ～ 5 天。血性腹泻或高热的患者更有可能有侵入性细菌病因，这可能会从抗生素治疗中获得更大的益处。老年和免疫功能低下患者也可能受益于抗生素治疗。在疑为艰难梭菌感染的患者中，一般不使用抗运动性药物，尽管几乎没有证据表明它们确实是有害的。然而，这些患者更有可能通过抗生素针对性治疗艰难梭状杆菌感染而得到改善。随着抗生素的治疗，总是有潜在的伤害，如增加的耐药性、皮疹、真菌感染、肌腱断裂。医生必须权衡为每个患者开抗生素的风险和益处。在儿童大肠杆菌 O157：H7 感染性腹泻患者中，有一项小的研究表明当患者服用 TMP/SMX 或头孢菌素时，溶血性尿毒症综合征（hemolyticuremicsyndrome，HUS）的风险增加。因此，在儿科人群或临床高度怀疑肠出血性大肠杆菌（EHEC）感染的患者中，一般应避免使用常规抗生素。

　　在那些服用洛哌丁胺和抗生素存在禁忌的患者中，还有其他的控制腹泻症状的方法。对比安慰剂亚水杨酸铋已被证明在控制急性腹泻中是更有效的。虽然不像洛培胺那样有效，但在病程中同样的安全（尽管要提醒患者舌头和大便会变黑）。虽然水杨酸铋在儿科是禁忌的，但仍然有一种安全的替代疗法来帮助症状控制。益生菌在儿童急性腹泻患者中的作用已证明比安慰剂更有效，没有发现疾病的延长或引发 HUS。

　　不要被传统的感染性腹泻的谣传误导。肠道抗运动性药物是大多数患者快速解决腹泻的有效和安全的治疗方案。对于无血便的成人患者，洛哌丁胺和西甲硅油是最有效的治疗方法。 血便或高热患者可能受益于某些经验性抗生素。最后，益生菌是儿科患者缓解症状的安全选择。

要点
- 大多数诊断为急性腹泻的急诊患者都应接受症状控制。
- 洛哌丁胺联合西甲硅油是治疗无发热非血性腹泻的低肠出血性大肠杆菌或艰难梭菌感染可能的成人腹泻的最有效的选择。
- 在成人腹泻出现血性腹泻或高热的患者中建议经验性使用抗生素，因为它们更有可能有侵入性的细菌病因，但对这些患者来说重要的一点是要排除肠出血性大肠杆菌感染。
- 当应用洛哌丁胺和抗生素都存在禁忌的时候，铋剂可以改善腹泻，并且在大多数成人患者中是安全的。
- 在儿童腹泻患者中应用益生菌是一项很好的选择。

推荐阅读

[1] Barr W, Smith A. Acute diarrhea. *Am Fam Physician.* 2014;89(3):180–189.

[2] DuPont HL, Hornick RB. Adverse effect of lomotil therapy in shigellosis. *JAMA.* 1973; 226(13):1525–1528.

[3] Goodman LJ, Trenholme GM, Kaplan RL, et al. Empiric antimicrobial therapy of domesti cally acquired acute diarrhea in urban adults. *Arch Intern Med.* 1990;50(3):541–546.

[4] Hanauer SB, DuPont HL, Cooper KM, et al. Randomized, double-blind, placebo-controlled clinical trial of loperamide plus simethicone versus loperamide alone and simethicone alone in the treatment of acute diarrhea with gas-related abdominal discomfort. *Curr Med Res Opin.* 2007;23(5):1033–1043.

[5] Safdar N, Said A, Gangnon RE, et al. Risk of hemolytic uremic syndrome after antibiotic treatment of *Escherichia coli* O157:H7 enteritis: A meta-analysis. *JAMA.* 2002;288(8):996–1001.

第 167 章
脑膜炎不一定有颈部疼痛
Meningitis Doesn't Have to Be a Pain in the Neck!

Nick Tsipis, Liesl A. Curtis，著

脑膜炎可能由传染性或非传染性病因引起。脑膜炎的非传染性病因包括恶性肿瘤、自身免疫疾病、药物、创伤和医源性操作。传染性脑膜炎可能由各种细菌、病毒、真菌和寄生虫引起。细菌和病毒所导致的脑膜炎是传染性脑膜炎最常见的类型。一般来说，病毒性脑膜炎是一种自限性疾病，可以通过支持性治疗得以治愈。与之形成对比的是，细菌性脑膜炎则有着显著的发病率和死亡率。本章将重点讨论在细菌性脑膜炎患者诊断和治疗中的精华和易犯错之处。

一、体格检查

通常细菌性脑膜炎患者会表现出颈项强直、Kernig 征或 Brudzinski 征。不幸的是，这些典型的体

检结果对疑似脑膜炎患者的评估价值有限。其实，Kernig 征、Brudzinski 征和颈项强直对脑膜炎诊断的敏感性很低，这些体征存在于 < 33% 的脑膜炎患者中。此外，一些大型研究报道称，经典的三联征：发热、颈项强直和精神状态改变只出现于 44% ~ 66% 的脑膜炎患者。一个综合性分析评估了体格检查在确诊脑膜炎患者的诊断中的价值，结果是没有任何个体的临床发现具有显著的敏感性或特异性以排除脑膜炎。在这项研究中，敏感性最高的集中于头痛（0.50，CI 0.32 ~ 0.68）和呕吐恶心（0.30，CI 0.22 ~ 0.38）。与颈项强直、Kernig 征和 Brudzinski 征相比，震动加重（头痛与头部以每秒 2 转的速度水平旋转伴随）已被证明会增加发热和头痛患者患脑膜炎的概率。事实上，震动加重诊断脑膜炎的敏感性为 100%，特异性为 54%。

二、腰椎穿刺

鉴于体格检查的局限性，应该采用腰椎穿刺（LP）来确认脑膜炎的诊断。如果可能的话，应该尽早行 LP 以使得脑脊液（CSF）培养得到阳性结果的可能最大化。在启动抗生素的数小时内，CSF 的致病菌可能呈阴性。重要的是，抗生素给药不应该因执行 LP 而被延迟。

三、脑脊液分析

脑脊液压力升高、脑脊液的颜色浑浊、脑脊液细胞增多（即白细胞计数升高）、脑脊液蛋白升高、脑脊液葡萄糖降低，以及脑脊液葡萄糖与血糖的比值 < 0.4 支持细菌性脑膜炎的诊断。一般来说，这些脑脊液分析应被视为确认脑膜炎诊断的方法（阳性似然比 > 10）而不是排除诊断的方法（阴性似然比 < 0.1）。

四、CT 检查

对于大多数脑膜炎患者，头部的计算机断层扫描（CT）不应该优先于行腰椎穿刺。而需要积极行 CT 头部检查优先于腰椎穿刺的患者的特征包括免疫抑制、中枢神经系统疾病（即肿块、中风、局灶性感染）、神经系统检查异常或在发病 1 周内出现的新发癫痫发作。

五、治疗

在大多数情况下，脑脊液分析的结果和患者的临床表现足以指导治疗和处置方式。对于临床诊断尚不明确的患者，最好是在等待脑脊液培养结果的同时进行抗生素治疗，因为在确诊脑膜炎的病例中使用抗生素有任何延误与死亡显著增加有关。重要的是，当考虑为脑膜炎时，应给予更高剂量的抗生素药物。如对 50 岁以下免疫功能正常的、肺炎链球菌或脑膜炎奈瑟菌导致的脑膜炎患者，应该给予 2g 头孢曲松或 2g 头孢噻肟。万古霉素应该用于治疗可疑的耐甲氧西林金黄色葡萄球菌，而氨苄西林应该给予李斯特菌脑膜炎的患者。

除抗生素治疗外，细菌性脑膜炎的患者应该考虑给予地塞米松。已显示类固醇激素减少细菌性脑膜炎患者的听力损失和神经系统后遗症。重要的是，未显示类固醇激素可降低患者死亡率。

要点

- 不要根据没有颈项强直、Kernig 征或 Brudzinski 征来排除细菌性脑膜炎。
- 发热伴头痛的患者若是有震动加重则脑膜炎的可能性增加。
- 行腰椎穿刺确认脑膜炎的诊断。
- 在免疫抑制患者或患有中枢神经系统疾病史、局灶性神经系统异常，或在发病 1 周内出现的新发性癫痫发作的患者，在行腰椎穿刺之前优先行头部 CT 检查。
- 怀疑患有脑膜炎的患者接受抗生素治疗的门槛较低。

推荐阅读

[1] Adarsh B. Acute community-acquired bacterial meningitis in adults: An evidence-based review. *Cleve Clin J Med.* 2012;79(6):393-400.

[2] Attia J, Hatala R, Cook DJ, et al. Does this adult patient have acute meningitis? *JAMA.* 1999;282:175-181.

[3] Hasbun R, Abrahams J, Jekel J, et al. Computed tomography of the head before lumbar puncture in adults with suspected meningitis. *N Engl J Med.* 2001;345:1727-1733.

[4] Proulx N, Fréchette D, Toye B, et al. Delays in the administration of antibiotics are associated with mortality from adult acute bacterial meningitis. *QJM.* 2005;98:291-298.

[5] Thomas KE, Hasbun R, Jekel J, et al. The diagnostic accuracy of Kernig's sign, Brudzinski's sign, and nuchal rigidity in adults with suspected meningitis. *Clin Infect Dis.* 2002;35:46-52.

第 168 章
了解新发感染
Know Emerging Infections

Travis Thompson, Lindsey White，著

急性发热性疾病是患者寻求急诊（ED）治疗的常见原因。尽管急诊医生非常熟悉常见情况的处理，如急性病毒综合征，但在急性疾病的急诊科就诊患者中，考虑是否是新发传染病是至关重要的。新发传染病诊断中的关键一步是获得准确的旅行史和暴露史。此外，询问患者的免疫接种史也很重要。如

果根据旅行史、暴露史和免疫接种史而怀疑新发传染病，咨询当地卫生部门人员和传染病专业人员应当如何来处理。

世界各地的监测系统，如疾病预防控制中心（CDC）对于确定新发传染病的可能性也是有帮助的。如果怀疑新发传染病，应采取适当的隔离措施和预防措施直到确认检测完成。本章将讨论以下新兴感染临床表现和处置，包括中东呼吸道感染综合征（MERS）、基孔肯雅热、埃博拉病毒病（Ebola virus disease，EVD）和麻疹。

一、中东呼吸道感染综合征

MERS 是一种新型冠状 RNA 病毒。它与严重急性呼吸综合征（severe acute respiratory syndrome，SARS）病毒相似，尽管它比 SARS 传染性低。MERS 的临床表现范围可以从无症状到严重肺炎或肾功能不全。患有 MERS 的重症患者可能出现急性呼吸窘迫综合征（acute respiratory distress syndrome，ARDS）。MERS 的诊断需要有发热和肺炎，以及前往流行地区，或在之前的 14 日内与流行地区的人接触过。通过聚合酶链反应（polymerase chain reaction，PCR）确认诊断。MERS 患者的治疗主要包括支持性护理和 ARDS 的处置。没有具体的疗法显示会使生存获益。虽然病毒如何传播还不完全清楚，目前推荐使用预防空气传播的措施。

二、基孔肯雅热

基孔肯雅热是由蚊子传播的甲型病毒。虽然最先是在非洲南部发现，但现在发现该病毒在亚洲、大洋洲和美洲都有传播。潜伏期是暴露后约 3 天。临床表现与登革热和疟疾相似并以高热、多关节痛、肌痛、头痛和皮疹发作为特征。皮疹被描述为一种斑丘疹，存在于躯干并可延伸至四肢、手掌和脚底。儿童患者可能发生严重感染和多器官衰竭，成年人也可能发生明显并发症。这种病毒的实验室异常包括淋巴细胞减少症、血小板减少症和转氨酶异常。基孔肯雅热的确诊是由 PCR 做出。基孔肯雅热没有特异性治疗方法，抗炎药物可以用来治疗关节痛和肌痛。在急诊科中不需要特别隔离。

三、埃博拉病毒病

埃博拉病毒病（EVD）是一种非洲发生的纤丝病毒科病毒性疾病，可导致出血性发热综合征。根据最近的数据，EVD 的临床表现通常始于高热和乏力不适。3～5 天后，患者会出现腹痛、呕吐和腹泻。此时，患者被认为是具有高度传染性的，并且可以通过与任何体液接触发生疾病传播。EVD 有很高的发病率和死亡率，血容量不足被认为是其主要原因。实际上很少有患者出现临床显著的出血。诊断 EVD 要使用 PCR 方法。重要的是，要注意 PCR 检测在症状发作后的第一个 72h 内可能是阴性的。治疗 EVD 包括液体复苏和补充电解质。完整的屏障和防止空气传播的保护措施是必要的。在近期的 EVD 患者护理中，已经使用床旁检测来减少工作人员的暴露。

四、麻疹

麻疹是一种高度传染性的单链、负螺旋 RNA 病毒。人类是这种病毒的唯一已知宿主。随着接种疫苗的缺失，麻疹病例已经再次在美国出现。麻疹的临床表现开始时有高热、咳嗽、鼻炎、结膜炎和乏力不适。Koplik 斑可见于口咽部，被认为是麻疹的特征性表现。特征性皮疹在症状发作后 2～4 天开始在头部出现，并沿尾部方向进展。对于大多数患者来说，麻疹是一种良性疾病。但是，可能会继发感染和亚急性硬化性全脑炎。要想诊断麻疹，鼻和咽拭子应该一起送 PCR 检测。以下治疗是有帮助的：退热药、水化和治疗任何继发性感染。在急诊中，疑似麻疹的患者应佩戴口罩并置于空气隔离室中。虽然麻疹患者可以回家，但必须在患者从急诊出院前通知公共卫生官员。应该指导患者在家中隔离，直到症状消失。

要点

- 准确的旅行史和接触史对怀疑新发传染病是至关重要的。
- 在大多数情况下，PCR 可用于诊断新发传染病。
- 怀疑新发传染病时，请迅速将患者置于适当的位置隔离。
- 支持治疗是大多数新发传染病的主要治疗方法。
- 定期查看 CDC 网站，了解新发传染病的信息。

推荐阅读

[1] Alimuddin Z, Hui DS, Perlman S. Middle East respiratory syndrome. *Lancet.* 2015;386(9997):995-1007.

[2] Campion EW, Weaver SC, Lecuit M. Chikungunya virus and the global spread of a mosquitoborne disease. *N Engl J Med.* 2015;372:1231-1239.

[3] Chertow DS, Kleine C, Edwards JK, et al. Ebola virus disease in West Africa—clinical manifestations and management. *N Engl J Med.* 2014;371:2054-2057.

[4] Koenig K, Wajdan A, Burns M. Identify-isolate-inform: A tool for initial detection and management of measles patients in the emergency department. *West J Emerg Med.* 2015;16:212-219.

[5] WHO Ebola Response Team. Ebola virus disease in West Africa—the first 9 months of the epidemic and forward projections. *N Engl J Med.* 2014;371:1481-1495.

第 169 章
结核与梅毒：令人终生难忘的传染性疾病
TB and Syphilis: Infections You Can't Forget about

Kayla Dewey, Ghofrane Benghanem，著

结核病（tuberculosis，TB）和梅毒均属于传染性疾病，能引起很多临床症状。临床表现的多样性，兼具大范围的流行率，经常导致此类疾病误诊。近些年，已经有结核菌和梅毒病毒的耐药类型的相关报道。事实上，许多国家已经出现了对公共健康产生严重危害的多重耐药结核菌（multidrug-resistantTB，MDR-TB）。

一、结核病

结核分枝杆菌通过咳嗽、打喷嚏产生的呼吸道飞沫传播。在大多数具有免疫活性的人中，通过激活细胞免疫来清除最初感染。患者继而或扩大潜在感染、加重已感染的过程，或痊愈。潜在结核杆菌感染可持续数年，并且被单纯定义为没有结核菌活动相关临床症状的获得性感染。潜在感染结核杆菌的患者，有 5% ～ 10% 的概率在他们生命中的某一时间点转为活动性感染。上述情况最常出现在最初感染后的 2 年内。

根据结核病发展的体征和症状来给活动性结核病下定义。相关的症状与存在活动性结核的高风险患者见表 169-1。重要的是，低龄儿童更不容易表现出表 169-1 所列的典型症状。结核感染可以见到相关的肺外体征，根据结核菌感染的器官、系统不同，可表现为独立症状。结核菌的肺外感染包括淋巴结炎、脑膜炎、骨骼疾病（Pott 病）、腹部症状和泌尿生殖系统症状。同时感染结核菌和艾滋病（HIV）的患者中，有 40% ～ 75% 的患者可见到肺外结核症状。艾滋病患者在他们整个患病过程中，有 10% 的风险感染活动性结核。

表 169-1 高风险患者和活动性结核的症状、体征

高风险患者	活动性结核症状 / 体征
地理位置：亚洲，南部 / 中部美洲、非洲	发热
HIV/AIDS	乏力
免疫功能不全患者	体重下降
既往接受异烟肼治疗	夜间盗汗
流浪者	慢性咳嗽 / 咯血
监禁人群	肋膜炎性胸痛

急诊科（ED）应该立即将怀疑患有结核病的患者安置在空气隔离区。同时安排他们完善胸部 X 线检查（CXR）。尽管活动性结核病患者的 CXR 结果可能是正常的，但常见的 CXR 异常包括肺门淋巴结肿大、空洞病灶（特别是在右肺中叶）和胸膜渗出。ED 也应将结核菌相关检查送检。确诊活动性结核感染的金标准仍然是抗酸杆菌血清试验（AFB）。结核菌素皮肤试验和 γ 干扰素释放试验（interferon gamma release assays，IGRA）能提示已接触结核菌的早期。近期研究显示在潜在结核菌感染检测中，IGRAs 比传统的结核菌素皮肤试验具有更高的敏感性、特异性。

已知的潜伏结核感染患者如果表现出结核菌感染的症状和体征，应该将他们隔离并确诊结核病。既往无结核菌感染病史的患者，如果临床上高度怀疑结核病，应同样将他们隔离并确诊结核病。对符合活动性结核感染条件的患者或者临床上高度怀疑活动性结核感染的患者，可以在 ED 启动抗结核治疗。以上启动治疗最好是由住院部团队和一位传染病专家会诊后共同决定。

二、梅毒

苍白螺旋体是梅毒病的致病病原体。自 2001 年起，新发梅毒感染的发病率一直在增长。由于现有研究表明梅毒感染能增加 HIV 的传播率，上述新发率的增长就有很重要的公共卫生相关提示意义。典型的梅毒感染是在性接触的过程中与梅毒的感染性病变灶直接接触所致。大多数是因为在性行为过程中存在黏膜的轻微损伤暴露在外所致。一期梅毒感染病变（即硬下疳）是梅毒感染最多见的感染性渗出病变。

急诊医生对任何有生殖系统病变的患者都应该考虑早期梅毒感染可能性。一期梅毒感染的典型表现是无痛的硬下疳，并且患者经常未注意到，通常未治疗情况下可在 2～6 周自愈。未治疗情况下，许多一期梅毒感染的患者会进展到二期梅毒。二期梅毒的症状包括斑丘状梅毒疹、淋巴结肿大和扁平湿疣。如果未接受治疗，患者会从早期梅毒感染发展到最终的三期梅毒。三期梅毒的定义是苍白螺旋体感染所致终末器官损害。表 169-2 列出了各期梅毒的症状和体征。

表 169-2　梅毒分期

分　期	症状 / 体征
一期梅毒	硬下疳 淋巴结肿大
二期梅毒	斑丘状梅毒疹 扁平湿疣 淋巴结肿大 发热 / 体重减轻
潜伏期	无症状和体征
三期梅毒	终末器官损伤 心血管病变
神经梅毒（存在于各时期）	脑膜炎 脊髓痨 痴呆、精神错乱 梅毒眼部病变（葡萄膜炎 / 角膜炎 / 视网膜炎）

要点

- 结核病和梅毒会表现出许多临床表现。
- 在结核病的诊断中，能识别高危患者至关重要。
- 怀疑活动性结核的患者，将其早期空气隔离至关重要。
- 尽管三期梅毒常出现神经系统的症状和体征，然而各期梅毒均可表现出神经系统症状和体征。
- 梅毒可增加 HIV 传播；患者应该同时接受梅毒、HIV 两种疾病的感染检测。

推荐阅读

[1] Birnbaumer D. Sexually transmitted diseases. In: Wolfson AB, ed. *Harwood-Nuss' Clinical Practice of Emergency Medicine.* 5th ed. Lippincott Williams & Wilkins. 2009:892–897.

[2] Faddoul D. Childhood tuberculosis: an overview. *Adv Pediatr.* 2015;62:59–90.

[3] Fogel N. Tuberculosis: A disease without boundaries. *Tuberculosis.* 2015:1–5.

[4] French P. Syphilis. *BMJ.* 2007;334:143–147.

[5] Sokolove PE, Lee BS, Krawczy JA, et al. Implementation of an emergency department triage procedure for the detection and isolation of patients with active pulmonary tuberculosis. *Ann Emerg Med.* 2000;35:327–336.

第 170 章
避免流感治疗中的常见陷阱
Avoiding Common Pitfalls in Influenza Treatment

Eric Stephen Kiechle，Maryann Mazer-Amirshahi，著

流行性感冒是由流感 A 病毒和 B 病毒感染所致的传染性疾病，导致每年暴发，最显著出现于冬季的月份里。一般来说，流行性感冒是自限性疾病，伴有呼吸道症状、肌肉酸痛、乏力和发热。流感在高风险人群中，包括老年人、儿童、妊娠妇女和慢性疾病患者，有高发病率和死亡率。表 170-1 列出了其余的高风险人群。

疾病预防控制中心（CDC）推荐全部人群都要注射季节性流感疫苗。当确诊为急性流感病毒感染或需要预防流感时，有效的治疗包括 2 级别药物：神经氨酸酶抑制药和金刚烷类。CDC 推荐，怀疑流感患者、已确诊需要住院治疗患者、有感染持续长程的证据的患者、复杂性感染患者（即肺炎）、高风险患者，上述类型患者均需神经氨酸酶抑制药治疗。至于那些没有重度感染的危险因素、表现为症状

开始出现 48h 内的患者，急诊科医生应权衡对其行神经氨酸酶抑制药治疗的利与弊。由于金刚烷类药物的应用范围有限且存在高耐药率，CDC 不再推荐使用金刚烷类（如金刚烷胺、金刚烷乙胺）治疗。

表 170-1　需要抗病毒治疗的高风险人群

年龄＜ 2 岁或＞ 65 岁	血液疾病（包括镰状细胞疾病）
妊娠妇女（或产后 2 周内）	病态肥胖（BMI* ＞ 40）
肺部疾病（包括哮喘）	免疫抑制
心血管疾病（不包括单纯的高血压）	美洲印第安人 / 阿拉斯加原住民
慢性肝脏疾病	哺乳室、长期护理机构住院医生
慢性肾脏疾病	神经系统疾病造成分泌物管理功能受损者
代谢性疾病（包括糖尿病）	

*BMI. 身体质量指数

神经氨酸酶抑制药对大多数 A 型和 B 型流感病毒都有疗效，包括奥司他韦、扎那米韦、帕拉米韦。上述神经氨酸酶抑制药的适应证、剂量和不良反应已总结在表 170-2 中。当选择某一种神经氨酸酶抑制药时，要考虑到监测数据和当地、全国和全球的流感类型，这一点很重要。现在，超过 99% 的季节性流感病毒都对奥司他韦敏感。

表 170-2　神经氨酸酶抑制剂的比较

药　物	剂　量	常见不良反应	特殊注意事项
奥司他韦	75mg 口服，每天 2 次，连用 5 天	恶心、呕吐	妊娠妇女一线药物需根据肾功能调整药量
扎那米韦	10mg 吸入，每天 2 次，连用 5 天	支气管痉挛	避免应用于哮喘或 COPD* 患者
帕拉米韦	600mg 静脉输注，单次剂量	腹泻	需根据肾功能调整药量

*COPD. 慢性阻塞性肺部疾病

奥司他韦是口服药，一般能很好地耐受，并且已经被证明服药后能将起效改善症状时间降至 16h 内。尽管证据未明，但一个 2015 年 Meta 分析表明，实验检查确诊的流感病例，予其奥司他韦治疗，能降低住院治疗患者数量，并且减少流感的并发症。

扎那米韦是吸入药剂，并且已经被证明吸入后可在 14h 内改善症状。扎那米韦与奥司他韦不同，它还没被证明能够降低住院患者数量或降低流感并发症。扎那米韦有致支气管痉挛作用，所以哮喘或 COPD 患者应避免应用此药。

帕拉米韦是 2014 年在美国批准使用的，是最新的神经氨酸酶抑制剂。单独静脉应用剂量为 600mg。在跨国对比帕拉米韦和奥司他韦疗效的试验中发现，帕拉米韦的作用不逊色于奥司他韦。帕拉米韦应用于无法接受奥司他韦及扎那米韦治疗的患者，同时可用于依从性差的患者。

流感的治疗不能仅依赖于检验确诊的流感。早期应用神经氨酸酶抑制剂治疗能取得最大裨益。流感的快速确诊试验缺乏敏感性。事实上，一篇 2012 年的 Meta 分析表明，快速流感检测总的敏感性为 62%。对于已注射多效流感疫苗的患者，也不能不予治疗，当某位已注射流感疫苗的患者临床上高度怀疑流感，也要给予相应治疗。高危人群患者在急诊接受抗病毒治疗后，遵医嘱可以离开医院回家，也应该后期严密随访。

要点

- 对于所有高风险人群及住院患者，不论是怀疑还是确诊流感，不论流感症状是何时出现的，都应给予神经氨酸酶抑制剂。
- 对于低风险患者出现的流感症状在 48h 以内，要权衡流感治疗的利与弊。如果流感症状出现已超过 48h，就不给予他们流感治疗。
- 就算既往注射过流感疫苗，也不能完全除外患流感的可能。如果临床上怀疑流感，也应给予流感治疗。
- 疑诊流感的患者，不要以实验室确诊结果为依据决定是否给予患者流感治疗。
- 当选择某一神经氨酸酶抑制剂治疗流感时，要考虑患者存在的并发症和患者依从性。

推荐阅读

[1] Chartrand C, Leeflang MM, Minion J, et al. Accuracy of rapid influenza diagnostic tests: A meta-analysis. *Ann Intern Med.* 2012;156:500–511.

[2] Dobson J, Whitley RJ, Pocock S, et al. Oseltamivir treatment for influenza in adults: A metaanalysis of randomized controlled trials. *Lancet.* 2015;385:1729–1737.

[3] Fiore AE, Fry A, Shay D, et al. Antiviral agents for the treatment and chemoprophylaxis of influenza: Recommendations of the Advisory Committee on Immunization Practices. *MMWR Recomm Rep.* 2011;60:1–24.

[4] Heneghan CJ, Onakpoya I, Thompson M, et al. Zanamivir for influenza in adults and children: Systematic review of clinical study reports and summary of regulatory comments. *BMJ.* 2014;348:g2547.

[5] Kohno S, Yen MY, Cheong HJ, et al. Phase III randomized, double-blind study comparing single-dose intravenous peramivir with oral oseltamivir in patients with seasonal influenza virus infection. *Antimicrob Agents Chemother.* 2011;55:5267–5276.

第 171 章
耐药菌适用抗生素选择
Appropriate Antibiotic Choices for Resistant Organisms

Jessica E. Shackman, Kathryn M. Kellogg，著

抗生素是急诊医学中使用最频繁的药物之一，约 15% 的急诊科患者使用抗生素。通常情况下，急诊科医生必须根据不完整或缺失的微生物学数据对抗生素选择做出临床决断。尽管如此，耐药菌的名

单已成指数倍增长。为了提高疗效并限制耐药菌的数量，急诊科医生必须在感染性疾病患者的治疗中谨慎选择合适的抗生素治疗方案。本章将针对尿路感染（urinary tract infection，UTI）、社区获得性肺炎（community-acquired pneumonia，CAP）以及皮肤和软组织感染等急诊科常见感染性疾病适用的抗生素进行讨论。

一、尿路感染

引起尿路感染最常见的病原体是大肠杆菌。甲氧苄啶／磺胺甲噁唑或环丙沙星传统上被用于治疗非复杂尿路感染的急诊患者。重要的是，在某些地区这两种抗生素的耐药率已经上升到 20% 以上。同样，氨基青霉素和第一代、第二代头孢菌素在治疗尿路感染中疗效下降。因此，呋喃妥因现在被推荐作为治疗非复杂尿路感染的一线抗生素。目前呋喃妥因的耐药率较低。但是，呋喃妥因对肠球菌、克雷伯菌和假单胞菌的有效性降低。

目前由产生超广谱 β- 内酰胺酶（extended spectrum beta-lactamase，ESBL）细菌引起尿路感染的就诊病例逐渐增多。肠杆菌科引起的感染中高达 20% 的病原体为产 ESBL 细菌。产 ESBL 细菌感染的危险因素包括年龄 > 65 岁、多种并发症、居住养老院、近期住院、复发的尿路感染。产 ESBL 细菌对于头孢曲松、哌拉西林 - 他唑巴坦和环丙沙星具有高耐药率。碳青霉烯类抗生素目前是治疗 ESBL 相关尿路感染患者的最佳选择。重要的是，应谨慎使用这些药物以避免增加这类抗生素的耐药性。应对具有耐药风险的尿路感染患者进行尿培养检查。

二、肺炎

社区获得性肺炎（CAP）是导致患者急诊住院治疗的常见感染性疾病。标准的社区获得性肺炎的诊断标准包括肺炎的临床症状和体征（如发热、咳嗽、胸膜性胸痛）以及胸部 X 射线出现浸润影。出人意料的是，在急诊被诊断为肺炎的患者中，高达 30% 的患者不满足上述诊断标准。另外，许多肺炎患者是由于病毒感染引起，不需要使用抗生素治疗。

在美国，肺炎链球菌是社区获得性肺炎最常见的病原体。低风险的成年社区获得性肺炎患者在门诊主要使用大环内酯类抗生素（如阿奇霉素）进行治疗。对于合并有多种疾病的门诊患者，建议使用氟喹诺酮类药物或大环内酯类药物与 β- 内酰胺类抗生素联合使用。重要的是，高达 30% 的严重肺炎球菌感染对这些一线抗生素耐药。年龄 < 5 岁或 > 65 岁的患者有严重肺炎球菌感染的危险。2010 年，一种 13 价肺炎球菌疫苗研制成功，大大减少了耐药性肺炎球菌菌株的传播。尽管如此，重症肺炎球菌感染患者通常入院进行治疗。

一种大环内酯类抗生素联合呼吸性氟喹诺酮或 β- 内酰胺类抗生素被推荐用于治疗急诊入院的社区获得性肺炎患者。对于疑似耐药肺炎链球菌、假单胞菌感染或重症患者，除大环内酯类抗生素外，还应给予抗假单胞菌 β- 内酰胺类抗生素（如哌拉西林 - 他唑巴坦）。感染耐药肺炎链球菌、假单胞菌感染的危险因素包括慢性心脏或肺部疾病、糖尿病、脾功能亢进、恶性肿瘤、免疫抑制，以及近期使用抗生素。当怀疑存在耐甲氧西林金黄色葡萄球菌（methicillin-resistant *Staphylococcus aureus*，MRSA）

感染时，也应在抗生素方案中加入万古霉素。医疗保健相关肺炎发生在住院或养老院入院的 90 天内，有感染多重药病原体的很大风险。因此，推荐使用广谱抗生素（如哌拉西林 – 他唑巴坦和万古霉素联合治疗），并根据微生物培养结果作进一步调整。

三、皮肤和软组织感染

在过去的 15 年中，急诊就诊的皮肤和软组织感染（skin and soft tissue infections，SSTI）患者人数增长了近 3 倍。尽管社区获得性 MRSA 通常被认为是皮肤和软组织感染的致病菌，但近 80% 无脓肿蜂窝组织炎是由 β 溶血性链球菌感染引起，这类细菌对青霉素和第一代头孢菌素仍然敏感。对于非化脓性蜂窝组织炎患者，抗 MRSA 治疗通常是没必要的。此外，许多皮肤脓肿通过单纯切开引流得到充分治疗，使用抗生素并没有显示提高治愈率。对于存在开放性伤口、既往穿透性损伤、静脉注射毒品和免疫抑制的患者应考虑抗 MRSA 治疗。广谱抗生素应该被用于可疑坏死性皮肤感染或有全身症状表现的患者。虽然万古霉素目前是 MRSA 相关皮肤和软组织感染的首选药物，但医生应避免在急诊患者出院前给予单剂万古霉素治疗。单剂万古霉素达不到治疗性血药浓度，并导致耐药菌的产生。对于可疑 MRSA 相关皮肤和软组织感染的患者，适用于门诊的治疗方案包括克林霉素、多西环素，或甲氧苄啶 / 磺胺甲噁唑与头孢氨苄联用。

要点
- 选择抗生素时，应考虑当地的微生物耐药率和医院抗菌谱。
- 呋喃妥因是治疗非复杂尿路感染的一线抗生素。
- 碳青霉烯类抗生素应该作为治疗存在产 ESBL 细菌尿路感染风险患者的一线药物。
- 对于重症肺炎患者应考虑耐药肺炎球菌、假单胞菌或 MRSA 感染的可能性。
- 对于一般情况良好的单纯性蜂窝织炎患者应避免使用针对 MRSA 的抗生素。

推荐阅读

[1] Centers for Disease Control and Prevention. *Antibiotic Resistance Threats in the United States,2013.* Available at: http://www.cdc.gov/drugresistance/threat-report-2013/. Last updatedJuly 2014. Accessed August 20, 2015.

[2] Gupta K, Hooton TM, Naber KG, et al. International Clinical Practice Guidelines for theTreatment of Acute Uncomplicated Cystitis and Pyelonephritis in Women: A 2010 Update by the Infectious Diseases Society of America and the European Society for Microbiology and Infectious Diseases. *Clin Infect Dis.* 2011;52:e103–e120.

[3] Mandell LA, Wunderink RG, Anzueto A, et al. Infectious Diseases Society of America/ American Thoracic Society Consensus Guidelines on the management of community- acquired pneumonia in adults. *Clin Infect Dis.* 2007;44(S2):s27–s72.

[4] Stephens DL, Bisno AL, Chambers HF, et al. Practice guidelines for the diagnosis and management of skin and soft tissue infections: 2014 Update by the Infectious Diseases Society of America. *Clin Infec Dis.* 2014;59:e10–e52.

[5] Sullivan L. Antibiotic'stewardship'starts in the ED. *ACEP News.* November 2010. Available at: https://www.acep.org/Content.aspx?id=70630. Accessed August 15, 2015.

第 172 章
预防感染
Know Infection Prevention

Lindsey DeGeorge, Lauren Wiesner，著

有潜在传染性的感染患者通常会到急诊科（ED）接受评估和治疗。鉴于急诊科就诊患者数量多、敏感性高，维持有效的感染控制措施以防止疾病向医护人员和其他患者传播是一项艰巨的任务。本章将回顾常规感染预防措施，以及常见和罕见传染病暴发的预防措施。

一、常规预防感染措施

急诊科预防感染有两个层面：标准预防和基于传播的预防。标准预防措施适用于所有急诊科患者，是针对病原体传播的主要预防策略。以传播为基础的预防措施适用于已知或疑似感染病原体的患者，其传播途径可能无法通过标准预防措施完全预防。如表 172-1 所示，在等待确认所感染病原体的同时，这些基于传播的预防措施应在急诊实施。

表 172-1　基于传播的预防推荐

预防类型	案例类型	方法细则
标准预防	所有患者	①接触患者之前 / 之后手卫生 ②接触患者体液时戴手套、穿隔离衣、戴护目镜 ③对医疗器械和用品进行安全处理和清洁 ④注意咳嗽礼节
接触预防	通过环境污染传播的病原体（艰难梭菌、大肠杆菌 O157:H7、RSV、HSV、肠道病毒、疥疮、脓疱疮、MRSA、VRE、SARS、天花、腺病毒）	①用肥皂和水洗手 ②首选单人房间 ③进入房间时佩戴手套、穿隔离衣 ④患者转运过程中为其穿隔离衣 ⑤如果可能，非关键物品供患者单独使用
飞沫预防	通过呼吸道或黏膜与呼吸道分泌物接触传播的病原体（脑膜炎奈瑟氏菌、乙型流感嗜血杆菌、白喉杆菌、百日咳杆菌、肺鼠疫、流感、风疹、腮腺炎、腺病毒、RSV）	①单人房间的首选；如果有必要的话进行分组 ②在患者六英尺范围内佩戴手术口罩 ③患者转运过程中佩戴口罩
空气传染预防	在空气中长距离传染的病原体（肺结核、水痘、麻疹、天花、SARS）	①将病人置于负压房间中 ②佩戴合格的呼吸装置（如N95口罩、电动滤尘呼吸器） ③病人转运过程中佩戴口罩

（续表）

预防类型	案例类型	方法细则
完全预防	高死亡率，缺乏治疗和（或）传播模式不完全确定疾病（出血热、埃博拉病毒、马尔堡病毒、MERS-CoV）	①按照标准预防、接触预防和飞沫预防操作 ②完全的皮肤覆盖和眼睛保护 ③为个人防护配备训练有素的监督员

RSV. 呼吸道合胞病毒；HSV. 单纯疱疹病毒；MRSA. 耐甲氧西林金黄色葡萄球菌；VRE. 耐万古霉素肠球菌；SARS. 严重急性呼吸综合征；MERS-CoV. 中东呼吸综合征冠状病毒

二、常见的暴发感染预防措施

一些感染性病原体有可预见的暴发模式，可能是季节性或区域性或在特定患者群暴发。急诊科感染预防计划应针对常见的季节性暴发传染病实施，如流行性感冒。有几个重要步骤可以防止流感的传播，也适用于其他常见的传染性暴发。这些步骤包括以下内容。

①对患者和医护人员进行疫苗接种，这是预防季节性流感感染最重要的措施。

②通过发布警示，确保所有出现呼吸道感染症状的患者都坚持呼吸道卫生、咳嗽礼仪、手卫生，从而最大限度地减少潜在风险。

③制定分诊筛选程序，快速识别可能的流感患者。

④患病的医护人员不再参与患者的救治。

⑤对疑似流感的患者，遵守标准预防和飞沫预防措施。

⑥对医护人员进行传染病相关培训，包括流感。

三、罕见流行病暴发的感染预防措施

近期埃博拉病毒的暴发凸显了拥有强有力的组织基础设施对防止新型传染病传播的重要性。急诊科应制订明确的感染控制计划，以应对死亡率高、人与人之间传播风险高、缺乏可用疫苗或有效治疗的新型感染。急诊科应实施严格的分诊筛选，以快速识别潜在感染患者。应询问每一位潜在感染患者旅游史。此外，急诊医护人员应了解当前新出现的病原体的流行病学模式。

一旦怀疑有新病原体感染，应立即将患者隔离在急诊科的预留区域。另外，限制与患者直接接触的医护人员的数量也很重要。被分配救治接受调查的新型病原体感染者的医护人员，应该进行适当的个人防护装备（PPE）穿脱培训。不幸的是，在培训 6 个月后，正确的穿脱防护装备能力仍然很差。由于穿脱过程的复杂性，应该制定并遵循一份流程单。此外，应配备一名接受过培训的监督员监督穿脱过程，以确保其正确执行。

使用前可以清楚区分清洁区和受污染区也非常重要。在这些患者的诊断过程中，应尽早获得感染控制专家的紧急会诊并转入专科进一步治疗。也许最重要的是，现场管理者应该监督所调查新型病原体感染者的护理过程，确保遵循适当的感染预防措施。

要点

- 手卫生是减少微生物传播的最重要措施。
- 对急诊有感染症状的全部患者进行早期筛查，以了解其与传染病的流行病学联系，对于防止感染的蔓延至关重要。
- 在候诊区张贴警示，要求患者遵循呼吸道卫生、咳嗽礼仪、手卫生。
- 在等待确诊检验结果时，应采取基于传播的预防措施。
- 应配备一名接受过培训的监督员监督穿脱个人防护装备的过程，以防止新型传染病的传播。

推荐阅读

[1] Centers for Disease Control and Prevention. *Guidance on Personal Protective Equipment to be Used BY Healthcare Workers During Management of Patients with Ebola Virus Disease in U.S. Hospitals, Including Procedures for Putting On (Donning) and Removing (Doffing).*2015. Available at: http://www.cdc.gov/vhf/ebola/healthcare-us/ppe/guidance.html

[2] Centers for Disease Control and Prevention. *Infection Prevention and Control Recommendations for Hospitalized Patients Under Investigation (PUIs) for Ebola Virus Disease (EVD) in U.S. Hospitals.* Available at: http://www.cdc.gov/vhf/ebola/healthcare-us/hospitals/infection- control.html

[3] Centers for Disease Control and Prevention. *Prevention Strategies for Seasonal Influenza in Healthcare Settings.* Available at: http://www.cdc.gov/flu/professionals/infectioncontrol/healthcaresettings.htm

[4] Liang S, Theodoro DL, Schuur JD, et al. Infection prevention in the emergency department.*Ann Emerg Med.* 2014;64(3):299–313.

[5] Siegel JD, Rhinehart E, Jackson M, et al. *2007 Guideline for Isolation Precautions: Preventing Transmission of Infectious Agents in Healthcare Settings.* Available at: http://www.cdc.gov/ hicpac/ pdf/isolation/ Isolation2007.pdf

第 173 章
COPD 合并肺炎的治疗
Treating Pneumonia in COPD

Diana Ladkany, Jeffrey Dubin，著

慢性阻塞性肺疾病（chronic obstructive pulmonary disease，COPD）是一种描述几种肺部疾病的术语，包括肺气肿、慢性支气管炎和小气道疾病。COPD 的特点是肺泡破坏、肺弹性丧失、气道炎症、黏液分泌过多和纤维化。导致 COPD 的因素包括慢性感染、环境暴露（如吸烟）和遗传因素。在急诊常遇到的 COPD 并发症包括支气管痉挛或肺炎急性加重。这两种情况都可能导致长期住院或住进重症

监护病房，以及增加对机械通气的需要，并提高了 COPD 患者的死亡率。在美国，每年有超过 100 万的 COPD 住院患者和 5 万多人死于肺炎。重症肺炎在住院、接受透析、免疫抑制或慢性心脏、肝脏或肺部疾病的患者中更为常见。

COPD 是肺炎患者死亡的独立危险因素。具体地说，气管插管的患者或者无创机械通气治疗效果不理想的患者，死亡率会更高。尽管吸入式糖皮质激素和长效的受体激动剂治疗减少了 COPD 急性加重的发生，但最近的一项研究表明，慢性吸入类固醇激素治疗 COPD 患者的死亡率有所上升。在 COPD 患者中，与布地奈德 – 福莫特罗相比，氟卡替松 – 沙美特罗的死亡率更高。

重要的是要记住肺炎菌群在 COPD 患者中发生了改变，这些细菌容易产生耐药性。可能的解释为反复感染和长期使用吸入糖皮质激素导致了菌群的改变。这些因素改变了肺上皮细胞的免疫力，使细菌在气道内增殖。此外，COPD 急性发作时，在 PCR 检测中也可以发现大量的病毒。此外，流感病毒会破坏呼吸道上皮，引发病毒性肺炎，并增加叠加细菌感染的风险。很难确定哪些病原体具有临床意义。考虑到肺结构的改变，依靠 COPD 患者的胸部 X 线片（CXR）诊断肺炎很难。事实上，临床严重肺炎的 COPD 患者肺叶累及常常是不可见的。

根据患者痰标本中发现的不同病原体对肺炎类型进行分类（包括社区获得性、健康护理相关性以及医院获得性）。肺炎链球菌仍然是社区获得性肺炎中最常见的病原体，但它不是 COPD 患者中唯一重要的病原体。COPD 患者中最常见的与肺炎相关的病原体包括流感嗜血杆菌、卡他莫拉菌、肺炎链球菌、铜绿假单胞菌。抗生素治疗必须专门针对这些病原体。在流感季节，症状出现的前 48h 内考虑使用奥司他韦治疗同样重要。

对 COPD 住院患者抗生素治疗建议应用抗假单胞菌的 β- 内酰胺类抗生素（如哌拉西林 / 他唑巴坦、头孢吡肟、美罗培南）或者呼吸道喹诺酮或氨基糖类药物。对 COPD 门诊患者的治疗建议包括喹诺酮类和大环内酯类药物的联合治疗。依据痰培养和药物敏感实验结果指导治疗之前先给予经验性联合药物治疗。

要点

- COPD 是肺炎和死亡的独立危险因素。
- 吸入糖皮质激素有效地减少 COPD 急性加重，但是也提高 COPD 患者肺炎的总死亡率。
- COPD 患者肺上皮细胞改变，从而导致出现不同的肺炎病原体。
- 最常见的病原体包括肺炎链球菌、流感嗜血杆菌、卡他莫拉菌、铜绿假单胞菌。
- 抗生素治疗应包括覆盖铜绿假单胞菌的药物。

推荐阅读

[1] Crim C, Calverley PM, Anderson JA, et al. Pneumonia risk in COPD patients receiving inhaled corticosteroids alone or in combination: TORCH study results. *Eur Respir J.* 2009;34:641–647.

[2] Janson C, Larsson K, Lisspers KH, et al. Pneumonia and pneumonia related mortality in patients with COPD treated with fixed combinations of inhaled corticosteroid and long acting β2 agonist: Observational matched cohort study (PATHOS). *Br*

Med J. 2013;346:f4375.

[3] Mandell LA, Wunderink RG, Anzueto A, et al. Infectious Diseases Society of America/ American Thoracic Society consensus guidelines on the management of community–acquired pneumonia in adults. *Clin Infect Dis.* 2007;44:S27–S72.

[4] Restrepo M, Mortensen EM, Pugh JA, et al. COPD is associated with increased mortality in patients with community acquired pneumonia. *Eur Respir J.* 2006;28:346–351.

[5] Sethi S, Murphy TF. Infection in the pathogenesis and course of chronic obstructive pulmonary disease. *N Engl J Med.* 2008;359:2355–2365.

第 174 章
迅速诊治坏死性软组织感染
Diagnose and Treat Necrotizing Soft Tissue Infections Quickly!

Tabitha Gargano, Korin Hudson，著

坏死性软组织感染（necrotizing soft tissue infection，NSTI）是一种罕见的，但严重且快速进展的筋膜、皮下组织、深层真皮或肌肉组织感染。NSTIs 以促使血管血栓形成的微生物侵袭组织和液化性坏死为特征。即使获得恰当的治疗，这类危及生命的感染的死亡率仍然达 20% ～ 40%。存活患者仍面临截肢高发病率、住院时间延长、多外科手术、生活质量降低等情况。NSTIs 的发病率估计在 500 ～ 1500 例 / 年。在过去的十年中，发病率不断上升。NSTIs 难以从不严重的非 NSTIs 疾病中区分出来。快速的诊断、积极的复苏和早期外科清创术是改善 NSTIs 预后的唯一的干预措施。

大多数 NSTIs 是混合细菌感染，包括革兰阳性菌、革兰阴性菌、需氧菌和厌氧菌。NSTIs 的迅速进展和系统扩散主要是由于细菌外毒素的产生。这些外毒素引起血小板聚集和微血栓形成，创造了有利于细菌繁殖的环境，同时妨碍抗生素抵达感染部位发挥作用。除了上述的局部作用，外毒素还降低血管张力、抑制心功能，并导致血管内溶血的发生。最终，这些将导致急性肾衰竭、急性呼吸窘迫综合征、多器官功能障碍的发生。

一个完整的病史可以帮助急诊医生（EP）做出 NSTI 诊断。尽管有多达 2/3 的 NSTI 患者既往都是健康的个体，但是一些伴随情况已经显示与 NSTIs 关联。这些情况包括糖尿病、高龄、静脉注射药物滥用、免疫抑制、近期外科手术、慢性肾或肝病、酒精滥用和近期的创伤病史。此外，急诊医生应该注意到存在软组织感染的患者目前抗生素的使用情况，抗生素的使用可能延缓疾病进展，改变 NSTI 的进程，导致诊断延迟。

NSTI 的临床表现可以是多样的。因此，很多患者最初被误诊为较不严重的感染，如蜂窝织炎、脓肿或丹毒等。在 50% 的 NSTI 患者中出现了发热和心动过速等不典型症状。65% ～ 85% 的患者出现皮损，表现为皮肤红斑和硬化。30% 的病例出现感染皮肤的波动感。皮下组织的捻发感是 NSTIs 的一个特征，

但是在疾病发生的晚期才会出现，且诊断敏感性不高。其他后期检查发现包括疱、坏死、运动和感觉障碍。最重要的体检结果是疼痛超出了皮肤损害的范围以及红斑范围。没有一个足够敏感或特异的实验室检查诊断 NSTI。

当一个病例被疑诊为 NSTI 时，坏死性筋膜炎的实验室危险评分（laboratory risk indicator for necrotizing，LRINEC）可能对急诊医生有用。这个分数列在表 174-1 中。这根据评分表计算分数，得分＞6 具有 92% 的阳性预测价值和 96% 的阴性预测值。虽然 LRINEC 评分可以作为一个有用的辅助手段来进行细致的临床评估，但低分数不除外这种疾病可能。当高度怀疑这种疾病时，NSTI 就会出现。

在 NSTI 的诊断中，影像检查的作用有限。最好选择使用静脉造影的计算机断层扫描，有报告其的敏感性和阴性预测价值接近 100%。

治疗 NSTIs 最重要的措施是早期诊断。为了避免误诊这种罕见但致命的疾病，急诊医生必须保持较高的怀疑性，积极寻找系统受累的迹象。这种患者应该接受积极的复苏治疗。静脉输液和广谱抗生素治疗，这类抗生素应包括抑制细菌蛋白质合成的抗生素，减少毒素生产（如克林霉素）。早期是否手术治疗的会诊是关键，一旦诊断出来就应该立即进行。急诊手术清创仍是 NSTI 首选的治疗方法。

表 174-1　LRINEC 评分

实验室指标	评　分
C 反应蛋白	
＜ 150mg/L	0
＞ 150mg/L	+4
白细胞	
＜ 15/mm^3	0
15 ～ 25/mm^3	+1
＞ 25/mm^3	+2
血红蛋白	
13.5g/dl	0
11 ～ 13.5g/dl	+1
＜ 11g/dl	+2
血肌酐	
≤ 1.6mg/dl	0
＞ 1.6mg/dl	+2
血糖	
≤ 180mg/dl	0
＞ 180mg/dl	+1

Adapted from Wong CH, Khin LW, Heng KS, et al. *Crit Care Med.* 2004;32:1535-1541.

> **要点**
>
> - NSTI 是一种迅速进展的感染，发病率和死亡率很高，但经常被误诊。
> - 糖尿病、静脉药物滥用、免疫抑制，近期手术和近期创伤是 NSTI 的危险因素。
> - NSTI 的特点是疼痛与皮肤累及范围的比例失调。在红斑区以外出现压痛。
> - 治疗上推荐积极液体复苏治疗，经验广谱抗生素和早期手术。
> - 紧急外科清创术是 NSTI 治疗的选择。

推荐阅读

[1]　Anaya DA, McMahon K, Nathens AB, et al. Predictors of mortality and limb loss in necrotizing soft tissue infections. *Arch Surg.* 2005;140:151–157.

[2]　Elliott D, Kufera JA, Myers RA. The microbiology of necrotizing soft tissue infections. *Am J Surg.* 2000;179:361–366.

[3]　Stamenkovic I, Lew PD. Early recognition of potentially fatal necrotizing fasciitis: The use of frozen-section biopsy. *N Engl J Med.* 1984;310:1689–1693.

[4]　Wong CH, Chang HC, Pasupathy S, et al. Necrotizing fasciitis: clinical presentation, microbiology, and determinants of mortality. *J Bone Joint Surg Am.* 2003;85:1454–1460.

[5]　Wong CH, Khin LW, Heng KS, et al. The LRINEC (Laboratory Risk Indicator for Necrotizing Fasciitis) score: a tool for distinguishing necrotizing fasciitis from other soft tissue infections. *Crit Care Med.* 2004;32:1535–1541.

第 175 章
测量核心体温的最好方法
What Is the Best Way to Measure Core Temperature?

Matthew Morrison，著

　　体温是急诊（ED）评估患者情况的关键信息。体温由下丘脑调节，在感染的情况下受大量细胞因子的影响。发热常常是疾病最初的表现，是体温调节平衡的关键指标。事实上，在许多疾病（如阑尾炎、神经元性恶性综合征、黏液水肿昏迷、中暑）中，升高的温度预示着危及生命的疾病。因此，准确测量急诊患者的体温是至关重要的。本章将讨论这些方法。

　　测量核心体温方法包括测量直肠、口腔、颞部和鼓膜的温度。

　　直肠温度测量法是核心体温的金标准，可在 ED 患者中进行。大量研究证明直肠温度测量优于口腔、颞部、腋窝和鼓膜位置的温度测量。2013 年的一项研究证明，当非直肠位置被用于测量患者体温时，多达 20% 的发热患者被遗漏。相似的，一项儿科研究表明，当用鼓膜测温法时，40% 的发热儿童被漏诊。一个常见的误解是，口腔测温法比直肠测温法结果高 1.0 ℉（0.6℃）。不同的研究，包括在重症监护室和儿科人群中进行的研究，均未能确认这个比较的准确性。

直肠测温法的局限性包括效率、患者的舒适性及其隐私。在低温患者中，必须放置直肠温度探头进入直肠 15cm 的位置以避免取样错误。对粒细胞缺乏患者不应该采用直肠测温法，因为会面临肠道细菌移位造成菌血症的感染风险。

口腔、鼓膜、颞部和腋窝的温度测量不能准确反映核心体温。造成这种不精确的原因是多方面的，包括极端的环境温度、快速呼吸以及近期的热或冷饮料的摄入。关于鼓膜测温法，已证明鼓膜外部的卧位和外耳道毛发会影响温度测量。颞部测量法受血管迷走神经的变化和排汗的不利影响。

同样需要重点注意是，温度测量受到日常变化、性别差异、老年和免疫抑制因素影响。如果无法获得直肠温度，则用温度感应法膀胱置管。导管可以用来测量核心体温。已证明膀胱温度与直肠温度相似。最后是食管探头或者肺动脉导管也可用来获得核心体温，尽管大多数急诊没有测量的相应设备或专门知识。

要点

- 高体温常常预示着危及生命的疾病的存在。
- 口腔和鼓膜测温法漏诊了 20% 的发热患者。
- 不能依靠调整口腔温度校正系数来反映直肠温度。
- 粒细胞减少性患者不能用直肠测温法。
- 直肠测温法优于口腔、鼓膜、颞部测温法。

推荐阅读

[1] Couilliet D, Meyer P, Grosshans E. Comparative measurements of oral and rectal temperatures in 224 hospitalized patients. *Ann Med Interne (Paris)*. 1996;147:536–538.

[2] Fulbrook P. Core temperature measurement in adults: A literature review. *J Adv Nurs*. 1983;18:1451–1460.

[3] Ilsley AH, Rutten AJ, Runciman WB. An evaluation of body temperature measurement. *Anaesth Intensive Care*. 1983;11:31–39.

[4] Sermet-Gaudelus, Chadelat I, Lenoir G. Body temperature measurement in daily practice. *Arch Pediatr*. 2005;12:1292–1300.

[5] Walker G, Runde D, Rolston D, et al. Retrospective observational study of emergency department rectal temperatures in over 10 years. *World J Emerg Med*. 2013;4(2).

第十二篇

非创伤性骨骼肌肉疾病
MS Nontrauma

第 176 章
警惕以反复背痛为表现的脊髓硬膜外脓肿
Ugh! Another Repeat Visit for Back Pain?! Keep Epidural Abscess on the Differential!

Elaine Hua Situ-LaCasse，著

背痛是急诊科常见的主诉，常常不易察觉。通常由医生来决定患者是否需要使用非甾体抗类药（NSAIDs）、血液检测、使用抗生素，以及对整个脊椎的 MRI 检查。诊断是关键。本章将重点介绍脊髓硬膜外脓肿的诊断。

脊髓硬膜外脓肿是罕见的，漏诊的结果对于医生和患者都是毁灭性的。大约有一半的患者因为最初的非特异性症状而返回急诊第二次就诊。

最初评估最重要的是正确的问诊。以下是脊髓硬膜外血肿常见的危险因素：静脉注射毒品、近期住院、糖尿病、终末期肾病、癌症、酗酒以及任何可能导致免疫抑制的疾病。脊柱手术，如注射、腰椎穿刺、硬膜外麻醉等，也可能引起脊髓硬膜外脓肿。值得注意的是，最近的轻微创伤或慢性背痛，可能掩盖了背痛的病因。

症状和体征是至关重要的。脊髓硬膜外脓肿的典型表现是男性静脉药瘾者伴背部疼痛和神经功能缺损；临床典型症状很少，约在 20% 的患者中可见，有大约 1/3 的患者有发热。早期诊断脊髓硬膜外脓肿目标是预防恶化的感染和马尾神经综合征。患者症状进展是有意义的：恶化背部疼痛、虚弱、大小便失禁、感觉减退和（或）瘫痪。体格检查不能忽视，特别是彻底的神经系统查体，包括直肠指诊（digital rectal exam，DRE）来评估括约肌功能，尤其是患者以同样主诉再次就诊时。一定要在手术前记录患者的感觉、运动、小脑功能和神经反射情况。不能忽略神经系统检查，避免记录"神经系统未查"，感觉检查还应该包括对鞍区麻醉的评估。

首先对患者背部进行彻底的视诊，发现红肿，皮温升高，特别是近期手术患者，可能发现脊柱疼痛和棘突叩击痛。仔细检查患者的皮肤，确保脓肿、蜂窝织炎或压疮不会被遗漏，包括在手指之间、脚趾之间、脱纸尿裤检查等。

体格检查中尿潴留最敏感。膀胱检查应该在患者小便之前和之后进行检查，以免尿失禁。血液检查更直接，如果患者发热、尿潴留，需要血液培养、血常规、血生化和血沉检查。白细胞可能是正常的，因为只有 60% 的患者会有白细胞升高。ESR 可能会在硬膜外脊髓脓肿时升高，可以用来检测疾病是否改善。最合适的影像学检查是核磁共振而不是 X 线。脊柱的 MRI 与脊髓血管造影可以：①识别硬膜外脊髓脓肿；②显示脓肿的程度；③可能有助于排除硬膜外脊髓脓肿和其他诊断，如恶性肿瘤、脊髓炎、血肿或膨出的椎间盘。如果不能进行核磁共振成像，首选 CT 脊髓造影术。脊髓造影术是通过在蛛网膜下腔内注射造影剂来识别脊髓压迫的部位。本章主要阐述 SEA 的诊断和迄今为止最基本的处理。

如果高度怀疑 SEA，那么尽早开始使用抗生素，特别是在脓毒症背景下。病原体通常是金黄色葡萄球菌，抗生素也应该覆盖大肠杆菌和铜绿假单胞菌，推荐万古霉素和头孢吡肟或美罗培南。尽快安排患者做 MRI 检查。SEA 越早确诊，患者就能越早手术。小的脓肿可能通过介入放射治疗，但是应该先联系脊柱外科医生。如果你的医院没有脊柱外科，患者应该尽快转至有脊柱外科的诊疗中心。急诊延迟转运可能意味着患者神经功能缺损的发展或恶化，这也是我们不希望看到的。

要点
- 典型的发热、背痛和神经功能缺损通常不常见，病史的采集和全面的体格检查有助于诊断。
- 体格检查应该包括直肠指诊。
- SEA 患者通常体温和白细胞正常，不能完全排除 SEA。
- 如果高度怀疑 SEA，患者存在脓毒症，尽早静脉应用抗生素，尽早手术。

推荐阅读

[1] ACEP Now. 2010. Spinal epidural abscess—Avoiding neurologic catastrophe in the ED.[April 1, 2010; August 15, 2015]. www.acepnow.com/article/spinal- epidural- abscess -avoiding- neurologic- catastrophe-ed/.

[2] Davis D, et al. The clinical presentation and impact of diagnostic delays on emergenc department patients with spinal epidural abscess. *J Emerg Med.* 2004;26(3):285–291.

[3] Lurie J. What diagnostic tests are useful for low back pain? *Best Pract Res Clin Rheumatol.* 2005;19(4):557–575.

第 177 章
怀疑马尾病变，请检查鞍区
If You Suspect the Horse's Tail, Check the Saddle!

Courtney K. Soley, Heather Miller Fleming，著

几乎每个急诊科值班医生都接诊过背痛患者。近九成人在某一时刻都经历过背部疼痛[1]。许多背痛的患者将在 4～6 周内解决，干预少且没有明显后遗症。然而，背痛有多种原因，如果不及时诊断，可能会导致严重后果[2]。通过病史和体格检查寻找危险信号，急诊医生可以避免不必要的辅助检查，同时识别那些不做诊断的患者。

马尾神经综合征（cauda equina syndrome，CES）不太可能导致背痛。马尾神经因一束神经根与马

尾巴相似而得名，从 L_1 的椎体开始。CES 是马尾神经受压导致。1934 年首次提出，没有正式命名[2]。CES 的病因很多，最常见原因是 $L_4 \sim L_5$ 椎间盘突出[3]，其他原因包括硬膜外脓肿、肿瘤、脊髓血肿、椎管狭窄、强直性脊椎炎和外伤。

重要的是，急诊医生要在许多背痛患者中找出高度怀疑的对象。然而，CES 早期的症状和体征可能很轻微。多数患者都出现了诊断的延迟[4]。因此，必须要有一个系统的方法来避免潜在的误诊。

系统的病史和体格检查可以发现潜在的线索。通常严重的背痛包括年龄 < 20 岁或 > 50 岁，症状持续时间（> 4 周），存在系统性症状（发热、体重减轻）、外伤史、注射毒品史、免疫功能低下、腰部以下神经功能缺失、肠功能障碍、尿潴留、可能伴随着溢出性尿失禁。其中，鞍区麻醉、下肢无力、肠或膀胱功能丧失是典型症状。然而，CES 可能以多种方式呈现。与 CES 相关的其他症状包括背痛、双侧坐骨神经痛、性功能障碍、步态障碍和瘫痪。一项对急诊患者的研究发现，最常见的症状是疼痛、虚弱和行走困难[5]。不幸的是，如果在陈述时出现步态障碍或尿潴留，许多患者治疗后仍有一定程度的功能下降[1]。

全面、系统的检查是最重要的。在体格检查中可能发现的危险信号既包括发热、直腿抬高试验异常、神经功能缺损，也包括鞍区麻醉、反射消失或亢进。对背痛患者的体格检查应包括对脊柱的检查、对皮肤变化、棘突触痛和畸形的评估。还应包括力量测试、感官测试，特别是鞍区和下肢、直肠指诊、肌腱反射测试。不要忽略直肠检查[2]。60% ~ 80%CES 患者存在直肠缩窄[1]。鞍区麻醉的敏感性为 75%[6]，所以如果你怀疑 CES，检查鞍区。

除了身体检查，如果高度怀疑 CES，必须行导尿测残余尿量。尿潴留（> 100ml）敏感性为 90%，阴性预测值为 99.99%[1]。事实上，> 500ml 尿潴留结合双侧坐骨神经痛经验性判断尿潴留和（或）大便失禁，可以预测 CES 并且已经 MRI 证实[7]。

实验室检测经常针对特定的原因，如感染或肿瘤。血常规、红细胞沉降率和尿检是最常用的有序检测[1, 8]。基于对软组织扫描的优势，核磁共振成像仍然是诊断的金标准[1, 9]。如果怀疑 CES，应紧急行核磁共振成像。如果核磁共振成像不能使用（金属植入物等），则可以使用 CT 脊髓造影术。尽管在非创伤的 CES 上类固醇激素的使用是有争议的，但在创伤性和非创伤性的 CES 推荐常规静脉注射类固醇激素，地塞米松和甲泼尼龙常用。仍需要及时外科会诊，在 48h 之内减压仍是目前的治疗方法[2]。尽管手术干预的时机存在争议[3]。

要点
- CES 是一种罕见的背部疼痛，如不及时诊断，可能会导致高发病率。
- 系统的历史回顾和身体检查，包括直肠指诊，对于早期诊断是至关重要的。
- 一定要检查后导尿，正常残余尿 < 100ml。
- MRI 是可选择的诊断工具。
- 如果经核磁共振证实，应考虑静脉注射类固醇激素，并随时外科咨询。

参考文献

[1] Della-Giustina D. Emergency department evaluation and treatment of back pain. *Emerg Med Clin North Am.* 1999;17(4):877–893.

[2] Daniels EW, Gordon Z, French K, et al. Review of medicolegal cases for cauda equine syndrome: What factors lead to an adverse outcome for the provider? *Orthopedics.* 2012;35:414–419.

[3] Small SA, Perron AD, Brady WJ. Orthopedic pitfalls: Cauda equina syndrome. *Am J Emerg Med.* 2005;23:159–163.

[4] Jalloh I, Minhas P. Delays in the treatment of cauda equina syndrome due to its variable clinical features in patients presenting to the emergency department. *Emerg Med J.* 2007;24:33–34.

[5] Dugas AF, Lucas JM, Edlow JA. Diagnosis of spinal cord compression in nontrauma patients in the emergency department. *Acad Emerg Med.* 2011;18(7):719–725.

[6] Deyo RA, Rainville J, Kent DL. What can the history and physical examination tell us about low back pain? *JAMA.* 1992;268:760–765.

[7] Domen PM, Hofman PA, Van Santbrink H, et al. Predictive value of clinical characteristics in patients with suspected cauda equina syndrome. *Eur J Neurol.* 2009;16:416–419.

[8] Arce D, Sass P, Abul-Khoudoud H. Recognizing spinal cord emergencies. *Am Fam Physician.* 2001;64 (4):631–639.

[9] Schmidt R, Markovchick V. Nontraumatic spinal cord compression. *J Emerg Med.* 1992;10:189–199.

第 178 章
快速诊治急性骨筋膜腔综合征

Under Pressure: Rapidly Diagnosing and Treating Acute Compartment Syndrome of the Extremities

Anna L. Waterbrook，著

急性骨筋膜腔综合征（acute compartment syndrome，ACS）是一种真正危及生命的外科急症，临床高度怀疑才能诊断。如果早发现和治疗，会防止对肢体造成永久性损伤而导致严重残疾，包括肢体麻痹、挛缩或缺失、横纹肌溶解、肾脏损伤，甚至死亡。

ACS 发生在肌肉骨骼压力增加时，它会压迫肌肉、神经和血管，导致组织灌注、缺血，最终细胞死亡。它可能会影响到任何封闭的组织空间，常发生在手臂和腿部的肌肉隔室里。下肢骨筋膜腔包括围绕胫骨和腓骨的前侧、外侧、后侧和深层后隔室四个部分，下肢 ACS 占 ACS 的 40%。其次是前臂，包括手掌隔室和背或伸肌隔室。其他不常见区域，如手、脚和大腿，也可能受影响。ACS 有很多潜在的原因，最常发生在骨折之后。与 ACS 有关的最常见的骨折包括胫骨、肱骨轴、前臂、髁上的骨折。其他原因包括长时间的肢体压缩或固定（即昏迷、插管、长时间的手术、石膏、止血带等）、过度用力、压伤、再灌注损伤、烧伤、静脉注射毒品、凝血病和虫咬伤。

ACS 在很大程度上是一种临床诊断，高度可疑才能识别。症状通常在几个小时内迅速发展，可能在最初 48h 发生延迟。ACS 的症状和体征的典型表现是"5P"（疼痛、感觉异常、麻痹、苍白、无脉）。但这些很少全部出现，并不是非常敏感和特异。与查体时不成比例的疼痛是最敏感的发现，即使被动拉伸，患者也会感到疼痛。最常见的情况是，受影响的隔间会肿胀、结实、柔软，被检查人员挤压，通常描述为"木质改变"。感觉异常可能在 2～4h 的高间隔压力时开始。柔软变化不明显，常被忽略。苍白和无脉发生较迟。通常动脉循环并不缺乏，因此，受影响的肢体仍会保持温暖并有脉搏。在组织坏死和缺血发生很久后发生无脉。

诊断存疑时，测量间隔压力很重要。正常隔间的压力＜ 10mmHg，经典的教学是间隔超过 30mmHg 的压力需要筋膜切开术。新近研究提倡在局部压力和舒张压差＜ 30mmHg 时需要进行筋膜切开术。研究表明，使用压差判断可以减少不必要的筋膜切开术，而不会导致发病率或死亡率的升高。这是因为受伤后的间隔压力因系统的血压而变化。高血压患者可能需要更高的压力来发生组织缺血，而低血压的患者可能有组织损伤，其压力要小得多。

隔间压力检测仪包括一个血压计、一根针和一个带有生理盐水的注射器。重要的是不仅要测量有问题的隔间，还要测量周围的隔间。为了测量隔间的压力，把针放在合适的隔间里，注入几滴正常的生理盐水，并记录压力。建议每隔一层检查两次。如果有相关联的骨折，测量骨折部位 5cm 内的间隔压是很重要的。也可以用一个连接到动脉线的针来测量隔间的压力。正常的压力并不能排除 ACS。如果临床高度怀疑，进行连续的测量并尽早外科咨询。谨慎分析肌酸激酶、肌红蛋白和尿检等实验室检查，以评估横纹肌溶解。

治疗 ACS 的目的是防止不可逆转的组织损伤及其随后的并发症。早期外科会诊决定是否行筋膜切开术，这也是唯一有效和确切的治疗方法。如果 ACS 在受伤后 6h 内得到治疗，不太可能发生永久性伤害，而组织缺血超过 8h，就会发生不可逆转的损害。最初的治疗方法包括移除任何压迫敷料或石膏、止痛、补充氧气，以及正常的生理盐水，如果患者低血压，要改善组织灌注。保持患肢与躯干水平（最大限度地保证灌注）。

要点
- ACS 是危及生命的外科急症，很难诊断。
- ACS 主要是临床诊断。如果临床高度怀疑，不需要依赖于间隔压力测定。
- ACS 中最敏感的症状和体征是不成比例的疼痛。使用舒张压 - 隔室压力差＜ 30mmHg，协助确定是否行筋膜切开术。
- 任何诊断或治疗的延误都会导致高发病率，因此，在疑似病例有必要早期行筋膜切开术。

推荐阅读

[1] Köstler W, Strohm PC, Südkamp NP. Acute compartment syndrome of the limb. *Injury.*2004;35(12):1221–1227.
[2] Newton EJ, Love J. Acute complications of extremity trauma. *Emerg Med Clin North Am.*2007;25(3):751–761, iv.

[3] Perron AD, Brady WJ, Keats TE. Orthopedic pitfalls in the ED: Acute compartment syndrome.*Am J Emerg Med.* 2001;19(5):413–416.

[4] Shadgan B, Menon M, O'Brien PJ, et al. Diagnostic techniques in acute compartment syndrome of the leg. *J Orthop Trauma.* 2008;22(8):581–587.

第 179 章
查体和化验检查不能区分感染性和非感染性关节炎

Physical Exam and Bloodwork Do Not Adequately Differentiate Infectious from Inflammatory Arthritis

Derick D. Jones, Casey M. Clements，著

如果没有及时诊断和治疗，化脓性关节炎可以不可逆转地损害关节，这是如何发生的？关节内的细菌发生炎症反应，损坏软骨，防止新的软骨形成，甚至会导致关节周围组织坏死。病程进展可能导致关节功能退化、关节融合甚至截肢。化脓性关节炎并发症的死亡率可达 10%～15%。菌血症、败血症、心内膜炎和休克等并发症并不少见。化脓性关节的快速诊断和治疗至关重要。然而，在急诊不能仅凭体格检查、病史、血液检查将化脓性关节炎与创伤性关节炎鉴别出来，会导致误诊。

通常化脓性关节炎常伴有关节的红肿热痛和活动受限，研究表明 50% 以上确诊为化脓性关节炎的患者关节疼痛、关节肿胀和发热是唯一发现。在少数患者中出现寒战和盗汗。许多患者表现不典型，化脓性关节炎的诊断需要更好的评估指标。体格检查阳性结果增加了化脓性关节炎诊断的可能性，而没有剧烈疼痛和关节肿胀这些表现并不意味着患病风险降低（8%～27%）。因此，临床医生不能仅仅依靠体检结果来诊断和治疗。我们应该进行关节部位叩诊。

一些危险因素，如糖尿病史、类风湿关节炎、先前的关节手术、义肢和感染等，已被证明会增加化脓性关节炎的确诊概率。然而，没有这些病史并不能排除化脓性关节炎诊断的可能性。例外的是义肢（+LR 15）和近期关节手术（+LR 6.9）可能显著增加感染的可能性。无论如何，人们可能会在这些病例中进行诊断确认。

血液检查不是非常有效的手段。许多研究提示白细胞升高用于诊断化脓性关节炎的准确性，并使用了不同的阈值。无论阈值如何，外周白细胞计数对于化脓性关节炎的诊断既不敏感也不准确。炎症标记物，如 ESR 和 CRP，具有一定的敏感性，然而，ESR 或 CRP 并没有显著增加或减少化脓性关节炎的后验概率。细菌学标记物，如降钙素原，也有同样的问题。总之，血液检查提供了一定的信息，但在排除疾病方面毫无用处，也不会改变处理过程。

考虑到体格检查和血液学研究的预测价值较低，如果怀疑化脓性关节炎，你应该叩诊关节，将关节液放到培养液中，革兰染色，白细胞计数评估。在大多数患有化脓性关节炎的患者中，关节液培养

是阳性的，但假阴性率很高，不应该单独使用来排除这种疾病。此外，如果患者最近服用了抗生素，他们可能会被错误地排除。关节液白细胞计数可以显著增加或减少化脓性关节炎的后验概率，这取决于关节液白细胞计数。研究表明，$0 \sim 25 \times 10^9/L$ 的值显著降低了败血性关节炎的后验概率，而大于 $50 \times 10^9/L$ 则显著增加后验概率。介于二者之间需要仔细考虑。抗生素的使用仍然有争议。为了控制关节感染，应该进行血培养。在外科手术治疗中，除了抗生素治疗外，还应尽早联系骨科手术。所有的患者都应该住院接受治疗。如果考虑感染，请叩诊该关节，避免这些诊断陷阱。

要点

- 化脓性关节炎会导致不可逆转的关节损伤，并增加发病率和死亡率。
- 在急诊人群中应该保持低水平的测试怀疑，并且早期与矫形外科的咨询是必不可少的。
- 对化脓性关节的诊断不应依赖物理检查和病史，且不能排除疾病。
- 一般来说，血液检查并不是很有用。像 ESR 和 CRP 这样的炎症标记不会显著地增加或减少疾病的后验概率。
- 关节穿刺术是确诊手段。

推荐阅读

[1] Carpenter CR, et al. Evidence-based diagnostics: Adult septic arthritis. *Acad Emerg Med.* 2011;18(8):781–796.

[2] Kaandorp CJ, Krijnen P, Moens HJ, et al. The outcome of bacterial arthritis: A prospective community-based study. *Arthritis Rheum.* 1997;40:884.

[3] Margaretten ME, Kohlwes J, Moore D, et al. Does this adult patient have septic arthritis?*JAMA.* 2007;297:1478.

第 180 章
不要因横纹肌溶解崩溃
Don't Get Broken Up about Muscle Breakdown

H. Shae Sauncy，著

横纹肌溶解是由于肌肉坏死和细胞内物质释放入血而引起的临床症状。这种情况表现多样，从无症状到严重的疾病，最严重的并发症是高钾血症、肾衰竭，弥散性血管内凝血（disseminated intravascular coagulation，DIC）少见。

横纹肌溶解的病因可分为 4 类：受损的产生或 ATP 的消耗、氧或营养物质输送功能失调、代谢增加供需失衡，以及直接的肌细胞损伤。在多发伤或挤压伤的患者中，横纹肌溶解多发于肌肉受到大力撞击、长时间压迫、电击伤或烧伤的患者。横纹肌溶解也可能发生在正常肌肉群的过度运动中，在热衰竭、中暑，以及温度失调的情况下，如恶性高热或神经松弛性恶性综合征。出汗增加会导致低钾血症，钾流失会损害肌肉的灌注。镰状细胞或高海拔的氧气供应受损，会导致肌肉缺血而横纹肌溶解。癫痫发作、精神错乱或药物可以引起横纹肌溶解。感染和遗传性疾病在儿童中更为常见。

典型的 3 种症状包括肌痛、无力和茶色尿。体格检查的结果取决于严重程度，既包括肌肉的柔软度、水肿，或身体虚弱，也包括心动过速和发热。体格检查应该覆盖对皮肤的仔细评估，包括挤压伤、擦伤和室间隔异常。症状可能不典型，详细询问病史是正确识别横纹肌溶解的关键，注意饮酒史、用药史、热暴露或外伤。药物史应该注意抗精神病药物和他汀类药物等常见处方药。

实验室研究可以指导诊断。包括肌酸激酶（creatine kinase，CK）升高、电解质异常、代谢性酸中毒、肌红蛋白尿和严重者急性肾损伤。在受伤后 2 ～ 12h，CK 开始升高。当 CK 水平达到或超过 5 倍正常上限时，应考虑横纹肌溶解的诊断，即 1000U/L。1 ～ 3 天开始 CK 水平下降，如果没有相应下降，应对持续伤害进行重新评估。

急诊处理包括识别和纠正潜在的病因，积极的液体复苏，以及纠正代谢紊乱和电解质异常。虽然没有被普遍接受，但有些人提倡使用碱化尿液来保护肾脏。应仔细评估四肢症状的发展，并根据需要进行适当的监测和干预。严重的肾衰竭、电解质和代谢异常可能需要透析治疗。

低血容量继发于第三间隙水肿，并导致进一步的肾脏损伤，使液体复苏成为一种重要的干预手段。电解质异常包括高钾血症、高磷血症、低钙血症和高尿酸血症。每一项都源于肌肉细胞损伤和细胞内液的外流。监测尿量很重要，因为少尿意味着病情加重。急性肾损伤（AKI）是一种常见的并发症，在脱水、败血症和酸中毒患者中发病率增加。AKI 在 CK 增高时更常见，通常高于 5000U/L。DIC 少见，是由于受损的肌细胞释放促凝血酶原激酶而造成的。大多数横纹肌溶解的患者应被送进医院进行持续的液体复苏，密切监测肾功能和电解质。

要点

- 横纹肌溶解的临床表现包括肌痛、无力和茶色尿。
- 血清 CK 水平的升高可证实诊断结果。对血清 CK 水平 1 ～ 2 天达峰值，如果原发病纠正，CK 水平 3 天后开始下降。
- 横纹肌溶解的病史包括创伤或挤压伤、药物滥用、痉挛和热暴露。
- 最初的急诊管理包括识别和纠正原发病、电解质管理和液体复苏，以防止更严重的肾脏损伤。

推荐阅读

[1]　Bosch X, Poch E, Grau JM. Rhabdomyolysis and acute kidney injury. *N Engl J Med.*2009;361(1):62–72.

[2]　Cervellin G, Comelli I, Lippi G. Rhabdomyolysis: Historical background, clinical, diagnostic and therapeutic features. *Clin*

Chem Lab Med. 2010;48(6):749–756.

[3] Elsayed EF, Reilly RF. Rhabdomyolysis: A review, with emphasis on the pediatric population. *Pediatr Nephrol.* 2010;25(1):7–18.

[4] Marx J. Rhabdomyolysis. In: *Rosen's Emergency Medicine*. Retrieved on September 2015 from: http:// 0-www. r2library. com.innopac.lsuhsc.edu /Resource/Title / 1455706051/ch0127,2014.

第 181 章
背痛的急诊
When Back Pain Is an Emergency

James Bohan，著

背痛是急诊常见主诉。因为背痛发生普遍，很容易忽视。绝大多数诊断是非特异性的背痛，通常保守治疗。急诊医生需要对背痛的紧急原因保持警惕，这可能导致永久性的神经功能障碍，甚至死亡。马尾神经综合征、硬膜外脓肿、恶性肿瘤和腹主动脉瘤（abdominal aortic aneurysm，AAA）需要严密观察。

马尾神经综合征（CES）少见但很严重。腰椎由 5 个椎骨（$L_1 \sim L_5$）组成，然后是骶骨。每个椎体下面是神经根，神经根通过相应椎间孔进行传递。脊髓在 $L_1 \sim L_2$ 的水平上终止。从这一点开始，神经根被称为马尾。马尾神经综合征最常见的原因是中央型椎间盘突出，它可以压缩多个神经根。其他原因包括恶性肿瘤、创伤和硬膜外脓肿。CES 最常见的症状是腰背疼痛、双腿麻木、鞍区麻醉、尿路或直肠功能障碍，导致尿潴留和便失禁。需要外科手术减压治疗。这是来自神经性膀胱的溢出性失禁。用超声或膀胱扫描仪检查残余尿量将证实这一发现（> 200ml）[1]。患者也可能出现肛门括约肌张力减低或鞍区麻醉。鞍区麻醉是在会阴、臀部和近端大腿的感觉缺失。有了这些发现，就需要紧急核磁共振来进行诊断。如果在症状出现后 2d 内减压，结果将得到改善。

硬膜外脓肿是一种危险的脊髓感染，难以诊断。硬膜外脓肿的高风险因素是静脉吸毒者、免疫抑制、肝 / 肾疾病、接受脊柱手术、糖尿病和酗酒等。脊椎手术，椎间盘间隙感染或腰肌感染等使细菌入侵并向远处播散。金黄色葡萄球菌是最常见的病原菌，占全部病例的 63%。1/3 的感染者没有发现感染灶。最常见的入口是脊柱手术或皮肤和软组织感染（尤其是脓肿）[2]。典型的三联征表现是发热、背痛和神经功能缺损。三者同时存在少见。通常患者会在没有发热的情况下出现，而且通常没有神经系统的缺陷，只是背痛。这在初步诊断中经常被忽略。患者主诉休息时背痛，还有主观发热。在受影响的区域叩诊反应轻微。有用的实验室检查是 ESR 和血常规，最初通常没有白细胞增多。最终，通过紧急核磁共振成像进行诊断。除广谱四类抗生素外，还采用神经外科引流和减压术治疗硬膜外脓肿。考虑到 MRSA 的流行程度[3]，应包括万古霉素。一旦确诊，就应行血培养。通常不会在可能性低的情况下进行腰椎穿刺。抗生素需覆盖铜绿假单胞菌。

脊柱恶性肿瘤也会伴随背痛。脊柱损伤会导致压迫症状，需要紧急治疗。疼痛是最常见的主诉。夜间疼痛加剧，潜伏性发作，活动时部分缓解。突发的疼痛可能是病理骨折。CT 将显示出骨的细节，然而，如果有神经压迫的迹象，MRI 会显示出来。造影剂的对比将显示硬膜外疾病的程度、骨折周围的水肿，以及 CT 上可能遗漏的小病变。治疗包括高剂量类固醇激素和神经外科会诊。

最后，背痛中警惕 AAA 极其重要。除非是快速扩张或破裂，否则 AAA 不会引起症状。对 AAA 的彻底检查超出了本章范围，但这是一个重要的鉴别诊断。破裂的 AAA 可能仅仅是背部或侧面疼痛，没有腹部主诉。这通常被误诊为肾绞痛。床旁超声或非对比 CT 扫描可用于诊断。柯达马综合征、硬膜外脓肿、脊髓恶性肿瘤和 AAA 是导致背痛的原因，需要在每个患者的鉴别中出现。病史和体格检查通常可以把这些诊断作为病因，但有时需要进一步成像。

要点
- 尿潴留＞ 200ml、鞍区麻醉和背痛可以考虑 CES 和 MRI。
- 硬膜外脓肿通常很难诊断。背痛、发热和神经功能缺损的病史是典型表现，但往往不同时存在。
- 高危人群包括静脉吸毒者、近期脊柱手术、糖尿病和免疫系统受损患者。
- 脊髓恶性肿瘤将会在夜间出现更严重的背痛。CT 扫描显示骨骼的结构完整。而 MRI 则会显示水肿和小恶性肿瘤。
- AAA 的破裂只出现腹痛，可能被误诊为肾绞痛。

参考文献

[1] Gitelman A, Hishmeh S, Morelli BN, et al. Cauda equina syndrome: A comprehensive review. *Am J Orthop.* 2008;37(11):556–562.

[2] Reihsaus E, Waldbaur H, Seeling W. Spinal epidural abscess: A meta-analysis of 915 patients. *Neurosurg Rev.* 2000;23(4):175–204; discussion 205.

[3] Della-Giustina D. Evaluation and treatment of acute back pain in the emergency department. *Emerg Med Clin North Am.* 2015;33(2):311–326.

第 182 章
类风湿关节炎与脊椎关节病
Rheumatoid Arthritis and Spondyloarthropathies

J. Stephan Stapczynski，著

一、类风湿关节炎

类风湿关节炎（rheumatoid arthritis，RA）是一种慢性炎症性疾病，主要影响关节和韧带，偶尔有肺动脉和眼睛受累。需要强调的是，RA 由对称的小关节（手、手腕）共同参与。通常大关节很少受累。

关节疼痛、肿胀、RA 病情的加重，均不能排除感染的可能性。既存的关节疾病感染风险增加。在一般人群中，RA 患病率平均为 28 ～ 38/10 万人，其中关节感染 2 ～ 5/10 万人。因为风湿性关节炎的发病率大约是 1%，恶化关节疼痛和炎症更有可能是 RA。RA 的风险因素包括：年龄＞ 80 岁、注射用药、皮肤浅溃疡或感染、金黄色葡萄球菌口腔定植、髋关节或膝关节置换术、糖尿病和生物制剂治疗。2 个有用的线索表明在 RA 中出现了化脓性关节炎：①在一个关节处的症状或体征与其他关节程度不同（更多的红肿热痛、运动减少）；②主要是大关节的联合参与。RA 好发于手和脚的小关节。大关节比较少见。在 RA 中出现的感染性关节炎的其他线索是在运动中严重的损伤，在关节处有明显的红色和皮温升高，并且发生发热、发冷出汗。

关节抽吸术很重要。膝关节穿刺是最简单的，复杂 RA 大约一半发生化脓性关节炎。其他关节（肩、肘、腕、踝）穿刺困难，可经超声引导。即使是经验丰富的技师，小的抽吸术（MCP、PIP、MTP）也是很困难的。

推迟开始抗生素治疗使软骨和骨骼破坏发病率增加，从而产生永久性伤害。高致病菌（金黄色葡萄球菌）4 天内产生损害，毒力弱的细菌（链球菌）10 天产生损害。如果关节穿刺术未成功，延迟 12h 不会显著影响结果。相反，启动前的经验性抗生素疗法联合穿刺抽吸治疗可能影响病原微生物的最终识别。因此，急诊医生应该做关节抽吸术而不是启动静脉抗生素治疗，尽快安排患者住院后关节穿刺术。

避免将颈部疼痛归于肌肉扭伤而不考虑颈椎的类风湿疾病。颈椎参与 RA 很常见，在 40 岁以下的 RA 患者中占 25%，在 60 岁以上的患者中占 85%。3 个最常见部位是寰枢椎不稳、枢椎下部不稳和颅底凹陷症。表现为疼痛、由于脑干或脊柱的压迫而产生的特征性脊髓病变和颈神经压迫（表 182-1）。

颈部疼痛很常见，它可能很难区分风湿性关节炎。颈部疼痛通常会因运动而恶化，尤其是前屈，有些人描述了他们的头在向前下降的感觉。与脊髓病或神经根病相关的疼痛对颈椎棘突疾病特异，而对 RA

并不特异。脊髓病变的症状包括手灵巧度下降、动作笨拙、平衡和行走困难。脊髓病变与寰枢椎或枢椎下部不稳，通常加剧了向前弯曲。脊髓病变（关节炎症、损伤、老化）不易鉴别，常常诊断延迟。

表 182-1　颈椎神经根病变对照表

颈椎神经根	皮区疼痛	运动障碍	反射异常
C_2	后枕部、暂时性	无	无
C_3	枕部、眼后、耳后	无	无
C_4	颈部	无	无
C_5	侧臂	三角肌	肱二头肌
C_6	前臂、拇指、食指	肱二头肌、腕伸展	肱桡肌
C_7	中指	肱三头肌	肱三头肌
C_8	无名指、小指	指屈肌	无
T_1	前臂尺侧	掌屈肌	无

颅底凹陷是 C_1 椎体及相邻关节的炎症性破坏，寰椎向颅腔内陷入。棘突压迫延髓、小脑及牵拉神经根产生一系列症状。损伤第Ⅸ～Ⅻ对脑神经可能出现呕吐和呼吸异常。

大多数急性非创伤颈部疼痛的 RA 患者不需要 MRI。如果颈部疼痛伴随功能相关的脊髓病（如急性步态障碍）或神经根病需要 MRI 检查。当患者有新近出现的枕部疼痛但没有颈痛和长期的 RA 患者头痛、颈部疼痛，且有严重关节损害的证据时，也需要颈椎成像。普通平片检查（特别是结合弯曲伸缩影像）在评估脊柱稳定性和颅底凹陷时有一定作用。然而，核磁共振成像评估软组织、脑干和脊髓病变有优势，是优选。

二、脊椎关节病

脊椎关节病是慢性炎症疾病的一族。影响轴向脊柱（脊柱炎）、骶髂关节、肌腱或韧带等。包括 4 类疾病：强直性脊柱炎、银屑病关节炎、反应性关节炎、炎性肠病关节炎。每一种疾病都有不同的关节外表现，葡萄膜炎、指（趾）炎和皮肤受累。

脊椎关节病变的一个潜在错误是没有识别出严重发炎的眼睛，如前葡萄膜炎或虹膜炎。25% 的强直性脊柱炎患者患有前葡萄膜炎。眼睛受累与关节炎的病情轻重无关。葡萄膜炎通常是急性和单侧出现，也可能是双眼交替出现。交感畏光（与眼睛疼痛相反的眼睛畏光）、视物模糊、流泪是典型表现。需及时治疗以防止并发症（后粘连、青光眼）。

要点

- 当出现大关节发病，相应关节症状与其他关节不相符时，可疑 RA 加重，需要进行关节穿刺术。
- 当 RA 患者出现非创伤性颈部疼痛时，考虑病变涉及颈椎。
- 当患者有新近出现的枕部疼痛但没有颈痛和长期的 RA 患者头痛、颈部疼痛，且有严重关节损害的证据时，需要 MRI 颈椎成像。
- 仔细评估脊椎关节病患前葡萄膜炎患者的急性疼痛和红眼。

推荐阅读

[1] Cha TD, An HS. Cervical spine manifestations in patients with inflammatory arthritides. *Nat Rev Rheumatol.* 2013;9:423–432.

[2] Deibel JP, Cowling K. Ocular inflammation and infection. *Emerg Med Clin North Am.*2013;31:387–397.

[3] Joaquim AF, Appenzeller S. Cervical spine involvement in rheumatoid arthritis—a systematic review. *Autoimmun Rev.* 2014;13:1195–1202.

[4] Kaandorp CJ, Van Schaardenburg D, Krijnen P, et al. Risk factors for septic arthritis in patient with joint disease. A prospective study. *Arthritis Rheum.* 1995;38:1819–1825.

[5] Kherani RB, Shojania K. Septic arthritis in patients with pre-existing inflammatory arthritis. *CMAJ.* 2007;176:1605–1608.

[6] Stolwijk C, van Tubergen A, Castillo-Ortiz JD, et al. Prevalence of extra-articular manifestations in patients with ankylosing spondylitis: A systematic review and meta-analysis. *Ann Rheum Dis.* 2015;74:65–73.

第十三篇

神　经
Neuro

第 183 章
关于特发性高颅压的新认识
An Update on Idiopathic Intracranial Hypertension

Evelyn Lee, Ramin Tabatabai，著

特发性高颅压（idiopathic intracranial hypertension，IIH），以前作为良性高颅压、假性脑瘤和脑膜炎的伴发症状为人们所熟知，现在认为是超重女性出现顽固性头痛这一典型疾病的病因，并且与口服避孕药明显相关。

最新的病理生理研究进展针对 IIH 有较新的关注，因颅内静脉血栓疾病（cerebral venous thrombosis，CVT）也会出现 IIH 表现，急诊科医生针对持续性头痛、视乳头水肿和颅内压升高但脑脊液（cerebrospinal fluid，CSF）正常患者要考虑到此病，但需要进一步做磁共振静脉系统成像（magnetic resonance of venogram，MRV）或者 CT 静脉系统成像（computed tomography of venogram，CTV）以排除 CVT 的可能性。

IIH 定义为颅内压（increased intracranial pressure，ICP）升高（$> 20cm\ H_2O$）但 CSF 正常，无明确的占位征象（按照 Dandy 改良的诊断标准）。典型的患者多见于 18—45 岁肥胖的女性伴发头痛、短暂的视觉模糊、搏动性耳鸣、视觉缺损和（或）复视。正常体重患者出现 IIH 与体重快速增加有关系，其他相关因素包括血栓前期异常、多囊卵巢综合征和贫血与红细胞增多症。与 IIH 相关的药物包括维生素 A、四环素、锂元素、合成型生长激素和口服避孕药。关于 ICP 增高的确切发病机制还不完全清楚，但是包括 CSF 分泌增加或吸收减少以及静脉狭窄和静脉血栓形成。许多 IIH 患者随后被诊断出血液呈高凝状态。

详细的神经系统查体是必要的。IIH 的典型体征是眼底检查发现因 ICP 持续升高导致的视盘水肿，重要的一点是，升高的 ICP 能够引起脑神经麻痹，尤其是第Ⅺ对脑神经（外展神经）经常受到影响，这样会导致侧视时复视，容易误导医生对神经的定位诊断。

在做腰椎穿刺前通常先做头部 CT 明确有无颅内占位、出血和容易引起头痛和视觉症状的脑积水，当腰椎穿刺 CSF 检查提示正常并且开放压力 $> 20cm\ H_2O$ 时可做出 IIH 的诊断。MRV 是发现可能 CVT 或狭窄的较好的检查方法，经常在横窦发现问题。

IIH 的治疗焦点在于通过减轻体重和药物治疗来保留或恢复损害的视力，即使减轻 5% ～ 10% 的体重都可以改善头痛和视觉障碍。药物治疗主要是利用乙酰唑胺，这是一种碳酸酐酶抑制药，理论上能够抑制富含碳酸酐酶的脉络膜分泌 CSF，高剂量的乙酰唑胺能够治疗视觉障碍，最近，一项大型双盲随机对照研究（neuro-ophthalmology research disease investigator consortium，NORDIC）已经证实此项结果。外科治疗，包括视神经髓鞘减压（ONSF）、CSF 分流和静脉窦支架置入术，可针对药物治疗失

败患者和视盘水肿导致视力明显下降的患者。

要点

- 在超重女性出现头痛和视觉障碍要考虑 IIH。
- 对于致命性的颅内病变，虽然初始 CT 检查价值重于腰椎穿刺，但是大部分患者要求尽早做 MRV 以排除 CVT。
- IIH 的确诊诊断是腰椎穿刺后，CSF 正常并且开放压力 > 20 cmH$_2$O。
- IIH 的治疗主要是减轻体重和高剂量乙酰唑胺来促进视力的恢复。

推荐阅读

[1] Bruce B, Biousse V, Newman N. Update on idiopathic intracranial hypertension. *Am J Ophthalmol.* 2011;152:163–169.

[2] Friedman D. The pseudotumor cerebri syndrome. *Neurol Clin.* 2014;32:363–396.

[3] The NORDIC Idiopathic Intracranial Hypertension Study Group Writing Committee. Effectof acetazolamide on visual function in patients with idiopathic intracranial hypertensionand mild visual loss. The idiopathic intracranial hypertension treatment trial. *JAMA.*2014;311(16):1641–1651.

[4] Wakerley B, Tan M, Ting E. Idiopathic intracranial hypertension. *Cephalalgia.* 2015;35(3):248–261.

第 184 章
检查结果正常的脑分流异常
Normal Diagnostic Studies Do Not Rule Out Shunt Malfunction

Amy Buckowski，著

脑脊液（cerebrospinal fluid，CSF）分流术是美国儿童中最常见的神经手术，CSF 分流术是将 CSF 从中枢神经系统引流到身体其他部分（腹腔、胸腔、右心房、胆囊和输尿管）以保持正常颅内压。不幸的是，将近 50% 的 CSF 分流术需要在 1 年内重新置管，分流术有可能因为感染、阻塞、移动、破裂或过度引流而失去功能，大约 50% 以上的分流术后的感染发生在 1 个月内。

分流术异常患者可表现为颅内压升高的症状，如头痛、恶心、呕吐、昏睡及精神障碍。如果是由于分流末端异常，患者还可以表现为腹痛、气促以及感染或引流末端穿孔等特异性表现。CSF 引流感染可伴随着发热，但是典型病原菌经常是低毒性并且引起无痛性炎症而不伴随发热及神经病变。针对 CSF 引流异常患者，在颅内压力增高或引流感染进展前明确问题所在是非常重要的，因为这类患者最初的症状可能不典型。

在临床诊断 CSF 分流异常和感染需要高度的警惕性，因为影像和实验室检查数据可能是假阴性或模棱两可，皮肤定植菌是早期 CSF 分流感染后最常见的病原菌。为了评估分流感染，应该针对脑室引流液进行直接取样检查，而腰椎穿刺留取的 CSF 在诊断分流感染上是不敏感的。虽然在诊断分流感染时引流液的白细胞和中性粒细胞升高（白细胞＞ 100/mm³，中性粒细胞＞ 10%）是有特异性的，但是这项检查也有高达 20% 的培养阳性的分流感染被漏诊。同样，一个脑室引流液革兰检查的阴性结果不能排除感染，我们明白引流液分析的局限性是非常重要的，如果我们没有意识到，分流感染就可导致分流失败、脑室炎、脑膜炎或脑炎，所有这些都会导致高发病率和死亡率。

针对分流异常典型的影像学检查包括简单的分流平扫系列和头颅 CT 或 MR。在急诊科应用分流系列检查的结果是值得怀疑的，因其检查出分流失败并要求外科修复的敏感性仅为 11% ～ 30%。有几项研究也观察到尽管头颅 CT 正常，但因分流平扫系列检查异常而需要外科手术干预的仅仅有 1% 的案例。但是，分流平扫系列的检查能在早期评估分流断开，缠线或移位是有价值的。头颅 CT 或 MR 结合分流平扫系列检查能够观察侧脑室异常，做 CSF 分流术的儿童通常会出现 CT 或 MR 基线的异常，所以检测结果需与他们以前的影像资料对比。侧脑室尺寸在 CSF 引流后会缩小并在 12 个月后基本稳定，所以，相比以前影像如果有一些脑室扩大可能是不正常的表现。

相比头颅 CT，头颅 MR 因能够减少电离辐射而应该首先被选择。但是，一些脑脊液分流可因磁力而受到影响，并且 MR 的磁力可改变引流瓣膜压力的设置，所以知道患者的引流类型或在做 MR 操作前有神经外科医生的参与是非常重要的。

相比于脑室引流液分析以判断分流感染后敏感性，影像学检查并不敏感，不足以排除分流病理状态，甚至将分流平扫系列和头颅 CT 联合检查，也有 1/8 分流阻塞的儿童被误诊，所以针对分流感染的诊断，放射学检查的敏感性甚至更低。基于此，在急诊科诊断分流异常和分流感染有显著的漏诊风险。诊断性试验可以增加对病理性分流的怀疑，但不能完全排除它。如果怀疑病理性分流，但最初的诊断性试验是阴性，神经外科医生应该参与进来以决定下一步应做的检查、治疗和处置。

要点

- CSF 分流异常和感染早期症状经常是不典型的，所以在颅内压升高和引流感染进展前明确诊断是非常重要的。
- 分流液分析可能漏诊 20% 培养阳性的分流感染。
- 联合影像学检查（头颅 CT 和分流系列）可能漏诊 12% 分流异常，而对判断分流感染的敏感性更低。
- 一旦怀疑分流异常，即使最初的检查结果是阴性，也应该有神经外科医生会诊处置。

推荐阅读

[1] Conen A, Naemi Walti L, Merlo A, et al. Characteristics and treatment outcome of cerebrospinal fluid shunt–associated

infections in adults: a retrospective analysis over an 11-year period. *Clin Infect Dis.* 2008;47:73–82.

[2]　Di Rocco C, Turgut M, Jallo G, et al. eds. *Complications of CSF Shunting in Hydrocephalus.*Switzerland: Springer International Publishing, 2015.

[3]　McClinton D, Carraccio C, Englander R. Predictors of ventriculoperitoneal shunt pathology.*Pediatr Infect Dis J.* 2001;20(6):593–597.

[4]　Vassilyadi M, Tataryn Z, Alkherayf F, et al. The necessity of shunt series. *J Neurosurg Pediatr.*2010;6:468–473.

[5]　Zorc J, Krugman S, Ogborn J, et al. Radiographic evaluation for suspected cerebrospinal fluid shunt obstruction. *Pediatr Emerg Care.* 2002;18(5):337–340.

第 185 章
不要误诊为周围性眩晕
Don't Be Fooled into Erroneously Diagnosing Peripheral Vertigo

Daniel Mindlin，著

　　眩晕，是身体产生的运动错觉，对很多急诊医生而言，对现病史恰当地把控确实很困难。急性前庭综合征（acute vestibular syndrome，AVS）不仅在治疗上具有挑战性，而且识别良性和急性恶性眩晕是比较困难的。

　　被大家普遍接受的传统方法是将 AVS 的病因分为中枢性和外周性（表 185-1），尽管在该系统下不易分类的原因确实存在（如药物影响、多重用药和药物过量）。需要注意的是，这种分类方法回避了患者是否真的经历了眩晕的问题，而不是另一种"头晕"的形式，如晕厥前状态或失衡。一旦明确眩晕是真实的症状，就要注意排除血管因素或其他中枢性眩晕，特别是椎基底动脉供血不足和卒中。

表 185-1　急性前庭综合征的病因

中枢性	外周性
椎基底动脉供血不足或梗死	良性阵发性位置性眩晕（BPPV）
小脑出血	梅尼埃病（MD）
中枢神经系统肿瘤	迷路炎
高颅压	前庭神经炎（VN）
偏头痛	前庭神经瘤（神经鞘瘤）
	外淋巴瘘

　　遗憾的是，计算机断层扫描（computed tomography，CT）不够灵敏，不能可靠地排除很多具有潜在高

风险的中枢性疾病，甚至磁共振（magnetic resonance，MR）成像也会在后循环卒中表现为阴性。因此，临床医生对临床进行充分评估是很有必要的。表 185-2 对周围性眩晕和中枢性眩晕的临床特征进行了总结。

一种新的工具——"HINTS"检查，在提高眩晕症患者诊断准确性方面获得了广泛的应用，它主要是针对因卒中或血管供血不足引起的容易被误诊的孤立性眩晕进行识别。"HINTS"是一种临床实用的助记方法，包括头脉冲试验（HI）、中枢性眼震（垂直或水平）（N）的评价和通过交替遮盖试验评价的偏斜试验（TS），当经验和知识丰富的检查者进行该项检查时，它的价值甚至优于 MR。

注意识别 HINTS 检查中潜在的误区是很重要的，当确定无中枢性眼震和无偏斜（如反向偏斜）时，正常的头脉冲试验在 AVS 中要高度关注中枢性的病因。这一开始听起来有违常规，但由于前庭 - 眼反射是外周介导的，异常的头脉冲试验提示了周围病变，所以，阳性结果实际是有利于诊断的。HINTS 检查使用适当的话，可以作为补充眩晕患者临床评价的有力工具。

表 185-2　中枢性眩晕与周围性眩晕的鉴别

	中枢性	外周性
症状出现	渐进性，持续性	突发性，间歇性
眼震方向	垂直	水平
眼震持续性	短	长
眼球震颤易疲性	无	有
小脑症状（复视、吞咽困难、失衡）	有	无
小脑体征（辨距不良、构音障碍、轮替运动障碍、步态不稳）	有	无

Dix-Hallpike 方法广泛应用于眩晕患者的临床检查，当操作和理解都正确时，阳性结果往往提示良性阵发性位置性眩晕（benign paroxysmal positional vertigo，BPPV）。然而，这也可能是假阳性，因为 Dix-Hallpike 检查时位置变化也可诱发恶性眩晕和眼震的出现，在中枢性 AVS 中，或轻或重地会出现这些现象。当一般情况较差的患者进行该检查时，如年老体弱，或本身就有中枢性病变的患者，如躯干共济失调，或持续性而非发作性眩晕的患者，Dix-Hallpike 手法会导致误诊为 BPPV。

一般来说，耳鸣或听力障碍是周围性病变的典型表现。但是，不要仅仅因为这样就排除了卒中的可能，这是非常重要的。髓质梗死的患者在同侧耳会产生一种典型的"咆哮"声，脑桥外侧卒中，大多由于小脑前下动脉（anterior inferior cerebellar artery，AICA）闭塞引起，通常会影响前庭蜗神经核，所以仅通过听力障碍是不能可靠地排除脑卒中的。

值得注意的是，内耳血流是由 AICA 的分支内听动脉供血，血流灌注的下降会很快产生听力障碍和 AVS。因此，由迷路梗死引起的内耳功能障碍可能是即将发生的 AICA 供血区梗死的早期敏感征象。迷路梗死与典型的梅尼埃病（MD）非常相似，即均为有耳鸣或听力损失的发作性眩晕。这就强调了在对 AVS 患者进行综合评估时考虑年龄、并发症和其他卒中危险因素的重要性。脑 MR（无血管成像）在卒中早期或单纯迷路梗死的患者可能是正常的，因此，在一些适当患者中，选择做脑和颈部 CTA 或 MRA 的检查是合理的。

遵循 AVS 评估的基本原则可以防止眩晕患者的误诊。记住这些要点：正常的头脉冲试验提示中枢性眩晕；Dix-Hallpike 手法在中枢性眩晕中也可能是异常的；脑桥卒中或迷路梗死可产生听力障碍，这和 MD 有类似表现。当患者进入急诊室，都希望不要发生毁灭性的中枢性血管事件。

要点

- 在 AVS 中"正常"的头脉冲试验是令人担忧的，提示了中枢性病变（如卒中）。
- 在卒中的高危患者中，不要因看似阳性的 Dix-Hallpike 检查而误诊。
- 听力障碍不是外周性眩晕的可靠指征。

推荐阅读

[1] Kattah JC, Talkad AV, Wang DZ, et al. HINTS to diagnose stroke in the acute vestibular syndrome: three-step bedside oculomotor examination more sensitive than early MRI diffusion-weighted imaging. *Stroke.* 2009;40(11):3504–10.
[2] Seemungal BM, Bronstein AM. A practical approach to acute vertigo. *Pract Neurol.* 2008;8:211–221.
[3] Sinha, KK. Brain stem infarction: clinical clues to localise them. *Indian Acad Clin Med.* 2000;1(3):213–21.
[4] Tarnutzer AA, Berkowitz AL, Robinson KA, et al. Does my dizzy patient have a stroke? A systematic review of bedside diagnosis in acute vestibular syndrome. *CMAJ.* 2011;183(9):E571–E592.
[5] Thompson TL, Amedee R. Vertigo: a review of common peripheral and central vestibular disorders. *Ochsner J.* 2009; 9(1):20–26.

第 186 章
颈部血管动脉夹层在急诊的诊断：以颈部疼痛为表现
Diagnosing Cervical Artery Dissection in the ED: A Real Pain in the Neck!

Erik R. Hofmann, Ramin Tabatabai，著

虽然颈部血管夹层（cervical artery dissection，CAD）发生率很低，但是急诊室漏诊将会是灾难性的。CAD 包括颈部动脉夹层和椎动脉夹层，两者都是由于血管内膜损害所致。卒中患者中有 2.5% 是由颈动脉夹层造成的，且占青年卒中和儿童卒中的 20%。每年椎动脉夹层发生率远远低于颈动脉夹层发生率，大约为 1/10 万。

CAD 通过其发生机制来划分，从起源上分为创伤性和自发性。自发性 CAD 似乎是个错误的术语，因为很多自发性 CAD 的案例也被认为与不引起注意的轻微创伤有关。因此，我们建议一个比较恰当的术语——"被激发的 CAD"，这两个术语是人为地把它们区分开来的。

与 CAD 有关的机械性压力包括颈部创伤性钝痛或者比较小的颈部的操作（牵拉），如呕吐、天花板作画、练习瑜伽、颈部推拿，甚至打喷嚏。15%～20% 的患者有血管疾病，如纤维肌肉发育不良、马方综合征、常染色体遗传疾病或者成骨发育不良。

不管其发病机制如何，CAD 的发生将导致血管膜的损害和血栓形成，导致栓塞性卒中。当颈部动脉夹层形成，患者会表现出典型的前循环卒中的症状（如偏瘫、构音障碍），或者其他症状，如霍纳综合征、短暂性黑矇。相对地，椎动脉夹层表现出后循环卒中的症状（如脑神经、小脑、锥体束的症状）。

CAD 因为其多变的表现形式，在急诊科被认为是一种易导致误诊的疾病。因为大多数 CAD 患者并没有典型的神经系统症状，所以漏诊是很常见的。CAD 患者一些不确切的症状包括前外侧颈部疼痛、面部疼痛以及头痛。在椎动脉夹层，患者往往表现出后侧颈部疼痛或者枕部的疼痛。由于这些症状缺乏卒中的相关性，医生们常常忽略头痛、面部疼痛以及颈部疼痛的 CAD 患者。

一、颈动脉夹层

我们首先讨论比较容易识别的 CAD 的表现，典型表现是疼痛和神经系统症状。正如之前所说的，既有神经系统体征又伴随有疼痛（颈部疼痛占 25%～50%，面部疼痛占 50%，头痛占 44%～69%）的患者，临床医生应该警惕 CAD。CAD 的颈部疼痛往往是同侧的，以及颈部前外侧区域，而脸部疼痛往往是眼眶周围。头痛可以是前额部、额颞部、额顶部，少有后部疼痛。头痛常常是逐渐发生的跳痛，也可以是突然发生的剧烈疼痛。以下的组合（疼痛和神经系统体征）应该高度怀疑 CAD：

①疼痛 + 前循环缺血体征。
②疼痛 + 完全或不完全霍纳综合征。
③疼痛 + 脑神经麻痹。
④疼痛 + 搏动性耳鸣。

表 186-1　颈部血管夹层临床表现

	颈动脉夹层	椎动脉夹层
疼痛症状	前额头痛 面部或眼眶疼痛 前部或前外侧颈部疼	枕部疼痛 后部颈痛
神经系统症状	前循环卒中 完全或不完全霍纳综合征 一过性黑矇 脑神经麻痹 （包括舌下神经麻痹和孤立性味觉障碍） 搏动性耳鸣	后循环卒中 偏盲 共济失调 复视 构音障碍 闭锁综合征 延髓背外侧综合征 上肢神经根病变

CAD 有 3 个典型症状——头痛、前循环卒中、霍纳综合征，但这些典型症状仅仅发生在 8% 的患者中。据报道，有 50%～95% 的患者神经系统阳性体征要么是前循环缺血，要么是视网膜缺血。3% 的 CAD 患者在发生脑卒中前有一过性黑矇，同侧短暂性视力障碍，也会引起上部交感神经的损害，导

致完全或不完全的霍纳综合征。约有 12% 的患者发生脑神经麻痹，尤其是第 12 对脑神经。尽管少见，孤立性味觉减退往往高度警惕 CAD。多组脑神经麻痹也可同时发生。最后，搏动性耳鸣也有报道。极个别也有报道颈部血管杂音的。

二、椎动脉夹层

当评估椎动脉夹层时，临床医生应该考虑不同类型的疼痛和神经系统症状——那些在颈部血管夹层已经被描述到的，后部的疼痛和颈部的疼痛往往伴随神经系统信号。由于有压力的动脉膨胀所导致的神经系统缺损可表现在颈 5～6 分布区的根痛。后循环缺血可包括共济失调、复视、构音障碍、闭锁综合征、延髓背外侧综合征。

三、无神经系统症状的患者

在大多数有争议的临床诊疗中，患者往往只表现出头痛、面部疼痛或者颈部疼痛而没有神经系统症状。在这种情况下，临床医生们须决定什么情况下要进一步做造影。因为 CAD 涉及抗凝治疗，为了避免血栓，较早诊断意味着避免糟糕的后果。在这些案例中，CAD 唯一的线索是新出现的分布区的疼痛，受关注的机制是前驱症状和一些结缔组织疾病。总结这 2 种 CAD 的临床症状如表 186-1。

要点

- 颈部钝器外伤或颈部操作活动后出现新发区域的头痛要考虑 CAD。
- CAD 可以有或没有神经系统的表现。
- 颈部动脉夹层表现出头痛、面部疼痛、颈部疼痛和（或）前循环卒中症状、霍纳综合征、一过性黑蒙、脑神经麻痹，或者搏动性耳鸣。
- 椎动脉夹层可以表现出头痛或颈部疼痛伴后循环卒中的症状。

推荐阅读

[1] Edvardsson B. Symptomatic cluster headache: A review of 63 cases. *Springerplus.* 2014;3:64.

[2] Headache Classification Committee of the International Headache Society (IHS). The International Classification of Headache Disorders, 3rd edition (beta version). *Cephalalgia.*2013;33(9):629–808.

[3] Patel RR, Adam R, Maldjian C, et al. Cervical carotid artery dissection: Current review of diagnosis and treatment. *Cardiol Rev.* 2012;20(3):145–152

[4] Rigamonti A, Iurlaro S, Reganati P, et al. Cluster headache and internal carotid artery dissection:Two cases and review of the literature. *Headache.* 2008;48(3):467–470.

[5] Shea K, Stahmer S. Carotid and vertebral arterial dissections in the emergency department.*Emerg Med Pract.* 2012;14(4):1–23; quiz 23–24.

第 187 章
后循环缺血性卒中：容易漏诊的疾病
Posterior Circulation Ischemic Stroke: If You Don't Think about It, You'll Miss It

Craig Torres-Ness，著

当你走进病房，遇到一个主诉有恶心、呕吐及偶发活动性头晕的患者，头晕症状在护理记录中有记载，但在你问诊时没有提及，你对患者进行了全面的评估，对其恶心、呕吐症状进行广泛的鉴别分析，腹部检查为阴性结果，解棕褐色大便，并容许患者进食一些水和饼干。你排除了急腹诊，考虑为病毒性胃炎，并迅速制订了治疗计划。然后，当你看到患者离开急诊科时，你注意到他有行走困难，呈现宽基底步态。你的诊断正确吗？你排除了这一临床症状的所有紧急原因吗？如果你没有考虑到后循环卒中，你可能恰恰漏诊了。正如古语所说，在差异面前你可能无从判断！

缺血性脑卒中的定义是颅内血管的急性闭塞，导致血管供应区域的脑血流降低。当脑血流量降至 0 时，在 4 ~ 10min 内即发生脑实质梗死，这些卒中大多涉及颈内动脉及其分支血管，根据梗死面积和闭塞时间的不同，这些患者可有以下一些典型表现：偏侧肢体无力、面瘫和失语。NIHSS 评分量表（美国国立卫生研究院卒中量表）等可靠的评估工具可以帮助识别这类脑血管事件，虽然大多数缺血性卒中发生在前循环，仍有 10% ~ 20% 发生在后循环，这需要我们熟悉后循环卒中的症状表现。起源于锁骨下动脉的椎基底动脉系统的后循环急性闭塞，通常症状表现不典型，并且很少以单一的症状呈现，因此，后循环的卒中，如果临床不加以鉴别，就很容易误诊。这类卒中的误诊后果对患者来说可能是灾难性的，因为后颅窝卒中引起的脑水肿可迅速导致梗阻性脑积水、脑疝甚至死亡。

卒中随年龄增加，在男性、动脉粥样硬化、心房颤动、吸烟和酗酒中发病率高。另外，由于人口老龄化，在未来 15 年内，美国急性缺血性脑卒中的发病率预计将急剧增加。因此，在面对有脑血管病危险因素的患者时保持警惕并且识别出非典型卒中的症状特别重要，后循环卒中的症状包括眩晕、平衡失调、单侧肢体感觉或运动障碍、复视、恶心、呕吐及头痛等，椎动脉和基底动脉闭塞时也可能发生延髓症状，如吞咽困难、发声困难和构音障碍等。有一项研究发现，后循环卒中最常见的表现为恶心、呕吐和躯干共济失调。请记住，这 3 个症状表现中没有一个在 NIHSS 评分量表上有记录。

有危险因素和上述症状的患者需要进行彻底的神经学评估，包括对脑神经的全面检查，除了对运动和感觉障碍进行常规评估外，所有患者均应接受专业的肢体共济失调和小脑功能障碍的体格检查。肢体共济失调的检查包括指鼻试验或跟 – 膝 – 胫试验以及双手快速轮替运动来评估。通过行走来评估躯体共济失调是神经系统查体的一个重要组成部分，然而经常容易被忽略，有的患者唯一的神经系统症状可能是宽基底步态或步态不稳。眼部检查应包括检查眼球震颤、凝视评估和视野检查，以寻找同向性偏盲的体征。对孤立性眩晕的患者，通过包括头部冲击试验、双向或垂直（如中枢性）眼球震颤和斜视试验来评估，在熟练的临床医生中，对识别后循环卒中的敏感性和特异性可超过95%，这种易记的HINTS组合的策略之前已经提及（另见第185章）。

　　与前循环卒中患者相比，后循环卒中患者通常会经历诊治延误，这两者都应得到神经科医生的评估，并在适当情况下进行纤溶治疗。因此，对症状表现模糊但有明显危险因素的患者进行全面评估非常重要，全面的神经系统检查，特别注意脑神经检查、肢体共济失调测试、步态评估和HINTS检查都有助于减少诊断延误。关于我们上面的案例介绍，医生在做出书面诊断之前最好先让患者走动一下，还有，请不要忘了阅读护理记录。

要点
- 注意脑卒中的危险因素，并重视这些患者的神经功能检查，记住在所有缺血性卒中患者中，后循环卒中占将近20%。
- 有恶心、呕吐和不确定的神经功能损害时需考虑后循环卒中。
- 体格检查应包括完整的神经系统检查，包括辨距不良、轮替动作障碍和步态的检查。

推荐阅读

[1] Datar S, Rabinstein AA. Cerebellar infarction. *Neurol Clin.* 2014;32(4): 979–991.

[2] Goldberg C, Topp S, Hopkins C. The locked-in syndrome: Posterior stroke in the ED. *Am J Emerg Med.* 2013;31(8):1294.e1–e3.

[3] Kattah JC, Talkad AV, Wang DZ, et al. HINTS to diagnose stroke in the acute vestibular syndrome: Three-step bedside oculomotor examination more sensitive than early MRI diffusion-weighted imaging. *Stroke.* 2009;40(11):3504–3510.

[4] Martin-Schild S, Albright KC, Tanksley J, et al. Zero on the NIHSS does not equal the absence of stroke. *Ann Emerg Med.* 2011;57(1):42–45.

[5] Sarraj A, Medrek S, Albright K, et al. Posterior circulation stroke is associated with prolonged door-to-needle time. *Int J Stroke.* 2015;10(5):672–678.

第 188 章
非外伤性蛛网膜下腔出血影像学诊断的价值及局限性
Understand the Utility and Limitations of Diagnostic Imaging in Nontraumatic Subarachnoid Hemorrhage

MANUEL R. MONTANO，著

　　在急诊科，每年大约有3%的患者以头痛为主诉就诊，其中仅1%的患者最终被确诊为非外伤性蛛网膜下腔出血（subarachnoid hemorrhage，SAH），在急诊科诊断 SAH 具有挑战性而且特别必要。因为如果不能准确识别这种疾病，后果可能是灾难性的，在疾病的第一天，SAH 出血患者的死亡率约为 12%，在发病后的 1 个月内死亡率将惊人地增加到 40%。为了确保对这种危及生命的疾病进行准确的诊断，我们应该了解目前在疑似 SAH 患者中使用的各种影像诊断方法的价值及局限性。

幸运的是，头颅 CT 平扫阴性结果结合腰椎穿刺（lumbar puncture，LP）阴性能充分排除 SAH，CT 上可见 SAH、脑脊液标本呈均匀血性或呈黄色高度提示蛛网膜下腔出血。

头颅 CT 平扫对 SAH 发生早期具有很高的敏感性，但随着时间的推移敏感性迅速降低，最近的一项随机对照试验发现，仅用头颅 CT 平扫阴性排除 SAH 的敏感性接近 100%，但是，必须满足以下标准：①头痛时间明确＜ 6h；②所用 CT 至少为第三代多层扫描；③由一位主治医师（神经放射科医生或普通放射科医生）完成常规头颅 CT 阅片，同时对仅主诉头痛的患者的数据进行评估，研究认为，在头痛发作 6h 内，头颅 CT 平扫足以排除 SAH。然而，对于发病 6h 以后的患者，在做头颅 CT 平扫的同时，有必要加做腰椎穿刺检查。

近些年来，一些医生提倡使用 CT 血管成像技术（CT angiography，CTA）来代替传统的 CT 平扫 / 腰椎穿刺。显然，CT 血管成像技术具有一些有利的特点，如成像快速、容易获得和创伤性小。除此之外，CT 血管成像技术在排除大于 3mm 的动脉瘤方面也相当灵敏。然而，使用 CT 血管成像技术代替 CT 平扫 / 腰椎穿刺的方式存在一些基本的缺陷，这些缺陷我们的确应该要意识到，包括增加暴露于电离辐射的风险、对比剂的不良反应，或许最为重要的是对偶发（无症状）动脉瘤的诊断。在普通人群当中，动脉瘤的患病率相当高（3%），而 SAH 的发病率却非常低（0.01%）。因此，CT 血管成像技术检测到的大多数动脉瘤都是偶发的，它们几乎不会造成血管破裂的风险。仅仅识别这些"非罪犯"动脉瘤，可能会对患者造成潜在的伤害，如不必要的神经外科咨询、进一步影像学检查，以及不必要的外科或创伤性修复。尽管 CT 血管成像技术最终可能会减少在急诊科的劳动强度，并诱导医生排除腰椎穿刺的必要性，但这种方法的潜在危害必须得到重视。

在急诊科，磁共振血管成像（magnetic resonance angiography，MRA）作为另一种诊断形式变得越来越有效。尽管成像质量能评估出引起头痛的其他潜在原因，但据上文对 CTA 的讨论，其同样也存在内在风险和局限性，如对偶发动脉瘤的识别。一旦通过传统的 CT 平扫 / 腰椎穿刺诊断明确 SAH，CTA 和 MRA 可以成为神经外科医生更有利的诊断工具，但是，这 2 种方法不推荐用于对头痛的初步评估。

目前，美国心脏协会（American Heart Association，AHA）的心脏管理指南和美国急诊医师协会（American College of Emergency Physicians，ACEP）的急性头痛管理和评估临床策略提倡，在行头颅 CT 检查后可使用腰椎穿刺来对疑似 SAH 进行初步评估。虽然现在更容易获得新的诊断方法，但是在脱离现在指南时，认识到上述讨论后的缺陷是必要的。

要点
- 指南继续建议将头颅 CT 平扫和腰椎穿刺联合运用以充分排除 SAH。
- 在头痛发作后 6h 以内，头颅 CT 平扫可能排除 SAH。
- 不建议将 CTA 和 MRA 作为常规初筛的一部分，因为可能会使患者处于不必要的风险中。

推荐阅读

[1] Backes D, Rinkel GJ, Kemperman H, et al. Time-dependent test characteristics of head computed tomography in patients suspected of nontraumatic subarachnoid hemorrhage. *Stroke.* 2012;43(8):2115–2119.

[2] Edlow JA. What are the unintended consequences of changing the diagnostic paradigm for subarachnoid hemorrhage after brain computed tomography to computed tomographic angiogra phy in place of lumbar puncture? *Acad Emerg Med.* 2010;17(9):991–995; discussion 996–997.

[3] Edlow JA, Malek AM, Ogilvy CS. Aneurysmal subarachnoid hemorrhage: Update for emergency physicians [Review]. *J Emerg Med.* 2008;34(3):237–251.

[4] Perry JJ, Spacek A, Forbes M, et al. Is the combination of negative computed tomography result and negative lumbar puncture result sufficient to rule out subarachnoid hemor rhage? *Ann Emerg Med.* 2008;51(6):707–713.

[5] Perry JJ, Stiell IG, Sivilotti ML, et al. Sensitivity of computed tomography performed within six hours of onset of headache for diagnosis of subarachnoid haemorrhage: Prospective cohort study. *BMJ.* 2011;343:d4277.

第189章
警惕癫痫持续状态的不典型病因
Don't Forget Atypical Causes of Status Epilepticus!

R. James Salway，著

　　癫痫持续状态的定义随着对其潜在后遗症的认识而不断更新。因此，对于研究惊厥性癫痫持续状态（generalized convulsive status epilepticus，GCSE）的不同病因而言，首先重要的是要讨论这个不断变化的定义。曾经的定义为任何癫痫发作持续30min以上，而现在大多数神经病学学会和研究者采用新的定义即2次或多次癫痫发作期间意识状态不能恢复至基线超过5min。这一定义的更新反映了一种新的认识，即认识到长时间的癫痫发作相关的发病率和死亡率在不断增加。一些研究显示，成人患惊厥性癫痫持续状态的30天死亡率为19%～27%。重要的是，已证明死亡率与癫痫发作的持续时间直接相关。这些事实强调了快速识别出惊厥性癫痫持续状态潜在病因的重要性。

　　虽然已知癫痫患者对药物治疗的依从性差仍然是惊厥性癫痫持续状态中最有可能的潜在诱因，但高达50%的惊厥性癫痫持续状态患者没有癫痫发作的既往病史。这意味着，当我们采用已有标准诊断癫痫困难时，必须考虑惊厥性癫痫持续状态的其他病因。要获得这些惊厥性癫痫持续状态的非典型病因，最简单的方法就是把它们分成广泛的类别：传染性、代谢性、药物相关和其他。表189-1中列出了每种类型的诊断和治疗注意事项。

　　脑膜炎和脑炎等感染性疾病都可能导致惊厥性癫痫持续状态。发热和感染被认为是儿童癫痫最常见的原因。头颅 CT 和腰椎穿刺（一旦患者的癫痫停止）可能是排除中枢神经系统感染的必要措施，特别是成人在未明确发热原因的情况下。

通常导致惊厥性癫痫持续状态的诱因是代谢紊乱。低血糖症是最常见、最容易被诊断的病因。当血糖低于 45mg/dl 时，癫痫发作就会发生。应该尽快进行床旁快速血糖测试。低钠血症和高钠血症也是常见的代谢障碍，会导致 GCSE。当钠水平＜ 120mmol/L 或 160mmol/L 时，这就提示我们要去进行诊断。低钙血症、低钾血症和低镁血症经常同时发生，所以应当联合治疗。

大量的药物会导致惊厥性癫痫持续状态，由于这个列表太广泛了，不能在这里完全列出。不应忽视的罪魁祸首包括抗结核药（如异烟肼）、抗抑郁药（尤其是正在卷土重来的三环类抗抑郁药）和锂。甲基苯丙胺中毒和酒精戒断也有一定特异性。

最后，还有许多惊厥性癫痫持续状态的其他病因。在患有癫痫的年轻女性中（可能是怀孕的），即使在产后，也应该考虑到子痫的风险，因为有大量的病例发生于分娩后的几周内。此外，我们所列出的"其他"原因包括创伤、脑卒中、赘生物和中枢神经系统变性疾病。

当面对惊厥性癫痫持续状态时，我们需要开阔思路，并将各种可能的致病因素考虑到位，而不仅仅是药物治疗依从性差。许多致病因素都是可以迅速终止的，及时治疗可以终止癫痫进一步发作，并直接降低发病率和死亡率。

表 189-1　癫痫持续状态的病因、诊断和治疗

病　因	诊　断	治　疗	
感染性 脑膜炎 / 脑炎	CT/ 腰椎穿刺	第四代抗生素、抗病毒药、抗真菌药	
代谢性 低血糖症	快速葡萄糖试验＜ 80mg/dl	成人：50% 葡萄糖 50ml	
		可考虑 100mg 的硫胺素 （酗酒者、营养不良者）	
		儿童和婴儿的浓度较低	
		（儿童：25% 葡萄糖 2ml/kg；婴儿：10% 葡萄糖 5ml/kg）	
低钠血症	血生化	高渗盐水	
高钠血症	血生化	低渗溶液	
低钙血症	血生化	适当补充电解质	
低钾血症	血生化	适当补充电解质	
低镁血症	血生化	适当补充电解质	
药物性 异烟肼	病史	维生素 B_6（每用 1g 异烟肼就静脉注射 1g 维生素 B_6 或直接静脉注射 5g 维生素 B_6）	
三环类抗抑郁药	病史、心电图	碳酸氢钠	
酒精戒断	病史	苯二氮䓬类药物	
其他 子痫	人绒毛膜促性腺激素、病史	硫酸镁	

要点

- 惊厥性癫痫持续状态是一个严重的疾病过程，应该尽快终止。
- 低血糖症是导致惊厥性癫痫持续状态的最常见代谢原因，其次是钠失衡。
- 对于年轻女性癫痫患者，即使是在产后也不要忘记子痫的风险。
- 面对惊厥性癫痫持续状态时，诊疗思维应更广泛，在病因中应考虑到传染性、代谢性、药物诱发和其他非典型的病因。

推荐阅读

[1] Huff JS, Fountain NB. Pathophysiology and definitions of seizures and status epilepticus. *Emerg Med Clin North Am.* 2011;29(1):1–13.

[2] Millikan D, Rice B, Silbergleit R. Emergency treatment of status epilepticus: Current thinking. *Emerg Med Clin North Am.* 2009;27(1):101–113.

[3] Shearer P, Riviello J. Generalized convulsive status epilepticus in adults and children: Treatment guidelines and protocols. *Emerg Med Clin North Am.* 2011;29(1):51–64.

第 190 章
缺血性卒中的血压管理
Leave It Alone: Blood Pressure Measurement in Ischemic Stroke

Amir A. Rouhani，著

脑卒中是指任何血管损伤导致大脑的血流量减少并致使神经功能损害的现象。缺血性脑卒中占卒中的 85%，可由血栓、栓塞或全身低灌注引起。出血性卒中包括脑出血（intracerebral hemorrhage，ICH）和自发性蛛网膜下腔出血（subarachnoid hemorrhage，SAH），占余下的 15%。

急性脑卒中发生后，局部血流减少，因此氧输送减少，导致原损害部位附近缺氧。在缺血性脑血管床内，有 2 个主要的损伤区域：梗死核心区和缺血半暗带。缺血半暗带是指围绕不可逆转的梗死核心区的周围活性组织，伴随分支末端扩张和灌注压降低。急性脑卒中治疗的目标是挽救半暗带组织并使脑功能得到回复。

所有治疗急性脑卒中核心理念是维持脑灌注压（cerebral perfusion pressure，CPP），以确保损害区域的血流灌注。脑灌注压（CPP）由以下公式得出：CPP（脑灌注压）= MAP（平均动脉压）− ICP（颅内压）。应避免积极降低血压（blood pressure，BP）以维持较高 MAP，从而保持 CPP。

针对出血性脑卒中，目前在急诊科（ED）阶段管理（第 193 章）中关注降低血压，而缺血性脑卒中指南继续强调"容许性高血压"，在急诊科要注意针对缺血性脑卒中不能积极降低血压。

在缺血性脑卒中患者急性期经常出现血压升高，发生率高达 3/4。这可能是由于患者存在潜在的慢性高血压，交感神经应急反应或其他卒中相关机制造成的。急性脑卒中后，这种初始高血压反应最为明显。血压通常会在 90min 内自发降低，并在头 24h 内稳定下降。

多项研究发现入院血压与不良临床预后之间存在 U 形关系。极度动脉血压升高是有害的，因为它可能导致脑水肿加重和梗死病灶向出血性转化，高血压性脑病、心脏并发症和肾功能不全。此外，极度动脉低血压可导致多脏器尤其是脑灌注减少。最后，缺血性脑卒中还可能伴随其他情况（如心肌缺血、主动脉夹层和心力衰竭），这些都有可能因为血压升高而加重。因此，合适的动脉血压代表患者可以得到最有效的脑灌注压从而避免过高血压的伤害。因此，目前的指南建议，除非血压非常高 [收缩压（systolic blood pressure，SBP）＞ 220mmHg 或舒张压（diastolic blood pressure，DBP）＞ 120mmHg]，否则均为"容许性高血压"。

为了维持脑灌注，2013 年美国心脏协会（AHA）/ 美国卒中协会（American Stroke Association，ASA）针对急性缺血性脑卒中患者的早期处理指南呼吁对不适合使用纤维蛋白溶解剂进行再灌注治疗者，提倡"容许性高血压"以维持脑灌注。容许性高血压即指不需要积极降压，除非患者的 SBP ＞ 220mmHg 或 DBP ＞ 120mmHg。血压最初的控制也可能针对具有并发症状的患者，在这种情况下，通过降低血压可以使临床获益。如果启动血压降低策略，建议的目标是在第 1 个 24h 内 SBP 降低 15%。对于有条件接受静脉溶栓治疗的患者，应小心降低血压，使 SBP ＜ 185mmHg，DBP ＜ 110mmHg。血压应在至少 24h 内保持在 180/105mmHg 以下（表 190-1）。

一线急性缺血性脑卒中患者血压控制药包括拉贝洛尔和尼卡地平。这 2 种药都能快速、安全地控制血压。初次使用拉贝洛尔可以在 1 ~ 2min 内静脉注射 10 ~ 20mg，并可在开始连续输注 2 ~ 8mg/min 之前重复 1 次。尼卡地平可以以 5mg/h 的速度进行静脉滴注，然后每 5 ~ 15min 可以按 2.5mg/h（最大剂量 15mg/h）给药。

表 190-1　急性缺血性脑卒中患者早期治疗指南：美国心脏协会 / 美国脑卒中协会的保健专业人员指南（2013）：I 类推荐 [a]

- 在没有接受溶栓但血压明显升高的患者中，合理的降压目标是在脑卒中发作后第 1 个 24h 内将血压降低 15%。目前尚不清楚具体的降压目标值，但有共识认为，除非收缩压＞ 220mmHg 或 DBP ＞ 120mmHg（I 级推荐；C 级证据），否则不需要降压（根据以前指南修订）。
- 对于接受静脉 rtPA 溶栓治疗的患者，如果合并血压升高，则应在溶栓治疗开始之前慎重降低血压，使其血压控制在 SBP ＜ 185mmHg，DBP ＜ 110mmHg（I 级推荐；B 级证据）。如果需要降压治疗，应确保在开始静脉注射 rtPA 前血压稳定在较低水平，并在静脉 rtPA 治疗后第 1 个 24h 内血压维持在 ＜ 180/105mmHg（与以前指南相同）。

a. I 级（强推荐）：有研究证据和达成共识，或者治疗流程在临床有明显效果

引自 Jauch EC，Saver JL，Adams HP Jr，et al. Guidelines for the early management of patients with acute ischemic stroke: a guideline for healthcare professionals from the American Heart Association/American Stroke Association. *Stroke*. 2013;44:870.

要点
- 急性缺血性脑卒中患者高血压的管理应遵循容许性高血压原则。对于未进行溶栓治疗的患者

以下情况应考虑降压治疗：SBP > 220mmHg 或 DBP > 120mmHg，或患者合并明确的其他指征（如急性心肌梗死、充血性心力衰竭或主动脉夹层）。

- 当有降压指征时，降压目标是在脑卒中后 24h 内将血压降低约 15%。
- 对于急性缺血性脑卒中的患者，若接受溶栓治疗，推荐溶栓前血压控制在 SBP < 185mmHg 或 DBP < 110mmHg，拉贝洛尔和尼卡地平是一线推荐用药。

推荐阅读

[1] Aiyagari V, Gorelick PB. Management of blood pressure for acute and recurrent stroke. *Stroke.*2009;40:2251.

[2] Hemphill JC Ⅲ Greenberg SM, Anderson CS, et al. Guidelines for the management of spontaneous intracerebral hemorrhage: A guideline for healthcare professionals from the American Heart Association/American Stroke Association. *Stroke.* 2015;46(7):2032–2060.

[3] Jauch EC, Saver JL, Adams HP Jr, et al. Guidelines for the early management of patients with acute ischemic stroke: A guideline for healthcare professionals from the American Heart Association/American Stroke Association. *Stroke.* 2013;44:870.

[4] Qureshi AI. Acute hypertensive response in patients with stroke: Pathophysiology and management. *Circulation.* 2008;118:176.

第 191 章
脑静脉窦血栓：一种主诉常见而诊断罕见的疾病
Cerebral Venous Sinus Thrombosis: A Rare Diagnosis with a Common Chief Complaint

Margarita Santiago-Martinez, Stuart Swadron，著

脑静脉窦血栓形成（cerebral venous sinus thrombosis，CVST）是一种可引起卒中、癫痫和头痛的严重而少见疾病，常被漏诊和误诊。CVST 仅占所有卒中的 0.5% ~ 1%，大部分是由脑静脉硬脑膜窦血栓形成和阻塞导致，尽管男女都可发生，但易发生在育龄妇女，而且和口服避孕药及围产期常见相关高危因素有关。患者发病高峰年龄为 30—40 岁，但有 8% 患者发病年龄 > 65 岁。对有潜在血栓前病理状态或有凝血异常家族史的患者应仔细调查，85% 以上的患者存在一种或多种危险因素（表 191-1），但部分患者尤其是老年人可能不易发现危险因素。

CVST 的发生机制与初始血栓事件有关。脑静脉血栓形成导致局部脑水肿，包括细胞死亡产生细胞毒性水肿和静脉压增加引起的血管源性水肿。另外，静脉窦血栓形成会导致静脉压升高，脑脊液流出减

少而产生颅内压（intracranial pressure, ICP）升高。虽然 2 种血栓有不同的病理生理过程，但症状基本相似。

表 191-1 脑静脉窦血栓形成的危险因素

短暂性危险因素	
感染 - 中枢神经系统、耳鼻喉（乳突炎、鼻窦炎）、脓毒症、结核	
妊娠和产褥期	
头部外伤	
腰椎穿刺	
根治性颈部手术	
神经外科手术	
颈静脉和锁骨下动脉导管治疗	
药物 - 口服避孕药、左旋天冬酰胺酶、雄激素类、摇头丸、西地那非	
糖尿病酮症酸中毒	
永久性危险因素	
遗传性 - 蛋白 C、蛋白 S、抗凝血酶缺陷、V 因子 Leiden 突变	
获得性 - 抗磷脂抗体综合征、肾病综合征	
恶性肿瘤 - 脑（脊）膜瘤、白血病、淋巴瘤	
贫血 - 镰状细胞贫血、阵发性睡眠性血红蛋白尿症、红细胞增多、血小板减少	
炎症疾病 - 系统性红斑狼疮、干燥综合征、韦格纳肉芽肿病、炎症性肠病、结节病	

CVST 诊断面临的最大挑战是早期临床表现缺乏特异性，平均 7 天后才能确诊。头痛是 CVST 最常见的症状，大约 90% 的患者可出现头痛。部分患者头痛可能是唯一的症状，头痛之后数日才会出现更明确或更严重的神经系统症状。头痛症状复杂难以鉴别，头痛的临床表现多变，头痛部位常常很广泛，并在几周后逐渐加重，但有时表现为一侧或突然严重的头痛类似于蛛网膜下腔出血，多数患者出现视盘水肿有利于协助诊断。

当仰卧或 Valsalva 动作时，头痛加重可能是 ICP 升高的征兆，需进一步怀疑 CVST，其中 40% 的 CVST 患者存在局灶性或广泛性的癫痫活动，因此，癫痫发作时需要评估是否为 CVST，同时需要鉴别引起癫痫的常见危重疾病，如脑膜炎或占位性病变。然而，在鉴别诊断过程中，务必警惕 CVST 的可能，尤其是在脑脊液开放性压力超 20cmH$_2$O 时，更需要与 CVST 鉴别。

当患者存在头痛和视觉症状，如水平复视和第 6 对脑神经（外展神经）麻痹（继发性 ICP 升高），需要怀疑 CVST 的潜在风险。当视盘水肿存在时，还有必要进一步行影像学检查以评估是否为 CVST。

严重的 CVST 可导致静脉梗死，伴或不伴有脑出血和脑水肿。患者局灶性神经功能缺损可不同于典型脑卒中，不符合脑动脉供血区分布。最常见的神经功能缺损是中枢运动障碍，单侧或双侧都可出现，其他症状还包括脑神经麻痹、失语等。

如果高度怀疑 CVST，影像学检查可以协助确诊，从而得到及时的治疗。目前，头颅 MR 静脉成像

（MRV）是诊断 CVST 最敏感的检查方式，发现静脉（窦）血流缺失和异常信号影可支持血栓形成。另外，很多研究评估实验室检查的诊断价值，如 D- 二聚体，但遗憾的是尚未有足以排除 CVST 的阴性标准。

确诊静脉血栓后应立即启动肝素抗凝治疗，可减少血栓进展和并发症的发生。肝素抗凝治疗相对安全，即使是对于 CVST 并发出血的患者。患者应收入神经科住院治疗，CVST 出现致命性进展加重可采取取栓治疗。

要点

- CVST 的诊断常延迟，并常常导致严重的不良结局。
- 危险因素包括血栓前状态疾病、妊娠和产后阶段。
- CVST 可表现为孤立性头痛，应寻找 ICP 增高和视盘水肿的临床特征以及开展进一步检查。
- 推荐选择 MRV 检查协助诊断

推荐阅读

[1] Ferro JM, Canhão P. Cerebral venous sinus thrombosis: Update on diagnosis and management. *Curr Cardiol Rep.* 2014;16:523–533.

[2] Ferro JM, Canhão P, Stam J, et al. Prognosis of cerebral vein and dural sinus thrombosis: Results of the international study of cerebral vein and dural sinus thrombosis (ISCVT). *Stroke.* 2004;35:664–670.

[3] Piazza G. Cerebral venous thrombosis. *Circulation.* 2012;125:1704–1709.

[4] Stam J. Thrombosis of the cerebral veins and sinuses. *N Engl J Med.* 2005;352:1791–1798.

第 192 章
假性脑卒中
Great Imitators of Acute Stroke

Aarti Jain，著

假性脑卒中或者非血管病变导致的局灶性神经功能缺失，常会使我们难以与急性缺血性脑卒中鉴别，20% ～ 25% 疑诊脑卒中的患者病因考虑为非血管因素所致。在脑卒中介入治疗时代，包括血管内的治疗和溶栓治疗，人们逐渐意识到鉴别假性脑卒中及针对其进行二级预防治疗的潜在危害。常见的假性脑卒中包括 Todd 麻痹、低血糖症、脑肿瘤、偏瘫型偏头痛及功能性瘫痪。

一、Todd 麻痹

Todd 麻痹是一种在癫痫发作后出现的短暂、可逆的，没有神经结构改变的类似急性脑卒中表现的局灶神经功能缺损，通常来讲，这种神经功能缺损都是短暂的，会持续 1～2 天。发作后，乏力主要见于部分运动性癫痫发作之后，但也可继发于全面性癫痫发作。通常来讲，只有在目睹进一步的抽搐发作或询问癫痫病史后，这样的假性卒中才能被辨识。

二、低血糖症

低血糖可被定义为血浆中的葡萄糖含量低于正常水平，当血糖低于 45mg/dl 时被认为是严重的，它是典型的假性脑卒中，能够被迅速识别出来，并且是最容易被医治的可逆的非血管性神经功能缺损。低血糖症患者可以呈现偏瘫、皮质盲和失语等类似脑卒中的表现，对任何疑似急性脑卒中的患者，医生都必须迅速获得血糖水平。值得注意的是，在提供静脉葡萄糖后，神经系统缺损偶尔可能持续到补充葡萄糖后的数小时，其他的代谢失调，如高血糖、高钠血症、低钠血症和肝性脑病，也会出现类似的情况。

三、脑肿瘤

脑内肿瘤的病变虽然主要表现为无痛性，但能引起迅速进展的视觉变化、失语症和其他类似急性脑卒中的局灶性神经功能缺损，大约 6% 的脑瘤患者症状不超过 1 天，这种类似于脑卒中的临床表现可以归结为多种机制，包括梗阻性脑积水、血管受压和瘤性脑卒中。

四、偏瘫型偏头痛

9% 假性脑卒中的患者会出现原发性头痛。一种罕见的偏头痛变异：家族性偏瘫型偏头痛（familial hemiplegic migraine，FHM），这种偏头痛可以由完全可逆的运动性麻痹构成先兆、常染色体显性遗传、年轻女性最常见、表现出较高的家族外显率。虽然 FHM 是排他性的诊断，仔细询问的家族史或先前类似事件的反复发作有利于此种偏头痛亚型的鉴别。

五、功能性偏瘫

转化障碍，即功能性神经症状异常，其特征是神经症状与医学上的病因不一致，但患者并不是故意制造的。这些人中有 30% 的人身体虚弱，虽然最常见的是单侧偏瘫，但也可以是双侧的，或者只影响到单个肢体。把转换障碍识别为假性脑卒中的关键是不一致的体格检查，神经功能的损害程度往往与外界因素相关。常常被发现是与任务有关的。在体格检查中，Hoover 征阳性，即让患者瘫痪侧下肢上抬，将手放在对侧足跟部，可感觉到足跟向下的抵抗力，这样可提示瘫痪为功能性的。

Todd 麻痹、低血糖、脑肿瘤、偏瘫型偏头痛和功能性偏瘫仅仅是许多疾病中的一小部分，这些疾病的发病过程可以呈现类似卒中的临床表现。其他类似卒中的疾病包括感染、晕厥、周围性前庭眩晕、痴呆和中毒。考虑到多种疾病可以表现为假性脑卒中，急诊科在诊断缺血性脑卒中方面有一定的局限性，对于任何初步看类似脑卒中的患者，进行多种疾病的鉴别和详细的询问病史显得异常重要。

要点
- 20%～25% 的疑似卒中的患者是由非血管性病因引起的。
- 在一个经常对脑卒中患者进行介入和脑卒中二级预防治疗的时代，迅速识别假性脑卒中变得越来越重要。
- 最常表现为假性脑卒中的疾病包括低血糖症、Todd 麻痹、原发性头痛、脑肿瘤和功能性偏瘫。
- 考虑非血管因素导致的神经功能缺损时，应尽快检测血糖水平。

推荐阅读

[1] Fernandes PM, Whiteley WN, Hart SR, et al. Strokes: mimics and chameleons. *Pract Neurol.* 2013;13:21–28.
[2] Huff JS, Stroke mimics and chameleons. *Emerg Med Clin North Am.* 2002;20(3):583–595.
[3] Magauran BG, Nitka M. Stroke mimics. *Emerg Med Clin North Am.* 2012;20(3):795–804.
[4] Nguyen PL, Chang JJ. Stroke mimics and acute stroke evaluation: Clinical differentiation and complications after intravenous tissue plasminogen activator. *J Emerg Med.* 2015;49(2):244–252.
[5] Yong AW, Morris Z, Shuler K, et al. Acute symptomatic hypoglycaemia mimicking ischaemic stroke on imaging: A systemic review. *BMC Neurol.* 2012;12:139.

第 193 章
降低脑出血患者的血压
Blood Pressure in the Patient with Intracranial Hemorrhage—Bring It Down!

Daniel R. Rutz, Edward Stettner，著

自发性脑出血（intracerebral hemorrhage，ICH）是缺血性脑卒中后第二常见的类型，死亡率很高，30天内死亡率高达50%以上。迄今为止，还没有任何单一的干预措施能降低这种灾难性疾病的死亡率，急诊科是否能及早识别和积极治疗，对减少不良预后至关重要，ICH 的初步复苏包括气道管理、快速头部影像学检查、凝血障碍的矫正和早期神经外科会诊。血压（blood pressure，BP）管理的作用仍然存在争议，但是最近的研究对脑出血患者血压的管理指出了新的方向，它反映了我们对 ICH 的病理生

理学机制有了进一步认识。

ICH 患者常出现继发性的高血压，高血压不但是引起自发性脑出血的原因，也是脑损害后的一种生理性反应，后者认为是交感神经张力增加和颅内压增高的结果。严重的血压升高可导致出血后血肿扩大而致病情恶化，观察数据显示，在 ICH 后 12h 内，SBP 超过 150mmHg 的患者死亡率增加 2 倍或者说患者死亡率的增加与收缩压 SBP 超过 150mmHg 存在明显的相关性。其他研究也发现，血肿的增长与严重不良预后有关。鉴于 ICH 的高发病率和高死亡率，急诊科脑出血患者早期血压的有效控制已被重新关注。表 193-1 总结了美国心脏协会 / 美国卒中协会的当前血压管理指南（2015）。

表 193-1　2015 美国心脏协会和美国卒中协会对急性脑出血的血压管理

①脑出血患者收缩压在 150～220mmHg 之间，且对急性降压无禁忌者，收缩压急降至 140mmHg 是安全的（Ⅰ类推荐；A 级证据）并可有效改善神经功能预后（Ⅱₐ类推荐；B 级证据）(旧版指南）。

②对于使用 SBP > 220mmHg 的脑出血患者，可以考虑采用强化降压并且严密地监测来控制血压（Ⅱ_b 级推荐；C 级证据）(新版指南）。

SBP. 收缩压

许多临床医生担心，血压降得过快会带来危险。这是基于一种概念，即慢性高血压和脑血管疾病患者依赖于高于正常的血压来提供足够的脑灌注。这在缺血性脑卒中似乎确实是正确的，在脑梗死周围的一个易受伤害的区域（缺血半暗带）对血压降低很敏感。然而，现代神经影像显示，ICH 患者没有缺血半暗带。正是这种关键的差异显示出血压管理的重要性，目的是防止血肿扩张和再出血。

通过急性脑出血 ATACH 试验和 INTERACT 临床试验的强化降压治疗显示积极降压是安全的。INTERACT 研究随机安排 ICH 患者在发病后强化控制血压第 1 个小时内降至 SBP < 140mmHg，维持 24h，与更宽松的血压控制第 1 个小时内降至 SBP < 180mmHg，维持 24h 进行比较。研究表明，与对照组相比，强化降压组相对和绝对出血率均较低，但其不良事件的发生和结局与宽松降压组是相当的。

迄今为止最大的随机试验，针对脑出血早期降压 INTERACT2 试验的研究，证明了积极降压改善了患者的神经功能，而不增加死亡率或重大非致命的不良事件。在 INTERACT2 试验中，把收缩压在 150～220mmHg 之间的脑出血患者随机分为强化降压组（SBP 目标< 140mmHg，）与宽松降压组（SBP 目标< 180mmHg），在随机分组后 1h 内将血压降至目标值，维持 7 天。值得注意的是，这个试验没有表现出显著减少以死亡或重大残疾（mRS 评分 3～5 分）作为的主要结局。然而，对强化降压组 mRS 评分进行分析显示，患者的神经功能得到改善，同时也改善了与患者健康相关的生活质量。ATACH-Ⅱ临床试验的最新数据与 INTERACT2 试验中观察到的次要结局相矛盾。在 ATACH-Ⅱ研究中，患者被随机分配到降压目标 110～139mmHg 组（强化降压组）或 140～179mmHg 组（标准目标组）。临床预后没有显著差异（在 3 个月的时候，mRS 评分为 4～6 分），强化降压组 3 个月内严重不良事件发生率较高（强化降压组占 25.6%，标准目标组占 20%；P = 0.05）。以上数据表明，对于自发 ICH 患者，积极将血压控制在 140mmHg 以下的风险和益处有待进一步研究。

在上述试验中使用的药物包括拉贝洛尔、尼卡地平、肼屈嗪、硝普钠、硝酸甘油、依那普利和艾司洛尔。最常用的是拉贝洛尔和尼卡地平。目前的指南不支持对急性 ICH 联合应用降压药，一般而言，在控制出血性脑卒中（ICH）血压时，宜选择静脉滴剂降压治疗。

需要注意的是，虽然死亡率的改善并没有得到明确的肯定，但持续升高的血压与患者的不良预后有关。需要进一步的研究来检测血压降低对血肿扩大的影响以及强化降压至 140mmHg 以下的效果。此外，在 INTERACT2 试验的研究中排除了血压升高严重（SBP ＞ 220mmHg）的患者，对于血压严重升高脑出血患者的降压治疗需要更多的临床数据来指导。

要点

- ICH 的死亡率比缺血性脑卒中的要高很多。
- 与缺血性脑卒中相反，ICH 的初始血压降低应该是安全的，并且可以减少血肿发展。
- 在 ICH 合并 SBP 在 150 ～ 220mmHg 之间的患者中，在急诊科用静脉滴剂将血压降至小于 140mmHg 的目标值是合理的。

推荐阅读

[1] Anderson CS，Huang Y，Arima H，et al. Effects of early intensive blood pressure-lowering treatment on the growth of hematoma and perihematomal edema in acute intracerebral hemorrhage: The Intensive Blood Pressure Reduction in Acute Cerebral Haemorrhage Trial (INTERACT). *Stroke.* 2010;41(2):307–312.

[2] Hemphill JC Ⅲ，Bonovich DC，Besmertis L，et al. The ICH Score: A simple，reliable grading scale for intracerebral hemorrhage. *Stroke.* 2001;32(4):891–897.

[3] Hemphill JC Ⅲ，Greenberg SM，Anderson CS，et al. Guidelines for the management of spontaneous intracerebral hemorrhage: A guideline for healthcare professionals from the American Heart Association/American Stroke Association. *Stroke.* 2015;46(7):2032–2060.

[4] Qureshi AI，Palesch YY，Barsan WG，et al. ATACH-2 Trial investigators and the neurological emergency treatment trials network. Intensive blood-pressure lowering in patients with acute cerebral hemorrhage. *N Engl J Med.* 2016;375(11): 1033–1043.

第 194 章
疑似短暂性脑缺血发作的患者管理
How to Disposition the Patient with Suspected TIA

Allen Chiou, Mindi Guptill，著

短暂性脑缺血发作（transient ischemic attack，TIA）是一种常见的危及生命的疾病，每年发生在美国的病例约为 240000 例，大约占急诊科就诊人数的 0.3%。不久前，TIA 被认为是一种突然发作的、起源于脑血管的局灶性神经功能缺损，持续时间＜ 24h。然而，随着影像研究的发展，影像对检测组织梗死病灶更加敏感，很明显，许多所谓的 TIA 实际上是脑卒中。事实上，在某些情况下，症状出现

10min 或 15min 后，可以在弥散加权 MR（MRI）成像后发现梗死病灶，美国心脏协会 / 美国卒中协会（AHA/ASA）目前将 TIA 定义为无急性梗死的局灶性脑、脊髓或视网膜缺血引起的神经功能紊乱的短暂发作。因此，TIA 是缺血性中枢神经系统（central nervous system，CNS）疾病，它也属于脑卒中，根据是否存在组织梗死病灶与脑梗死进行区分。

疑似 TIA 患者必须在急诊科快速准确地进行评估。虽然许多患者可能是良性的病程，但卒中有相当大的短期风险。过去几年报道的大型回顾性队列研究表明，TIA 发作后早期卒中的风险高于未发 TIA 的患者。10% ～ 15% 的患者在 3 个月内继发脑卒中，并且一半发生在 48h 内。因此，TIA 患者的诊治需要仔细的危险分层。

广泛使用的卒中后危险分层的工具是 ABCD2 评分，约翰逊和他的同事在 2007 年进行了完善和验证。ABCD2 评分优化了 2 天内卒中风险预测。ABCD2 评分也预测 TIA 后 7 天和 90 天的卒中风险。评分系统根据年龄、高血压、临床特征、症状持续时间和糖尿病的存在来分配积分（表 194-1）。初始研究的患者被分为高风险（6 ～ 7 分）、中风险（4 ～ 5 分）、低风险（0 ～ 3 分）。高、中、低风险类别的 2 天卒中风险分别为 8.1%、4.1% 和 1%。

表 194-1　ABCD2 评分

标　准		评　分
年龄	＞ 60 岁	1
血压	收缩压＞ 140mmHg 和（或）舒张压＞ 90mmHg	1
临床特征	偏侧肢体无力	2
	言语障碍但无偏侧肢体无力	1
	其他	0
症状持续时间	≥ 60min	2
	10 ～ 59min	1
	＜ 10min	0
既往糖尿病史	有	1

引自 Easton JD, Saver JL，Albers GW, et al. Definition and evaluation of transient ischemic attack. Ascientific statement for healthcare professionals from the American Heart Association/American Stroke Association Stroke Council; Council on Cardiovascular Surgery and Anesthesia; Council on Cardiovascular Radiology and Intervention; Council on Cardiovascular Nursing; and the Interdisciplinary Council on Peripheral Vascular Disease. *Stroke.* 2009;40（6）:2276–2293.

值得引起重视的是，ABCD2 评分的外部验证尚未确定。迄今为止，由佩里等人在 2011 进行的大型多中心前瞻性验证研究显示，TIA 后 7 天和 90 天的 ABCD2 评分预测值较低。在这项研究不包括 2 天的卒中风险评估，虽然 ABCD2 评分被广泛用于风险分层患者，但不能替代临床诊断。

目前，AHA/ASA 建议使用 ABCD2 评分，并指出如果患者在症状出现 72h 内存在下列任何标准，则入院是合理的：ABCD2 评分≥ 3 分；ABCD2 评分在 0 ～ 2 分，但 2 天内在门诊不能确诊的患者；ABCD2 评分为 0 ～ 2 分，但其他证据表明，患者的事件是由局灶性脑缺血导致的。

在 TIA 发作 24h 内，AHA/ASA 推荐的检查包括神经影像学（最好使用弥散加权头颅 MR）、无创成像的颈部和颅内血管（多普勒超声、计算机断层扫描或 MR 血管造影）、心电图和常规血液检查。神经影像学的持续发展可能会进一步有助于 TIA 的评估和管理。

　　TIA 患者的急诊诊断的处理和时间安排，应基于临床判断和当地资源情况。接诊医生应该考虑到 TIA 的高风险特征，如症状持续时间、逐渐增加（或正在加重）症状和（或）已知的病理状况，如颈动脉狭窄、高凝状态或心源性栓子。另外，应尽快完成彻底的检查（最好在 48h 内完成），出院患者必须密切地随访。

要点

- TIA 的特点是中枢神经系统非梗死性的短暂性缺血，但预示随后的数天到数周卒中风险增加。
- ABCD2 评分是一种可合理预测的工具，可以帮助对 TIA 患者进行风险分层，但并不是绝对可靠，应该结合临床判断。
- 必须考虑门诊完成 TIA 相关检查的能力，强烈建议中危和高危患者住院治疗。

推荐阅读

[1] Easton JD, Saver JL, Albers GW, et al. Definition and evaluation of transient ischemic attack. A scientific statement for healthcare professionals from the American Heart Association/American Stroke Association Stroke Council; Council on Cardiovascular Surgery and Anesthesia; Council on Cardiovascular Radiology and Intervention; Council on Cardiovascular Nursing; and the Interdisciplinary Council on Peripheral Vascular Disease. *Stroke.*2009;40(6):2276–2293.

[2] Edlow JA, Kim S, Pelletier AJ, et al. National study on emergency department visits for transient ischemic attack, 1992–2001. *Acad Emerg Med.* 2006;13(6):666–672.

[3] Giles MF, Rothwell PM. Risk of stroke early after transient ischaemic attack: A systematic review and meta-analysis. *Lancet Neurol.* 2007;6(12):1063–1072.

[4] Johnston SC, Nguyen-Huynh MN, Schwarz ME, et al. National Stroke Association guidelines for the management of transient ischemic attacks. *Ann Neurol.* 2006;60(3):301–313.

[5] Johnston SC, Rothwell PM, Nguyen-Huynh MN, et al. Validation and refinement of scores to predict very early stroke risk after transient ischaemic attack.*Lancet.* 2007;369(9558):283–292.

第 195 章
难以捉摸的脑脓肿
The Elusive Brain Abscess

Shikha Kapil, Jeffrey N. Siegelman，著

　　脑脓肿是由直接感染或血行性感染所导致的脑实质内局灶性或多灶性病变。虽然发病率很低

（0.4 ～ 0.9/10 万人），死亡率却高达约 10%。脑脓肿可能难以用发热、局灶性神经损害、头痛"经典三联征"来诊断，"三联征"仅出现于 20% 的患者。

约一半的脑脓肿病例发生在易感人群，诸如免疫抑制（如 HIV 或免疫抑制药物治疗）或中枢神经系统暴露于外部病原体（如创伤、鼻窦炎 / 乳突炎、牙齿感染或手术）。直接感染一般形成局限性脓肿，而血行性感染则多发脓肿，最常见于大脑中动脉分布区域。

最常见的症状是头痛，这是急诊科最常见的主诉之一。脑脓肿的头痛通常被患者描述为剧烈疼痛并且口服镇痛药不能缓解。50% 的患者出现局灶性神经功能缺损，25% 的患者出现癫痫发作。值得注意的是，这些患者中有将近一半无发热。如果患者存在易感因素和相关症状，在鉴别诊断时应考虑脑脓肿的可能。

CT 增强扫描和 MR 是脑脓肿的重要检查手段。增强 MR 是脑脓肿活动期最敏感的检查方法，较增强 CT 更早发现病灶。尽管如此，CT 在急诊科更为实用，并且 CT 足以排除因占位效应而危及生命的脓肿。脑脓肿形成在 CT 上显示是一个慢性的过程，典型的表现是环形强化。

特别要注意的是，若临床疑诊脑脓肿，腰椎穿刺（lumbar puncture，LP）被视为禁忌，特别是在有局灶性神经功能缺损的情况下，有很大的脑疝风险（在一些研究中高达 30%）。此外，LP 和脑脊液检查对脑脓肿的诊断价值较低。如果鉴别诊断包括脑膜炎，则可以抽取血进行血培养，并开始经验性使用抗生素，但是在 CT 或 MR 排除脓肿占位性征象之前不应进行 LP。

最常见的病原体包括葡萄球菌和链球菌。诊断时应咨询神经外科医生，因为治疗通常涉及手术引流。如果没有神经外科，请转至其他医院。抗生素疗程一般较长（4 ～ 8 周），并且取决于患者的相关因素，包括潜在疾病和疾病严重程度；必要时咨询感染病专家。表 195-1 汇总了脑脓肿可疑感染来源的经验性抗生素治疗选择。

表 195-1　根据感染来源推荐治疗脑脓肿的抗生素

感染源	抗生素
菌血症	万古霉素或苯唑西林
HIV 感染	头孢噻肟 / 头孢曲松 + 甲硝唑，以及乙胺嘧啶 + 磺胺嘧啶
口腔 / 耳部 / 鼻窦	甲硝唑 + 青霉素或头孢曲松 / 头孢噻肟
穿透性创伤	万古霉素 + 头孢曲松 / 头孢噻肟，如果鼻窦或口腔受累 + 甲硝唑
神经外科手术后	万古霉素 + 头孢他啶 / 头孢吡肟。另一种选择是美罗培南
原因不明	万古霉素 + 头孢曲松 / 头孢噻肟 + 甲硝唑。另一种选择是美罗培南

引自 Brouwer MC，Tunkel AR，McKhann GM Ⅱ，et al. Brain abscess. New Engl J Med.2014;371(5):447–456.

要点
- 脑脓肿可能由许多易感疾病引起，可能来自直接感染或血行性感染。
- 对于有局灶性神经功能缺损和癫痫发作的易感患者应提高警惕，一半的病例没有发热，通过 CT 或 MR 进行诊断。
- 应咨询神经外科及感染病专家，抗生素疗程较长。

推荐阅读

[1]　Brouwer MC, Coutinho JM, van de Beek D. Clinical characteristics and outcome of brain abscess: Systematic review and meta-analysis. *Neurology*. 2014;82(9):806–813.

[2]　Brouwer MC, Tunkel AR, McKhann GM II, et al. Brain abscess. *New Engl J Med.*2014;371(5):447–456.

[3]　Chun CH, Johnson JD, Hofstetter M, et al. Brain abscess. A study of 45 consecutive cases.*Medicine (Baltimore).* 1986;65(6):415–431.

[4]　Edlow JA, Panagos PD, Godwin SA, et al. Clinical policy: Critical issues in the evaluation and management of adult patients presenting to the emergency department with acute headache. *Ann Emerg Med.* 2008;52(4):407–436.

[5]　Heilpern KL, Lorber B. Focal intracranial infections. *Infect Dis Clin North Am*. 1996;10(4):879–898.

[6]　Helweg-Larsen J, Astradsson A, Richhall H, et al. Pyogenic brain abscess, a 15 year survey.*BMC Infect Dis*. 2012;12:332.

第 196 章
急诊科中的延髓症状：重视气道
Bulbar Symptoms in the ED: Watch the Airway

Ariel Bowman，著

与延髓支配相关的口腔、舌头、软腭、咽、喉部的肌肉负责言语、咀嚼，以及吞咽。这些肌肉功能异常会导致构音障碍、吞咽困难，以及损伤性呕吐和咳嗽，上述这些都会增加误吸和气道损害的风险。因为客观的检查结果与看似主观的主诉间的微妙关系使上述的这些症状很容易被忽视。尽管如此，一些情形仍然能导致威胁生命的球部症状的发生。因此，它们应作为一种可能的预示气道损伤和呼吸衰竭的早期指标。尽管很多情况均会导致球部症状，包括卒中和肌萎缩侧索硬化（amyotrophic lateral sclerosis，ALS），急诊中常常混淆的 3 个关键诊断是重症肌无力（myasthenia gravis，MG）、肉毒中毒，吉兰－巴雷综合征（表 196-1）。

MG 是最常见的神经肌肉传递障碍。其最常影响女性的年龄段是十几岁至 30 多岁，男性是 50—70 岁。这是一种自身免疫疾病，自身抗体攻击位于肌肉神经接点（neuromuscular junction，NMJ）的突触后烟碱乙酰胆碱受体（acetylcholine receptor，AChR）。AChR 破坏会导致可用乙酰胆碱（ACh）结合位点减少，因此，表现为肌肉重复使用后乏力或易疲劳——MG 的典型症状。典型的患者表现出眼部症状，导致眼睑下垂、眼外运动乏力，以及复视，但是约 15% 的患者最初表现出包括口咽、上腭和下腭肌肉等的延髓症状。患者通常主诉为构音困难或吞咽困难、咀嚼费劲、声音改变、鼻腔反流，或不能保持颌骨闭合。任何骨骼肌均可能被波及，包括四肢肌和呼吸肌。

急诊科对于重症肌无力的诊断应注重病史采集及体格检查。床旁行 Tensilon（可逆的短效 ACh 抑制药）试验或者是冰袋试验可以小心地在急诊科进行，但两者都只适用于上睑下垂患者，并且这种患者的反应可以很好地被量化分析。在急诊科确诊重症肌无力患者做乙酰胆碱受体自身抗体的血清学检查、神经刺激试验和肌电图检查与门诊患者是相同的。对重症肌无力患者的急诊处理应重视对重症肌无力危象的评估，并通过最大肺活量（forced vital capacity，FVC）和负压吸气力（negative inspiratory force，NIF）的测量来评估患者的呼吸功能。气管插管、血浆置换和静脉注射免疫球蛋白对危重患者是很有必要的。

表 196-1　重症肌无力、肉毒中毒及格林－巴利综合征临床表现

	重症肌无力	肉毒中毒	Guillain-Barré 综合征
病理生理学	自身抗体和突触后乙酰胆碱受体	肉毒梭状芽孢杆菌毒素抑制乙酰胆碱在突触前膜释放	免疫介导的髓鞘或轴突的破坏
临床表现	症状呈波动性，晨轻暮重	下行的对称性迟缓性瘫痪	上行的肢体乏力，深反射减弱，可表现为面肌乏力
相关症状	上睑下垂、复视、近端肢体、颈部及呼吸肌乏力，不包括瞳孔的变化	恶心、呕吐以及腹泻。抗胆碱能的症状包括瞳孔散大。深反射正常或减弱	自主神经症状包括自主神经失调及尿潴留
诊断（除去病史及辅助检查）	Tensilon 及冰袋试验、血清学试验、低频重复神经电刺激，单纤维肌电图	排除其他原因，粪便及血清毒素不能被及时检测，经常会被延后检测到，对疑似创伤性肉毒杆菌中毒的伤口需进行厌氧菌培养	脑脊液中蛋白升高，而白细胞不高，肌电图中神经传导检测
治疗	对于危重患者及长期使用胆碱酯酶抑制剂、免疫力低下、胸腺切除术后的患者需行气管插管、静脉注射免疫球蛋白，血浆置换	气道管理，抗毒素，通知疾病预防控制中心与卫生健康部门对可疑的食物来源及肉毒中毒的伤口进行相应的检测	气管插管、静脉注射免疫球蛋白、血浆置换

肉毒杆菌中毒是由革兰阳性厌氧芽孢杆菌肉毒杆菌产生的神经毒素引起的。肉毒中毒的 3 种主要方式：食物传播（摄入毒素）、婴儿（摄取细菌孢子后在肠内产生毒素）和伤口肉毒中毒（毒素在肉毒梭菌感染的伤口中产生）。该疾病是由神经肌肉接头中的毒素与突触前膜的不可逆结合所致的，抑制乙酰胆碱的释放，导致肌肉无力和自主神经功能紊乱的发生。患者表现为从脑神经开始的下行的、对称性的迟缓性瘫痪，包括延髓及呼吸肌受累，没有认知或感觉障碍。患者可有与抗胆碱能中毒（包括瞳孔散大）一致的征象。瞳孔的变化将有助于区分肉毒中毒与重症肌无力。食物源性的肉毒中毒的潜伏期为 12 ～ 36h，并可能伴有恶心、呕吐和腹泻。创伤性肉毒中毒患者通常有轻微创伤或注射毒品的病史，最常见的是皮下注射海洛因造成的黑焦油样的皮肤，并且这种症状经检查下都会有相应的皮肤病的表现。有一个较长的前驱期（几天至几周），患者可能有伴随而来的发热，尽管这很可能是由于继发于伤口相关的细菌感染所致。婴儿肉毒中毒症（影响小于 12 个月的婴儿）是由在婴儿的酸性较低的肠胃环境中未被杀死的孢子引起的，这可能会带来诊断上的困难。典型的"松软儿"表现为一个面无表情、喂养不足、易哭及便秘婴儿。这类患儿主要的病史特点是吃了蜂蜜或住在建筑工地附近导致其暴露在来源于被破坏的土壤的孢子下。应行粪便中的毒素和血清检测，但不应推迟疑似病例的假设诊断。患者气道的早期管理和呼吸支持是关键。美国疾病预防控制中心（CDC）为 1 岁以上儿童和成人提供了一种抗毒素，还有一种可用于婴儿静脉注射的肉毒杆菌免疫球蛋白。创伤性肉毒杆菌感染患者应接受用于局部感染的抗生素的治疗，避免使用氨基糖苷类药物，因为这可能会增强神经肌肉阻滞。应该予

伤口清创和相应破伤风的处理。疾病预防控制中心和当地公共卫生部门应确保这些治疗的施行和可疑来源的检测。

Guillain-Barré 综合征（Guillain-Barré syndrome，GBS）是指一组异质性的急性免疫性多发性神经病变。最典型的表现是从下肢开始逐渐波及躯干、双上肢的对称性肌无力，深反射减弱和感觉障碍。这是最典型的表现型，但是存在多个亚型，包括 Miller Fisher 综合征，可能会出现包括口咽、颈肩部肌肉的无力。此外，约 50% 的 GBS 患者最终会有面部肌肉的受累。患者或许有前驱的腹泻或呼吸道感染。该病的发病率随着年龄的增长而增加，男性比女性更易患。疾病通常在几天到几周发生进展，4 周达到高峰。腰椎穿刺通常会显示脑脊液（cerebrospinal fluid，CSF）中的蛋白升高，而相应的细胞并没有增多。上述症状的患病率随着病程的延长而增加，在疾病的第 3 周内将有超过 75% 的患者出现上述症状。肌电图（electromyography，EMG）和神经传导检查用于确诊此病。与重症肌无力和肉毒中毒一样，急诊科处理 **Guillain-Barré** 综合征的关键是保护气道和呼吸状态。有呼吸肌麻痹征象的患者应早期行气管插管，高达 30% 的 **Guillain-Barré** 综合征患者在他们患病期间需要行气管插管。最大肺活量（FVC）＜ 20ml/kg 和负性吸气力（NIF）＜ 30cm H_2O 是呼吸衰竭的预测指标。高达 20% 的 GBS 患者会发生自主神经功能障碍或紊乱，对于此类患者需要使用静脉输注血管活性药物，但由于潜在的疾病过程可能会导致生命体征的快速波动，因此，我们只使用短效药物。有无呼吸衰竭的患者均应采取血浆置换和（或）静脉注射免疫球蛋白治疗。不推荐使用类固醇激素。

要点
- 延髓病变的症状可累及语言、咀嚼、吞咽相关肌群。
- 最初表现为球部症状的 3 种疾病分别是重症肌无力、肉毒中毒及 **Guillain-Barré** 综合征。
- 在所有这些患者中，关注气道的防护是重中之重。密切监测和早期插管是对呼吸系统损害应采取的必要措施。

推荐阅读

[1] Basiri K, Ansari B, Okhovat AA. Life-threatening misdiagnosis of bulbar onset myasthenia gravis as a motor neuron disease: How much can one rely on exaggerated deep tendon reflexes? *Adv Biomed Res.* 2015;4:58.
[2] Burakgazi AZ, Höke A. Respiratory muscle weakness in peripheral neuropathies. *J Peripher Nerv Syst.* 2010;15(4):307–313.
[3] Keesey J. Clinical evaluation and management of myasthenia gravis. *Muscle Nerve.* 2004;29(4):484–505.
[4] Sobel J. Botulism. *Clin Infect Dis.* 2005;41(8):1167–1173.
[5] Yuki N, Hartung HP. Guillain-Barré syndrome. *N Engl J Med.* 2012; 366(24):2294–2304.

第 197 章
急诊诊断多发性硬化症先排除其他诊断
Multiple Sclerosis in the ED: Rule Out Other Diagnoses First

Christopher Bodle, Melissa White，著

　　多发性硬化症（multiple sclerosis，MS）是中枢神经系统一种慢性脱髓鞘疾病，它的病理生理还不完全清楚，可能与基因易感性、环境因素或病毒感染有关。最终导致神经纤维的炎性脱髓鞘和神经传导减慢。女性的 MS 发病率是男性的 3 倍，白种人是非裔美国人的 2 倍，在高纬度地区有很高的发病率和复发率。

　　MS 的整个病程有很大的个体差异。大多数患者在疾病散发后处于缓解期而后好转。然而，还有一些患者出现持续功能受损或反复严重的急性发作。患者可能出现广泛的神经系统疾病，包括局灶性神经功能缺损、感觉异常、小脑功能障碍、脑神经病变、肠 / 膀胱功能障碍或自主神经功能障碍。视神经炎是近 30% 的患者在 MS 中出现的首发症状，在颈髓脱髓鞘疾病中，颈部屈曲会引起尖锐的刺痛辐射，刺痛沿脊柱下传，这被称为 L'hermitte 征，在颈椎管狭窄或颈椎间盘突出的患者也会出现。全面性癫痫发作在 MS 人群中有较高的发生率，但单纯部分性癫痫发作的发生率是全面性癫痫发作的 2 倍。

　　在急诊科诊断 MS 是很困难的，在空间和时间上都必须有 2 个或更多的神经功能障碍才能诊断。过去短暂神经功能缺损的病史在评估当前症状时很有用。MS 的症状可以模拟其他严重的疾病过程，包括恶性肿瘤、颅内出血、缺血性脑卒中、狼疮、莱姆病和神经梅毒。体温可以改变症状的表现，使 MS 的表现更加复杂。MS 的神经系统缺陷可能会因体温升高而恶化，既往的神经系统缺陷症状会再次出现（复发），被称为乌托夫现象。因此，MS 合并体温升高（发热或环境温度）的患者会比正常人有更严重的神经功能缺损。

　　在急诊科里出现可能的多发性硬化症状患者，需进一步检查以排除其他严重病因导致的神经功能障碍。这个工作通常被门诊的神经科医生推迟，脑磁共振（MR）通常会显示急性和慢性白质病变，然而，计算机断层扫描（CT）不能可靠地识别 MS 病变。但它还是急诊科排除其他原因导致神经功能缺失的一项首选检查，脑脊液分析（cerebrospinal fluid analysis，CSF）可以发现高蛋白，但升高的脑脊液蛋白对 MS 来说不具有敏感性和特异性。它也可以在细菌性脑膜炎或蛛网膜下腔出血或轻度创伤中升高，对寡克隆带（oligoclonal bands）的脑脊液分析用于诊断多发性硬化症，但是在急诊科工作之外进行。

　　MS 是用免疫抑制药物治疗的，有 2 种治疗方法。慢性疾病的长期治疗可以减缓疾病的进展并减少急性发作的频率。在急性发作期，糖皮质激素治疗被证明对减缓病情和发作时间是有帮助的。任何一位因急性发作而住院的 MS 患者应静脉滴注糖皮质激素。建议尽早向神经科医师咨询，以指导早期治疗相关症状和处理快速发展的症状。

要点

- 多发性硬化症患者可以表现出广泛的神经系统症状，包括局灶性无力、感觉异常、小脑功能障碍、脑神经病变、肠 / 膀胱功能障碍，以及自主神经障碍。
- 急诊评估中心行 CT 影像学和脑脊液检查排除其他威胁生命的病因。
- 建议咨询神经科医生，以指导早期治疗和处理快速发展的病情。

推荐阅读

[1]　Gajofatto A, Benedetti MD. Treatment strategies for multiple sclerosis: When to start, when tochange, when to stop? *World J Clin Cases.* 2015;3(7):545–555.

[2]　Polman CH, Reingold SC, Banwell B, et al. Diagnostic criteria for multiple sclerosis: 2010 Revisions to the McDonald criteria. *Ann Neurol.* 2011;69(2):292–302.

第十四篇

产 科 学
Ob/Gyn

第 198 章
早孕：从担心中筛选出潜在危险
Early Pregnancy: Sifting Out the Potential Catastrophes from the Worried Well

Jared T. Marx，著

在妊娠早期到急诊科（emergency department，ED）就诊的患者中可能存在潜在的风险或仅仅是"担忧的患者"。尽管技术进展，因各种主诉来急诊就诊的患者可能并没有意识到自己怀孕，腹腔镜检查是诊断怀孕的黄金标准，因此，在 ED 中诊断妊娠的进展并不能直截了当。

每一位到急诊室就诊的育龄妇女都应该进行怀孕测试，阳性结果可能会改变鉴别诊断、影像学选择或药物处方。

通常通过尿人绒毛膜促性腺激素（β-HCG）检查来检测妊娠。如果是阴性的结果也不能完全排除妊娠可能，这些检查由忙碌的检验人员进行，同时进行各种操作可能会导致假阴性结果。当怀疑症状与怀孕有关时，可以考虑检测血清 β-HCG。

生命体征是监测孕妇状况的重要指标。任何生命体征危重的怀孕患者需要立即进行急诊会诊或进行其他的检查。

无论是在床旁还是在放射科，超声检查是急诊科对异位妊娠患者进行风险分层的首选方法。在任何未接受生殖辅助治疗的女性患者中，鉴定宫内妊娠（IUP）可基本上排除异位妊娠。

简单地将超声探头放在患者的腹部并确认怀孕并不足以区分 IUP 和异位妊娠。子宫的解剖结构应该通过长轴和短轴的子宫细致超声成像来定义。为确定宫内妊娠，应在两个平面的子宫底子宫内膜管内确定[1]。

应评估骨盆是否有大量游离液体，大量游离液体定义为延伸至子宫后壁＞ 1/3 或延伸至骨盆外。此外，应评估双侧附件肿块。上述任何一个发现都可能提示异位妊娠。

在子宫底子宫内膜管中识别无回声（黑色）结构不一定代表 IUP。尽管患者有异位妊娠，子宫内膜蜕膜反应仍可能出现假孕囊。如果妊娠囊位于子宫底子宫内膜，则可确定妊娠期 IUP，它包含一个可识别的卵黄囊。虽然双蜕膜征可以说是 IUP 的早期征象，但它只出现在大约 50% 的妊娠女性中，如果没有出现，可能会被误认为其存在。

如果不能通过腹部超声识别 IUP，那么应进行阴道超声检查。经阴道超声检查可以比经腹部早 1 周识别妊娠结构。它还提高了骨盆游离液的评估和附件肿块的识别能力。

如果 IUP 可以明确诊断，并且可以限于特定情况，则血液检查在早期妊娠评估中几乎没有价值。

Rh 分型：如不清楚，应进行血型分型。Rh 阴性患者应接受 Rho（D）免疫球蛋白治疗，以预防未来妊娠并发症。

定量血清 β-HCG：如果已经通过超声鉴定了确定的 IUP（妊娠囊内存在的卵黄囊），则该测试几乎没有价值。当经阴道超声检查无法确定妊娠位置时，定量的 β-HCG 正常范围水平可能是有帮助的。高于定量 β-HCG 正常范围水平，IUP 的早期征兆应通过超声波识别。它可能因检测机构而异，但通常在 1000～2000 之间[2]。

应谨慎地处理差异区。具有高于正常范围的 β-HCG 的空子宫代表异位妊娠，除非另有证实，并且应向 ED 咨询妇产科。

虽然低于正常范围的水平可能表明早孕或流产，也可能代表异位妊娠。高达 40% 的异位妊娠具有低于辨别区的血清 β-HCG 水平[2]。

子宫空位和 β-HCG 水平低于正常范围的患者，稳定的生命体征、无附件肿块，以及骨盆中仅有少量游离液需要与妇产科建立密切随访。这些患者需要重复 β-HCG 水平和超声波来识别妊娠的存在和位置。

子宫空白，β-HCG 水平低于正常范围，生命体征异常、附件包块或骨盆内显著游离液的患者，对疑似异位妊娠者需要进行妇产科咨询[3]。

CBC 和 CMP：这些方法对孕妇的护理帮助不大，除非有明显出血、发现或怀疑异位妊娠，或者患者的叙述表明使用这些值。当异位妊娠的治疗方案是甲氨蝶呤药物治疗时，这两种方法都是有价值的，都需要进一步发展。

尿液和阴道感染会增加流产的风险，应该进行治疗，包括无症状的细菌尿。所有与怀孕有关的症状都应取得尿液样本和阴道及宫颈拭子。

从早期妊娠的"忧虑"中筛选出潜在的危险并不总是简单明了的，但是在需要的时候，通过超声对盆腔结构进行细致的检查对于这一人群的安全有效地护理至关重要。

要点

- 子宫长轴和短轴的细致评估是确定妊娠位置的关键。
- 确定性 IUP 是一个妊娠囊，其中包含位于子宫内膜的卵黄囊。
- 当超声检查子宫空白时，检测 β-HCG 值有用，但水平低于正常范围可能仍然代表异位妊娠，应建立密切随访。

参考文献

[1] Sohoni A, Bosley J, Miss JC. Bedside ultrasonography for obstetric and gynecologic emergencies. *Crit Care Clin.* 2014;30(2):207–226, v.

[2] Sullivan MG. *Beta-HCG of Little Value For Ectopic Pregnancy Dx.* 2008 [cited 2015 Aug 24]; July: Available at: http://www.acep.org/Clinical-Practice-Management/ Beta-HCG-of-Little-Value-For-Ectopic-Pregnancy-Dx/.

[3] Layman K, Antonis M, Davis JE. Pitfalls in emergency department focused bedside sonog raphy of first trimester pregnancy. *Emerg Med Int.* 2013;2013:982318.

第 199 章
卵巢扭转的陷阱
Pitfalls in the Pursuit of Ovarian Torsion

Matthew C. DeLaney，著

虽然卵巢扭转的总体发病率相当低，但在急诊初次就诊时误诊率很高，发病率有显著相关性，并可能成为重大的医疗法律风险的来源。因此，当评估任何女性腹痛时，卵巢扭转应作为鉴别诊断的一部分。意识到几个持续存在的问题和误解，可能使接诊医生完善他们的检查，并更准确地估计前后扭转的概率。

一、经典并不意味着常见

经典的说法是，卵巢扭转引起的疼痛被描述为生殖年龄妇女发生的尖锐的、突然的、单侧的疼痛。在实践中，患者的人口学特征和症状具有显著的差异性，然而，一些特征可能会增加卵巢扭转的预测概率。在一项回顾性研究中，70% 的患者报告有"剧烈或刺痛"的疼痛，仅有 59% 的患者症状突然发作，70% 的患者伴有恶心和呕吐[1]。扭转多数在初潮后发生，然而，高达 15% 的病例发生在儿科人群中，同样比例的病例发生在绝经后的患者中，大约 20% 的卵巢扭转发生在怀孕期间[2]。虽然大多数卵巢扭转患者有结构异常的卵巢，但患者通常没有既往病史，只有 25% 的患者有卵巢囊肿或肿块病史。在儿科病例中，高达 58% 的患者没有明显的卵巢病理。如以往的盆腔手术或盆腔炎性疾病可能增加患者发展扭转的可能性，然而，这些因素存在于少数病例报告中。

二、不要依赖床旁检查

在试图诊断卵巢扭转时，床旁检查很少有帮助。腹痛、盆腔肿块或附件明显压痛的存在可能增加卵巢扭转的可能性，但在实践中，床旁检查的敏感性和特异性差，不应用于排除扭转的情况。此外，尽管是在接近理想的情况下，由妇科主治医师操作，盆腔检查对附件肿块的检测灵敏度为 15% ～ 36%[3]。

三、CT 检查存在充足的研究

对于可能发生扭转的患者来说，超声是最合理的一线成像研究。考虑到扭转的不同表现形式，当患者出现非特异性腹痛时，医生可能会要求对腹部 / 骨盆进行 CT 检查。当进行非诊断性 CT 扫描时，

医生会进行超声检查以更全面地评估卵巢病变，包括扭转。最近的研究表明，CT 可能是一种合理的成像方式，并对超声在诊断卵巢扭转时的灵敏度和特异性分别为 80% 和 100% 的报道提出了质疑[4]。鉴于这种诊断精度，当 CT 扫描显示扭转时，患者不需要进一步的成像。

更常见的情况是，医生会给持续疼痛的患者进行 CT 扫描，但不显示扭转。在这种情况下，CT 扫描可能有助于鉴别其他可能导致患者发生扭转的卵巢病变。影像学完全正常的患者发生卵巢扭转的发生率极低。与超声相比，CT 扫描更有可能发现卵巢异常。鉴于 CT 扫描检测卵巢病变的敏感性高，且卵巢解剖正常的患者很少发生扭转，腹痛患者的 CT 扫描呈阴性，可以有效地排除大多数患者的卵巢扭转。

四、超声波具有显著的局限性

超声对潜在卵巢扭转患者的评估有广泛的敏感性（36% ~ 85%）。当存在卵巢扭转时，血流缺乏或卵巢明显水肿等特征具有很高的诊断准确性。虽然多普勒超声可用于诊断血流量不足，但在经手术证实的卵巢扭转患者中，多达 1/3 的患者可观察到正常的多普勒扫描[5]。与 CT 扫描一样，超声检查卵巢解剖正常的患者也会出现扭转，但非常罕见。MRI 具有良好的诊断特点，然而，在评估急性腹痛病例时，可能难以及时获得诊断。

考虑到与患者病史、检查和影像学相关的局限性，对于出现有关卵巢扭转的患者，医生应保持警惕。在任何情况下，尽管影像检查呈现阴性，如果患者有较高的卵巢扭转的预测概率，医生应该降低咨询妇产科医生的门槛。

要点

- 病史和检查不能可靠地排除卵巢扭转。
- CT 扫描在大多数情况下可以可靠地识别扭转。
- 超声检查在间歇性扭转时可能是正常的。
- 卵巢解剖结构完全正常的患者扭转非常罕见。
- 如果担心间歇性扭转，医生应请产科会诊。

参考文献

[1] Houry D, Abbott JT. Ovarian torsion: A fifteen-year review. *Ann Emerg Med.* 2001;38(2): 156–159.

[2] Schmitt ER, Ngai SS, Gausche-Hill M, et al. Twist and shout! Pediatric ovarian torsion clinical update and case discussion. *Pediatr Emerg Care.* 2013;29(4):518–523; quiz 524–526.doi:10.1097/PEC.0b013e31828a7822.

[3] Padilla LA, Radosevich DM, Milad MP. Accuracy of the pelvic examination in detecting adnexal masses. *Obstet Gynecol.* 2000;96(4):593–598. PubMed PMID: 11004365.

[4] Swenson DW, Lourenco AP, Beaudoin FL, et al. Ovarian torsion: Case–control study com-paring the sensitivity and specificity of ultrasonography and computed tomography for diagnosis in the emergency department. *Eur J Radiol.* 2014;83(4):733–738. doi:10.1016/ j.ejrad.2014.01.001.

[5] Mashiach R, Melamed N, Gilad N, et al. Sonographic diagnosis of ovarian torsion: Accuracy and predictive factors. *J Ultrasound Med.* 2011;30(9):1205–1210.

第 200 章
急诊科如何处理抗 D 抗体
Anti-D in the ED

Brent Lorenzen，著

少数患者红细胞表面不表达恒河猴 D 表面抗原。这些患者被诊断为 Rh 阴性血型。大约 15% 的白人 Rh 为阴性，其他种族的阴性率要低得多，非洲裔美国人的比例为 5% ~ 8%，而亚洲和印第安人的比例仅为 1% ~ 2%。如果 Rh 阴性的母亲怀有 Rh 阳性的胎儿，胎儿末梢出血会导致胎儿血液进入母体循环。这导致母体对感知到的抗原产生抗 D 抗体，这个过程被称为致敏或异源免疫。虽然这通常不会导致任何直接的不良反应，因为 IgM 抗体不会穿过胎盘，但它会在随后的怀孕中引起严重的问题。如果一个致敏的母亲在未来怀孕期间接触到 Rh 阳性的红细胞，IgG 抗体就会迅速产生，可以穿过胎盘，导致感染性贫血、新生儿溶血性疾病和宫内胎儿死亡。

抗 D 免疫球蛋白（通常在美国被称为 RhoGAM）的发展大大降低了母体的致敏率。抗 D 的工作机制仍未得到证实。然而，根据既定的治疗方案，产前产后联合用药明显降低了异源免疫的发生率。虽然具体的给药方案因国家而异，但对于妊娠晚期抗 D 对 Rh 阴性妇女的给药有明确的指导方针。当然，这超出了急诊医生的范围。然而，急诊医生将定期照顾有可能发生致敏事件的孕妇。了解这些事件是什么，抗 D 的适应证和剂量，以及缺乏证据的地方，将使您能够为患者提供有效和高效的护理。

抗 D 的行政管理仍存在相当大的争议，怀孕前 3 个月有流产的危险。目前在美国的实践主要是基于 1999 年美国妇产科学院的实践公告，该公告承认他们的共识是基于专家的意见，"不能提出任何基于证据的建议"。

那么证据表明了什么呢？首先，胎儿红细胞在怀孕 38 天后或上次月经后 52 天就开始表达 Rh（D）抗原。所以在这段时间之前，理论上没有致敏的风险。随着妊娠的进展，理论上存在因先兆流产而致敏的风险。然而，文献中没有记载这种情况发生在妊娠的前 12 周，没有其他复杂因素。唯一一项试图研究这一点的随机对照试验显示，无论是在治疗组还是在安慰剂组，均未出现同种异体免疫的病例。在这种情况下，仍然没有明确的证据来指导决策。有些人认为，既然抗 D 药物的安全性很好，而且不良反应也很罕见，因此用药不应过于谨慎。另一些人指出，抗 D 药物很难产生，资源不应该分配到没有明显益处的治疗上。尽管争议不断，但有一点似乎是明确的，那就是在最后一次月经周期的 52 天之前或轻度斑点出现的情况下，没有证据显示出使用抗 D 药物。不幸的是，在这种情况下，指导当前实践模式的似乎是医学教条，而不是证据。

急诊科使用抗 D 药物的另一个主要指征是创伤，尤其是钝性腹部创伤。由于这些患者可能没有任何阴道出血，敏感化的风险经常被急诊医生忽视。特别是如果在对 Rh 阴性的妇女进行 28 周的常规抗

D 治疗之前发生创伤，致敏的风险就会显著增加。据估计，25% ～ 30% 的孕妇外伤患者会发生胎儿出血。大量出血确实增加了致敏风险，然而，创伤的严重程度并不一定与出血的风险相关。即使少量出血也会引起过敏反应。因此，所有妊娠创伤患者都应进行 Rh 状态评估。Rh 阴性的人应该给予 300μg 抗 D 免疫球蛋白。这种剂量对于 30ml 的胎儿出血被认为是足够的。如果有更大的出血，应咨询妇产科以讨论进一步的检查，如玫瑰试验和（或）Kleihauer-Betke 试验。

最后，在所有涉及胎儿脑出血的病例中，考虑使用电子健康记录作为确定患者 Rh 状态的工具。等待 Rh 测定通常会显著增加留院时间。作为常规护理的一部分，所有孕妇在妊娠早期都要进行血型检测。妇女也可能事先去了急诊科，包括确定 Rh 型。在对任何有潜在敏感事件的患者进行检查之前快速回顾过去的记录可以降低成本并提高效率。

要点

- 妊娠早期有流产危险（52 天前）和轻微出血的患者不需要抗 D 药物。
- 考虑任何重大的创伤是一个潜在的敏感事件，需要确定患者的 Rh 状态。
- 使用电子健康记录确认 Rh 状态，避免不必要的和耗时的检测。

推荐阅读

[1] Fyfe IM, Ritchey MJ, Iaruc C, et al. Appropriate provision of anti-D prophylaxis to RhD negative pregnant women: A scoping review. *BMC Pregnancy Childbirth.* 2014;14:411–416.

[2] Hannafin B, Lovecchio F, Blackburn P. Do Rh-negative women with first trimester spontane-ous abortions need Rh immune globulin? *Am J Emerg Med.* 2006;24:487–489.

[3] Royal College of Obstetricians and Gynaecologists (RCOG). *The Use of Anti-D Immunoglobulin for Rhesus D Prophylaxis.* London, UK: Royal College of Obstetricians and Gynaecologists(RCOG), 2011.

[4] Society of Obstetricians and Gynecologists of Canada (SOGC). Prevention of Rh alloimmuni-zation. *SOGC Clinical Practice Guidelines. No. 133, September 2003.*

[5] Thorp JM. Utilization of anti-RhD in the emergency department after blunt trauma. *Obstet Gynecol Surv.* 2008;63(2):112–115.

第 201 章
年轻孕妇是否考虑诊断子痫，务必再三思考
Seizing Young Woman? Think Eclampsia. Thinking Eclampsia? Think Again

Kenneth D. Marshall，著

在急诊术后患者子痫是一种常见情况。其中一个原因值得特别考虑，因为其病理生理学和治疗方法是独特的，诊断线索有时出奇的微妙，管理不善可能导致更高的发病率甚至死亡。子痫是所有育龄妇女必须首要考虑的一个因素。

据估计，子痫的发病率为 1/1000 ～ 1/5000[1-3]。通常被定义为不能明确归因于其他原因的孕妇临床上有子痫前期特征的新发癫痫。然而，现实可能与这个定义有很大的不同。需要特别注意的是，规范中有 3 种特殊的变化，急诊医生必须对此保持警惕，以正确识别、诊断和治疗子痫。

第一个变异是首次癫痫发作的孕妇，没有典型的子痫前期特征，特别是缺乏蛋白尿或高血压。这发生在 15% ～ 40% 的子痫患者中 [3, 4]。后续调查经常发现先兆子痫（头痛、视力改变、右上象限疼痛）的体征或症状发生在癫痫发作之前。然而，多达 25% 的子痫患者没有先兆症状 [5]。因此，没有子痫前期的标志性特征不应该给急诊医生提供安慰，也不应该阻止对子痫前期的检查（甚至开始治疗）。

第二种变异是产后子痫。大多数子痫发生在产前或产时，但 20% ～ 25% 发生在产后。大多数发生在分娩48h内，但也可能发生在整个6周的产褥期[6]。尽管有效的管理降低了产前和产内子痫的发生率，但产后子痫的相对发病率有所上升 [7]。因此，无法提供近期分娩史的癫痫或发作后的非妊娠女性很可能出现明显的子痫。

第三种变异是意外怀孕时的子痫。子痫前期和子痫可以出现先前未诊断的妊娠晚期的初始症状和体征 [8, 9]。葡萄胎妊娠患者可能在孕 15 ～ 20 周时就产生严重的子痫前期症状和子痫[10]。

以上讨论有一个关键的对应点。虽然子痫可能是一个难以捉摸的诊断，但它仍然是一个排除诊断。即使子痫可能是癫痫发作的原因，但不排除其他原因这种做法也是错误的。缺血性或出血性脑卒中，以及脑静脉窦血栓形成和动脉剥离，也可引起癫痫和感觉改变。更复杂的是，卒中可能是由子痫引起的。TTP-HUS（thrombotic thrombocytopenic purpura-hemolytic uremic syndrome，血栓性血小板减少性紫癜 - 溶血性尿毒综合征）是另一种由怀孕引起的潜在严重疾病，也可能引起抽搐和精神状态的改变，其实验室特征可以模拟严重子痫前期的 HELLP 综合征。

应采用结构化的方法诊断年轻妇女的新发癫痫。诊断实验室测试一般包括：完整的血细胞计数、肾和肝功能、凝血、毒理学检查和人体绒毛膜促性腺激素（β-HCG）水平。如果 β-HCG 阳性，则应该检查乳酸脱氢酶（LDH）、镁（Mg^{2+}）水平和尿蛋白及高级成像包括头部非对比 CT。

如果被收治的患者具有非复杂性子痫的典型特征（高血压、子痫前期实验室特征、短暂惊厥后恢

复基本精神状态），则应开始治疗子痫，一般不需要进一步诊断检测。然而，如果考虑到子痫，但表现不典型（产后、局灶性神经功能障碍、持续的视觉障碍、Mg^{2+} 耐受的症状和抗高血压），建议扩大诊断检查，包括 MRI/MRA[11]。

子痫的管理目标是防止癫痫发作继发损伤（缺氧、创伤），预防癫痫复发，控制明显的高血压，并及时评估分娩情况。分娩是子痫前期和子痫的最终治疗方法。急诊医生需要对子痫的许多不同表现保持了解，随时准备对其进行正确诊断和管理。

要点

- 子痫发生前可能没有任何症状。
- 子痫发生可能没有高血压和蛋白尿。
- 产后几周可能发生非典型的子痫。
- 非典型子痫（局灶性神经缺损、持续的视力变化、癫痫发作或精神状态改变难以治疗）需要综合神经系统检查，可能包括 MRI/MRA。

参考文献

[1] Liu S, Joseph KS, Liston RM, et al. Maternal Health Study Group of Canadian Perinatal Surveillance System (Public Health Agency of Canada). Incidence, risk factors, and associated complications of eclampsia. *Obstet Gynecol.* 2011;118(5):987–994.

[2] Fong A, Chau CT, Pan D, et al. Clinical morbidities, trends, and demographics of eclamp- sia: A population-based study. Am *J Obstet Gynecol.* 2013;209(3):229.e1–229.e7.

[3] Douglas KA, Redman CW. Eclampsia in the United Kingdom. *BMJ.* 1994;309(6966):1395–1400.

[4] Mattar F, Sibai BM. Eclampsia. VIII. Risk Factors for maternal morbidity. *Am J Obstet Gynecol.* 1990;163:1049–1155.

[5] Berhan Y, Berhan A. Should magnesium sulfate be administered to women with mild preeclampsia? A systematic review of published reports on eclampsia. *J Obstet Gynaecol Res.* 2015;41(6):831–842.

[6] Lubarsky SL, Barton JR, Friedman SA, et al. Late postpartum eclampsia revisited. *Obstet Gynecol.* 1994;83(4):502–505.

[7] Leitch CR, Cameron AD, Walker JJ. The changing pattern of eclampsia over a 60-year period. *Br J Obstet Gynaecol.* 1997;104(8):917–922.

[8] Kathula SK, Bolla Sridhar R, Magann EF. HELLP syndrome leading to a diagnosis of pregnancy. *South Med J.* 2002;95(8):934–935.

[9] Chenkin J, Heslop CL, Atlin CR, et al. Bilateral retinal detachments caused by severe preeclampsia diagnosed with point-of-care ultrasound. *CJEM.* 2015:1–4.

[10] Ramsey PS, Van Winter JT, Gaffey TA, et al. Eclampsia complicating hydatidiform molar pregnancy with a coexisting, viable fetus. A case report. *J Reprod Med.* 1998;43(5):456–458.

[11] Edlow JA, Caplan LR, O'Brien K, et al. Diagnosis of acute neurological emergencies in pregnant and post-partum women. *Lancet Neurol.* 2013;12(2):175–185.

推荐阅读

[1] Berhan Y,Berhan A.Should magnesium sulfate be administered to women with mild preeclampsia?A systematic review of published reports on eclampsia. *J Obstet Gynaecol Res.*2015;41(6):831–842.

[2] Douglas KA.Redman CW.Eclampsia in the United Kingdom. *BMJ.*1994:309(6966):1395–1400.

[3] Edlow JA.Caplan LR,O'Brien K,et al.Diagnosis of acute neurological emergencies in pregnant and post–partum women. *Lancet Neurol.* 2013;12(2):175–185.

[4] Fong A, Chau CT, Pan D, et al. Clinical morbidities, trends, and demographics of eclampsia:A population-based study. *Am J Obstet Gynecol.* 2013;209(3):229.e1–229.e7.

第 202 章
妊娠晚期阴道出血
Vaginal Bleeding in Late Pregnancy

Heather A. heaton，著

急诊医生在妊娠晚期阴道出血中所起的作用是稳定母亲和胎儿，确认复苏后的母亲和胎儿生命危险的病因，包括静脉输液、监测、必要时的血液制品以及适当的分娩。持续监测胎儿出现的变异性减慢或消失，可在母体复苏时消失，然而，如果胎儿监护持续不理想，患者可能需要紧急剖腹产。

急救人员的初步评估应该包括病史和体格检查生命体征、超声检查胎盘位置。无菌阴道镜检查可以定量出血量并确定病因。在胎盘位置确定之前，不应该进行数字宫颈检查。

本章提供了妊娠 20 周内阴道出血最常见的、突发的病因的概述。不要和"见红"混淆，"见红"是一个术语，用来描述分娩前长达 72h 的少量带黏液分泌物的血液。下面将会讨论胎盘前置、胎盘早剥、子宫破裂和血管前置。

一、前置胎盘

传统上讲，怀孕 20 周的妇女阴道出血是无痛的，前置胎盘被定义为胎盘植入位于宫颈内的上方或2cm 内。

（一）临床过程

它经常在妊娠早期、中期的妊娠解剖扫描中被诊断出来，患者一般无症状。约 90% 的早期妊娠病例可以得到治疗，在晚期妊娠治疗的可能性较小。在 70% ～ 80% 的胎盘前置病例中，无痛阴道出血出现在怀孕的后期。然而，有 10% ～ 20% 的患者伴有子宫收缩。

（二）诊断

护理人员应将前置胎盘视为任何妊娠超过 20 周的女性阴道出血的病因。诊断是通过超声识别覆盖在子宫颈内的胎盘组织来进行的。

（三）管理

胎盘前置会增加产前、产时和产后出血的风险。大多数新生儿的发病率和死亡率是由早产引起的，因此，主要的治疗策略是延长妊娠，直到胎儿肺成熟。最后，来自急诊科（emergency department，ED）的处理通常是在与产科团队讨论之后进行的。

二、胎盘早剥

胎盘早剥与胎盘无痛性阴道出血不同，胎盘早剥常伴有疼痛。胎盘早剥是指分娩前胎盘与子宫壁的分离。它被认为是引起严重阴道出血的最常见原因，发生在 1% 的妊娠女性中，新生儿死亡率显著，为 10% ～ 30%。

（一）临床过程

孕妇常伴有阴道出血、子宫触痛或背部疼痛，并有胎儿窘迫的迹象。在 10% 的突发性事件中，通过胎盘分离将凝血活酶释放到母体循环中，可导致弥散性血管内凝血（disseminated intravascular coagulation，DIC）。

（二）诊断

虽然超声检查通常可以帮助医生确定阴道出血的病因，但它并不是诊断胎盘早剥的可靠方法。超声诊断失败不应延误治疗。

（三）管理

考虑到与分离相关的显著发病率和死亡率，建议进行复苏与胎儿监测，以评估胎儿健康状况。如果胎心监测不能使人安心，可以启动医院的资源，以便快速分娩，通常是剖宫产，因为围产期死亡可以在入院数小时内发生。

三、子宫破裂

对于待产患者，子宫破裂可能是一个难以做出诊断的疾病。如果使用硬膜外麻醉，女性常常无法描述疼痛。如果触诊子宫形状奇怪，应考虑子宫破裂。

（一）临床过程

对 ED 来说，在对妊娠 20 周的妊娠妇女进行初步评估时，胎儿评估是关键。胎儿心动过缓是子宫破裂最常见的症状，但并不具敏感性或特异性。腹痛和腹内出血包括低血压和心动过速，是产妇常见的症状和体征。子宫破裂并不总能观察到阴道出血。此外，在这些患者中，检查者可能会观察到子宫的压痛、子宫形状的改变、胎位的丧失或子宫收缩的停止。

（二）管理

急诊科的管理包括尽可能的稳定。立即咨询产科行必要的剖腹产和修补破裂部位或子宫切除术。孕妇和胎儿的结局都取决于破裂的位置和大小，以及干预的速度。

四、血管前置

虽然不常见，但血管前置有着显著的围产期死亡率，介于 33% ～ 100%。血管前置导致子宫颈和胎儿之间呈现部分的胎儿血管。

（一）临床过程及表现

对于出现 ED 并伴有自发性膜破裂的阴道出血患者，应考虑血管前置诊断。值得注意的是，血液起源于胎儿。由于胎儿平均血容量在 250ml 左右，因此可以迅速进行放血。

（二）管理

在医生试图确定血液是母体还是胎儿时，不应该延误治疗。产妇血流动力学不稳定或胎心音不稳定，应促使产科团队迅速讨论并做出分娩决定。对高危孕妇进行筛查，通常安排剖宫产，以防止与这种脐带插入相关的并发症。

要点

- 阴道出血的孕妇，在确认胎盘位置之前，不应该做宫颈数字检查。
- 前置胎盘通常在妊娠期间解决，然而，无痛阴道出血是一种有关孕妇的主诉。
- 由于孕产妇和胎儿发病率和死亡率很高，胎盘早剥需要快速诊断。
- 子宫破裂是妊娠患者外伤后出现出血休克的病因，无论有无阴道出血。
- 血管前置与胎儿出血相关，如果出血与此相关，胎儿死亡是常见的。

推荐阅读

[1] Chilaka VN, Konje JC, Clarke S, et al. Practice observed: Is speculum examination on admission a necessary procedure in the management of all cases of antepartum haemorrhage?*J Obstet Gynaecol.* 2000;20:396–398.

[2] Hladky K, Yankowitz J, Hansen WF. Placental abruption. *Obstet Gynecol Surv.* 2002;57:299–305.

[3] Oyelese Y, Smulian JC. Placenta previa, placenta accreta, and vasa previa. *Obstet Gynecol.*2006;107:927.

第 203 章
预测始料不及的风险：早产
Predict the Unpredictable: Preterm Labor

Priya Kuppusamy，著

已知有相当多的产科急症，即使是最称职的医生，也会出现紧张和害怕。早产导致的分娩肯定是其中之一。当患者在早产过程中被诊断为 Braxton Hicks 宫缩时，医生就会把她送回家，此时没有人想成为一名医生。作为一名急诊医生，你不需要成为心理医生 Cleo 小姐，但当你遇到早产时，你必须预测不可预测的事情！幸运的是，你的诊断工具箱里不仅仅有一个水晶球可以帮助你。

每年有 1500 万早产儿，约 110 万死于早产相关并发症，使早产成为围产期发病率和死亡率的主要原因 [1]。自发性早产的预测性很差，因此，很难对干预措施进行适当的定位。早产被定义为在妊娠 37 周前子宫发生强烈收缩，持续时间为 30s，每 20min 至少发生 4 次，导致宫颈发生变化（消除至少 80%，扩张＞ 2cm）[2]。另外，Braxton Hicks 宫缩的特征是不规则的收缩，没有任何相关的宫颈变化。它们通常是无痛的或轻微的疼痛，但可以进展到真正的早产。

与早产相关的危险因素包括先前的早产分娩史、多胎妊娠、宫颈功能障碍、子宫畸形、低妊娠体重、感染、备胎出血、胎膜早破，然而，超过 50% 的早产妇女没有已知的危险因素。

诊断真正的分娩是相当困难的。症状可以从月经周期抽筋到孤立的背痛。急诊检查包括 CBC、尿液分析和盆腔超声检查。盆腔超声显示宫颈缩短，使患者早产的风险更高。阴道黄体酮促进"子宫静止"，并且通常用于宫颈缩短（≤ 20 ～ 25mm）的无症状患者，以预防早产 [3]。研究表明，阴道黄体酮的应用可使小于 33 周早产率降低 45%，并可降低新生儿并发症发生率 [3]。对于有早产和宫颈缩短史的患者，常认为宫颈环植入是一种预防方法，尽管阴道孕激素同样有效，且不需要麻醉或手术 [3]。

胎儿纤维连接蛋白已成为预测有症状和高危无症状妇女早产的有用工具。它是一种在羊膜液和胎盘中发现的糖蛋白。在怀孕的前 22 周，胎儿纤维连接蛋白可反映正常的生长和功能。从第 24 周开始，宫颈阴道分泌物中通常没有这种物质，直到近产期才发现。它是在胎盘或胎膜受到机械或炎症介导的损伤后释放的。当在颈静脉液中高浓度时，这种蛋白信号会增加无症状和有症状妇女早产的风险。该试验具有较高的阴性预测值。在妊娠 24 ～ 34 周的测试中，阴性结果（＜ 50ng /ml）意味着在未来 7 天内早产的可能性很小 [4]。最初，这只是一个定性测试。一种快速、床旁定量测量胎儿纤维连接蛋白水平的方法已成为一种提高阳性预测值的方法。最近一项关于无症状妇女宫颈卵圆孔积液定量胎儿纤维连接蛋白浓度的前瞻性双盲观察队列研究发现，9.5% 的早产孕妇体内纤维连接蛋白含量低于 10ng/ml，而 55.1% 的孕妇体内纤维连接蛋白含量低于 200ng/ml[5]。

胎儿纤维连接蛋白很容易检测。镜检时，从子宫颈后穹窿处采集拭子标本。取出前，将拭子留于后穹窿至少 10s。大多数实验室都能在 1h 内交出结果。请记住，如果在双侧子宫颈检查后或性交 24h 内进行检测，可能会出现假阳性的胎儿纤维连接蛋白结果。阴道出血和使用润滑剂也会影响结果[6]。

　　一旦诊断出早产，有几种干预措施应该与妇产科介入相结合。将患者置于 Trendelenburg 体位，调整担架使患者的脚比头部高出 15°～30°，并在右髋关节下放置一个高垫（卷毛巾等），在右髋关节下将妊娠腹部移至左侧并脱离母亲的下腔静脉。抗菌溶剂可以延迟早产至少 48h，这可以为胎儿肺发育提供使用糖皮质激素的时间。考虑抗生素预防 B 族链球菌感染也很重要[7]。

　　对急诊医生来说，充分了解早产是非常必要的，因为早期发现和预测早产是困难的。在最初的阶段，症状可能是轻微的，很容易在检查下消失。然而，在后期阶段，往往为时已晚。

要点

- 超声可以评估宫颈长度缩短，出现在早产风险较高的妇女。
- 由于其较高的阴性预测价值，胎儿纤维连接蛋白测试（定性和定量）排除早产是一种有效的方法。
- 胎儿纤维连接蛋白假阳性结果可能发生在双侧子宫颈检查后或性交 24h 内。
- 一旦确诊早产，考虑使用宫缩抑制剂、类固醇激素和 B 族链球菌以及紧急急诊产科 / 妇科会诊。

参考文献

[1] Lega-Hadzi M, Markova A, Stefanovic M, et al. Interleukin 6 and fetal fibronectin as a predictors of preterm delivery in symptomatic patients. *Bosn J Basic Med Sci.* 2015;15(1):51–56.

[2] Meguerdichian D. Complications in late pregnancy. Emerg Med Clin North Am. 2012;30(4):926–929.

[3] Romero R, Dey S, Fisher S. Preterm labor: One syndrome, many causes. Science.2014;345(6198):760–765.

[4] Van Baaren GJ, Vis J, Wilms F, et al. Predictive value of cervical length measurement and fibronectin testing in threatened preterm labor. *Obstet Gynecol.* 2014;123(6):1185–1192.

[5] Abbott D, Hezelgrave N, Seed P, et al. Quantitative fetal fibronectin to predict preterm birth in asymptomatic women at high risk. *Obstet Gynecol.* 2015;125(5):1168–1176.

[6] McLaren J, Hezelgrave N, Auubi H, et al. Prediction of spontaneous preterm birth using quantitative fetal fibronectin after recent sexual intercourse. *Am J Obstet Gynecol.*2015;212(89):1–5.

[7] Locatelli A, Consonni S, Ghidini A. Preterm labor: Approach to decreasing complications of prematurity. *Obstet Gynecol Clin North Am.* 2015;42(2):255–274.

第 204 章
孕期内腹部轻微创伤
A Bump on the Bump: Minor Abdominal Trauma in Pregnancy

Elias J. Jaffa, Sreeja natesan，著

创伤是造成孕妇非产科死亡最常见的原因[1]，并且在怀孕期间，遭受家庭暴力的风险也显著增加[1,2]。强调系统评估对于成功管理急诊妊娠创伤的患者至关重要，对于为母亲和胎儿提供最佳的生存可能性至关重要。

一、首次和二次评估

与未怀孕的患者一样，最初的检查应从气道开始，然后呼吸和循环[3]——但要记住怀孕带来的生理变化。怀孕的患者腹部像有一个沉重的、庞大的肿块，导致潮气量下降和基线呼吸急促[3]。下腔静脉（IVC）压力增加会减少静脉回流至心脏，使患者易发生低血压[1,3]。由于循环容积和全身血管阻力的变化，孕妇在出现心动过速或低血压症状之前就已经发生了大量失血[1,3]。

第一个和最简单的复苏措施是定位。将孕妇置于反"垂头仰卧"体位，即使是轻微的左侧卧位，也可以解除膈膜的压力，通过气囊阀面罩使呼吸或通气更容易，减轻胎儿施给 IVC 的压力，增加心脏的前负荷[1,3]。如果患者仍在采取充分的脊柱预防措施，将折叠的毯子放在背部右侧以达到同样的效果[4]。

怀孕患者的小创伤和大创伤的处理方式与非怀孕患者的大体相同，但需要注意的是，必须优先考虑对母亲的评估和治疗，而不是胎儿[4]。如果患者在妊娠晚期出现阴道出血，则可能发生胎盘破裂[1,3]。应对会阴和阴道进行评估，以评估宫颈管消失、扩张，胎先露，有无羊水或出血[1]。盆腔开放性骨折的撕裂伤也可能是阴道出血的原因。

二、怀孕期间的实验室检查

孕妇最关键的实验室检查是分型和筛查。胎儿脑出血可发生在 40% 以上的怀孕创伤患者中[1,4]。Rh 阴性血的妇女有发展成免疫敏感性的风险，这可能使得所有的妊娠处于危险之中。出血的程度可以通过 Kleihauer-Betke 检测（在母体血液中染色胎儿红细胞，但不染色母细胞）来量化，但是即使 KB 检测为阴性也有致敏的风险[4]。因此，考虑给所有 Rh 阴性患者使用 RhoGAM（抗 D 免疫球蛋白）。

三、成像

在照顾怀孕的创伤患者时，辐射是另一个需要关注的领域。在疑为严重创伤的情况下，为了胎儿的安全起见，不进行关键的诊断影像检查是不合适的 [3]。在适当的情况下，在成像过程中应保护腹部，或选择一种替代检查，如 MRI 或超声 [4]。虽然许多患者可能对将胎儿暴露于辐射中持抵制态度，但重要的是要强调这样一个事实，即妊娠 15 周后暴露于诊断性辐射不太可能产生任何严重影响 [1]。

四、胎盘早剥、子宫破裂

与妊娠相关的创伤包括胎盘早剥和子宫破裂。在一些关于胎盘早剥的研究中，这两种情况的胎儿死亡风险都高达 50%，应在所有出现腹痛、阴道出血、休克迹象，或不稳定的胎儿心率时怀疑这两种诊断 [3, 4]。胎盘早剥可作为一种临床诊断，通过异常的凝血实验（血小板、纤维蛋白原）和（或）绒毛膜下出血（这增加了风险）的存在来支持。

五、快速检测

对于腹部轻微创伤且无胎盘早剥或子宫破裂的妊娠患者，适当的检查是进行彻底的病史和体格检查，随后是床旁超声检查。超声检查用于排除腹腔内明显的创伤（快速检查以评估腹腔内游离液体）和评估胎儿状况 [1]。令人担忧的体征包括：胎儿心率异常（正常范围为 120 ～ 160 次 /min）、缺乏胎心音或胎儿运动、羊膜腔出血或绒毛膜下出血，所有这些都是导致胎儿死亡的高风险因素。

六、创伤中的胎儿监护

在初步诊断没有发现任何严重的母体创伤或胎儿死亡的情况下，所有存活的胎儿（一般认为 > 23 周）应至少监测 4h。这通常在 L&D 分类设置中执行，因为需要持续的胎儿监测和分娩。在此期间的异常可能表明需要进一步监测或干预，但如果在这 4h 期间没有胎儿窘迫、子宫持续收缩或膜破裂的迹象，一般应认为患者出院是安全的 [4]。

要点

- 孕期家庭暴力的增加：一定要避免！
- 第一要务是母亲，而不是胎儿。对胎儿最好的初始治疗是为母亲提供最佳的复苏。
- 辐射暴露是创伤中令人担忧的问题，但不要拒绝影像检查。
- 做血型与抗体筛选：给 Rh 阴性孕妇使用 RhoGAM。
- 怀孕的患者应左侧侧卧。

参考文献

[1] Grossman NB. Blunt trauma in pregnancy. *Am Fam Physician.* 2004;70(7):1303–1310.

[2] Trauma in pregnancy and intimate partner violence. In: *ATLS: Advanced Trauma Life Support Student Course Manual.* 9th ed. Chicago, IL: American College of Surgeons,2012:286–297.

[3] Desjardins G. Management of the injured pregnant patient. TRAUMA.ORG. Accessed September4,2015.Available at: http://www.trauma.org/archive/resus/pregnancy-trauma.html.

[4] Trauma in the obstetric patient: A bedside tool. ACEP, 2014. Accessed September 4,2015. Available at: http://www.acep.org/Clinical—Practice-Management/Trauma-in-the-Obstetric-Patient–A-Bedside-Tool/.

第 205 章
警惕生命体征正常孕妇的潜在异常
Stable Is the New Abnormal: Beware the Normal Vital Signs in Pregnancy

Priya Kuppusamy，著

怀孕期间的生命体征是至关重要的。它们是了解母亲和胎儿整体健康状况的窗口，但也可能存在欺骗性和较差的发病率和死亡率的预测，它们让孕妇安心，但也可能预示着即将到来的厄运和灾难。怀孕的特点是身体内的一些正常生理变化，这通常反映在生命体征上。这些指标包括血压、心率、呼吸速率（respiratory rate，RR）、氧饱和度和胎儿心率。了解什么是怀孕中的"正常"生命体征是很重要的，因为这很容易造成弊大于利的结果。

一、血压

血压是心输出量乘以全身血管阻力（systemic vascular resistance，SVR）的乘积。怀孕期间黄体酮水平的升高会导致 SVR 降低，从而降低血压。可见于妊娠的前 16～18 周。在大约 36 周时，血压会慢慢回升到怀孕前的水平。

随着妊娠的进展，子宫逐渐增大，仰卧位时可对下腔静脉（inferior vena cava，IVC）及主动脉下段产生压迫。这种情况被称为主动脉腔压迫综合征，可导致血压下降高达 30mmHg，增加子宫胎盘灌注不足的风险[1]。不要误以为这种低血压是由其他原因造成的休克引起的。通过将患者重新定位到左侧卧位可以很容易地固定，从而将子宫从 IVC（下腔静脉）移开。如果需要保持侧卧体位，可以将毯子放在右侧，以达到 15°的倾斜角度。这些患者应避免长时间仰卧。

子痫前期是妊娠期的一种重要疾病，其特点是妊娠期异常升高的血压和终末器官损害，可能是血小板减少、肾功能不全、颅内功能紊乱、蛋白尿、LFT 升高或肺水肿（记住 "TRIPLE"）。子痫是子痫前期患者发作，可能发生在任何血压水平，无论血压读数是轻度的、中度的还是重度的，都可能发生 [2]。

二、心率

在怀孕的最后 3 个月心率增加了 10 ～ 20 次 /min。这主要是由于血容量和氧气需求的增加导致的。因此，心率（和血压）的变化可能要到失血量为 1.5 ～ 2L 时才能看到。对于孕妇来说，高于正常基线心率的心动过速可能是由出血引起的低血容量的一个非常晚的征兆。更困难的是，患者在有正常生命体征的情况下，实际上可能会出现异位妊娠破裂等危及生命的疾病，因此，作为诊断指标时，其阴性预测性很低 [3]。

研究探讨了使用"休克指数"通过检测早期低血容量来预测异位妊娠破裂的存在。其定义为心率（以每分钟心跳数计）与收缩压（以毫米汞柱计）的比值，正常范围为 0.5 ～ 0.7。在一项针对已知宫外孕破裂或未破裂女性生命体征的研究中，休克指数为 0.81 或更高的女性更有可能破裂 [4]。休克指数利用了血压和心率的综合水平，因为早期急性失血高达 450ml 不足以单独产生每个生命体征的变化 [4]。休克指数具有更高的特异性（相对敏感性），这种测量可以用来"控制"可能的破裂。

三、呼吸速率 / 血氧饱和度

随着妊娠的正常进展，膈膜向上推至 4 ～ 5cm，导致肺缩短同样的量，减少氧气储备。当横膈膜上升时，肺部的下部肺叶更难扩张，导致肺不张。这些变化易使患者在基础状态时出现呼吸困难和缺氧 [5]。

孕妇更有可能迅速地氧饱和。氧饱和度最初可能是正常的，但在没有任何预警的情况下可出现恶化。即使是最有经验的医生，气道管理也可能是一个挑战，因为由黄体素介导的黏膜血管扩张和功能下降引起的上呼吸道水肿使氧需求增加 [5]。记住，最佳的胎儿氧合依赖于足够的母体氧饱和度。

怀孕期间 RR 基本保持不变，但潮气量（tidal volume，TV）增加。由于 TV 是 RR 和 TV 的产物，所以增加的 TV 导致总分钟通气量增加。这导致 $PaCO_2$ 水平降低，使患者处于慢性呼吸性碱中毒状态，血碳酸氢盐水平代偿性降低 [5]。好消息是更多的氧气被输送到胎儿体内（想想血红蛋白氧离解曲线）。坏消息是，基线碳酸氢盐水平较低会使孕妇患酸中毒的风险更高。在解释这些患者的"正常" $PaCO_2$ 水平时要非常谨慎。在这种情况下，正常可能意味着即将到来的呼吸衰竭，应该促进插管使用。

四、胎儿的心跳

无论孕妇是否有任何不适，胎心率都应该成为急诊患者生命体征分析的一部分。

要点

- 使怀孕患者保持左侧卧位的位置。
- 出血患者的生命体征正常，不要掉以轻心。当你发现低血压或心动过速时，可能为时已晚。
- 不要忘记胎儿心率是孕妇检查的一个重要生命体征。

参考文献

[1] Kinsella SM, Lohmann G. Supine hypotensive syndrome. *Obstet Gynecol.* 1994;83(5 Pt 1):774–788.

[2] American College of Obstetricians and Gynecologists, Task Force on Hypertension in Pregnancy.Executive summary: hypertension in pregnancy. *Obstet Gynecol.* 2013;122(5):1122–1131.

[3] Snyder HS. Lack of a tachycardic response to hypotension with ruptured ectopic pregnancy.*Am J Emerg Med.* 1990;8(1):23–26.

[4] Jaramillo S, Barnhart K, Takacs P. Use of the shock index to predict ruptured ectopic pregnancies. *Int J Gynecol Obstet. 2011;112(1):68.*

[5] Mehta N, Chen K, Hardy E, et al. Respiratory disease in pregnancy. *Best Pract Res Clin Obstet Gynecol.* 2015;29(5):598–611.

第 206 章
不要害怕脐带异常
Don't Fear the Cord!

Erika Hoenke McMahon, Kristina Colbenson，著

虽然最近的报告显示美国每年的新生儿数量接近 400 万，但在急诊科（emergency department，ED）分娩相对少见。尽管如此，在急诊科分娩还是很仓促，急救人员需要熟悉随之而来的并发症。这些分娩让许多医生感到恐慌，部分原因是它们很少发生，医生经验不足，而且出现在急诊科的分娩人群风险较高，其中许多人产前护理有限或根本没有产前护理。对急诊医生来说，熟悉产科急症的管理，包括脐带绕颈和脐带脱垂，至关重要。

脐带绕颈很常见，15%～34% 的分娩可以出现。有证据表明，大多数在分娩过程中有脐带绕颈的婴儿预后良好，然而，脐带绕颈潜在的灾难性并发症包括 APGAR 评分（新生儿评分）低、酸中毒和胎儿死亡。在急救室阴道分娩，一定记住在婴儿头部分娩后检查脐带，可以通过用食指快速但仔细地触摸婴儿的颈部来完成。

如果触到脐带，应该迅速但温和地把它拉到婴儿的头上。如果颈部的脐带太紧而无法还原，则必须切断脐带。可以通过脐带上放置两个间距几厘米的夹子并在夹子之间小心地切割。不推荐早期夹紧和切断脐带，因为有证据表明它会导致新生儿低血容量、黄疸和高胆红素血症。然而，在紧急情况下，这是一个必要的程序。

脐带脱垂发生率低（约占新生儿的 0.6%），但对于脐带血管血流受损的胎儿来说是生命威胁。脐带脱垂的定义是脐带脱出于胎先露的下方（显性脱垂）或脱出于胎先露的前方或一侧（隐性脱垂）。在阴道检查过程中，显性脱垂可以直接显露于外阴部而被看到，要么会被急诊医生触诊到。隐性脱垂在检查中经常看不到或感觉不到，但出现持续性胎儿心动过缓时应该怀疑隐性脱垂。无论何种类型，最终的治疗是紧急剖宫产。在 ED 患者中可能存在脐带脱垂的危险因素包括胎位异常（横位或臀位）、早产、多胎次、自发的胎膜破裂和羊水过多。因为胎儿的头（先露部位）与骨盆入口平面没有严密衔接，在两者之间留有空隙，增加了脐带脱垂的风险。

当孕妇到位后，应由急诊医生进行阴道无菌检查。检查的目的是评估宫颈扩张、胎膜破裂和胎先露。在这个时候，检查脱垂的脐带至关重要（它通常感觉像一个柔软的、脉动的团块）。即使最初没有触诊脐带，监测器上记录的长时间胎儿心动过缓（胎儿心率＜ 110 次 /min）应提示急救人员怀疑脐带脱垂并重新检查患者。即使在检查中没有触摸到脐带，也有可能存在隐性脱垂，同时也应考虑其他引起胎儿心动过缓的原因，如前置胎盘、胎盘早剥和子宫破裂。

当脐带脱垂时，应立即采取措施，在等待紧急剖宫产时，通过增加子宫动脉的灌注从而增加胎儿的灌注。第一步是医生通过手动将胎儿头部上推（或其他先露部分），提起脱垂的脐带减轻脐带受压，手指分开并置于先露与盆壁之间。在医生的手就位后，患者应采取 Trendelenburg 体位（仰卧头低位）或臀高头低位，这将进一步减轻对脐带的压力。接下来，可以放置一个 Foley 导尿管，将 500 ～ 750ml 的生理盐水注入膀胱，这将有助于将胎先露部位从脱垂的脐带上抬起。如果采取上述措施后胎儿窘迫和心动过缓仍持续存在，应给予宫缩抑制剂（特布他林 0.25mg）。幸运的是，大多数婴儿在脐带脱垂后只要通过上述方法最大限度地灌注并在 30min 内进行剖宫产手术，都能有很好的预后。在少数处于产程晚期的脐带脱垂患者中，快速以阴道分娩婴儿可能会更快缓解脐带受压。

在急诊科生产是非常可怕的，因为有特殊的性质以及脐带绕颈和脐带脱垂两个危险的并发症。然而，急救人员只要了解必要的干预措施，就不必害怕脐带异常。

要点

- 头部分娩之后要检查脐带。
- 如果感觉到脐带绕颈，可试着还原，如果不成功，夹紧脐带并切断。
- 对于脱垂的脐带，最重要的干预是紧急剖宫产。
- 对脱垂的脐带应立即采取的措施包括手动抬高先露部分，将患者置于臀高头低位或 Trendelenburg 体位，并通过 Foley 导管将生理盐水注入膀胱。
- 如果在脐带脱垂采取措施后胎儿窘迫的情况仍然存在，就应该给予宫缩抑制剂。

推荐阅读

[1] Desai S, Henderson SO. Labor and delivery and their complications. In: Marx J, Hockberger RS, Walls RM, eds. Rosen's *Emergency Medicine*. 8th ed. Philadelphia, PA: Saunders,2014:2331–2350.

[2] Hasegawa J, Sekizawa A, Ikeda T, et al. Clinical risk factors for poor neonatal outcomes following umbilical cord prolapse. *J Matern Fetal Neonatal Med*. 2016;29(10):1652–1656.

[3] Henry E, Andres RL, Christensen RD. Neonatal outcomes following a tight nuchal cord. *J Perinatol*. 2013;33(3):231–234.

[4] Holbrook BD, Phelan ST. Umbilical cord prolapse. *Obstet Gynecol Clin North Am*. 2013;40(1):1–14.

[5] Hutchon DJ. Immediate or early cord clamping vs. delayed clamping. *J Obstet Gynaecol*.2012;32(8):724–729.

第 207 章
别浪费时间：剖宫产术
Times a Wastin': Perimortem Cesarean Section

Vivienne Ng，著

希腊神 Apollo 在他的妻子 Coronis 火葬时从尸体中取出了他们未出生的儿子 Asclepius，他是医药界的半神。从神话角度，这是第一次剖宫产。罗马的第二任国王 Numa Pompilius 颁布法令，任何在妊娠晚期死亡的妇女须将孩子取出，以便为他们进行宗教埋葬。被称为 lex regis de inferendomortus 的"在死亡过程中的剖宫产术"最早出现于公元前 715 年。

从历史上看，剖宫产术（perimortem cesarean sections，PMCS）是在孕妇死亡不可避免的情况下进行的胎儿抢救。总的来说，医学文献描述了超过 300 例剖宫产，在过去十年中，由于提前消除可预防的孕产妇死亡和孕产妇健康的改善，进行剖宫产术的病例正减少。现在，妊娠晚期胎儿死亡最常见的原因是母体休克，死亡率高达 80%[1, 2]。在 1986 年，发表的一项病例系列报告指出，行 PMCS 的同时对母体实施心肺复苏，使垂死的母体的存活率有了惊人的提高，因此目前推荐此治疗流程[3]。

成功的 PMCS 的主要特点包括快速的实施手术和孕妇的充分复苏。因此，了解怀孕期间的心肺生理变化是必不可少的。虽然心排血量总体增加，但约 30% 的心排血量被转移到妊娠子宫灌注[4]。另外，妊娠约 20 周时，妊娠子宫由于主动脉压迫而减少静脉回流和主动脉远端血流。怀孕期间的耗氧量较高，同时伴有因稀释性贫血造成的功能残气量减少和携氧能力下降。黄体酮引起黏膜水肿，而雌激素使组织脆弱和充血，结缔组织松弛，插管更加困难。最后，体外心肺按压必须在胸骨上进行，所以只能提供正常心输出量的 1/3。因此，早期气道管理和人工将子宫移位至左外侧位置是复苏的最佳方法。另一种方法是，将毛巾卷放在右髋关节下方或倾斜产妇即可。剖宫产术以多种方式优化了产妇的复苏，并且必须尽早考虑。

　　执行 PMCS 时要考虑的两个最重要的因素是胎儿生存能力和时间。胎儿存活且神经学预后良好与孕产妇死亡和胎儿分娩之间的时间直接相关，在孕产妇心搏骤停后 5min 内分娩预后最好。目前的建议是在产妇无脉 4min 后开始行 PMCS，在切口 1min 内完成胎儿分娩[3]。值得注意的是，据报道有心脏骤停长达 30min 仍成功分娩的案例[5]。即使患者处在心脏骤停的末期仍要考虑 PMCS。其次，PMCS 只能针对胎儿 ≥ 24 周胎龄。时间很重要，所以不建议用超声波测定子宫底延伸至脐部的妊娠期约为 20 周。因此，一个快速和简单的方法来确定胎儿生存 24 周是在脐部上方四指触诊到子宫底。

　　持续的复苏必须与剖宫产同时进行，以取得最大的成功。最理想的情况是，应该安排两组医生，分别救助母亲和新生儿。理想情况下，还应寻求产科医生和新生儿学家的协助和会诊。如果时间允许，开放子宫以上的血管通路，准备腹部手术，用 Foley 导尿管减压，然而，不要为这些而耽搁时间！

　　最大限度地暴露是快速接触胎儿的关键。选择腹正中线，从剑突延伸至耻骨联合（绕开脐部）。将腹部肌肉切开至腹膜，用剪刀垂直剪开腹膜。为了暴露子宫，拨开肠或膀胱。取出子宫，用剪刀垂直切开子宫下壁 5cm。另一只手将子宫壁抬高，使之远离胎儿，将切口向上延伸，直到羊水流出或明确进入子宫腔。切开前置胎盘不会造成什么伤害。找到头部，必要时将其从骨盆中取出。就像自然的阴道分娩一样，吸出新生儿，分娩身体，夹住并切断脐带，保留一段脐带中的氧气。早产儿更有可能出现臀位，在这种情况下，先分娩足部。分离并移除胎盘，确保子宫被清除以防止胎盘产物的滞留。缝合子宫选用粗的、可吸收的缝合线从下端开始向头端锁边缝合，并根据需要分层。在胎儿分娩时，母亲有最大的机会恢复自主循环。预计出血会增加，采用宫底按摩，并考虑缝合剩余层之前直接在子宫肌层注射催产素、卡波前列素或甲基麦角新碱。现在，深呼吸——你可能刚刚救了一个人，甚至是两个。

要点

- 不要措手不及。
- 正确识别 PMCS 的适应证，尽可能获得专业的帮助。
- 24/4/4：≥ 24 周的妊娠，宫底在脐上 4 指，复苏 4min 后开始剖宫产。
- 在整个复苏过程中，在胎儿分娩前后持续进行 CPR。
- 知道你的政策；准备和练习。

参考文献

[1] Belfort MA, Saade G, Foley MR, et al. *Critical Care Obstetrics.* 5th ed. Hoboken, NJ:Wiley-Blackwell, 2010.

[2] Cunningham F, Leveno KJ, Bloom SL, et al. Critical care and trauma. *Williams Obstetrics.*23rd ed. New York: McGraw-Hill, 2010, Chapter 42.

[3] Katz V, Balderston K, DeFreest M. Perimortem cesarean delivery: Were our assumptions correct? *Am J Obstet Gynecol.* 2005;192(6):1916–1920. Discussion 1920–1921.

[4] Whitten M, Irvine LM. Postmortem and perimortem caesarean section: What are the indications? *J R Soc Med.* 2000;93(1):6–9.

[5] Capobianco G, Balata A, Mannazzu MC, et al. Perimortem cesarean delivery 30 minutes after a laboring patient jumped from a fourth-floor window: Baby survives and is normal at age 4 years. *Am J Obstet Gynecol.* 2008;198(1):e15–e16.

第 208 章
肺栓塞：不是所有妊娠呼吸困难都来自 Lamaze
Clotted Lungs: Not All Shortness of Breath in Pregnancy Is from Lamaze Class

Jeremy Lux，著

在怀孕期间，呼吸短促并不少见。考虑到与怀孕相关的大量生理变化，将孕妇患者的呼吸困难仅仅视为这些变化的表现之一似乎是合理的。然而，与非孕妇相比，怀孕期间肺栓塞（PE）的风险增加了 4～5 倍。事实上，PE 是发达国家孕产妇死亡的主要原因之一。了解这种情况的表现和适当的测试对于拯救一个生命，甚至两个生命都是至关重要的！

一、病理生理

怀孕对人体来说是一个复杂的时期。妊娠相关的血容量、血管、激素和机械变化与深静脉血栓形成的风险增加有关。静脉淤血继发于子宫对 IVC（下腔静脉）的压迫和身体运动能力下降。此外，高凝状态与多种凝血因子（如纤维蛋白原水平增加和蛋白 S 减少）变化相关。既往有 DVT（深静脉血栓）或血栓形成倾向的患者发生血栓的风险更大。剖腹产的风险进一步增加。

二、临床表现

PE 最常见的症状是呼吸急促和心动过速，典型的症状是胸痛和呼吸困难。大面积的肺栓塞（如"鞍"型 PE）可能出现晕厥和低血压，随后是无脉性电活动 / 心脏停搏。在任何情况下，保持怀疑态度都是必要的。孕妇出现妊娠引起的呼吸短促不罕见，晕厥或近似晕厥在妊娠期间也并不罕见。在怀孕后期心率会加速（但通常不会超过 100 次）。结合体征和症状，同时保持对疾病的警惕，会让你远离麻烦，不会错过这种疾病（30% 未经治疗的患者会死亡）。

三、诊断

正确诊断妊娠 PE 的方法包括心电图、D- 二聚体检测、超声、通气 / 灌注（VQ）扫描和螺旋 CT 肺动脉造影（CTA）。肺栓塞在心电图上的变化包括心动过速（最常见）和右心压力的增加（我们常说的"$S_I Q_{III} T_{III}$"即 I 导联发现 S 波，III 导联上一个显著的 Q 波及 III 导联上倒置的 T 波，20% 的 PE 可以出现这种心电图变化，同样可以见到右胸导联上的 T 波倒置以及不完全性右束支传导阻滞。D - 二聚体检测可以进行，但在怀孕期间有所不同，通常呈阳性。然而，D- 二聚体阴性则被认为至少在低概率情况下保持一个合理的排除性预测。首先建议对下肢进行超声检查，尤其是对于有下肢深静脉血栓的患者。超声诊断为 DVT 的患者和 PE 相关症状被认为有血栓栓塞性疾病。不幸的是，加压超声成像可能错过盆腔深静脉血栓形成。CTA/VQ 扫描检查前应先做胸部 X 线检查，胸部 X 线检查正常的患者更有可能得到诊断性（不那么模糊的）VQ 研究，可能会发现其他诊断（如肺炎）。一般认为 VQ 扫描和 CTA 对胎儿的辐射风险都很低，用来排除这种潜在的致命性疾病是可以接受的。如果 CXR 正常且无肺部疾病病史，最好采用 VQ 扫描，否则，首选胸部 CTA。对于高度怀疑 PE 但 VQ 扫描阴性的患者，应行 CT 肺动脉造影进一步检查。注意 ABG（动脉血气分析）对于 AA（肺泡气－动脉血气分压差）梯度异常在妊娠期并不敏感，因此有效性有限。

近年来磁共振成像技术在 PE 诊断的应用中取得了新进展，虽然因为没有电离辐射而成为比较理想的检测手段，但是缺乏准确性。未来几年可能会随着技术的进步改善采集时间、分辨率，并减少运动伪像。不幸的是，由于尚未证明造影剂钆在孕妇中是安全的，而且不增强的核磁共振成像技术目前在检测肺亚段分支的血栓方面是不准确的。

四、治疗

怀孕期间禁用华法林。治疗包括根据患者怀孕前 / 怀孕早期体重给予低分子量肝素（LMWH）或普通肝素。在开始治疗前，应进行肝功能检查、肾功能检查和基础 PT/PTT/INR。妊娠期血栓形成倾向筛查可能不准确，也不是常规检查。在大多数的 PE 中，普通肝素是首选，其他更极端的措施是在个人基础上，联合多学科团队。由于心血管衰竭对无创治疗无反应，应考虑通过机械方式或使用溶栓药。下腔静脉过滤器在治疗复发性 DVT/PE 中发挥作用，同样适用于不能使用肝素的患者。

要点
- 妊娠期肺栓塞风险增加 4 ～ 5 倍。
- 临床表现与非妊娠患者相似，但是会因为妊娠中良性的类似症状交叉而混淆。
- 首选检查方法是双侧下肢加压超声成像、心电图、胸部 X 线片。
- 最常见的 EKG 异常是窦性心动过速。
- 如果患者胸部 X 线片正常，既往无肺部病史且超声检查阴性，则进行 VQ 扫描。
- 患者胸部 X 线片异常或既往肺部疾病病史，应该做胸部 CT 肺动脉造影，而不是 VQ 扫描。
- PE 的治疗首选普通肝素或 LMWH。华法林是禁忌。

推荐阅读

[1] Cahill AG, Stout MJ, Macones GA, et al. Diagnosing pulmonary embolism in pregnancy using computed-tomographic angiography or ventilation-perfusion. *Obstet Gynecol.* 2009;193：114–124.

[2] James A; Committee on Practice Bulletins—Obstetrics. Practice bulletin no. 123:Thromboembolism in pregnancy. *Obstet Gynecol.* 2011;118(3):718–729.

[3] Leung AN, Bull TM, Jaeschke R, et al. American Thoracic Society documents: An official American Thoracic Society/ Society of Thoracic Radiology Clinical Practice Guideline–Evaluation of Suspected Pulmonary Embolism in Pregnancy. *Radiology.* 2012;262:635–646.

[4] Thomson AJ, et al.; RCOG (Royal College of Obstetricians and Gynaecologists). *Thromboembolic disease in Pregnancy and the Puerperium: Acute Management. Green-Top Guideline no.* 37b.London, UK: RCOG, 2015.

第 209 章
产后并发症
Postpartum Complications

Heather A. Heaton，著

产后女性出现在急诊科对急诊医生来说是一个诊断上的挑战。除了常见病和这个年龄段的疾病之外，产后生理还给这些女性增加了额外的复杂性。

一、产后出血

产后出血通常与时间有关：原发性出血，通常由子宫收缩无力引起，在产后 24h 内发生；继发性出血发生在产后 24h 到 12 周之间。偶尔，急诊医护人员会遇到在就诊前 24h 内分娩的患者。初步评估应包括双手盆腔检查，以评估"沼泽"子宫。如果发现出血，考虑压缩子宫以排出血液和血栓，并帮助减少出血。检查伤口和血肿，尽可能检查出血的病因。如果产后 8 周以上，可将感染、妊娠残留产物（POC）、出血或绒毛膜癌作为病因。不管怎样，最初的治疗是给予子宫收缩药物，如催产素。子宫填塞可以被认为是一种临时措施，通常为剖腹探查做准备。

二、产后子痫前期 / 子痫

虽然不常见，产后子痫前期 / 子痫可在产后 6 周内出现。表现为非典型症状，但常伴有新发高血压、头痛或视物模糊。除了开始抗高血压治疗外，还应该给那些有癫痫发作危险的人服用硫酸镁。

三、产后发热和感染

发热是指体温超过 38.0℃ 或更高的温度。产后常见的病因包括尿路感染（UTI）、伤口感染和乳腺炎。产后妇女因导管插入术、硬膜外麻醉和阴道手术等危险因素而继发 UTI 的风险增加。与阴道分娩相比，剖宫产分娩后的子宫内膜炎的发生率更高，子宫内膜炎通常在分娩后 5 天内出现，并伴有发热、子宫压痛、恶露和白细胞增多。乳腺炎常与哺乳有关，表现为发热、乳房触痛、触诊发热、肿胀、皮肤发红。

四、会阴部的水肿

阴道分娩后常出现外阴水肿。典型的治疗包括冰敷和其他舒缓措施。急诊医生需要对水肿加重、硬结、会阴疼痛、明显的白细胞增多并伴有左移和高热的患者高度警惕。可能存在外阴水肿的其他病因，如感染，包括坏死性筋膜炎。

五、心理健康问题

15% ～ 85% 的妇女在产后 10 天内出现产后抑郁。常见的症状包括情绪波动、易怒、流泪、疲劳和困惑。通常，这是一个短暂的产后问题，不需要干预，然而，重要的是要认识到这是产后抑郁症发展的一个危险因素。

产后抑郁是产后 1 个月内出现的重度抑郁障碍。由于大多数初为人母的患者对抑郁症状感到内疚，并对护理人员隐瞒，因此，通常需要较高的怀疑指数来做出诊断。产后抑郁症的风险因素有很多，包括有抑郁史或既往有产后抑郁症；有抑郁或情绪障碍的家庭成员；个人生活压力增加，如失业或妊娠并发症；有健康问题或特殊需要的婴儿；以及母乳喂养困难。

产后精神病是一种经常需要住院治疗的精神疾病。每 500 名母亲中就有 1 人出现这种情况，在分娩后 2 ～ 4 周内迅速出现症状。杀婴是这种疾病最严重的风险之一。产生幻觉和新婴儿护理的压力会增加精神病母亲分娩后杀婴的风险。危险因素包括产后精神病史、曾因躁狂或精神病发作住院、最近停用情绪稳定剂，以及与产后抑郁症相关的危险因素。

六、围生期心肌病

妊娠最后 1 个月或分娩后 5 个月内左心室射血分数下降称为围生期心肌病。虽然罕见，但它可以导致心脏衰竭和心源性猝死。

患者最初表现为轻度心衰症状，如呼吸困难和下肢水肿，这在非复杂妊娠中很常见，可被医生误诊。女性也可能有心律不齐，由于左心室扩张、功能障碍引起的栓塞事件，以及冠状动脉灌注减少引起的急性心肌梗死。在急诊科，治疗可能包括使用静脉血管扩张药和正性肌力药物，但可能需要更先进的循环支持。

七、产后神经病变

产后神经病变使 1% 的分娩复杂化。通常是由于压迫、拉伸、横切或血管损伤造成的，最常见的损伤神经是股外侧皮神经，但也可见于股外侧神经、腓神经、腰骶丛、坐骨神经和闭孔神经。患者通常表现为单侧疼痛、无力和（或）下肢感觉异常，取决于受影响的神经。如果患者有严重的背痛、不明原因的发热或神经症状恶化，急救人员应该考虑其他诊断。大多数女性的症状会在几天到几周内得到缓解，平均缓解时间是 8 周。

要点

- 产后出血可在产后 12 周内出现。积极治疗包括液体复苏、血液制品和子宫收缩药物。
- 先兆子痫／子痫可以在产后发展。
- 围生期心肌病经常表现为典型的妊娠症状，并需要高度的怀疑诊断。
- 产后妇女的心理健康问题从典型的产后抑郁症到产后精神病，对孕产妇和新生儿健康均有风险。
- 消炎药是产后神经病变的一线治疗，但是如果与发热、背痛或神经功能障碍恶化有关，则考虑更危险的病因。

推荐阅读

[1] American College of Obstetricians and Gynecologists, Task Force on Hypertension in Pregnancy. Hypertension in pregnancy. Report of the American College of Obstetricians and Gynecologists' Task Force on Hypertension in Pregnancy. *Obstet Gynecol.* 2013;122:1122.

[2] American College of Obstetricians and Gynecologists. ACOG Practice Bulletin: Clinical Management Guidelines for Obstetrician-Gynecologists Number 76, October 2006:Postpartum hemorrhage. *Obstet Gynecol.* 2006;108(4):1039–1047.

[3] Henshaw C. Mood disturbance in the early puerperium: A review. *Arch Womens Ment Health.* 2003;6:S33–S42.

[4] O'Neal MA, Chang LY, Salajegheh MK. Postpartum spinal cord, root, plexus and peripheral nerve injuries involving the lower extremities: A practical approach. *Anesth Analg* 2015;120(1):141–148.

[5] Williams J, Mozurkewich E, Chilimigras J, et al. Critical care in obstetrics: Pregnancy-specific conditions. *Best Pract Res Clin Obstet Gynaecol.* 2008;22(5):825–846.

第 210 章
没有任何试验可以排除盆腔炎：积极治疗盆腔炎
There Is No Single Test to Rule Out PID: Just Treat It!

Theresa Q. Tran, Casey M. Clements，著

一、定义和病理生理

"盆腔炎性疾病"（PID）包括女性上生殖道炎症性疾病的任何组合，包括子宫内膜炎、输卵管炎、子宫肌炎、子宫周围炎、卵巢炎、输卵管脓肿和盆腔腹膜炎。这是一种棘手的疾病，因为病史、物理诊断或实验室的发现均不兼具敏感性和特异性，但轻度或无症状的 PID 的长期并发症可能对女性生殖健康造成毁灭性的后果。它是导致不孕不育的主要可预防原因，并且与大部分的异位妊娠有关。漏诊而不治疗是一个高风险的决定，没有人想承担使一个患者不能生育的责任！

当你在急诊科遇到一个下腹部疼痛的育龄期女性，你必须想到以下两点。

①高度怀疑 PID。

②积极用抗生素治疗可疑的 PID。

二、诊断

PID 是一种临床诊断。由于患者无症状或有非特异性的体征和症状，许多 PID 发作无法被识别。患者可能会主诉下腹疼痛、性交困难、阴道有恶臭或黏液脓性分泌物、排尿困难、子宫异常出血，或发热和发冷。然而，当患者出现症状时，即使与腹腔镜检查相比，你对 PID 的诊断仍有高达 90% 的阳性预测值。如果你的患者属于高危人群，那么 PPV（阳性预测值）就会增加，高危人群包括：性工作者、有多个男性性伴侣的女性、去性病诊所的女性、以前有过性传播疾病的女性、社会经济水平较低的女性以及生活在淋病和衣原体感染率较高地区的女性[1]。

有物理检查结果表明，PID 不限于子宫颈压痛。这些发现中的任何一项——子宫颈压痛、子宫压痛或附件压痛——都足以启动 PID 的经验性治疗。请记住，其他疾病，包括异位妊娠、阑尾炎、憩室炎、泌尿道感染和卵巢囊肿，都可能导致双合诊触痛。发热、黏液脓性阴道分泌物、易碎的宫颈、生理盐水（湿敷）阴道液体显示许多白细胞和发现淋病 / 衣原体感染都增加了 PID 临床诊断的特异性。

大多数怀疑有 PID 的患者应该接受阴道超声检查，以检查输卵管脓肿、游离液体、输卵管充血、异位妊娠和卵巢扭转。所有确诊 PID 的患者都应该进行妊娠、淋病和衣原体检测。非住院患者的艾滋

病毒检测应在急诊或门诊进行，这取决于可用于随访结果的特定地点。不过，也有患者的检测结果呈阴性。实际上，只有不到 50% 的 PID 女性患者的淋球菌或衣原体检测呈阳性，而宫颈拭子检测呈阴性不能排除上生殖道感染的可能。似乎这还不够，非性传播的阴道菌群和其他泌尿生殖道细菌也会导致 PID。

底线是：好好治疗它。

三、治疗

预防 PID 并发症取决于早期的抗生素治疗。适当的治疗包括对患者及其性伴侣的淋病、衣原体和厌氧菌的充分覆盖。对于轻度到中度的疾病，口服抗生素相当于静脉注射 [2]，治疗一般需要 14 天。有关推荐方案的最新信息，请参阅 CDC（疾控中心）的 STD（性传播疾病）治疗指南。也有一个方便的应用程序（CDC STD TX 指南）可免费下载到您的移动设备。

除采取预防措施外，出院指导还应包括在患者及其伴侣完成治疗前禁止性行为。3 天后应与妇科医生进行随访，治疗后 3 个月或患者在 12 个月内出现类似情况时，应再次进行淋病和衣原体检测 [1]。

需要住院的患者有以下几类：

① 不能排除外科急症者。

② 输卵管卵巢脓肿者。

③ 妊娠者（产妇高死亡率和早产高风险）。

④ 脓毒症或一般状况差者。

⑤ 门诊治疗失败者（如，门诊治疗 72h 后无症状改善）。

四、特殊注意事项

携带 HIV 和 PID 的患者更有可能发生输卵管卵巢脓肿，尽管她们对抗生素的反应与非 HIV 患者类似。使用宫内节育器（IUD）的患者在置入后的前 3 周内发生 PID 的风险最高。如果患者出现 PID，除非患者治疗 3 天后没有好转，否则不需要取出 IUD[3]。

Fitz–Hugh–Curtis 综合征（FHC）是继发于盆腔炎症的肝周炎症，可引起突然的、严重的、右上腹疼痛、触诊时的触痛、发热、发冷和不适。双合诊检查、RUQ（右上腹）超声检查、胸部或腹部 CT 扫描可能为阴性。许多时候，诊断 FHC 的唯一线索就是患者是否有淋病或衣原体疾病，而没有其他可证实的右上腹疼痛原因。FHC 的治疗方法与 PID 治疗相同。如果疼痛持续，可能需要手术去除肝包膜粘连。

要点

- STD 阴性并不排除 PID。
- 对任何年轻的、性活跃的女性进行经验性的治疗，并进行 PID 检查，并对其性伴侣进行治疗。
- 所有被诊断为 PID 的女性都应该接受妊娠、HIV、淋病、衣原体的检测。

- PID+ 妊娠 ＝ 住院。
- PID 伴有 IUD（宫内节育器）＝ IUD 可以保留，但患者应该在 72h 内进行妇科复查，以评估治疗效果。

参考文献

[1] Pelvic Inflammatory Disease. *Sexually Transmitted Diseases Treatment Guidelines: Centers for Disease Control and Prevention*, 2015. Available at: http://www.cdc.gov/std/tg2015/pid.htm on August 27, 2015.

[2] Ness RB, Soper DE, Holley RL, et al. Effectiveness of inpatient and outpatient treatment strategies for women with pelvic inflammatory disease: Results from the Pelvic Inflammatory Disease Evaluation and Clinical Health (PEACH) randomized trial. *Am J Obstet Gynecol.* 2002;186(5):929–937.

[3] Tepper NK, Steenland MW, Gaffield ME, et al. Retention of intrauterine devices in women who acquire pelvic inflammatory disease: A systematic review. *Contraception.*2013;87(5):655–660.

第 211 章
年轻孕妇呼吸急促要考虑围生期心肌病

Don't Dismiss the Young, Female Patient with Shortness of Breath without Considering Peripartum Cardiomyopathy

Kathi Glauner，著

　　你的患者是一位 33 岁的孕妇，她有呼吸短促和咳嗽的症状。她否认既往史、不吃药、不抽烟。她呼吸急促伴有咳痰。你对她进行评估，发现她肺底部有轻微的啰音。你诊断出了肺炎，然后用抗生素治疗后让其出院，因为你认为她的预后不良的风险很低。

　　第二位患者为 28 岁女性，第一次怀孕，怀孕 38 周，表现为呼吸急促、双下肢水肿，其他方面都很健康。你向她解释怀孕后期正常的预期变化，包括血容量增加、下肢水肿，以及由于腹部膨胀压力增加导致呼吸急促。让其出院并注意采取预防措施。

　　两名患者后来都出现失代偿性心力衰竭的症状。他们迅速插管，并给予硝酸甘油滴注和多巴酚丁胺输注并送到 ICU。根据超声心动图结果诊断为围生期心肌病（peripartum cardiomyopathy，PPCM）。你哪里做错了？你将来怎样才能避免这个错误呢？

　　第一要认识到在年轻和健康孕妇中存在 PPCM 的可能性。PPCM 对育龄女性而言是一种可能致命的心力衰竭。根据定义，PPCM 发生在妊娠晚期或产后早期。这种情况相对少见，在美国，每 4000 名孕妇中只有 1 名会出现这种情况。未经治疗的死亡率为 5%～30%[1]。因为 PPCM 不常见，所以很容易被忽略。然而，它的严重程度决定了它总是发生在出现气短的育龄妇女中。记得询问患者最近怀孕的情况，以避免错过产后妇女的这种疾病。

PPCM 的病因尚不清楚，但最近的研究已发现其异常催乳素水平是潜在的原因。也有人认为心肌炎在 PPCM 的发生发展中起作用。PPCM 在年龄大于 30 岁、多胎妊娠、有高血压病史的妇女和长期服用抗抑郁药的妇女中更为常见。发生 PPCM 后再次怀孕的妇女有很高的复发风险。然而，重要的是要记住，没有这些危险因素的妇女也会发展成 PPCM[2]。

患有 PPCM 的女性有心力衰竭的体征和症状。她们可能主诉呼吸短促、腿部肿胀、疲劳或咳嗽。其他症状包括阵发性夜间呼吸困难（paroxysmal nocturnal dyspnea，PND）或咯血。因为症状与一些典型的妊娠晚期或产后症状重叠，因此常常漏诊 [2, 3]。

体检时，患者可能出现杂音、颈静脉扩张或第三心音。可伴有肺听诊轻微破裂音和下肢水肿。同样地，这些症状与怀孕的正常变化相重叠，并且很容易被不那么谨慎的医生忽视。一些相当简单的测试可以帮助指导您的诊断。

PPCM 只能通过排除这些症状的其他原因来诊断。检查应包括胸透、心电图（electrocardiogram，ECG）、超声心动图、肌钙蛋白、钠尿肽（beta natriuretic peptide，BNP）、促甲状腺激素（thyroid-stimulating hormone，TSH）、全血细胞计数（complete blood count，CBC）和全套代谢功能检查组合（comprehensive metabolic panel，CMP）。这可以评估心肌梗死、电解质、代谢紊乱、肺栓塞（PE）和妊娠中其他有关综合征，如 HELLP（溶血、肝酶升高、血小板减少，是妊娠期高血压严重的并发症）和子痫前期 / 子痫。BNP 升高及超声心动图显示左心室（LV）功能下降有助于诊断心力衰竭。

胸部 X 线片可能显示肺水肿或心脏肿大，但除此之外无其他明显表现。心电图也可能有非特异性的发现，包括窦性心动过速或左室肥厚。虽然在妊娠期 BNP 有时会轻微升高，但在 PPCM 中可能会显著升高。

更确切地诊断 PPCM，患者必须符合 3 个标准：①处在妊娠晚期或产后早期；②必须无其他原因的心力衰竭；③有左室功能障碍，通常 LVEF（左心室射血分数）＜ 45%[3]。

PPCM 患者的管理与其他任何心力衰竭患者的管理相似，其目的是稳定心力衰竭。然而，应避免使用胎儿毒性药物。急诊的即时治疗包括使用正性肌力药和降低前 / 后负荷的药物，如多巴酚丁胺或米力农和硝酸甘油 [4]。怀孕期间小心使用襻利尿药和血管紧张素转化酶抑制剂（ACE inhibitors，ACEIs），因为襻利尿药会减少胎儿的血容量，而 ACEIs 是致畸的。然而，这些都是产后妇女的标准疗法。失代偿患者可能需要插管和通气。动脉导管监测血压和使用硝酸甘油及多巴酚丁胺来调节负荷和肌张力将是重要的治疗方法。应启动肝素预防栓塞事件。代偿型和失代偿型心力衰竭患者均需住院治疗和稳定新发心肌病 [5]。

综上所述，识别是 PPCM 诊断中最重要的一步。即使是年轻的和可能是健康的患者也要仔细评估 BNP、CXR、心电图和超声心动图。一旦确诊，要积极治疗她们的心力衰竭，并入院接受进一步治疗。

要点

- 识别是诊断 PPCM 最重要的一步。
- 所有妊娠晚期及产后患者均应考虑 PPCM。
- PPCM 的诊断只能由排除这些症状的其他原因来实现。
- PPCM 患者的管理与其他任何心力衰竭患者的管理相似，其目的是稳定心力衰竭。

参考文献

[1]　Davis M, Duvernoy C. Peripartum cardiomyopathy: Current knowledge and future directions. *Womens Health.* 2015; 11(4):565–573.

[2]　Bhattacharyya A, Basra SS, Sen P, et al. Peripartum cardiomyopathy: A review. *Tex Heart Inst J.* 2012;39(1):8–16.

[3]　Capriola M. Peripartum cardiomyopathy: A review. *Int J Womens Health.* 2013;5:1–8.

[4]　Johnson-Coyle L, Jensen L, Sobey A; American College of Cardiology Foundation,American Heart Association. Peripartum cardiomyopathy: Review and practice guidelines.*Am J Crit Care.* 2012;21(2):89–98.

[5]　Carlin AJ, Alfirevic Z, Gite GML. Interventions for treating peripartum cardiomyopathy to improve outcomes for women and babies. *Cochrane Database Syst Rev.* 2010;9(9):CD008589.

第十五篇

心　理
Psych

第212章
谵　妄
Delirium

CASEY CARR，著

谵妄是一种反复无常、变化多样的疾病，其病因复杂。谵妄非常常见，在住院患者中发生率高达30%，尤其老年人中最常见。对于已有急性疾病风险的住院老年人来说，谵妄的发生可能导致诊断混淆，增加了发病率和死亡率。谵妄传统上定义为认知功能和感觉功能的急性改变，通常继发于潜在的医学疾病。谵妄的一个主要特征是在很短的一段时间内发生意识、注意力、认知能力和感知能力的障碍。这种精神状态的改变在整个过程中趋向于波动性。请参阅 APA（Amerlcan Psychiatric Association，美国精神病学会）的《精神疾病诊断与统计手册》（The Diagnostic and Statistical Manual of Mental Disorders，DSM，）（第5版）中关于谵妄的标准。我们对疾病引起认知急剧改变背后的病理生理机制了解甚少。已有的学说包括系统创伤和短暂隐匿脑损伤反应的神经递质异常。发展成谵妄的危险因素包括住院老年患者、多种疾病、疾病终末期、儿童、多种用药和感觉剥夺。

一、诊断

谵妄的原因有很多，然而有些病因是急诊医生必须很快识别出来的。但是，初始评估应侧重于谵妄的突然出现和患者的精神状态改变是否继发于别的原因。精神疾病和痴呆，是引起与谵妄相似精神状态改变的可能原因，重点应该是阐明这些疾病之间的定义细节。时间和发作是谵妄的重要指标，谵妄常见的是急性发作和波动性的精神状态，但其他情况下少见。评估一个患者精神状态的通用工具有简易精神状态检查法和混淆评估法。谵妄的病因可大致分为中枢神经系统疾病、代谢性疾病、心肺疾病和全身性疾病，这些分类在表212-1中进行了更全面地阐述。对于谵妄的原因，一个行之有效的辅助记忆法是 I WATCH DEATH，分别代表感染（Infection）、戒断症状（Withdrawal）、急性代谢改变（Acute metabolic changes）、外伤（Trauma）、中枢神经系统疾病（CNS disease）、低氧（Hypoxia）、缺陷（Deficiencies）、环境（Environmental）、急性血管改变（Acute vascular changes）、毒物（Toxins）、重金属（Heavy metals）。诊断性干预应该积极寻找这些原因，因为病因治疗才是根本性的治疗。既往史、查体和基本实验室检查——包括尿液分析——是处理的基本步骤。

二、治疗

谵妄的治疗应着眼于治疗引起谵妄的紧急病因。早期直接导向治疗是治疗谵妄患者的首要目的。但是，最常遇到的挑战是何时在患者变得越来越好斗和激动时进行干预。处理情绪激动的谵妄患者第一步是环境干预。为减少对患者睡眠 - 唤醒周期的干扰，夜间保持安静，白天规律的最低程度的刺激。患者的身体损伤会加重谵妄，所以必须使用患者自己的眼镜和辅助听力设备。任何增加患者对环境熟悉的措施都将减少谵妄的行为，尤其对老年人有效。鼓励患者定期执行需要完成的任务。化学药品和物理约束应限制在最低限度。

表 212-1　谵妄的常见病因

中枢神经系统疾病	血管畸形、压迫性病变、癫痫发作后状态、颅内出血
代谢障碍	电解质紊乱、尿毒症、肝性脑病、低氧血症、低血糖症、Wernicke 脑病
感染	尿路感染、肺炎、脑膜炎、脓毒症
环境因素	感觉剥夺、术后状态、多药疗法、药物滥用、药物戒断
系统性疾病	心肌梗死、肺栓塞、毒物摄取、重金属中毒

要点

- 了解存在谵妄风险的患者的危险因素——年龄、认知功能差、功能状态差、感觉受损、并存医学疾病和多重用药。
- 永远不要认为患者的激动是由于痴呆或精神疾病引起的——记住谵妄这个鉴别诊断。
- 了解谵妄的自然病程——急性发作、波动过程、注意力不集中、思维紊乱、感知障碍、情感紊乱和睡眠 - 唤醒周期改变。
- 了解谵妄的常见原因和需要在急诊科紧急处理的情况。
- 急诊科实施行为控制的环境干预措施——避免应用化学药品和物理约束。

推荐阅读

[1]　American Psychiatric Association. *Practice Guideline for the Treatment of Patients with Delirium.Am J Psychiatry*, 1999.

[2]　American Psychiatric Association. *Diagnostic and Statistical Manual of Mental Disorders -Delirium*, 5th ed. APA. 2013.

[3]　Gleason OC. Delirium. *Am Fam Phys.* 2003;67:1027–1034.

[4]　Gower LE, et al. Emergency department management of delirium in the elderly. *West J Emerg Med.* 2012;13:194–201.

[5]　Inouye SK. Delirium in older persons. *N Engl J Med.* 2006;354:1157–1165.

第 213 章
限制性约束：约束患者
Restraint with Restraints: Patient Restraint

Grant Nelson, Robert B. Dunne，著

在急诊科（emergency department，ED）限制患者的决定通常是具有挑战性的。限制患者主要意图是保护，无论是对患者还是对工作人员。一个情志改变的、躁动的患者会对他们自己和工作人员造成非常真实的威胁。中枢神经系统病变、癫痫发作后状态、缺氧、脓毒症、药物治疗以及与物质相关的疾病只是引起躁动的几个原因，及时处理这些情况有助于诊断和治疗。躁动的最初治疗通常是在安静的房间中进行口头缓解和（或）隔离。很多时候，这就是重建正常沟通所需要的。当口头咨询和隔离还不足以缓解危险情况时，应在进一步伤害发生之前做出限制患者的决定。在这些情况下，必须记录①存在紧急情况；②无法获得同意；③治疗是为了患者的利益。

化学镇静通常比身体约束更可取，因为它避免了身体约束的许多潜在后果，如损伤、横纹肌溶解、缺氧和高热。在实践中，通常需要某种物理约束作为化学抑制的桥梁。最终的目标是使患者放松，可以逐步系统地解除身体限制，能自行参与护理。不管任何时候都可以考虑身体约束，以及化学镇静。但身体上的约束很少单独使用。

约束患者通常需要团队的合作，人手越多，工作人员和患者的处理过程就会越快越安全。通常情况下，要让患者安静下来，变得更加顺从，就只需要增加一些人手就可以了。理想情况下，每个肢体都应该有一个人，并且指定一个人来快速实施严格的约束。虽然软约束对于试图拉线或拔管的轻度失去判断力的患者来说很有效，但是对于躁动的患者来说就不合适了。在开始时，所有四肢都应该使用硬约束，并且应该收紧，以允许最小限度的运动。这将确保约束不会失效，患者的活动范围是可预测的。医院工作人员可以进一步评估和更安全地治疗患者。患者应戴上监护器，需要持续观察。

一旦患者受到严格的约束，应尽快添加化学镇静药，以避免不良事件的发生，并让患者重新接受自己的治疗。理想的化学抑制药物是可通过肌内注射（IM）吸收的，这样可以防止激动的患者静脉注射（IV）。经过指导的患者一旦被重新引导，通常可以配合口服药物治疗。关于药物治疗的决定应该基于对潜在原因的鉴别诊断。一个患者最初的抱怨是他的抗精神病药物用完了，然后变得烦躁不安，相比一个未进行鉴别诊断的谵妄患者来说，他可能会从不同的药物中受益。

苯二氮䓬类药物是治疗的主要药物，并由于其相对可预测性和不良反应而成为很好的首选药物。劳拉西泮 1 ～ 4mg（IM 或 IV）和安定 5 ～ 10mg（IM 或 IV）是最常用的两种苯二氮䓬类药物。咪达唑仑是最常见的躁动患者的院前药物，并已被证明是最可预测和快速的药物，5mg 静脉注射或 10mg 肌内注射能可靠地镇定大多数患者。应对苯二氮䓬类药物进行滴定，老年人和酒精中毒者应慎用，以防

止过度镇静。在一些患者中，苯二氮䓬类药物会导致去抑制作用，加剧甚至引起急性精神错乱。

典型的抗精神病药物，如氟哌啶醇（2.5～5mg，IM）通常作为初始策略使用，通常与苯二氮䓬类药物联合使用，并且在许多研究中被证明是安全的。重要的是要记住，所有的抗精神病药物都有可能导致 QT 间期延长。在不明原因摄入的情况下，有可能加剧已经存在的心功能不全，谨慎的做法是在这些情况下避免使用抗精神病药物以防止失代偿。

与典型的抗精神病药物相比，非典型抗精神病药物已被证明更有效，并可减少锥体外系症状（EPS）。急诊科常用的非典型抗精神病药物有奥氮平（再普乐）和利培酮。虽然利培酮仅在口服剂型中可用，但它已被证明与氟哌啶醇肌内注射一样有效，而且对于愿意接受口服药物治疗的患者是一个很好的选择。奥氮平最近被认为是氟哌啶醇的一种潜在替代品，并显示出类似的功效，可以降低 EPS 风险。有许多小型研究评估氯胺酮在焦虑患者中的使用，尤其是在院前环境中。氯胺酮是一种快速有效的药物，已经被证明是安全的，但是还需要做更多的研究来评估它在急诊中的应用。

在无数的案例中，最初对躁动起因的印象是错误的，患者随后就失去了正常的生活状态。仔细的、全面的身体检查十分必要，尽可能寻找更多的病史也是必要的。焦虑不安的患者必须不断地重新评估。时刻注意患者和工作人员的安全。无论是由于醉酒还是药物治疗、缺氧或休克引起的躁动，认识到某人何时可能对自己或他人造成危险很重要。

要点
- 尝试言语上的缓解和隔离失败后，不要犹豫使用约束手段来保护一个情绪改变、焦虑不安的患者，避免伤害自己或工作人员。
- 对于一个极度烦躁的患者，用咪达唑仑初始治疗可能是最可靠的镇静方法，以促进初步评估。
- 氟哌啶醇和劳拉西泮一起服用或单独服用均快速起效，并且安全可靠，镇静时间更长。
- 在儿科、醉酒和老年患者中使用较低的起始剂量，以防止过度镇静。
- 所有被限制的患者都应接受心脏监护，并经常根据记录进行重新评估。

推荐阅读

[1] ACEP POLICY: Use of Patient Restraints. Revised and approved by the ACEP Board of Directors April 2014, April 2001, June 2000, January 1996. Reaffirmed by the ACEP Board of Directors October 2007. Originally approved by the ACEP Board of Directors January 1991.
[2] Coburn VA, Mycyk MB. Physical and chemical restraints. *Emerg Med Clin North Am.* 2009;27:655–667.
[3] Newman DH. Training the mind, and the food and drug administration, on droperidol. *Ann Emerg Med.* 2015;66:243–245.
[4] Nobay F, et al. A prospective, double-blind, randomized trial of midazolam versus haloperidol versus lorazepam in the chemical restraint of violent and severely agitated patients. *Acad Emerg Med.* 2004;11(7):744.
[5] Wilson MP, Pepper D, Currier GW, et al. The psychopharmacology of agitation: Consensus statement of the American Association for Emergency Psychiatry Project BETA Psychopharmacology Workgroup. *West J Emerg Med.* 2012;13(1):26–34.

第 214 章
精神状态令人关注时考虑精神病
Mental Status Concern? Consider Psychosis

Sarika Walia, Shabana Walia，著

　　精神病应该理解为一类综合征。精神病这一术语被用于描述一组理解现实能力受损的非特异性症状和体征。它包括了医疗和精神因素，引起患者难以理解其周围环境。精神病本身并不是一种疾病，而是继发于一系列精神病和内科疾病。当医生认为患者可能患有精神病时，他们必须寻找潜在的病因以发现患者出现相应症状的原因。

　　精神病可表现为谵妄、躁动、妄想、偏执、幻听或幻视、混乱或精神状态改变。精神病分为两类：功能性和器质性。虽然功能性精神病目前尚未完全研究透彻，但通常称为没有明确的医学原因的精神病。它通常被细分为精神分裂症、双相精神病和心境障碍。功能性精神病的诊断往往是排除性的诊断，特别是在首次出现时。在排除了器质性因素之后，可以进行试验性治疗，并且对治疗的反应证实了这些精神疾病的诊断。

　　器质性精神病是指由医疗或生理性因素而非精神疾病引起的精神异常。它有时被称为"器质性脑综合征"，可进一步分为谵妄与痴呆。器质性精神病急诊就诊的常见原因包括脑血管疾病、内分泌失调，如甲状腺毒症和甲状腺风暴、药物滥用、药物或酒精戒断、肝性脑病或代谢性脑病、创伤、多重用药和脓毒症。如果患者严重缺氧或有高碳酸血症，他们可能出现意识改变甚至谵妄，并且在进行系统评估之前，可能被误诊为精神疾病。痴呆是器质性精神病的另一个常见原因，其被定义为记忆或认知的进行性下降，如帕金森病、阿尔茨海默病、路易体痴呆或血管性痴呆。

　　不同的精神病表现往往会指向某种疾病。如妄想（坚信的错误信念）与反社会行为和思维紊乱相结合是精神分裂症的常见表现。然而，如果患者出现虫子在其皮肤上爬行的幻觉并伴随心动过速和震颤，可能是继发于酒精戒断症状的震颤性谵妄。急诊医生必须考虑病史、体格检查和完整的临床表现，以便正确找出精神异常行为的原因。

　　急诊医生必须能够识别急性精神病，区分器质性和功能性精神病，规范患者的行为，并治疗危及生命的精神病原因。对待精神病患者的诊治方法与对待急诊科的其他患者相似。以下是评估精神病患者的方法。

　　① ABC：确保气道（airway）、呼吸（breathing）和循环（circulation）正常。

　　②应在安静平和的环境中，以无威胁的方式接近患者。必须仔细考虑是否需要药物或物理约束以获得初步和深入的检查。

　　③来自患者和家人 / 朋友的病史叙述：来自警察、家人、亲密朋友和同事的相关信息将有助于获得

有关患者的病史和基线精神状态的信息。如果患者有精神疾病史，获取完整的用药记录，评估症状是急性的还是慢性的，通常是有帮助的。

④身体检查，包括心理状态检查，给每位患者查体时充分暴露，寻找创伤的痕迹，以此作为精神状态改变的原因。

⑤实验室检查和影像学检查：对于初发精神病，应该完善实验室检查，如甲状腺检查、血氨、尿常规、电解质、尿液毒检及头颅 CT 等。

⑥观察和监测生命体征。

在上述评估之后，急诊医生可以确定患者是否患有器质性或功能性精神障碍，并判断是否需要立即开始治疗。 Dubin 等人在 1983 年进行的一项研究中发现有 4 个因素有助于诊断器质性精神病与功能性精神病：生命体征异常、近期记忆力下降、患者年龄＞ 40 岁且没有精神病史、定向力障碍伴抑郁。急性精神病是一种紧急情况。大多数器质性精神病需要入院，直到症状缓解或得到适当治疗。而功能性精神病通常也需要入院，因为这些患者通常被认为是对自己、对社会有伤害的，或者他们没有可靠安全的性情。

> **要点**
> - 精神病是一组导致患者与现实脱节的非特异性症状和体征。
> - 精神病可能与每个器官系统相关，因此，需要进行医学检查，尤其是初发时。
> - 在服用药物的患者中，精神病往往可能是多重用药、药物滥用或停药的后果。
> - 器质性精神病是由影响大脑的生理疾病引起的，而功能性精神病是由精神疾病引起的，但医生必须谨记，功能性精神病是排除性诊断。
> - 急诊医生必须通过适当的初步检查和评估来区分器质性和功能性精神病，以便正确治疗患者。

推荐阅读

[1] Dilsaver SC. Differentiating organic from functional psychosis [Review]. *Am Fam Physician.* 1992;45(3):1173–1180.

[2] Dubin WR, Weese KF, Zeezardia JA. Organic brain syndrome: The quiet imposter. *JAMA.* 1983;249:60.

[3] Frame DS, Kercher EE. Acute psychosis. Functional versus organic [Review]. *Emerg Med Clin North Am.* 1991;9(1):123–136.

[4] Marx JA. Chapter 13: Confusion. In: *Rosen's Emergency Medicine: Concepts and Clinical Prac- tice.* 7th ed. St. Louis, MO: Mosby, 2010.

[5] Tintinalli JE, Kelen GD, Stapczynski JS, et al., eds. Chapter 141: Behavioral and psychiatric disorders in children and infants. In: Emergency Medicine: *A Comprehensive Study Guide.* 6th ed. New York, NY: McGraw-Hill, 2004.

第 215 章
评估自杀风险
Ask about Suicide Risk

Trent R. Malcolm Donald W. Alves，著

病例

一名 24 岁无家可归的男子，有双相情感障碍、多重药物滥用和酒精滥用的病史，因急性酒精中毒和自杀意念到急诊科就诊。这位患者说，自从几周之前药物用完后，他的抑郁症状越来越严重。他变得孤僻并诉说自己对目前的处境感到绝望。经直接询问，他计划利用一辆正在行驶的公共汽车实施自杀。他过去曾因严重的抑郁症住院，并至少有一次故意服药过量的自杀企图。经过 12h 的观察后重新评估，患者清醒后放弃了自杀的念头，要求出院。

对自杀患者的评估是一种固有的高风险情况。从根本上说，我们必须区分有自残风险的患者和可以安全出院的患者。这是一个不小的任务，特别是在一个繁忙的部门工作，精神科资源有限的情况下，对一个和你没有任何关系的患者进行评估。几乎每个急诊医生都能举出一个可怕的例子，一个患者从急诊科出院后，几小时内就自杀了。除了让每一个自杀的患者住院治疗，没有办法完全防止这种噩梦的发生。然而，对自杀患者采用合理的、标准化的治疗方法将有助于将风险降至最低并改善患者的护理。

自杀风险评估是一项高度主观的任务，需要详尽的病史资料。收集详细而准确的病史通常被一些患者因素所复杂化，包括情绪的不稳定、不信任和酗酒。然而，病史上的几个关键因素对于一份明智的风险评估是至关重要的。所有有自杀倾向的患者都应该询问既往精神病史，包括精神病住院史（如次数、时间、持续时间和入院原因）和自杀企图（如次数、时间、方法和对健康的影响）。此外，所有的患者都应该被问及最近的生活压力、抑郁或绝望的感觉，以及社会关系网。没有证据表明直接询问有关自杀的问题会导致或恶化自杀的念头。因此，直接说出最近或正在进行的自杀想法（"你有没有想过自杀"）、计划（"你会怎么做"）和意图（"如果你今天离开医院，你会自杀吗"）是非常重要的。最后，应该询问每一个患者是否有可能获得枪支或其他致命手段来执行所述计划。很简单，如果你不问，你永远不会知道答案。

自杀患者的酒精中毒常常使本来就很复杂的情况复杂化。酒精滥用是自杀的主要危险因素，急性酒精中毒增加了高危患者自杀的直接可能性。在一项研究中，1/3 的自杀者尸检时血液中的酒精含量升高。然而喝醉的时候有自杀意念的患者常常会在清醒后放弃自杀的念想。因此，许多医生坚持在开始评估之前要求患者保持清醒。一些中心要求患者在评估前酒精浓度低于一个特定的临界值（如 0.08 或 0.1g/dl）。但是，这种要求可能导致不必要地拖延。根据美国急诊医师学会（American Collegeof Emergency Physicians，ACEP）的指南，决定何时开始精神病学评估应基于患者的认知功能，而不是酒精水平。这

在慢性酗酒者中尤其重要，因为等到他们血液酒精含量低于法定驾驶限制时再进行评估会引发戒断症状。无论何时开始进行评估，自杀患者在醉酒状态下都不应该出院，即使患者已经放弃治疗了。

自杀的危险因素是有据可查的。严重的抑郁、绝望的感觉和之前的自杀企图被广泛认为是自杀行为最强烈的预测因子。其他一些关键风险因素包括年龄（青少年和老年人）、性别（女性更有可能尝试自杀，但男性更容易完成自杀）、药物和酒精滥用、有组织的计划、共患精神疾病、自杀家族史、冲动性、最近失业、最近监禁、最近开始抗抑郁药物、社会隔离（如从未结婚、分居或离婚）和慢性疾病。急诊科医生应该在对每个患者的全面风险评估中考虑这些风险因素。一些临床工具，包括 SADPERSONS 量表（Sex- 性别、Age- 年龄、Depression- 抑郁、Previoussuicideattempt- 既往有自杀企图、Excessivealcohol- 过量饮酒或吸毒、Rationalthinkingloss- 失去理智、Separated- 分居、离婚或丧偶、Orgnizedplan- 有具体的自杀计划、Nosocialsupport- 未得到社会支持、Sickness- 疾病、慢性病）和自杀意图量表（suicide intent scale，SIS），被广泛用于自杀风险评估。然而，医生不要依赖工具量表，因为很少有工具量表在临床环境中经过验证使用。SADPERSONS 量表的敏感性较低，并不能单独预测患者未来的自残行为。可惜没有什么能代替详细的、个性化的评估。

一些精神科医生享受着精神科顾问的奢侈待遇，但绝大多数医生必须自己进行这些评估。当与精神科顾问一起工作时，一定要记住他们只是一个顾问。最终，入院或出院的决定（以及对患者结局的法律责任）取决于主诊医生。因此，必须与顾问进行详细的对话，以了解其建议背后的理由。当意见不一致时，记住永远不要让你觉得不安全的患者出院。最后，重要的是要记录病史的所有相关方面，包括情绪变化、自杀意念、醉酒或清醒的证据、与顾问的讨论，以及全面风险评估的思维过程。如果没有记录在纸上，就等同于没有发生。

要点

- 收集详细的病史，如果你不问问题，你永远也不会知道答案。
- 绝不要让一个主诉有自杀意念的醉酒患者出院。
- 对每一个患者，每一次都要评估自杀关键风险因素。
- 信任你的精神科顾问，但是不要用他们的判断代替自己的。
- 记录，记录，记录！如果没有记录在纸上，就等同于没有发生。

推荐阅读

[1] Harriss L, Hawton K. Suicidal intent in deliberate self-harm and the risk of suicide: The predictive power of the Suicide Intent Scale. *J Affect Disord*. 2005;86:225–233.

[2] Hawton K, Saunders KEA, O'Connor RC. Self-harm and suicide in adolescents. *Lancet*. 2012;379:2373–2381.

[3] Lukens TW, et al. Clinical Policy: Critical issues in the diagnosis and management of the adult psychiatric patient in the emergency department. *Ann Emerg Med*. 2006;47(1):79–99.

[4] Skegg K. Self-harm. *Lancet*. 2005;366:1471–1483.

[5] Warden S, Spiwak R, Sareen J, et al. The SAD PERSONS scale for suicide risk: A systematic review. *Arch Suicide Res*. 2014;18:313–326.

第 216 章
急诊科中的怪异行为可能是人格障碍
Strange Behavior? Personality Disorders in the ED

Kerri N. Booker，著

急诊医疗工作者会遇到大量患有精神疾病的患者。急诊医生有责任确保任何急性情况都得到处理，以明确引起患者症状的潜在病因。在急诊科（emergency department，ED）中许多患者具有人格障碍，这些可能从未被诊断或患者本人都不知道。医务人员必须了解此类疾病的核心特征，以识别罹患此类疾病的患者，并为他们尽可能提供最好的照顾。

人格障碍被定义为明显偏离正常且根深蒂固的不适应行为模式，并导致功能受损。这些行为模式在患者身上多变且顽固的事实给临床医生带来了非常独特的挑战。治疗这类特定人格障碍患者的任务是艰巨的，最好是在患者获得医疗许可后，由精神科医生和其他精神卫生专业人员处理。然而，急诊医生通常是这些患者的第一接触者。美国精神病学协会根据人格障碍患者的突出特征，将该类疾病分为 3 大类，同时这些特征易于一线医生记忆并应用于患者的治疗当中。

A 类（"行为怪异"）疾病包括精神分裂症、偏执狂和分裂型人格障碍。精神分裂症的人格类型倾向于孤僻、内向，并躲避亲密接触。障碍往往过于敏感、多疑和自我防御。分裂型人格障碍的类型也是多疑的，往往是迷信的，并且与社会隔绝。他们也可能表现出古怪的行为和言语。患有 A 类障碍的患者，尤其是偏执型人格障碍的患者，难以与他人互动和治疗，因为他们可能会感觉到其他人的攻击性和敌意，即使它不存在。分裂型人格障碍不同于其他群体 A 类疾病，患者往往表现出更多离奇的行为，如分裂、奇幻思维或超感视觉（遥视）。A 类患者通常表现出对其他人的不信任和怀疑其动机的持久模式。在人际交流的环境中，他们往往难以参与并感觉不舒服。重要的是保持专业，但对他们的恐惧感同身受。为了改善与这些患者的沟通，明确解释他们的治疗计划和医生在其中的角色，并避免过度参与他们的社会或个人问题。不要对他们的行为作情绪化的反应，这一点是非常重要的。对于患有偏执型人格障碍的患者，不要试图挑战他们的偏执想法或被这些想法分心。相反，让患者有机会描述他们的想法并继续下去。

B 类（"戏剧性"）疾病包括边缘性、表演性、自恋性和反社会性人格障碍。边缘型人格障碍患者受到最严重的影响，因为他们往往与社会发生冲突。他们可能冲动和具有攻击性，缺乏自我控制，并且人际关系不稳定。这些患者还表现出强烈的自杀企图并伴有吸毒高发率。表演型人格障碍通常是自负的，情绪不稳定，并表现出不成熟的、引人注意的和自我中心的行为。自恋型人格障碍通常专注于权力，寻求关注，表现出露骨或浮夸的行为，同时对他人缺乏兴趣。反社会型人格障碍倾向于自私、无情，并且经常难以学习先前的经验。他们可能会冲动和滥交，经常造成法律问题。对于 B 类人格障碍，在对话期间清楚地沟通并设定限制非常重要。避免过度技术性的解释，再一次强调，不要对突发事件或表演性行为做出情绪上的反应。应当理解患者的顾虑，并对问题做出简单、实际的回答。由于这些类型的患者往往存在更多的行为关系问题，因此，仔细记录您的接触过程非常重要。精心记录的医疗记录可能有助于以后熟悉和管理患者。

C 类（"焦虑"）疾病包括强迫性、依赖性和回避性人格障碍。与 A 类和 B 类相比，C 类人格障碍被认为是高功能的。患有强迫型人格障碍（obsessive compulsive personality disorder，OCPD）的患者通常是完美主义者，以自我为中心但犹豫不决，并且具有严格的思维模式和控制欲。依赖型人格障碍患者表现出缺乏信心，缺乏自尊心，往往过度接受、被动、无法做出决定。回避型人格障碍患者害怕被拒绝，自尊心缺乏，对失败或拒绝反应过度。再一次强调，医生在参与验证患者顾虑的同时提供保证并设置限制。这在面对依赖性人格的患者时尤为重要，必须记住，你不可能成为每个人的一切。对于OCPD 患者，进行彻底的病史询问和检查，全面解释为他们所提供的治疗，并鼓励他们参与。回避型人格障碍的患者可能需要额外的鼓励才能让他们讲述其担忧、症状和来急诊的原因。

患有人格障碍的患者通常符合多种疾病的标准，并且经常具有多种并发症，包括药物和酒精滥用、焦虑和抑郁。由于被忽视、性虐待、身体或情感虐待，他们可能会认为世界不安全和不可靠。由于多次急诊科就诊患有人格障碍的患者通常被称为"常客"，并且这样做会使医生评价患者病情时产生自满感。当对患者已有主观印象后，再对患者的医疗状态进行准确评估就困难了。研究表明，精神病患者的体格检查经常欠完整。很容易将患者惯性思维视为精神病，而忽略其他可能急诊就诊的原因，并且会因患者多次来诊加重这种偏见。

尽管患有人格障碍的患者可能经常出现在急诊科，但他们的来诊原因可能有所不同，包括精神病和医疗需求。不完整的病史采集和体格检查是造成精神疾病患者漏诊的主要原因。精神病患者的医疗许可涉及排除潜在的器质性疾病、感染性原因、中毒、中毒综合征，以及准确的生命体征评估。当筛查和检查完成后，患者可以获得急诊的处理，以待进一步的精神病评估。

要点
- 当与人格障碍的患者交流时，要做到直接性、专业性和移情性，并且记住不要对表演性或不恰当的行为做出情绪化的反应。
- 请注意，有人格障碍的患者经常会出现多种并发症，包括药物和酒精滥用、焦虑和抑郁。
- 记录您与患者交流的情况，因为记录可能有助于在后期管理患者时，提供深刻的见解和清晰的思路。
- 由于患有人格障碍的患者可能由于多种原因出现在急诊科，因此，必须进行彻底地病史采集和体格检查，以排除可能表现为精神病主诉的器质性疾病。

推荐阅读

[1] Bateman AW, Gunderson J, Mulder R. Treatment of personality disorder. *Lancet*. 2015;385(9969):735–743. ISSN: 0140-

6736, http://dx.doi.org/10.1016/S0140-6736(14) 61394-5.

[2] Downey LV, Zun LS. Reasons for readmissions: What are the reasons for 90-day readmissions of psychiatric patients from the ED? *Am J Emerg Med.* 2015;33(10):1489–1491.

[3] Gilbert SB. Psychiatric crash cart: Treatment strategies for the emergency department. *Adv EmergNurs J.* 2009;31(4):298–308.

[4] Karas S. Behavioural emergencies: Differentiating medical from psychiatric disease. *Emerg Med Pract.* 2002;4(3):1–20.

[5] McPhee SJ, Papadakis M, Rabow MW. *Current Medical Diagnosis and Treatment* 2012. 51st ed. New York, NY: McGraw Hill Professional, 2011:1023–1025.

[6] Mitchell AJ, Dennis M. Self harm and attempted suicide in adults: 10 practical questions and answers for emergency department staff. *Emerg Med J.* 2006;23(4):251–255.

[7] National Collaborating Centre for Mental Health (UK). *Borderline Personality Disorder: Treatment and Management.* Leicester, UK: British Psychological Society, 2009. (NICE Clinical Guidelines, No. 78.) 7, Management of Crises. Available from: http://www.ncbi.nlm.nih. gov/books/NBK55407/

[8] Szpakowicz M, Herd A. "Medically cleared": How well are patients with psychiatric presentations examined by emergency physicians? *J Emerg Med.* 2008;35(4):369–372.

[9] Ward RK. Assessment and management of personality disorders. *Am Fam Physician.*2004;70(8):1505–1512.

第 217 章
不要忽视情感障碍
Don't Ignore Affective Disorders!

Trent R. Malcolm，著

病例

53 岁老年女性，腹痛就诊，既往有高血压、血脂异常和甲状腺功能减退病史。患者主诉数周来出现无明显原因的弥漫性腹部钝痛。检查中发现患者情感淡漠，其他无明显异常发现。进一步询问后，患者承认情绪低落，睡眠障碍，对自己的日常活动缺乏兴趣。当询问她是否曾经想要伤害自己时，她开始哭泣。

情绪障碍，包括重度抑郁症和双相情感障碍，不成比例地存在于急诊室。抑郁症和双相情感障碍在一般人群中的患病率分别是 13% 和 1%，然而这些情况在急诊科患者中的患病率可分别达到 25% ～ 30% 和 7%。精神疾病患者给急救人员带来独特的挑战，并且增加了预后不良的风险。如情感障碍经常表现为躯体性主诉，给诊断带来困难。令人忧虑的是，精神性疾病可能会掩盖潜在的内科疾病，从而导致一些严重情况被忽视和漏诊。而且，有情绪障碍的患者自杀风险显著增高，药物滥用率升高，慢性病治疗的依从性较低，并且紧急医疗服务的使用率也显著升高。虽然对有情绪障碍的患者不再强调急救护理，但是仍需要采取额外措施来满足这一高危群体的医疗、心理和社会需求。

抑郁症的典型症状包括情绪低落、失去兴趣以及绝望和内疚的想法。当出现这些社会心理的症状时，医生很容易考虑到重度抑郁症。然而，重度抑郁症的表现常常是隐匿的。有达到 2/3 的患者表现为躯体主诉，导致误诊或漏诊。常见的躯体主诉包括乏力、弥漫性躯体疼痛、腹痛、胸痛、头晕、食欲不振和睡眠障碍。对存在无法解释病因的患者经过适当的医学评估进行鉴别诊断时，应考虑到未确诊的抑郁症。有些简单的筛查问卷可能会得出出乎意料的诊断，并促使给予适当的精神病学治疗。

相反地，令人不安的是一些疾病也可能被误认为是抑郁症。不要认为情绪低落和失去兴趣都是精神性的原因。急诊科出现可逆性或继发性抑郁症状的常见原因包括内分泌紊乱（如甲状腺功能减退、Cushing 综合征）、药物作用（如降压药、激素治疗）、营养缺乏（如维生素 B_{12}、维生素 B_1 缺乏）、中毒、感染和中枢神经系统紊乱。对于没有抑郁症病史但有情感性症状的患者，进行全面的评估，寻找潜在的可逆原因是十分必要的。关键资料包括详细的病史，药物治疗史，体格检查和实验室检查。需要广泛的鉴别诊断和敏锐的诊断意识来确定潜在的严重医学疾病，并使那些因器质性疾病导致抑郁症的患者避免不必要的心理转介。

所有存在情绪障碍或抑郁症状的患者都应该进行自杀倾向的筛查。情绪障碍是自杀的重要危险因素，有情绪障碍的患者终生自杀风险约是普通人群的 8 倍。自杀是导致寿命减少的主要原因之一，也是一个重大的公共卫生问题。此外，急救人员可能处于一个独特的位置，需要根据情绪障碍患者的急诊科就诊频率及时进行识别和治疗。自杀倾向筛查阳性的患者应进行全面的自杀风险评估（第 215 章，询问自杀风险）并给予相应的治疗。

在急诊科对有情绪障碍的患者的评估，最终为高危患者进行适当的治疗提供了一个机会。有情绪障碍或抑郁症状的患者应得到初级保健医生或精神病医生的密切随访。遗憾的是，许多患者无法获得定期随访。如果可以的话，可运用病案管理和（或）社会工作资源来帮助建立对这些患者的管理。最后，告诫急救人员不要使用抗抑郁药物治疗情绪障碍。考虑到在开始服用某些抗抑郁药后可立即增加自杀倾向的风险，最好由初级保健或精神科医生给出开始服用此类药物的决定，因为他们能够更好地监测治疗效果。

要点

- 对有无法解释的躯体症状的患者常常要考虑到抑郁症。
- 相反地，一定要排除抑郁症患者的器质性疾病。
- 所有有抑郁症状的患者都应进行自杀倾向的筛查，确保在适当的时候完成详细的风险评估。
- 在急诊科开抗抑郁药之前要三思。
- 将所有有情绪障碍证据的患者转介到他们的初级保健医生或精神病学医生进行密切随访。

推荐阅读

[1] Chang B, Gitlin D, Patel R. The depressed patient and suicidal patient in the emergency department: Evidence-based

management and treatment strategies. *Emerg Med Pract*. 2011;13(9):1–23.

[2] Katon WJ, Young BA, Russo J, et al. Association of depression with increased risk of severe hypoglycemic episodes in patients with diabetes. *Ann Fam Med*. 2013;11(3): 245–250.

[3] Kumar A, Clark S, Boudreaux E, et al. A multicenter study of depression among emergency department patients. *Acad Emerg Med*. 2004;11(12):1284–1289.

[4] Tylee A, Ghandi P. The importance of somatic symptoms of depression in primary care. *Prim Care Companion J Clin Psychiatry*. 2005;7(4):167–176.

[5] Vu F, Daeppen JB, Hugli O, et al. Screening of mental health and substance users in frequent users of a general Swiss emergency department. *BMC Emerg Med*. 2015;15:27.

第 218 章
急诊科的觅药行为
Drug-Seeking Behavior in the Emergency Department

Michael Wolfe Pierce，著

　　不可否认的是，美国处方药滥用盛行。药物过量（最常用的是阿片类药物）导致的死亡最近超过车祸，成为全国意外死亡的主要原因。药物过量在急诊科中是较为常见的情况，其影响较大。但不幸的是，急诊科也是违禁药物的来源。疼痛治疗是急诊医学的核心组成部分。大多数人认为，绝大多数急诊科患者的就诊期望至少是缓解疼痛。治疗癌症疼痛或急性疼痛综合征的举措是无争议的，但治疗慢性疼痛或没有任何客观依据的疼痛，则有潜在并发症的风险。

　　从正规治疗需求的患者中区分出毒瘾的患者是理想的情况，但在繁忙的急诊环境中难以实现。尽管如此，医生不仅要适当地缓解病人的痛苦，并且尽量避免他们遭受不必要治疗的不良影响。药物不良反应、成瘾性和后遗症对药物滥用者、减轻慢性疼痛及改善不良情绪的药物使用者都有害。实际上，显性成瘾只能代表一小部分有问题的药物使用情况，更常见的表现是隐性的依赖性，对于医生甚至患者来说都不易察觉。

　　从医生的角度来看，问题的核心是缺乏客观证据来证实患者自述的疼痛性质或疼痛的严重程度。有一些经典的行为已被证明与急诊科的寻求药物行为有关，但没有敏感性和特异度。这些患者的行为包括对除了自己选择的药物之外的所有药物都产生较为明显的过敏反应，声称任何非阿片类药物或苯二氮䓬类药物无效（过分关注药物类别），要求按药物名称进行治疗，以及声明先前处方都丢失了。类似地，有些主诉与药物寻找行为有关，包括头痛、牙痛和腹部/盆腔疼痛。当然，上述症状中的任何一个要素都可能出现在真正急需镇痛的人身上，但这种情况经过严谨地临床检查及诊断后方可应用。

　　在评估患者是否正在寻求药物时，关键是要重视临床医生对于社会经济、教育或种族背景、年龄

和性别的偏见，这对疼痛管理的治疗决策有显著影响。在这些情况下，自我反省和频繁回顾自己的决策是非常重要的，最好的方法是让患者对自己疼痛的程度产生怀疑。任何一个在急诊科要求减轻疼痛的人都会经历糟糕的一天，值得给予充分的关怀和同情。类似地，在急诊科出现已知药物寻求甚至破坏性行为的患者发展成威胁生命的器质性病变时，这种情况其每次就诊都要认真对待。

当面对那些没有指征仍要求药物治疗的患者时，拒绝开药是艰难但也是必须的。理想情况下，医生可以通过承认患者的痛苦，同时解释所要求的药物可能对他们造成的伤害大于好处来拒绝开药。当讨论使用短效阿片类药物治疗慢性疼痛时，对于某些患者来说，这是一个难以接受的建议。一旦临床医生的猜测已明确，患者承认他们要求进行可能有害的治疗，这就需要讨论心理和生理依赖性。不幸的是，即使是最富有同情心和理性的拒绝也可能让患者难以接受，甚至可能导致过激行为。临床医生的方法必须针对不同患者采取个体化治疗。即使在好的情况下，亦需要多位医疗同仁的共同努力才能成功。

慢性疼痛和（或）药物依赖的患者最好是在纵向初级保健关系的背景下进行管理，这给急诊科繁忙和不人性化的环境带来了额外的挑战。也就是说，急诊科也可以是药物滥用的初步识别和管理的理想场所。最高风险的药物滥用和成瘾的患者是那些经常以获得阿片类药物（经常在预防慢性疼痛管理的环境中）为目的到急诊科就诊的患者。那些已有心理和（或）社会心理障碍的人尤其易受伤害，这一部分患者甚至很少与初级保健医师保持联系，这使得与卫生保健的联系更加重要。具有药物依赖性的急诊科患者经常以这种或那种形式寻求帮助，并且常常由于直接或间接与违禁药物的使用而引起的。在这种情况下，患者可能更容易接受行为改变并转诊到门诊治疗的建议。具体而言，那些表现出戒断症状的阿片类药物依赖者，最好使用较低兴奋性的低风险阿片类药物（即丁丙诺啡或美沙酮）治疗，并应支持他们寻求额外的成瘾治疗。

要点

- 处方药滥用现象十分普遍，对个人和社会造成毁灭性的后果。
- 临床医生必须始终权衡治疗疼痛的重要性和治疗的不良反应带来的危害。在决策过程中认识自己的偏见是至关重要的。
- 应该用同情心拒绝那些没有必要需要药物的患者。任何止痛治疗可能都有危害。
- 在急诊科治疗是干预药物滥用的很好时机。

推荐阅读

[1] Grover CA, Elder JW, Close RJ, et al. How frequently are "classic" drug-seeking behaviors used by drug-seeking patients in the emergency department? *West J Emerg Med.* 2012;5:416–421.

[2] Hansen GR. The drug-seeking patient in the emergency room. *Emerg Med Clin North Am.* 2005;2:349–365.

[3] Hawkins SC, Smeeks F, Hamel J. Emergency management of chronic pain and drug-seeking behavior: An alternate perspective. *J Emerg Med.* 2007;2:125–129.

[4] Vukmir RB. Drug seeking behavior. *Am J Drug Alcohol Abuse.* 2004;3:551–575.

[5] Weiner SG, Griggs CA, Mitchell PM, et al. Clinician impression versus prescription drug monitoring program criteria in the assessment of drug-seeking behavior in the emergency department. *Ann Emerg Med.* 2013;4:281–289.

第 219 章
急诊科患者的焦虑
Anxiety in the Emergency Department

SachinMoonat，著

　　去急诊科就诊对患者来说是一种神经紧张的经历。一个人在陌生的环境中带着不确定的健康状况和不确定的结果。作为急诊科医生，我们能很快地感受到患者的抑郁情绪。我们通过患者的面部表情及患者的声音能很快地觉察到患者的恐慌。众所周知焦虑在很大程度上增加了患者的不适和烦躁。而对急诊患者的报告显示，75% 的患者存在不同程度的焦虑（大约有 25% 的患者诊断为严重焦虑），而仅仅 5% 的患者得到治疗。

一、焦虑状态

　　在某些情况下，焦虑在生理上是有益的。大脑边缘系统，尤其是杏仁核，在未知或困扰的条件下促进自主觉醒。交感神经张力的增加促成"战斗 / 逃跑"反射激活。瞳孔放大，心脏输出增加，反射加快，继而高度警觉。尽管这些生理反应在某些特定应激状态下是有益的，但事实上，焦虑的患者常表现出不安、痛苦和濒死感。这些患者常合并存在躯体症状，如胸痛、心悸、呼吸困难、肠胃不适、发汗、头晕、虚弱和疲劳。需要注意的是，患者常意识不到上述症状所伴随的焦虑，痛阈也因焦虑状态而降低，因此，患者主诉的剧痛常与他们的体格检查不一致。

二、急诊焦虑患者的评估

　　焦虑的症状常源于混乱的急诊环境（"白大衣"焦虑）、严重的内科疾病、药物或酒精中毒或戒断，或原发性焦虑障碍。不同情况可有同样表现。尽管原发性焦虑应快速的诊断治疗，而更重要是认真对待患者的症状。这有助于建立一种信任关系，确保任何躯体疾病不会被忽视。

　　让焦虑的患者回答开放式的问题以及冷静地倾听有助于减少痛苦，实际上这也是治疗。确定是否是环境因素或者生活压力诱发的焦虑可以帮助鉴别外源性和内源性焦虑。由急性环境压力诱导的外源性焦虑常易于消除。这些患者可通过与社会工作者沟通或转诊到专业心理咨询处而得到缓解。另一方面，原发性焦虑障碍是内源性的，具有遗传性和长期的环境因素，如慢性压力。急性发作通常没有一个可识别的触发因素，患者可有反复发作的病史。如果可疑原发性焦虑症，应建议转诊进行精神疾病评估。焦虑涵盖了多种特定的诊断。而就本文和急诊医生而言，区分焦虑的原发性或继发性原因比作出特定的精神疾病诊断更为重要。

在任何严重焦虑的患者，都必须处理自杀或杀人的意念问题，对突发的精神事件进行评估，并考虑住院治疗。评估所有焦虑患者药物和酒精使用情况非常重要。药物的使用或是戒断，尤其是酒精戒断，是引起焦虑的常见原因。兴奋剂，包括咖啡因和尼古丁，会加重焦虑，应避免焦虑患者摄入。

即使高度可疑精神疾病，对焦虑的检查必须排除潜在的内科疾病的可能性。将一个心肌梗死或者肺栓塞的患者误诊为焦虑将会是灾难性的。认真对待躯体症状，并指导进一步治疗。某些心血管、呼吸系统、内分泌系统、神经系统和毒物学疾病会产生以焦虑为主的原发症状（表 219-1）。焦虑患者对于整个系统体格检查列表的回答可能都是肯定的。这引导医务人员应考虑制定常见焦虑的医学病因的诊疗流程，不可偏信病史。尽管焦虑可能会导致心动过速、呼吸急促、高血压，但当存在严重异常生命体征时，应排除原发性内科疾病。

表 219-1　合并焦虑症状的常见内科疾病

可能疾病		辅助检查
心血管系统	急性心肌梗死、心绞痛，急性失代偿性心力衰竭、心律失常、二尖瓣脱垂	ECG、心肌酶、心脏应力试验、p-BNP、心脏彩超
呼吸系统	肺栓塞、哮喘、慢性阻塞性肺疾病、自发性气胸	胸片、D- 二聚体、通气血流灌注扫描、胸部血管成像
内分泌系统	甲状腺功能亢进 / 减退、甲状旁腺功能减退、高 / 低血糖症、嗜铬细胞瘤、皮质醇增多症	血糖、促甲状腺激素，游离 T_4、血钙、甲状旁腺素、皮质醇
神经系统	脑血管意外、短暂性脑缺血发作、惊厥、癫痫、多发性硬化、亨廷顿舞蹈症、阿尔茨海默症、帕金森症、创伤性脑损伤、脑震荡	头颅 CT、核磁共振、脑电图、脑脊液检查
常见的中毒原因		
中毒：安非他明、咖啡因、可卡因、大麻、LSD（麦角酸二乙基酰胺，致幻剂）、PCP（苯环己哌啶，一种麻醉剂和致幻剂）、MDMA（3，4 －亚甲基二氧基甲基苯丙胺，摇头丸的主要成分）、尼古丁		
药物戒断：酒精、苯二氮䓬类、巴比妥酸盐、阿片类药物、尼古丁		

引自 Craven P，et al. Patient anxiety may influence the efficacy of ED pain management. Am J Emerg Med. 2013;31（2）：313–318.

三、治疗急诊患者的焦虑

不论病因，医务人员应该尝试减轻急诊患者的焦虑症状。治疗过程可以从冷静安抚患者开始。在一些病例中，可应用抗焦虑药，如苯海拉明，而对于持续焦虑的患者，可考虑应用苯二氮䓬类药物。对于焦虑症状的适当处理，能够降低死亡率，提高患者的满意度。事实上，对心肌梗死后患者的研究表明，患者适当使用抗焦虑药物治疗可降低死亡率。医务人员常常声明，他们不希望通过应用苯二氮䓬类药物掩盖内科疾病症状。但这并不是使者处于持续病痛的充分理由。通过口服低剂量苯二氮䓬类药物通常能够治疗焦虑，患者通常不需要静脉注射或肌内注射剂量，而急诊焦虑患者则常需要静脉注射或肌内注射。相反，使用低剂量的苯并类药物可以使焦虑的患者平静下来，得到更可靠的病史和体格检查结果，可减少镇痛药物剂量。在抗焦虑药物治疗开始之前，应确认患者的药物清单。当应用苯二氮草类药物时要始终小心谨慎。尤其在某些人群出现矛盾反应进而导致运动过度、情绪释放和谈话增加。长期使用苯二氮草类药物可能产生耐受性而效果较差。因此，为门诊患者开具苯二氮草类药物应注意，最好限制抗焦虑药物在焦虑治疗中的使用，为避免耐受性及依赖性的并发症。需要药物治疗的患者应该建议其与社区医生或精神科医生联系，加强管理。

要点

- 冷静地倾听焦虑患者的主诉，你的访谈同样是治疗！
- 认真对待所有的躯体症状，排除内科疾病所致的焦虑。
- 认识到药物中毒导致的焦虑，避免咖啡因、尼古丁、酒精和违禁药物等致焦虑物质。
- 评估重度焦虑患者自杀或杀人的可能性。
- 为外源性或内源性焦虑患者提供医疗保障及恰当的转诊。
- 抗焦虑药物治疗有助于减轻痛苦并有助于准确评估患者焦虑。

推荐阅读

[1] American Psychiatric Association, American Psychiatric Association, DSM-5 Task Force. *Diagnostic and Statistical Manual of Mental Disorders:* DSM-5. 5th ed. Washington, DC: American Psychiatric Association, 2013:947.

[2] McPheeters R, Tobias JL. Chapter 112: Anxiety disorders. In: Marx JA, Rosen P, eds. *Rosen's Emergency Medicine: Concepts and Clinical Practice.* 8th ed. Philadelphia, PA: Elsevier/Saunders, 2014.

[3] Nicholas LM, Shumann E. Chapter 287: Panic disorder. In: Tintinalli JE, Stapczynski J, Ma O, et al. eds. *Tintinalli's Emergency Medicine: A Comprehensive Study Guide.* 7th ed. New York, NY: McGraw-Hill, 2011.

[4] Williams N, DeBattista C. Psychiatric disorders. In: Papadakis MA, McPhee SJ, Rabow MW, eds. *Current Medical Diagnosis & Treatment* 2016. New York, NY: McGraw-Hill, 2016.

第 220 章
药物滥用在急诊科的处理
Address It in the ED, Substance Abuse in the Emergency Department

SachinMoonat，著

一、记住解决急诊患者慢性药物滥用的问题

作为急救人员，我们在治疗有药物滥用问题的患者方面的作用常常相当于在中毒、药物过量或戒

断发作期间提供稳定和支持性护理。我们不断面临那些需要苯二氮䓬类治疗酒精戒断或纳洛酮治疗阿片类过量的患者。虽然我们在处理患者的紧急需求方面做得很好，但常常忘记处理他们长期药物滥用的情况。美国国家药物滥用研究所估计在过去一个月内，将近 2500 万 12 岁及 12 岁以上的美国人有药物滥用情况。从全球范围来看，世界卫生组织估计，酒精、烟草和非法药物滥用的死亡占所有死亡人数的 12% 以上。尽管只有 1 小部分因出现药物滥用不良后果的患者就诊急诊科室（emergency department，ED），但急诊医生在初始筛查药物滥用及制定针对药物滥用的治疗和减少损害的干预措施方面处于特殊地位。

二、急诊筛查

鉴于药物和酒精滥用的情况十分普遍，应努力评估所有患者的药物滥用情况。重要的是避免试探性的指控或指责有此类行为的患者。药物滥用是一种与其他疾病一样的疾病，而不是个人的过错。对于使用特定药物已经出现中毒或过量表现的患者，应解决联合用药和多重药物滥用问题。药物滥用的筛选应包括使用的数量和频率。这可以通过询问患者他们每周使用的天数、每次发作的使用量和每周的使用量来解决。筛选问题也应针对药物滥用患者的社会、健康和经济情况。在临床上，重要的药物和酒精滥用可能难以准确评估，因为患者不愿意透露这一信息。因此，针对患者自身对酒精或药物使用的看法开发了有效的筛选工具。两个有效的筛选工具是 CAGE-AID（theCAGEquestionsAdaptedtoIncludeDrugs，C，cutdown，A，annoyed，G，guilty，E，eye-opener）和 CRAFFT（C，car，R，relax，A，alone，F，forget，F，familyorfriends，T，trouble）问卷（表 220-1）。CAGE-AID 问卷用于筛选药物和酒精滥用。CRAFFT 问卷主要用于确定青少年危险物质滥用行为。使用正式筛查工具筛查阳性或临床高度怀疑药物滥用，提示急诊医生及时采用短期的干预措施。

表 220-1　CAGE-AID 和 CARFFT 筛选问卷

CAGE-AID 筛选问卷
①你是否曾经觉得应该减少饮酒或药物滥用吗？
②你是否对批评你喝酒或药物滥用的人感到恼火？
③你是否曾因饮酒或药物滥用而感到内疚？
④你是否早上（一睁开眼睛）就喝酒或用药物来镇定神经或缓解宿醉？
CARFFT 筛选问卷
①你是否曾经坐过酒驾或毒驾司机开的车？或者自己酒驾或毒驾？
②你是否曾经使用酒精或药物来放松自己，使自我感觉更好？
③当你独自一人时，你曾经使用过酒精或药物吗？
④你有没有忘记使用酒精或药物时所做的事情？
⑤你的家人或朋友曾经告诉过你减少饮酒或药物滥用吗？
⑥你有没有在使用酒精或药物时遇到麻烦？
两个或更多阳性结果的患者可能是临床上显著的酒精 / 药物滥用，并需要进一步检查和咨询。

三、急诊干预

在急诊科中经常发现行为干预障碍，主要是缺乏时间来解决药物滥用。为此，患者经常出院、入院或转诊到外部，而没有与急诊医生直接讨论药物滥用问题。有人建议，10～15min 的短暂干预可以成功地激励药物滥用患者寻求或持续治疗。值得注意的是，药物滥用有突出的社会、法律和健康影响。如当患者因药物滥用进入急诊科时，可能是开始干预的最有效的时间。"简短的面谈"是目前被认为最快速和有效的方法，有助于增加药物滥用患者在门诊的登记数量。为了帮助患者做出寻求治疗的决定，动机性访谈技术依赖于 4 个关键策略：①建立融洽关系；②就药物滥用的后果提供反馈；③增强寻求援助的动机；④就后续的目标和进程协商谈判。虽然动机性交流的培训超出了本章的范围，但急诊医生可以通过大量的资源、在线视频和课程获得该技巧。

四、转诊治疗

简短的面谈的结论应该为患者提供治疗资源搭建一座沟通的桥梁。急诊科应该提供给患者可用的资源清单，并根据患者的个体需求提出建议。社会福利工作和案例管理可用于评估财务或保险要求，为患者确定个人可行的治疗方案。大多数司法辖区都有免费的门诊戒毒和治疗计划，包括戒酒、戒毒互助所。然而，许多患者在会谈时可能还没有准备好采取这些措施，应建议这些患者与其初级保健医师密切随访。如果他们没有，则应该尝试设立初级保健医师。对于不太积极的患者，急诊医生可以通过强调持续健康维护而不仅是滥用药物咨询来促进后续疗程。

五、减少危害

值得注意的是，许多研究发现，在急诊的短期干预对于戒除药物滥用是无效的。然而，从公共卫生的角度来看，重要的是这可能不是最有用的主要研究结果。作为急诊医生，我们要面临这滥用药物对健康的严重后果。旨在减少这些后果的干预措施至少与减少药物滥用同等重要。重要的是我们可以促进更安全的药物使用方案，以减少酒后驾车，更好地进行针具交换项目，并提高对药物过量的认识。最近，纳洛酮处方及培训计划的推出，使过量使用阿片类药物的吸毒者及其朋友和家人从中受益。作为一线的医生，我们应该努力减少对这些方案的歧视，并促进这种项目的利用。尽管药物滥用问题复杂且似乎难以解决，但在急诊中可以采用许多干预措施和策略来减少患者的负面影响并促进其安全用药。

要点

- 在开始关于药物滥用的谈话之前，避免关于滥用行为的指责性语言，与患者建立和谐关系。
- 一旦怀疑药物或酒精的滥用，医生应尽快筛查。
- 应设法通过简短的协商进行干预，以开始关于药物滥用的谈话。
- 记住提供后续的治疗方案，如果患者不愿意，则提供以健康为重点的门诊服务。
- 提供资源和方案以减少伤害，即使患者不愿意戒除或减少药物滥用。

推荐阅读

[1] Bernstein E, Bernstein JA, Fernandez W, et al. Chapter 289: Alcohol and other drugs of abuse. In: Tintinalli JE, Stapczynski J, Ma O, et al., eds. *Tintinalli's Emergency Medicine: A Comprehensive Study Guide.* 7th ed. New York, NY: McGraw-Hill, 2011.

[2] Center for Substance Abuse Treatment. *Enhancing Motivation for Change in Substance Abuse Treatment.* Revised 2014 ed. Rockville, MD: U.S. Department of Health and Human Services, Substance Abuse and Mental Health Services Administration, 2014. Vol (SMA) 13–4212.

[3] Mid-America Addition Technology Transfer Center. *A Tour of Motivational Interviewing.* Available at: http://www.healtheknowledge.org/course/index.php?categoryid=22 (Online Course).

[4] NIAAA. Exploring treatment options for alcohol use disorders. *NIAAA Alcohol Alert.* 2010;81.

[5] Wheeler E, Burk K, McQuie H, et al. *Guide to Developing and Managing Overdose Prevention and Take-Home Naloxone Projects.* New York, NY: Harm Reduction Coalition, 2012.

Avoiding Common
Errors in the Emergency
Department（2nd Edition）
避免急诊常见错误
（原书第2版）

第十六篇

泌尿生殖系统
Genitourinary

第 221 章
不要让透析失衡综合征导致体内平衡失调
Don't Let Dialysis Disequilibrium Syndrome Catch You Off-Balance

Carmen Wolfe，著

在血液透析治疗过程中，急诊医生可能需要对出现神经症状的患者进行评估。导致这种临床表现的是一个不常见，但重要且经常被忽视的原因——透析失衡综合征（dialysis disequilibrium syndrome，DDS）。DDS 是一种罕见的综合征，包含很多种神经系统疾病，而识别这一潜在的危及生命的情况是确保即刻针对性治疗的关键。

在透析期间或透析之后 24h 均可能出现 DDS。密切关注患者症状，轻者包括头痛、恶心、头晕或者肌肉痉挛。更严重的症状还包括精神状态改变、癫痫发作、昏迷和死亡。

导致 DDS 的潜在机制是脑水肿急性发作。然而确切的病理学机制仍待商榷，水肿机制的主要理论是反渗透的转变。在透析期间，尿素很快从外周循环中排出，脑组织外尿素转移的滞后导致渗透梯度的增加，最后导致脑水肿。

虽然在任何接受血液透析的患者中都可以出现 DDS，但是特定的危险因素更易于诊断。严重的尿毒症、首次透析、严重的代谢性酸中毒、慢性肾脏疾病（与急性发作相比）、极端的年龄（包括老年人和儿童患者）以及潜在的神经系统疾病都可能增加 DDS 的风险。此外，任何增加血脑屏障通透性的疾病，如脓毒症、脑膜炎或血管炎都可能导致 DDS 风险增加。

DDS 应该被认为是一种排除性诊断。在诊断前，临床医生应首先对其他更常见的精神状态改变的原因进行检查。首先是生命体征，透析期间和透析之后的低血压可能会导致分水岭区脑缺血。标准的实验室检测可能会显示血糖、血钠或血钙的紊乱，这可能解释了患者的症状。因为患者的获得性凝血障碍，应行神经影像学检查来排除脑卒中或颅内出血，这在透析患者中更为常见。如果可疑败血症，适当的感染性检查包括胸部 X 线、尿液和血培养。最后，对患者进行药物评估可能揭示药物是引起脑病的潜在原因。

DDS 的治疗从支持性护理开始。排除上面列出可纠正的异常情况，固定的 ABCs（气道、呼吸、循环）直接作为最初复苏的方法。如果正在进行透析，应该立即停止。DDS 的主要针对性治疗策略涉及脑水肿的治疗。静脉注射甘露醇、高渗盐水和机械过度通气均可用于降低颅内压（intracranial pressure，ICP）。

随着肾脏学家已经改变了其开始透析的算法从而防止这种潜在的致命疾病，DDS 变得越来越罕见，尽管如此，DDS 仍会发生，且往往直到症状严重且不可逆转时才会被发现。由于 DDS 的不良预后，对于任何血液透析的患者，出现任何不明显的可逆的神经系统症状时都要考虑 DDS。

要点

- 当一个接受血液透析的患者出现任何神经系统疾病时，可以考虑诊断 DDS。
- DDS 的主要病理是急性脑水肿。
- DDS 的诊断是排除性诊断，在诊断 DDS 之前要排除其他改变精神状态的原因。
- DDS 的治疗包括对 ICP 升高的标准治疗，如甘露醇、高渗盐水和过度通气。然而，死亡率仍然很高。

推荐阅读

[1] Arieff AI. Dialysis disequilibrium syndrome: Current concepts on pathogenesis and prevention. *Kidney Int.* 1994;45:629–635.

[2] Bagshaw SM, Peets AD, Hameed M, et al. Dialysis disequilibrium syndrome: Brain death following hemodialysis for metabolic acidosis and acute renal failure—a case report. *BMC Nephrol.* 2004;5:9.

[3] Esnault P, Lacroix G, Cungi P-J, et al. Dialysis disequilibrium syndrome in neurointensive care unit: The benefit of intracranial pressure monitoring. *Crit Care.* 2012;16(6):472.

[4] Silver S, DeSimone J Jr, Smith D, et al. Dialysis disequilibrium syndrome (DDS) in the rat: Role of the "reverse urea effect". *Kidney Int.* 1992;42:161–166.

[5] Tuchman S, Khademian ZP, Mistry K. Dialysis disequilibrium syndrome occurring during continuous renal replacement therapy. *Clin Kidney J.* 2013;6(5):526–529.

[6] Zepeda-Orozco D, Quigley R. Dialysis disequilibrium syndrome. *Pediatr Nephrol.* 2012; 27(12):2205–2011.

第 222 章
Fournier 坏疽：不能坐视不管的致命感染
Fournier Gangrene: A Lethal Infection You Can't Sit on!

Shoma Desai，著

Fournier 坏疽平均死亡率为 20%～30%，是一个真正的急症，需要早期诊断和积极治疗。它是以 19 世纪末法国性病学家 Jean-Alfred Fournier 的名字命名的。它被定义为一种暴发性的，会阴、生殖器和（或）肛周区域的坏死性筋膜炎。Fournier 坏疽是一种罕见的疾病，但是会带来灾难性的后果。典型的软组织感染源包括胃肠道（如肛周脓肿、结肠穿孔、恶性肿瘤）、泌尿生殖道（如留置导尿管、尿道结石）和局部皮肤疾病（例如化脓性汗腺炎，皮肤溃疡）。在一些病例中可见以穿孔、阴茎植入、药物注射和直肠异物形式的局部创伤。Fournier 坏疽最常见于阴囊、阴茎或肛门直肠区域。然而，晚期的情况可能累及前腹壁、胸壁或大腿。典型的表现是这种坏死性的软组织感染可以深入更深的肌肉结构。

由于早期诊断有利于提高生存率，临床医生必须了解其临床症状和体征。典型的 Fournier 坏疽的临床表现包括：男性、糖尿病患者、会阴区疼痛及快速进展的发红和肿胀。医生可能会注意到触诊中的捻发音（由于细菌气体形成）和与检查不成比例的疼痛。在疾病晚期会出现暗沉的外观和明显坏死的组织。然而，较不典型的患者或不典型的临床表现可能被遗漏。

在极少数情况下，Fournier 坏疽可见于妇女和儿童中。妇科感染源包括巴氏腺脓肿、脓毒性流产和盆腔手术。儿童变异可能来自于包皮环切术、脐炎或绞窄性腹股沟疝。同时，虽然大多数（高达70%）患者都是糖尿病患者，但一些损害免疫力的慢性疾病也被认为是这种疾病的危险因素。这些并发症包括肝硬化、酒精滥用、艾滋病毒、系统性红斑狼疮、恶性肿瘤（如白血病）和长期使用类固醇激素。

最重要的是，并非所有的 Fournier 坏疽病例都有明显的临床表现。早期的皮肤检查可能是相对良性的，甚至是正常的，掩盖了对深层组织造成严重损害。此外，这种坏死性软组织感染隐伏的发病和缓慢的进展可以导致临床医生延误诊断。在这些患者中，全身体征可能会给急诊医护人员提供一些线索。患者经常出现全身炎症反应综合征（systemic inflammatory response syndrome，SIRS）、呕吐、嗜睡，或者在晚期病例中出现引发多器官功能衰竭的感染性休克。通常情况下，Fournier 坏疽与疼痛有关，但晚期的感染可能由于神经组织的破坏而使疼痛相对较轻。

由于临床表现并不能显示出感染的真实程度，因此，可能需要影像学检查来明确诊断。X 线片上可显示沿筋膜平面的气体，但没有也并不能排除诊断。超声可以显示出带有气体伪影的水肿性阴囊壁，并有助于排除其他引起急性阴囊疼痛的原因，如睾丸扭转。计算机断层扫描（CT）及不常用的核磁共振成像（MRI）可用于寻找皮下气体、增厚的筋膜和脂肪索条。值得注意的是，由于睾丸通过主动脉经睾丸动脉直接供血，因此，睾丸通常不受影响，任何睾丸受累的疾病（即睾丸炎）都指向腹膜后或腹腔内感染源。这可以通过高级成像技术（即 CT 或 MRI）来描述。由于早期诊断对早期治疗至关重要，因此，获得高级成像的过程不会延误手术评估。

一旦诊断为 Fournier 坏疽，就应该制订一个积极的治疗方案。血流动力学稳定和早期抗生素是治疗的关键。由于坏死性筋膜炎的发病机制是多种微生物，包括需氧菌和厌氧菌，应使用广谱抗生素。致病菌包括大肠杆菌群（最常见的是大肠埃希菌）、链球菌、葡萄球菌、梭状芽孢杆菌、拟杆菌和假单胞菌。少数情况有真菌参与，如白色念珠菌。标准的治疗方案涉及三联疗法，通常是克林霉素，一种 β- 内酰胺类的抗菌药物和甲硝唑联合用药。万古霉素可以扩大革兰阳性覆盖率。两性霉素 B 可用于真菌感染。以手术清创的形式进行早期积极治疗可以降低死亡率。最好采用多学科联合治疗的方法，涉及普通外科和泌尿外科（或妇科）紧急会诊。在外科手术中，可见到被描述为"洗碗水"样脓液，坏死的组织必须清除。患者可能需要进行几次外科手术来控制感染。一项研究报告平均每个患者要接受3.5 次外科手术。

延误诊断和（或）手术治疗的后果是很多的，导致患者衰弱，并且常常危及生命。在短期内，死亡可能由糖尿病酮症酸中毒、脓毒性休克、凝血病、急性肾衰竭或多器官衰竭引起。那些存活下来的人也会遭受终生的痛苦，性功能障碍、大便失禁、毁容性瘢痕和（或）淋巴水肿。

要点

- Fournier 坏疽可能临床表现不典型——关注全身体征、触诊捻发音，与检查不成比例的疼痛。
- 一旦怀疑该诊断，采取复苏措施、早期使用抗生素和紧急外科手术会诊对于挽救患者的生命是至关重要的。

推荐阅读

[1] Chawla SN, Gallop C, Mydlo JH. Fournier's gangrene: An analysis of repeated surgical debridement. *Eur Urol.* 2003;43(5):572–575.

[2] Davis JE, Silverman M. Scrotal emergencies. *Emerg Med Clin North Am.* 2011;29:469–484. Eke N. Fournier's gangrene: A review of 1726 cases. *Br J Surg.* 2000;87(6):718–728.

[3] Pawlowski W, Wronski M, Krasnodebski IW. Fournier's gangrene. *Pol Merkur Lekarski.* 2004;17:85–87.

[4] Thwaini A, Khan A, Malik A, et al. Fournier's gangrene and its emergency management. *Postgrad Med J.* 2006;82(970):516–519.

第 223 章
睾丸扭转
Testicular Torsion Trickery

Solomon Behar，著

睾丸扭转，即睾丸在阴囊内发生自身扭转，阻断了睾丸的动脉供血。如果不进行及时干预，就会导致睾丸坏死。睾丸扭转有两个年龄高峰期：一个是婴儿期，另一个是青春期早期。正常情况下，睾丸是固定在鞘膜后部和上部。患有先天性解剖异常的患者，如"钟锤"畸形，睾丸不是附着在鞘膜后面，而是鞘膜的两个附着点都在睾丸的上方，增加睾丸扭转的风险。15% ～ 30% 急性阴囊疼痛是由睾丸扭转引起的。

睾丸扭转的症状包括突然发作的疼痛、呕吐、睾丸发红和肿胀。在检查中，典型的表现包括红斑、肿胀和睾丸从垂直到水平位置的变化。在睾丸扭转过程中可能出现提睾反射消失，但即使存在提睾反射也不能排除扭转的诊断。对主诉"腹痛"的青春期男性提高警惕。医生的评估中需包括睾丸检查，患者有时会害羞，他们可能不愿承认自己的生殖器部位有疼痛。在一次回顾性研究中，观察 84 例睾丸扭转，9 名男孩（11%）出现腹痛和呕吐。其中有 6 例漏诊而且没有记录睾丸检查，另外 3 例患者即使做了泌尿生殖系统（documented genitourinary，GU）检查仍然漏诊。记住：有睾丸外伤病史的患者会增加扭转的风险。

睾丸扭转的患者通常有睾丸疼痛史，经历过"扭转 / 扭转矫正"。即使最近的超声检查结果"阴性"，一旦患者出现疼痛加剧仍需要行超声检查。对于无痛的患者需经超声确认，应采取预防措施，记录关于扭转 / 扭转矫正现象。

另一高危人群是不会说话或婴儿患者，表现出急性疼痛或不明原因的哭泣。往往需要泌尿生殖系统检查来明确以哭为主诉男婴出现睾丸扭转的主要体征。如果不容易在婴儿的阴囊中触诊睾丸，则更应该怀疑该诊断。未下降睾丸的患者睾丸扭转的风险高。由于没有明显的外部特征提示腹内睾丸扭转，医生必须警惕该诊断。与阴囊内睾丸相比，超声发现腹腔内睾丸扭转也具有挑战性。如果临床高度怀疑，不管超声的结果如何，仍然要进行外科评估。

治疗包括尽快手动复位或外科手术扭转矫正。在症状出现 12h 后，扭转睾丸的治愈率大幅下降。理想情况下，在症状出现的 6h 内应正确复位。如果不能及时获得手术资源，就应该尝试手动复位。在进行手动复位时，经典的治疗方法是将睾丸的外侧由内向外旋转（就像在"打开一本书"）。然而，一项由 Sessions 等人进行的回顾性研究显示，约 1/3 的病例是向相反方向旋转的。因此，在进行人工复位的时候，应注意临床症状是否改善以及超声（如果有的话）检查显示血流量是否恢复。记住，睾丸可能会被扭曲超过 360°，所以需继续扭转复位，直到患者主诉疼痛缓解或床旁超声显示受影响的睾丸血流恢复。即使在人工复位后，也必须尽快进行手术探查，因为在约 1/3 的患者中可能存在残余扭转。

要点

- 要考虑到在不能说话或婴儿患者中，啼哭是睾丸扭转的主诉。
- 对一个有睾丸疼痛史和既往超声正常的患者仍要进行超声检查，他们可能正在经历扭转 / 扭转矫正。
- 最大限度挽救扭曲的睾丸，理想的复位时间应该是疼痛发作 6h 内。
- 如果确定最终修复时间长，则应该先尝试手动扭转复位。

推荐阅读

[1] Anthony T, D'Arcy FT, Lawrentschuk N, et al. Testicular torsion and the acute scrotum: Current emergency management. *Eur J Emerg Med*. 2016;23:160–165.

[2] Knight PJ, Vassy LE. The diagnosis and treatment of the acute scrotum in children and adolescents. *Ann Surg*. 1984;200(5):664–673.

[3] Pogorelić Z, Mrklić I, Jurić I. Do not forget to include testicular torsion in differential diagnosis of lower acute abdominal pain in young males. *J Pediatr Urol*. 2013;9(6):1161–1165.

[4] Seng YJ, Moissinac K. Trauma induced testicular torsion: A reminder for the unwary. *J Accid Emerg Med*. 2000;17:381–382.

[5] Sessions AE, Rabinowitz R, Hulbert WC, et al. Testicular torsion: Direction, degree, duration and disinformation. *J Urol*. 2003;169(2):663–665.

[6] Zilberman D, Inbar Y, Mor Y, et al. Torsion of the cryptorchid testis—can it be salvaged? *J Urol*. 2006;175(6):2287–2289.

第 224 章
血液透析的适应证
Hemodialysis: Who Needs It Now?

Michael Levine，著

急诊医生经常遇到慢性和急性肾衰竭患者。许多急性肾损伤患者（acute kidney injury，AKI）至少在初期没有进行血液透析治疗，而其他患者则需要紧急进行血液透析。

如果慢性肾衰竭患者没有进行常规定期透析可能会出现容量超负荷或高钾血症。如果患者没有明显的缺氧，并且能够应用药物（如硝酸甘油、利尿剂、吸氧改善容量超负荷，或聚磺苯乙烯、沙丁胺醇、葡萄糖/胰岛素降低血钾）保持稳定的情况，患者可以等到下一次常规透析(即在正常的门诊时间)。然而，如果药物治疗不能稳定患者病情，必须紧急进行透析治疗。

通常情况下，血液透析可用于紧急情况以清除毒素或纠正电解质紊乱和（或）改善容量状态。急诊血液透析的适应证包括肺水肿、高钾血症或不能纠正的代谢性酸中毒、尿毒症和毒素清除。表 224-1 中列出了可以通过高通量血液透析去除的常见毒素。

表 224-1　可适用于血液透析去除的常见毒素[a]

酒精
①乙二醇
②甲醇
③丙二醇
阿司匹林（水杨酸类药物）
溴化物
锂
茶碱

a. 该清单不全面，不能替代地方毒物控制中心或毒理学家的意见。

对急救人员来说，不恰当地使用血液透析是一个常见的错误。医生需要根据药物治疗的效果，来决定是否对容量超负荷或电解质紊乱的患者进行血液透析。然而，一旦药物治疗没有达到预期的效果，之前没有采取透析所造成的延误则会导致灾难性的后果。

一般来说，因清除毒物而进行血液透析的决定应该以临床症状为基础，而不是严格地依赖于特定的血清或全血浓度。不要只根据药物的血清水平决定是否透析，如锂和阿司匹林。这些值一般是估计值，不应被视为透析的唯一指标。对于锂，透析的适应证为急性毒性 4mmol/L 的阈值或慢性毒性的＞ 2.5mmol/L。然而，大多数毒理学家认为，神经毒性程度，与浓度无关，是锂毒性透析的主要标志。

一些人主张如果水杨酸盐浓度超过急性毒性 100mg/dl 或慢性毒性 60mg/dl，则不论其他结果如何，都应该进行透析治疗。其他更广为接受的水杨酸盐中毒透析治疗适应证包括药物治疗无效以及由于水杨酸毒性而导致的神经损伤、肺水肿或肾衰竭，这些因素导致无法输入大量静脉液体，并且造成难治性酸碱失衡。如果药物治疗可以迅速改善患者的病情，且没有其他的透析适应证，即使水杨酸浓度超过 100mg/dl，随着血清浓度的下降，则可以不进行血液透析。如果患者病情没有迅速改善，且水杨酸浓度超过 100mg/dl，则应考虑紧急血液透析。

如果在接下来的几个小时里患者可能需要透析，谨慎的做法是确保在你的医院有条件采取透析治疗。如果一家小医院没有紧急血液透析的能力，而在接下来的几个小时内必须透析，则尽快将患者转移到能够进行紧急血液透析的医疗机构。同样，应考虑尽快放置一个临时透析导管——这可以在急诊完成，或入院时立即进行。

综上所述，进行透析是一个复杂的决定，包括临床和实验室数据，情况可能会迅速变化，这取决于患者对药物治疗的反应。虽然不延迟治疗很重要，但是紧急透析应该留给那些真正需要的人。

要点

- 紧急血液透析的适应证包括肺水肿、高钾血症、药物治疗无效的代谢性酸中毒、尿毒症、清除毒素。
- 神经毒性是锂中毒透析的主要标志。
- 血液透析治疗水杨酸盐中毒的适应证包括药物治疗失败、水杨酸盐毒性引起神经损害、肺水肿、肾衰竭和顽固性酸碱紊乱等。

推荐阅读

[1] Fertel BS, Nelson LS, Goldfarb DS. Extracorporeal removal techniques for the poisoned patient: A review for the intensivist. *J Intensive Care Med.* 2010;25:139–148.

[2] Levine M, Brooks DE, Truitt CA, et al. Toxicology in the ICU: Part 1: General overview and approach to treatment. *Chest.* 2011;140:795–806.

[3] Ronco C, Ricci Z, De Backer D, et al. Renal replacement therapy in acute kidney injury: Controversy and consensus. *Crit Care.* 2015;19:146.

[4] Sacchetti A, Stucio N, Panebianco P, et al. ED hemodialysis for treatment of renal failure emergencies. *Am J Emerg Med.* 1999;17:305–307.

第 225 章
透析通路并发症
To Thrill or Not to Thrill: When Dialysis Access Sites Go Wrong

Caroline Brandon，著

肾脏疾病是美国第九大死因。超过 45 万人正在接受透析治疗，这意味着这些患者常进入急诊室（emergency department，ED）。很多时候，这些患者都有关于透析血管通路的问题。有 5 种与动静脉（AV）瘘管有关的主诉，你必须关注并准备好处理措施，包括血栓、狭窄、动脉瘤、感染和出血。

原发性动静脉瘘管是最理想的血管通路形式。然而，在某些患者群体中结果并不理想。30% ～ 50% 的瘘管不适用于透析。因此，2/3 的患者有自体动静脉瘘，其余的有人工移植动静脉瘘。

9% 的动静脉瘘和 25% 的人工移植瘘可见到血栓形成。血栓形成可表现为瘘管部位疼痛并且看到血栓。在此之前，通常出现动静脉瘘狭窄。在急诊科检查瘘管时，注意瘘管是否随着手臂的抬高而塌陷。若不塌陷则与血流阻塞有关。血流阻塞的主要标志是动静脉瘘区附近震颤消失。整个瘘管都应该闻及和触及杂音和震颤。否则可能表明狭窄或血栓形成。

如果在没有伴随血栓形成的情况下发现狭窄，可以利用血管成形术或药物治疗来预防或延迟血栓形成。药物包括阿司匹林、氯吡格雷、双嘧达莫、华法林，以及鲜为人知的药物鱼油和血管紧张素转化酶（angiotensin converting enzyme，ACE）抑制剂。干预措施包括球囊扩张、支架植入或瘘管修复术。血栓形成或严重狭窄的患者需要入院和（或）适当的外科会诊。

动脉瘤通常由于反复插管术导致血管的病理性扩大。这些可能与假性动脉瘤相混淆，假性动脉瘤是由血管周围的血肿形成的，但最终会形成一个与血管相连的空腔。这两个情况可以用彩色多普勒超声来区分。如果动脉瘤越大，则出血风险越大，就需要进行手术修复。应谨慎使用进一步地血管穿刺以避免加重动脉瘤。如果穿刺部位出血速度快，记住，挽救患者生命比修复瘘管更重要。止血带是一种临时措施，以争取手术治疗。急诊动脉瘤血管处理的适应证包括：在一年多的时间内大小增加 > 10%、伴有感染、皮肤溃疡或结痂和吻合口瘘。其他的动脉瘤可以在门诊治疗。

与出血相关的死亡人数占所有透析相关死亡人数的 0.4%。在一项血管通路出血相关死亡的回顾性研究中，出血风险较高的患者是那些近期感染、既往出血史以及移植瘘管腐蚀的患者。这些情况很难处理，但应该按照以下步骤逐步进行。首先，采用直接压迫方法。记住，如果患者失血过多，压迫瘘管就不会有多大用处。如果直接压迫止血成功，观察 1 ～ 2h 后即可出院。如果止血不成功，则存在许多选项，其中包括可对抗肝素的鱼精蛋白、局部凝胶泡沫、凝血酶、血栓素 A（TXA）、氨基己酸（抗纤溶蛋白溶解）和（或）去氨加压素（DDAVP）。这些患者都应该接受血管外科手术评估。

最后，透析相关感染是透析患者发病和死亡的首要原因。在一项比较透析患者感染死亡风险的研究中，与普通人群相比，透析患者因感染而死亡的风险增加了 100 ～ 300 倍。感染占瘘管并发症的 20%，在人工移植瘘管和透析导管中更常见。感染范围从浅表的皮肤到动脉瘤或血肿，至形成脓肿。葡萄球菌是首位致病菌。治疗应以万古霉素和庆大霉素或第三代头孢菌素为基础，并应持续 3 ～ 4 周。

要点

- 需要早期识别透析通路并发症，并妥善处理。
- 应在透析通路位置进行体格检查。
- 动静脉瘘位置完全没有杂音和震颤需要住院和（或）急诊血管科会诊。
- 对于出血的患者，挽救生命比治疗透析通路更重要。

推荐阅读

[1] ACEP News. *Focus On: Dialysis Access Emergencies*. Available at: http://www.acep.org/Clinical—Practice-Management/Focus-On–Dialysis-Access-Emergencies/. Accessed on August 29, 2015.

[2] Mudoni A, Cornacchiari M, Gallieni M, et al. Aneurysms and pseudoaneurysms in dialysis access. *Clin Kidney J.* 2015;8:363–367.

[3] Nassar G, Ayus JC. Infectious complications of hemodialysis access. *Kidney Int.* 2001;60:1–13.

[4] Schild AF. Maintaining vascular access: The management of hemodialysis arteriovenous grafts. *J Vasc Access.* 2010;11(2):92–99.

[5] Stolic R. Most important chronic complications of arteriovenous fistulas for dialysis. *Med Princ Pract.* 2013;22:220–228

第 226 章
避免陷入包皮过长和包皮嵌顿处理的误区
Wrap Your Head around This: Avoiding the Pitfalls of Phimosis and Paraphimosis Management

Kelly A. Painter，著

对于包茎及包皮嵌顿的延迟诊断和处理会给患者带来灾难性的后果。就像在急性心肌梗死中，时间就是心肌一样，当需要立即缩短包皮时，时间就是阴茎。

包皮过长是指无法露出龟头的远端包皮。大多数情况下，包皮过长可见于新生儿，是生理性的，不需要紧急干预。在 4 岁之前，90% 的男孩包皮过长会自行消退。如果 4 岁以上的包皮过长持续存在，可局部应用类固醇激素药物及倍他米松治疗 6 周，并且可以避免包皮环切术。

　　后天性包茎是指在先前的可伸缩的包皮后无法缩回，通常是由于包皮口形成瘢痕造成的。这些病例通常是由反复的龟头包皮炎、不良的卫生习惯，或强制收缩包皮引起的。好在后天性包茎的患者很少需要紧急干预。然而，需警惕因包茎而导致尿路梗阻的患者。为了确保不会发生这种情况，让患者排尿，并行床旁膀胱超声检查是否有尿潴留。如果发生尿潴留，可以用镊子轻轻扩张包皮并放置导尿管。所有后天性包茎的患者都应就诊泌尿外科。

　　包皮嵌顿是一种罕见的情况，见于未行包皮环切术的男性，其狭窄的包皮口紧勒在阴茎上（图 226-1）。包皮嵌顿最常见的原因是包茎，由于包皮口形成瘢痕性挛缩，当包皮缩回时，它就像止血带一样。另一个重要原因是医源性的——当一个医生在尿道置管后没有回缩包皮，包皮的收缩环阻断静脉血流，引起龟头水肿。当水肿加重时，动脉血流受阻，造成缺血、坏疽或远端阴茎发生自行离断。患者通常会有明显的疼痛，且不能向近端或远端收回包皮。所以千万不要忘记询问病人是否真的割过包皮了！

表 226-1　手动还原复位的技术（创伤性最小）

①冰：将阴茎浸泡在装满冰的手套中 5min
②压迫：用弹性绷带将龟头到阴茎根部缠绕包裹 5 ～ 7min
③渗透：用 50ml 浓度 50% 的葡萄糖浸泡的纱布将龟头和包皮包裹
④穿刺：使用 24 号针在包皮处穿刺，手动按压，以减轻水肿
⑤透明质酸酶：使用结核菌素注射器（皮试用）将 1ml 的透明质酸酶注射到包皮中
⑥抽吸：将止血带固定在阴茎上，并使用 20 号针在与尿道平行的龟头处吸出血液

　　包皮嵌顿是一种非常痛苦的情况，需要注射镇痛，通常也需要阴茎背侧神经阻滞。在此之后，应立即进行手动还原。手动还原的方法是将两个拇指放在龟头上，食指及其他手指环绕在嵌顿的包皮周围。然后，在食指和其余手指将包皮拉过龟头时，拇指同时将龟头推回包皮内（图 226-2）。如果手动还原不成功，则有多种技术可以减少水肿并有助于复位（表 226-1）。记住要争分夺秒，不要干等着泌尿科医生给你回复。水肿会随着时间的推移而加重，使缩回的难度增大。成功还原后，如果患者能够排尿则可出院，建议泌尿外科门诊随访。如果手动还原失败，应进行紧急泌尿科会诊，患者可能需要进行阴茎背侧切开手术或包皮环切术。

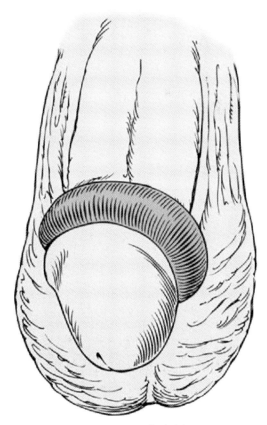

▲ 图 226-1　包皮嵌顿

引 自 Weber JR，Kelley JH，eds. Health Assessment in Nursing. 5th ed. Philadelphia，PA: Wolters Kluwer，2013

要点
- 确保患者能够在出院前排尿。
- 包皮嵌顿是一个泌尿科的急诊，需要立即处理。

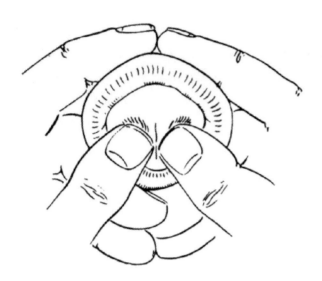

◀ 图 226-2 缓解包皮嵌顿

手动还原包皮嵌顿。在阴茎背神经局部麻醉后，人工压缩包皮以减轻水肿。通过拇指向内压迫龟头使包皮复位，类似于将短袜从里面翻到外面。引自 Klauber GT，Sant GR. Disorders of the male external genitalia. In: Kelalis PP，King LR，Belman AB，eds. Clinical Pediatric Urology. 2nd ed. Philadelphia，PA：WB Saunders，1985：287. Reprinted with permission

推荐阅读

[1] Dubin J, Davis JE. Penile emergencies. *Emerg Med Clin North Am.* 2011;29(3):485–499.

[2] Kessler CS, Baumi J. Non-traumatic urologic emergencies in men: A clinical review. *West J Emerg Med.* 2009;10(4):281–287.

第 227 章
肾盂肾炎：重视合并复杂尿路问题的治疗
Pyelonephritis: When It's Complicated Urine Trouble

Molly Hartrich, Sophie Terp，著

　　肾盂肾炎是一种上尿路感染，包括肾脏和输尿管，通常是由上行性的下尿路感染（urinary tract infection，UTI）引起的。少数患者的肾盂肾炎来源于血行感染。肾盂肾炎的临床症状包括发热、背痛、恶心、呕吐、乏力、意识模糊（尤其是老年人），以及尿频、尿急、尿痛。所有怀疑是肾盂肾炎的患者都应该行尿液培养和药敏试验，并在药敏结果出来之前进行经验性治疗。75% ～ 95% 的致病菌是大肠埃希菌。不同地区的抗生素耐药差别很大，药物的选择应该反映患者的敏感性、药物的相互作用和当地的耐药性情况。如果没有及时适当的治疗，肾盂肾炎在许多情况下可自然进展为脓毒血症。在急诊科，医护人员可以通过避免下面描述的常见错误来优化对肾盂肾炎患者的诊治及护理。

　　急诊科处理肾盂肾炎的一个常见错误是使用肾组织穿透性较差的抗生素。虽然呋喃妥因常用于治疗膀胱炎，但不能用于肾盂肾炎患者，因为其血浆浓度低且组织渗透性差。当膀胱炎症状伴有主观发热、腰部隐痛、轻微的肋脊角压痛或症状持续时间长（> 5 ～ 7 天）时，应考虑早期肾盂肾炎。如果不能明确鉴别膀胱炎和早期肾盂肾炎，应避免应用呋喃妥因和其他肾组织穿透性差的药物，如磷霉素等。

　　在急诊科处理中第二个常见错误是没有正确区分单纯性和复杂性肾盂肾炎。急诊科的特点是通常取决于感染是否复杂。单纯性肾盂肾炎多见于年轻、既往体健、免疫能力强、未怀孕的妇女，而且没

有泌尿道结构或功能异常。大多数单纯的肾盂肾炎患者能够耐受口服药物，且无脓毒性症状，可门诊取药，口服抗生素，并随访尿液培养结果。单纯性肾盂肾炎常见门诊抗生素治疗方案，包括环丙沙星500mg，每日 2 次，连用 7 天；左氧氟沙星 750mg，每日 1 次，连用 5 天；或甲氧苄啶 / 磺胺甲噁唑160/800mg，每日 2 次，连用 14 天。近年来有缩短疗程的趋势——在处方时参考最新的指南。

任何发生在男性或孕妇、糖尿病患者、免疫抑制者（如艾滋病）、有泌尿生殖系统功能异常（如神经源性膀胱）或结构异常（如肾结石）的，或有任何增加感染风险的潜在疾病的均被列为复杂性肾盂肾炎。在这些患者中，治疗失败的风险大大增加。虽然患者的治疗方案最终取决于急诊医生的临床判断，但对于复杂感染的患者，应强烈考虑静脉注射抗生素以及急诊科密切监测或住院治疗。需要住院治疗的患者应首先接受静脉注射抗生素，如氟喹诺酮、氨基糖苷类抗生素（或联合氨苄西林）、广谱的头孢菌素或广谱青霉素（或联合氨基糖苷类），或碳青霉烯类。

孕期患者应积极治疗，因为肾盂肾炎可能会诱发早产，并在孕妇中常进展为脓毒症。尽管对于水合良好且随访可靠的患者来说，门诊治疗可以接受，但是大多数孕期的肾盂肾炎患者应考虑住院静脉注射抗生素治疗。孕妇肾盂肾炎最常用的是头孢菌素。氨曲南可用于严重青霉素或头孢菌素过敏的孕妇。在妊娠期应避免四环素、氟喹诺酮、氨基糖苷类、甲氧苄啶和磺胺类药物。

急诊治疗肾盂肾炎的第三个常见错误是没有为已知（或高风险）感染耐药菌的患者提供足够广谱的抗生素。由于多重耐药病原体导致的尿路感染（UTIs）日益增多，如产超广谱 β- 内酰胺酶（extended-spectrum beta-lactamase，ESBL）菌和抗碳青霉烯类肠杆菌（carbapenem-resistant *Enterobacteriaceae*，CRE）感染，可以的话，应参考尿培养和药敏试验的结果来指导抗生素的选择。对于产 ESBL 菌感染的患者，碳青霉烯类药物是首选药物。对既往 CRE 感染病史的患者可能需要咨询药剂师或感染学专家后采取有效的治疗方案。当无法得到先前的培养结果时，应考虑使用广谱抗生素来应对可能感染多重耐药菌的患者，包括经常住院的患者、移植受者和常住疗养院的人群。

急诊科处理的最后一个常见错误是未能识别需要干预的并发症。对于有尿脓毒血症或休克的患者，应立即行影像学检查，排除输尿管结石梗阻或其他外科急症，如气肿性肾盂肾炎。床旁超声可用于评估肾盂积水，然后再进行 CT 评估，以明确输尿管结石。在对抗生素和液体复苏没有预期临床反应的情况下，急诊医生应考虑获得横断面成像，以评估是否存在肾脓肿或气肿性肾盂肾炎，特别是糖尿病患者。如有任何发现，应安排紧急泌尿外科会诊。

要点
- 在不能排除上尿路感染的情况下，避免使用肾脏穿透性较差的抗生素。
- 准确识别并适当治疗复杂性肾盂肾炎。
- 抗生素的选择应基于之前培养的结果，为感染耐药菌风险增加的患者提供适当的广谱抗生素治疗。
- 考虑和评估需要处理的肾盂肾炎的并发症。

推荐阅读

[1]　Gilstrap LC, Ramin SM. Urinary tract infections during pregnancy. *Obstet Gynecol Clin North Am*. 2001;28(3):581–591.

[2]　Gupta K, Hooron RM, Naber KG, et al. International clinical practice guidelines for the treatment of acute uncomplicated

cystitis and pyelonephritis in women: A 2010 update by the Infectious Disease Society of America and the European Society for Microbiology and Infectious Diseases. *Clin Infect Dis.* 2011;52(5):e103–e120.

[3] Lane DR, Takhar SA. Diagnosis and management of urinary tract infection and pyelonephritis. *Emerg Med Clin North Am.* 2011;29(3):539–552.

[4] Terp S, Waxman M. Infectious disease/CDC update (commentary). Carbapenem-resistant Klebsiella pneumoniae associated with a long-term-care-facility—West Virginia, 2009– 2011. *Ann Emerg Med.* 2012:59(5);436–437.

第 228 章
阴茎异常勃起的急诊处理
What Goes Up Must Come Down

Jessica Lange Osterman，著

阴茎持续勃起症是一种持续勃起，通常持续 4h 以上，在没有性刺激或性刺激停止后仍持续存在。这是一种罕见但具有潜在破坏性的情况，可能会导致患者永久勃起功能障碍。当患者就诊于急诊时，应该被视为泌尿外科急症。

或许在处理阴茎持续勃起症时最常见的错误是医生未能确定病因。阴茎异常勃起有两种主要类型：缺血性和非缺血型，治疗方法明显不同。因此，对于急诊医生而言，应尽快确定其类型以方便治疗。缺血性或低血流阴茎持续勃起症更常见，是一种必须紧急治疗的泌尿科急症，以避免永久性的阴茎结构损伤和永久性勃起功能障碍。在缺血性阴茎持续勃起症中，有大量的静脉血淤滞，造成静脉淤血、疼痛、缺血，最终纤维化。缺血性阴茎持续勃起症本质上是阴茎的一种筋膜室综合征，如果持续时间超过 24h 则后续勃起功能障碍的发生率高达 90%。缺血的形成通常是由于使用药物，但也可能与诸如镰状细胞病、高黏度综合征或恶性肿瘤等潜在疾病有关。非缺血性或高血流阴茎持续勃起症是这两种类型中较少见的，是由异常的动脉流入阴茎海绵体引起。非缺血性阴茎持续勃起症通常与创伤有关，通常是无疼痛的或比缺血性的疼痛明显减轻。抽吸和血气分析是确定阴茎异常类型的可靠方法，如果存在任何类型的临床问题，均可进行。若为缺血性，血液应该是低氧、高碳酸血症和酸中毒的（一般是 $PO_2 < 30mmHg$，$PCO_2 > 60mmHg$，pH < 7.25）。在非缺血状态下，海绵状血气应该与正常的动脉血无明显差异。在确定患者的阴茎持续勃起症类型后，应尽快开始治疗。

在明确阴茎持续勃起的类型后，另一个可能的错误是在没有明显原因的情况下，未能评估其潜在的病因。如果是缺血性阴茎持续勃起症，没有明确的用药史，应该做彻底的检查排除其他相关的因素。缺血性阴茎持续勃起症可能是恶性肿瘤的一种新的表现，如淋巴瘤，或与另一潜在恶性肿瘤的高黏度综合征有关。同样地，在儿童中，它可能是镰状细胞病的首要表现。在这些情况下，实验室检查如全血细胞计数或血红蛋白电泳可能有助于明确病因。

最后，成功和快速治疗缺血性阴茎持续勃起症对于恢复正常勃起功能和避免严重并发症至关重要。在处理缺血性阴茎持续勃起症中，一线治疗重点是静脉血的抽吸以及滴注 α 肾上腺素受体激动药，如去氧肾上腺素。成功治疗的关键是适当的麻醉，以促进液体引流和消肿，不要出现麻醉不充分的错误。麻醉应通过阴茎背侧神经阻滞或局部阴茎轴阻滞来进行。背侧阴茎阻滞的目标是左侧和右侧的阴茎神经，在阴茎底部的 2 点和 10 点位置。在消毒后，医生应在 2 点和 10 点位置用不含肾上腺素的利多卡因进行表面麻醉（尽管在阴茎阻滞中是否使用肾上腺素存在争议）。然后进针到皮肤深度约 0.5cm 处，或者在 2 点和 10 点的位置进针入巴克筋膜。回抽无血，在每个部位注射 2ml 利多卡因。完全的阻滞将极大地促进药物的吸收和输注，以达到消肿和恢复正常阴茎功能的效果。

非缺血性阴茎持续勃起症的治疗是完全不同的。由于非缺血的形成与富氧血流有关，所以没有抽吸血液或输注血管收缩药的指征。这种类型通常不是紧急情况，因为病情不会随着时间的推移而恶化。非缺血性阴茎持续勃起症可能会自发好转。因此，在紧急转诊到泌尿外科后，可以观察一段时间。

要点
- 首先明确阴茎持续勃起症的类型。
- 寻找潜在病因有助于急诊处理及泌尿外科紧急干预。
- 充分地麻醉及阴茎背侧神经阻滞，将有利于成功抽吸并有助于恢复正常阴茎功能。

推荐阅读

[1] Burnett AL, Bivalacqua TJ. Priapism: Current principles and practice. *Urol Clin North Am*. 2007;24:631–642.

[2] Levey HR, Segal RL, Bivalacqua TJ. Management of priapism: An update for clinicians. *Ther Adv Urol.* 2014;6(6):230–244.

[3] Shlamovitz GZ. Dorsal penile nerve block. *Medscape.* October 8, 2015. Available at: http:// emedicine.medscape.com/article/81077-overview.

[4] Vilke GM, et al. Emergency evaluation and treatment of priapism. *J Emerg Med*. 2004; 26(3):325–329.

第 229 章
简化尿道炎处理流程：急诊科不要遗漏性病
Streamlining Urethritis: Don't Let an STD Escape Your ED

Clare Roepke，著

尿道炎是一种由感染性和非感染性疾病引起的下尿路炎症。在男性和女性中都可见到，是急诊科常见的症状。

男性尿道炎的症状和治疗与女性明显不同。男性常见的症状是排尿困难。其他常见的主诉包括烧灼感、瘙痒和尿道口异常分泌物。分泌物可能持续出现，或者只是在第一次晨尿中出现。但当男性患者晨起或有排出分泌物的感觉时，也可能会注意尿道口的结痂。大多数文献关注的是引起尿道炎的感染性因素，包括淋病奈瑟菌（GC）、沙眼衣原体、生殖支原体、解脲支原体、阴道毛滴虫，而以生殖支原体、淋病奈瑟菌和沙眼衣原体最为常见。

如果一个男性患者有尿道炎症状，则需要就从一个清洁的尿液样本开始评估 GC 和衣原体（基于 DNA 的检测），这个测试不会立即产生结果。然而，确定尿道炎的具体病因对于预防并发症、再感染和疾病传播是至关重要的。

首先，对有症状的男性患者，以下发现有助于诊断尿道炎。

①黏液脓性或脓性分泌物。

②白细胞酯酶试验阳性或首段尿尿液样本＞ 10 个白细胞（WBC）/ 高倍视野（HPF）。

③尿道分泌物革兰染色剂＞ 2 个白细胞（WBC）/ 油镜视野或细胞内双球菌。

因此，如果你的检测中没有分泌物出现，而急诊科也没有能力对尿道拭子做革兰染色，那么应该用首段尿标本来鉴别脓尿。

一旦确诊为尿道炎，GC 和衣原体的检测在 24h 内拿不到结果。那你在这段时间做什么呢？你是否应该根据经验对每个人的尿道炎进行性传播感染（STIs）治疗？以下原则可指导你的治疗决定。

符合上述尿道炎标准中任意一项的男性患者应该接受 GC 和衣原体的治疗。如果男性患者仅有尿道炎的症状，但没有临床表现（如没有尿道分泌物、首段尿白细胞阴性），当他存在高风险时（定义为无保护的性交、多个性伴侣、有一个高风险的性伴侣、性传播感染疾病或静脉药物滥用史），则采取经验性治疗。经验治疗也适用于那些不愿意随访评估或拒绝检测的患者（图 229-1）。

鉴于 GC 与衣原体合并感染的高发生率，推荐的治疗方案是：头孢曲松钠（250mgIM×1）联合阿奇霉素（1g PO×1）或多西环素（100mg PO b.i.d×7d）。治疗的目标是缓解症状，预防并发症，减少合并感染的传播，识别和治疗密切接触者。为减少传播和再感染的概率，应嘱患者禁止性交行为 7 天（无论治疗 7 天或单剂治疗后 1 周），直到症状彻底好转以及伴侣也充分地治疗后。

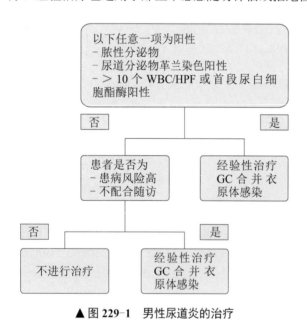

▲ 图 229-1　男性尿道炎的治疗

要点

- 所有出现尿道炎症状的男性都需要进行 GC/ 衣原体 DNA 检测。
- 如果通过脓性分泌物或分泌物革兰染色阳性或异常首段尿标本异常确诊尿道炎，推荐经验性 STI 治疗。
- 必须考虑疾病的危险因素以及患者的依从性，对于高危患者给予适当的经验性治疗。

推荐阅读

[1] Brill JR. Diagnosis and treatment of urethritis in men. *Am Fam Physician*. 2010;81:873–878.

[2] Centers for Disease Control and Prevention. Diseases characterized by urethritis and cervicitis. *Sexually Transmitted Infection Treatment Guidelines*. 2015. August 16, 2015. Available at: http://www.cdc.gov/std/tg2015/default.htm

第 230 章
评估急诊血尿
I Don't Think My Urine Is Supposed to Look Like This!

Landon A. Jones，著

血尿不是一个让人感兴趣的话题，然而这是一个很重要的话题，每一位急救医生都会在职业生涯中碰到很多次。没有什么主诉能比"尿血"更快地把患者送到急诊科。解决这个问题的第一步就是要识别罕见的失血患者。对于剩下的患者来说，关键在于确认——把尿液变成红色只需要很少的血液，大约只要 1ml 的血就能使 1L 的尿液变色。关于血尿的文献倾向于关注肾小球性（肾相关）和非肾小球性（泌尿系统）病因。不过，重要的是在处理可疑的血尿时，退后一步统观全局。血尿评估的过程可以简化为 3 个普遍的问题。

一、患者能排尿吗？

血凝块是引起尿路堵塞最常见的原因。如果患者不能排尿，需要考虑严重的电解质异常（高钾血症、肌酐升高）。如果患者无法排尿可放置导尿管，最好使用三腔导尿管。第一个管腔是充气球囊，将导管固定在膀胱内。第二个管腔用于尿液排出，第三个管腔可用于冲洗潜在的血凝块。放置导尿管也为不能排尿的患者缓解了明显的疼痛。

二、患者真的有血尿吗？

血尿定义为尿中存在红细胞（RBCs）。除了血尿，还有很多原因可以改变尿液的颜色。其中包括但不限于肌红蛋白、血红蛋白、胆红素、食物、药物和染料。如一个有横纹肌溶解症的患者产生的尿肌红蛋白使得尿试纸阳性，并表现出深色的尿液，但在尿液显微镜检查中没有 RBCs。如果证实有血尿，通常为镜下血尿（> 5RBCs/HPF，只能在显微镜下观察）或肉眼血尿（肉眼可见）。

三、为什么有血尿

血尿更常见的原因是尿路感染、尿石症和外伤。患者的病史是诊疗中最重要的部分，应该包括血尿持续时间、具体情况（包括创伤和近期使用的器械 / 手术）以及相关的体征和症状。同样重要的是了解改变患者凝血功能的潜在原因，如抗凝治疗、血友病、血小板减少和家族史。如上所述，血尿病因通常分为肾小球性（肾相关）和非肾小球性（泌尿系）病因。对于医生来说，最简单的方法是从肾脏开始，沿着泌尿系统向下到尿道和外生殖器。医生通过病史和体格检查决定进一步的实验室和（或）影像学检查。全血细胞检测可以发现是否有血小板减少。如果存在严重的肾功能损害，可能需要评估电解质。对于使用华法林的患者，则需要进行凝血研究。应进行尿液检查，包括适龄女性的妊娠试验。影像学检查的选择也取决于病史和体格检查，超声或计算机断层成像（CT）通常是必要的。

在处理血尿时，有两大陷阱。第一个（也是最危险的）陷阱是假设血尿是肾脏或泌尿生殖系统（GU）来源的。虽然肾脏 / 泌尿生殖系统（GU）是目前最常见的病因，但不排除危及生命的血管问题也可能引起血尿。在这些病人出院之前，要仔细考虑这种罕见的原因。医学文献报道了大量的左肾静脉受压（胡桃夹综合征）、动脉瘤、瘘管和夹层引起的血尿。幸运的是，引起血尿的严重血管病因通常有其他体征，如腹部压痛、下肢神经功能受损和下肢脉搏不对称。这强调了进行全面体格检查的重要性。

坦白地说，第二个最大的陷阱就是忽视。虽然许多血尿的患者可以自愈，但必须建议及时随访，反复进行尿液检查，以确认血尿是否真正消失。由于肾脏 / 泌尿生殖系统恶性肿瘤在鉴别诊断中占很高的比例，特别是在老年患者中，所以未解释清楚的血尿需要在门诊进一步评估。一些研究表明，肉眼血尿对泌尿系统恶性肿瘤的诊断具有高于平均水平的敏感性，大约 30% 的无痛性血尿患者被诊断为泌尿系统恶性肿瘤。虽然在急诊科中不需要对血尿患者进行大量检查，但重要的是要告知和教育患者，让他们意识到血尿需要在门诊及时跟踪随访。

要点
- 早期识别潜在的威胁生命的是电解质异常。肾功能不全 / 肾衰可以出现血尿，这些患者可以很快出现失代偿。
- 在显微镜检查下确认血尿是否存在。其他的物质也可以把尿液变成红色。
- 危及生命的血管疾病可以出现血尿。不要想当然地认为血尿是来自泌尿生殖系统（GU）。
- 由于恶性肿瘤的风险，向患者强调，血尿需要门诊随访。

推荐阅读

[1] Hicks D, Li CY. Management of macroscopic haematuria in the emergency department. *Emerg Med J.* 2007;24(6):385–390.

[2] Pade KH, Liu DR. An evidence-based approach to the management of hematuria in child in the emergency department. *Pediatr Emerg Med Pract.* 2014;11(9):1–13.

[3] Sokolosky MC. Hematuria. *Emerg Med Clin North Am.* 2001;19(3):621–632.

第十七篇

胸　部
Thoracic

第 231 章
急性哮喘发作，不要忘记用类固醇激素
Do Not Forget to Administer Steroids in Patients with Acute Asthma Exacerbations

Michele Callahan，著

哮喘作为一种慢性炎症性气道疾病影响 2200 多万美国人。仅 2011 年在急诊科就诊的急性哮喘发作人数就高达 180 万，其中大约 10% 的患者需要住院治疗，12%～16% 的患者会在出院后 2 周因哮喘复发或症状持续不能缓解而再次就医。本章是结合现有指南、临床证据和专家共识得出的。

国家心肺血液研究所制定的哮喘诊断和管理指南中，将哮喘发作定义为"气促、咳嗽、喘息、胸闷等症状进行性加重"。导致急性哮喘发作的主要病理过程包括气道炎症、气道高反应性和支气管收缩。随着病程延长引起气道重塑，最终导致肺功能进行性不可逆性丧失。

哮喘急性发作期的主要治疗目标是缓解气道痉挛、纠正低氧血症、减少炎症反应。因此急诊科对于哮喘急性发作的治疗主要包括吸入短效 β_2 受体激动药、吸氧维持血氧饱和度（SpO_2）> 92%，以及系统性类固醇激素类药的应用。气道炎症是哮喘发作的重要机制，因此，系统性类固醇激素的应用对哮喘急性发作期的治疗至关重要。

专家小组报告 3（EPR-3）中根据病情严重程度将哮喘分为轻度、中度和重度（表 231-1）。并结合临床判断提供了一个分级标准。发现具有以下病史的患者存在高发病率及高病死率的风险：先前在重症监护病房住院、有插管史、经济条件差、合并严重疾病（如心血管疾病）、在过去 1 年里有 > 2 次的住院治疗史或 >3 次急诊科就诊史等。

表 231-1　EPR-3 哮喘严重程度分级

严重分级	FEV_1/PEF	语言表达能力	查体	SaO_2（%）	PaO_2（mmHg）	心率（次 / 分）
轻、中度	≥40% 预测值	整句	可有奇脉，哮鸣音，喘息	≥ 90	≥ 60	≤ 120
重度	≤40% 预测值	短语或说话困难	奇脉，哮鸣音减弱甚至消失	≤ 90	≤ 60	≥ 120

FEV_1. 第 1s 内用力呼气容积；PEF. 呼气峰流量

过去的研究发现系统性类固醇激素治疗可加速缓解气道痉挛、降低复发率、减少入院率，因此，将其作为急诊科哮喘的一线治疗方法。2001 年一篇 Cochrane 综述发现系统性类固醇激素可减少 25% 急诊科儿童和成人中、重度哮喘患者的住院治疗人数。而且他们还发现在患者入院 1h 内给予激素治疗效果更好。这可能与类固醇激素起效时间在 2～4h 有关。2008 年 Rowe 等在一篇中发现，在接受和不

接受类固醇激素治疗的两组患者中，7 ～ 10 天复发率存在显著性差异。而且哮喘患者仅需要类固醇激素治疗 8 次就可预防住院风险，治疗 10 次可预防出院后 7 ～ 10 天复发风险。治疗 11 次可预防门诊治疗后患者复发再住院的风险。类固醇激素的应用不仅可以降低复发率，还可以降低哮喘急性发作期住院治疗率。

目前对于类固醇激素最佳给药途径（口服、肌内注射、静脉注射或吸入）、给药进度（冲击剂量或固定剂量）和用药持续时间均未达成统一。与正常剂量相比，给予高剂量系统性类固醇激素（静脉注射，60 ～ 80mg 或每日 2mg/kg）患者无额外受益。EPR-3 最新的指南推荐泼尼松剂量为 40 ～ 80mg/d，分 1 ～ 2 次给药。儿科常用的控制方案包括泼尼松或泼尼松龙 1 ～ 2mg/kg，口服 5 天（最大剂量 60mg/d）或地塞米松 0.6mg/kg，口服、静脉注射或肌内注射 1 ～ 2 天（单次最大剂量 16mg）。如需静脉注射，可使用 1 ～ 2mg/kg 的甲泼尼龙。

口服与静脉注射或肌内注射类固醇激素相比无明显差异，然而，因为发生注射部位疼痛和瘀伤，一般很少采用肌内注射。研究显示肌内注射和口服类固醇激素类药在复发率上无明显差异，尤其患者从急诊科出院后 7 ～ 10 天内。口服类固醇激素是目前推荐的首选药物，除非患者对药物的吸收能力完全丧失。目前市面有许多种系统性类固醇激素制剂，且疗效相似。

口服类固醇激素类药的冲击疗法是指服药剂量在几天内逐渐降低，早期被认为其具有降低肾功能不全发生率和复发率的优势。实际上冲击疗法与固定剂量疗法在临床疗效上相同。研究显示两者在肺功能复发率和肾功能不全发生率上无明显差别。对于患者来说，持续时间＜ 10 天的固定剂量方案往往是可行的。而且固定剂量方案的给药方式更简单，可以降低患者的不依从率，最终降低治疗失败和复发率。

要点

- 对急诊科急性哮喘发作患者应用系统性类固醇激素可降低复发率和入院率。
- 快速吸入 β_2 受体激动药是急性哮喘发作的主要治疗方法。
- 与正常剂量类固醇激素相比，高剂量类固醇激素并无额外优势。
- 不同的给药途径具有相同的疗效，且对于胃肠道功能正常的患者口服类固醇激素为首选方式。
- 冲击方案与固定剂量方案疗效相同。

推荐阅读

[1] Krishnan JA, Davis SQ , Naureckas ET, et al. An umbrella review: corticosteroid therapy for adults with acute asthma. *Am J Med*. 2009; 122(11):977–991.

[2] Lazarus S. Emergency treatment of asthma. *N Engl J Med*. 2010; 363:755–764.

[3] Rowe BH, Spooner C, Ducharme F, et al. Early emergency department treatment of acute asthma with systemic corticosteroids. *Cochrane Database Syst Rev*. 2001; (1):CD002178.

[4] Rowe BH, Spooner C, Ducharme F, et al. Corticosteroids for preventing relapse following acute exacerbations of asthma. *Cochrane Database Syst Rev*. 2007; (3):CD000195.

第 232 章
慢性阻塞性肺疾病低氧状态时不要限制氧气
Do Not Withhold Oxygen in a Hypoxic Patient with Chronic Obstructive Pulmonary Disease

Brina J. Lin, Anand K. Swaminathan，著

传统理论认为给慢性阻塞性肺疾病(chronic obstructive pulmonary disease，COPD）患者提供氧气（O_2）会加重高碳酸血症并导致呼吸衰竭。因此，许多临床医生对是否给 COPD 患者使用氧气犹豫不决。然而这些传统理论是错误的。

1949 年，Davies 和 Mackinnon 在严重肺气肿继发发绀的患者身上发现低氧可导致神经症状改变，并首次提出"低氧驱动"这个概念。他们发现脑脊液压力与氧气治疗呈正相关，并由此推测氧气治疗会导致二氧化碳的积累，间接导致脑脊液压力增加。此外，Davies 和 Mackinnon 还发现，当氧气刺激被去除后，神经症状就会得到缓解。因此，他们推理呼吸活动依赖于缺氧刺激，并认为氧气纠正缺氧会导致低通气，加重高碳酸血症。

在 20 世纪 80 年代，多项研究发现氧气疗法会使 COPD 急性加重期患者每分钟通气量短暂减少，动脉二氧化碳分压（$PaCO_2$）增加。然而统计分析显示两者无明显相关性。另一项研究使用吸气口腔闭合压力作为呼吸驱动的指标，发现无论是否采取氧气治疗 COPD 患者，其呼吸驱动力均高于正常水平。因此，学者认为氧气治疗可导致 COPD 急性加重期患者 $PaCO_2$ 增加，但增加的原因不是每分钟通气量的减少或呼吸驱动功能的丧失。

在正常的生理状态下，每分钟肺泡通气量（V_A）和每分钟肺血流量（Q）是相互匹配的。机体可通过代偿机制调节 V_A/Q 比值。当肺泡氧分压降低（P_AO_2）时，局部介质促进低氧分压肺泡血管收缩，导致正常肺泡血流量增加。这种现象称为"低氧肺血管收缩"。当低氧肺血管收缩患者吸入高浓度氧后，局部低氧状态改善，低氧血管收缩终止，最终导致部分通气不良的肺泡血流相对过多，增加肺内分流，导致高碳酸血症。最新研究也证实 V_A/Q 比值失调是氧气导致 COPD 急性加重期患者发生高碳酸血症的原因之一。

霍尔登效应是氧气导致 COPD 急性加重期患者发生高碳酸血症的另一原因。霍尔登效应描述了血红蛋白的性质，并指出去氧血红蛋白可携带大量 CO_2，而氧合血红蛋白携带 CO_2 的能力较弱。因此增加 P_AO_2 会导致 CO_2 与血红蛋白的结合能力下降，从而导致 $PaCO_2$ 增加。一般情况下 CO_2 解离曲线右移可通过代偿性增加每分钟通气量使 $PaCO_2$ 增加恢复至正常水平。然而 COPD 患者每分钟通气量本身就升高，这将导致 $PaCO_2$ 进一步升高。Aubier 等发现氧气的应用导致 $PaCO_2$ 的值升高 25%，这可以通过霍尔登效应解释。

那是否存在一种方法可以避免 COPD 患者在接受氧气治疗时不发生呼吸衰竭？早期回顾性研究表

明，COPD 急性加重期使用高流速氧气可增加患者死亡率。而 Austin 等通过一篇随机对照试验将滴定氧气模式与高流速氧气模式进行比较，发现滴定氧气治疗可显著改善患者的发病率与死亡率。且当血氧饱和度控制在 88% ～ 92% 时，患者酸中毒发生率、辅助通气量及死亡率均降低。

滴定氧气治疗是 COPD 急性加重期治疗的一种优选方案。虽然 COPD 急性加重期患者在氧气使用时会出现高碳酸血症，但滴定氧气治疗可改善患者缺氧状态，避免高氧，同时可降低发病率和死亡率。

要点

- COPD 急性加重期患者严重缺氧时不应该限制氧气应用。
- V_A/Q 比值失调和霍尔登效应可以解释 COPD 急性加重期患者在氧气使用时出现的高碳酸血症的原因。
- 呼吸动力的减少不能解释 COPD 急性加重期患者在氧气使用时出现高碳酸血症的原因。
- COPD 急性加重期患者吸氧目标是维持血氧饱和度在 88% ～ 92%。
- 当血氧饱和度维持在目标水平时，氧气输送方式对预后无明显影响。

推荐阅读

[1] Abdo WF, Heunks LM. Oxygen-induced hypercapnia in COPD: Myths and facts. *Crit Care*.2012;16(5):323.

[2] Austin MA, Wills KE, Blizzard L, et al. Effect of high flow oxygen on mortality in chronic obstructive pulmonary disease patients in prehospital setting: Randomised controlled trial.*BMJ*. 2010;16:c5462.

[3] Brill SE, Wedzicha JA. Oxygen therapy in acute exacerbations of chronic obstructive pulmonary disease. *Int J Chron Obstruct Pulmon Dis*. 2014;9:1241–1252.

[4] O'Driscoll BR, Howard LS, Davison AG. BTS guideline for emergency oxygen use in adult patients. *Thorax*. 2008;16(Suppl 6):vi1–vi68.

[5] Robinson TD, Feiberg DB, Regnis JA, et al. The role of hypoventilation and ventilationperfusion redistribution in oxygen-induced hypercapnia during acute exacerbations of chronic obstructive pulmonary disease. *Am J Respir Crit Care Med*. 2000;16:1524–1529.

第 233 章
导致肺动脉高压患者快速恶化的急性疾病
Know Acute Illnesses That Lead to Rapid Deterioration in the Patient with Pulmonary Hypertension

Dhaval Thakkar, James Mathew Dargin，著

肺动脉高压（pulmonary hypertension，PH）可由多种血管、肺部、心脏和风湿性疾病引起。肺

动脉高压是指静息状态下，右心导管（right heart catheterization，RHC）测量平均动脉压（PAP）≥25mmHg。虽然心脏超声有助于早期 PH 的诊断，但 PH 诊断的金标准是 RHC。世界卫生组织（WHO）根据病因将 PH 分为 5 大类（表 233-1）。PH 的主要病理生理是肺血管增生导致肺血管阻力（pulmonary vascular resistance，PVR）进行性增加。右心室（right ventricle，RV）是一个薄壁结构，当肺血管阻力增加时，右心室发挥其有限的代偿功能。随着病情进展，右心室失代偿，心肌收缩力下降，右心室扩大。而且右心室扩大会使室间隔向左心室移位，降低心输出量，最终导致右心室衰竭进行性加重。目前 PH 主要治疗方法包括氧疗、利尿药及病因治疗。WHO 分类中第一类 PH 是一种罕见的疾病，具有独特的病理生理特征，经常用肺血管舒张药治疗（表 233-2），但发现肺血管舒张药对其他分类的 PH 无益。

表 233-1　世界卫生组织肺动脉高压分类

世界卫生组织肺动脉高压分类	病　因
动脉性肺动脉高压	结缔组织疾病、门静脉高压、先天性心脏病、药物 / 毒物所致、特发性、血吸虫病
左心疾病所致肺动脉高压	左心疾病、心脏瓣膜病
肺部疾病和（或）低氧所致肺动脉高压	慢性阻塞性肺疾病、间质性肺病、睡眠呼吸障碍
慢性血栓栓塞性肺动脉高压	血栓栓塞疾病
未明原因所致肺动脉高压	血液系统疾病、结节病、肺组织细胞增多症、代谢性疾病、血管炎

表 233-2　世界卫生组织分类第 1 类 PH 常用血管扩张药

药　物	路　径	不良反应	备　注
磷酸二酯酶 V 型抑制药（西地那非、他达拉非）	口服	头痛，脸红，腹泻，视力改变，听力丧失	适用于轻、重度患者
内皮素受体拮抗药（玻色坦、安立生坦）	口服	肝毒性、外周水肿、头痛	适用于轻、重度患者
前列环素类似物——用于严重和快速进展性疾病			
依前列醇	静脉	脸红、头疼、下颌疼、恶心、腹痛	半衰期仅几分钟，突然中断引起 PH 回弹
曲前列环素	静脉、皮下、吸入	静脉 / 皮下—不良反应同上吸入—咳嗽	半衰期几小时，突然中断引起 PH 回弹
伊洛前列素	吸入	咳嗽、味觉改变、脸红、腹泻、下颌疼	适用于中、重度 PH 患者

急诊科 PH 患者常伴有急性右心室衰竭。临床上，失代偿性疾病主要表现为呼吸困难、缺氧、晕厥、胸痛和下肢水肿。右心室功能突然恶化可能快速导致休克、心血管性虚脱和死亡。因此，在急诊科快速识别及治疗常见的急性失代偿性疾病是很重要的。常见失代偿疾病包括脓毒症、快速心律失常、缺氧、肺栓塞（PE）以及血管扩张药物的突然停药。

脓毒症是导致 PH 急性失代偿的常见病因，需要早期发现和治疗。脓毒症通常是由肠道水肿和缺血引起的细菌移位所致。除此之外，用于静脉输注血管扩张药的中心静脉导管也是导致感染的常见原因之一。虽然脓毒症可出现全身血管扩张，但是肺循环血管阻力往往会增加，从而使右心室功能恶化。同时脓毒症引起的低血容量和酸中毒也可使右心室功能恶化。

室上性快速心律失常（如心房颤动、心房扑动）是 PH 患者常见并发症，且患者耐受性差。心房收缩对于严重 PH 患者心室舒张充盈至关重要。因此，维持窦性心率比控制心室率更重要。其中负性肌力药物（如钙通道阻滞药、β 受体阻滞药）可使右心室功能恶化。因此，胺碘酮和地高辛等药物常用于心房颤动的治疗，必要时需要电除颤恢复窦性心率。

PH 患者具有高度肺栓塞的风险。即使小范围的肺栓塞也会导致 PAP 急剧增加，并导致右心室衰竭。因此，急诊科医生要保持对 PE 的高度怀疑。当发生肺栓塞时需立即给予溶栓治疗或行栓子清除术以扭转 PAP 急剧增高的趋势，避免心源性休克。

低氧是肺血管收缩的重要诱因。低氧会使 PH 患者 PAP 急剧升高，导致右心室衰竭。快速和积极的纠正低氧血症是严重 PH 患者治疗的关键。

血管扩张药的突然中断可导致 PAP 反弹性增加，导致右心室衰竭。依前列醇半衰期仅几分钟，需要静脉持续输注。中心静脉阻塞可导致这些药物的突然中断。因此，此类事件应紧急处理，并且必要时应通过其他途径重新输注。

要点

- 脓毒症是导致 PH 患者急性右心室衰竭的常见原因之一。
- PH 患者对室上性快速心律失常耐受性差，必要时需要电除颤恢复窦性心率。
- PH 患者发生低氧时立即给予氧疗。
- 立即重新开始持续输注血管扩张药，尤其是环氧前列醇。
- 即使小范围肺栓塞也可导致严重 PH 患者发生失代偿。

推荐阅读

[1] Agarwal R, Gomberg-Maitland M. Current therapeutics and practical management strategies for pulmonary arterial hypertension. *Am Heart J.* 2011; 162: 201–213.

[2] Etienne Gayat E, Mebazaa A. Pulmonary hypertension in critical care. *Curr Opin Crit Care.* 2011; 17: 439–448.

[3] Hoeper M, Granton J. Intensive care unit management of patients with severe pulmonary hypertension and right heart failure. *Am J Respir Crit Care Med.* 2011; 184:1114–1124.

[4] Perrin S, Chaumais MC, O'Connell C, et al. New pharmacotherapy options for pulmonary arterial hypertension. *Expert Opin Pharmacother.* 2015; 12:1–19.

第 234 章
失代偿性肺动脉高压患者复苏的关键
Know the Critical Issues in Resuscitation of the Decompensated Patient with Pulmonary Hypertension

Jacob C. Jentzer, James Mathew Dargin，著

任何损害右心室功能或突然使肺动脉压力（pulmonary artery pressure，PAP）升高的因素都可引起肺动脉高压（PH）和右心室（RV）衰竭患者病情加重。PH 患者的治疗是一项具有挑战性的工作，任何治疗干预对 PAP 和右心室的影响都必须考虑。

低氧可导致肺血管收缩，增加 PAP，导致 PH 患者病情快速恶化。PH 患者应立即吸氧，纠正低氧，必要时给予气管插管和机械通气。但是 PH 患者因气道管理和机械通气而出现并发症和心脏衰竭的风险很高，这可能是由于镇静药的使用、正压通气对前负荷的降低及缺氧加剧所致。在准备气管插管和机械通气时，患者需充分进行预氧。应选用小剂量的血流动力学影响小的药物（如依托咪酯、氯胺酮）来降低发生低血压的风险。此外，还应使用一种起效快的神经肌肉药物（如琥珀酰胆碱、罗库溴铵）。在早期插管阶段，如果发生低血压应立即给予血管加压素。一旦患者插上管，酸中毒和低氧将很快被纠正。高潮气量和高水平呼气末正压通气（positive end expiratory pressure，PEEP）可使胸膜腔内压升高及右心室功能进一步恶化。因此，低氧时应给予高浓度氧而不是高 PEEP。一般目标潮气量为理想体重下 6 ～ 8ml/kg 或平台压≤ 30cmH$_2$O。

PH 和急性右心室衰竭患者发生低血压时需积极治疗。低血压可能是由于低血容量、血管扩张（如脓毒症）、右心室收缩力降低或右心室后负荷增加所致。对许多危重症患者来说，液体给药往往是复苏的第一步。但对于严重 PH 患者，过量液体会加重右心室功能，减少心输出量。因此，静脉补液需慎重。PH 患者的容量评估具有挑战性。中心静脉压力对 PH 患者的容量评估效果差。脉压变化也不能准确预测 PH 或右心室功能障碍患者的容积状态或液体反应。超声心动图有助于识别右心室超负荷征象，如右心室扩张和下腔静脉扩张不随呼吸运动而变化。事实上，对于那些超声心动图显示右心室超负荷的患者不应接受补液治疗，而利尿药可改善患者右心室功能。

右心室衰竭患者通常需要正性肌力药物和血管升压药物的支持。米力农或多巴酚丁胺可用于提供肌力支持，但两者都可能导致低血压，并经常需要添加血管升压药物（如去甲肾上腺素）来预防和纠正低血压。与多巴酚丁胺相比，米力农引起的快速心律失常较少，且肺血管扩张效果更好，是治疗 PH 和右心室衰竭的一线正性肌力药。分布性休克（即脓毒症）患者在液体复苏后经常需要血管升压药，而所有血管升压药都会增加肺血管阻力，并可能使右心室功能恶化。去甲肾上腺素由于其 β$_1$ 肾上腺素能活性而具有温和的肌力作用，与其他血管升压药相比，可减少肺血管收缩。因此，去甲肾上腺素被用作 PH 患者的一线血管升压药。去氧肾上腺素是一种单纯 α 受体激动药，无任何肌力作用，可导致肺

血管收缩，因此，PH 患者禁止单独使用。血管加压素可导致肺血管阻力增加，一般与去甲肾上腺素合用治疗血管分布性休克。多巴胺和肾上腺素提供肌力支持和血管紧张素支持，但由于快速心律失常的风险增加，它们是二线药物。

　　右心室对后负荷的增加很敏感，并且降低 PAP 可以改善右心室衰竭。使用肺血管舒张药可以挽救 PH 患者生命，但如果使用不当，也会产生严重的不良反应。如世界卫生组织（WHO）分组非第 1 类 PH 患者应用血管扩张药会导致病情加重。静脉注射前列环素（如依前列醇、曲前列环素）可作为 WHO 第 1 类 PH 合并右心室衰竭患者的一线血管扩张药。这些药物通常是在重症监护病房才使用的，通过肺动脉导管监测血流动力学的变化来缓慢增加近几天药物的剂量。静脉注射前列环素可导致系统性低血压，而且吸入血管扩张药有时可增加血流动力学的不稳定，患者发生全身血管扩张的风险。吸入一氧化氮可引起肺血管扩张，降低右心室后负荷，从而改善右心室功能。米力农具有稳定血流动力学的作用，是 PH 和急性右心室衰竭患者最合适的一线肺血管扩张药。静脉肺血管扩张药的突然停用可引起 PH 复发，应尽快重新启动。在低血压情况下，这些药物需要减少剂量，最好能与 PH 专家商议。

要点

- PH 患者插管后使用低潮气量和低 PEEP。
- 过量补液会使右心室功能恶化，减少心输出量。
- 米力农是 PH 及右心室衰竭患者一线肌力药。
- 去甲肾上腺素是 PH 患者一线血管升压药。
- 在低血压的情况下，肺血管舒张药需减量。

推荐阅读

[1] Agarwal R, Gomberg-Maitland M. Current therapeutics and practical management strategies for pulmonary arterial hypertension. *Am Heart J*. 2011;162:201–213.

[2] Badesch DB, McLaughlin VV, Delcroix M, et al. Prostanoid therapy for pulmonary arterial hypertension. *J Am Coll Cardiol*. 2004;43:56S–61S.

[3] Jentzer JC, Mathier MA. Pulmonary hypertension in the intensive care unit. *J Intensive Care Med*. 2016;31:369–385.

[4] Kwak YL, Lee CS, Park YH, et al. The effect of phenylephrine and norepinephrine in patients with chronic pulmonary hypertension. *Anaesthesia*. 2002;57:9–14.

[5] Tayama E, Ueda T, Shojima T, et al. Arginine vasopressin is an ideal drug after cardiac surgery for the management of low systemic vascular resistance hypotension concomitant with pulmonary hypertension. *Interact Cardiovasc Thorac Surg*. 2007;6:715–719.

第 235 章
结节病患者的评估与管理
Know the Evaluation and Management of the Patient with Sarcoidosis

Harman S, Gill，著

全世界结节病患病率达 10/10 万～ 20/10 万。结节病的病因及病理还未阐明。与白种人相比，非裔美国人一生中的发病风险要高出 3%，症状平均提前 10 年出现且更严重。结节病是一种多系统非干酪样肉芽肿性疾病。肺部受累是最常见的表现，但 30% 的患者可见肺外表现。结节病的肺外表现（表 235-1）是决定其预后的关键，而且肺活检是诊断结节病的重要手段。如果出现以下一种或多种情况，应怀疑是结节病：双侧肝门淋巴结肿大、肺网状阴影、皮肤或眼部病变。

弥漫性肺间质病变是最常见的肺内表现。症状多发生在 20—60 岁之间，主要包括咳嗽、胸痛和呼吸困难。老年患者可能呼吸困难症状较轻，但大多都存在乏力和体重减轻等情况。影像学异常通常在临床症状和查体表现前被发现，常见影像学改变包括最初肺门淋巴结肿大，随后可能消失，肺上叶网状阴影，体积减小，最终引起牵拉性支气管扩张。对于有明显呼吸困难、咳嗽及影像学上高度怀疑结节病的患者可通过高分辨 CT（HRCT）做进一步评估。HRCT 有助于确定实质疾病的范围，排除其他重要诊断。

对疑似结节病患者进行评估的下一步是推荐呼吸科进行肺功能检查（pulmonary function tests，PFTs）和 6min 步行试验。PFTs 反映一种限制性肺通气模式，可表现为肺活量、肺总量及二氧化碳弥散能力的下降。疾病诊断最终需要肺活检来确诊。但急性结节病主要表现为发热、关节痛、结节性红斑和双肺门淋巴结肿大。Lofgren 综合征的所有特征都被证明对结节病诊断有 95% 的特异性，而活组织检查则存在很高的假阳性率。

结节病的治疗基于患者肺内及肺外受累的程度。虽然类固醇激素是治疗肺结节病的主要治疗方法，但在某些情况下也可使用非类固醇激素类药辅助治疗。急诊医生的主要考虑的是开始类固醇激素治疗的时间，剂量的多少和治疗持续的时间。

在急诊科，对于那些无症状或大多可自行缓解的患者无须治疗。由于激素不良反应大，对于 Ⅰ 期结节病（图 235-1）患者或病情稳定的 Ⅱ、Ⅲ 期（图 235-1）患者也无须激素治疗。当患者出现乏力，影像学加重或肺功能减退时需类固醇激素治疗，其目的是防止不可逆转的肺纤维化。对于那些有心脏、神经、眼睛和上呼吸道疾病的患者需应用大剂量类固醇激素治疗。急诊医生还应考虑肾上腺功能不全是结节病患者出现症状的原因之一，如类固醇激素药物治疗不依从或暂时对药物不耐受。一般来说，短期类固醇激素治疗是不够的，因为大多数患者应该以 0.3 ～ 0.6mg/（kg·d）（理想体重）治疗 6 周。应及时咨询呼吸科医生，以协调护理和随访评估。

　　对于那些对类固醇激素不能耐受、不能长期服用类固醇激素或即使服用大量类固醇激素也无效的患者，可考虑使用其他免疫抑制药。常用的免疫抑制药包括甲氨蝶呤、来氟米特、肿瘤坏死因子 -α 拮抗药（英夫利昔单抗）、硫唑嘌呤、抗疟药，这类辅助治疗的启动不应在急诊科进行。

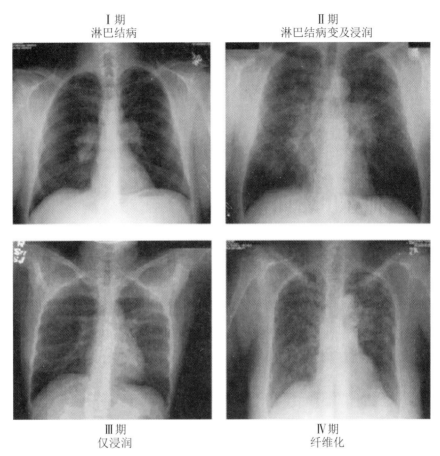

▲ 图 235-1　Ⅰ～Ⅳ期 X 线片表现

表 235-1　结节病的肺外表现

部　位	主要特征
皮肤	25% 累及皮肤，女性居多，频繁活检部位 许多形式——丘疹（通常围绕文身或瘢痕部位）、结节或斑块样（慢性结节） 白种人多，自我缓解率高，预后好
眼睛	会引起前葡萄膜炎和后葡萄膜炎 症状——眼睛干燥、眼睛红肿、视物模糊、畏光
上呼吸道	可涉及咽、鼻孔和鼻窦，尤其声门 适合全身或局部类固醇激素治疗 存在上呼吸道症状及已知的全身结节病
心脏	表现为心力衰竭、心律失常或心包疾病 70% 以上的患者无症状 无症状患者的正常 EKG 具有较高的阴性预测价值 心脏 MRI 的明确诊断 可能导致心脏猝死，且是移植的一个迹象

（续表）

部　位	主要特征
肌肉与骨骼	通常是对称的；多累及脚踝 关节周炎（关节周围软组织肿胀）多于真正的关节炎
外分泌	腮腺和唾液腺无痛肿胀 可与干燥病同时发生
内分泌	罕见却是灾难性的 下丘脑频繁浸润（基底肉芽肿浸润引起脑膜炎）和甲状腺浸润
肾脏	怀疑或已知结节性肾炎患者肌酐升高及尿沉渣的变化 肾结石的常见原因是以免疫抑制为主的住院治疗

要点

- 咳嗽、呼吸困难和肺门淋巴结肿大患者需考虑结节病。
- 30% 结节病患者有肺外表现。
- 引起肺门淋巴结病的其他病因包括人体免疫缺陷、病毒感染、职业或环境暴露、分枝杆菌、感染、真菌感染、尘肺、过敏、肺炎。
- 结节病的特征性病理改变是非干酪样肉芽肿。
- 当患者出现乏力、影像学加重或肺功能减退时需类固醇激素治疗，起始剂量为 0.3 ～ 0.6mg/（kg•d）（理想体重）泼尼松。

推荐阅读

[1] Amin EN, Closser DR, Crouser ED. Current best practice in the management of pulmonary and systemic sarcoidosis. *Ther Adv Respir Dis.* 2014;8(4):111–132.

[2] Judson MA. The management of sarcoidosis by the primary care physician. *Am J Med.*2007;120:403–407.

[3] O'Regan A, Berman JS. Sarcoidosis. *Ann Intern Med.* 2012;156(9):ITC5–1.

[4] Valeyre D, Bernaudin JF, Uzunhan Y, et al. Clinical presentation of sarcoidosis and diagnostic work-up. *Semin Respir Crit Care Med.* 2014;35:336–351.

第 236 章
对疑似肺栓塞患者进行风险评估
Properly Risk Stratify the Patient with Suspected Pulmonary Embolism

Kelly Williamson，著

静脉血栓栓塞（venous thromboembolism，VTE）是一种常见的心血管疾病，每年发病率为 100/10 万～ 200/10 万。肺栓塞（PE）是最严重的 VTE，它干扰血液循环和气体交换，导致右心室衰竭死亡。PE 的诊断是有挑战性的，因为症状和体征都是非特异性的，包括呼吸困难、胸痛或晕厥。通常用于评估这些疾病的研究（如实验室、心电图、胸部 X 线片）并不能证实 PE 的诊断。此外，30% 的诊断为 PE 的患者没有明确的危险因素，40% 的患者有正常的血氧饱和度。

为了对疑似 PE 患者进行危险分层，确定临床预测概率至关重要。在肺栓塞诊断的前瞻性研究（PIOPED）中，研究人员证实了提供者的"系统"或全球临床判断的准确性。一个人只有具备足够经验才能做出正确的临床判断，同时几种临床决策工具也可用于辅助诊断。Wells 评分通过评估是否存在特定的临床因素来判断 PE 存在的可能性，具体包括临床有 DVT 的体征和症状（3 分）、除肺栓塞外其他诊断可能性小（3 分）、心率＞ 100 次 /min（1.5 分）、卧床不起或 4 周内有过大手术（1.5 分）、有 DVT/PE 病史（1.5 分）、咯血（1 分）、恶性肿瘤（1 分）。根据提供者的临床判断和肺栓塞的预测评分可将疑似 PE 患者分配到相应类别。

对于预测概率较低（Wells 评分＜ 2）的患者，宜采用肺栓塞排除（PERC）标准。PERC 规则是由 Kline 和他的同事提出的，其主张如果有以下 8 项标准，就可以排除 PE：年龄＜ 50 岁、脉搏＜ 100 次 / 分、血氧饱和度＞ 95%、没有咯血、未使用雌激素、近 4 周内无创伤及手术史、无 VTE 病史、无单侧腿部肿胀。在应用 PERC 规则时必须避免三个常见的陷阱：首先，患者必须满足所有 8 项标准，否则其应用的敏感性下降。其次，这一规则仅适用于预测概率较低的患者，不应适用于中、高概率组。最后，有些患者不适用于 PREC 规则，包括癌症患者、有血栓性病史或相关家族病史的患者，PREC 对这些患者诊断价值是不可靠的。

如果患者属于中等概率组或属于低概率组但不符合 PREC 排除标准的，则宜采用 D- 二聚体检测。由于 PE 患者凝血及纤溶过程被同时激活导致交联纤维蛋白增多，D- 二聚体是交联纤维蛋白的降解产物。D- 二聚体对 PE 具有高灵敏度和阴性预测值，但其特异性较差，因为纤维蛋白也可在其他炎症状态中产生。由于 D- 二聚体对高概率组患者阴性预测值较低，因此，不适用于此类患者。对于症状超过 14 天的患者或已经抗凝的患者，D- 二聚体阴性也不能排除 PE。由于 D- 二聚体浓度也随着年龄的增加而增加，Douma 和他的同事建立了一个"年龄调整"的 D- 二聚体截断值，即患者年龄 ×10μg/L。并且发现对于 50 岁及以上且 PE 发生率处于低到中度预测概率的患者，这一校正的截断值可大大提高 D-

二聚体对 PE 诊断的特异性。

对于预测概率高的患者或 D- 二聚体阳性的低中度患者，可通过胸部 CT 血管造影（CTA）来明确诊断。PIOPED Ⅱ 期试验证实 CTA 对 PE 的诊断具有 83% 的敏感性和 96% 的特异性。下肢静脉超声检查对 CTA 阴性的 PE 患者的改变后概率无明显影响，但可能有助于那些不能进行 CTA 检查的患者的诊断，如肾功能不全和妊娠患者。研究发现，初筛阴性患者重复 CTA 的作用微不足道，Kline 和他的同事发表了一项临床决策规则，建议呼吸困难和正常的 CTA 患者进行超声心动图检查，因为发生单独的右心室功能障碍或右心室超负荷的可能性很高。

对于 CTA 阳性的患者，可应用肺栓塞严重度指数（PESI）来评估 30 天死亡率的风险，采用 11 项临床标准：年龄、性别、癌症史、心衰史、慢性肺病史、心率＞ 110 次 /min、收缩压＜ 100mmHg、呼吸频率＞ 30 次 /min、温度＜ 36℃，精神状态改变及血氧饱和度＜ 90%。对于极低风险患者（得分＜ 65），研究显示 30 天死亡率＜ 2%，而低风险的（得分 66～85 分）患者的 90 天死亡率为 1.1%。一项试验进一步表明，在适当的临床环境下，极低风险和低风险的患者可以作为门诊患者进行治疗。

在接受诊断检查的患者中，PE 的确诊率很低（10%～35%），因此，有必要利用这些诊断策略在给予适当的诊断和避免不必要的检查之间取得平衡。图 236-1 提供了一种诊断策略。

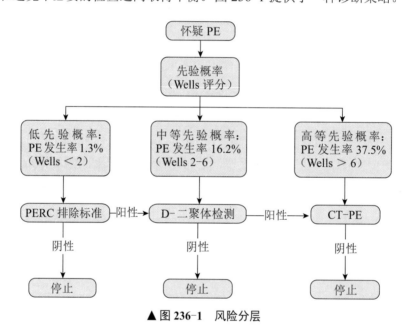

▲图 236-1 风险分层

要点

- 临床预测概率的评估是任何诊断策略的基础，可以通过临床整合判断或应用 Wells 评分来确定。
- 对于预测概率较低的患者，可以适用 PERC 规则。如果所有 8 项标准都存在，则可以排除 PE。
- 如果患者属于中等概率组或属于低概率组但不符合 PREC 排除标准的，则宜采用 D- 二聚体检测。

- 对于预测概率高的患者或 D- 二聚体阳性的低中度患者，可通过胸部 CT 血管造影（CTA）来明确诊断。
- PESI 可用于确定 30 天死亡率的风险。

推荐阅读

[1] Douma RA, le Gal G, Sohne M, et al. Potential of an age adjusted D-dimer cut-off value to improve the exclusion of pulmonary embolism in older patients: A retrospective analysis of three large cohorts. *BMJ*. 2010;340:c1475.

[2] Fesmire FM, Brown MD, Espinoza JA, et al. Critical issues in the evaluation and management of adult patients presenting to the emergency department with suspected pulmonary embolism. *Ann Emerg Med*. 2011;57:628–652.

[3] Kline JA, Mitchell AM, Kabrhel C, et al. Clinical criteria to prevent unnecessary diagnostic testing in emergency department patients with suspected pulmonary embolism. *J Thromb Haemost*. 2004;2(8):1247–1255.

[4] The task force for the diagnosis and management of acute pulmonary embolism of the European Society of Cardiology. 2014 ESC guidelines on the diagnosis and management of acute pulmonary embolism. *Eur Heart J.* 2014;35:3033–3080.

[5] Writing group for the Christopher Study Investigators. Effectiveness of managing suspected pulmonary embolism using an algorithm combining clinical probability, D-dimer testing, and computed tomography. *JAMA*. 2006;295(2):172–179.

第 237 章
如何诊断和治疗肺栓塞
Know How to Diagnose and Treat Pulmonary Embolism

Ryan Dick-perez, Nicholas M. Mohr，著

肺栓塞（Pulmonary embolism，PE）是急诊科常见的一种潜在的致命性疾病，临床表现多为非特异性，诊断困难，易漏诊。漏诊和延迟治疗都会对患者的预后造成毁灭性的后果。疾病的严重程度可以从没有显著临床症状的小面积外周 PE 到导致血流动力学崩溃和休克的大面积 PE。

PE 占所有心脏骤停的 5%，而无脉冲活动的患者比例更高。大量 PE 阻碍右心室流出道，导致右心室衰竭。大面积 PE 被定义为 PE 引起低血压（收缩压＜ 90mm Hg 超过 15min）。重要的是，单纯的心动过速、低氧血症和 X 线或超声心动图还不足以鉴定出大面积 PE。

床旁超声心动图是一种快速方便的检测方法，可由急诊科医生快速进行操作并对结果进行分析。右心室功能不全是急性 PE 常见征象。右心室功能障碍的额外征象见表 237-1。对于不稳定的患者，如果临床征象与 PE 一致，也可进行治疗。

表 237-1　床旁超声心动图检查与大面积或次大面积肺栓塞征象相一致

征　象	描　述
McConnell 征	心尖部运动相对正常，游离壁及室间隔运动减弱
右心室扩大	右心室在心尖或胸骨旁区域，比左心室大（图 237-1）
室间隔矛盾运动	收缩期间隔变平或向左心室移动，通常被称为"D 征"。这是由于右心室压力增加而导致的
等容收缩期和等容舒张期延长	当观察两个心室时，仅右心室的等容收缩期和等容舒张期延长表示急性肺动脉高压，而两个心室的延长表示慢性肺动脉高压
三尖瓣反流（TR）增加	TR 速度 > 2.7m/s（图 237-2）
右心室血栓	右心室内的一种高回声结构，通常边界不清且活动性差

　　PE 治疗的目的是：①防止进一步栓塞；②减少肺凝块。最初全身抗凝被用来降低血栓的传播速度。对于高危患者，抗凝治疗可在明确诊断之前开始。初始抗凝药物包括低分子肝素、磺达肝癸钠或未分馏肝素（最好用于肾功能不全，出血风险高）。

　　综上所述，所有 PE 患者都会接受抗凝治疗和凝血功能监测。最新数据显示，注射抗凝药或口服非维生素 K 抗凝药物的低风险 PE 患者可从急诊科出院，低风险 PE 的定义是根据选择分层标准制定的，如简化肺栓塞严重程度指数（sPESI）。表 237-2 中列出了 sPESI 评分。那些 sPESI 评分为 0 且定期随访者可出院治疗。不符合低风险 PE 标准的患者应入院治疗。

表 237-2　简化肺栓塞严重度指数

危险因素	分　值
年龄 > 80 岁	1
癌症	1
慢性心衰或肺部疾病	1
心率 > 100 次 /min	1
收缩压 < 100mmHg	1
血氧饱和度 < 90%	1
分数为 0 的患者死亡风险为 1.1%	

　　肺动脉压力可经超声心动图估计，并与急性肺栓塞的心室应变程度相对应，在这种三尖瓣反流的连续多普勒波测量中，三尖瓣梯度估计为 29.9mmHg，峰值速度为 2.7m/s，将这一估计值加到同时测量的 11mmHg 中心静脉压上，估计收缩期肺动脉压为 40.9mmHg。

　　对于不稳定的 PE 患者，应考虑溶栓治疗。溶栓治疗可降低本身具有高出血风险的大面积 PE 患者的死亡率。美国胸科医师学会建议在 2h 内应用 100mg 阿替普酶，而且在这种情况下颅内出血的发生率小于 2%。溶栓失败或有溶栓禁忌证的患者应考虑行血栓切除术。在治疗过程中早期行血栓切除术可改善患者预后。对于没有能力进行开放血栓切除术的医院，应考虑采用导管技术。

　　大面积 PE 患者的血流动力学支持是具有挑战性的。大容量液体复苏可使右心室进一步扩张，并可能使血流动力学恶化。患者通常同时需要血管升压药和正性肌力药。去甲肾上腺素是大面积 PE 的首选药物，而肾上腺素、多巴酚丁胺或米力农可提供肌力支持。对于药物治疗仍在恶化的患者，体外膜肺氧合（ECMO）可以考虑在有能力的 ICU 应用。

第 238 章讨论了大面积或次大面积 PE 患者的管理问题。

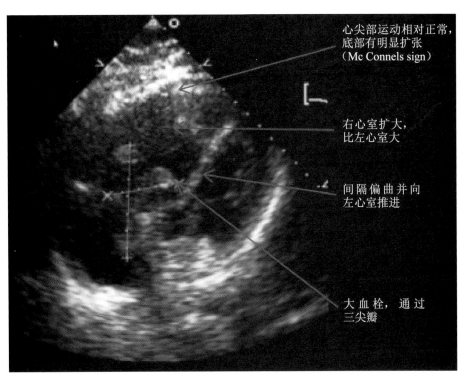

▲ 图 237-1　肺栓塞的剑突下 4 室心切面的超声心动图
包括右心室扩张、McConnell 征、室间隔偏移和右心室明显残留凝块

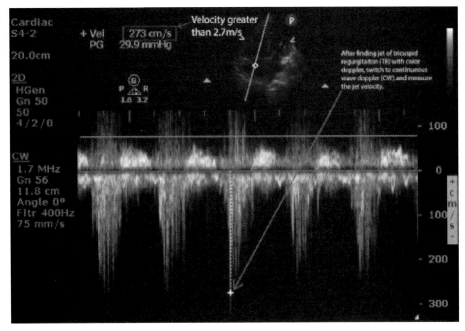

▲ 图 237-2　三尖瓣反流的连续多普勒波测量

要点

- 床旁超声心动图有助于危重症患者的 PE 诊断。
- 大量液体复苏可导致右心室扩张，恶化血流动力学。
- 大面积 PE 患者一般应使用溶栓药治疗。
- 去甲肾上腺素是 PE 患者首选的血管升压药。
- 血栓清除术、直接动脉内溶栓治疗和 ECMO 是治疗 PE 患者难治性休克的有效方法。

推荐阅读

[1] Cohen R, Loarte P, Navarro V, et al. Echocardiographic findings in pulmonary embolism: An important guide for the management of the patient. *World J Cardiovasc Dis.* 2012;2: 161–164.

[2] Kearon C, Akl EA, Comerota AJ, et al. Antithrombotic therapy for VTE disease: Antithrombotic therapy and prevention of thrombosis, 9th ed: American College of Chest Physicians evidence-based clinical practice guidelines. *Chest.* 2012;141(2 Suppl):e419S–e494S.

[3] Kucher N, Goldhaber SZ. Management of massive pulmonary embolism. *Circulation.*2005;112(2):e28–e32.

[4] Vinson DR, Zehtabchi S, Yealy DM. Can selected patients with newly diagnosed pulmonary embolism be safely treated without hospitalization? A systematic review. *Ann Emerg Med.* 2012;60:651–662.

[5] Yusuff HO, Zochios V, Vuylsteke A. Extracorporeal membrane oxygenation in acute massive pulmonary embolism: A systematic review. *Perfusion.* 2015;30;611–616.

第 238 章
哪些大面积肺栓塞患者可以从溶栓治疗中获益
Know Which Patients with Submassive Pulmonary Embolism May Benefit from Thrombolytic Therapy

Sangeeth Dubbireddi, Lillian L. Emlet，著

　　大面积肺栓塞（pulmonary embolism，PE）和低风险 PE 患者的治疗方案是明确的。无论采用溶栓治疗还是血栓清除术，必须立即减轻大面积 PE 患者右心室后负荷。对于血流动力学稳定且没有右心室功能障碍的 PE 患者，标准抗凝治疗就足够了。次大面积 PE（也称为中危 PE）是指存在右心室功能不全但血流动力学稳定。对于该类患者治疗措施的选择仍有争议，因其溶栓治疗的好处（即减少死亡、肺动脉高压和 PE 反复发作的次数）可能被发生重大出血事件的风险所抵消，如颅内出血（intracerebral hemorrhage，ICH）。

对于新诊断的 PE 患者，可在心电图（electrocardiogram，ECG）、胸部 CT、血管造影、超声心动图（echocardiography，ECHO）和生化标志物上发现右心室功能障碍的证据。与 PE 相关的经典心电图异常包括不完全或完全右束支传导阻滞、$V_1 \sim V_4$ 导联中的 T 波倒置，以及 $S_1Q_3T_3$ 征（即 I 导联中的 S 波、III 导联中的 Q 波和 T 波倒置）。当右心室内径与左心室内径之比大于 0.9 时，右心室功能障碍可在胸部 CTA 上表现出来。超声心动图检查符合下列一项指标即可诊断为右心室功能障碍。

①右心室舒张末期直径＞30mm（胸骨旁长轴或短轴切面）；

②右心室舒张末期内径与左室舒张末期内径之比大于 0.9（心尖或肋下 4 室切面）；

③右心室游离壁运动功能减退（任何切面可见）；

④三尖瓣收缩期速度＞2.6m/s（心尖或肋下 4 室切面）；

⑤脑利钠肽（BNP）＞90pg/ml 或 NT-proBNP＞900pg/ml；

⑥肌钙蛋白 I ＞0.06μg/L 或肌钙蛋白 T＞0.01μg/L。

对于血流动力学稳定，存在右心室功能不全证据（如上文说明），且无溶栓绝对禁忌证的次大面积 PE 患者，可以考虑使用系统溶栓治疗。但是，对于该类患者，系统性溶栓的证据仍然不确定，因为在最近研究中溶栓治疗在类型、剂量或给药途径上缺乏标准化。在使用溶栓药后抗凝治疗开始时机的选择也同样重要。目前的数据表明，对于 65 岁以上的患者，每 51 名接受溶栓治疗的次大面积 PE 患者中，有 1 人被挽救。且在该年龄段每 176 名接受溶栓治疗的患者中就有 1 例发生大出血。在各个研究中，大出血被粗略的定义为颅内出血，血红蛋白在 24h 内减少 2g/dl 且需要输血、内镜、放射学或外科治疗。对于 65 岁以上的患者，溶栓治疗出血的风险太高以至于无法提供治疗效益。这与阿司匹林相当，ST 段抬高心肌梗死（STEMI）需要治疗的数量为 42，而导致的非危险性出血的数量为 167。

溶栓药物也可以通过超声引导置入肺动脉的导管进行治疗。虽然最新的研究表明，与单纯抗凝药相比，超声引导下更小剂量的溶栓药物治疗是有益的，但其还未与全身溶栓药物的使用进行比较。因为与脑循环或冠状动脉循环相比，肺循环接受 100% 的心输出量，所以可以假设溶解血块所需的剂量可能不需要像中风或 STEMI 那样高，也不需要特殊的导管将其输送到肺循环来减少出血的风险。在未来研究中，次大面积 PE 患者的最佳溶栓治疗剂量是一种危害最小并能提供最高经济利益的剂量。图 238-1 为一种 PE 决策。

要点

- 次大面积 PE 是指血流动力学稳定，存在右心室衰竭。
- 右心室功能不全可通过 ECG、胸部 CTA、ECHO、BNP 和肌钙检测。
- 年龄＞65 岁的次大面积 PE 患者需要接受溶栓治疗的人数为 51。
- 年龄＞65 岁的患者溶栓出血的风险大于溶栓带来的益处。
- 对次大面积 PE 患者进行溶栓治疗的最佳剂量是指引起最小损害并提供了最高经济效益的剂量。

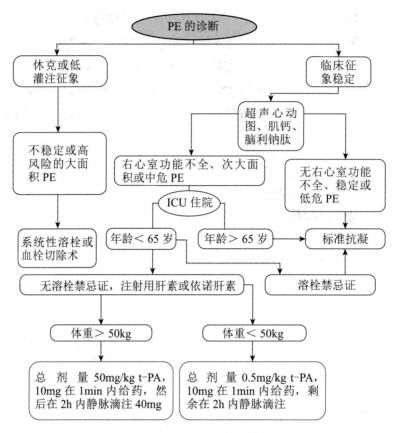

▲ 图 238-1　肺栓塞的决策

*如无肾功能障碍，使用依诺肝素 1mg/（kg·s），最大剂量不超过 80mg，如果肾功能不全，用肝素静脉滴注，初始剂量为 70mg/kg，最大剂量不超过 6000 单位，在 t-PA 静脉滴注和输注后 3h，肝素滴注量为 10U/（kg·h）或最大剂量为 1000U/h，当 APTT 降至正常值的 1.5～2 倍时滴度剂量为 18U/（kg·h）

推荐阅读

[1]　Chatterjee S, Chakraborty A, Weinberg I, et al. Thrombolysis for pulmonary embolism and risk of all-cause mortality, major bleeding, and intracranial hemorrhage: A meta-analysis. *JAMA*. 2014; 311(23): 2414–2421.

[2]　Kline J, Nordenholz KE, Courtney DM, et al. Treatment of submassive pulmonary embolism with tenecteplase or placebo: Cardiopulmonary outcomes at 3 month "TOPCOAT" Trial. *J Thromb Haemost*. 2014; 12(4): 459–468.

[3]　Kucher N, Boekstegers P, Muller OJ, et al. Randomized controlled trial of ultrasound-assisted catheter directed thrombolysis for acute intermediate-risk pulmonary embolism. *Circulation*. 2014; 129(4): 479–486.

[4]　Meyer G, Vicaut E, Danays T, et al. Fibrinolysis for patients with intermediate-risk pulmonary embolism "PEITHO" Investigators. *N Engl J Med*. 2014; 10(370):1402–1411.

[5]　Sharifi M, Bay C, Skrocki L, et al.; "MOPETT" Investigators. Moderate pulmonary embolism treated with thrombolysis (from the "MOPETT" Trial). *Am J Cardiol*. 2013; 111(2): 273–277.

第 239 章
哮喘急性加重期患者正确的呼吸机管理

Understand Proper Ventilator Management in Patients with Acute Asthma Exacerbations

Salim Rezaie, Anand K. Swaminathan，著

急性重度哮喘或哮喘持续状态是指发作性支气管痉挛且常规治疗无效，可迅速发展为呼吸衰竭。急性重度哮喘患者会出现严重的呼吸窘迫，及时治疗避免严重的发病率和死亡率是非常重要的。其治疗主要包括吸入支气管扩张药、静脉补液、肾上腺素和无创正压通气。必要时可进行插管和机械通气。哮喘患者行机械通气危险性大，可能会导致发病率和死亡率的进一步升高。

急性重症哮喘的最初治疗应首先注重呼吸，然后是循环，最后是气道（"BCA"）。当患者药物治疗无效时，应及时给予插管及机械通气。重度哮喘患者存在严重的呼气受限。支气管收缩使患者很难将潮气量完全呼出，而且呼吸频率过快使患者的呼气时间缩短，两者导致呼气末正压（positive end-expiratory pressure，PEEP）升高和肺动态过度充气。当患者病情加重时，便会出现二氧化碳（CO_2）滞留和呼吸性酸中毒。

当患者插管并行机械通气时，通气压力从负压转为正压。这会使胸内压力增加，从而导致静脉回流减少、右心室功能受损和低血压。在哮喘患者机械通气管理过程中，一个常见误区是为了解决呼吸性酸中毒的问题，设置呼吸机参数以期达到"吹除"二氧化碳的效果。这将使 PEEP 进一步增加，并在肺泡水平造成气压伤。且随着胸腔内压力的升高，发生张力性气胸的风险也会增加。

哮喘患者机械通气的关键是使用低呼吸频率。低呼吸频率可使患者有足够的时间充分呼气，并可避免肺动态过度充气。但低呼吸频率可导致二氧化碳蓄积，这一现象被称为允许性高碳酸血症。为了避免呼吸重叠，动脉二氧化碳浓度会上升并超过正常水平。应密切监测 pH 以避免严重的酸中毒。同时也需注意潮气量是基于理想体重而不是实际体重设置的。使用实际体重设置潮气量可能导致通气量过大和肺过度充气加重。如果使用低呼吸频率不能使呼气时间延长，那么可通过增加吸气流速来增加呼气相时间。哮喘患者的初始呼吸机设置列于表 239-1 中。

表 239-1　呼吸机初始指标

呼吸频率：6 ～ 8 次 /min
潮气量：6 ～ 8ml/kg（理想体重）
PEEP：0 ～ 5cmH$_2$O
FiO$_2$：血氧饱和度＞ 93%
呼吸流速：100 ～ 20L/min

呼吸机报警应立即处理。大多数呼吸机报警为峰压过高。峰压反映大气道和呼吸机管路内承受的压力，但不反映肺泡内压力。因为哮喘患者可能具有非常高的吸气流速，所以峰压均普遍升高。平台压是一个测量气压伤和肺泡损伤较好的方法。平台压测定可通过呼吸机上的吸气暂停按钮获得，一般保持在 30cmH₂O 以下。如果平台压大于 30cmH₂O，可能对肺泡造成气压伤，此时需要调整呼吸机参数降低该压力。也可通过进一步降低呼吸频率，然后减少潮气量来实现。但上述调整会导致动脉血中二氧化碳含量增加和碳酸血症。尽管使用机械通气治疗，但哮喘患者仍可能在插管后出现血流动力学不稳定和缺氧等现象。因此，快速识别潜在问题并及时治疗是关键，这可以通过 DOPES 记忆（表 239-2）来实现。

表 239-2 DOPES 记忆

D 气管导管（ETT）移位 措施：用喉镜直接显示
O 气管导管堵塞 措施：通过 ETT 抽吸导管
P 气胸（张力） 措施：肺超声可见肺滑动征 经验性针刺减压或胸口造瘘术
E 设备故障 措施：断开通风口并提供手动 BVM 呼吸
S 呼吸重叠 措施：用双手轻轻按压前胸壁，直至无进一步呼气为止

要点
- 哮喘患者行机械通气具有很大危险性并且会导致发病率和死亡率的进一步升高。
- 在哮喘患者机械通气管理过程中，一个常见误区是为了解决呼吸性酸中毒的问题，设置呼吸机参数以期达到"吹除"二氧化碳的效果。
- 哮喘患者机械通气的关键是使用低呼吸频率。
- 潮气量是基于理想体重而不是实际体重设置的。
- 如果使用低呼吸频率不能使呼气时间延长，那么可通过增加吸气流速来实现。

推荐阅读

[1] Brenner B, Corbridge T, Kazzi A. Intubation and mechanical ventilation of the asthmatic patient in respiratory failure. *J Allergy Clin Immunol*. 2009;124:S19–S28.

[2] Papiris S, Kotanidou A, Malagari K, et al. Clinical review: Severe asthma. *Crit Care*. 2002;6(1):30–44.

[3] Peters JI, Stupka JE, Singh H, et al. Status asthmaticus in the medical intensive care unit: A 30-year experience. *Respir Med*. 2012;106:344–8.

[4] Rodrigo GJ, Rodrigo C, Hall JB. Acute asthma in adults: A review. *Chest*. 2004;125: 1081–1102.

第 240 章
咯血的病因、评估和治疗

Know the Causes, Evaluation, and Management of Hemoptysis

Matthew P. Borloz，著

　　咯血是来源于声门下的血性痰液。大咯血患者占 5% ～ 15%，通常被描述为 24h 内出血量超过 600ml。由于大多数患者在咯血后不会等待 24h 才去急诊科就诊，因此，对大咯血的一个更实用的定义是咯血量超过 100ml/h 或大量出血量足以影响气体交换或引起血流动力学不稳定。重要的是，肺泡里可能含有多达 400ml 血液时才可导致气体交换受阻。评估咯血的缺陷包括未能确定出血的来源（肺和胃肠道）、未能认识到病因所造成的危险（即肺栓塞、恶性传染病），以及存在对出血量或出血率的低估。

一、病因

　　在急诊准确地分辨咯血的确切病因往往是不可能的，然而，了解最常见的咯血病因有助于进行适当的处理和治疗。常见病因见表 240-1。支气管炎、支气管扩张症、肺炎和肺结核占咯血病例的 80% 以上。支气管扩张症、肺炎、支气管肺癌和肺结核是导致大咯血的常见原因。90% 的大咯血患者的出血来源是支气管动脉，其余 10% 来自肺动脉或全身动脉。

二、评估

　　现病史应以确定危险因素为主，包括吸烟史、血管炎、免疫抑制、静脉血栓栓塞和结核病等病史。同样要询问是否有过凝血障碍的病史和是否使用抗血小板或抗凝药物。应设法量化咯血量并说明其组成（如出血总量、血块、痰中带血丝）。

　　体格检查的主要体征包括是否存在瘀点或瘀斑、与二尖瓣狭窄相一致的舒张期杂音、与心内膜炎有关的新杂音、不对称呼吸音，或不对称下肢水肿（提示深静脉血栓形成）。应检测口腔和鼻腔是否有上呼吸道出血源。如果病史不足以排除呕血，可检测鼻胃抽吸物是否有血。此外，可以检测患者产生的血样的 pH，酸性 pH 表示胃肠道来源，碱性 pH 表示肺来源。

　　超过 50% 的咯血患者会出现胸部 X 线片（CXR）异常。CXR 无异常且病情稳定的患者需进行胸部 CT 检查。CT 结果将决定是否需要支气管镜检查和随后的治疗。实验室检查取决于患者的情况，包括出血严重程度和呼吸衰竭的指标（如血红蛋白、动脉血气）、病因诊断的研究（如凝血试验、痰涂片、抗酸杆菌、D- 二聚体），以及一些利于治疗的检查（如血型和交叉配型）。

表 240-1　咯血的原因

恶性传染病 　炭疽 　瘟疫 　兔热病
心脏病 　先天性心脏病 　充血性心力衰竭 　心内膜炎 　二尖瓣狭窄
慢性肺部疾病 　支气管扩张 　慢性阻塞性肺疾病
凝血障碍或血小板功能障碍（药物引起的抗凝药、溶栓药或内源性凝血病）
感染 　支气管炎 　真菌或寄生虫感染 　肺脓肿 　肺炎（HIV、巨细胞病毒、单纯性疱疹病毒、军团杆菌，曲霉菌、汉坦病毒、细螺旋体、支原体、其他细菌） 　肺结核
炎症性 / 自身免疫性疾病 　Good-pasture 综合征 　系统性红斑狼疮 　韦格纳肉芽肿 　过敏性紫癜、血小板减少性紫癜、免疫性血小板减少性紫癜 　结缔组织病 　抗磷脂抗体综合征
恶性肿瘤（原发或转移）
中毒 　可卡因滥用 　吸入二氧化氮 　药物（丙硫氧嘧啶、胺碘酮、甲氨蝶呤、氟哌啶醇、呋喃妥英、西罗莫司、博来霉素）
外伤 　钝性或穿透性胸部创伤 　吸入异物 　高空性肺水肿 　医源性
血管性 　支气管血管瘘 　胶原血管病 　肺动静脉畸形 　肺栓塞
月经性咯血（肺部子宫内膜异位症）
不明原因（尽管经过全面的评估，仍有 1/3 的患者没有发现病因）
假咯血（上消化道或上呼吸道出血源）

三、治疗

大咯血患者的理想治疗手段是介入治疗（球囊填塞、局部止血药的应用或冰盐水灌洗）、介入性放射学（支气管动脉栓塞）、胸部手术（如果其他措施失败可采取肺叶切除术或肺切除术）。当预计患者可能需要这些治疗时，应做出转院安排。不稳定的患者需要立即治疗，以优化氧合和通气，避免窒息。应尽早进行输血，纠正贫血，优化血流动力学，纠正凝血病和血小板功能障碍。如果根据病史、检查或影像学可以确定出血的位置，则应将患者采取患侧卧位，以利用重力防止血液流入健侧。

如果大咯血导致呼吸衰竭，应行气管内插管或支气管内插管。建议使用 8.0 或更大的口径的导管，以便清除血块和灵活地引入支气管镜。如果出血位置已确定且出血危及生命，则可通过在主支气管插管来分离未受影响的肺。右主支气管插管可合并右上叶支气管阻塞，但通常是治疗左肺出血最快捷、最安全的方法。如果盲插将气管导管旋转 90° 可以帮助放置在正确的位置。如果失败可考虑放置双腔管或使用支气管阻滞药。

大多数急诊患者并不是大咯血。大多数患者在 24h 内出血量＜ 30ml，只要生命体征正常，病程稳定，无明显的并发症或生命危险的情况，便可出院。最重要的是应及时安排转诊和随访。

要点

- 仔细检查口腔和鼻腔，以评估出血源是否是上呼吸道。通过鼻胃抽吸和 pH 测定来区分呕血和咯血。
- 大咯血患者最终应在介入科医生、介入放射科医生和胸外科医生共同的协助下进行治疗。
- 如果确定出血位置，出血的肺应采取较低的位置。
- 对于危及生命的大咯血，应尝试使用 8.0 或更大口径的导管向无出血肺主支气管插管。

推荐阅读

[1] Hurt K, Bilton D. Haemoptysis: Diagnosis and treatment. *Acute Med.* 2012; 11(1):39–45.

[2] Jean-Baptiste E. Clinical assessment and management of massive hemoptysis. *Crit Care Med.* 2000; 28(5):1642–1647.

[3] Sakr L, Dutau H. Massive hemoptysis: An update on the role of bronchoscopy in diagnosis and management. *Respiration.* 2010; 80:38–58.

[4] Yendamuri S. Massive airway hemorrhage. *Thorac Surg Clin.* 2015; 25: 255–260.

第 241 章
高流量鼻导管吸氧治疗轻、中度呼吸窘迫患者的低氧血症
Use High-Flow Nasal Cannula in Patients with Mild to Moderate Respiratory Distress from Hypoxemia

Ross McCormack, Jonathan Elmer，著

急救人员通常会根据病情的严重程度将呼吸窘迫患者分为几类，轻至中度呼吸窘迫患者一般有发声能力，用脉搏血氧仪测定并没有表现出明显的低氧。相反，严重呼吸窘迫患者可能有明显的低氧、高碳酸血症和精神状态的改变，或即将出现呼吸衰竭的迹象（即严重呼吸暂停、发绀）。有些患者甚至会低氧血症和高碳酸血症同时存在。高流量鼻导管（high-flow nasal cannula，HFNC）已成为治疗轻、中度低氧性呼吸衰竭的一种潜在疗法。

HFNC 设备可将 60L/min 的加热、加湿氧气输送给成人患者。传统的面罩是通过两个侧孔将空气吸入，HFNC 设备的流速超过患者固有的吸气流量峰值，可以为患者提供接近 100% 的吸入氧浓度（FO$_2$）。HFNC 设备还可以提供少量的呼气末正压（PEEP），尽管这还存在争议。多项研究表明，HFNC 装置可产生 5 ～ 8cmH$_2$O 的 PEEP。PEEP 的产生量取决于鼻孔位置和患者的口腔是否张开。可惜 HFNC 并不能像传统的无创通气（noninvasive ventilation，NIV）装置那样真正测量 PEEP（即持续气道正压，双向气道正压力）。HFNC 还可以通过减少二氧化碳和提高每分钟通气量来减少上呼吸道中的死腔。最后，加热和加湿的空气可提高患者对设备耐受性，并可以提高黏膜纤毛清除作用。

目前，使用 HFNC 主要适用于肺炎所致的单独低氧血症患者，该类患者不再需要立即进行气道治疗和机械通气。一项针对低氧性呼吸衰竭和正常呼吸患者的前瞻性、多中心随机对照试验显示：与 NIV 相比，使用 HFNC 可降低死亡率。更重要的是其好处主要体现在肺炎患者身上。慢性肺病患者被排除在此试验之外。HFNC 也可用于因其他病因（如充血性心力衰竭）引起的低氧血症患者，但是该方面的证据还不足。

HFNC 在高碳酸血症型呼吸衰竭患者中的应用仅限于病例报告。而且 HFNC 装置并不直接影响潮气量或呼吸频率，主要影响通气和二氧化碳交换这两个主要因素。在这个特定人群中使用 HFNC 的风险包括使用高水平的氧气可能掩盖了恶化的肺功能和导致插管延迟。因此，不推荐高碳酸血症患者使用 HFNC。

HFNC 还用于预氧，并为快速序贯插管的患者提供无氧治疗。而且 HFNC 已被用于危重症的肥胖患者。但是目前还没有一项研究正式表明 HFNC 与面罩和鼻导管相比在预氧治疗方面的好处。

考虑到设备的尺寸和缺乏可靠的临床数据，HFNC 不被视为标准护理。如果使用 HFNC 在气管内插管前对选择的患者进行预氧，使用下颌推进策略来维持气道通畅其效果更佳。

要点

- HFNC 提供加热的、加湿的高浓度氧气，并可清除上呼吸道死腔。
- HFNC 适用于轻至中度呼吸窘迫继发低氧血症的患者。
- HFNC 最适用于肺炎继发低氧血症患者。
- HFNC 不适用于高碳酸血症型呼吸衰竭患者。NIV 是一个更好的选择。
- 目前，HFNC 在插管前预氧似乎没有比标准鼻导管吸氧（15L/min）和面罩更有效。

推荐阅读

[1]　Frat JP, Thille AW, Mercat A, et al. High-flow oxygen through nasal cannula in acute hypoxemic respiratory failure. *N Engl J Med*. 2015;372:2185–2196.

[2]　Gotera C, Diaz Lobato S, Pinto T, et al. Clinical evidence on high flow oxygen therapy and active humidification in adults. *Rev Port Pneumol*. 2013; 19(5):217–227.

[3]　Miguel-Montanes R, Hajage D, Messika J, et al. Use of high-flow nasal cannula oxygen therapy to prevent desaturation during tracheal intubation of intensive care patients with mildto-moderate hypoxemia. *Crit Care Med*. 2015; 43(3):574–583.

[4]　Nishimura M. High-flow nasal cannula oxygen therapy in adults. *J Intensive Care*. 2015; 3(1):15.

[5]　Vourc'h M, Asfar P, Volteau C, et al. High-flow nasal cannula oxygen during endotracheal intubation in hypoxemic patients: A randomized controlled clinical trial. *Intensive Care Med*. 2015; 41(9):1538–1548.

第十八篇

中 毒
Tox

第 242 章
酒精中毒和戒断
Alcohol Intoxication and Withdrawal

Candice Jordan，著

一、酒精中毒

在急诊科，几乎每天都能看到经常饮酒的人。尽管大多数酒精中毒患者无须任何治疗，但对于那些有嗜酒史的患者来说，可以引起一些重要的疾病，并且不容忽视。

由于酗酒患者存在营养不良和抑制葡萄糖的生成，这些患者时常会发生低血糖。低血糖应该快速被诊断，如果患者的精神状态允许，可以口服葡萄糖或者需要静脉注射葡萄糖。此外，这些患者存在维生素缺乏的风险较高，最明显的是维生素 B_1 的缺乏。Wernicke 脑病是维生素 B_1 缺乏导致的神经系统代谢性疾病，0.2% ～ 3% 的患者会出现该症状，但是 75% ～ 85% 的病例会被漏诊。Wernicke 脑病的诊断是极具挑战性的，因为许多症状与急性酒精中毒类似，包括步态共济失调、意识模糊、眼球震颤、肠道及膀胱功能障碍等。没有辅助检查或影像学检查来明确 Wernicke 脑病的诊断，因此其诊断必须在临床基础上进行。典型的眼肌麻痹、共济失调和意识模糊是很少见的。如果不及时治疗，Wernicke 脑病可能会导致 Korsakoff 综合征，这是一种无法治疗的痴呆症，发病率和死亡率极高。对 Wernicke 脑病的治疗是应用大剂量肠内维生素 B_1，但治疗时间仍有争议。由于维生素 B_1 缺乏症的发生率很高，建议所有酒精滥用病史的患者都应使用维生素 B_1 进行预防性治疗。幸运的是，补充维生素 B_1 非常安全，无过量症状，而且几乎没有不良反应。

经典的方法是在给予葡萄糖之前应该给予维生素 B_1 以防止 Wernicke 脑病。事实上，该理论仅基于一些个案报道，并没有明确的证据证实这是正确的。然而，如果患者出现低血糖需要治疗，应立即补充维生素 B_1。

临床医生也应该意识到有酗酒史的患者会增加"隐性创伤"的风险。除了进行全面的体格检查外，对于醉酒患者更应积极地进行辅助检查。

二、酒精戒断

另一个极端是酒精戒断。据统计，40% 的酗酒者如果突然停止或大幅减少酒精摄入量，就会出现急性酒精戒断综合征（alcohol withdrawal syndrome，AWS）。酒精戒断是一种临床表现，其特点是在患者机体对酒精已经存在依赖性的情况下，突然停止饮酒所导致的自主神经系统过度兴奋。

酒精戒断的病理生理学是非常复杂的。目前，普遍认为慢性酒精摄入会导致中枢神经递质的重构，尤其是抑制性 GABA 受体的下调和兴奋性谷氨酸受体的上调。突然停止酒精的摄入，会导致神经递质活动的失调和中枢神经系统的过度兴奋。

酒精戒断的诊断是在既往史和体格检查的基础上进行的。为了不错过可能的潜在感染或伤害，明确酒精戒断的诱因也是非常重要的。医生必须高度警惕酒精戒断的危重症患者或意识水平低下的患者。很多有效的辅助检查可以评估是否为酒精戒断以及严重程度，包括 CIWA、AWS 和 PAWSS。

初级戒断症状通常出现在最后一次饮酒后的 6～12h，患者可能会出现震颤、出汗、恶心、呕吐、高血压和心动过速。在最后一次饮酒后的 12～24h，患者可能会出现视幻觉和触幻觉，并伴有其他明显的感觉异常。大约 10% 的戒断症状患者将继续发展为戒断癫痫症——典型的全身性强直性痉挛（很少或根本没有发作间隔时间）。震颤性谵妄是急性酒精戒断最严重的临床表现，并具有非常严重的症状，如未经治疗具有极高的死亡率。震颤性谵妄通常发生在最后一次饮酒后的 48～72h，但临床症状可能要过几天才会出现，其症状包括定向障碍、谵妄、高热、癫痫发作和焦虑，症状甚至在治疗的情况下可能会持续 5～7 天。老年患者、既往有震颤性谵妄病史的患者，以及那些有重度饮酒史的患者，其发病风险最高。酒精戒断是一种连续的临床症状，但重要的是并非所有患者都遵循相同的临床过程。急性酒精戒断综合征可能从轻微症状开始，逐渐恶化，或者直接从震颤性谵妄开始。

治疗目的是将临床症状的严重程度降到最低，并防止出现严重的症状。并非所有患者都需要接受药物治疗或入院治疗。苯二氮䓬类药物是治疗酒精戒断的药理学金标准，迄今为止，是唯一能够预防酒精戒断症状恶化的药物。根据临床实践，苯二氮䓬类药物的选择有很大的不同，但是每种药物都是有效的。推荐使用长效苯二氮䓬类药物（地西泮、氯氮䓬），因为它们能更平稳地停药。然而，老年患者或患有晚期肝病的患者，使用短效的药物可能会降低过度镇静的风险。轻微戒断症状的患者可以口服药物治疗，而中度至重度症状的患者应使用静脉注射药物治疗。症状触发的治疗要优先于固定剂量治疗，并且在仔细监测的情况下，给患者使用的苯二氮䓬类药物的剂量是没有限制的。对于那些需要使用高剂量的苯二氮䓬类药物并继续症状恶化的患者，升级治疗可能是必要的。在罕见的病例中，巴比妥酸盐可以增强苯二氮䓬类药物的作用。另外，异丙酚是治疗难治性症状的另一种治疗方法。

要点

- 必须进行全面的体格检查，检查"醉酒患者"的床旁末梢血糖水平，并改变他们的精神状态，考虑使用预防性的肠外维生素 B_1。
- 确定酒精戒断的诱因。
- 酒精戒断症状并不是按顺序出现在患者身上，需经常重新评估以确定进一步的治疗。
- 对于酒精戒断综合征来说，苯二氮䓬类药物使用的剂量是没有限制的。

推荐阅读

[1] Allison M, McCurdy M. Alcoholic metabolic emergencies. *Emerg Med Clin North Am.* 2014; 32(2):293–301. doi:10.1016/

j.emc.2013.12.002.

[2] Gold J, Nelson L. Ethanol withdrawal. In: Hoffman RS, Goldfrank LR, et al., eds. *Goldfrank's Toxicologic Emergencies*. 10th ed. New York, NY: McGraw-Hill Professional Publishing, 2015.

[3] Kosten TR, O'Connor PG. Management of drug and alcohol withdrawal. *N Engl J Med.* 2003;349(4):405–407. doi:10.1056/nejm200307243490420.

[4] Mirijello A, D'Angelo C, Ferrulli A, et al. Identification and management of alcohol withdrawal syndrome. *Drugs.* 2015;75(4):353–365. doi:10.1007/s40265-015-0358-1.

[5] Sachdeva A. Alcohol withdrawal syndrome: Benzodiazepines and beyond. *J Clin Diagn Res.* 2015;9:VE01–VE07. doi:10.7860/jcdr/2015/13407.6538

第 243 章
对乙酰氨基酚毒性的重新认识

Acetaminophen Toxicity: Getting Reacquainted with Matthew and Rumack

David Rose，著

在美国，急性肝衰竭最常见的病因是对乙酰氨基酚（APAP）中毒。急性或慢性、有意或无意摄取均可能导致中毒。如儿科患者摄入剂量 > 150mg/kg 或成人患者摄入剂量超过 7.5 ～ 10g，急性中毒症状在摄入 8h 内便开始发生。摄取后约 4h 出现血清对乙酰氨基酚浓度峰值。APAP 主要通过与硫酸盐和葡萄糖醛酸苷结合而代谢，并被尿液排泄。一部分被细胞色素 P_{450} 系统氧化成有毒的 N- 乙酰 - 对苯醌亚胺（*N*-acetyl-*p*-benzoquinone imine，NAPQI），其通常与谷胱甘肽结合。如果这个系统不堪重负，可能会因过量的 NAPQI 而发生肝损伤。 APAP 中毒的解毒剂是 N- 乙酰半胱氨酸（*N*-acetylcysteine，NAC），其作用是补充谷胱甘肽，从而通过结合降低 NAPQI 的毒性作用。

通过下列项目避免对乙酰氨基酚中毒的常见错误。

一、在某些肝衰竭患者中经验性启动 NAC

如果担心伴有任何肝衰竭体征或症状的 APAP 中毒，那么就用 NAC 治疗。忽略时间轴，NAC 的应用已被证明可降低 APAP 诱导的肝衰竭的发病率和死亡率。

二、如果 APAP 水平低于治疗标准，则不启动 NAC

在急性过量时，获得摄入 4h 后的血清 APAP 水平。Rumack–Matthew 列线图基于时间轴和 APAP

水平能够预测肝毒性的风险。列线图只能在摄入后 4 ~ 24h 之间使用。使用修改后的 Rumack-Matthew 列线图，其中 4h "处理线"在 150μg/ml 水平相交，APAP 水平高于此标准采取 NAC 治疗，低于此标准则不进行 NAC 治疗。基线在 4h 为 200μg/ml。更保守的"处理线"由食品与药物管理局推荐，为基线（150μg/ml）以下的 25%，并允许有误差。基线将 APAP 患者分为有或没有升高的氨基转移酶。这并不能区分肝衰竭患者和非肝衰竭患者，而是进一步提高了治疗线对于那些是否需要治疗敏感患者。从而提高了安全性。如果 APAP 水平高于 150μg/ml，则采取 NAC 治疗。

对于持续释放产品，最安全的方法仍存在一些不确定性。然而有些权威专家建议只在一定 APAP 水平情况下，对延期释放产品才需要审慎考虑 4 ~ 6h 内 APAP 的进一步水平。应该指出，列线图是为单个 APAP 值而设计和验证的。列线图的"直线交叉"可能随之发生，但不会影响结果。

如果不确定摄入时间，则尽可能使用最早的时间点。允许使用最保守的治疗方法。如果没有时间可以估计或时间窗口＞ 24h，检查 APAP 水平和天冬氨酸转氨酶（AST），二者任意一项升高就启动 NAC 治疗。

三、如果 APAP 水平将在 8h 后得到，则经验性启动 NAC

如果 APAP 水平在摄取 6 ~ 8h 内不能获取，那么根据摄取 APAP 的病史，在等待实验室结果时就需进行 NAC 治疗。NAC 在摄入 8h 内使用效果最佳，因此经验性治疗是有益的（除非用客观数据和 Rumack-Matthew 列线图指导治疗）。

四、根据病史和 APAP/AST 水平，治疗慢性摄入

存在慢性 APAP 中毒风险的患者包括酗酒者、发热儿童和使用 P450 诱导药物的患者。

如果怀疑有慢性中毒（摄入量 24h 内 10g 或 200mg/kg；或 48h 内每天 6g 或 150mg/（kg·d）），则需获得 APAP 和 AST 水平。如果任一值升高，则启动 NAC 治疗。当然，应考虑其他可能导致肝衰竭的原因。

五、任何可疑的摄入，均需检测 APAP 水平

1996 年，Sporer 和 Khayam-Bashi 发表了一项研究表明，通过普查和根据病史，0.3% 的可疑摄入（自杀企图和精神状态改变）有毒 APAP 不能被发现。由于 APAP 毒性是常见的，不做出诊断的后果是致命的，所以需要检查任何精神状态改变或有倾向过量摄入患者的 APAP 水平。牢记 APAP 存在于多种药物中。

要点
- 一旦怀疑 APAP 中毒，则凭经验启动 NAC 治疗肝衰竭。

- 如果 APAP 水平低于治疗线，则无须启动 NAC。
- 如果摄入 8h 后才能获得 APAP 水平，则经验启动 NAC。
- 根据病史和 APAP / AST 水平治疗慢性摄入。
- 任何怀疑摄入的患者均需检测 APAP 水平。

推荐阅读

[1]　Melanson P. Acetaminophen. *McGill Critical Care Medicine*. November 2015. https://www.mcgill.ca/criticalcare/teaching/files/toxicology/acetaminophen

[2]　Burns MJ, Friedman SL, Larson AM. Acetaminophen (paracetamol) poisoning in adults: Pathophysiology, presentation, and diagnosis. *UpToDate*. October 2015.

[3]　Nelson LS, et al. Acetaminophen. *Goldfrank's Toxicologic Emergencies*. 9th ed. China: McGrawHill Education, 2011.

[4]　Rumack BH, Matthew H. Acetaminophen poisoning and toxicity. *Pediatrics*. 1975;55:871.

[5]　Sporer KA, Khayam-Bashi H. Acetaminophen and salicylate serum levels in patients with suicidal ingestion or altered mental status. *Am J Emerg Med*. 1996:14(5):446–447.

第 244 章
水杨酸类药物中毒的思考
Mixed Disturbance: Think Salicylate Poisoning

Harry E. Heverling, Tiffany C. Fong, 著

　　水杨酸盐是已知最早的药物之一，最早的使用记录是古苏美尔人和埃及人使用柳树皮治疗疾病。1899 年，拜耳的科学家分离出阿司匹林并将其作为阿司匹林出售。

　　水杨酸盐具有多种医学用途，通常用于镇痛、解热和消炎。除了常用的阿司匹林外，还有许多配方。这些药物包括抗腹泻药物的水杨酸铋（Kaopectate 和 Pepto-Bismol）、水杨酸治疗痤疮的酸角蛋白，以及局部软膏和搽剂的甲基水杨酸甲酯（止痛贴、奔肌、水杨酸甲酯和一些中草药制剂）。值得注意的是，许多搽剂都具有高浓度的水杨酸盐，如果摄入过量的话会导致严重的中毒。

　　我们要意识到水杨酸盐的毒性是十分重要的，因为水杨酸的普遍应用、发现的大量制剂及过量使用导致的发病率及死亡率等一系列问题。血清水杨酸盐的治疗范围为 10～20mg/dl。中毒的临床症状发生在 30mg/dl 以上的血清浓度（与水杨酸摄入 > 150mg/kg 相关）。中毒的早期临床表现包括耳鸣、恶心、呕吐、腹泻和发热。

水杨酸盐中毒有复杂的病理生理学改变，影响多器官系统。水杨酸中毒的特点是以一种主要的呼吸性碱中毒为起始的混合性酸碱平衡失调。通过刺激呼吸中枢引起的过度通气，表现为呼吸急促和过度通气。通过一系列机制，造成阴离子间隙增高的代谢性酸中毒。代谢性酸中毒导致水杨酸盐转化为非电离态，从而通过血脑屏障进入中枢神经系统。中枢神经系统受到水杨酸毒性的严重影响，耳鸣可能会导致听力丧失和耳聋，也可能产生眩晕，中枢神经系统功能障碍可能会导致谵妄、躁动和昏睡，接着是癫痫和昏迷。也可能导致急性肺损伤。由于氧化磷酸化的不耦合，会出现高热，这是一种不祥的征兆。

水杨酸盐中毒的许多体征和症状可能与其他严重疾病相混淆，必须高度警惕。严重水杨酸中毒诊断延迟可能会造成高达 15% 的死亡率。应尽快开始治疗，目标是减少 CNS 暴露于水杨酸盐，最大程度消除水杨酸盐，纠正液体和电解质异常。

在正常精神状态下，应尽早给予大剂量活性炭，以减少水杨酸摄入后的吸收。建议剂量是活性炭与摄入水杨酸的比例是 10：1。

水杨酸盐中毒采取的处理主要是用碳酸氢钠进行碱化。血清碱化将水杨酸分子转化成一种离子化的形式，从而阻断额外的水杨酸进入 CNS，并促进其在 CNS 的分布。尿液碱化可以通过多种机制提高水杨酸的消除，包括在尿液中俘获游离水杨酸来排泄。在血清水杨酸浓度升高的具有临床症状的患者，应考虑碱化。碱化是静脉注射 1 ～ 2mmol/kg 碳酸氢钠，接着是连续输液。将碳酸氢钠（150mmol）在 5% 葡萄糖酸钠溶液中（D5W）混合，制备出碳酸氢钠。维持 1.5 ～ 2 倍的流体速率，滴定到目标血清 pH 7.45 ～ 7.55，目标尿 pH 为 7.50 ～ 8.0。

静脉液体复苏通常也是很有必要的。因为患者呕吐、发热和过度通气（不合理的损失），会出现血容量不足。必要时应充分补充葡萄糖和其他电解质。血糖的管理也是非常重要的，因为在测量的血清葡萄糖和脑脊液葡萄糖水平之间不一致。应特别注意纠正低钾血症。在低钾血症的背景下，肾小管重新吸收钾离子以交换氢离子，从而影响了尿液的碱化。

当危重症患者的精神状态恶化、呼吸疲劳或急性肺损伤时，可能需要气管插管和机械通气，但必须保持高度警惕，以防止因呼吸性酸中毒而恶化的酸中毒血症。呼吸机设置必须保持一定的通气，类似于患者的插管前呼吸状态（例如过度通气）。插管前的镇静可以使酸中毒更严重，并且必须静脉使用碳酸氢钠和球囊面罩过度通气，将其减少到最低限度。

血液透析适用于严重的水杨酸盐中毒，用来清除血清中的水杨酸，更容易纠正酸碱平衡、液体和电解质紊乱。尽管有积极的支持性措施，但临床状态仍在恶化，透析的适应证包括：持续的中枢神经系统紊乱、急性肺损伤、肾功能不全、严重酸碱或电解质紊乱，或血清水杨酸水平超过 100mg/dl。

要点

- 水杨酸在许多配方中都有，包括口服和局部镇痛药、止泻药和痤疮治疗。
- 当有耳鸣、过度通气、精神状态改变或其他神经功能障碍出现时，应高度怀疑水杨酸盐中毒。由于氧化磷酸化的不耦合，高热是一个不祥的征兆。
- 水杨酸盐中毒具有典型的酸碱平衡失调，主要是呼吸性碱中毒和阴离子间隙增高的代谢性酸中毒。

- 碳酸氢钠的碱化降低了 CNS 对水杨酸盐的暴露，提高了水杨酸盐的去除效果。
- 严重水杨酸中毒可能抑制呼吸，产生危及生命的酸中毒，因此需要进行气管插管。
- 对于严重的水杨酸盐中毒，应及早进行血液透析。

推荐阅读

[1] American College of Medical Toxicology. *Guidance Document: Management Priorities in Salicylate Toxicity.* American College of Medical Toxicology Web site. Available at: http://www.acmt.net/cgi/page.cgi/zine_service.html?aid=4210&zine=show. Accessed November 15, 2015.

[2] Chyka PA, Erdman AR, Christianson G, et al. Salicylate poisoning: An evidence-based consensus guideline for out-of-hospital management. *Clin Toxicol.* 2007;45:95–131.

[3] Greenberg MI, Hendrickson RG, Hofman M. Deleterious effects of endotracheal intubation in salicylate poisoning. *Ann Emerg Med.* 2003;41:583–584.

[4] Nelson L. *Goldfrank's Toxicologic Emergencies.* 9th ed. New York: McGraw-Hill Medical Publishing Division, 2011.

[5] Proudfoot AT, Krenzelok EP, Brent J, et al. Does urine alkalinization increase salicylate elimination? If so, why? *Toxicol Rev.* 2003;22:129–136.

第 245 章
醇类中毒
Toxic Alcohols

Candice Jordan，著

　　甲醇、乙二醇和异丙醇均是有毒的醇类，一旦摄入可能会导致严重的发病率。醇类中毒是医学教育中一个很好的话题，但在临床实践中并不容易识别和治疗，需要临床医生对此高度警惕，并对实验室数据进行适当地解释。急性摄入过量的醇类可能导致醉酒。酒精本身并不是剧毒，但它们的代谢物可能是致命的。通过乙醇脱氢酶（alcohol dehydrogenase，ADH）和乙醛脱氢酶（aldehyde dehydrogenase，ALDH）代谢，醇类都是在肝脏氧化成有毒的代谢物质。乙醇是最常见的摄入性酒精，它也能与 ADH 结合，但与其他醇类相比，乙醇的亲和力要高出 10 ～ 20 倍。因此，摄入乙醇会延迟其他醇类的代谢，从而延缓酸中毒和临床症状的发生，在某些情况下可能会保护患者免受一些毒性的影响。

　　甲醇的最大用途是在挡风玻璃雨刷液中的使用，但也可以用在汽车燃料、固体燃料，甚至在古龙水和香水中也能找到。甲醇是最易被消化道吸收的，但经呼吸道吸入和皮肤暴露吸收，同样有甲醇中毒的病例报告。患者在摄入大量甲醇后，一般会在 12 ～ 24h 内开始出现甲醇中毒的症状。甲醇被代谢成甲酸，它对视网膜、视神经和脑实质都有损害。患者即使接受了适当的治疗，仍然会出现视觉障碍、肠胃不适、呼吸困难，甚至可能出现不可逆的失明。

乙二醇的主要用途是用作汽车散热器的防冻剂。它的甜味和荧光蓝色使它很容易造成儿童无意间摄入。患者通常在摄入后 6 ～ 12h 出现症状。乙二醇的代谢产物是羟基乙酸（引起酸中毒），然后转化为草酸（引起毒性反应）。草酸与钙结合形成一个复杂物质，沉淀在肾小管，导致急性肾损伤甚至肾衰竭。此外，这些患者可能出现癫痫发作、昏迷和心血管衰竭。许多防冻剂的配方都含有荧光素（检测散热器泄漏），一些摄入乙二醇患者，尿液在 6h 内检测可能会出现荧光。

异丙醇与其他有毒的醇类不同，它不会引起酸中毒，相比其他醇类毒性更小。异丙醇是一种更广为人知的外用酒精，由于其药用价值在家庭中广泛应用，也被用于各种化妆品和医药产品，如洗手液。它被代谢为丙酮，导致酮症，而不是酸中毒。异丙醇摄入的临床特征包括：嗜睡、昏迷、呼吸抑制，甚至癫痫发作。异丙醇对黏膜表面有直接刺激作用，可引起恶心、呕吐和严重的出血性胃炎。

目前，有毒醇类和代谢产物的快速检测尚未广泛开展，所以无法指导临床治疗。因此，必须使用摄入的有毒醇类的其他替代指标进行诊断。甲醇、乙二醇和和异丙醇是渗透活性介质，其导致渗摩间隙升高。重要的是，不同患者随着时间的推移，渗摩间隙会有所不同。此外，为了精确计算渗透间隙，必须在血清渗透压相同的时间抽取代谢组和醇类水平。关于渗摩差距的问题存在争议，因为有许多条件导致间隙升高。渗摩间隙＞ 15 升，而一旦＞ 50 对于摄入有毒醇类是非常重要的。随着时间的推移，醇类代谢成其酸性代谢产物，渗透间隙将会减小，并且阴离子间隙会升高，导致严重的代谢性酸中毒。异丙醇不会导致阴离子间隙性酸中毒。

摄取甲醇和乙二醇的主要治疗方法是使用甲吡唑抑制醇脱氢酶（ADH）活性。因为异丙醇的代谢产物无毒，摄入异丙醇可以进行支持治疗。甲吡唑是 ADH 的竞争性抑制药，其亲和力是其他有毒醇类的 1000 倍左右，并且可防止毒性醇类摄入后形成毒性代谢产物，并可减少血液透析（hemodialysis，HD）的需求。可以每 12h 推注 1 次甲吡唑，并且不需要监测血清浓度。从理论上讲，乙醇也可以用作毒性醇类中毒的治疗药物，因为它对 ADH 也有较大的亲和力。然而，甲吡唑的优越性在于其与 ADH 亲和力更强，且不良反应比乙醇少。

除非醇类浓度可监测，不然任何患者一旦可能存在接触史或不明病因导致渗摩间隙或阴离子间隙的明显升高，都应予以治疗。

血液透析是决定性的治疗方法，因为它可以清除毒性醇类及其代谢产物。血液透析应该在终末器官损害、严重酸中毒和急性肾衰竭的患者中开始使用。

要点

- 牢记对于早期暴露于毒性醇类的患者，需检查渗透间隙。
- 异丙醇导致渗透间隙增大，但不会升高阴离子间隙。
- 用乙醇进行解毒可能会导致症状和酸中毒延迟。

- 摄入甲醇和乙二醇的晚期临床表现可以具有正常的摩渗间隙，但存在阴离子间隙升高的代谢性酸中毒。
- 早期使用甲吡唑治疗可避免使用血液透析。

推荐阅读

[1] Buller GK, Moskowitz CB. When is it appropriate to treat ethylene glycol intoxication with fomepizole alone without hemodialysis? *Semin Dial*. 2011;24(4):441–442.

[2] McMartin K, Jacobsen D, Hovda K. Antidotes for poisoning by alcohols that form toxic metabolites. *Br J Clin Pharmacol*. 2016;81(3):505–515. doi:10.1111/bcp.12824.

[3] Slaughter RJ, et al. Isopropanol poisoning. *Clin Toxicol*. 2014;52(5):470–478.

[4] The American Academy of Clinical Toxicology Ad Hoc Committee on the Treatment Guidelines for Methanol Poisoning, et al. American Academy of Clinical Toxicology practice guidelines on the treatment of methanol poisoning. *J Toxicol Clin Toxicol*. 2002;40(4):415–446.

[5] Weiner S. Toxic alcohols. In: Hoffman RS, Goldfrank LR, et al., eds. *Goldfrank's Toxicologic Emergencies*. 10th ed. New York, NY: McGraw-Hill Professional Publishing, 2015.

第 246 章
铁中毒的五个阶段：警惕潜伏期
The Five Stages OF Iron Toxicity: Beware Of The Latent Period

Christina Clark，著

铁剂通常用于门诊缺铁性贫血的患者，需要产前补充维生素的孕妇以及那些需要补充复合维生素的人。铁元素的摄入有 3 种成分：葡萄糖酸亚铁、硫酸亚铁和富马酸亚铁，每一种成分中都含有大量的铁元素。无论是主观或客观的摄入大量铁元素，都会对人体产生毒性。通常，一旦铁的剂量达到 40 ～ 60mg/kg，就会产生中毒症状。达到中毒水平，人体就会表现出铁中毒的症状，临床上可以分为五个阶段，然而，几个阶段可能同时出现。因此，医生应特别注意日益加重的患者。

第一阶段会出现在铁元素过量摄入后的 30min 至 6h 之内，典型的胃肠道症状包括恶心、呕吐、腹泻和腹痛等。随着病情的发展，患者可能会出现呕血或黑便等胃肠道出血症状。

第二阶段发生在过量摄入后的 6 ～ 24h 内。症状和体征可能包括嗜睡、心动过速、低血压、低血容量和代谢性酸中毒。医生必须持续关注这一阶段的患者，因为低中毒剂量的患者，轻微的胃肠道症状能够被缓解，而高中毒剂量的患者病情很容易进展，甚至很快恶化进入下一阶段。

第三阶段在过量摄入后的 6h 就可发生，直到摄入后的 72h。主要表现为心血管的毒性和衰竭。患者将会快速发展为低血容量休克、分布性休克或心源性休克。阴离子间隙增高的代谢性酸中毒、凝血障碍、肝功能异常、肾衰竭、ARDS 和昏迷等症状继续进展，导致处于这一阶段的死亡率升高。

第四阶段通常出现在摄入过量后的 2 ~ 4h，主要表现为严重的肝衰竭和肝细胞坏死。由于肝功能紊乱，低血糖就会出现。在这个阶段，肝衰竭导致死亡率升高。

第五阶段也就是最后一个阶段，出现在过量摄入后的 2 ~ 8 周。最常见的临床表现为肠梗阻或结构重构导致的胃肠道瘢痕。

除了通过病史和体格检查早期识别铁中毒之外，实验室检查和影像学检查也可辅助诊断。标准的实验室检查包括生化系列、肝脏解剖、全血细胞分析、动静脉血气分析、凝血象、乳酸、血型交叉配血、妊娠试验和血清铁浓度检测。血清铁浓度在摄入后的 4 ~ 6h 达到高峰（在 8h 后缓慢释放铁元素）。腹部 X 线片可能会确认是否摄入，但如果没有显像也不能排除摄入。

不同血清铁浓度，中毒表现不同，结果如下。

- < 300µg/dl：极轻的胃肠道症状。
- 350 ~ 500µg/dl：轻度到中度的胃肠道症状。
- > 500µg/dl：铁中毒。
- > 1 000µg/dl：严重的发病率和死亡率，肝衰竭。

铁剂中毒的患者应该密切监测血流动力学，尽早护理支持，积极液体复苏。当腹部放射线检查发现能够显影的铁剂时，需通过胃管经口洗胃辅助清除显影的铁剂，然而，可能会有一些较大的铁剂无法通过胃管去除。因此，当有大量显影的铁剂存在于胃肠道时，需应用全胃肠道灌洗来清除铁剂。

严重铁中毒的解毒剂是静脉内应用螯合剂去铁胺。采用推荐的滴定法，去铁胺的初始剂量是 15mg/（kg·h），最高剂量可以使用到 35mg/（kg·h）。但是，去铁胺经典的治疗时间窗是 24h，强烈推荐一旦发现中毒应立即向当地中毒中心进行电话咨询，同时也可以拨打国家中毒中心帮助热线。急救人员应了解去铁胺可能出现的不良反应，包括快速或高剂量注射引起的低血压，注射时间过长引起的 ARDS 和脓毒症，同时铁剂中毒和去铁胺的注射可能使个体更易感染小肠结肠炎耶尔森菌。此外，同样推荐胃肠道学和保健医学的协助治疗。

对于急诊科铁中毒患者，推荐的治疗方法包括以下几个方面。

①摄入 10 ~ 20mg/kg，可以急诊科观察 6 ~ 12h，当患者没有或出现极少的胃肠道表现时，可以允许患者出院并进行密切的院外随访。

②摄入 20 ~ 60mg/kg，需入院观察患者病情变化。

③当出现血流动力学不稳定、嗜睡、休克或者代谢性酸中毒时，应将患者转入 ICU 治疗。

要点
- 补充铁剂在生活中是普遍的。

- 铁中毒的剂量通常在 40mg/kg 左右。
- 铁中毒有五个阶段，包括中毒后 6h 内的潜伏期。
- 在铁中毒的整个阶段，应该始终考虑监测血流动力学和液体复苏。
- 及时应用全肠道灌洗和去铁胺螯合剂治疗。

推荐阅读

[1] Chyka PA, Butler AY. Assessment of acute iron poisoning by laboratory and clinical observations. *Am J Emerg Med.* 1993; 11:99–102.

[2] Hernandez SH, Lewis NS, eds. Iron. In: Tintinalli JE, Stapczynski JS, Cline DM, et al., eds.*Emergency Medicine: A Comprehensive Study Guide*. 7th ed. New York, NY: McGraw-HillMedical Publication Division, 2011:1283–1287.

[3] Jeanmarie P, Howland MA. Iron. In: Goldfrank LR, Nelson LS, Howland MA, et al., eds.*Goldfrank's Toxicologic Emergencies*. 9th ed. New York, NY: McGraw-HillMedical Publication Division, 2011:596–607.

[4] Liebelt EL, Kronofol R. Acute iron poisoning. In: Burns MM, Train SJ, Wiley JF II, eds.

第 247 章
警惕抗胆碱能综合征
Don't Miss Anticholinergic Syndromes!

Theodore Fagrelius，著

很多种类的处方药和非处方药以及植物和蕈类都会引起抗胆碱能中毒症候群。具有抗胆碱能活性最常见的药物包括抗组胺药、抗精神病药、解痉药、骨骼肌松弛药和三环类抗抑郁药。最常见含有抗胆碱能生物碱类的植物和蕈类包括曼陀罗科（曼陀罗）、致命的茄科（颠茄）和毒蝇蕈类。抗胆碱药物与毒蕈碱样受体可以竞争性拮抗神经递质乙酰胆碱。

区分中枢抗胆碱能综合征和外周抗胆碱能综合征是很重要的，中枢抗胆碱能综合征是中枢神经系统毒蕈碱阻碍导致的精神改变，周围抗胆碱能综合征是对抗中枢神经系统外的 M 样受体，在临床上表现为副交感神经系统的障碍。尽管抗胆碱能综合征的典型特点在中枢和外周同时出现，而中枢抗胆碱能综合征的症状和体征可单独出现，不伴有或很少伴有外周的症状或体征。

中枢 M 样拮抗药产生了多种多样的神经精神疾病的临床表现包括谵妄、焦虑、激动、困惑、幻视、行为古怪、精神错乱、昏迷和癫痫。周围抗胆碱能毒性表现出最早和最频繁的症状是心动过速，这是

由于房室结迷走神经兴奋性降低引起的。另外一个重要的常见体征是无汗症。其他常见的体征包括高热和外周血管舒张、瞳孔散大和尿潴留。胃肠道功能失调、肠梗阻同样常见，减少肠道蠕动可以使毒性物质延缓吸收，因此延长出现症状的时间。

由于特定的药物浓度通常无法测定，同时许多实验室检查没有特异性，该疾病的临床诊断必须基于接触暴露的病史和特征性的症状和体征。心电图监测和离子、葡萄糖，肌酸磷酸激酶、动脉血气分析等检验经常被用来协助诊断。由于该症状的病因多种多样，可能会误诊，因此需要广泛的诊断检查。许多药物和疾病都可以引起抗胆碱能毒性的症状和体征。进一步说，许多经典的药物和有毒物质都存在抗胆碱能效应。因此，从许多存在该症状的疾病中判断出真正的抗胆碱能毒性是必需的。在表现为中枢抗胆碱能综合征时，毒扁豆碱应被视为一项诊断性检测手段和治疗措施，最开始出现抗胆碱能毒性时应使用一个初始剂量，快速逆转的精神状态和诊断表现一致。

紧急和支持的手段包括保持气道开放和必要的辅助通气。患者意识清醒和合作的情况下，使用活性炭净化治疗也是需要的，同时活性炭应在摄入的 1h 之内服用。支持治疗（液体、降温等），苯二氮䓬类和毒扁豆碱经常用来治疗抗胆碱能中毒综合征。

对于治疗药物和解毒药的治疗，小剂量的毒扁豆碱（一种可逆的胆碱酯酶抑制药，这种抑制药能够增加突触数量，以克服有毒受体的阻断）可以用于较为严重的抗胆碱能中毒综合征的患者（如高热、严重谵妄和心动过速）。然而，大多数患者仅通过支持治疗就会好转。初始在 2～5min 以上静脉缓慢推注 0.5～1.0mg 毒扁豆碱，在第 1h 内，可以以 0.5mg 倍率增加到总量为 2mg。药物会在 3～8min 内开始起作用，30～90min 达到高峰，半衰期是 15～40min。毒扁豆碱的使用应该谨慎，因为它可以引起心脏传导阻滞、心动过缓，甚至心搏停止，尤其是接触过抗精神病药物的患者，TCA 过量的患者，或者 QRS > 100 的患者。毒扁豆碱在有气道反应性疾病，肠梗阻和突发癫痫的患者身上也同样要谨慎。同时，它不能与去极化神经肌肉阻滞药（如琥珀酸胆碱）一同使用。当患者使用毒扁豆碱时应该持续进行心电监测。

要点
- 抗胆碱药中毒是很普遍的，对于精神状态改变或有任何摄入病史的患者，需鉴别诊断。
- 尽管中枢和外周抗胆碱能毒性的特点是同时存在的，但是可能仅出现中枢症状和体征，伴随很轻微的或者并不伴随外周症状和体征。
- 对于一个被怀疑中毒的患者，物理检查应该评估无汗的程度，因为与有汗对比，无汗是抗胆碱能中毒的特点之一，同样也通常出现在拟交感神经综合征中。
- 确定毒扁豆碱是否存在禁忌证，使用它作为治疗和诊断的措施。
- 咨询当地的中毒中心可以帮助诊断和治疗，使用毒扁豆碱之前进行详细的询问。

推荐阅读

[1] Chadwick A, Ash A, Day J, et al. Accidental overdose in the deep shade of night: A warning on the assumed safety of 'natural

substances'. *BMJ Case Rep.* 2015, published online November 5, 2015. doi:10.1136/bcr-2015-209333.

[2] Heritage E, Shih R. Chapter 247. In: Kazzi ZN, Shih R. eds. *Resident & Student AssociationToxicology Handbook.* 2nd ed. Milwaukee, WI: AAEM, 2011:27–28.

[3] Kimlin EJ, Easter JS, Ganetsky M. A 46-year-old woman with altered mental status and garbled speech. *J Emerg Med.* 2009;37(1):69–74.

[4] Olson KR, et al. *Poisoning & Drug Overdose.* 5th ed. New York: McGraw Hill, 2007:85–87, 497–499.

[5] Watkins JW, Schwarz ES, Arroyo-Plasencia AM, et al. The use of physostigmine by toxicologists in anticholinergic toxicity. *J Med Toxicol.* 2015;11(2):179–184.

第 248 章
胆碱能药中毒
Cholinergic Poisoning

Theodore Fagrelius，著

胆碱能药中毒综合征是由于产生过量的乙酰胆碱（acetylcholine，ACh），导致 M 样受体和 N 样受体持续兴奋。乙酰胆碱酯酶抑制药（新斯的明、利凡斯的明、毒扁豆碱、农药和神经毒性气体等）、毒蕈碱类药物（氯贝胆碱、毛果芸香碱和蕈类）、烟碱类药物（尼古丁）均可以引起这种症状。有机磷类（OP）和氨基甲酸酯类的农药同样能引起这类症状。氨基甲酸酯并非特意指的是化学物质，它同样存在于许多乙酰胆碱酯酶抑制药物中。引起胆碱能药中毒的原因有很多，常见杀虫剂（有机磷类和氨基甲酸酯类）中毒。

胆碱能药中毒患者的最初表现可以是多种多样的，取决于毒素的作用、吸收途径、脂质分布以及其新陈代谢。临床上主要通过询问是否存在接触或摄入毒物的病史来诊断（如主观或客观的摄入药物、是否接触杀虫剂、是否有神经毒性气体的吸入）。胆碱酯酶的抑制作用使位于中枢和外周的 M 样和 N 样受体部位的乙酰胆碱突触增多。大脑同样存在这样的 M 样和 N 样受体，中毒造成呼吸抑制、嗜睡、痉挛和昏迷。其次，M 样受体位于副交感神经的效应器上，M 样受体兴奋引起心动过缓、瞳孔缩小、大汗、肠蠕动增加、腹部痉挛性疼痛、恶心、支气管黏液增多、哮喘、唾液腺分泌增加、尿失禁和癫痫等症状。刺激自主神经的 N 样受体使交感和副交感神经兴奋，引起许多症状，如肌肉收缩、痉挛、震颤、高血压和瞳孔散大等症状。过度的刺激可以引起去极化障碍，正如琥珀酰胆碱的例子中一样，导致无力和麻痹的情况发生。因此，心动过缓和心脏传导阻滞会在心动过速和高血压之后表现出来，肌肉的麻痹也会在肌束震颤之后出现。支气管痉挛、黏液分泌增加、呼吸肌麻痹同时出现，导致呼吸衰竭进而导致患者死亡。

治疗重点应在积极保护气道方面，大量应用阿托品控制和净化气道分泌物，同时在有机磷类中毒病例中，早期应用胆碱酶复活剂解磷定，早期识别中毒性质和及早地给予干预，通常可以使患者完全恢复。

治疗应直接控制分泌物和调整呼吸状态。静脉使用阿托品时，应控制在每 3 ～ 5min 给予 2 ～ 5mg 的剂量（小儿剂量 0.05mg/kg），直到最终控制了呼吸道分泌物。呕吐物或者分泌物可能会引起上呼吸道梗阻，同时支气管痉挛和呼吸肌无力会很快引起呼吸衰竭。因此，早期的气管插管是很必要的。琥珀酰胆碱不能应用于有机磷中毒患者的快速气管插管中，因为这会引起胆碱酯酶抑制作用的延长。应使用非去极化剂去代替。阿托品使用的禁忌证并不包括心动过速，但是当开始使用时，患者会有心动过速的表现。中度的中毒可能仅仅需要 1 ～ 2mg 的阿托品，而严重的中毒情况可能超过 1000mg。大剂量的阿托品可能会导致抗 M 样中枢神经毒性症状，一旦出现这种表现，可以使用胃肠宁（1 ～ 2mg，小儿剂量 0.025mg/kg）来代替阿托品。

适当的情况下，净化治疗同样是管理的一个重要方面。快速的去除受污衣物，彻底清洗局部受污部位。抑或肠道净化，洗胃和活性炭也是一种潜在的治疗方法，尽管两者并非常规推荐。

解磷定（2-PAM）是有机磷类杀虫剂中毒的解毒药，在怀疑胆碱酯酶中毒时应尽早应用。尽管有机磷酸酯结构不同，解毒剂也会有不同的效果，但是对于所有的有机磷中毒的患者都应及早使用。它能够通过取代有机磷来增加胆碱酯酶再生率。因为胆碱酯酶存在"老化"，临床普遍认为在 24h 后给药是没有效果的。然而，在暴露后的数周可以在血液中检测到有机磷酸酯杀虫剂成分，因为它会重新分布在脂肪中。因此，晚期的 2-PAM 治疗同样是有益的。成年人的使用剂量应为 15 ～ 30min 以上通过静脉输注 1 ～ 2g，之后以 500mg/h 持续给药。小儿的剂量应为从 10 ～ 20mg/（kg·h）至 25 ～ 50mg/kg。2-PAM 并不适用于毒性温和并且具有自限性的氨基甲酸酯类中毒，因为氨基甲酸酯并不能和胆碱酯酶分子结合，因此，2-PAM 并不是必须的。如果一个未知患者被怀疑杀虫剂中毒并且具有胆碱能综合征表现时，在确定具体中毒类型之前，2-PAM 也同样需要使用。因为胆碱酯酶每天以 1% 的速率再生，同时毒素在脂肪中重新分布，如果胆碱酯酶不能通过 2-PAM 复活，需要几个月才能恢复胆碱酯酶的活性。

要点

- 胆碱能中毒的主要临床表现为流涎、流泪、排尿、排便、胃肠蠕动增强、呕吐、支气管黏液分泌、支气管痉挛、心动过缓。
- 初始的治疗是 2mg 阿托品和 2mg 2-PAM。
- 在急诊科，对于诊断有机磷酸中毒，检测胆碱酯酶含量并没有用。患病和未患病的患者，含量会有很大的变化。
- 有机磷中毒较氨基甲酸酯中毒严重很多，氨基甲酸酯中毒中枢神经系统症状并不常见，与有机磷酸酯中毒不同，这种药物不能通过血脑屏障，仅短暂抑制胆碱酯酶。
- 在暴露后的几天甚至几周后，高达 40% 的有机磷中毒患者将出现神经障碍，其特点包括肌无力、深感觉减退、多发性神经病、颅神经畸形和呼吸肌无力。

推荐阅读

[1] Chowdhary S, Bhattacharyya R, Banerjee D. Acute organophospho-ruspoisoning. *Clin ChimActa*. 2014;431:66–76.

[2]　Exner CJ, Ayala GU. Organophosphate and carbamate intoxication in La Paz, Bolivia. *J EmergMed.* 2009;36(4):348–352.

[3]　Kazzi ZN, Shih R, eds. *Resident & Student Association Toxicology Handbook.* 2nd ed. Milwaukee, WI: AAEM, 2011:297–300.

[4]　Olson KR, et al. *Poisoning & Drug Overdose.* 5th ed. New York, NY: McGraw Hill/Lange,2007:28–29, 292–296.

[5]　Raucci U, et al. Transient cardiac effects in a child with acute cholinergic syndrome due torivastigmine poisoning. *J Emerg Med.* 2014;47(1):21–25.

第 249 章
一种古老的常用心脏药物：地高辛
An Old Favorite Heart Medication: Digoxin

Daniel B. Savage，著

地高辛是一种用于治疗心力衰竭和心律失常的心脏糖苷，如心房纤颤和心房扑动。虽然这种药物并不常用，但它狭窄的治疗窗使患者容易受到急性和慢性毒性的影响。

地高辛通过抑制心脏 Na-K-ATP 酶增加细胞内钠离子浓度，通过 Na/Ca 泵使钙内流，从而增加心肌收缩力——这在心力衰竭中是很有用的。地高辛也抑制了房室节的传导，延长不应期，降低了房性心律失常引起的心室率加快。

由于其作用机制，地高辛毒性的主要临床表现为心律失常，其次是电解质异常（急性过量的高钾血症、慢性过量的低钾血症）、肠胃不适（如恶心、呕吐、腹痛）、神经功能障碍（困惑、虚弱）。急性心脏毒性普遍有心电图的表现，典型的表现：心动过缓、T 波低平 / 倒置、QT 间期缩短、ST 段压低和呈鱼钩状。排除其他疾病引起的室性心动过速也是地高辛毒性的临床表现。

多种因素增加血清地高辛浓度，导致地高辛中毒。肾功能不全导致地高辛清除率降低。低血容量使血液浓缩，血清地高辛水平升高。此外，低镁血症、低钾血症和高钙血症使心肌细胞对地高辛极度敏感。低镁血症可增加心肌细胞对地高辛的吸收。切记在地高辛用药过量时，保证正常的血清镁水平是至关重要的。

地高辛毒性的诊断不是基于地高辛的血清水平，而是基于临床表现、心电图和病史。血清地高辛水平并不总是与临床毒性有关，但可以决定使用解毒剂的剂量。在急性地高辛摄入中，血清地高辛的水平应在到达急诊科时测量，并在摄入 6h 后再次测量（为了使血清水平达到平衡）。在急性摄入 1 ~ 2h 入院的患者应接受活性炭治疗。然而，对地高辛毒性的最终治疗是地高辛抗体。

地高辛抗体应给予任何具有地高辛毒性的患者，包括以下几个方面。

①不稳定性心律失常。

②高钾血症。

③灌注不足导致终末器官损害。

④急性摄入成人＞ 10mg 和儿童＞ 4mg。

高钾血症在急性地高辛中毒是常见的。作为急诊科医生，我们经常用葡萄糖酸钙、胰岛素、葡萄糖和吸入 β₂ 受体激动药来启动急救措施进行治疗。然而，高钾血症继发于地高辛中毒，首选治疗是地高辛抗体，恢复 Na-K-ATP 酶，驱动钾离子进入细胞内。用胰岛素与葡萄糖结合地高辛抗体积极治疗高钾血症可导致大量钾离子内流，出现严重低钾血症。对地高辛中毒和潜在低钾血症的患者（通常在慢性毒性中可见），为避免地高辛抗体治疗时发生低钾血症，要把镁和钾离子两种药都补足。

地高辛抗体与地高辛结合，形成无法与地高辛的细胞作用位点结合的复合体。许多医院测量的血清地高辛水平包括游离地高辛和地高辛非活性复合物。所以给予地高辛抗体后，血清地高辛的数值不再提示体内活性地高辛的准确水平，不能用于指导进一步的治疗。

地高辛狭窄的治疗窗使患者易患急性和慢性中毒。作为急诊科医生，需特别注意血清电解质水平。治疗地高辛中毒时注意，低镁血症导致心脏增加对地高辛的吸收，应用地高辛抗体时低钾血症可以迅速发生，同时，记住应用地高辛抗体要避免使用血清地高辛水平来指导治疗，这时往往是不准确的。在没有把握时，你需要去区域中毒控制中心进行紧急临床咨询！

要点

- 地高辛的治疗窗很窄，易导致急性和慢性地高辛中毒。肾功能不全导致地高辛清除率降低，致使血清地高辛水平升高。
- 血清地高辛浓度不总是与临床表现相关。患者在急性摄入时，血清地高辛水平升高但无症状。当药物进入细胞达到平衡时，就会出现症状。
- 低镁血症可以增加地高辛的心肌摄取量。在地高辛过量的情况下，需确保血清镁的含量。
- 应用地高辛抗体后，血清地高辛浓度检测不再是准确的。根据患者的临床表现来确定是否进一步应用。
- 地高辛抗体恢复 Na-K-ATP 酶的功能并驱动钾内流，注意血钾快速降低的治疗。

推荐阅读

[1] Ehle M, et al. Digoxin: Clinical highlights: A review of digoxin and its use in contemporary medicine. *Crit Pathw Cardiol*. 2011;10(2):93–98.

[2] Howland MH, Ann M. Antidotes in depth (A20): Digoxin-specific antibody fragments. In: Nelson LS, et al., eds. *Goldfrank's Toxicologic Emergencies*. 9th ed. New York, NY: McGraw-Hill, 2011.

[3] Kanji S, et al. Cardiac glycoside toxicity: More than 200 years and counting. *Crit Care Clin*.2012; 28(4):527–535.

[4] Kashani J. Cardiac glycosides. In: Wolfson AB, et al., eds. *Harwood-Nuss' Clinical Practice of Emergency Medicine*. 6th ed. Philadelphia, PA: Wolters Kluwer, 2014.

第250章
你是否考虑过静脉注射脂质乳剂治疗
Did You Consider Intravenous Lipid Emulsion Therapy?

Aaryn K. Hammond, Donald W. Alves，著

服毒是急诊科常见和困难的紧急情况。患者可能误食了药物或者故意的服毒自杀。有很多治疗中毒的方法，重要的是，我们记得要用这些选项来处理每一次毒物摄入。具体来说，我们必须记住在治疗方案选择中包括静脉注射脂质乳剂（intravenous lipid emulsion，ILE）对抗毒素的毒害作用。

1962年首次报道了ILE疗法，以逆转巴比妥对大鼠的神经系统影响。第一例人类病例报告是2006年因丁哌卡因中毒而导致心脏骤停的病例。尽管有这段历史，我们对ILE疗法的药代动力学的理解和关于它的使用数据都是有限的。虽然有动物研究，但人类课题研究仅限于病例报告。两种主要的理论认为，在治疗药物过量时，ILE疗法是如何起作用的。第一个被称为"脂质下沉"理论，也被称为"分块理论"，在这个理论中，脂质乳剂产生浓度梯度，因为药物具有较高的脂溶性，从而吸引脂类物质从血清中分离出来，因此远离受体。这种方法已被证明是不完整的，因为成功的报告涉及更多的疏脂药物。第二种理论着重于磷脂类脂质和甘油三酯作为心肌细胞替代能源的能力。由于一些局部麻醉药显示阻止肉碱-酰亚胺转运酶（carnitine-acylcarnitine translocase，CACT）活性的能力，它们能够阻止长链脂肪酸进入细胞的线粒体，而这些线粒体是作为能量源需要的。在这一理论中，人们相信大量的脂质能够克服这种阻碍，并提供一种能量从而逆转心脏的抑制。对这个模型的一个常见的缺点是，它没有解释为什么ILE也会逆转非心脏效应，如神经毒性。

病例报告显示，常见的丁哌卡因和利多卡因等药物引起的局部麻醉系统中毒（local anesthetic systemic toxicity，LAST）可以使用ILE治疗。然而，它的使用也已在各种非局部麻醉剂中被证实，如阿米替林、西酞普兰、布丙哌隆、文拉法辛、喹硫平、维拉帕米、地硫唑、丙醇、氨氯地平、苯海拉明、可卡因等。在这些病例报告中，当给予患者ILE时，心脏和神经系统的改善都是值得注意的。令人惊讶的是，在非亲脂性物质的摄入中，如美托洛尔和拉莫三嗪也已经被证明有效。虽然对首选配方、确切的剂量方案或使用适应证没有共识，但仍有一些建议可供参考。当前美国社会区域麻醉和疼痛医学（ASRA）关于推荐支持使用ILE治疗最后建议剂量为：20%的脂质乳剂1.5ml/kg静脉滴注超过1min，在持续心血管衰竭的患者可重复1次，随后连续输注至少10min，每分钟0.25ml/kg，直至血流动力学恢复。建议在前30min内不能超过10ml/kg。尽管有这方面的指导，但在临床实践中有很大的差异，建议向毒物控制中心咨询后使用。儿童和孕妇也有记录在案的成功病例。

ILE疗法尽管有许多阳性的结果，但仍有一些不良反应报道。在应用ILE后通常引起血液样本的高血脂而影响了一些实验室的数值分析，高脂血症、胰腺炎和急性呼吸窘迫综合征也有报告，不会降低输液率。

作为医生，我们经常对有毒物质的诊断和初步治疗发挥重要作用。我们必须为这项任务做好充分的准备，并意识到我们可以选择的治疗方案。在处理有毒物质的时候，首先采用 ABC 评估和稳定患者生命体征。随后，在处理药物过量或中毒的患者时，我们应该利用我们的资源，包括控制毒物的进一步摄入，同时给予解毒药和相关的治疗，并将 ILE 疗法作为一种可选的方法。

> **要点**
> - 传统认为 ILE 治疗丁哌卡因等类似的药物引起的局部麻醉系统毒性（LAST）的有效性得到了肯定。
> - ASRA 指南推荐的 ILE 剂量为静脉推注 20 脂质乳剂 1.5ml/kg 超过 1min。如果临床迹象没有改善再重复 1 次，直到血流动力学稳定，再连续注射至少 10min，每分钟 0.25ml/kg。
> - 虽然有治疗引起的不良反应，如胰腺炎、ARDS 和高脂血症，其中许多都与静脉输注的持续时间有关。值得注意的是，给予 ILE 时应该预测到实验室指标的异常与静脉内输入脂类有关。

推荐阅读

[1] Arora N, Berk W, Aaron C, et al. Usefulness of intravenous lipid emulsion for cardiac toxicity from cocaine overdose. *Am J Cardiol*. 2013;111(3):445–447. doi:10.1016/j.amjcard.2012.10.022.

[2] Cao D, Heard K, Foran M, et al. Intravenous lipid emulsion in the emergency department: A systematic review of recent literature. *J Emerg Med*. 2015;48(3):387–397. doi:10.1016/j. jemermed.2014.10.009.

[3] Eren Cevik S, Tasyurek T, Guneysel O. Intralipid emulsion treatment as an antidote in lipophilic drug intoxications. *Am J Emerg Med*. 2014;32(9):1103–1108. doi:10.1016/j. ajem.2014.05.019.

[4] Garrett R, Kaura V, Kathawaroo S. Intravenous lipid emulsion therapy—The fat of the land. *Trends Anaesth Crit Care*. 2013;3(6):336–341. doi:10.1016/j.tacc.2013.04.001.

[5] Presley J, Chyka P. Intravenous lipid emulsion to reverse acute drug toxicity in pediatric patients. *Ann Pharmacother*. 2013;47(5):735–743. doi:10.1345/aph.1r666.

第 251 章
高热和躁动的管理：交感神经药物中毒
Managing the Hot and Bothered: Sympathomimetic Overdoses

Arun Nair，著

在急诊科，会出现这样具有挑战性的患者，你无法收集病史，生命体征都不正常，不可能躺在床上或开始静脉注射，护士会感到困惑。下面是如何使患者镇静的几个方面。

一、先救治患者，后记录

　　记住交感神经中毒症候群：高热、心动过速、高血压、大汗，那么先治疗什么呢？交感神经毒性的患者因其所服用的药物而处于肾上腺素能状态。不管他们摄入何种物质，焦虑都会加重其生命体征的不稳定性。如果你要照顾患者，需先解除他们的焦虑。不要浪费时间去弄清楚他服用的是哪种药物，因为在大多数情况下这并不重要。就像许多其他没有特定的解毒剂（即使有的药物有解毒剂）的药物摄入一样，你的目标是控制症状，使患者安全，并随新陈代谢清除剩余未吸收的药物。摄入的药物种类已经没有多大差别，不需要马上弄清楚，也不需要为其提供完美的治疗而煞费苦心。通常情况下，服用多种药物的患者很难识别某一种药物的毒性。当然，你可以利用尿液毒理学检查，但是现在有很多衍生品不会显示阳性的结果，只注意临床表现，并给予治疗。患者焦虑不安，首先需要镇静。在这种情况下，一线用药是什么？

二、苯二氮䓬类药物

　　苯二氮䓬类药物是首选，从小剂量开始直到有效量。有很多药物可以选择，但是真正的答案是你和你的同事最熟悉和使用方便的药物。也就是说，你应该考虑从安定开始，因为它的起效快，作用时间短。每 5～7min 重复服用地西泮（5mg、10mg、10mg、20mg），唯一的缺点是剂量过小而未达到镇静效果，或者在多次之间没有足够的时间，尽快过渡到静脉注射，因为肌肉注射的影响是难以预测的。这些药物都是具有呼吸抑制作用，但是有条不紊的加量使用，大多数情况下不会出现呼吸抑制。这些患者一般比较年轻，能够很好耐受苯二氮䓬类药物。虽然盐酸右美托咪定在 ICU 环境中已经证明了自己的领先地位，但大多数人在紧急情况下都无法获取并使用，我们的医护人员对此并不熟悉，而且需要在初始负荷后进行持续的注射。抗精神病药的起效时间太长（静脉注射时间为 15～20min），作用时间 6～8h，在不了解患者用药史的情况下可以降低癫痫发作的阈值。然而，有人提议使用它作为辅助药物，与最初的苯二氮䓬类药物同时使用。如果需要插管，避免使用氯胺酮（使焦虑的患者昏睡可能不是最好的方法）和避免肌肉松弛药物。肌肉松弛药物会延长可卡因的效果，并可能加重高钾血症，或有可能出现横纹肌溶解和高热引发的心律失常。

三、心血管的影响

　　一旦患者充分镇静，重新评估生命体征。如果患者仍然有明显高血压（舒张压＞100mmHg），可能需要进一步的干预，因为交感神经药物通过 α_1 和 β 激活发挥其血管活性作用。任何一种中枢神经系统的症状，包括严重的头痛，都需要进行头部 CT 检查，而胸痛需重复做心电图。在严重过量的情况下，可卡因会产生钠通道阻滞，导致 QRS 波增宽和负性肌力作用。如果 QRS 增宽，使用 $NaHCO_3$ 直到复杂的波形变窄。注意同时使用可卡因和酒精会增加风险。由此产生的代谢物古柯乙烯可以增强任何一种药物的神经毒性和心脏毒性。

使用 β 受体阻滞药作为抗高血压药，但不能对抗的 α 受体受到一些质疑，但是仍在使用。在这里，选择的药物是酚妥拉明（每 10 分钟 5 ～ 10mg，静脉滴注）或硝普钠静滴（每分钟 0.3μg/kg，0.5μg，最大剂量每分钟 10μg/kg）。如果开始使用这些血管活性药物，患者需要随时监测动脉血压。

四、高热

一旦充分镇静，大多数患者的高热将会解决或明显改善。需要注意的是，经常在狂热的俱乐部或跳舞的环境中，这些人摄入 MDMA/ 创意毒品 / 可卡因后，患者表现为明显过度消耗并脱水，应注意到横纹肌溶解，特别是有持续的肌阵挛或震颤的患者。常常需要静脉输液，监测肌酸激酶水平。虽然冰浴是最方便的降低核心温度的方法，但说起来容易做起来难。如果核心温度 > 102°F（38.9℃），充分暴露患者，在腹股沟和腋窝放置冰袋，湿皮肤（喷雾瓶作用好），并用风扇直接吹患者，使其周围增加湿度和流动的风，这是一种非常有效的降温方法，而应用苯二氮䓬类药物可防止产生颤抖。一定要随时检查核心温度，这样就不会造成体温过低。给患者放置一个温度感应的 Foley 导尿管（一旦获得足够的镇静药），以持续监测温度和尿量是一个很好的办法。

五、伴随的损伤

有些患者往往存在无法治疗的并发症和创伤性损伤的高风险，在治疗中毒时不能忽视。而且患者想方设法摄入毒物，这些常规活动可能是潜在的问题。吸食可卡因和安非他命需要高温，这会导致气道、肺水肿、气胸和肺裂。这些患者通常有潜在的肺气肿，也可能是急性发作。溃疡出血的患者应考虑吸入了可卡因。如果你在有大量毒品交易的地区进行执业，患者可能是一个身体藏毒者，可能需要整个肠道灌洗或手术治疗。最后，一定要让患者完全暴露出来，当场寻找皮肤感染的迹象，否则容易忽略脓毒症的诱发因素。

要点
- 一旦有毒性症候群的表现，优先解决患者的焦虑及控制生命体征，而不是查明中毒药物。
- 苯二氮䓬类药物是可以选择的药物，应该系统合理地使用。
- "拟交感药物"是一种强效的、具有心脏 - 神经毒性作用的刺激因子，对患者造成血管损伤，所导致的高血压需要使用其他药物治疗，而不是 β 受体阻滞药。
- 拟交感药物在某种环境下的摄入会增加高热和横纹肌溶解的风险，需要持续监测体温和尿量。
- 拟交感药物的过量常伴有并发病和伴随损伤的风险，需要仔细查体。

推荐阅读

[1] DeSilva DA, Wong MC, Lee MP, et al. Amphetamine-associated ischemic stroke: clinical presentation and proposed

pathogenesis. *J Stroke Cerebrovasc Dis*. 2007;16:185.

[2]　Nelson, Lewis, ed. Goldfrank'stoxicologic emergencies. New York: McGraw-Hill Medical,2011.

[3]　Richards JR, Albertson TE, Derlet RW, et al. Treatment of toxicity from amphetamines, related derivatives, and analogues: a systematic clinical review. *Drug Alcohol Depend*. 2015;1:150.

第 252 章
新兴药物的滥用
Emerging Drugs of Abuse

Chelsea Williamson，著

受不同文化、社会经济和立法的影响，药物滥用的趋势在不断演变。在过去的 30 年里，合成的化合物对发达国家产生了最深远的影响。本章将介绍一些最新的趋势，并讨论在紧急情况下识别和管理患者的技巧。

一、合成大麻类

俗名：Spice，K_2，Black Mamba，Cloud 9，Mad Hatter，Aztec Gold 等等。

δ-9- 四氢大麻酚（Delta-9-tetrahydrocannabinol, THC）是大麻植物中天然的活性化学物质。当摄入 THC 时，THC 会与中枢神经系统内的大麻素受体 1 型（CB1）受体结合，增加多巴胺的释放，并产生兴奋、放松、增强的感官知觉、改变对时间的感知、增加食欲、焦虑和偏执等效果。在 20 世纪 80 年代，研究人员开发了合成大麻素用于医学治疗。THC 是具有相对较低亲和力的部分激动药。这些合成的物质，如环烷烃和环己基酚，与 THC 相比是完全的激动药，其亲和力可达 THC 的 200 倍，在某些情况下会产生危及生命的不良反应。许多症状与吸食大麻的症状相同，大多数表现暴力行为、焦虑、幻觉、高血压、低钾血症和癫痫发作，如有这类表现应考虑到摄入合成大麻素的可能性。中毒的并发症还包括癫痫、自伤、心肌梗死、孕妇先兆子痫、急性肾衰竭和昏迷。

二、合成卡西酮

俗称 "浴盐" "象牙波" "紫波" "红鸽" "月球波" "香草天空" "白色闪电"。

卡西酮是阿拉伯茶树中的天然活性成分，这是一种在非洲之角和阿拉伯半岛发现的植物。传统上，卡西酮通过咀嚼树叶和灌木的树枝来提取，在结构上类似于安非他命，它在大脑中作为一种刺激

物，通过靶向单胺转运体，增加多巴胺、血清素以及神经元突触间隙中的去甲肾上腺素浓度。在低剂量的情况下，卡西酮以提高灵敏性和欣快感而闻名。从 2010 年开始，在美国，通常被称为"浴盐"的卡西酮的实验室衍生物已经被合成用于娱乐。甲基甲氧基吡咯烷酮（MDPV）、4- 甲基甲氧基酮（4-MMC）、甲氧麻黄酮、氟芬酮或甲基酮是最常见的合成化合物，比卡西酮作用强 10 ～ 50 倍。这些合成的卡西酮以粉末形式出售，可以口服、吸入、注射和喷洒。常见的临床表现包括交感神经症状（心动过速、瞳孔放大、大汗、高血压、高热），以及多巴胺和血清素相关的精神错乱、幻觉和焦虑。在最严重的病例中，可能出现高热、癫痫发作和颅内出血。

三、哌嗪衍生物

俗名是派对药片、合法摇头丸、苯丙呋喃、丙二醛、Head Rush、Exotic Super Strong 和 XXX Strong as Hell。

最初是在实验室合成的抗蠕虫药，活性化合物 N- 苄基哌嗪（BZP）被发现可以通过刺激血清素释放和抑制它的再摄取来产生类似安非他命的效果。自 2004 年以来，在消遣性毒品的使用中，哌嗪衍生物的使用呈指数增长，同时新一代的 BZP 类似化合物也在发展。使用后的效果将持续 6 ～ 8h。症状包括欣快、亢奋、体力增加、头痛、呕吐、焦虑、心动过速、延长 QT 和癫痫发作。

正如大多数新兴药物的滥用，很少有人对这些特定药物的摄入管理进行研究。不幸的是，由于没有解毒剂，必须在个案基础上对症治疗。如果患者不能或不愿意提供合成大麻素、卡西酮或哌嗪的服药史，诊断是很困难的。由于这些化合物在常规毒理学筛查中是无法检测到的，治疗必须依据服毒史和临床表现。由于服用这些人工合成化合物的患者具有敌意和暴力倾向，因此，通常采用肌内镇静鸡尾酒来为患者和工作人员维护安全的环境。如果有任何对合成药物使用的嫌疑，不应给予第一代抗精神病药物如氟哌啶醇，因为它们可能会降低患者的癫痫发作阈值。推荐使用重复剂量的苯二氮䓬类药物和身体约束措施控制这类患者。相关的身体状况，如脱水、高热和电解质紊乱，应采用对症支持的相关措施。

随着法规的发展，限制这些有害物质的销售，生产过程也随之发生改变。这些合成化合物随时变化其化学结构，通过"不用于人类"的借口得以合法销售。由于被合法出售，很容易获得，它们作为消遣性毒品在美国和欧洲的流行持续升高，它们的潜在并发症也在不断增加。

要点

- 合成化合物在常规毒理学筛查中是无法检测的。
- 已知降低癫痫发作阈值的药物，如氟哌啶醇，不应用于怀疑合成化合物摄入的患者。
- 由于没有特殊解毒药，苯二氮䓬类和其他支持性护理措施是治疗摄入合成化合物患者的主要措施。
- 已知合成大麻类摄入后导致的症状可持续 48h 或更长时间。
- 合成化合物的使用正以指数速度增长，并且使用这类药物的患者与无原因的具有攻击性和精神状态改变的患者有显著差异。

推荐阅读

[1] Khullar V, Jain A, Sattari M. Emergence of new classes of recreational drugs—synthetic cannabinoids and cathinones. *J Gen Intern Med*. 2014;29(8):1200–1204. doi:10.1007/s11606014-2802-4.

[2] NIDA. *Messages from the Director: Marijuana's Lasting Effects on the Brain*. 2012.Available at:http://www.drugabuse.gov/about-nida/directors-page/messages-director/2012/09/marijuanas-lasting-effects-brain

[3] Rosenbaum CD, Carreiro SP, Babu KM. Here Today, gone tomorrow … and back again? Areview of herbal Marijuana alternatives (K2, Spice), synthetic cathinones (Bath Salts),Kratom, Salvia divinorum, methoxetamine, and piperazines. *J Med Toxicol*. 2012;8(1):15–32. doi:10.1007/s13181-011-0202-2.

[4] Woo TM, Hanley JR. How high do they look?: Identification and treatment of common ingestions in adolescents. *J Pediatric Health Care*. 2013:24(2):135–144.

第 253 章
氰化物中毒的两种特效解毒剂
Cyanide Poisoning: A Tale of Two Antidotes

Scott E. Sutherland，著

氰化物中毒在急诊科是罕见的事件，但快速发作的血流动力学不稳定和独特的解毒治疗使急诊科医生不能忽视它。2007 年，美国毒物中心协会报告了 5 例氰化物死亡病例，这与地高辛和 β 受体阻滞药中毒一样多。氰化物中毒最常见的原因是房屋和工业火灾中的烟雾吸入，最近的证据表明，这些情况下的许多直接死亡是由吸入氰化物引起的。

氰化物的毒性来源于它与三价铁、钴等金属的高亲和力，这使其能与体内许多关键酶结合。最值得注意的是，它竞争性地抑制细胞色素 C 氧化酶（复合物Ⅳ）电子传递链中的最终酶，导致氧化磷酸化停止。这最终导致组织中毒性缺氧，尽管血流正常运氧，细胞也无法利用。

氰化物中毒的早期临床表现来源于组织中毒性缺氧和机体通过心动过速和呼吸急促增加氧含量的尝试。这些早期症状可迅速发展为严重低血压、心律失常和心脏骤停。约 50% 的氰化物暴露患者可发生休克和心脏骤停。此外，实验室研究显示血浆乳酸浓度通常升高大于 10mmol/L。

在美国，食品与药物管理局批准了 2 种治疗氰化物毒性的方法：羟钴胺素和硝酸钠。这些解毒药基本上是通过将氰化物转变成无毒形式而起作用的。之后这 2 种解毒剂被增添了硫代硫酸钠，它在氰化物转化成相对无毒的硫氰酸盐的酶促反应中充当巯基供体。

羟钴胺素通过螯合氰化物形成无毒代谢物氰钴胺（维生素 B_{12}）发挥作用。这种水溶性维生素随后在尿液中排出。羟钴胺素的使用与短暂性高血压以及皮肤暂时变红和尿液变红相关。由于羟钴胺

素是红色的，它可以干扰某些实验室比色检测，如肌酐、羧基血红蛋白、高铁血红蛋白和氧合血红蛋白。

亚硝酸钠的作用机制是由于其氧化血红蛋白中的铁并引起高铁血红蛋白血症的能力。高铁血红蛋白将循环系统中的氰化物结合起来，为机体提供解毒的机会。由于高铁血红蛋白血症降低了功能性血红蛋白的水平，它可能对已经具有氧运输能力不足的患者有害，如那些暴露于一氧化碳或贫血的患者。此外，考虑到亚硝酸盐有强烈的血管舒张作用，使用可以导致低血压。

迄今为止，还没有人体随机试验比较这 2 种解毒药组合的功效。最近，在猪的动物实验中，2 种解毒药组合在死亡率上没有差异。

总的来说，处理氰化物中毒的最重要步骤是早期识别。一旦确定，了解当地急诊科更容易提供哪种解毒药对治疗很重要。

要点
- 氰化物中毒最常见的原因来自家庭和工业火灾。
- 氰化物阻止细胞利用氧，导致血浆乳酸水平升高。
- 硝酸钠和羟钴胺素是氰化物中毒的 2 种被认可的治疗方法。
- 羟钴胺素干扰实验室比色检测。
- 猪的动物实验研究表明羟钴胺素和硝酸钠的死亡率无差异。

推荐阅读

[1] Bebarata VS, Tanen DA, Lairet J, et al. Hydroxocobalamin and sodium thiosulfate versus sodium nitrite and sodium thiosulfate in the treatment of acute cyanide toxicity in a swine (Sus scrofa) model. *Ann Emerg Med.* 2009;55:345–351.

[2] Hall AH, Dart R, Bogdan G. Sodium thiosulfate or hydroxocobalamin for the empiric treatment of cyanide poisoning? *Ann Emerg Med.* 2007;49:806–813.

[3] Hamel J. A review of acute cyanide poisoning with a treatment update. *Crit Care Nurse.* 2011;31:72–82.

[4] Reade MC, Davies SR, Morley PT, et al. Review article: management of cyanide poisoning. *Emerg Med Australas.* 2012;24:25–238.

[5] Thompson JP, Marrs TC. Hydrox-ocobalamin in cyanide poisoning. *Clin Toxicol.* 2012;50:875–885.

第 254 章
高铁血红蛋白血症：蓝珍珠
Methemoglobinemia: Blue Pearls

DilnazPanjwani, Mitchell Louis Judge Li，著

一、何为高铁血红蛋白血症

高铁血红蛋白血症是几种血红素辅基从二价氧化到三价，使其不能输送氧气导致功能性贫血的一种疾病。剩余的功能血红蛋白的氧解离曲线左移，导致额外的氧传递受损。症状是基本可以预见的，反映为贫血患者处于高水平的休克状态。

二、怎样不漏诊

高铁血红蛋白血症是罕见的疾病，病因可能难以查找。值得庆幸的是，大多数有典型的高铁血红蛋白血症的患者都会脸色发青，这点会提示我们。与 5g/dl 去氧血红蛋白出现发绀相比，高铁血红蛋白血症在 1.5g/dl 表现出发绀，对发绀相对敏感。由于低氧引起的发绀与显著的肺部疾病（或病史）相关，如在血红蛋白水平为 15g/dl 的患者中，去氧血红蛋白的 5g/dl 与氧饱和度 67% 相一致。

如果你漏诊了一个无发绀的患者，这个诊断可能对健康的患者无临床意义。功能性血红蛋白从 15g/dl 下降到 14g/dl 是相对良性的，即使在解离曲线左移的情况下。然而，如果患者有原发性贫血，典型的高铁血红蛋白血症可以在没有蓝色警告（发绀）的情况下存在。血红蛋白为 7g/dl 和高铁血红蛋白为 1g/dl 的患者可能不会有发绀，但很容易出现症状。这些病例有助于熟悉那些最常见的原因。

三、病因有哪些

病因很多，临床不常见，不便记忆。许多环境暴露可导致高铁血红蛋白血症，使病因难以确定。虽然遗传性高铁血红蛋白血症的个体可能会意识到自己的情况，但是这些基因可能终生不会表达，即使在危急的情况下。了解病因可能对于诊断来说不太重要，更重要作用是对有原发性贫血或并发症的高危患者避免引起医源性高铁血红蛋白血症。请参阅表 254-1 列出高危因素。

表 254-1　高铁血红蛋白血症高危因素

临床提示	药　物	注　意
口腔感觉缺失 尿路感染 第三世界国家旅行 人类免疫缺陷病 氰化物中毒 药物滥用	苯佐卡因喷雾剂 非那吡啶 抗疟药 氨苯砜 戊基亚硝酸钠	即使低剂量 提供非处方药与处方药 奎因类药物 替代性肺孢子菌肺炎（PCP）预防 临床用于氰化物中毒，偶尔滥用

四、如何诊断

含高铁血红蛋白的血液是巧克力色。许多资料表明血氧饱和度监测读数会在 80%～85%，然而这个数据在＜ 30% 时可能是不可靠的。氧饱和度为 80%～85% 可能会促使检查结果在正常范围，但不同数据不应用来排除铁血红蛋白血症。

动脉血气和床边血氧饱和度监测用来进行初步诊断。如果你的实验室报告从氧分压中计算饱和度，高铁血红蛋白会导致动脉血气上的氧饱和度的错误升高。这与脉搏血氧测量的氧饱和度不一致，并导致"饱和间隙"。为了明确诊断，应测量静脉或动脉一氧化碳 - 血氧饱和度。

五、何时治疗

1.5g/dl 水平的高铁血红蛋白相当于血红蛋白为 15g/dl 的患者的 10%，这一水平在健康的个体中是良性的。你可以既皮肤青色又无须担忧！在这个群体中，简单地去除刺激物（如果被鉴定）就足够了。活性炭和其他去除方法可能有一定的效果，另一方面应考虑近期摄入或暴露于刺激物的情况。

一般的经验方法是当高铁血红蛋白水平显著并且患者有症状，或当高铁血红蛋白水平＞ 25% 并且无论有无症状时都应进行治疗。具体的治疗阈值不能给出，因为这将根据原发性贫血和并发症而变化，但请记住健康人的高铁血红蛋白水平基线最高可达 2%。

治疗包括 1～2mg/kg 亚甲蓝 5～15min 输注。输注应该是缓慢的，因为快速给药可以引发高铁血红蛋白的形成。临床改善应在 1h 内出现，此时应考虑重复给药和（或）输血。疗效收益必须与 G6PD 缺乏的风险相平衡。大多数患者都不知道是否有这种情况，并且事先筛查患者是不切实际的。如果已知 G6PD，治疗方法是换血疗法。如果患者症状严重，且资源或时间不允许换血，则可适用标准 PRBC 输血。儿科应特别考虑。婴儿发育不全的还原机制，使他们更容易患高铁血红蛋白血症，特别是因为环境因素。更糟糕的是，一些资料表明亚甲蓝对 6 岁以下儿童"不推荐使用"，尽管标准中称"参照成人剂量"用于儿科给药。临床中应酌情判断。

要点

- 高铁血红蛋白血症通过 2 种机制降低氧输送。
- 不要花费太多的精力去寻找病因，许多是隐蔽的病因或环境因素。

- 你可以既皮肤青紫又无须担忧。并非所有的发绀患者都需要治疗，但不要让对 G6PD 缺乏的风险阻碍对休克患者的治疗！
- 考虑亚甲蓝在高铁血红蛋白血症中的应用可以参考美沙酮过量治疗中的盐酸纳洛酮，亚甲蓝的半衰期很短，而引发疾病的药物的半衰期很长。
- 停用处方药可能导致原发性贫血患者的高铁血红蛋白血症。

推荐阅读

[1] Cortazzo JA, Lichtman AD. Methemoglobinemia: A review and recomme-ndations for management. *J Cardiothorac Vasc Anesth.* 2014;28(4):1043–1047.

[2] Lata K, Janadhanan R. Methemoglobinemia: A diagnosis not to be missed. *Am J Med.* 2015;128:10 e45–e46.

[3] Olson K. *Poisoning & Drug Overdose.* 6th ed. New York: McGraw Hill, 2012.

[4] Skold A, Cosco D, Klein R. Methemoglobinemia: Pathogenesis, diagnosis, and management. *South Med J.* 2001;104(14):757–761.

[5] Tintinalli J. Dyshemoglobinemias. In: Tintinalli's Emergency Medicine: *A Comprehensive Study Guide.* 7th ed. New York: McGraw Hill, 2011:1326–1329.

第 255 章
是否需要接受营养补充剂
Should I Take That? Nutritional Supplements

Edmund Timpano， Sarika Walia，著

大多数美国人使用或曾经使用营养补充剂。

多种维生素是最常用的营养补充剂之一。维生素是基本代谢所必需的，本质上是不能合成足够量或根本不合成的有机化合物。它们必须从外来的饮食中获得，否则会出现缺乏症状。维生素可分为水溶性和脂溶性。健康的成年人和未怀孕的女性可以从平衡饮食中获得所有必需的维生素，美国医学会不推荐这些人日常使用营养补充剂。如果补充不当，一些维生素可能具有严重的潜在毒性，并需要紧急医疗处理。

大部分维生素是水溶性的。这些维生素包括硫胺素（B_1）、核黄素（B_2）、烟酸（B_3）、泛酸（B_5）、吡哆醇（B_6）、生物素（B_7）、叶酸（B_9）、氰钴胺（B_{12}）、抗坏血酸（维生素 C）。水溶性维生素容易被排泄而不是被储存，因此，水溶性维生素过量时毒性有限。其中，只有烟酸、吡哆醇和维生素 C 具有

潜在的毒性作用。

烟酸（维生素 B_3）是一种广泛用于高脂血症的维生素，在服用过量时有众所周知的反应。正常饮食中的烟酸通常是良性的。每日推荐摄入量的 100 倍剂量常被用于高脂血症治疗，并可引起症状。最常见的症状是继发于其血管扩张特性的急性的皮肤潮红、红肿和瘙痒。用阿司匹林或抗组胺药进行药物治疗是有效的。过量摄入烟酸的更持续影响可能包括升高葡萄糖水平、皮肤色素沉着、高尿酸血症、肝功能障碍和肝毒性。缺乏烟酸相对罕见，但可导致糙皮病，其特点是腹泻、皮炎和痴呆三联征。

已知吡哆醇（维生素 B_6）过量有毒。有趣的是，这种维生素的中毒和不足都会对神经系统产生有害的影响，缺乏时可导致周围感觉神经疾病和癫痫发作。这是因为吡哆醇是抑制性神经递质 GABA 的前体。药物往往是缺乏的主要原因，尤其是异烟肼。在这种情况下，癫痫发作的确切治疗是恢复吡哆醇贮存。当过量服用时，患者可出现更多的亚急性和慢性周围神经病变。患者可能在足部和手部感觉丧失、本体感觉受损，这些症状终止摄入后是可逆的。

维生素 C 存在于大多数水果和蔬菜中，有助于促进身体中的铁吸收，也有助于胶原蛋白的合成。维生素 C 缺乏导致坏血病、血管变脆、容易出血。没有研究表明维生素 C 过量与肾结石有明确关系。更为肯定的是，维生素 C 过多可导致渗透性腹泻、痛风发作和食管炎。

脂溶性维生素 D、E、A 和 K 不同于水溶性维生素，通常大量贮存。因此，他们积聚过量将具有更强的毒性潜力。除了静脉注射维生素 K 时有潜在的过敏反应外，过量的维生素 K 的毒性很有限。

维生素 E 是一种被认为在身体许多系统和抗氧化作用中都非常重要的营养素。在缺乏时可能神经系统首先受到影响。周围神经病变与不良的位置觉和振动觉导致行走困难和失衡。在毒性方面，消化系统症状常伴随着疲劳、视觉障碍和血栓性静脉炎。活性维生素 K 水平也可以降低，但除非存在其他维生素 K 拮抗药，否则凝血病是罕见的。

维生素 A（类视黄醇）在身体许多功能中起着重要的作用。视黄醇是主要的贮存结构，存在于肝脏。它以其有益皮肤的效果而闻名，其他存在结构在正常视力功能和视网膜健康中起着关键作用。缺乏时影响正常上皮导致皮肤改变，角膜过度角化（干眼症），在昏暗的灯光下视物困难。过多的维生素 A 也会引起一些后果。维 A 酸类药物，通常用于痤疮治疗，因为它有致畸作用，必须避免在怀孕期使用。

过度消耗维生素 A 被认为会引起特发性颅内高压和伴随头痛、乳头水肿的大脑假瘤。在急性发作时，肝毒性可在几小时至几天内进展。典型的表现是它可以引起严重的皮肤黄染而角膜不黄染。长期摄入过量的维生素 A 会导致肝纤维化甚至肝硬化。特别是在动物肝脏食用多的地区，人们会患有与情绪波动甚至是精神疾病相关的进行性步态失衡。

维生素 D 通过增加钙吸收和促进骨转换与钙释放，在钙动态平衡中发挥作用。麦角钙化醇（维生素 D_2）和胆钙化醇（维生素 D_3）是在人类中发现的 2 种存在形式。两者生物活性都是惰性的，必须被代谢成活性形式，即骨化三醇。缺乏时，骨骼是最常见的受影响的系统，导致儿童佝偻病和成人骨软化症。维生素 D 过多最受关注的影响是高钙血症。因此，过量维生素 D 的表现倾向于类似早期伴有虚弱、疲劳和脱水表现的高钙血症。之后，随着骨痛进展，伴随出现便秘、肾功能不全，甚至精神病。治疗旨在纠正高钙血症并从饮食中去除所有补充的维生素 D 和钙。此外，类固醇激素被认为可能有助于防止肠内钙进一步吸收。

急诊科对维生素过多症的处理通常只有支持治疗。无益的补充剂应该被停用。已知急性维生素 A

或 D 过量可以考虑使用活性炭清除胃内残留物质。由维生素 D 中毒引起的高钙血症应给予标准护理，包括输液和呋塞米。类固醇激素可以考虑，但资料有限。在维生素 A 过多引起大脑假瘤，尤其是伴有视盘水肿和视觉改变的情况下，可能需要诊断性和治疗性腰椎穿刺。怀疑维生素 A 过多引起急性肝损伤的情况下，应注意 N- 乙酰半胱氨酸。

要点

- 日常补充维生素对均衡饮食的健康人群和非怀孕女性是不必要的。
- 水溶性维生素 B 族维生素和维生素 C 容易排泄，过量时毒性有限。
- 在大多数情况下，急性高维生素血症是良性的，毒性更大的是长期超过生理需要量的维生素补充。
- 高维生素血症的治疗通常是支持治疗和终止无益补充剂。
- 高维生素血症并发症的处理，如高钙血症和大脑假瘤，应遵循他们的标准治疗方法。

推荐阅读

[1] Braen G, Joshi P. Chapter 199. Vitamins and herbals. In: Tintinalli JE, Stapczynski J, Ma O, et al., eds. Tintinalli's Emergency Medicine: *A Comprehensive Study Guide.* 7th ed. New York, NY: McGraw-Hill, 2011. Available at: http://accessmedicine.mhmedical.com/content.aspx?bookid=348&Sectionid=40381680. Accessed November 12, 2015.

[2] Ginsburg BY. Chapter 41. Vitamins. In: Nelson LS, Lewin NA, Howland M, et al., eds. *Goldfrank's Toxicologic Emergencies.* 9th ed. New York, NY: McGraw-Hill, 2011. Available at: http://accessemergencymedicine.mhmedical.com/content.aspx?bookid=454&Sectio nid=40199421. Accessed November 12, 2015.

[3] Howland M. Antidotes in depth (A15): Pyridoxine. In: Nelson LS, Lewin NA, Howland M, et al., eds. *Goldfrank's Toxicologic Emergencies.* 9th ed. New York, NY: McGraw-Hill, 2011. Available at: http://accessemergencymedicine.mhmedical.com.ezp.welch.jhmi.edu/content.aspx?bookid=454&Sectionid=40199448. Accessed November 13, 2015.

[4] Thornton SL. Chapter 116. Herbals and vitamins. In: Cline DM, Ma O, Cydulka RK, et al., eds. *Tintinalli's Emergency Medicine Manual.* 7th ed. New York, NY: McGraw-Hill, 2012. Available at: http://accessemergencymedicine.mhmedical.com.ezp.welch.jhmi.edu/content.aspx?bookid=521&Sectionid=41069046. Accessed November 13, 2015.

[5] Wolfson AB, Hendy GW, Ling LJ, et al., eds. *Harwood-Nuss' Clinical Practice of Emergency Medicine.* Philadelphia, PA: Lippincott Williams & Wilkins, 2010.

第十九篇

创伤 / 骨科
Trauma/Ortho

第 256 章
电击伤：或轻或重
Electrical Injuries: Shocking or Subtle?

Tim Horeczko，著

电击伤有 2 种表现形式：①心血管功能不稳定，少见或普遍存在；②有轻微的症状和体征。对于不稳定的患者，需治疗心律失常（最常见的是心室颤动或心搏停止）并防止缺氧引起的继发性心律失常。对于表现良好的患者，要注意潜在的危害，最初主诉可能模糊不清并且包含不明确的疼痛、焦虑、虚弱。以下是病史上需要考虑的一些关键点，可以帮助识别潜在的损伤。

一、是家庭用电还是工业用电

家用电使用的是 100 ~ 240 伏（V）的交流电（AC），可能会引起心律失常和烧伤。工业用电（和雷电）以直流（DC）的形式输送。与高电压（AC > 1000V，直流 > 1500V）的接触可击退受害者并引起后续的损伤，或者它可能触发手足抽搐并导致与高电压电流长时间的接触。DC 损伤的患者最初可能损伤不明显，较深结构如骨、肌腱和脂肪比皮肤和黏膜具有更高的电流阻力，电流的电阻增加将加热深部的组织，导致凝血和坏死在外部不易发现。因此，有必要对高压电导致的损伤进行连续地检查和观察。

二、电流进入人体的途径

电流是否通过胸腔（考虑有心律失常）？通过头部或颈部（考虑有中枢性呼吸停止、听神经损伤、白内障）？沿着肢体（考虑有筋膜室综合征、横纹肌溶解综合征）？

三、接触的时间有多长

电能转化为热能引起组织坏死需要一定的接触时间，这个时间通常认为是任何持续时间长于立即释放或抵抗性。接触时间越长，越多的电荷转化为热能并导致随后的组织坏死。有手足抽搐病史或需要救治的患者，发生广泛热损伤导致延迟症状发生的风险最高，可以在受伤后的几小时内出现。

四、是否有相关伤害

接触电流后，患者的身体被甩出去了吗（相关的创伤）？患者是否有晕厥发作（推测心律失常）或胸痛（应激性缺血）？最初患者可能不清楚或者由于中枢神经系统破坏而无法定位症状。必要时可获取间接信息，再次询问或复查。

（一）一个成人的典型陷阱

一名 42 岁的男子在清理屋顶排水沟时绊了一跤，在他的脚到臀部跌倒到屋顶之前，迅速握住了一条半露的电源线。没有遭受创伤，他在急诊科时无临床症状，生命体征和检查都是正常的，心电图显示轻度右心室传导延迟（没有可用的对比），后来他被送回家。几小时后，他返回时伴有头晕、手臂和肩部疼痛，并伴有窦性心动过速、短阵室速、早期前臂筋膜室综合征、横纹肌溶解综合征、急性肾损伤。

教训

尽管美国的大多数电源插座用的是 110V，但对于大型家用电器而言，住宅电源线的电压为 220V，这名男子受到的电压要远高于设想值。除非能证明存在其他的可能，否则异常 ECG（即右束支传导阻滞）是电击伤导致的。一个器官系统受到累及（心血管），其脏器也应该检查。

（二）所有患者都建议做心电图

根据病史和体格检查的提示，其他筛查应包括化学检查、肌酸激酶和尿液分析。肌钙蛋白在电击伤的诊断或预后中的作用尚不明确。

（三）一个孩子的典型陷阱

一名 18 个月大的男孩在咀嚼旧的延长线后遭受了口腔连合处烧伤（如在嘴角处）。在右侧口腔连合处有已止血的二度烧伤。他在其他方面显得很好，成功地服用了流体，因此出院回家。

1 周后，他因迟发性唇动脉损伤显著失血而导致的低血容量性休克入院，他因此需要复苏、插管并需要紧急手术。

教训

该幼儿有一定显著迟发性出血的风险。电灼伤血管造成出血，几小时后，伤口覆盖着一层白色纤维，周围有红斑。水肿和血栓继续形成，并且在 24h 内，组织坏死通常具有明显的界限。当焦痂在 1～2 周内脱落时，唇动脉暴露，导致可能危及生命的出血。家长应该警惕这种可能性，并准备好实施基本的急救服务。

向父母展示如何向（上或下）唇动脉施加压力：如果伤口出血，在嘴巴出血点的深处，用拇指和手指捏住外颊和嘴巴的内侧。保持恒定的压力，直到到达医院。

对于成人和儿童，全面记录心血管、神经、肌肉骨骼和皮肤检查。伤害的程度可能会发生变化，必要时可拍照。

要点

- 电击伤造成的伤害可能很小。想象患者具有隐匿性的多发伤。要询问病史和进行全面检查，应在急诊科观察期间有计划地复查或作为门诊随访的一部分。
- 只有在低电压、缺乏症状和心电图正常的情况下，患者才能出院。为门诊患者提供咨询，并酌情提供密切地随访。
- 确认有高压损伤以及低压损伤体征或症状的患者（如意识丧失、心电图改变、实验室筛查有明显终末器官损伤的证据）。
- 将患有高压伤害和（或）严重烧伤的患者转移至区域性烧伤或创伤中心。

推荐阅读

[1] Celik A, Ergün O, Ozok G. Pediatric electrical injuries: A review of 38 consecutive patients.*J Pediatr Surg*. 2004;39(8):1233–1237.

[2] Fish RM. Electric injury, part Ⅰ: Treatment priorities, subtle diagnostic factors, and burns.*J Emerg Med*. 1999;17(6):977–983. doi:10.1016/S0736-4679(99)00127-4.

[3] Fish RM. Electric injury, part Ⅱ: Specific injuries. *J Emerg Med*. 2000;18(1):27–34.doi:10.1016/S0736-4679(99)00158-4.

[4] Fish RM. Electric injury, part Ⅲ: Cardiac monitoring indications, the pregnant patient, and lightning. *J Emerg Med*. 2000;18(2):181–187. doi:10.1016/S0736-4679(99)00190-0.

[5] Rai J, Jeschke MG, Barrow RE, et al. Electrical injuries: A 30-year review. *J Trauma Acute Care Surg*. 1999;46(5):933–936.

第 257 章
"别逗我了，兄弟！"——泰瑟枪伤患者的急诊科处理
"Don't Tase Me Bro!" The TASERed Patient in the ED

Peter Milano，著

泰瑟枪（托马斯 A. 斯威夫特电气公司的首字母缩略词）是所谓的导电能量武器或电子控制装置中应用最广泛的一种。执法中使用这些设备已经司空见惯，患者在使用后经常被带到急诊科进行体检。临床医生必须能够确切并快速地排除低风险患者，最重要的是，适当地进一步评估患有并发症的高风险患者。

一、当使用泰瑟枪时究竟发生了什么

在"驱动击晕"或"触摸"模式中，设备电极直接电击受害者，产生疼痛、休克。在"弹丸"或"探

针"模式中，带刺探针电极以大约 50m/s（164ft/s）的速度射向受害者，射程可达 10m（33ft）。倒刺嵌入到受害者的皮肤或衣服中，并通过电线拴在手提设备上。倒钩可以穿过 2 英寸（in）厚的衣服，以短脉冲传递电能，导致不自主的肌肉抽搐和疼痛，典型的电击持续时间是 5s。

二、潜在的陷阱 1：未能考虑泰瑟枪伤的混合因素

患者常常有一些同时存在的状况，如使用精神兴奋剂、酒精中毒、兴奋和谵妄，这些情况会促使泰瑟枪的使用。患者兴奋谵妄时，表现出疼痛不敏感、大汗、严重的躁动、异乎寻常的力量。这些患者发生高热、横纹肌溶解、代谢性酸中毒和猝死等严重并发症的风险很高。这些情况下往往需要使用身体约束（注意保护气道和颈椎）和积极地药物镇静。

三、潜在的陷阱 2：未能考虑潜在的严重伤害

这些设备的大部分伤害都很轻微，但可能会造成严重伤害。患者因电击而丧失能力，并可能在没有保护性反射的情况下摔倒。钝性创伤往往是长期存在的，并可能导致诸如骨折和颅内出血等伤害。从高处坠落后可能会导致严重的多系统损伤。可能会发生淹溺。与冲击有关的肌肉强力收缩，可引起肩胛骨和脊柱压缩性骨折。倒钩可能会造成穿透性损伤（眼球破裂、泪道裂伤、气管穿孔、复合伤、颅骨的穿透性损伤）。对于偏瘦的患者可能存在气胸。可能会发生皮肤灼伤。对倒钩嵌入易受损伤的深部结构的考虑尤为重要，如头部、面部、颈部、生殖器、关节和手部。

四、在急诊科治疗被泰瑟枪电击的患者

病史和体格检查决定了这些患者在急诊科的治疗。对于无临床症状的患者，在排除存在长时间接触（＞ 15s）、创伤相关体征或并发症的情况下，实验室、影像学和心电图检查结果是阴性的。常规的急诊科观察或入院是没有必要的。应获取有症状患者的心电图（如胸痛、气短或心悸），以评估传导异常或心脏损伤。有报道显示对孕妇使用泰瑟枪可导致孕妇流产，但因果关系尚不明确。在胎儿存活的孕妇患者中可以得到提示。起搏器和植入式心脏复律器（implantable cardioverter defibrillators，ICD）容易发生故障，应着重考虑问诊。

五、如何去除嵌入式泰瑟枪的倒钩

如果简单地嵌入软组织（而不是在眼睛等高风险位置），则应将倒钩取下。探针的倒刺端部长 9mm，末端有一个倒刺刀片（就像一根伸直的鱼尾钩连接在一根较大的圆柱形轴上）。组织下方倒钩刀片的方向与组织外轴中的凹槽对齐。局部麻醉药物可以渗入倒钩区域。用夹子夹住探头并牢固地牵引。如果需要，可用 11 号刀片在紧绷的皮肤上切开一个小口以便除去倒刺。移除后检查探针，确保它完好无损。这些倒钩需要被作为地方政策规定的执法证据而储存起来。做好破伤风预防和伤口的护理。

执法时被泰瑟枪打伤的患者经常存在醉酒、好斗以及患有精神疾病。重要的是，要对这些情况下的社会责任性质及法医学后果保持敏感性。使用客观的语言记录所有信息的来源，因为在执法过程中记录的历史过程和患者经常产生的冲突。

要点

- 如果病史或体格检查没有发现红色标记，则不需要在无症状泰瑟枪患者中进行常规检查或观察。
- EKG 应在有症状的患者中进行。
- 评估与跌倒有关的钝性创伤性损伤，因为患者在受到电击时会失去保护性反应并且收缩力可能导致骨折。
- 评估带刺探针的穿透伤害，特别是在易受伤害的区域（如头部、面部、生殖器、关节和手部）。

推荐阅读

[1] American college of emergency physicians excited delirium task force. *White Paper Report on Excited Delirium.* September 10, 2009.

[2] Haileyesus T, Annest JL, Mercy JA. Non-fatal conductive energy device-related injuries treated in US emergency departments, 2005-2008. *Inj Prev.* 2011;17(2):127–130.

[3] Pasquier M, Carron PN, Vallotton L, et al. Electronic control device exposure: A review of morbidity and mortality. *Ann Emerg Med.* 2011;58(2): 178–188.

[4] Vilke GM, Bozeman WP, Chan TC. Emergency department evaluation after conducted energy weapon use: Review of the literature for the clinician. *J Emerg Med.* 2011;40(5):598–604.

第 258 章
颈部穿透伤管理：根据症状体征和受伤部位深浅判断
Managing Penetrating Neck Injuries: Hard or Soft, Superficial or Deep?

Melissa Joseph，著

穿透性颈部损伤的范围可能是较小的、表浅的伤口，也可能是令人担忧有明显高发病率和死亡率的危及生命的损伤。表浅损伤的检查较少，但深层伤口需要进一步探查。一个近似算法对于指导评估和确定哪些患者需要影像学和手术探查是很重要的。

颈部区域的划分确定对于深层结构损伤危险的鉴定是很重要的，但是经典的颈部区域不再作为初

始治疗的硬性要求 [1-3]（表 258-1）。此外，许多穿透性损伤跨区域。

表 258-1　颈部的区域和包含的重要结构

颈部分区	解剖分解	包含结构
1 区	上界：环状软骨 下界：锁骨和胸骨切迹	颈总动脉 椎动脉和锁骨下动脉 锁骨下、无名和颈静脉 喉返及迷走神经、气管、食管、胸导管
2 区	上界：下颌角 下界：环状软骨	颈动脉、颈静脉和椎静脉、咽喉、喉返及迷走神经、脊髓、气管
3 区	上界：颅底 下界：下颌角	颈动脉和椎动脉、颈静脉、脊髓、颅神经Ⅸ-Ⅻ、交感神经干

一、确定伤口是表浅还是深层

评估穿透性颈部损伤（不明显易变）的初始步骤是确定损伤是否侵犯了颈阔肌。不侵犯颈阔肌的伤口不太可能造成明显的损伤，不需要进一步的治疗 [2, 3]。侵犯颈阔肌需要早期手术商讨和进一步探查。

二、不稳定的患者或出现严重损伤迹象时初始紧急处置的管理

谨慎的监测伴有气道损害的患者，并紧急干预处理伴有气管损伤、扩大的血肿、生命体征不稳定或精神状态证据变差的患者 [1-3]。有损伤硬体征迹象的患者（表 258-2）应进行外科手术探查和确定性治疗 [1-3]。危及生命的损伤最常见的是对呼吸道、消化道和血管结构的损伤 [4]。

表 258-2　颈部损伤的硬体征和软体征

硬体征	软体征
气道塌陷 巨大的皮下气肿 伤口有气体冒出 扩张或搏动性血肿 大量活动性出血 休克 神经功能缺失 大量呕血 脉搏微弱 杂音 / 震颤	非扩张性血肿 轻微出血 短暂、容量反应性低血压 小咯血 / 呕血 声音变化 胸管漏气 呼吸困难

三、在无血管、气道、消化道或神经系统硬体征的稳定患者中行 CT 血管造影

颈部 CT 血管造影（CT angiography，CTA）是评估不需要紧急手术治疗的穿透性颈部损伤患者的

可选择方法[1-3]。有颈部损伤软体征的患者（表 258-2）尽管 CTA 正常，或具有非诊断性 CTA 的患者应进行进一步评估。其他检查包括核磁共振（magnetic resonance，MR）、多普勒超声、食管和食管镜检查，以及对可疑损伤的喉镜检查[1, 2]。

四、CT 血管造影正常及不需要关注伤口伤道的无症状患者可以出院

CTA 对检测明显的损伤具有很高的灵敏度，一项研究报告其灵敏度为 100%，特异性为 93.5%[5]。对于影像学检查结果阴性和无硬体征及软体征的患者，可考虑出院。那些涉及穿透性伤道的患者应该通过一系列检查来进行观察或通过额外的影像血检查来评估。

五、颈部穿透性损伤评估与处理中的陷阱

潜在的陷阱：①对你的检查要一丝不苟，以便评估是否伤及颈阔肌，在不确定的情况下，要小心谨慎。虽然不侵犯颈阔肌的伤口不太可能引起严重损伤，但那些也会造成明显的并发症和（或）死亡率。某些伤口包括穿刺伤口，乍一看可能是骗人的。当模棱两可时，要保持高的警惕性。

②为困难气道做好准备。解剖结构变形、分泌物、血液和机械性梗阻可能妨碍成功地快速序列插管。当麻醉可能会进一步使解剖结构改变时，可考虑单独使用氯胺酮镇静药进行气管插管。启动困难气道的流程，并准备手术建立气道。

③对于颈部贯穿伤的患者，不要放置不必要的颈托或将脊柱固定。对于神经系统检查和精神状态正常的患者，颈椎固定并不是必需的[2]。颈托固定会限制伤口的充分检查，而脊柱固定可能会抑制气道保护。

要点

- 仔细评估穿透性颈部损伤是否涉及颈阔肌。
- 谨慎监测气道损伤并预测困难气道。
- 对稳定患者损伤的初步评估方法是 CT 血管造影。有症状的患者和影像学检查异常者需要进一步调查。
- 不要对神经系统检查正常的患者放置颈托。
- 颈部损伤严重的患者应该进行手术治疗。

参考文献

[1]　Sperry JL, Moore EE, Coimbra R, et al. Western Trauma Association critical decisions in trauma: Penetrating neck trauma. *J Trauma Acute Care Surg.* 2013;75:936.

[2]　Tisherman S, Bokhari F, Collier B, et al. Penetrating zone II neck trauma. *J Trauma.* 2008;64(5):1392–1405.

[3]　Bell RB, Osborn T, Dierks EJ, et al. Management of penetrating neck injuries: A new paradigm for civilian trauma. *J Oral*

Maxillofac Surg. 2007;65(4):691–705.

[4] McConnell DB, Trunkey DD. Management of penetrating trauma to the neck. *Adv Surg.*1994;27:97.

[5] Inaba K, Branco BC, Menaker J, et al. Evaluation of multidetector computed tomography for penetrating neck injury: A prospective multicenter study. *J Trauma Acute Care Surg.*2012;72:576.

第 259 章
闭合性或开放性损伤：急诊科开胸手术适应证
To Crack or Not to Crack: Indications for an ED Thoracotomy

Sanjay Bhatt，著

与那些需要急诊科开胸手术的情景相比，很少有情景具有戏剧性、时间敏感性和可能挽救的生命。开胸手术的决定必须迅速且毫不犹豫，在适当选择的患者中进行。

一、开胸手术的益处

一个打开的胸腔允许在直视下发现潜在的可逆性损伤并直接进行干预。 可以实现心肺结构中的出血控制，缓解心脏压塞，主动脉阻断将血液转移到心脏并改善冠状动脉灌注，并且可以直接进入内部进行心脏按摩及除颤。

在有限的流行病学数据中，生存率为 2.5% ～ 27.5%。在急诊科出现生命迹象时更有可能生存。尽管如此，由于成本高、存活率低、神经系统恢复率低以及卫生服务提供者风险高，在急诊科可开胸手术的适应证存在争议 [1]。

在假设手术室和随叫随到的外科医生快速可用的情况下，表 259-1 总结了急诊科开胸手术的指导原则。尽管一些人提倡在对初始容量治疗无反应的患者行止血手术，但大多数指南建议在生命体征消失后进行开胸手术。钝性创伤后开胸手术很少成功，潜在适应证包括心脏或主动脉破裂引起的失血。穿透性创伤的适应证仍然存在争议，但通常集中在心脏活动丧失和生命体征消失。

二、急诊科开胸手术的禁忌证

禁忌证包括：到达急诊科前 15min 无心脏活动、在钝性创伤患者到达急诊科前 10min 无心脏活动、严重的头部或多系统损伤以及缺乏资源（工作人员或设备）的医院执行该程序，有效的干预已快速达到循环恢复 [2]。

表 259-1 中详述的指标以外的存活情况很差。最终，是否决定行急诊科开胸手术需具体问题具体分析[3]。如果在开胸后恢复稳定的心脏活动，应立即将患者转移到手术室进行确定性管理。通常情况下，确定性管理需要采用多学科方法，包括创伤、心胸外科和血管外科医生，以及训练有素的专业人员。

表 259-1　急诊科开胸手术指标

	院内心脏活动丧失	入院前心脏活动丧失（＜ ×× min）	积极液体复苏后低血压	1500ml 胸腔输血量
开放性损伤	是	15	是	是
闭合性损伤	是	5 ～ 10	是	是

三、急诊科开胸手术的并发症

并发症包括膈神经（沿心包的外侧表面延伸）损伤、神经系统灌注不足导致缺氧性脑损伤、对食管的损伤以及由主动脉阻断引起的远端器官缺血再灌注不足。

大多数急诊科患者在开胸手术后仍存留正常的神经系统功能[4]。尽管适应证有限，但依然有潜在的生存可能，并伴有良好的结局。患者的选择对获得最佳结局和最大限度利用资源至关重要。

要点

- 在急诊科的开胸手术可以可视化地直接接触胸内器官并进行救命的操作。
- 在权衡风险与收益后，急诊开胸手术的决定应具体问题具体分析。
- 在穿透性创伤中，对于在住院期间或到达急诊科时间＜ 15min 而心脏活动消失以及尽管进行了积极的复苏但收缩压仍＜ 70mmHg 的患者，可考虑进行急诊开胸手术。
- 在钝性外伤中，对于在住院期间或到达急诊科时间＜ 10min 而心脏活动丧失、尽管进行了积极的复苏但收缩压仍＜ 70mmHg 以及从胸引管内引出大于 1 500ml 血性液体的患者，可考虑进行急诊开胸手术。

参考文献

[1] Slessor D, Hunter S. To be blunt: Are we wasting our time? Emergency department thoracotomy following blunt trauma: A systematic review and meta-analysis. *Ann Emerg Med.*2015;65(3):297.

[2] Ross C, Schwab TM. Cardiac trauma. In: Tintinalli JE, Stapczynski J, Ma O, et al., eds.*Tintinalli's Emergency Medicine: A Comprehensive Study Guide.* 7th ed. New York, NY:McGraw-Hill, 2011.

[3] Seamon MJ, Shiroff AM, Franco M, et al. Emergency department thoracotomy for penetrating injuries of the heart and great vessels: An appraisal of 283 consecutive cases from two urban trauma centers. *J Trauma.* 2009;67:1250.

[4] Rhee PM, Acosta J, Bridgeman A, et al. Survival after emergency department thoracotomy:Review of published data from the past 25 years. *J Am Coll Surg.* 2000;190(3):288.

第 260 章
急诊开胸手术
Performing an ED Thoracotomy

Sanjay Bhatt，著

开胸术是复苏过程的一部分，必须与其他干预措施配合进行。一个手术者应该被指定为复苏队长，而另一位则执行程序。开放的胸部允许直视可逆性损伤并直接进行干预。在创伤后危及生命情况下，控制出血、缓解心脏压塞、主动脉夹闭、消除空气栓塞和开放的心脏按压是能抢救患者的干预措施。

通过手术衣、手套、面罩和防护鞋保持综合的预防措施。潜在陷阱：注意锐利和断裂的肋骨。创伤人群中，血液传播病原体的患病率增加，术者伤害是常见的。将大量的碘溶液倒在整个胸部以消毒皮肤。潜在的风险是穿透物体应保留在原位，除非它们干扰开胸手术。

一、如何选择开胸切口

从胸骨边缘开始，用 10 号刀片在左侧第 4 或第 5 肋间做一个大的左前外侧切口。这个切口应该足够深，以暴露肋间肌，并从胸骨延伸至左腋后线。切口沿着上肋缘以避开神经血管束。在女性患者中，回缩乳房并在乳房组织下方切开。潜在陷阱：避免肋间神经血管束低于肋骨。

使用 Metzenbaum 剪，通过肋间肌打开一个小的开放空隙从而进入胸膜腔，沿肋骨上缘切开肋间肌。

二、如何正确暴露器官

进入胸腔后，将肋骨撑开器（finochietto）插入肋骨之间，牵引器的手臂指向左腋下。这样可以穿过胸骨将切口延长以获得额外的暴露。如果需要，可以用 Gigli 锯或 Lebsche 刀将切口延伸到胸骨右侧。这种蛤壳状切口改善了前纵隔、主动脉弓和大血管的视野暴露。潜在陷阱：控制胸骨分离后乳内动脉的出血，以防止医源性出血。

三、损伤控制是首要任务

进入胸腔后通过直接压迫或钳夹止血的方式立即处理。

四、心包切开术的适应证和技术

打开心包以便于从心脏压塞中释放心脏。如果存在其他明显的损伤并且没有心脏压塞的迹象，那么这一步骤可能会被省去，尽管许多研究者仍主张开放心包膜，因为血液积聚可能难以看清。

行心包切开术时，用镊子夹住心包囊，用小刀或 Metzenbaum 剪做小切口。将心包切开术平缓地延伸到与膈神经平行的内侧。潜在陷阱：左侧膈神经黏附在心包的前外侧表面，在心包切开手术期间可能会在无意中损伤。从心包腔释放心脏并检查心脏和大血管是否损伤。初始时用指压法控制快速出血，也可以插入夹闭的导尿管，并使气囊充气以充分止血。使用尼龙缝线或缝合钉修复受伤的心脏。

五、主动脉夹闭的适应证和技术

交叉钳夹主动脉将血管内可用血量重新分配至心肌和大脑，导致平均动脉压和心输出量增加 1 倍。除此之外，腹部 / 骨盆损伤造成的潜在失血将最小化。潜在陷阱：在控制支气管瘘和清除残余空气之前横跨钳闭主动脉可能会导致致死性的空气栓塞。

优先缩回左肺并分开下肺韧带。触诊胃管或鼻胃管以帮助区分食管和主动脉。主动脉在椎骨前面，而食管在主动脉前内侧。

六、开胸心脏按摩

心脏按摩应该在主动脉被夹闭并且心脏充盈后立即开始。积极的同步容量复苏将有助于增加回心血量。进行心脏按摩时，用手腕在心尖部使心脏呈杯状。用有节奏的"鼓掌"动作挤压心包。潜在陷阱：将拇指放在食指旁边，以避免无意中刺破心脏。

七、内部除颤

如果存在心室颤动（通过直接可视化诊断），应进行内部除颤。将其中一个内部除颤器垫放在心脏前面，另一个放在心脏后面。应用 10J 的能量除颤，如果需要，逐渐增加至 50J。

如果复苏成功，应该由多学科小组（创伤、血管和心胸外科医生）紧急转移患者进行手术修复。

要点
- 当休克的原因可以通过治疗的手段（解除心脏压塞、交叉钳夹主动脉、管理心脏出血或血管损伤以及排出空气栓子）纠正时，应进行紧急开胸手术。
- 止血是开胸手术中的首要任务，以便观察伤情。
- 如果心脏损伤止血后出现心脏压塞，心包切开术是下一个优先考虑的治疗。
- 主动脉横断钳闭术可改善心脏和脑血流灌注，并可减少膈下出血。
- 开胸心脏按摩应在主动脉阻断后开始。

推荐阅读

[1] Macho JR, Markison RE, Schecter WP. Cardiac stapling in the management of penetrating injuries of the heart: Rapid control of hemorrhage and decreased risk of personal contamination. *J Trauma*. 1993;34(5):711–715.

[2] Partin W, Dorroh C. Chapter 7. Emergency procedures. In: Stone C, Humphries RL,eds. CURRENT *Diagnosis & Treatment Emergency Medicine*. 7th ed. New York, NY:McGraw-Hill, 2011.

[3] Ross C, Schwab TM. Chapter 259. Cardiac trauma. In: Tintinalli JE, Stapczynski J, Ma O,et al., eds. *Tintinalli's Emergency Medicine: A Comprehensive Study Guide*. 7th ed. New York, NY: McGraw-Hill, 2011.

第 261 章
保留肢体：穿透性肢体创伤中的血管损伤
Save a Limb! Vascular Injury in Penetrating Extremity Trauma

Taylor McCormick，著

在头部、颈部、胸部和腹部损伤的多发伤患者复苏过程中，我们可能会忽略肢体损伤。然而，四肢损伤有显著的发病率和死亡率。这种潜在的风险存在于多发枪伤患者中，也存在于单一刺伤患者中。我们应该意识到危及生命和肢体的血管损伤，成功实施止血，同时还要识别隐匿性的动脉损伤（这可能导致迟发性血栓栓塞并发症）。我们将在下文中重点强调穿透性肢体创伤的初步识别和管理。

一、肢体血管损伤是隐匿性的

血管损伤可以是闭塞、部分闭塞、隐匿性损伤（包括完全和部分断裂）、急性或迟发性血栓形成、可逆性动脉痉挛、动静脉瘘形成、假性动脉瘤形成以及内膜血栓形成。刺伤的路径通常是可预测的，并且根据武器的轨迹可以预测周围损伤的组织。相反，由于高速冲击力和骨跳弹，枪伤的损伤是很难预测的。

二、优先控制出血

止血是最为重要的，最好是通过压迫止血。当直接压迫止血无效或在资源有限的条件下，也许我们可以使用止血带。正确应用止血带，可降低并发症的发生率，并且在转运到医院或等待手术修复的过程中提供必要的止血。

三、有血管损伤硬体征的患者需要手术探查

损伤时间 < 6h，手术探查可以最大化保留具有血管损伤硬体征患者的肢体（表 261-1）。超过 90% 存在硬体征的患者伴有明显的动脉损伤而需要修复。术中血管造影或术前 CT 血管造影（CTA）对于损伤复杂的（如霰弹枪 / 多发性枪伤或伤残肢体）、需要手术的、病情稳定的硬体征患者是合理的。

表 261-1　血管损伤的软、硬体征

硬体征	软体征
肢体远端脉搏消失 搏动性出血 持续增大的血肿 杂音或震颤音	远端神经功能缺失 脉搏减弱 非扩张性血肿 损伤时搏动性或显著性出血的病史

四、评估患者血管损伤的软体征

未发现血管损伤硬体征的穿透性肢体创伤患者应检查其软体征（表 261-1），踝肱指数（ABI）或动脉压指数（API）应该被计算。约 25% 具有软体征或 ABI/API 异常的患者需要进行血管损伤手术干预。没有血管损伤硬体征或软体征的患者和 ABI/API > 0.9 的患者可以出院。

五、有血管损伤软体征或 ABI/API 异常的患者需要行 CT 血管造影

有血管损伤软体征或 ABI/APIS < 0.9 的患者需要进一步的影像学评估。CTA 已成为首选的成像方式，因为在敏感性和特异性相同的情况下，与传统的血管造影相比，CTA 可降低患者的风险。CTA 不需要动脉穿刺或介入放射科医生，快速且容易获得，使用较少的造影剂，并提供相邻组织的详细解剖结构。多普勒敏感性较差，但当 CTA 不可用或患者对造影剂过敏时可选择。

六、关于邻近伤口存在争议

邻近伤口的定义（通常定义为神经血管束周围 1 ~ 5cm 的伤口）和评价都是有争议的。有些人认为邻近伤口是一个软体征的迹象。最可靠的证据表明，对于猎枪伤患者，如果有邻近组织损伤，不会表现出硬体征或软体征，ABI/API 也是正常的，只有 CTA 可以表明邻近组织损伤。

要点

- 肢体穿透伤具有很高的发病率和死亡率。仔细检查每名患者的硬体征和软体征，并计算 ABI/API。
- 控制出血是肢体创伤的首要任务。当直接压迫止血无效或效果不佳时，止血带是一种有效的辅助治疗手段。

- 当患者有血管损伤的软体征或异常 ABI/API 时，应该行 CT 血管造影。
- 有硬体征时需要手术探查。
- 查体正常和 ABI/API > 0.9 的患者可以出院。

推荐阅读

[1] Fox N, Rajani RR, Bokhari F, et al. Evaluation and management of penetrating lower extremity arterial trauma: An Eastern Association for the Surgery of Trauma practice management guideline. *J Trauma Acute Care Surg.* 2012;73(5 Suppl 4):S315–S320.

[2] Inaba K, Branco BC, Reddy S, et al. Prospective evaluation of multidetector computed tomography for extremity vascular trauma. *J Trauma.* 2011;70(4):808–815.

[3] Inaba K, Siboni S, Resnick S, et al. Tourniquet use for civilian extremity trauma. *J Trauma Acute Care Surg.* 2015;79(2):232–237.

[4] Manthey DE, Nicks BA. Penetrating trauma to the extremity. *J Emerg Med.* 2008;34(2):187–193.

[5] Newton EJ, Love J. Acute complications of extremity trauma. *Emerg Med Clin North Am.*2007;25(3):751–761.

第 262 章
创伤中正确的腹部成像
Judicious Abdominal Imaging in Trauma

Erick A. Eiting，著

创伤患者的评估和管理随着计算机断层扫描（CT）和床旁超声等技术的进步而发展。高级成像的阴性结果是令人放心的，我们可以让患者尽早从急诊科（emergency department，ED）出院。以前，许多情况相似的患者需要长期观察或被带到手术室进行探查。

CT 易于使用，但应谨慎使用。要避免两个重要的缺陷：①过度利用和过度辐射暴露；②为了从危重症患者中获得影像学资料，延误了手术和治疗。为了避免这两个潜在的缺陷，必须仔细考虑成像的适应证，权衡风险与利益。

一、基于损伤机制的影像学指征

患者的受伤机制不同，损伤的模式也有所不同。创伤超声重点评估（FAST）可以迅速提供相关信息，指导钝性和穿透性创伤患者的管理。虽然 FAST 检查可能只有约 40% 的灵敏度，但根据以往经验，它有大约 99% 的特异性，阳性预测值为 94%，阴性预测值为 95%[1]。

（一）钝器伤

对于腹部钝器伤后无神经损伤的患者，当患者处于清醒、思维敏捷状态时，体格检查是相对可靠的。影像学检查指征包括腹部明显压痛、腹膜炎、牵涉性疼痛、FAST 检查阳性、肉眼血尿或腹部安全带征（腹壁瘀斑）。下肋骨压痛需要与肝脏、脾或肾损伤相联系。肩部的牵涉痛也可能是由于黏性损伤和血液积聚引起的膈肌刺激。动态的腹部检查有助于识别持续出血的患者或由黏性损伤引起腹膜炎的患者。安全带征也与腹部损伤有关，包括脊髓和肠损伤。

（二）穿透伤

患者的受伤机制和病情的稳定程度决定了穿透性创伤的影像学检查的适应证。火器伤是在高速下产生的，对周围组织造成明显损伤。腹部 CT 可提供信息，其适用于病情稳定、有较低生命危险的患者。大多数患者需要剖腹手术，影像学检查不应使决定性的手术延迟。当怀疑有腹膜侵犯时，应行腹部 CT 检查。腹部 CT 比 FAST 检查能更好地判断血流动力学稳定患者的损伤情况[2]。

二、特殊人群腹部创伤后的影像学表现

（一）儿童

大多数儿童的创伤是钝器伤，并且大多数腹部损伤是没有变化的，可保守治疗。儿童要面临辐射暴露的后果，必须谨慎使用 CT 检查，儿童行 CT 检查的适应证与上述相似。超声可能有助于识别损伤，但是临床医生必须意识到超声在儿童人群中的缺陷。具体而言，在腹部明显受伤的儿童中 FAST 检查结果可能是阴性的，但没有受伤的正常儿童也许有盆腔游离液体[3]。临床症状和腹部检查应该为 CT 结果做出指导，而不是严重依赖超声。

（二）孕妇

FAST 对孕妇腹部创伤的救治仍然有效。另外，盆腔超声和胎儿监测可诊断产科急症，如胎盘早剥、子宫破裂或胎儿损伤。然而，怀孕不应该作为拒绝行 CT 检查的理由，CT 对潜在危及生命的内脏损伤能做出准确的评估。探讨怀孕患者的成像风险和益处是必要的[4]。

（三）老年患者

与儿童相比，老年患者应该考虑到具有更低的阈值。65 岁以上的患者死于创伤的可能性是年轻人的 2～3 倍。他们最初看起来很好，所以很少给予监测，但他们存在继发于病理生理学和相关并发症导致的二次损害[5]。

老年患者更容易发生出血和血管损伤，他们通常有动脉粥样硬化、服用抗血小板聚集药物或抗凝药物。降低腹部肌张力可减少腹膜炎的发病率。年龄较大的患者有较少的总储备来代偿酸中毒和其他外伤性损伤。营养不良和利尿药物常常使他们在创伤前就处于脱水状态，这些都增加了复苏的难度[6]。

除影像学资料外，老年患者创伤后，应该延长观察或住院时间。此外，老年患者从急诊科出院之前，要确保他们有合适的社会支持系统。

要点

- 对于腹部钝器伤患者，如果精神状态良好、腹部检查无阳性体征、无血尿、没有安全带征（腹壁瘀斑），除非有并发症，不需要行腹部 CT。
- 对于病情不稳定，有明确手术适应证的患者，不应行腹部 CT。

参考文献

[1] Natarajan B, et al. FAST scan: Is it worth doing in hemodynamically stable blunt trauma patients? *Surgery*. 2010;148(4):695–700.

[2] Demetriades D. *The Initial Assessment and Management of the Trauma Patient*. 5th ed. University of Southern California, 2009.

[3] Valentino M, et al. Blunt abdominal trauma: Diagnostic performance of contrast-enhanced US in children—initial experience. *Radiology*. 2008;246(8):903–909.

[4] Chen MM, Coakley FV, Kaimal A, et al. Guidelines for computed tomography and magnetic resonance imaging use during pregnancy and lactation. *Obstet Gynecol*.2008;112(2):333–340.

[5] Taylor MD, et al. Trauma in the elderly: Intensive care unit resource use and outcome. *J Trauma*. 2002;53(3):407–414.

[6] Schwaub CW, Kauder DR. Trauma in the geriatric patient. *Arch Surg*. 1992;127(6):701–806.

第 263 章
重度创伤性脑损伤应避免恶化
Severe Traumatic Brain Injury: Avoid Making It Worse!

Ashkon Ansari，著

在创伤性脑损伤（TBI）中，非致命性的损伤可能会导致长期神经系统后遗症。TBI 不仅是儿童和年轻人死亡的主要原因，对于存活的人也往往有显著的神经认知障碍和残疾。虽然原发性损伤的预防是最有效的救命措施，但通过预防继发性损伤也可以降低发病率和死亡率。

一、损伤分类与定义

TBI 指从轻度脑震荡到脑死亡的疾病谱。格拉斯哥昏迷量表（GCS）是最常见的用于 TBI 分类和预后严重程度评估的评分（表 263-1）。但该量表在中毒患者中的应用受限。

创伤性事件中的最初损害是原发伤。损伤机制包括钝力伤、穿透伤、冲击波和加、减速伤，这些都会对大脑造成直接伤害。损伤类型包括脑挫裂伤、脑实质内出血、脑室外出血、硬膜外血肿（硬膜外 / 硬膜下）、创伤性蛛网膜下腔出血和弥漫性轴索损伤。

严重创伤的大脑极易受到进一步的损伤，这被称为继发性损伤，是 TBI 急诊管理的重点。这种损伤由缺氧、低血压和癫痫发作引起。

表 263-1　应用格拉斯哥昏迷量表评定损伤严重度评分

损伤严重程度	格拉斯哥昏迷评分
轻度	$13 \sim 15$
中度	$9 \sim 12$
重度	$\leqslant 8$

二、TBI 急诊管理的原则是维持足够的氧合和脑灌注压

对一个良好的神经系统来说，最大的损害是任何原因引起的低氧或低血压，必须谨慎和避免这样的事件。

三、保持氧饱和度＞ 90%，通过通气维持正常的血碳酸（PCO_2 35 ～ 40mmHg）

除缺氧外，低通气和高通气均与神经功能恶化有关。必要时尽早进行气管插管以保护气道。这应该由具有高超技术的操作者来实施，因为即使短暂的缺氧也会进一步损害脆弱的大脑。在镇静麻痹之前评估患者的 GCS 和神经功能缺失是很重要的，尽管气管插管不应被即将发生的心跳呼吸骤停而延迟。

四、避免低血压，确保静脉回流来维持脑灌注压

脑灌注压（cerebral perfusion pressure，CPP）等于平均动脉压（mean arterial pressure，MAP）减去颅内压（ICP）。一般来说，当 MAP 维持在 80 ～ 100mmHg 时，CPP 将＞ 60mmHg。积极复苏、识别和治疗活动性出血（包括从头皮撕裂处止血）是维持充足脑灌注压的关键。此外，最有效地降低 ICP（通过改善静脉回流）的方法是将床头抬高到 30°～ 45°。当所有创伤性脑损伤（TBI）患者有伴随脊髓损伤的风险时，应做好保护颈椎的预防措施。

五、预防癫痫，避免发热，治疗凝血障碍

癫痫发作可引起 ICP 的急性升高，加重脑水肿。虽然早期的抗癫痫预防降低了早期癫痫发作的发生

率，但并不能阻止 TBI 后癫痫后期的发展。发热可升高 ICP，凝血障碍可加重持续性出血。

六、有颅内高压时给予渗透疗法

渗透疗法是一种暂时降低 ICP 的措施。它可以防止脑疝发生，直到可以进行明确的外科手术（开颅术或脑室造口术）。即将发生脑疝的征象包括进行性神经功能丧失、单边姿势或瞳孔散大。当神经外科医生准备干预时，应首先采取降低 ICP 的措施。甘露醇静脉注射（0.5 ～ 1.0g/kg）可降低颅内压，但在多发伤患者中应谨慎使用，因为它可能导致低血压，从而导致 CPP 下降。高渗盐水（3% 溶液或更高浓度溶液）可以降低颅内压，在进行液体复苏的同时，不降低脑灌注压。在美国，视神经鞘直径已被证明与 ICP 相关，也许可能会成为监测患者和帮助指导管理的附加工具。

七、充分镇静患者，选择合适的药物

充分镇静是预防咳嗽、躁动和 ICP 升高的必要条件。即使是短暂的低血压发作也会损害脆弱的大脑，所以在插管和镇静时使用的药物，其风险和收益必须仔细权衡。依托咪酯是一种很好的选择，因为它对血流动力学的影响有限。异丙酚具有神经保护作用，但可能引起不必要的低血压，应谨慎用于有进行性持续出血风险的患者。芬太尼可降低 ICP，但也可能通过减弱交感神经对创伤的反应性而引起低血压。氯胺酮是另一种选择，它可以通过增加 MAP，并提供一定程度的神经保护来改善 CPP。然而，对于脑脊液结构障碍的患者，它可能会导致 ICP 异常的增加。

要点

• 警惕的监测颅脑损伤患者呼吸状态，避免缺氧。
• 积极管理合并伤以避免低血压。
• 抬高床头并在插管后提供足够镇静，以防止躁动和 ICP 增高。
• 高渗盐水是一种安全的渗透剂，能显著降低多发伤和急腹症患者的 ICP。

推荐阅读

[1] Badri S, Chen J, Barber J, et al. Mortality and long-term functional outcome associated with intracranial pressure after traumatic brain injury. *Intensive Care Med*. 2012;38:1800–1809.

[2] Joseph B, Haider A, Pandit V, et al. Changing paradigms in the management of 2184 patients with traumatic brain injury. *Ann Surg*. 2015;262:440–448.

[3] Kamel H, Navi B, Nakagawa K, et al. Hypertonic saline versus mannitol for the treatment of elevated intracranial pressure: A meta-analysis of randomized clinical trials. *Crit Care Med*.2011;39:554–559.

[4] Rosenfeld J, Maas A, Bragge P, et al. Early management of severe traumatic brain injury.*Lancet*. 2012;380:1088–1098.

第 264 章
创伤液体复苏：五个陷阱
Fluid Resuscitation in Trauma: Five Pitfalls

Erick A. Eiting，著

创伤患者的液体复苏取决于患者的临床状态。这从患者的初始评估开始。异常的生命体征、脉搏减弱、毛细血管充盈时间延长、四肢湿冷都表明存在显著的出血。显著出血首先出现的症状是心率加快，紧接着是在休克早期出现脉压减小。血管内容量减少导致末梢器官出现低灌注，释放儿茶酚胺并使血管紧张度增加。随着出血的持续，可能出现脉压增大、血压下降、呼吸频率加快、精神状态改变。

复苏的早期目标应集中于识别显著出血和控制出血源、维持终末器官的血液灌注、治疗相关的凝血功能障碍、防止过度补液，并使患者能获得更精确治疗。液体复苏应以晶体液（生理盐水或乳酸林格液）开始。理想的晶体复苏量仍然是未知的。在创伤中，允许在一定范围内的低血压可能是对复苏有益的。为了避免体温过低，用于复苏的液体在输注前应该予以加热。

一、潜在陷阱 1：避免过度积极地液体复苏

过度的早期液体复苏可导致发病率和死亡率增加。大多数创伤复苏的重点在于维持血液灌注和尽早启动输血[1]。大量的输注晶体液会导致血液稀释。需要额外输注晶体液量超过 1～2L 的患者应同时输注浓缩红细胞血液制品。

二、潜在陷阱 2：等待输血的时间不宜过长

血流动力学不稳定、精神状态改变或显著出血的患者应该尽可能快地予以输血。交叉配血被认为是防止出现输血反应的方法，但对于急性创伤患者，通常在紧急情况下无法获取。需要紧急输血的育龄女性患者应接受 O- 阴性血液，而绝经后妇女和男性可接受 O- 阳性血液[2]。

三、潜在陷阱 3：输血的失败在于不能仅单独输注浓缩红细胞

当输注浓缩红细胞大于 4～6 单位时，应遵循大量输血协议。持续活动性出血增加了血小板和凝血因子消耗。虽然理想的输血比率目前仍然未知，但大多数输血方案都是按 1：1：1（红细胞：血小

板：新鲜冰冻血浆）的比例。使用这个输血比率的目的是为了防止顽固性凝血功能障碍的发生，这种凝血功能障碍与血液制品中凝血相关成分缺失有关[3]。

大量输血适应证：①穿透伤；②在创伤（FAST）检查中腹部超声阳性；③收缩压＜ 90mmHg；④心率＞ 120 次 /min[4]。

四、牢记止血药物的使用适应证

氨甲环酸（TXA）在受伤早期的 3h 内使用能改善预后，在 3h 窗口后使用将增加出血风险，因此，在使用氨甲环酸前必须明确受伤的时间点[5]。积极的治疗凝血功能，逆转抗凝血药物的影响。

五、潜在陷阱 4：复苏首先是补充丢失的体液和血液而不是使用血管升压素

在没有充分的液体复苏情况下，首先使用血管加压素只会导致血管进一步的收缩，并使得末梢器官低灌注情况更加恶化。液体复苏的重点在于控制出血源、补充晶体液、尽早输血。

六、潜在陷阱 5：识别并管理创伤患者休克发生可能的原因

感染性或心源性休克可能是由患者的损伤引起，而神经源性休克可能是在永久性的脊髓损伤后发生的。尽管低血容量休克是常被怀疑并首要给予治疗的类型，但其他原因导致的休克在复苏中可能也扮演着一定的角色。

要点
- 对于病重的或血流动力学不稳定的患者应当启用紧急输血。
- 对于血流动力学不稳定和显著大量出血的患者应该启动大量输血协议。

参考文献

[1] Ertmer C, Kampmeier T, Rehberg S, et al. Fluid resuscitation in multiple trauma patients.*Curr Opin Anesthesiol*. 2011; 24(2):202–208.

[2] Bougle A, Harrois A, Duranteau J. Resuscitative strategies in traumatic hemorrhagic shock. *Ann Intensive Care*. 2013;3:1.

[3] Holcomb JB, Wade CE, Michalek JE, et al. Increased plasma and platelet to red blood cell ratios improves outcome in 466 massively transfused civilian trauma patients. *Ann Surg*.2008;248:447–458.

[4] Cotton BA, Dossett LA, Haut ER, et al. Multicenter validation of a simplified score topredict massive transfusion in trauma. *J Trauma*. 2010;69(Suppl 1):S33–S39.

[5] CRASH-2 Trial Collaborators. The importance of early treatment with tranexamic acid in bleeding trauma patients: An exploratory analysis of the CRASH-2 randomised controlled trial. *Lancet*. 2011;377(9771):1096–1101.

第 265 章
怎样装满有破洞的罐子：创伤复苏中的最佳血管通路

How Do You Fill a Tank with Holes in It? Optimal Vascular Access in Trauma Resuscitation

Benjamin D. Musser，著

静脉液体通路的建立对于创伤患者的治疗来说极为重要。对于能够快速进行输液、输血和输注药物等减少急性损伤对患者所造成负担来说，静脉通路是不可缺少的举措。容量复苏要求有一个能够快速输注大量液体的导管。理想的快速输液要求导管内径较宽、长度较短，这是基于哈根－泊肃叶定律。

一、如何在创伤复苏中选择正确的静脉通路

几个因素决定了创伤复苏的最佳静脉通路。在最初的复苏过程中，在任一个肘前静脉进行大量的静脉注射一般是足够的。

二、何时更适合选用外周静脉置管

一个 14 或 16 号的静脉导管放置在一个大的外周静脉中，如肘前正中静脉，允许非常迅速的输注液体，这往往是创伤中的最佳静脉输注通路。外周Ⅳ号导管可以快速地被置入而又不影响正在进行的复苏。应该使用最大孔径的导管，因为管腔稍微增大一些便可大大地增加导管的流量。外周静脉通路的主要局限性在于当给予血管活性物质及同时使用多种药物时其能力有限。

三、什么时候需要中心静脉通路

当需要快速的输注液体、血液制品、必须给予多种复合药物，以及血管活性药物时，中心静脉通路是最有用的。

对于循环不稳定需要输注血液制品的患者，中心静脉置管是最佳的选择。一个大孔径导管外鞘有一个口径为 0.7 ～ 8.5Fr 的单孔，容许快速地给需要复苏的患者输注血制品。尽管它们具有较长的长度，但是当与压力袋一起使用时，大口径管路输液速度可＞ 800ml/min。然而，相反的是外周静脉通道，14或 16 号导管的流量和小直径中心静脉置管的液体流量差不多。

当患者需要同时输注多种药物时，三腔输液管是最好的选择。多腔导管可同时输注药物和血液制品。

四、中心静脉通路的局限性

中心静脉导管缺少外周静脉导管置入时的简便性和快速，而且这类管路通常需要经验丰富的临床医生以无菌的方式放置。相对于外周静脉置管，三腔管各导管长度的增加将导致每个腔流率降低。此外，中心静脉置管可能影响复苏的进行，尤其是心肺复苏（cardiopulmonary resuscitation，CPR）。

五、何时需要骨髓置管

如果外周静脉置管不成功，骨髓内置管能够提供快速通路。经验丰富的临床医生可以在 1min 内放置骨髓置管。髓内输液通过重力发挥作用，因此，比外周静脉输液慢得多。所以应用于危重症患者时需要压力袋或者压力泵泵入。通过髓内快速输液时，必须小心机械性损伤 / 外渗等并发症的发生。最后必须要说的是，骨髓输液对清醒的患者来说是痛苦的，因此，使用髓内输液时需要浓度为 2% 利多卡因（0.5mg/kg）局部麻醉。

六、建立静脉通路的理想部位在哪

在创伤复苏中，静脉通路的管路大小和位置都是很重要的。尽管它们存在陷阱，但高速的通路容许液体更为迅速的分布中心循环中。在创伤患者中，位于创伤部位的血管可能会受到损伤，位于该部位的血管通路可能会影响药物、液体或血液制品的输送，所以要避免在这些部位置管。如果可能的话，对存在明显受伤的肢体也应避免行静脉置管。严重的腹部和骨盆创伤可能存在潜在的大血管损伤，也应避免行股静脉置管。

要点

- 严重的创伤患者的最佳静脉通路能够允许快速输注大量液体。
- 一个 14 或 16 号的静脉导管常常是最佳的外周静脉通路导管。
- 中心静脉通路允许进行快速地液体复苏并同时输注多种药物。
- 在创伤患者中，如果外周静脉通路建立失败，骨内输液途径是可行的替代方案。
- 如果可能的话，应避免在创伤部位建立静脉通路。

推荐阅读

[1] *Advanced Trauma Life Support Student Course Manual.* 9th ed. American College of Surgeons,2012.

[2] Barcelona S, et al. A comparison of flow rates and warming capabilities of the level 1 and rapid infusion system with various-size intravenous catheters. *Anesth Analg.* 2003;97:358–363.

[3] Haut ER. Evaluation and acute resuscitation of the trauma patient. In: Evans SRT, ed. *Surgical Pitfalls: Prevention and Management.* Philadelphia, PA: Saunders, 2009:757–771.

[4]　Marino P. *The ICU Book*. Philadelphia, PA: Lippincott Williams & Wilkins, 2007.

[5]　Von Hoff DD, et al. Does intraosseous equal intravenous? A pharma-cokinetic study. *Am J Emerg Med.* 2008(26):31–38.

第 266 章
不要害怕放置胸管
Don't Be Afraid to Place a Chest Tube

Dhara P. Amin，著

创伤是年轻人死亡的主要原因。气胸的发生是由于肺脏或纵隔胸膜破裂，空气进入胸膜腔。创伤性气胸可由穿透性或钝性损伤引起，可以是开放或者密闭的，也可以是单纯性或者张力性的。胸部创伤最常见的处理方式是使用胸腔导管排出胸腔内的空气或液体。胸腔置管术可以在床旁或手术室进行，大多数病例为确定性治疗。在急诊科，胸腔置管是在危及生命的紧急情况下进行。

胸部 X 线片仍是急诊科诊断胸部创伤患者的标准检查方法。在处于立位的患者中，血胸时经典的影像学表现为半月形液平面。在胸片上，如果存在肋膈角消失提示可能存在 400 ～ 500ml 出血。在仰卧位平片，则看不见血液平面，因为血液聚集在胸部背侧。尽管如此，根据胸腔积血的多少，有血胸的一侧平卧位胸片上可看见弥漫性增强影像，在这个基础上肺纹理仍然可以看见。

近几年来，超声在胸部创伤中的应用逐渐增加。床旁超声在诊断气胸方面确实是十分有价值的，尤其是考虑到在仰卧位胸片上，一半以上的气胸都会漏诊。肺超声相对于胸部 X 线片来说对气胸更为敏感，可在床旁快速进行，防止出现任何诊断的延误。肺超声下若发现肺胸膜正常界面的缺失，肺脏扩张、收缩运动的异常，提示有 95% 的可能性是气胸。计算机断层扫描（CT）在检测气胸或血胸时具有最高的灵敏度，但进行 CT 检查需要更多时间并要求被检查者生命体征平稳。

胸腔置管有绝对和相对适应证。绝对适应证包括气胸、血胸或创伤性心脏骤停。相对适应证包括肋骨骨折后的机械正压通气、胸部贯穿伤导致的严重缺氧及低血压。创伤性心脏骤停患者出现无心输出量的时候，应立即予以胸廓减压来排除张力性气胸。同样，休克或者持续低氧血症患者，一侧胸廓具有对应的临床体征或存在穿透性创伤等支持血气胸的证据时，应紧急放置胸腔引流管。对于准备行机械通气或者很可能存在气胸的患者也可以考虑行胸腔置管。

对于创伤的患者，胸腔置管可以救命，有利于清除、监测血胸并预防张力性气胸的发生。胸腔引流也可促进肺复张、压迫控制低压力下出现的肺出血，改善呼吸功能。对于有意识的患者来说，序贯性的镇静、镇痛是胸腔引流术中的关键因素，有许多优秀的静脉注射（iv）滴定方法可供选择。对于胸外伤的患者来说，没有胸腔置管的绝对禁忌。

生命体征不稳定或恶化的患者，在未经得同意下予以紧急胸腔置管是一种挽救生命的程序。除此以外，其他情况下都应该获得患者的同意，并且需要向患者阐述此操作潜在的风险。胸腔置管常见的并发症有气胸未解决 / 再加重，或者胸管的错位。其他并发症包括局部出血或在放置过程中损伤肺脏或肋间动脉导致的医源性血胸。如果置管位置太过胸部的下方或放置后指向下方，则可能出现肝脏或脾脏的损伤并导致腹腔积血，这可能随后需要紧急剖腹手术。如果不注意无菌操作原则的话，细菌可通过胸管进入胸膜腔导致脓胸。最后，肺复张后出现的肺水肿是罕见但十分致命的并发症，它在气胸或胸腔积液引流治疗后都可能发生。

放置胸管的适应证与并发症一样重要。向患者阐述二者的收益和风险是治疗的关键。置管过程中尽可能地使用合适的导管并注意无菌操作可以预防许多常见的并发症。

要点

- 胸部 X 线片可能漏诊一半的血气胸。对于不能行 CT 检查的患者，超声对于检测是否存在气胸是敏感并理想的选择。
- 胸腔置管的绝对适应证：创伤性血胸、气胸、创伤性心脏骤停。
- 胸腔置管的相对适应证：胸外伤伴低氧血症或低血压患者、肋骨骨折后气管插管患者、有气胸危险的机械通气患者。

推荐阅读

[1] Kwiatt M, Tarbox A, Seamon MJ, et al. Thoracostomy tubes: A comprehensive review of complications and related topics. *Int J Crit Illn Inj Sci.* 2014;4(2):143.

[2] Miller KS, Sahn SA. Chest tubes. Indications, technique, management and complications.*Chest.* 1987;91(2):258–264.

[3] Sethuraman KN, Duong D, Mehta S, et al. Complications of tube thoracostomy placement in the emergency department. *J Emerg Med.* 2011;40(1):14–20.

第 267 章
创伤的大量输血：一个变化的风景
Massive Transfusion in Trauma: A Changing Landscape

Tarlan Hedayati，著

创伤性出血患者的管理目标是维持血容量、恢复重要器官的氧供、通过控制出血和纠正凝血病防止继发性的出血。在一些病例中，是否存在大量出血是显而易见的（如一个低血压伴有活动性外出血的患者）。然而，在许多病例中，起始的休克在那些稳定或看似稳定的患者是非常难以预测的。复苏不足（如输血等待太长时间）和过度积极复苏（如不适当的血液制品管理）受到很大关注。

对于创伤性出血患者在院前急救和急诊科（emergency department，ED）的复苏，传统上从输注晶体液如生理盐水或乳酸林格开始。然而，输注晶体液可补充血容量，但是也会导致血液稀释、酸中毒和凝血病，这些都可能导致有出血的危重症患者的发病率和死亡率增加。最近，复苏指南发生了变化，现在大多数人主张早期用输血代替大量输液，毕竟晶体不能代替血液的携氧能力。

大量输血（massive transfusion，MT）在既往被定义为 24h 内给予 10 单位或更多的红细胞，在 1h 内输血超过 4 单位红细胞或在 3h 内更换超过 50% 的血容量。大量输血协议（massive transfusion protocols，MTP）是开发用于患者大出血时协调血库、实验室、护理和药房等资源的程序。

哪些创伤患者需要在生命体征不稳定之前大规模输血？研究表明，"临床症状"是预测输血需求不可靠、较差的指标。有多种评分系统可以帮助预测哪些创伤患者需要输血，包括评估血液消耗评估（assessment of blood consumption，ABC）评分、创伤相关严重出血（trauma associated severe hemorrhage，TASH）评分和创伤出血严重程度（traumatic bleeding severity score，TBSS）评分等。最简单的 ABC 评分系统已经经过前瞻性验证，该系统为下面每一种指标分配 1 分：心率＞ 120 次 /min；收缩压＜ 90mmHg；穿透伤以及积极地创伤重点超声评估（FAST）检查。评分＞ 2 分表示患者可能需要 MT，阴性预测值＜ 5% 意味着 ABC 评分确定 95% 的患者需要 MT。然而，50% ～ 55% 的阳性预测值意味着它也过高估计了 MT 的需要。大多数临床医生将 ABC 评分、持续的临床不稳定性、活动性出血（临床或影像学研究）或急诊科的多次输血相结合以启动 MTP。

直到现在，创伤患者的输血依然没有获得高质量的证据和研究。美国军队的经验提议在需要 MT 的创伤患者中使用 1∶1∶1 比例的血浆、血小板和红细胞。2015 年发表的实用随机最佳血小板和血浆比（PROPPR）研究，力图阐明血液制品的理想配比。主要观察结局是 24h 和 30 天的死亡率。此外，该研究还观察了其他预先确定的标准，如止血时间、输血量、并发症。这项随机多中心试验的研究者发现，接受 1∶1∶1 比例血液制品的患者与接受 1∶1∶2 比例的患者，在死亡率上没有显著差异，但是出血率更低、止血率更高。两组并发症的发生率无统计学差异，但在 1∶1∶1 组中使用了更多的血浆和血小板。两组间 PRBC 的使用则无差异。这导致了在 MTP 中推荐使用 1∶1∶1 比例的血制品。接受输血的患者除了常见风险输血反应和疾病传播外，接受 MT 的患者有容量过多、低钙血症（由于柠檬酸盐）、高钾血症、酸中毒和体温过低的风险。

除了血液制品外，MTP 还包括通过药物的作用辅助控制出血。氨甲环酸（tranexamic acid，TXA）在急诊科是一种常见的辅助止血的药物。它是一种抑制纤溶酶原向纤溶酶激活的抗纤溶剂。纤维蛋白溶酶是纤维蛋白分解的主要因子。一项国际随机对照试验的临床应用研究（CRASH-2）纳入 20000 多名创伤或有大出血风险的患者，目的是研究氨甲环酸在创伤出血性患者中的作用，以损伤后 4 周内死亡为主要预后结局。研究发现，与安慰药相比，氨甲环酸以 10min 内静脉注射 1g 并且 8h 后再次静注 1g 的给药方式，可以显著减少全因死亡率和由于出血导致死亡的人数，并且没有增加血管闭塞性事件或死亡人数的增加。为了充分发挥其作用，应在创伤后 3h 内给予氨甲环酸。

```
┌ ─ ─ ─ ─ ─ ─ ─ ─ ─ ─ ─ ─ ─ ─ ─ ─ ─ ─ ─ ─ ─ ─ ─ ─ ─ ─ ─ ─ ─ ─ ┐
```

要点

- 创伤性出血患者应避免给予过多的晶体液。
- 预测是否需要 MT 仍然存在困难，但有证据支持在 MTP 中输注血液制品比率为 1∶1∶1 的血浆、血小板和红细胞。
- 氨甲环酸（TXA）应作为患者出血时的辅助药物。

推荐阅读

[1] Elmer J, Wilcox SR, Raja AS. Massive transfusion in traumatic shock. *J Emerg Med.*2013;44(4):829–838.

[2] Holcomb JB, Tilley BC, Baraniuk S, et al. Transfusion of plasma, platelets, and red blood cells in a 1:1:1 vs. a 1:1:2 ratio and mortality in patients with severe trauma: The PROPPR Randomized Clinical Trial. *JAMA.* 2015;313(5): 471–482.

[3] Pham HP, Shaz BH. Update on massive transfusions. *Br J Anaesth.* 2013;111(Suppl 1):i71–i82.

[4] Pommerening MJ, Goodman MD, Holcomb JB, et al. Clinical gestalt and the prediction of massive transfusion after trauma. *Injury.* 2015;46(5):807–813.

[5] Shakur H, Roberts I, Bautista R, et al. Effects of tranexamic acid on death, vascular occlusive events, and blood transfusion in trauma patients with significant haemorrhage (CRASH-2): A randomised, placebo-controlled trial. *Lancet.* 2010;376(9734):23–32.

第 268 章
在创伤的患者中逆转华法林的作用
Reversal of Warfarin in Trauma

Joseph S. Palter，著

华法林（Coumadin®）是美国最常见的口服抗凝药。华法林治疗的目的是通过减少血栓负荷和限制血栓形成继发的病理改变来降低发病率和死亡率。

华法林通过抑制维生素 K 环氧化物还原酶和肝脏循环利用维生素 K 的能力，从而减少凝血因子 Ⅱ、Ⅶ、Ⅸ 和 Ⅹ（维生素 K 依赖性因子）的产生，最终减少纤维蛋白原转化成纤维蛋白而发挥作用。目前采用国际标准化比值（international normalized ratio，INR）来测定抗凝程度，INR 的正常值范围为 0.8 ～ 1.2，而服用华法林后的目标范围是 2 ～ 3.5，这取决于抗凝作用的需求。认为 INRS 超过 4 是超过治疗范围的，这类患者自发的和与创伤相关的出血风险明显增加。

在创伤治疗中，控制出血仍然是治疗的基石，服用华法林抗凝的患者的止血治疗更加复杂，并在治疗和处置方面带来额外的挑战。虽然有一些可供选择的方法可以逆转华法林抗凝作用，但每一种都有潜在缺陷。

维生素 K（植物甲萘醌）通过提供增加维生素 K 依赖性凝血因子的底物来对抗华法林。在口服（PO）、皮下（SQ）或静脉（IV）制剂中，只有静脉给药推荐用于严重出血。INR 超过有效治疗范围时，对于轻微的创伤且不伴有出血依据的患者，口服治疗是可以接受的。皮下注射是不推荐的，因为不能预测这种方式的吸收率。虽然起始 2h 的时间限制了抗凝作用快速逆转的收益，但仍然推荐迟于上述时间后使用维生素 K 来预防出血反弹。维生素 K 静脉快速给药与过敏性反应有关，因此，建议静脉注射时以不超过 1mg/min 的速度缓慢推注。

新鲜冷冻血浆（fresh frozen plasma，FFP）补充低水平维生素 K，维生素 K 依赖于凝血因子并且可以增加凝血的活性。FFP 作为血液制品，如果可能的话需要匹配血型以避免严重的输血反应，并需要获得患者的知情同意。输血之前必须解冻 30～45min 后才能使用。这 2 个因素都限制了 FFP 的即时可用性。一些血库通过储存预解冻的 FFP 来绕过解冻时间，但这是以降低血制品保存期限为代价的。

华法林逆转 FFP 的适宜剂量为 10～15ml/kg。这可能是一个需要抗凝患者注意的液体量，通常老年人对容量负荷更加敏感。尽管有这些限制及新的治疗方法作为替代品在市场上出现，但是 FFP 仍然是最常用的凝血因子替代品。

凝血酶原复合物浓缩物（prothrombin complex concentrate，PCC）是维生素 K 依赖性凝血因子 II、VII、IX 和 X 的混合血浆产物。在可用的 3F-PCC（较低水平的因子 VII）和较新的 4F-PCC（更高水平的因子 VII）制剂中，PCC 因为便于管理、保存稳定、体积小可直接使用。多项研究表明，PCC 与 FFP 相比，既可以增加 INR，又可以缩短标准化时间。虽然 PCC 纠正 INR 更为有效，但是以产生血栓栓塞事件为代价的。早期针对 3F-PCC 的研究发现，与血浆相比，深静脉血栓形成和心肌梗死的事件增加，但最近针对 4F-PCC 的研究显示，血栓栓塞事件并没有差异。

重组因子 VII a（rF VII a）是一种合成的血制品，最初开发用于治疗血友病，但现在在适应证外用于逆转华法林的作用。尽管早期的研究看到了希望，但迄今为止没有研究表明 rF VII a 与标准疗法相比可以改善预后。然而，它确实导致血栓栓塞事件的风险增加，并且目前非常昂贵。

抗凝患者轻微的头部外伤值得特别提及。虽然没有高质量的研究证明所有这些患者绝对需要获得头部 CT，但大多数临床医生常规行颅脑 CT 成像。虽然阳性的 CT（如急性出血）结果需要完全逆转 INR，但阴性成像则造成处置上的困境。一些研究强调了延迟出血的风险，据报告延迟出血发生率为 0.5%～6%，虽然尚不清楚这些百分比有什么临床意义。大多数专家建议逆转任何超过有效治疗范围的 INR，观察一段时间并考虑复查 CT。更多细节性的建议是高度可变的，对患者的管理应同时考虑到创伤的严重程度和患者的病情。

要点
- 在创伤中，传统的华法林逆转治疗包括输注新鲜冷冻血浆（10～15ml/kg）和静脉注射维生素 K。
- PCC 在逆转华法林时可能比 FFP 更有效，但它更昂贵，并且可能出现更多的血栓栓塞事件。
- 抗凝患者脑卒中后发生迟发性出血，观察和良好的治疗指导对避免漏诊这些病例至关重要。

推荐阅读

[1] Cohen DB, Rinker C, Wilberger JE. Traumatic brain injury in anticoagulated patients. *J Trauma*. 2006;60:553–557.

[2] Goldstein JN, Refaai MA, Milling TJ Jr, et al. Four-factor prothrombin complex concentrate versus plasma for rapid vitamin K antagonist reversal in patients needing urgent surgical or invasive interventions: a phase 3b, open-label, non-inferiority, randomised trial. *Lancet*. 2015;385(9982):2077–2087.

[3] Ivascu FA, Howells GA, Junn FS, et al. Rapid warfarin reversal in anticoagulated patients with traumatic intracranial hemorrhage reduces hemorrhage progression and mortality. *J Trauma*. 2005;59(5):1131–1137; discussion 1137–1139.

[4] Kalina M, Tinkoff G, Gbadebo A, et al. A protocol for the rapid normalization of INR in trauma patients with intracranial hemorrhage on prescribed warfarin therapy. *Am Surg*. 2008;74(9):858–861.

[5] Lankiewicz MW, Hays J, Friedman KD, et al. Urgent reversal of warfarin with prothrombin complex concentrate. *J Thromb Haemost*. 2006;4:967–970.

[6] Nishijima DK, Offerman SR, Ballard DW, et al. Immediate and delayed traumatic intracranial hemorrhage in patients with head trauma and preinjury warfarin or clopidogrel use. *Ann Emerg Med*. 2012;59(6):460–468.

第 269 章
新型抗凝血药和抗血小板药的逆转
Reversal of Novel Anticoagulants and Antiplatelet Agents

Dhara P. Amin，著

近年来，新型抗凝血药（novel anticoagulant，NOAC）和抗血小板药已获批准，处方量也日益增加。随着使用量的增加，这些药物对出血患者的紧急管理产生了新的挑战。对于急诊科（emergency department，ED）的人来说，了解药物名称、药物作用机制、最为重要的是对并发症和可能的逆转方法的管理，是至关重要的。

众多抗凝血药和抗血小板药的分类是基于它们的作用机制的。阿加曲班、比伐卢定和来匹卢定都是静脉直接血栓抑制药（direct thrombin inhibitors，DTIs），半衰期为 25 ～ 80min。这些药物很少在急诊科中应用，因此，在急诊科中并发症很少见。

出血并发症的急诊科处理主要以支持治疗和开始干预治疗，在必要时输入浓缩红细胞，以及输注新鲜冰冻血浆（fresh frozen plasma，FFP）。这些药物没有特效的拮抗药。达比加群酯是一种口服的 DTI，它的作用迅速，但胃肠道吸收差。如果患者在摄入 2 ～ 3h 内需要逆转，应给予活性炭，因为药物是亲脂性的，活性炭会阻止其吸收。血液透析能有效地去除 60% 的药物。一些动物和人类的研究表明，使用活性凝血酶原复合物（activated prothrombin complex concentrate，aPCC）可以逆转对大鼠的影响，然而这些药物的此类作用是在其适应证之外的。aPCC 包含部分激活形式的维生素 K 依赖因子Ⅱ、Ⅶ、Ⅸ，Ⅹ。达比加群单克隆抗体拮抗药已经得到美国食品和药物管理局（Food and Drug Administration，FDA）的批准，专门用于在紧急情况或危及生命的情况下逆转达比加群酯抗凝作用。然而，还需要进一步的研究来确定其逆转的持续时间和对患者预后的影响。

阿哌沙班、利伐沙班和磺达肝癸钠是直接的Ⅹ$_a$因子抑制药，没有特异的拮抗药，仅给予支持治疗。此外，血液透析对于这些药物来说是无效的，因为它们具有很高的血浆蛋白结合能力。在一些动物和人类的研究中，凝血酶原复合物（PCC）和活性凝血酶原复合物（aPCC）已经被证明可以逆转阿哌沙班和利伐沙班的抗凝作用，然而这些药物的此类作用是在其适应证之外的。维生素 K 在任何一个 NOACs 的逆转中都没有作用。

在美国，抗血小板药可以不可逆地抑制血小板功能，包括阿司匹林、氯吡格雷、普拉格雷和替格瑞洛。血小板抑制的持续时间并不依赖于药剂的半衰期，但是其作用可能会持续 5～7h。抗血小板药没有特效拮抗药。抗血小板药导致的出血事件的管理包括停用该药。因出血而停止用药必须与患者动脉血栓形成的风险进行权衡。在紧急手术前，血小板的输注可以被认为是严重出血预防的额外措施，但也可能会带来血栓形成的风险。另一种逆转是去氨加压素（DDAVP），尽管它同时会导致动脉血管痉挛。

尽管大多数新药缺乏拮抗药，但使用 NOACs 和新型抗血小板药物治疗房颤、急性深静脉血栓、冠状动脉疾病和脑卒中是有所增加的。与传统的华法林疗法相比，它的优势包括快速起效、减少药物和食物的相互作用、无须实验室监测，以及在预防脑卒中和血栓栓塞方面近乎相同的疗效。尽管更多有争议的危险使我们治疗出血并发症的经验有限，但出血的概率是相似的。

不管是什么药物，在抗凝患者中对于出血的治疗方法都是回归到本质上的。药物的停用、出血部位的压迫、补液 / 输血都是针对此问题简单的策略。血液透析只适用于服用达比加群酯的患者，但对于其他的药物，如凝血酶原复合物（PCC）和活性凝血酶原复合物（aPCC），可能有一定的作用。幸运的是，帮助正在进行。特定的拮抗药目前正在研究过程中，这可能会彻底改变使用 NOACs 和抗血小板药抗凝患者出血并发症的管理。

要点

- 在使用 NOACs 和抗血小板药治疗的患者中，对危及生命的出血的最初管理包括停止药物治疗，如果可能的话，在出血部位进行压迫、输注浓缩红细胞以纠正目前存在的或潜在的贫血，以及输注适当的血浆和血小板。
- 达比加群单克隆抗体拮抗药是 FDA 批准在紧急情况或危及生命的情况下逆转服用达比加群酯作用的患者。其他药物都没有特定的拮抗药。
- 在直接Ⅹ$_a$因子抑制药（阿哌沙班、利伐沙班和磺达肝癸钠）导致的出血患者中，aPCC 和 PCC 可能有一定的作用。

推荐阅读

[1] Crowther MA, Warkentin TE. Managing bleeding in anticoagulated patients with a focus on novel therapeutic agents. *J Thromb Haemost*. 2009;7(s1):107–110.

[2] Majeed A, Schulman S. Bleeding and antidotes in new oral anticoagulants. *Best Pract Res Clin Haematol.* 2013;26(2):191–202.

[3] Siegal DM, Crowther MA. Acute management of bleeding in patients on novel oral anticoagulants. *Eur Heart J.* 2013;34(7):489–498.

[4] Siegal DM, Cuker A. Reversal of novel oral anticoagulants in patients with major bleeding. *J Thromb Thrombolysis.* 2013;35(3):391–398.

第 270 章
当怀疑颈部血管损伤时
When to Suspect Cervical Vascular Injury

Tarlan Hedayati, Stuart Swadron，著

受到钝性创伤的患者有颈部血管损伤的风险，尤其是颈动脉、锁骨下动脉、椎动脉，以及颈内静脉和颈外静脉。高达 1/3 的钝性颈血管损伤患者有多支血管损伤，包括一支以上的颈动脉或椎动脉的损伤。

在创伤患者中，钝性颈动脉损伤发生率较低（0.24% ～ 0.33%），但有高发病率（高达 58%）和高死亡率（高达 33%），死亡率通常与脑卒中有关。颈动脉通常是通过血管的过度拉升、直接打击或者骨碎片的划伤而损伤的。椎动脉也会在"很小"的创伤下发生损伤，如脊柱按摩或练瑜伽时。这通常跟颈椎骨折有关系。钝性颈部损伤，并不是直接的血管破裂、出血，而是血栓形成、栓塞，或者假性动脉瘤形成。颈部血管损伤的典型临床情况是创伤患者存在大脑半球神经损伤或意识水平的下降，而最初的颅脑非增强 CT 表现为阴性。然而，颈部血管损伤的症状和体征或许不会立即表现出来。17% ～ 35% 的颈动脉损伤患者在 24h 内或许没有任何征象。这种潜伏期会延误诊断和治疗，或许会增加发病率和死亡率。

改良的丹佛筛选标准是对临床症状和体征的总和，它是为了帮助临床医生在钝性创伤中筛选颈部血管损伤而制定的一个标准。这些症状包括：①动脉出血；②颈动脉杂音；③扩大的颈部血肿；④局部神经损伤；⑤神经系统的症状不能用神经影像学解释；⑥在颅脑 CT 上发现缺血性卒中。另外，以下创伤也跟颈部血管损伤有密切关系，如颈椎骨折，勒福特 II 或 III 型骨折，涉及颈动脉通道的颅底骨折，格拉斯哥评分小于 6 分的弥漫性轴索损伤。一个受了很大暴力的创伤和伴有以上提到的任何征象和体征的患者应该通过影像学诊断排除血管损伤。

传统的关于颈部脉管系统的影像学检查标准是数字减影血管造影术，其特异度和灵敏度接近 100%。然而，DSA 检查花费大、有创，以及对人员和设备有要求而不易操作，并且有可能出现以下并发症，如血管破裂、血栓形成、栓塞、血管痉挛以及肾衰竭。DSA 也可能会导致脑卒中发生，发生率为 0.1% ～ 1%。CT 血管造影术很大程度上代替了 DSA 检查，因为它操作方便、迅速、性价比高，并

且能够评估其他颈部结构和损伤。据报道，其对血管损伤的诊断灵敏度在 97%～100%，特异度在 94%～100%。CTA 的缺点包括金属异物导致的条纹伪影，如牙齿填充物或者之前的颈椎手术。不能观察到通过骨骼的血管以及辐射和造影剂的毒性。核磁共振血管造影是另外一种选择，但是跟 DSA 一样，其应用有限，对于偏远地区的急性创伤患者可能无法行此项检查。同时，体内有金属异物的患者为检查的禁忌。此外，由于获取图像的时间较长，对于一个多系统创伤的患者，如胸、腹、骨盆损伤，需要更快速的影像学检查，MRA 就不是一个实用的选择。另外，早期血肿在 MR 上可能显示为与周围结构等密度影，很难与急性创伤鉴别。核磁共振血管造影的灵敏度在 50%～100%，特异度在 29%～100%。基于这一点，大部分临床指南建议将 CTA 作为首选方案，当 CTA 看不清楚时备选 DSA 检查。

要点

- 颈部血管损伤的患者，其神经或血管的症状和体征或许不会立即表现出来。
- 主要创伤（颈椎骨折）和看似较小的创伤（脊椎按摩治疗）都可能导致颈部血管损伤。
- 这些征象都应提示颈部血管的创伤，如血肿或颈动脉区域的杂音、高风险受伤机制（如近似悬挂），或有神经系统的体征（脑卒中）等。
- CTA 应该作为诊断的筛选方式。DSA 应该只在 CTA 看不清楚时备选。

推荐阅读

[1] Bromberg WJ, Collier BC, et al. Blunt cerebrovascular injury practice management guidelines:the Eastern Association for the Surgery of Trauma. *J Trauma.* 2010;68:471–477.

[2] Cothren CC, Moore EE, et al. Cervical spine fracture patterns mandating screening to rule out blunt cerebrovascular injury. *Surgery.* 2007;141:76–82.

[3] Franz RW, Willette PA, et al. A systematic review and meta-analysis of diagnostic screening criteria for blunt cerebrovascular injuries. *J Am Coll Surg.* 2012;214:313–327.

[4] O'Brien PJ, Cox MW. A modern approach to cervical vascular trauma. *Perspect Vasc Surg Endovasc Ther.* 2011;23(2):90–97.

第 271 章
最新的红细胞替代品
Alternatives to Packed Red Blood Cells: The Latest

Tarlan Hedayati，著

目前美国现行的方法是要求使用库存的同种异体血液制品和（或）液体来补充出血情况下的失血。对于成功血液替代品的探索已经持续了近一个世纪。消除血液短缺、输血相关疾病的传播以及输血抗原性反应的愿望促进了这项研究，并且人们正在尝试开发出合适的血液替代品。不幸的是，目前还没有一种被美国食品与药品管理局（FDA）批准的可携带氧的血液替代品。

在急诊科，通常先用晶体液，如生理盐水或林格氏夜，去补充失去的血容量。尽管这些液体增加了血容量和提升了血压，但它们并不是合适的血液替代品，因为它们并不具备血红蛋白的携氧能力。多项研究表明，接受过积极性液体扩容的创伤患者比那些早期接受较少液体输注或血液制品的患者的预后往往更差。积极的晶体液的输注导致血液稀释、容量超负荷、酸中毒、凝血功能障碍以及低体温。

高渗盐水可用于创伤性脑损伤或颅内压升高的情况。其他容量替代的选择包括人工胶体，如羟乙基淀粉（hydroxyethyl starch，HES）、白蛋白、右旋糖酐和明胶。HES 是一种合成胶体，没有被证明比晶体液优越，并且有可能导致肾功能恶化和急性肾损伤，这认为是由于高渗性胶体导致的肾小球滤过增加所致。在接受右旋糖酐的患者中可见类似的肌酐升高。明胶可引起缓激肽释放后的过敏反应、高钠血症和低血压。从人血浆中提取的白蛋白是一种蛋白质胶体，作为一种扩容药也还没有被证明在临床上优于晶体液，而且在一些研究中表明其与死亡率增加相关，另外价格昂贵，供应量有限。如果快速输注白蛋白，会出现低血压，在一些患者中可能会出现急性充血性心力衰竭的风险以及潜在病毒传播的风险。应该认为它是在最大剂量下使用晶体液和人工胶体之后的"第 3 选择"。

自体输血或收集患者自身血的再回输，是一种可行的献血输血的替代选择。如果提前认定有潜在的血液需求，这在手术之前就特别有用。浓缩红细胞具有约 35 天的储存期限，允许在手术前收集和储存多个单位的血液。在急诊科，自体输血通常是在血胸患者身上完成的，这需要胸腔穿刺，并使用专门用于自体输血的收集装置来完成。自体输血相比供体的浓缩红细胞的优点有很多：①血液立即可用；②没有传播疾病的风险或血型排斥性反应的风险；③温暖的；④具有更好的携氧能力；⑤不会产生电解质异常，如低钙血症、高钾血症或酸中毒；⑥含有血小板和凝血因子；⑦对于对异体输血有宗教或其他个人异议的患者是可以接受的。自体输血的风险包括继发于污染的感染，特别是在胸部贯通伤和空气栓塞的患者。

最后，在慢性病如慢性肾病引起的贫血，化疗和抗逆转录病毒药物中，使用生长因子如红细胞生成素来提高血红蛋白浓度。从使用红细胞生成素到血红蛋白升高需要数周时间，因此，这不是一个合适的选择来替代给有症状的贫血或急性出血患者输血的方案。

要点

- 目前市场上还没有一种被认可的可携带氧的血液替代品。
- 如有可能，应该使用自体输血和术中血液回收替换丢失的红细胞。
- 最初的扩容可能通过输注晶体液实现，但是晶体不具备血液的携氧能力，并可能导致血液稀释、容量超负荷、凝血功能障碍和酸中毒。

推荐阅读

[1] Chatrath V, Khetarpal R, Ahuja J. Fluid management in patients with trauma: Restrictive versus liberal approach. *J Anaesthesiol Clin Pharmacol.* 2015;31(3):308–316.

[2] Lira A, Pinsky MR. Choices in fluid type and volume during resuscitation: Impact on patient outcomes. *Ann Intensive Care.* 2014;4:38.

[3] Liumbruno G, Bennardello F, Lattanzio A, et al.; as Italian Society of Transfusion Medicine and Immunohaematology (SIMTI) Working Party Group. Recommendations for the use of albumin and immunoglobulins. *Blood Transfus.* 2009;7(3):216–234.

[4] Rhee P, Inaba K, Pandit V, et al. Early autologous fresh whole blood transfusion leads to less allogeneic transfusions and is safe. *J Trauma Acute Care Surg.* 2015;78(4):729–734.

[5] Scott MG, Kucik DF, Goodnough LT, et al. Blood substitutes: Evolution and future applications. *Clin Chem.* 1997;43:1724–1731.

第 272 章
小小不幸：评估和治疗肋骨骨折
Tough Break: Assessing and Treating Rib Fractures

Michael Gottlieb，著

　　肋骨骨折可能与创伤直接有关，也可能与良性的过程有关（如过度咳嗽）。对任何患者，存在一根或多根肋骨局部的疼痛、触痛或捻发感，都应怀疑肋骨骨折。已经证明传统的 X 线摄影漏诊了 50% 的肋骨骨折。尽管如此，如果孤立肋骨骨折和下述所列的情况一致时，其临床意义不大。

　　肋骨骨折最重要的后果是潜在的损伤。必须谨慎评估有无相关的肺挫伤、气胸、出血和腹部内伤，必须谨慎地评估。通过最初的胸片，以上这些情况大多数都比较容易被识别，但是在某些情况下，初始的影像检查里增加胸部 CT 或超声可能是必要的。孤立的肋片骨折意义不大。肋骨骨折也可能是非常疼痛的，用夹板固定导致通气不足而导致了肺不张和肺炎。

　　不再建议用胶带或夹板固定胸壁，因为它已经被证明可以造成肺换气不足。肋骨骨折引起的疼痛很难处理。经典的是联合使用非甾体类抗炎药和阿片类药物，同时还需要刺激肺活量来预防肺不张。在肋骨骨折处直接放置的利多卡因贴片也是一种有用的辅助镇痛办法，但应该注意不要把药贴直接放在破损的皮肤上。对于需要更大剂量镇痛药的患者，或者对这些药物有禁忌的患者，肋间神经阻滞或硬膜外麻醉导管可能更可取。

　　上述建议的一个例外是连枷胸。连枷胸被定义为在 3 个或更多相邻的肋骨中，有 2 处或更多肋骨骨折，可以通过在吸气时受伤胸部出现反常性的向内运动来识别。应密切监测连枷胸的患者，在他们出现呼吸困难时，给予气管插管和机械的指征不需要太严格。

大多数肋骨骨折会在 3 ～ 6 周内顺利痊愈。对多发肋骨骨折的患者，既往有肺部疾病的患者，或高龄的患者，应考虑入院治疗 24 ～ 48h。

要点

- 一定要评估肋骨骨折的潜在并发症，如肺挫伤、气胸、血胸和腹腔内脏器损伤。
- 确保良好的疼痛控制。
- 鼓励刺激肺活量。
- 对老年患者、既往有肺部疾病的患者，以及有多肋骨骨折的患者，要考虑住院治疗。

推荐阅读

[1] Holcomb JB, McMullin NR, Kozar RA, et al. Morbidity from rib fractures increases after age 45. *J Am Coll Surg*. 2003; 196(4):549–555.

[2] Karmakar MK, Ho AM. Acute pain management of patients with multiple fractured ribs. *J Trauma*. 2003;54(3):615–625.

[3] Livingston DH, Shogan B, John P, et al. CT diagnosis of Rib fractures and the prediction of acute respiratory failure. *J Trauma*. 2008;64(4):905–911.

[4] Parris R. Towards evidence based emergency medicine: Best BETs from the Manchester Royal Infirmary. Epidural analgesia/anaesthesia versus systemic intravenous opioid analgesia in the management of blunt thoracic trauma. *Emerg Med J*. 2007;24(12):848–849.

[5] Simon B, Ebert J, Bokhari F, et al. Management of pulmonary contusion and flail chest: An Eastern Association for the Surgery of Trauma practice management guideline. *J Trauma Acute Care Surg*. 2012;73(5 Suppl 4):S351–S361.

第 273 章
创伤超声重点评估法的优缺点
Not So FAST: Pearls and Pitfalls with the FAST Exam

Michael Gottlieb，著

创伤超声重点评估法（focused assessment with sonography in trauma，FAST）是床旁超声最常见的一种流程。FAST 这一概念最初在 20 世纪 90 年代被提出，之后进行了大量的研究和培训，目前在急救医学被认为是核心超声检查。典型的 FAST 检查包括腹部右上象限区域、左上象限区域、盆腔区域以及剑突下或胸骨旁心脏区域的探查。FAST 检查流程有其优点，但亦存在潜在的缺陷。

最初常用 FAST 探查的区域是腹部右上象限区域，以评估肝肾隐窝中的液体。因为不完全图像很容易遗漏腹腔内积液小裂隙，所以探针呈扇形在各个方向进行探查至关重要。这对于肋骨空间狭小患者来说可能很困难，需要在肋骨上下移动探头从而获得足够的视野。如果在腹部右上象限区域中发现液体，其重点在于从假阳性结果（如肾周积液、肠腔积液或肾囊肿）中区分真正的腹腔积液。当探测到任何可疑液性暗区时，最好的区分方法是进行全方面探查。如果探针停滞 3 ～ 5s，即可观察到肠蠕动。肾周积液和肾囊肿可以通过识别肾筋膜（肾脏周围的线性高回声）来区分。腹腔积液定位于肾筋膜与肝脏之间，而肾周液和肾囊肿定位于肾筋膜与肾脏之间。

腹部左上象限区域扫查需要将探头进一步向后上方放置，这将会导致探测肋骨空间更狭窄，致使扫查更难进行。其常见缺陷是未能显现脾膈（膈下）间隙。在腹部右上象限区域，肝脏邻接膈膜，因此，液体积聚在肝脏上的情况并不常见。然而，在腹部左上象限区域，脾和膈之间存在潜在的巨大空间，并且当患者处于仰卧位时，这是积液常见滞留部位。

盆腔区域比以上两个区域更易探查，但对于膀胱充盈不佳而失去隔声窗的患者却是一项挑战。如果患者携带尿管，可以考虑在膀胱内灌注无菌生理盐水重建隔声窗。同样需注意的是育龄妇女可能存在少量生理性液体。已经存在的腹水或医源性液体（如接受腹膜透析的住院患者）也可能导致假阳性结果。

心脏显像，可以通过剑突下或胸骨旁长轴观切面扫查获得，进而评估是否存在心包积液或心脏压塞。体型偏瘦及慢性阻塞性肺疾病患者应首选剑突下切面扫查，因为狭窄的肋骨空间和过度通气的肺组织可能会明显干扰良好的胸骨旁切面图像获得。肥胖或腹痛患者，剑突下切面可能难以获得，首选胸骨旁切面。胸骨旁切面的缺陷在于亦混淆胸水与心包积液，但可以通过定位降主动脉进行区分。心包液位于降主动脉前方，而胸腔积液位于其后方。另一个常见的缺陷在于不能评估后背部的心包积液。患者处于仰卧位时，积液因重力重新聚集在后背部，如果仅从心包前方观察则不能发现。另外，血液凝固可能会出现回声，扫查心包时不应忽视。

总而言之，重要的是我们要认识到 FAST 检查是动态的，而且只在其检查的这个时间段内是有效的。任何生命体征或症状变化都提示应重复 FAST 检查。此外，并非所有行急诊剖腹探查的患者都会产生足够的游离液体而致 FAST 检查的阳性结果，对这些患者而言，良好的临床判断是至关重要的。

要点

- 确保全方位扫查肝肾隐窝以避免遗漏小的液性暗区。
- 鉴别腹膜液与肾周积液关键点在于识别强回声的肾筋膜。
- 腹部左上象限探测时，务必查看脾肾和膈下这两个区域。
- 为获得更好的盆腔显影可考虑将水注入膀胱。
- 出现显著的临床变化时，记住要及时复查创伤超声重点评估检查。

推荐阅读

[1] Daignault MC, Saul T, Lewiss RE. Right flank pain: A case report of an interesting sonographic finding. *J Emerg Med.* 2012;43(6):1059–1062.

[2] Hafez NM, Gottlieb M, Bailitz J. Pitfalls and pearls in emergency point-of-care sonography. *Ultrasound Clin.* 2014;9(2):123–141.

[3] Mandavia DP, Joseph A. Bedside echocardiography in chest trauma. *Emerg Med Clin North Am.* 2004;22(3):601–619.

[4] McGahan JP, Richards J, Fogata ML. Emergency ultrasound in trauma patients. *Radiol Clin North Am.* 2004;42(2):417–425.

[5] Rose JS. Ultrasound in abdominal trauma. *Emerg Med Clin North Am.* 2004;22(3):581–599, vii.

第 274 章
丢开书本——用床单固定骨盆骨折
Closing the Book: Using a Bedsheet to Stabilize Pelvic Fractures

Michael Gottlieb, Stuart Swadron, 著

骨盆骨折常由交通事故和高处坠落引起，与其涉及的发病率和死亡率的风险显著相关。骨盆骨折的 3 种主要形式：侧向挤压伤（最常见）、前后挤压伤和垂直剪切伤。以上 3 种损伤都可能导致严重、危及生命的盆腔出血。盆腔创伤所致的出血大部分是由静脉损伤引起，但是在高达 15% 的患者中可以出现动脉损伤。盆腔创伤所致的腹膜后出血可能很严重，多达 4L 的血液可以进入这一潜在的腔隙。

一旦明确骨盆骨折，应立即固定骨盆以减少出血。动脉出血的理想治疗方法是外固定或内固定以及血管造影栓塞。有研究表明，在血流动力学不稳定的骨盆骨折患者中，血管造影栓塞优于外固定。然而，在最初的复苏过程中，其他临床优先处置（如气道，呼吸）可能会掩盖潜在骨盆骨折的识别和治疗。当评估及治疗患者其他伤情时，应给予骨盆的初步固定。这是为了防止骨盆血管进一步的剪切伤，而没必要先填塞活动性出血。

在等待确定性治疗时，有许多可用的器材可用于固定骨盆。然而，如果一时找不到这些器材，也可以使用床单来固定骨盆。将床单纵向折叠，包裹在患者髋周，并在大转子处施加向内力量。这种技术常见的缺陷是将床单包裹在髂嵴上，这可能会加重盆腔出血。一旦床单包裹在患者的骨盆上，应该横向拉动床单直到它贴紧骨盆（但是不要太紧，以致骨盆两侧靠得太近而闭合太严。），这可以通过内旋固定下肢进一步使其贴紧骨盆。在复苏期间，也可以使用巾钳或止血钳将床单固定在合适的位置。

在复苏合并骨盆骨折的多发伤患者期间，一个最显著的高风险事件就是快速诱导气管插管（RSI）。医生们可能低估了其与失血性休克的相关程度，因为给予了诱导药后导致患者血压显著下降。此外，

由于不稳定骨折处肌力的下降，快速诱导插管相关的肌肉松弛药成分引起的肌肉松弛可能会导致出血加速。因此，当初步评估怀疑骨盆骨折时，建议在实施 RSI 给予诱导药前，对患者采取相关的固定措施。医生们应预计到血压下降，并通过适当的液体管理和（或）使用血液制品减缓血压下降。一旦其他重大伤情得到解决，应该让患者入院或转院接受确定性的治疗。

要点

- 所有主要类型的骨盆骨折（除了撕脱伤）都可以导致危及生命的出血。
- 在怀疑骨盆骨折的多发伤患者中，应在快速诱导插管之前行骨盆固定。
- 骨盆固定带应紧贴在股骨大转子上，而不是横跨在髂嵴上。
- 用布巾钳或止血钳固定的床单可用于代替常用的医疗器材。

推荐阅读

[1] Gardner MJ, Parada S, Chip Routt ML Jr. Internal rotation and taping of the lower extremities for closed pelvic reduction. *J Orthop Trauma*. 2009;23(5):361–364.

[2] Giannoudis PV, Grotz MR, Tzioupis C, et al. Prevalence of pelvic fractures, associated injuries,and mortality: The United Kingdom perspective. *J Trauma*. 2007;63(4):875–883.

[3] Knops SP, Schep NW, Spoor CW, et al. Comparison of three different pelvic circumferential compression devices: A biomechanical cadaver study. *J Bone Joint Surg Am*. 2011;93(3):230–240.

[4] Miller PR, Moore PS, Mansell E, et al. External fixation or arteriogram in bleeding pelvic fracture:Initial therapy guided by markers of arterial hemorrhage. *J Trauma*. 2003;54(3):437–443.

[5] Routt ML Jr, Falicov A, Woodhouse E, et al. Circumferential pelvic antishock sheeting:A temporary resuscitation aid. *J Orthop Trauma*. 2002;16(1):45–48.

第 275 章
是否仍需脊柱固定
Is Spinal Immobilization Still Necessary?

Joseph Palter，著

脊柱损伤仍然是美国患者发病率和医疗保健费用的重要因素。据估计，与创伤相关的脊柱损伤每年发生为 30000 例，其中大约有 1/3 为急性脊髓损伤。尽管如此，仍有 100 万～ 500 万患者在经过急救医疗系统转运时是用颈托和脊柱板固定脊柱的，这表明过度使用脊柱的预防措施。

自 20 世纪 70 年代以来，脊柱固定已成为急诊科院前救治的标志之一。在实施脊柱固定数十年后的研究表明，脊髓完全损伤发生率下降了 31%。最初认为由于使用脊柱固定所致，但其他一些混杂因素（如急救基础设施的改善和车辆安全性的提升）也可能起到了一定作用。迄今为止，还没有严谨的研究证明脊柱固定可以进一步减少损伤和改善短期或长期的神经系统预后情况。美国大都会医疗中心联盟甚至承认，目前的急救方案"主要基于之前的案例、教条和法医学的考虑，而不是科学证据"。

脊柱固定不是一个良性操作，而存在潜在的危险。讽刺的是，那些使用脊椎固定术似乎可以免受进一步损伤的患者，实际上可能是医源性发病风险最高的患者。对于不完全性颈髓损伤的患者，呼吸功能可能已经受到影响，而且仰卧位固定可进一步限制呼吸功能并增加窒息风险。老年患者以及那些四肢瘫痪（来自新的脊髓损伤）的患者无法在硬板上有效地重新调整固定，即使短时间固定，也会增加发生压疮和组织坏死的风险。许多研究报道，颈托增加了患者颅内压的不良作用，个别情况下出现不稳定性骨折的牵拉。最后，不应低估脊柱固定增加给创伤患者的疼痛和不适，对许多患者来说，这往往是整个过程中最不舒服的部分。

多项研究表明，对于贯穿伤患者而言不需要脊柱固定，甚至在疑似脊柱损伤的情况下也不需行脊柱固定。Haut 等回顾性分析了 3 万多相关病例，结论是对贯穿伤患者行脊柱固定有潜在益处，其中 1000 多名患者需要行脊柱固定。相反的是，同样的研究认为脊柱固定可能导致患者潜在的伤害或死亡，只有 66 名患者需要行脊柱固定。总之，对于行脊柱固定的贯穿伤患者，得到治疗的数量（number needed to treat，NNT）为 1000，受到伤害的数量（number needed to harm，NNH）为 66。

从脊柱固定中获得潜在理论益处的患者很少，这些钝性创伤患者虽然为不稳定的脊柱损伤，但存在脊髓完全或不完全损伤。一些学者推断，脊柱骨折所需的力量相当大，通常的情况是初始的冲击导致了脊柱的损伤，骨折往往是各种损伤造成的，而不是由随后的牵拉和转运导致。

Hauswald 等比较两所大学附属医院，其中一所拥有急救系统（位于新墨西哥州阿尔伯克基），一所没有急救系统（位于马来西亚吉隆坡），探索脊柱固定对创伤患者的影响。5 年期间，来自马来亚大学的 120 例脊柱损伤患者中没有一例在搬运过程中行脊柱固定，而来自新墨西哥大学的 334 例患者均行脊柱固定。尽管他们的结论可能会受到不同住院人群的困扰，但他们的结论是小于 2% 的病例从脊柱固定的获益。尽管这项小规模的研究显示，某些患者仍然可以从某种形式的脊柱固定以防止进一步的损伤中受益，但确切的人群还没有完全确定。

随着临床标准的出现和成功应用，减少了急诊科颈椎影像学检查，一些急救系统渴望将这些方案推广到院前。早期研究显示，急救人员和急诊科医生在使用去除颈托临床标准使用上，显示出良好的内部评价的可靠性。Dormier 等前瞻性地在院前环境下评估了这种经过修改的临床标准，发现能够将需要脊柱固定的患者减少 39%，同时对创伤的患者来说具有较高的敏感性。

尽管脊柱固定在疑似脊髓损伤的钝性创伤患者中仍然占有一席之地，但是在低风险患者中，无处不在的应用这种固定术会导致更坏的结果而没有明确的益处。需要更多的研究来确定一个明确的脊柱固定受益人群。

要点

- 尽管缺乏有效的证据，但脊柱固定在部分患者转运途中可起到保护性作用。
- 脊柱固定存在显著的并发症发生率，甚至可能导致危及生命的气道受压和颅内压增高。
- 对于贯穿伤患者，脊柱固定不是必需的。
- 虽然证据不支持钝性创伤患者常规行脊柱固定，但是法医学的关注和其他文化因素促使其继续广泛使用。

推荐阅读

[1] Domeier RM, Swor RA, Evans RW, et al. Multicenter prospective validation of prehospital clinical spinal clearance criteria. *J Trauma*. 2002;53(4):744–750.

[2] Hauswald M, Ong G, Tandberg D, et al. Out-of-hospital spinal immobilization: Its effect on neurologic injury. *Acad Emerg Med*. 1998;5(3):214–219.

[3] Haut ER, et al. Spine immobilization in penetrating trauma: More harm than good? *J Trauma*. 2010;68(1):115–121.

[4] Kwan I, Bunn F, Roberts I. Spinal immobilisation for trauma patients. *Cochrane Database Syst Rev*. 2001;(2):CD002803.

[5] McHugh TP, Taylor JP. Unnecessary out-of-hospital use of full spinal immobilization. *Acad Emerg Med*. 1998;5(3):278-280.

第 276 章
用生命体征评估出血程度可靠吗
Are Vital Signs Reliable at Assessing Degree of Hemorrhage?

Michael K. Safa，著

出血是指血液从破裂的血管外流。原因可分为创伤性和非创伤性。导致严重出血常见的外伤包括实质脏器的损伤、长骨骨折和血管损伤。

未识别的失血性休克是创伤后可预防死亡的最常见原因。非创伤性出血常见原因包括胃肠道出血、动脉瘤破裂出血或异位妊娠破裂。急诊科出血患者的初始评估包括判断失血量，及早发现急性出血患者低血容量对于迅速治疗至关重要，包括纠正失血。

通常，一个成年患者的循环血容量是理想体重的 7%，也就是说，一个 70kg 体重的人循环血量约 5L。临床医生通常基于生命体征（心率、血压和呼吸频率）评估失血量。出血时，我们经常会认为因为出血、心率和呼吸频率增加，而血压下降。我们依赖的生命体征评估主要是参考美国外科医师学会提倡的高级创伤生命支持（advanced trauma life support，ATLS）。ATLS 基于生命体征分析，将继发出血性低血容量休克程度分成 4 组（表 276-1）。

不幸的是，失血性休克的 ATLS 分类从未得到前瞻性的证据支持。一个非常大的观察性研究表明，虽然生命体征紊乱和失血量之间存在关系，但这些与 ATLS 分类所建议的程度并不一致。如在这项研究中，基于心率判定为失血性休克Ⅲ级或Ⅳ级的患者的收缩压中位数没有降低（分别为 133mmHg 和 130mmHg）。另一项大型观察性研究也发现了类似的结果。如在这项研究中，估计失血量＞ 40% 的患者的平均收缩压为 120mmHg。事实上，在创伤性出血的情况下，ATLS 分类高估了血压的下降和伴随心动过速的呼吸频率的增加。最终，所提出的病理生理关系似乎并不能真实反映临床实际发生的客观情况。

表 276-1　ATLS 休克分类

失血性休克的分级				
	I	II	III	IV
失血量（ml）	≤ 750	750 ～ 1500	1500 ～ 2000	＞ 2000
失血量 / 占血容量（%）	≤ 15	15 ～ 30	30 ～ 40	＞ 40
脉率（次 /min）	＜ 100	100 ～ 120	120 ～ 140	＞ 140
血压（mmHg）	正常	正常	下降	下降
呼吸频率（次 /min）	14 ～ 20	20 ～ 30	30 ～ 40	＞ 40

在临床实践中，在出血的情况下患者可能有细微的心率和血压变化，但可能根本不明显，和 ATLS 所预测的剧烈变化明显不同，从而延误对危及生命的出血认识和治疗效果。

许多因素可能导致生命体征与出血程度不一致。影响因素包括（但不限于）患者年龄、疼痛严重程度、损伤类型和药物等。如儿童和年轻健康的患者，对于出血有足够的生理储备。年龄较大的患者或服用 β 受体阻断药的患者的心动过速反应会相对减弱。外伤性腹腔内出血或继发于异位妊娠破裂出血的患者腹腔积血增加迷走神经张力而维持血压。在亚急性或慢性出血患者中，由于生理性代偿，患者可能没有生命体征改变。急诊医生经常遇到慢性胃肠道出血的患者，生命体征正常，血红蛋白的却严重下降。

总之，通过生命体征来判断创伤或非创伤性出血的失血量是有帮助的，但不是绝对可靠。了解上述这些关键注意事项将有助于减少我们对生命体征的过度依赖和由此产生的对持续性失血的延误诊断。

要点
- 生命体征改变在估计急性出血失血方面是不准确的。
- 在严重急性出血时，老年人、服用减慢心率药物和腹腔内出血患者可能无心动过速。

推荐阅读

[1]　Fildes J, et al. *Advanced Trauma Life Support Student Course Manual.* 8th ed. Chicago:American College of Surgeons, 2008.

[2] Guly HR, Bouamra O, Little R, et al. Testing the validity of ATLS classification of hypovolaemic shock. *Resuscitation.* 2010; 81:1142–1147.

[3] Guly HR, Bouamra O, Spiers M, et al. Vital signs and estimated blood loss in patients with major trauma: Testing the validity of the ATLS classification of hypovolaemic shock.*Resuscitation.* 2011;82:556–559.

[4] Mutschler M, Paffrath T, Wolfl C, et al. The ATLS((R)) classification of hypovolaemic shock:A well established teaching tool on the edge? *Injury.* 2014;45(Suppl 3):S35–S38.

第 277 章
重度烧伤的基本管理
The ABCs of Major Burns

Mary L. Cheffers, Stuart Swadron，著

美国烧伤协会将重度烧伤为 4 类：10—40 岁患者总烧伤面积（不包括浅表烧伤）≥ 25% 总体表面积（TBSA）；10 岁以下儿童及 40 岁以上的成人患者，烧伤面积≥ 20%TBSA；≥ 10%TBSA 或更大范围的全层烧伤；或任何涉及眼睛、耳朵、面部、手、脚、会阴烧伤，这些部位烧伤很可能会导致外观或功能受损。鉴于可能需要气道管理，大多数重度烧伤的患者由急救人员送往最近的急诊科（emergency department，ED）。对于急诊医生，重度烧伤的管理应着重于以下要素：气道安全、适当的液体复苏、识别伴随的伤害、停止任何持续烧伤、治疗疼痛和有效的护理。未达标准的治疗的常见缺陷分为 3 类：无法保证气道安全、液体复苏不足、未能及时将患者转移到烧伤病房。

一、气道

对于疑似吸入性损伤的患者，应立即进行气管插管以保护呼吸道，无论是机械性阻塞或病理性原因，这些原因包括封闭空间的烧伤、长时间暴露、鼻毛烧灼和鼻咽或口咽中的烟灰。组织损伤引起毛细血管渗漏现象，随着液体复苏，气道可以迅速闭合（喉头水肿）。对于 > 50%TBSA 的烧伤患者，应认真考虑气管插管。这是由于他们需要大量的液体复苏，出现严重的全身炎症反应综合征（systemic inflammatory response syndrome，SIRS），并且需要大剂量阿片类镇痛药。此外，当烧伤患者需要长途转运，应考虑插管。一经插管，通气策略应遵循美国国立卫生研究院 ARDSNet 协议以避免气压伤和肺不张。

二、液体复苏

这是影响大面积烧伤死亡率的干预措施。复苏不足和过度复苏均与患者不良的结局有关。在过去

的几年中，过度复苏（"液体蠕变"）是烧伤中心最常见的错误。过度复苏导致并发症，包括增加呼吸机时间和相关的发病率；充血性心力衰竭；腹腔、眼球和骨筋膜室综合征；以及凝血障碍的增加。复苏不足除了低血容量和分布性休克之外，也可能导致凝血障碍范围扩大，这是难以逆转的。正确使用临床工具来计算烧伤面积占 TBSA 的百分比，然后使用 Parkland 或其他验证公式计算所需的复苏量，是解决适当液体复苏的简单方法。由烧伤中心完成的大多数综述表明错误在于烧伤面积占 TBSA 百分比的计算，而不是后续的液体需要量的计算。

估计烧伤面积大小方面，没有哪一个临床工具是优于其他方法。成年人最常见的三种方法包括"9 分法""手掌 1%"和 Lund-Browder 图。在应用这些规则时有一些常见的要点：

①应该仅计算二度烧伤和更严重的烧伤，损伤周围的淤血或充血区不应包括在内。这对于烫伤和接触烧伤很困难，最初可能很难分清它们的边界。

②应先清洁这些区域以区分污染区周围的伤口和烧伤焦痂。

③当存在不连续的烧伤时，使用手掌作为体表 1% 来估计可能更准确。

④有一个改进的临床工具可用来估计儿童烧伤面积占 TBSA 的百分比。

高估烧伤面积的大小有时可能是有目的的或潜意识的。医生的倾向可能是认为低估了烧伤面积的大小比高估更有害，因为低估可能导致不符合转至烧伤重症病房的标准。有趣的是，数据支持这一理论，烧伤最有可能被高估的是那些接近于 Ⅱ 度烧伤的患者（占 TBSA 的 10% ~ 20%）。

一旦计算出烧伤面积占 TBSA 的比例并估计患者的体重，应用液体复苏公式，如 Parkland 公式是相当简单的。记住所有有效的公式都是以受伤时那一刻计算，而不是到达急诊科的时间，所有的方案都表明乳酸林格作为液体复苏的首选。除了乳酸林格，儿童同时需要葡萄糖，儿童通常以不同通路和不同速度输注。举例说明：使用 Parkland 公式，80kg 患者，占 TBSA 的 20% 烧伤面第 1 个 24h 内输入 6.4L。在第 1 个 8h 内，应给予 3.2L 或 400ml/h。如果患者在受伤后 2h 到达，需要在 6h 内给予 3.2L，以接近 500ml/h 的速度输入。另外一个液体复苏的常见错误是忘记 8h 后标记降低液体的速度。在上面的例子中，应该在剩余的 16h 内给予 3.2L，这意味着在受伤后 8h 的液体应该降低到 200ml/h。

三、转运

重度烧伤患者管理的最后一个陷阱是不适当的或延迟向烧伤中心转运。美国烧伤协会提供了定期审查的转运标准。因为烧伤的治疗涉及多学科的关注，所以这些患者的转移门槛低。转运延迟会对这些患者造成严重的伤害，当有疑问时，可以向当地烧伤中心咨询。任何相关的伤害，包括创伤、一氧化碳中毒、氰化物中毒或电损伤，应在转移之前妥善处置，以确保转运安全。

总之，重度烧伤是罕见的，但急诊医生需要有一个明确的管理办法。重视气道保护，准确估计烧伤面积，准确应用液体复苏公式，及时转运至烧伤中心，将避免与烧伤管理相关的常见问题。

要点
- 在重度烧伤患者中，气道和呼吸一直是首要考虑的问题。采取先进的气道管理进行快速干预可以挽救生命。

第278章 介入放射学何时能应用于创伤

When Can Interventional Radiology (IR) Be Your Friend in Trauma?

- 早期插管也可能是治疗严重疼痛和休克的重要部分。
- 复苏过度或不足的问题仍然存在。错误的最大来源似乎不是使用的公式，而是烧伤面积的估计。
- 将符合标准的患者尽早转运到烧伤中心是很重要的。

推荐阅读

[1] Baxter CR. Fluid volume and electrolyte changes in the early post-burn period. *Clin Plast Surg.* 1974;1:693.

[2] Friedstat J, Endorf FW, Gibran NS. Burns. In: Brunicardi F, Andersen DK, Billiar TR, et al.,eds. *Schwartz's Principles of Surgery.* 10th ed. New York, NY: McGraw-Hill, 2014.

[3] Giretzlehner M, Dirnberger J, Owen R, et al. The determination of total burn surface area:How much difference? *Burns.* 2013;39(6):1107–1113.

[4] Lee JO, Herndon DN. Chapter 48. Burns and radiation. In: Mattox KL, Moore EE, FelicianoDV, eds. *Trauma.* 7th ed. New York, NY: McGraw-Hill, 2013.

[5] Swords DS, Hadley ED, Swett KR, et al. Total body surface area overestimation at referring institutions in children transferred to a burn center. *Am Surg.* 2015;81(1):56–63.

第 278 章
介入放射学何时能应用于创伤
When Can Interventional Radiology (IR) Be Your Friend in Trauma?

Lee Plantmason, Eric Wei，著

创伤是 40 岁以下人群死亡的首要原因，据世界卫生组织（WHO）数据估计，全球约 500 万人死于创伤。失血性休克仍是创伤患者死亡的首要原因，占创伤死亡的 30% ~ 40%。创伤患者，尤其是失血性休克患者的早期管理是复苏和识别危及生命的出血，以尽量减少或减轻创伤三联征：酸中毒、体温过低和凝血功能障碍。血管造影和血管栓塞术于 1972 年首次提出，已成为多发伤患者出血的重要治疗方式。介入放射学（interventional radiology，IR）可在手术前通过控制出血对标准的外科做补充干预或完全替代外科手术。此外，钝性腹部创伤的非手术治疗也越来越普遍。微创管理策略规避了与传统手术方法相关的组织损伤和麻醉风险。所使用的 3 种最常见的方式包括：①球囊扩张术——通过血管成形球囊充气压迫主要的损伤血管，以稳定患者进行明确的外科手术或血管内修复；②动脉栓塞术——选用栓塞药，包括明胶海绵、聚乙烯醇和线圈用于动脉闭塞；③支架移植物——主要用于大血管损伤。

血管内治疗在腹部损伤的作用

脾是最常见的损伤实质器官，其次是肝脏和肾脏。脾切除术是外伤性脾损伤的标准疗法，但由于短期和长期免疫的损害，一些综述指出脾切除术后感染的风险增加了 50%，而栓塞是一种可行的替代方案，具有相同的存活率并有效减少脾切除术的需求。重要的是，栓塞并不是消除脾脏，而通常 1/2 的脾脏和具有免疫功能的血清标志物得以保留。目前，血管内治疗的适应证是脾损伤的稳定患者中存在活动性外渗或假性动脉瘤形成。已证明静脉造影增强计算机断层扫描（CT）有助于筛查假性动脉瘤形成。

肝外伤可累及肝动脉、肝静脉和门静脉，肝钝挫伤手术死亡率达 33% 以上。血管栓塞可能是稳定患者的治疗选择，其在不稳定患者中的应用正在增加。另外，考虑到肝脏的双重血液供应，梗死的风险较小。一般来说，患有广泛肾损伤的患者（美国创伤外科协会分级 4 和 5）往往伴有其他实质器官损伤，通常接受肾切除术。栓塞可作为肾动脉损伤时有效的辅助手段，有利于最大限度地保留存活的肾组织。

盆腔出血最常见的是由骨折或破裂的骨盆静脉引起的，而不是动脉损伤。许多并发症来自随后的失血性休克和相关器官损伤，最终可能导致持续性出血或腹腔室间隔综合征。目前不稳定骨盆骨折的治疗指南包括骨盆结扎外固定、积极复苏、栓塞和盆腔填塞。通过 CT 可准确识别动脉外渗、假性动脉瘤形成、动脉截断、动静脉瘘畸形。所有这些都可能适用于血管内治疗。

此外，IR 技术可用于治疗急性创伤性主动脉损伤并控制创伤性肢体损伤的出血，其证据是活动性外渗、假性动脉瘤形成和动脉闭塞 / 横断。

总之，IR 在出血治疗中起着越来越重要的作用。在多发伤患者中，通常是最好的选择。

要点

- 在急性出血中，应用 IR 技术可挽救生命，并优于传统的手术方法。
- 实质脏器出血，如脾、肝、肾等，可通过血管内治疗。
- 骨盆骨折出血和肢体损伤也是适应证。

推荐阅读

[1] Gould JE, Vedantham S. The role of interventional radiology in trauma. *Semin Intervent Radiol*. 2006;23(3):270–278.

[2] Omert LA, Salyer D, Dunham M, et al. Implications of the "contrast blush" finding on computed tomographic scan of the spleen in trauma. *J Trauma*. 2001;51:272–278.

[3] Poletti PA, Mirvis SE, Shanmuganathan K, et al. CT criteria for management of blunt liver trauma: Correlation with angiographic and surgical findings. *Radiology*. 2000;216:418–427.

[4] Tominaga GT, Simon FJ, Dandan IS, et al. Immunologic function after splenic embolization,is there a difference? *J Trauma*. 2009;67:289–295.

第 279 章
不要错过尺侧副韧带损伤
Don't Miss the Gamekeeper Thumb

Brian R. Sharp，著

　　尺侧副韧带（ulnar collateral ligament，UCL）和桡侧副韧带（radial collateral ligament，RCL）是拇指腕掌（metacarpal，MCP）关节的主要稳定器。它们附着在第 1MCP 头的基部上，并插入在拇指近侧指骨的掌侧上。UCL 的损伤是 RCL 损伤的 10 倍，通常被称为"猎场看守人的拇指"。如果治疗不及时，这可能是一种显著的损伤，会导致慢性不稳定、持续性疼痛、收缩力降低或退行性改变。

　　1955 年，Campbell 首先描述了猎场看守人拇指或 UCL 的断裂。这个名字的历史根源是苏格兰猎人在狩猎时拧伤兔子脖子造成的伤害。现在通常被称为滑雪者拇指，因为在滑雪者中，拇指伤害仅次于膝盖受伤。它也常见于球类运动、跌倒和日常生活活动（主要摔倒在伸出的手上）。该机制通常是一个突然和显著的径向应力（外翻力）到外展的拇指，迫使 MCP 关节外展和过伸。90% 病例的 UCL 从近端指骨撕脱。

　　检查将显示拇指 MCP 尺侧的压痛，常伴有肿胀和瘀斑，可累及整个关节。偶尔，在尺侧（即 UCL 的移位端）可触及肿块。损伤可导致握力减弱和不能抵抗内收应力。关键的体格检查是将外翻的压力施加到受影响的和不受影响的拇指上，这将证明 UCL 的完整性缺失。它是通过一只手握住拇指的 MCP 关节（稳定它，避免旋转）和另一只手握住远端拇指，同时施加外翻应力在 MCP 关节上。这应该在中立位（0°屈曲）和屈曲位（30°）下进行。屈曲位允许掌侧板（非常厚的韧带，防止过度伸展）放松，使测试更敏感，经常检测到不完整的 UCL 破裂。阳性结果是通过松弛度增加或止点缺失来确定的（表 279-1）。一些外科文献引用 MCP 头上的近端指骨松弛 > 30°或比未受影响侧 > 15°～ 20°，但这很难确定，由于在某些人中，拇指之间的关节松弛有一些正常的差异。

表 279-1　尺侧副韧带（UCL）损伤等级

1 级	仅伴有外翻应力的疼痛（不会增加松弛）
2 级	疼痛和 UCL 松弛轻度增加（通常仅屈曲位）
3 级	UCL 明显松弛，通常按压无疼痛（UCL 完全破裂）

　　X 线通常是"猎场看守人的骨折"或近端指骨基底撕脱骨折的首先检查，是否行超声或其他更先进的影像检查是有争议的。

　　如果怀疑 UCL 损伤，患者应放置拇指屈曲至 20°的拇指夹板。转诊至手外科医生。固定时间各不相同，但通常包括 4 周的初始固定。经过保守治疗，患者将开始轻微的被动运动（固定时不进行锻炼）。

如果破裂完全，由于更可预测的结果，通常建议在受伤的 3 ～ 4 周内手术。即使受伤延迟多年后，对于关节的稳定性手术仍然可能是有效的。

要点

- 尺侧副韧带损伤发生于拇指外展和过度伸展。
- 应该在中立位和屈曲（30°）位下进行 UCL 压力检查。
- 对疑似 UCL 损伤的初步治疗是拇指人字形夹板和转诊至手外科。

推荐阅读

[1] Fairhurst M, Hansen L. Treatment of "Gamekeeper's Thumb" by reconstructions of the ulnar collateral ligament. *J Hand Surg Br.* 2002; 27(6):542–545.

[2] Malik AK, Morris T, Chou D, et al. Clinical testing of ulnar collateral ligament injuries of the thumb. J Hand Surg Eur Vol. 2009;34:363.

[3] Newland CC. Gamekeeper's thumb. *Orthop Clin North Am*. 1992;23(1):41–48.

[4] Pichora DR, McMurtry RY, Bell MJ. Gamekeeper's thumb: A prospective study of functional bracing. *J Hand Surg* [Am]. 1989;14(3):567–573.

[5] Ritting A, Baldwin P, Rodner C. Ulnar collateral ligament injury of the thumb metacarpophalangeal joint. *Clin J Sport Med*. 2010;30(2):106–112.

[6] Tsiouri C, Hayton M, Baratz M. Injury to the ulnar collateral ligament of the thumb. *Hand* (NY). 2009;4(1):12–18.

第 280 章
移位的髁上骨折应行神经血管检查
Admit Displaced Supracondylar Fractures for Neurovascular Checks

Allison S. Luu, Eric Wei，著

髁上骨折占儿童骨折的 16%，占儿童肘部骨折的一半以上。在 70% 的患者中，是肘关节在伸展位跌倒（FOOSH），应力通过尺骨鹰嘴传到薄弱的髁上区域导致骨折。这些骨折最常见于 3—10 岁的儿童，发病率峰值在 5—7 岁之间。

髁上骨折有两种类型，即在伸展或过度伸展和屈曲时发生。95% 以上的骨折是伸展型，由 FOOSH 引起。屈曲型的机制通常是从高处摔落，伤到弯曲的肘部。

为了诊断髁上骨折，重要的是要记住 X 线检查的几个方面。首先是由骨折出血引起的脂肪垫移位。通常存在的前脂肪垫将变成三角形形状，称为"帆征"。另外，后脂肪垫的存在，不管它的形状如何，均为异常，对骨折有诊断作用。

同样重要的是，要记住骨化中心或生长板出现和消失的顺序。CRITOE 是一种众所周知的助记符，用于帮助预测这些结构何时出现。最终骨化中心随着时间的推移与内上髁融合（表 280-1）。一个常见的错误是把内侧髁骨骺与骨折混淆，因为在儿童肘，它是最后一个融合。如果有疑问，与对侧未受伤肘的 X 线片进行比较，可能会有帮助。

表 280-1　儿童肘部骨化中心的 CRITOE 助记符

骨化中心	骨化出现年龄（岁）	骨化完全年龄（岁）
C：肱骨小头	1	12
R：径向头	3	15
I：内（内侧）上髁	5	17
T：滑车	7	12
O：鹰嘴	9	15
E：外（外侧）上髁	11	12

最后要注意的是，在正常的 X 线片中，肱骨前缘应位于肱骨小头的中间 1/3。如果肱骨小头在肱骨前缘前面，这有助于诊断屈曲型髁上骨折。肱骨小头位于肱骨前缘后方，可诊断伸直型髁上骨折。根据治疗方法可将伸直型髁上骨折分类（表 280-2）。

表 280-2　伸直型髁上骨折分类

	特　点	急诊治疗
Ⅰ型	最小或无移位骨折（脂肪垫异常）	后臂长臂轻微屈曲并用夹板固定，离院后 24h 内密切随访
Ⅱ型	移位骨折或有前肱骨线（在侧位 X 线片上通过肱骨小头）的骨折，后皮质完整	小儿骨科医生评估选择闭合复位与经皮钉固定并住院接受神经血管检查
Ⅲ型	肱骨远端显著位移，后皮质破坏	小儿骨科医生评估，闭合或开放复位，经皮钉固定和神经血管检查住院治疗

无论骨折的类型如何，肘关节需要应用夹板固定于屈曲 20°～30° 舒适的位置并高于心脏水平。应注意不要将肢体完全伸直，因为这可能会损伤神经血管束，特别是在移位或不稳定的骨折。另外，屈曲度大于 90° 的夹板，大大增加前臂间室的压力，有发生骨筋膜室综合征的危险。

根据目前的文献，所有肱骨髁上骨折中有 12% 发生神经血管损伤。发生率随着位移程度的增大而增大。在伸展型骨折中，正中神经损伤最常见，尤其是骨间前支（28%～60%）。前臂骨间神经的完整性可以通过拇指和食指握住"OK"的强度来衡量。第 2 个最常见受伤的是桡神经（26%～61%），其次是尺神经（11%～15%）。屈曲型肱骨髁上骨折，最常见是尺神经损伤。这可以通过检查手内在肌的力量来测试。运动损伤常常是由神经性麻痹引起的，通常在 3 个月内改善。不需要进一步的治疗，除非损伤持续超过这一时间。

如果患者疼痛治疗药物需求增加或感觉异常发展，应怀疑骨筋膜室综合征。这属于一个紧急情况，患者应该被带到手术室进行骨筋膜室切开术。骨筋膜室综合征的可怕并发症是 Volkmann 缺血性挛缩。Volkmann 缺血性挛缩是由前臂骨筋膜室综合征未治疗引起的，其特征是腕关节和肘关节固定屈曲，前臂掌心朝下和掌指关节伸展。

由于神经血管损伤的发生率高，以及 Valkmann 缺血性挛缩所带来的永久性不良后果，大多数 II 型和 III 型髁上骨折均应接受神经血管检查或紧急咨询小儿骨科是否需要手术治疗。

要点

- 移位明显的髁上骨折，神经血管并发症发生率高，预后不良。明显移位的骨折是住院观察的适应证。
- 如果患者疼痛药物需求增加或感觉异常进展，应怀疑骨筋膜室综合征。

推荐阅读

[1] Babal JC, Mehlman CT, Klein G. Nerve injuries associated with pediatric supracondylar humeral fractures: A meta-analysis. *J Pediatr Orthop.* 2010;30(3):253–263.

[2] Brubacher JW, Dodds SD. Pediatric supracondylar fractures of the distal humerus. *Curr Rev Musculoskelet Med.* 2008;1(3/4):190–196.

[3] Carson S, Woolridge DP, Colletti J, et al. Pediatric upper extremity injuries. *Pediatr Clin North Am.* 2006;53(1):41–67.

[4] Cheng JC, Wing-Man K, Shen WY, et al. A new look at the sequential development of elbowossification centers in children. *J Pediatr Orthop.* 1998;18(2):161–167.

[5] Farnsworth CL, Silva PD, Mubarak SJ. Etiology of supracondylar humerus fractures. *J Pediatr Orthop.* 1998;18(1):38.

第 281 章
了解舟月骨脱位的影像学征象
Know the Radiographic Signs of Scapholunate Dislocation

Nicholas Abraham, Stuart Swadron，著

舟月骨脱位或分离（SLD）是公认的最常见的腕部韧带损伤。损伤可单独发生亦可与不同骨折脱位同时发生，包括高达 30% 的关节内桡骨远端或腕骨骨折。损伤机制最常见的是直接力量作用于手和

腕部鱼际隆起处，腕关节处于伸直、尺偏、旋后位。这导致舟月韧带的急性撕裂，造成月骨和舟骨近极之间的间隙。此外，损伤可伴发桡舟月韧带断裂，导致舟状骨的掌侧旋转（或旋转半脱位）。

　　SLD 首诊往往容易漏诊，尤其是孤立存在或与其他更严重的损伤同时存在时。本质上 SLD 很难被检测，因为它经常不伴有骨折。临床上，患者存在不同程度的握力不足、运动受限、背侧肿胀和点压痛。这些症状和体征常常与腕部运动的咬合或咬合感有关。舟状骨倾斜试验有助于确定损伤的存在。临床经验丰富的医生可依据试验阳性而明确诊断。

　　舟骨倾斜试验的过程如下：

　　①将四个手指放在桡骨后，拇指顶在舟骨结节上。

　　②用另一只手被动的从尺侧到桡侧活动。

　　当手尺侧偏时，舟骨处于与前臂平行的伸展位置，而当桡骨偏时，舟骨屈曲。当手从尺侧到桡骨偏移时，对结节施加压力，防止舟骨屈曲。如果舟月韧带断裂，近极往背侧脱出，经常引起腕桡背侧疼痛。当停止施加压力时，舟状骨自行复位到桡骨背侧缘，从而引起如上所述的典型的咬合声。

　　一旦怀疑，应通过在 X 线片上存在一个或多个特征来证实诊断。急诊医生应该了解腕骨，并通过标准的流程分析腕骨的影像特点。有一些技巧来帮助记忆。一个例子是"这么长的小指，随后是拇指"，分别指的是舟骨、月骨、三角骨、豌豆骨、钩骨、头状骨、小多角骨、大多角骨。在正位上，临床医生应寻找增大的舟月关节间隙。检查这个间隙应该是临床医生评估腕部影像的常规部分。间隙＞3mm 是病态的，命名为"Terry Thomas"征，Terry Thomas 是 20 世纪 60 年代流行的喜剧演员，他的前门牙间存在标志性缝隙。最近，这个间隙被称为"David Letterman"征，是更现代的喜剧演员。第 2 个要注意的征象是皮质环征，由于旋转半脱位和掌侧倾斜，由缩短的舟状骨形成的，导致在其远侧极可见双密度环（图 281-1）。侧位也应仔细检查以确保桡骨、月骨和头状骨形成一条直线。舟骨的近端部分投射到月骨桡掌侧。通过月骨和舟骨中心绘制的线构成舟月角，其应在 30°～60°之间。务必仔细检查月骨周围或月骨脱位以及桡骨远端、桡骨茎突或舟状骨骨折的 X 线片，因为它们与 SLD 密切相关。

　　舟月骨脱位患者应放置在拇指腕关节夹板中，腕关节处于中立位置或背屈 10°～15°。迫切需要骨科医生或手外科医生进行外科修复，因为这些损伤通常难以修复，具有不可预知的结果。最常见的修复方式是经皮穿针闭合复位或切开复位和韧带修复术。在损伤的急性期及时修复具有最令人满意的结果。我们必须及早发现这种诊断，以预防相关的后遗症，如严重的退行性骨关节炎。

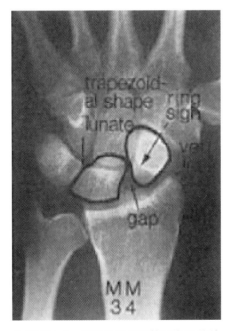

▲ 图 281-1　肩胛骨脱位的前后位 X 线片

引自 Bucholz RW, Heckman JD, eds. *Rockwood and Green's Fractures in Adults*. 5th ed. Philadelphia, PA: Wolters Kluwer, 2002

要点

- SLD 是腕关节最常见的韧带损伤。
- 重要的 X 线片表现包括舟月骨关节间隙的增大和皮质环征。
- 侧位 X 线检查对检查月骨及月骨周围脱位具有重要意义。

推荐阅读

[1] Geissler WB, Freeland AE, Savoie FH, et al. Intracarpal soft-tissue lesions associated with an intra-articular fracture of the distal end of the radius. *J Bone Joint Surg Am.*1996;78:357–365.

[2] Linscheid RL, Dobyns JH, Beabout JW, et al. Traumatic instability of the wrist: Diagnosis,classification, and pathomechanics. *J Bone Joint Surg Am.* 1972;54:1612–1632.

[3] Watson HK, Ashmead D IV, Makhlouf MV. Examination of the scaphoid. *J Hand Surg* [Am].1988;13:657–660.

[4] Wolfe SW. Chapter 15. Carpal instability. In: *Green's Operative Hand Surgery*. 6th ed. London,UK: Churchill-Livingstone, 2011:481–488.

第 282 章
了解琼斯与假琼斯骨折的区别
Know the Difference between Jones and Pseudo-Jones Fractures

Brian R. Sharp，著

第 5 跖骨基部是足中部骨折最常见的部位，占所有跖骨骨折的 45% ～ 70%。最著名的可能是琼斯骨折，这是在 1902 年首次由 Robert Jones 先生脚受伤后描述的。然而，这种骨折远不如假琼斯或第 5 跖骨撕脱骨折常见。

第 5 跖骨由 3 个解剖区组成，每个有相应的骨折，然而在预后和治疗上的显著差异可能仅数毫米之差，使得区分 3 个区域和相应的骨折类型非常重要（图 282-1）。

一、第 1 区结节性撕脱性骨折：假琼斯／舞蹈家骨折

第 5 跖骨结节性撕脱性骨折常被称为假琼斯或舞蹈家骨折。它们占第 5 跖骨基底部骨折的 90%。虽然通常在标准的前后位（anteroposterior，AP）、侧位和斜位的足底 X 线片上可见，但经常需要同时

拍踝关节片，因为仅用足部 X 线片会漏诊高达 23% 的骨折。骨折本身可以有横向或倾斜的外观，并且经常是发生在第 4 和第 5 距骨之间跖间关节的近端。虽然撕脱骨折可能涉及跖楔关节，但它不应该涉及第 4 和第 5 距骨之间跖骨关节。

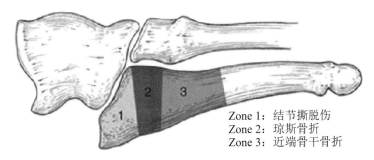

Zone 1：结节撕脱伤
Zone 2：琼斯骨折
Zone 3：近端骨干骨折

▲ 图 282-1　第 5 跖骨骨折
引自 Lawrence SJ, Botte MJ. Jones' fractures and related fractures of the proximal fifth metatarsal. *Foot Ankle*. 1993;14(6), Figure 3, page 360, with permission

　　一个典型的结节撕脱性骨折的机制是足底屈曲时足底和踝关节的强制倒置（如篮球运动员起跳后着陆不顺利或跑步运动员脚踝倒置于不平坦的地面上）。腓骨短肌腱和（或）足底腱膜外侧索产生的张力撕脱结节。由于发病机制和相对症状轻的患者经常主诉"踝关节扭伤"。

　　有症状时需要治疗，包括至少 3 周的硬底或石膏鞋（是否添加压缩敷料），其目的是防止显著的跖屈和耐受负重。如果有剧烈疼痛，可使用带拐杖的后夹板或短腿行走石膏 2～3 周。如果有超过 3mm 的移位，关节面超过 1～2mm 的移位或症状性骨折愈合，应需要手术。所有这些症状可能最终需要手术干预。

　　多个干骺端血管和营养动脉的分支供应第 5 跖骨的结节。因此，这些骨折的预后是非常好的，大多数患者在 3 周无症状，通常在 8 周看到放射学愈合。并发症并不多见，但包括不愈合或长期不适，但在关节面不平和老年患者中，相对常见。

二、第 2 区干骺端／骨干琼斯骨折

　　琼斯骨折是第 5 跖骨的骨干和干骺端交界处的急性骨折，该处骨头加宽的部分逐渐变薄，因为它变成了骨轴（通常在跖骨结节的 1.5cm 以内），并且延伸到跖骨间关节（通常在第 4 和第 5 跖骨之间）。琼斯骨折常伴有趾骨骨折。这种骨折的位置有特殊的临床意义，因为它可以破坏基底段远端的血液供应，这是一个脆弱的"分水岭"区域。

　　琼斯骨折的机制通常是脚跟脱离地面时方向的突然变化。这对前足产生垂直或侧向力。在体育活动中经常被报道，如篮球、足球、橄榄球、网球中偶尔报道。患者通常表现为外侧脚疼痛和压痛。通常认为琼斯骨折更常见于高拱形脚的人，由于其外侧足的负荷增加。

　　初始治疗包括冰敷、抬高和后侧短腿夹板固定，并在 3～5 天内进行严格的非负重状态和骨科随访。明确的治疗通常是短腿，非负重石膏 6～8 周。

　　由于该区域供血不足，延迟愈合和骨折愈合的发生率高。即使是固定后，仍有超过一半的患者由于骨折不愈合或再骨折而需要手术治疗。因为骨折不愈合的发生率越来越高，早期髓内钉技术变得越来越普遍。

三、第 3 区近端骨干应力性骨折

骨韧带连接处（1.5cm 进入骨干）的远端可见骨干应力性骨折。这些骨折通常在就诊前会出现典型症状，通常并不是急性损伤。

治疗是固定和非负重 6 ～ 10 周（类似于琼斯骨折），但骨折愈合的预后甚至比琼斯骨折更差。这些通常需要长达 20 周的固定。因此，倾向于早期手术。

要点
- 第 5 跖骨撕脱骨折系内翻力损伤，而琼斯骨折为脚后跟离地侧向力所致。
- 第 5 跖骨撕脱骨折发生在第 4 跖骨和第 5 跖骨之间跖骨间关节的近端。
- 撕脱骨折可以使用术后鞋治疗，琼斯骨折和第 5 跖骨应力骨折都需要长时间的固定和严格的非负重状态。

推荐阅读

[1] Den Hartog BD. Fracture of the proximal fifth metatarsal. *J Am Acad Orthop Surg.* 2009;17:458–464.

[2] Hatch RL, Alsobrook JA, Clugstron JR. Diagnosis and management of metatarsal fractures. *Am Fam Physician.* 2007;76: 817–826.

[3] Polzer H, Polzer S, Mutschler W, et al. Acute fractures to the proximal fifth metatarsal bone:Development of classification and treatment recommendations based on the current evidence.*Injury.* 2012;43:1626–1632.

[4] Zwitser EW, Breederveld RS. Fractures of the fifth metatarsal; diagnosis and treatment. *Injury.*2010;41:555–562.

第 283 章
发现肩胛骨骨折的合并伤
Search for Other Injuries in Patients with Scapular Fracture

John W. Martel，著

肩胛骨骨折是罕见的，年发病率为 10/10 万～ 12/10 万人。它们通常与高能、钝力机制相关，包括汽车碰撞和高空坠落，因此，通常合并有其他严重的损伤。肩胛骨骨折虽然占所有骨折的 1%，但其死亡率高达 10% ～ 15%。至关重要的是，超过 90% 的患者有伴随的损伤，如果不仔细考虑，其他诊断可能会被延迟或完全忽略。特别是存在胸、骨科、颅内、腹腔和神经血管多系统损伤并存的风险。如同侧肺、胸壁和肩胛带等相关损伤的发病率高达 75% ～ 98%。

在体格检查中，意识清醒患者通常将受影响的肩部保持内收的位置，而肢体本身紧靠胸壁。在相应的临床背景下，各种各样的肩部发现，包括同侧瘀斑、血肿、局灶性压痛或咯咯声，应引起肩胛骨骨折合并相关严重损伤的怀疑。肩胛骨骨折主要发生在身体，其次是颈部，再到关节盂和肩峰。

前后位，肩胛骨侧位和穿胸位 3 个体位的肩关节 X 线片通过快速评估盂肱结构和肩胛骨体部。在某些情况下，在胸部 X 线片上也可以明确肩胛骨骨折，但便携式胸透时很容易遗漏严重受伤的患者。计算机断层扫描（CT）可以有效地发现骨折，也是稳定性多发伤患者排除相关的损伤最有效的方法。

对于损伤模式，最常见的是肋骨骨折和急性胸部损伤，如气胸、血胸和肺挫伤。这些损伤与肩胛骨骨折（某些组合）同时出现，约占 2/3 的病例。此外，颅骨骨折和颅内损伤，包括颅内出血和脑挫裂伤，发生率高达 40%。最后，高达 10% 的病例伴随周围血管损伤，包括腋动脉、锁骨下动脉和腋动脉。

对于其他骨科损伤也应谨慎对待，尤其是脊柱、骨盆和四肢。一项有关两个大城市一级创伤中心钝性创伤入院的 10 年回顾性综述显示肩胛骨骨折患者往往损伤程度评分更严重且易合并有胸部损伤。另一项国家创伤数据库回顾性报道显示，肩胛骨骨折患者合并胸部、上肢和骨盆的伴随性损伤发生率更高。

幸运的是，孤立的肩胛骨骨折通常不会导致永久性残疾。绝大多数病例应用吊带和早期活动，无须手术治疗，但不稳定的骨折，需要手术干预。

要点

- 鉴于通常肩胛骨破裂损伤系高能量机制，因此，需要对创伤进行仔细地评估，以避免遗漏潜在危及生命的伤害。
- 最常见的合并伤为肋骨骨折、气胸、血胸和肺挫伤。

推荐阅读

[1] Baldwin KD, Ohman-Strickland P, Mehta S, et al. Scapula fractures: A marker for concomitant injury? A retrospective review of data in the national trauma database. *J Trauma*.2008;65:430–435.

[2] Brown CV, Velmahos G, Wang D, et al. Association of scapular fractures and blunt thoracic aortic injury: Fact or fiction? *Am Surg*. 2005;71:54–57.

[3] Cole PA, Freeman G, Dubin JR. Scapula fractures. *Curr Rev Musculoskelet Med*. 2013;6(1):79–87.

[4] Veysi VT, Mittal R, Agarwal S, et al. Multiple trauma and scapula fractures: So what? *J Trauma*.2003;55:1145–1147.

第 284 章
你知道如何做踝肱指数吗？
Do You Know How to Do ABIs?

John C. Ray，著

踝肱指数（ABI）是评估下肢动脉血流的重要诊断工具，它是一种非侵入性的识别外周动脉疾病和动脉损伤的工具，用于所有临床部门，包括门诊、住院和急诊科（emergency deparment，ED）。ABI 可以快速完成且通俗易懂，可以辅助管理任何可能存在下肢动脉损伤的患者。虽然 ABI 是门诊量化外周动脉疾病程度最常用的指标，但在急诊科存在其他应用程序（表 284-1）。

表 284-1　急诊踝肱指数使用适应证

① 伤口感染或缺血性肢体的蜂窝织炎
② 评估足部溃疡或坏疽
③ 下肢创伤中动脉血流的评价
④ 与血栓相关的急性肢体缺血
⑤ 血管成形术、支架置入术或下肢旁路手术后的术后评估

简单地说，ABI 是通过测量上下肢的血压并比较它们各自的值来完成的。任何标准的急诊科检查室床旁都有完成 ABI 的必要设备。这些包括各种尺寸的血压袖带、手动血压计、便携式多普勒超声、超声凝胶和润滑胶冻。下面的步骤是测量和计算 ABI 的正确技术。

① 步骤 1：将患者置于仰卧位。

② 步骤 2：为患者的上臂以及踝关节选择合适的血压袖带尺寸，并将压力袖带放置到适当的位置。上臂测量处为肘窝上 1 英寸（in）处测量上臂血压，踝部测量处为足踝上 2 ～ 3 英寸（in）处。

③ 步骤 3：上臂测量时将放置足够量的凝胶到肘窝，多普勒探头定位在朝向患者头部的 45° ～ 60°，以获得最清晰的动脉脉搏信号并保持探头稳定。

④ 步骤 4：将肱动脉袖带充气至无法观察动脉脉搏信号 20mmHg 以上。

⑤ 步骤 5：将上臂血压袖带缓慢放气，保持多普勒探头到位，直到动脉脉搏信号再次出现。把这个数字记录为测量臂的肱动脉收缩压。

⑥ 步骤 6：对侧臂重复步骤 3 到步骤 5，并记录肱动脉收缩压。

⑦ 步骤 7：对于踝关节测量，使用多普勒探头定位足背（DP）和胫骨后（PT）脉冲。

⑧ 步骤 8：将多普勒探头稳定地放置在足背脉冲上，并将踝血压袖带充气至足背脉冲信号消失后

上方 20mm 汞柱，将袖带缓慢放气，直到动脉脉搏信号再次出现。将这个数字记录为测量侧的足背收缩压。有些患者可能存在先天缺失足背脉冲。

⑨ 步骤 9：重复步骤 7，在胫骨后脉冲上用多普勒探头测量胫骨后收缩压并记录该数。

⑩ 步骤 10：将血压袖带放置于对面的踝关节，并重复对踝关节的步骤 6 和步骤 7，并记录两个数字。

⑪ 步骤 11：使用表 284-2 所示的方程式来计算患者左右下肢的 ABI。

表 284-2 计算右下肢和左下肢的 ABI

右下肢 ABI	右脚踝收缩压较高者（DP 或 PT）mmHg / 肱动脉收缩压较高者（右或左）mmHg
左下肢 ABI	左脚踝收缩压较高者（DP 或 PT）mmHg / 肱动脉收缩压较高者（右或左）mmHg

⑫ 步骤 12：解释表 284-3 所示的结果。

表 284-3 解释外周动脉疾病中 ABI 值的测定

ABI 值	分 析
> 1.3	血管钙化
1.3 ~ 0.91	血管流量正常
0.9 ~ 0.4	轻度至中度外周动脉疾病
0.39	重度外周动脉疾病

表 284-3 概述了外周动脉疾病时 ABI 的意义。在创伤或其他急性过程中，ABI 也有助于确定下肢动脉损伤的患者。如在下肢创伤患者中，ABI ≤ 0.9 对下肢动脉损伤诊断的敏感性为 87%，特异性为 97%，因此，值得进一步的血管造影或手术干预。ABI ≥ 0.91 表明动脉损伤的可能性较低，可以观察、重复 ABI 测量和（或）非急诊血管造影。

要点
- ADI 是一种重要的无创性检查，用于评估急诊科和门诊患者的动脉疾病或损伤。
- ABI ≤ 0.9 的急性下肢创伤患者应通过血管造影或手术干预进一步评估。

推荐阅读

[1] Grenon SM, Gagnon J, Hslang J. Ankle-brachial index for assessment of peripheral arterial disease. *N Engl J Med*. 2009;361:e40.

[2] Johansen K, Lynch K, Paun M, et al. Non-invasive vascular tests reliably exclude occult arterial trauma in injured extremities. *J Trauma*. 1991;31(4):515–519.

[3] Newton EJ, Arora S. Peripheral vascular injury. In: Marx JA, ed. Marx: Rosen's EmergencyMedicine: *Concepts and Clinical Practice*. 7th ed. Philadelphia, PA: Saunders Elsevier, 2009. Vol. 1: Part II—Trauma.

第 285 章
踝关节骨折避免遗漏腓骨近端骨折
Don't Miss the Proximal Fibula Fracture in Patients with Ankle Fracture

Shawn K. Kaku, Stuart Swadron，著

踝关节扭伤是急诊科（emergency department，ED）最常见的肌肉骨骼损伤之一。急诊科对有关踝关节的损伤评估进行了重要的研究，制定了通过病史和体格检查来协助区分扭伤和骨折的原则。然而，并不是所有踝关节损伤都仅仅是肢体远端。具体而言，一种罕见但重要的踝关节损伤模式往往被临床医生忽略，由于它也会导致膝关节周围的骨折，被称为 Maisonneuve 骨折。

Maisonneuve 骨折是腓骨近 1/3 处的螺旋状骨折，伴有远端胫腓联合韧带断裂和相关的损伤。这种骨折模式是脚固定时受到外旋力作用而引起。损伤的力量来自胫骨远端，向上通过骨间膜，止于腓骨近 1/3 处。这种作用力造成的损伤模式，首先导致三角韧带损伤和（或）内踝骨折。接下来，有胫腓骨远端韧带断裂伴偶发的后踝骨折。最后，作用力引起近端腓骨的旋转和外翻应力，导致腓骨近端骨折。Maisonneuve 骨折的特征是腓骨颈或颈近端的螺旋状或斜形骨折。

Maisonneuve 骨折的损伤机制主要与运动有关，其次是冰上滑倒、行走或跑步造成的损伤，最后是机动车事故和高空坠落造成的损伤。患者可能仅仅抱怨踝部疼痛和不能行走，而未发现腓骨近端疼痛。这可能是由于腓骨近端只承担很小的负重。检查时，在三角韧带（内侧）和韧带融合上存在压痛，不伴外侧韧带或腓骨远端压痛。虽然腓骨近端可能没有明显的畸形或肿胀，但触诊通常有触痛。此外，患者可能会主诉足背感觉下降，这是由于腓神经跨过腓骨头而受伤的结果。

任何一个主诉足踝受伤的患者，即使无近端腓骨疼痛的主诉，均需要进行全面地检查，至少延伸到腓骨近端（关节上下）。踝关节 X 线通常表现远端胫腓关节的扩大以及内踝和（或）后踝骨折。然而，在一些情况下，腓骨近端骨折仅仅发生于踝关节软组织损伤（图 285-1）。必须胫腓骨或膝关节透视才能显示腓骨近端骨折。此外，如果从踝关节透视发现距骨内侧间隙减少，应怀疑腓骨骨折。因此，没有意识到腓骨近端的损伤模式和相关检查，会漏诊许多 Maisonneuve 骨折类型的患者。胫骨和腓骨不必常规摄取 X 线片，但如果在踝关节骨折或踝关节损伤时，腓骨近端有骨性压痛，应摄取胫骨和腓骨 X 线片。X 线片可以看到骨折。

Maisonneuve 骨折最常见的治疗方法是手术，并取决于踝关节损伤的性质。漏诊可导致长期疼痛和关节炎。然而，通过正确的诊断和治疗，远期的功能性结果通常是好的。

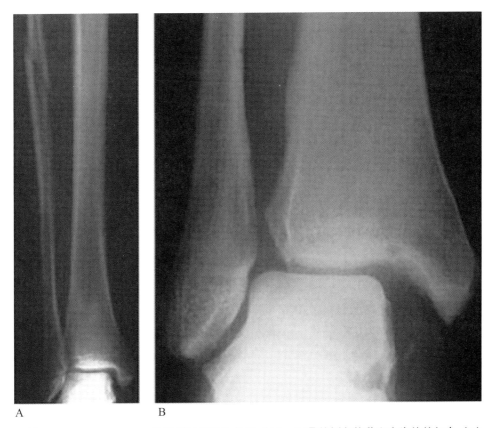

A　　　　B

▲ 图 285-1　**Maisonneuve** 骨折伴近端腓骨骨折（**A**）；距骨的侧向位移和合生体的加宽（**B**）

引自 Court-Brown C, Heckman JD, McKee M, et al., eds. *Rockwood and Green's Fractures in Adults*. 8th ed. Philadelphia, PA: Wolters Kluwer, 2014

要点

- Maisonneuve 骨折是腓骨近 1/3 处的螺旋状骨折合并踝关节骨折，最常见于踝部扭伤。
- 治疗通常需要外科手术，延误诊断可能导致并发症。
- 诊断延误可能源于检查不恰当，如果必要的话，应对踝关节损伤的近端腓骨 X 线片成像。
- 在某些没有踝关节骨折情况下（仅有软组织损伤），可能导致临床医生低估这种损伤的严重程度。

推荐阅读

[1]　Duchesneau S, Fallat LM. The Maisonneuve fracture. *J Foot Ankle Surg.* 1995;34(5):422–428.

[2]　Kalyani BS, Roberts CS, Giannoudis PV. The Maisonneuve injury: A comprehensive review. *Orthopedics.* 2010;33(3):196–197.

[3]　Millen JC, Lindberg D. Maisonneuve fracture. *J Emerg Med.* 2011;41(1):77–78.

[4]　Taweel NR, Raikin SM, Karanjia HN, et al. The proximal fibula should be examined in all patients with ankle injury: A case series of missed maisonneuve fractures. *J Emerg Med.*2013;44(2):e251–e255.

第 286 章
拳击手骨折，注意检查旋转畸形
Boxer's Fracture? Check for Rotational Deformity!

Jennifer Marvil，著

Boxer 骨折是第 5 掌骨颈骨折的共同名称，尽管该术语常用于第 4 掌骨和第 5 掌骨骨折。掌骨骨折占手部骨折的 40%，掌骨颈骨折为最常见的掌骨骨折类型，其中第 5 掌骨最常见，占所有手部骨折的 20%。拳击手骨折的发病率最高的是年龄在 15—30 岁的男性。尽管拳击手骨折这个名字在受过训练的拳击手中并不常见，但在未受过训练的拳击手中更常见。

拳击手骨折是由于掌骨头与掌指关节（metacarpophalangeal，MCP）关节在弯曲时直接撞击或轴向负荷作用而产生的，通常系撞击硬的物体而引起的。由于近端稳定力对掌骨头的丧失，这种骨折本质上是不稳定的，因为侧方韧带近端插入到掌骨头和远侧插入到指骨上。近端稳定力的丧失和掌骨头背部典型的直接撞击通常导致掌骨头掌侧成角。

临床上，拳击手的骨折可通过掌骨肿胀、畸形或压痛或第 5 个 MCP 关节的凹陷来诊断。此外，还应检查手部皮肤完整性，撞击引起开放性损伤会导致严重的细菌感染和功能障碍。拳击手骨折的放射学特征包括典型的掌骨头和掌骨颈斜骨折和掌骨远端成角（图 286-1）。

掌骨颈骨折可耐受不同程度的角度变化而无功能损伤。角度最好用手的侧位 X 线片进行评估。每个手指的角度可接受程度不同。虽然每个手指可接受的角度具体数目不同，但当从第 2 到第 5 掌骨，依次可接受 10°、20°、30° 和 40° 的成角。可接受的掌倾角除外了第 5 掌骨颈和头部之间固有的 15°掌角。在第 5 掌骨允许更多的掌侧畸形，因为第 5 腕掌关节比其他腕掌关节更加灵活，允许更多的旋转能力。同样，因为第 1 腕掌关节的旋转能力，拇指也可以忍受第 1 掌骨颈部骨折的 40°掌侧角。

然而，虽然第 5 掌骨颈骨折可以接受很大程度的成角，但不可接受旋转畸形，旋转畸形导致功能受损，由于手指重叠，导致握力下降。旋转畸形可通过临床和影像学检查来评估。手指在 MCP 和近侧指间关节（proximal interphalangeal，PIP）都弯曲，所有手指都应该指向舟骨结节。此外，手指在伸直时，甲床的序列应该良好。如果所有的手指不一致或者闭合拳头有第 4 和第 5 位手指的重叠，则应该怀疑旋转畸形。除了临床检查结果外，还应结合手部的 X 线片评估成角外的旋转。评估掌倾角最好在侧位片上，在正侧位（anteroposterior，AP）透视上观察到的任何成角代表明显的旋转不良。然而，重要的是，要注意手的 X 线片检测旋转不良敏感性较差。因此，临床上应慎重评估旋转畸形的发生。骨折旋转不良需要转诊至骨科手术固定，以防止功能障碍。

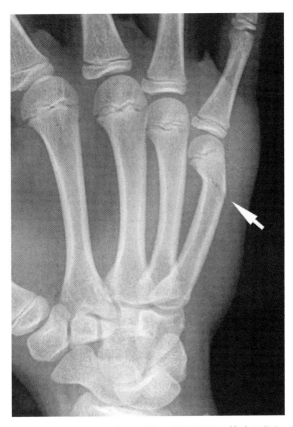

▲ 图 286-1　拳击手骨折手的斜位 X 线片显示第 5 掌骨骨折（箭头所指），远端碎片呈掌侧角
引自 Siegel MJ, Coley B, eds. *Core Curriculum: Pediatric Imaging*. Philadelphia, PA: Wolters Kluwer, 2005

要点

- Boxer 骨折指的是第 5 掌骨颈骨折为握拳撞击硬物的结果，这是最常见的手部掌骨骨折的类型。
- 然而，掌骨骨折可以耐受不同程度的掌倾角（取决于所累及的手指），没有任何程度的旋转畸形是可以接受的。临床医生应努力评估所有拳击手骨折的旋转畸形，因为影像学检查检测远端部位旋转不良可能敏感性较差。
- 旋转畸形可以通过握紧拳头时有无第 4 和第 5 个手指的重叠或者通过所有手指甲床的序列性来评估。所有有旋转畸形的骨折都需要转诊至骨科，进行固定手术以防止由于握力降低导致的功能损伤。

推荐阅读

[1] Ali A, Hamman J, Mass DP. The biomechanical effects of angulated boxer's fractures. *J Hand Surg [Am]*. 1999;24A(4):835–844.

[2] Leung YL, et al. Radiographic assessment of small finger metacarpal neck fractures. *J Hand Surg [Am]*. 2002;27A(3):443–448.

[3] Pace GI, Gendelberg D, Taylor KF. The effect of closed reduction of small finger metacarpal neck fractures on the ultimate

angular deformity. *J Hand Surg [Am]*. 2015;40:1582–1585.

[4] Sletten IN, et al. Assessment of volar angulation and shortening in 5th metacarpal neck fractures: An inter-and intra-observer validity and reliability study. *J Hand Surg [Am]*.2012;38E(6):658–666.

[5] Soong M, Got C, Katarincic J. Ring and little finger metacarpal fractures: Mechanisms, locations,and radiographic parameters. *J Hand Surg [Am]*. 2010;35A:1256–1259.

第 287 章
踝关节扭伤患者跟腱撕裂的思考
Think of Achilles Tendon Rupture in Patients with Sprained Ankle

Jennifer Farah，著

踝关节扭伤的表现形式多样，如令人印象深刻的体检结果（如弥漫性水肿、广泛瘀斑）和仅有轻微的运动范围受限。无论如何，诊断组成包括 X 线片，如果骨折是阴性的，通常应用弹性绷带和建议 RICE（制动、冷敷、加压和抬高）治疗。然而，一个非常相关的诊断很可能被遗漏，简单的关节扭伤时，跟腱断裂通常被忽略。

跟腱是人体内最大的肌腱。不幸的是，它的血管供应也是最差的，因此，它容易受到损伤。它将腓肠肌和比目鱼肌连接到跟骨上。每走一步，它经历反复屈伸，长时间可能导致难以估量的创伤和炎症。跑步、跳跃和其他与体育有关的运动会加剧已经被削弱的肌腱，造成进一步的损伤。腱鞘炎和滑囊炎是常见的疾病，但全部或部分跟腱撕裂也不容忽视。

鉴于临床表现不典型，近 25% 的跟腱损伤早期易被漏诊。大多数受伤的是 30—50 岁男性，经验丰富的运动员和新手一样脆弱。患者可能主诉做了一个非常突然的运动，听到"砰"的一声，无法继续他的活动。如篮球运动员正准备接球时，突然发现脚动不了了。另一个常见的描述是"脚后跟被踢了"的感觉。

在检查时，可以沿着肌腱的长度触及明显的缺陷或"结"。还可以观察到脚无法跖屈或无法抬趾。然而，并非所有患者表现都很典型，更细致检查是必要的。Thompson 试验：患者仰卧，患肢屈膝 90°，然后医生挤压小腿，观察脚部是否有足底弯曲，如果弯曲不存在，被视为异常，应该怀疑是跟腱损伤。如果足底屈曲受限，医生可以通过在小腿上放置血压计来进一步调查。当患者处于相同仰卧位时，足底弯曲，袖带应充气至 100mmHg。然后医生被动地背屈脚底，观察压力读数的上升。肌腱完整时，压力应该上升到 140mmHg，这个值因人而异，因此，为了确保准确，这个测试也应该在对侧未受影响的肢体上进行，以记录患者的基数。

重要的是要记住，由于周围其他肌肉的作用，如蹈屈肌和胫后肌，跟腱损伤患者可能保留足底屈曲。因此，可能需要影像检查明确诊断。磁共振（magnetic resonance，MR）和超声（ultrasound，US）均有助于明确诊断。鉴于高成本和急诊 MR 的受限，超声受急诊科青睐。超声征象包括肌腱连续性的丧失或肌腱回声结构的变化，这可能代表部分撕裂。然而，超声这些发现依赖于操作者的技术，且敏感性比 MR 差。

跟腱断裂的治疗涉及长时间的固定或手术修复加固定，治疗方法的选择是综合考虑患者的活动水平，并与骨科医生联合决策。如果在急诊科进行了固定，则踝关节应夹板或石膏跖屈固定（马蹄足），并且预期固定 8～12 周，前 3～4 周保持非负重状态。跟腱断裂的恢复缓慢，功能可能不会完全恢复。

要点

- 任何踝关节疼痛患者应鉴别有无跟腱断裂。
- 挤压小腿时，跟腱损伤的患者足底弯曲受限或缺乏（异常 Thompson 试验）。
- 肌腱的床旁超声可作为诊断跟腱断裂有用的辅助工具。
- 一旦诊断成立，踝关节应跖屈固定（马蹄足），建议骨科随访。

推荐阅读

[1] Copeland SA. Rupture of the Achilles tendon: A new clinical test. *Ann R Coll Surg Engl.*1990;72(4):270–271.

[2] Gulati V, Jaggard M, Al-Nammari SS, et al. Management of Achilles tendon injury: A current concepts systematic review. *World J Orthop.* 2015;6(4):380–386.

[3] Kayser R, Mahlfeld K, Heyde CE. Partial rupture of the proximal Achilles tendon: A differential diagnostic problem in ultrasound imaging. *Br J Sports Med.* 2005;39(11):838–842;discussion 838–842.

[4] Mazzone MF, McCue T. Common conditions of the Achilles tendon. *Am Fam Physician.*2002;65(9):1805–1810.

[5] Reiman M, Burgi C, Strube E, et al. The utility of clinical measures for the diagnosis of Achilles tendon injuries: A systematic review with meta-analysis. *J Athl Train.* 2014;49(6):820–829.

第 288 章
及时复位髋关节脱位
Reduce Hip Dislocations in a Timely Manner

Erik A. Berg，著

髋关节脱位是一种骨科急症，需要及时诊断、评估和治疗。这种损伤主要发生在高能量创伤机制，如迎面撞车（motor vehicle collision，MVC）、汽车与行人事故、严重摔倒、接触运动损伤。因此，髋关节脱位常常伴随着危及生命和肢体的损伤。然而，医务人员应该知道髋关节脱位的结果与复位时间有关。伤后 6h 内，复位越早，效果越好。

髋关节由股骨近端（球）连接到髋臼（"套筒"）而成，由髋关节软骨，关节囊，以及结实肌肉和韧带附件加固，髋关节一般非常稳定，脱位需要显著的作用力。股内侧和外侧旋股动脉提供了股骨头的大部分血液供应，它们属于末梢动脉，侧支循环差，因此，骨折时，股骨头易发生缺血性坏死（avascular necrosis，AVN）。

根据股骨头相对于髋臼的位置，髋关节脱位分为前、后或中心型脱位。后脱位约占所有髋关节脱位的 80%，最常见于高速迎面撞车。患者的腿部缩短，髋关节内收、屈曲和内旋。髋关节前脱位（10%～15%）发生在髋关节外展、伸直和外旋时，表现为腿伸长，有外展的、屈曲的和外旋的髋关节。中心脱位是非常罕见的，直接影响大腿外侧，迫使股骨头通过粉碎髋臼（髋关节骨折脱位）。

骨盆前后位平片通常是诊断所需的唯一影像。前后位骨盆 X 线检查应检查任何 Shenton 线的中断（正常情况下，耻骨上支下缘与股骨颈下内缘平滑连续轮廓），应引起髋关节脱位或股骨颈骨折的怀疑。Shenton 线如图 288-1 所示。由于两个原因，应进行额外的成像：①如果患者需要对其他损伤进行 CT 扫描，还有额外的时间快速通过髋臼和股骨干骺端切开；②股骨颈的前后位影像不足以排除骨折。在第二种情况下，横位或斜（Judet）位平片可能提供有用的补充。

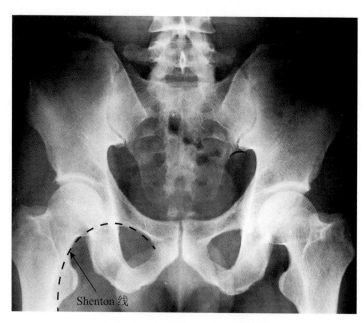

Shenton 线

▲ 图 288-1　Shenton 线（虚线）

引自 Pope TL Jr, Harris JH Jr. *Harris & Harris' The Radiology of Emergency Medicine*. 5th ed. Philadelphia, PA: Lippincott Williams & Wilkins, 2012

髋关节复位的治疗目标是＜ 6h。闭合复位的主要禁忌证是股骨颈骨折。尽管髋臼和股骨的其他骨折可能使复位更加困难，但并非禁忌证。虽然复位在急诊医生的执业范围内，但应采用适当的程序镇静和镇痛，并应在复位前做好夹板准备。避免急诊科多次尝试复位，因为每一次尝试，都有增加关节面损伤和缺血性坏死的风险。如果骨折无法复位，患者将需要在手术室进行全身麻醉下闭合复位或切开复位。

髋关节脱位的并发症包括创伤性关节炎、坐骨神经功能障碍，最重要的是股骨头缺血性坏死。缺血性坏死可能是髋关节脱位最严重的后遗症。为了尽量减少缺血性坏死发生的风险，务必在损伤的 6h 内复位！

要点

- 在高能量创伤机制中，如迎面撞车或高处摔伤，应考虑髋关节脱位。
- Shenton 线的任何破坏都应引起骨折或脱位的怀疑。
- 应尽早实施复位手术（＜6h），避免缺血性坏死并发症。

推荐阅读

[1] Brooks RA, Ribbans WJ. Diagnosis and imaging studies of traumatic hip dislocations in the adult. *Clin Orthop Relat Res.* 2000;377:15–23.

[2] Clegg TE, Roberts CS, Greene JW, et al. Hip dislocations—Epidemiology, treatment, and outcomes. *Injury.* 2010;41:329–334.

[3] Hak DJ, Goulet JA. Severity of injuries associated with traumatic hip dislocation as a result of motor vehicle collisions. *J Trauma.* 1999;47:60–63.

[4] Newton E, Love J. Emergency department management of selected orthopedic injuries. *Emerg Med Clin North Am.* 2007;25:763–793.

[5] Sahin V, et al. Traumatic dislocation and fracture dislocation of the hip: A long-term follow-up study. *J Trauma.* 2003;54:520.

[6] Yang EC, Cornwall R. Initial treatment of traumatic hip dislocation in the adult. *Clin Orthop Relat Res.* 2000;377:24.

第 289 章
核查鼻咽窝压痛，不要错过舟状骨骨折
Check for Snuffbox Tenderness and Don't Miss a Scaphoid Fracture

Benjamin D. Musser，著

腕关节疼痛是急诊科常见的主诉，急诊科医务人员必须意识到腕关节疼痛患者舟骨骨折发生率特别高。舟骨是腕关节骨折最常见的骨折，骨折通常是由于摔倒时腕关节的轴向负荷作用于伸直位的手上。

舟骨是腕关节中的新月形骨，是腕骨近端最大的骨头。它的解剖学可以分成 3 部分：近端、中部 1/3（腰部）和远端。了解舟骨独特的血液供应有助于我们更好地治疗舟骨损伤。舟骨接受桡动脉掌腕支的血液供应，该分支在远端进入舟骨，然后向近端逆行。因此，舟骨的腰部和近端依赖于完整的远端血供，骨折后血供经常会受到损伤。

存在舟骨骨折可疑病史时，腕关节的临床检查常有助于诊断。典型检查体征是解剖鼻烟窝的压痛和（或）肿胀（最好测试腕关节轻度掌屈和尺偏）。压痛可以通过叩诊手掌掌侧舟骨结节和拇指掌骨轴向负荷的情况下引起。这 3 个快速床旁检查可怀疑舟状骨骨折。

当通过 X 线诊断舟骨骨折时，需要使用专门针对舟骨的体位。获得这种体位包括将患者的手置于完全旋前，尽可能多的腕部尺侧偏斜。清晰的骨折线明显地指示骨折，但更细微的发现，如舟骨脂肪垫的闭塞或移位，也可指示骨折的存在。Waeckerle 等的研究显示，急性损伤后平片的假阴性率高达 20%。因此，如果临床高度怀疑舟骨骨折而平片阴性，建议采用经验性固定。在这种情况下，可以在 1 周内重复腕关节拍片。这将允许更多的时间来发现骨折，同时保持患者临时固定。如判断运动员是否能返回赛场而需要快速的诊断时，Carpenter 等的研究表明，核磁共振（MR）和计算机断层扫描（CT）在确定急性舟骨骨折具有良好的敏感性和特异性。

舟骨骨折后的夹板或石膏着重于舟骨的固定，通常需要放置拇指人字形石膏或夹板。固定时间视具体情况而定，由于更高的缺血性坏死和骨折愈合的风险，更近端骨折需要更长的固定时间。这种风险的增加可以通过上文所述的血液供应模式来解释。近端或腰部骨折的近端极易受血液供应的影响而阻碍愈合，并极大地增加了缺血性坏死的可能性。

如果对舟骨骨折后并发症有高度地关注，则需要从急诊科转诊至骨科。紧急骨科转诊的标准包括以下几个方面。

①近端骨折；

②骨折断端移位大于 1mm；

③延迟临床表现。Langhoff 等显示舟骨损伤临床表现延迟 4 周后的患者骨折愈合率高达 40%。

证据显示骨折愈合的简单舟骨骨折患者手术干预的长期效果优于固定治疗。然而，Bond 研究显示，手术干预后返回工作时间轻度缩短（一项 25 例患者 8 周与 15 周的小型研究）。

要点

- 腕舟骨骨折是腕关节腕骨中最常见的骨折，最常见的机制是摔伤或坠落伤时腕关节背伸位支撑所致。
- 鼻咽窝压痛、舟骨结节触痛、拇指掌骨轴向负荷疼痛等体格检查结果应引起腕舟骨骨折的怀疑。
- 临床上怀疑腕舟骨骨折存在时，即使 X 线片无阳性发现，均应采用拇指 - 人字形夹板固定腕部和拇指。

推荐阅读

[1] Bond CD, et al. Percutaneous screw fixation or cast immobilization for nondisplaced scaphoid fractures. *J Bone Joint Surg Am*. 2001;83-A(4):483–488.

[2] Carpenter CR, et al. Adult scaphoid fracture. *Acad Emerg Med*. 2014; 21:102.

[3]　Langhoff O, Andersen JL. Consequences of late immobilization of scaphoid fractures. *J Hand Surg Br.* 1988;13(1):77–79.
[4]　Waeckerle JF. A prospective study identifying the sensitivity of radiographic findings and the efficacy of clinical findings in carpal navicular fractures. *Ann Emerg Med.* 1987;16:733.

第 290 章
跟骨骨折？不要遗漏脊髓损伤
Calcaneal Fracture? Don't Miss a Spinal Injury!

Sara Khaghani，**著**

　　跟骨骨折是一种致残性疾病，因此，快速识别相当重要。跟骨骨折的发生率为 11.5/10 万，男女比例为 2.4：1。跟骨骨折急性和长期并发症的发生率很高。它们通常是高冲击伤的结果，最常见的是从 6 英尺或更高处跌倒（或跳跃）后发生轴向负荷损伤。一项研究显示，72% 的跟骨骨折发生于跌倒后。

　　X 线片是明确跟骨骨折是否存在的初步检查，应拍摄跟骨的侧位和轴位（Harris），以及足前后位（AP）片。额外的平片或 CT 有助于进一步确定骨折的程度。关节内骨折通常使用 CT。跟骨关节内骨折由于其伸入负重的距下关节而预后较差。对于这些损伤，应紧急转诊至骨外科以便正确地处理。

　　开放性骨折、任何神经血管损伤、骨折脱位和急性骨筋膜室综合征是潜在的并发症，需要进行紧急骨科手术。警惕皮肤坏死是很重要的，当跟骨后部移位时，通常会发生皮肤坏死。

　　跟骨骨折的初期治疗包括肢体抬高至心脏水平和冰敷。应使用一个笨重的压缩敷料（也称为笨重的琼斯夹板）。当然，镇痛也是有指征的。需要频繁的皮肤检查来评估皮肤坏死和间隔综合征。涉及足关节间隙的移位和粉碎骨折，需要接受手术治疗。

　　已经证实，高达 50% 的跟骨骨折患者合并有其他相关损伤。最常见的合并伤是下肢（13.2%）和胸腰椎（6.3%）。此外，约 5% 的患者有双侧跟骨骨折。因此，应从头到脚，仔细检查脊柱和神经，包括运动功能、感觉、反射和位置感。高能量受伤后或体格检查发现受伤的迹象，脊柱的影像检查（如胸腰段的 X 线或 CT）是必需的，CT 对脊柱骨折的敏感性较高。

要点
- 跟骨骨折是由高冲击性创伤引起的，如从高处坠落，伴随其他损伤。
- 需要仔细检查对侧跟骨、胸腰椎和下肢。
- 跟骨骨折初步影像学检查包括跟骨的侧位和轴位片（Harris），以及足的前后位片。
- 临床医生应认识到跟骨骨折患者可能的骨筋膜室合征和足部皮肤坏死。如果出现，则需要骨科紧急会诊。

推荐阅读

[1] Antevil JL, Sise MJ, Sack DI, et al. Spinal computed tomography for the initial evaluation of spine trauma: A new standard of care? *J Trauma*. 2006; 61(2):382.

[2] Mitchell MJ, McKinley JC, Robinson CM. The epidemiology of calcaneal fractures. *Foot (Edinb)*. 2009;19(4):197–200.

[3] Walters JL, Gangopadhyay P, Malay DS. Association of calcaneal and spinal fractures. *J Foot Ankle Surg*. 2014;53(3):279–281.

第 291 章
谨防良性高压注射损伤
Beware of Benign-Appearing High- Pressure Injection Injuries

JeNNIFER Farah，著

"眼见不一定为实"用于识别高压注射伤非常贴切。其表现可能局限于小的穿刺伤或模糊的神经功能损伤。因此，我们必须努力明确损伤的细节。高压注射损伤的常见原因有油漆枪、黄油枪和其他职业器械。男性更容易出现这种损伤，平均年龄在 30 岁左右。损伤通常发生于患者检查堵塞的喷管时，这就是为什么非优势手的食指是最常见受伤的原因。即使是最有经验的技术工人也不能幸免于这些灾难。

滞后性临床表现是常见的，因为注射入的材料最初可能不会引起不适，患者可能需要数小时才意识到必须去急诊科。当注射入的材料干扰周围组织时，炎症过程起作用，会导致进一步的肿胀和疼痛。当附近血管和神经受压时，手指会显得更加水肿、紧张、苍白，患者常常会主诉疼痛和感觉异常。体格检查时可能注意到运动范围受限和灌注受损或者仅仅微小的病变。异物可通过神经血管束和腱鞘移行至近端。病例报告发现，压缩空气注射入一个汽车技工的手后，发现纵隔气肿。这再次提醒人们，尽管有些患者乍一看伤口非常小，但潜在损伤的程度可能是毁灭性的。

当然，应该明确注射入的材料。系统综述指出，有机溶剂，如油漆、油漆稀释剂、燃料和油，往往更具腐蚀性，因此，更有导致截肢的可能。另外，空气或水的炎症反应更轻。

应拍摄 X 线片观察注射物，临床医生可能观察到不透光的物质，如油漆，从而揭示损伤的程度。此外，有可能 X 线透明度增加，表明水或空气已经破坏了组织。建议使用广谱抗生素和破伤风预防。激素的作用仍然存在争论，它们对减轻炎症过程的作用可能是有益的，但还没有被证明可以减少截肢的发生率。总之，不应该因为任何治疗，而耽误实施清创术。

手术清创的时间是最重要的，因为截肢率高达 50%。研究表明，如果患者在伤后 6h 内进行清创术，会减少截肢的风险。外科手术不仅需要根除违禁的化学物质和冲洗坏死组织，而且还可以对周围神经和血管进行减压。关于这些患者的总体功能预后的数据很少，但减少截肢机会的任何可能都应努力，遭受这些损伤的患者通常更加依赖于保持适当的灵活性。

要点

- 高压注射损伤通常外观良好，却有严重的皮下组织损伤。
- 患肢的平片可以帮助揭示潜在损伤的真实范围。
- 尽管在这些病例中建议使用广谱抗生素和破伤风预防，但手术探查和清创的时间是预防破坏性结果和减少截肢机会的最重要因素。

推荐阅读

[1]　Amsdell SL, Hammert WC. High-pressure injection injuries in the hand: Current treatment concepts. *Plast Reconstr Surg*. 2013;132(4):586e–591e.

[2]　Hogan CJ, Ruland RT. High-pressure injection injuries to the upper extremity: A review of the literature. *J Orthop Trauma*. 2006;20(7):503–511.

[3]　Kennedy J, Harrington P. Pneumomediastinum following high pressure air injection to the hand. *Ir Med J*. 2010;103(4):118–119.

[4]　Rosenwasser MP, Wei DH. High-pressure injection injuries to the hand. *J Am Acad Orthop Surg*. 2014;22(1):38–45.

第 292 章
Lisfranc 损伤：中足的危险
Lisfranc Injury: Danger in the Midfoot

Lee Plantmason，著

Lisfranc 损伤是跖跗关节复合体的损伤，大约占所有骨折的 0.2%，并且被认为是导致中前足严重残疾的原因之一。它可以发生于低能量机制，如从站立跌倒和运动损伤，亦可发生于高能量机制，如从高处坠落、脚挤压伤和汽车碰撞。病史、体格检查和平片是重要的，由于骨骼的重叠，平片往往不能明确诊断，尤其是侧位片。高达 20% 的损伤最初可能无法通过平片准确诊断，急诊医生往往会漏诊。

足部解剖学的简要回顾有助于理解 Lisfranc 损伤。前足由五根跖骨及其相关趾骨组成。中足由 3 块楔骨（内侧、中间和外侧）、骰骨和舟状骨组成。Lisfranc 或跖跗关节由距骨和 3 块楔骨和骰骨之间的关节组成，对足的稳定性非常关键。Lisfranc 关节由 3 个纵向部件组成，即内侧柱（内侧楔骨和第 1 跖骨）、中柱（中、侧楔骨与第 2 跖骨和第 3 跖骨）和外侧柱（骰骨和第 4 和第 5 跖骨）。Lisfranc 韧带从跖内侧楔骨到第 2 跖骨的基部，第 2 至第 5 跖骨通过一系列跖骨间韧带相互连接，从而将内侧柱连接到第 4 跖骨的外侧，并作为最基本的跖跗关节的软组织支持。

直接和间接的创伤均可导致 Lisfranc 损伤，最常见的直接创伤包括挤压伤与严重的软组织损伤，血管功能不全和足的骨筋膜室综合征。最常见的间接损伤是由于压力外旋转、足底弯曲的足底轴向负荷，或固定的马蹄位置扭转负荷，前足被迫外展导致第 2 跖骨脱位和跖骨外侧分离。如法国战伤医生 Jacques Lisfranc de St. Martin 首次描述该损伤，一名士兵从马背上摔下来，脚仍在马镫中，遭受到这种类型的伤害。

一般来说，Lisfranc 损伤患者往往会出现中足压痛、水肿和无法负重。前足和中足淤血水肿是 Lisfranc 损伤的病理基础。提示跖跗关节损伤的其他体格检查结果包括"钢琴键测试"，可能包括第 1 跖骨和第 2 跖骨的背屈和跖屈（或外展和内收）引起疼痛或半脱位。

前后位、斜位和侧位 X 线片用于 Lisfranc 损伤的初步评估。前后位通过第 2 跖骨线的内侧边界与中间楔骨是否对齐来评估第 1 和第 2 跖跗关节的力线。斜位是通过确定第 4 跖骨线的内侧边界与骰骨是否对齐来评估其他跖跗关节。侧位 X 线片可显示第 1 跖骨和第 2 跖骨的背侧脱位或半脱位。此外，第 2 跖骨或内侧楔形撕脱性骨折，也称为"斑点征"，或第 1 和第 2 跖骨之间的分离＞ 2mm，提示跖跗关节损伤（图 292-1）。

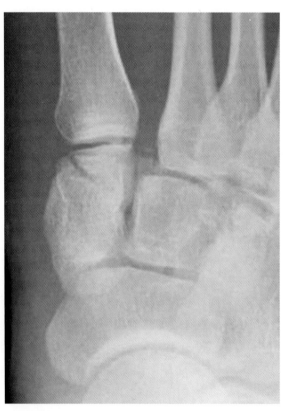

▲ 图 292-1　Lisfranc 损伤患者的前后位 X 线表现
内侧边界第 2 跖骨与中间跖骨不一致。注意"斑点征"，代表第 2 跖骨底部的 Lisfranc 韧带撕裂
引自 Altchek DW. *Foot and Ankle Sports Medicine*. Philadelphia, PA: Wolters Kluwer, 2012

如果临床怀疑 Lisfranc 损伤，即使影像正常，也应拍摄负重位置的斜位，侧位和前后位片。第 1 和第 2 跖骨之间移位＞ 2mm 是诊断 Lisfranc 韧带损伤的方法。与对侧正常足的 X 线片的比较也有助于诊断。鉴于获得这些平片的痛苦和不适，患者应该在拍片之前接受镇痛，并对为什么需要额外的拍片进行说明。

Lisfranc 损伤的处理取决于移位的程度。最小移位（第 1 和第 2 跖骨＜ 1mm）Lisfranc 损伤通常采取非负重夹板、制动、冷敷和抬高，2 周时在骨科门诊再评估。一般而言，这些患者在开始物理治疗前需要穿 6 ～ 10 个月的限制性踝关节运动（controlled ankle movement，CAM）靴。另外，移位的 Lisfranc 损伤（位移＞ 2mm）是不稳定的，需要进行骨科会诊，并特别关注骨筋膜室综合征。这些损伤通常需要根据损伤程度进行经关节固定或关节融合术，8 ～ 15 周内禁止负重。

要点

- Lisfranc 损伤发生于跗跖关节的损伤，如果诊断不及时和处理不当，可导致患者严重残疾。检查发现中足压痛和水肿、足底瘀斑和无法负重应考虑 Lisfranc 损伤是由跗跖关节损伤引起的，如果不能正确诊断和处理，会导致患者严重残疾。中足压痛、水肿和无法负重都应该考虑 Lisfranc 损伤。

- 当怀疑有 Lisfranc 损伤时，足底 X 线片可显示跗跖关节的错位和（或）斑点征。最初的 X 线片无法诊断，而临床仍然怀疑 Lisfranc 损伤存在时，负重或应力位，或与未受影响的足相比较可以帮助诊断。

- 合并 Lisfranc 损伤的患者应用夹板来保持非负重状态。轻度移位的损伤可紧急到骨科门诊求助医生，而移位的明显软组织水肿的损伤应被监测为骨筋膜室综合征，应在急诊科由骨外科医生进行评估。

推荐阅读

[1]　Aronow MS. Treatment of the missed Lisfranc injury. *Foot Ankle Clin*. 2006;11(1):127–142.

[2]　Mantas JP, Burks RT. Lisfranc injuries in the athlete. *Clin Sports Med*. 1994;13(4):719–730.

[3]　Peicha G, Labovitz J, Seibert FJ, et al. The anatomy of the joint as a risk factor for Lisfranc dislocation and fracture-dislocation. An anatomical and radiological case control study. *J Bone Joint Surg Br*. 2002;84(7):981–985.

[4]　Schenck RC Jr, Heckman JD. Fractures and dislocations of the forefoot: Operative and nonoperative treatment. *J Am Acad Orthop Surg*. 1995;3(2):70–78.

[5]　Trevino SG, Kodros S. Controversies in tarsometatarsal injuries. *Orthop Clin North Am*.1995;26(2):229–238.

[6]　Watson TS, Shurnas PS, Denker J. Treatment of Lisfranc joint injury: Current concepts. *J Am Acad Orthop Surg*. 2010;18(12):718–728.

第 293 章
背侧碎片：是三角骨骨折吗
The Dorsal Chip: Is It a Triquetral Fracture?

Caroline Brandon，著

　　腕骨骨折非常常见，舟骨骨折占据了大多数损伤。第 2 种最常见的腕部骨折是三角骨骨折，占腕骨骨折的 15%～19%。三角骨骨折的发生机制类似舟骨骨折。然而，临床和 X 线表现有所不同，因此，关注这些损伤是很重要的。

　　三角骨骨折有 3 种主要类型：背侧皮质、体部和掌侧。背侧皮质骨折发生在一个背屈和尺侧偏斜的手上。患者表现为手腕部压痛、水肿和运动范围疼痛。腕部前后位和斜位片一般无急性异常。然而，手腕的侧位片通常显示骨侧的背斑。（图 293-1）因此，这种骨折模式也通常被称为背侧碎片骨折。这种骨折很少需要手术，通常是掌侧夹板固定，然后石膏固定。预计在 6～8 周内恢复正常功能。

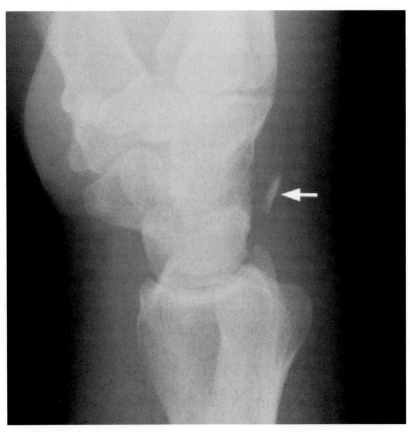

▲ 图 293-1　三角骨骨折侧位片示移位撕脱碎片（箭头），软组织肿胀
引自 Chew FS. *Skeletal Radiology*. 3rd ed. Philadelphia, PA: Wolters Kluwer, 2010

　　三角骨体部骨折占三角骨骨折的3%，可进一步分为3个亚类：矢状位体部骨折与挤压伤和轴位脱位有关；内侧结节骨折是三角骨直接的损伤；横断性体部骨折与高速创伤、周围神经损伤或其他粉碎性骨折有关。由于这些是高能量损伤的结果，腕关节的体格检查通常显示明显的肿胀和运动范围的受限。平片通常能显示这些不同的骨折模式，以及韧带不稳定。然而，如果平片无阳性发现，并且临床仍高度怀疑（基于损伤的机制和软组织损伤的程度），应进一步腕部CT检查。这些损伤通常需要手术复位和切开复位，急诊科应求助于骨科手术。

　　掌侧骨折被称为撕脱伤，涉及掌骨尺侧三角或月三角韧带。因为韧带的参与，这些骨折是不稳定的，并要求快速转诊至骨科。他们很难通过平片诊断，并且常常需要核磁共振成像来评估不稳定的程度。当高度怀疑存在严重损伤，平片无法诊断时，固定腕掌侧夹板，并安排骨科密切随访是非常合适的。如果不及时治疗，这些患者会发展成关节炎和韧带不稳定。

　　三角骨骨折（和其他腕骨骨折）与桡骨远端骨折有关。因此，一旦急诊科医生发现肢体一处骨折，往往容易遗漏同一肢体的其他骨折。

　　总的来说，三角骨骨折很难诊断。漏诊或延迟诊断容易导致骨不愈合和血管损伤。如果损伤机制和体格检查与三角骨骨折有关，但在X线片上没有骨折，应考虑进一步如CT或MR影像学检查。如果存在桡骨远端骨折，一定要检查手部以排除并发腕骨骨折。

要点

- 三角骨骨折是第2常见的腕骨骨折。
- 通过侧位片显示背侧骨碎片可诊断背侧皮质骨折。这些通过简单的固定都能很好地康复。
- 三角骨体部和掌侧骨折由高能量机制引起，并常与其他骨性或韧带损伤相关。这些都是严重的伤害，可能导致愈合不良。及时的骨科评估是很重要的。
- X线可作为诊断三角骨骨折的依据。如果怀疑有损伤，患者可以将腕关节在掌侧夹板中固定，直到获得骨科评估和（或）进一步影像明确诊断。

推荐阅读

[1]　Becce F, Theumann N, Bollmann C, et al. Dorsal fractures of the triquetrum: MRI findings with an emphasis on dorsal carpal ligament injuries. *AJR Am J Roentgenol*. 2013;200:608–617.

[2]　Komura S, Yokoi T, Nonomura H, et al. Incidence and characteristics of carpal fractures occurring concurrently with distal radius fractures. *J Hand Surg Am*. 2012;37A:469–476.

[3]　Oh E, Kim HJ, Hong S, et al. Evaluation for fracture patterns around the wrist on threedimensional extremity computed tomography, especially focused on the triquetrum. *J Med Imaging Radiat Oncol*. 2015;59:47–53.

[4]　Suh N, Ek E, Wolfe SW. Carpal fractures. *J Hand Surg Am*. 2014;39:785–791.

第 294 章
初诊时识别月骨和月骨周围脱位
Lunate and Perilunate Dislocations: Pick These Up on Initial Presentation!

Todd Schneberk，著

月骨周围和月骨脱位，尽管影像学表现不同，但均代表腕关节不稳定的损伤，往往月骨脱位比周围脱位的韧带断裂更严重。这两个脱位都相对少见，很容易漏诊。它们在处理和治疗方面也很相似。这两种损伤体现了急救医学的高风险性，漏诊、复位和转诊至手外科不及时，均将导致患者预后不良。

月骨周围和月骨脱位最常见于 30 岁左右的年轻男性，典型的是由于高能量机制（车祸、从高处坠落等）导致的尺侧偏离，腕部过度伸展。任何跌倒导致伸直位手（FOOSH）受伤的腕部疼痛，均应鉴别此诊断。体格检查可发现腕关节显示明显的运动范围下降和重度肿胀，并伴有弥漫性触痛。由于严重的组织水肿，患者有发生骨筋膜室综合征的风险。因为月骨位于正中神经背侧，相关的正中神经受损存在，增加疑似脱位的诊断，脱位和移位都可导致相应的神经压迫。此外，可能存在多处损伤。如月骨周围脱位常伴有舟骨骨折，最初仅仅关注孤立的舟骨骨折，可能导致临床医生漏诊更严重的脱位。

侧位 X 线片是诊断腕关节脱位、鉴别月骨周围脱位最有用的方法。虽然这可能有点混乱，这些损伤的识别是基于月骨的外观。在正常腕关节的侧位 X 线片中，桡骨、月骨和头状骨与月骨顶部的头状骨依次位于桡骨顶部。月骨周围脱位可被认为是背离月骨顶部的头状骨移位。月骨仍然与桡骨下关节相连，只有轻微旋向掌侧。另一方面，月骨脱位代表更广泛的腕部和韧带断裂。在这种脱位中，月骨严重地掌侧旋转和移位，不再与桡骨形成关节。然而，头状骨几乎可以保持在与桡骨匹配的解剖位置上。这种外观被称为经典的"溢出茶杯"征。后前位片虽然通常不如侧位片，但通常显示月骨更加呈三角形，这被称为"馅饼"征，如果识别，它是有益的，但它可以同时发生在月骨和月骨周围脱位。在侧位片（图 294-1 和图 294-2）上，是无法区分月骨脱位和月骨周围脱位。

一旦确诊，患者出院之前应闭合复位。这两种脱位的闭合复位技术是相似的，它是通过轴向牵引和月骨的掌侧压力至腕关节过度伸展来完成的，随后月骨的持续压力而屈曲，使用手指套圈可以促进这两种情况下复位。在有多处受伤，急救人员无法进行复位的情况下，应向专家咨询。一旦达到复位，手腕应用夹板固定并紧急转运至手外科，因为几乎所有的情况下都需要手术固定。即使在初次手术后，这些损伤还可发生正中神经损伤、创伤性关节炎或慢性韧带不稳定，通常需要进一步地手术干预，因此，进一步强调初诊正确处理的重要性。

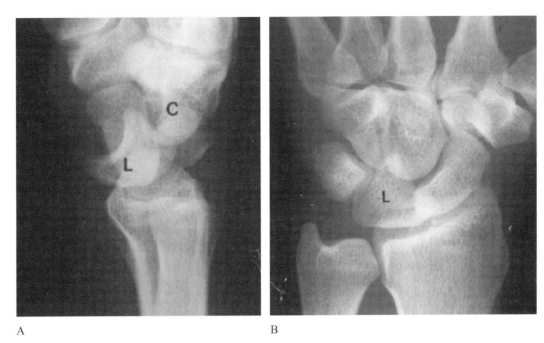

A
B

▲ 图 294-1　月骨脱位

A. 手腕侧位片显示月骨（L）向桡骨远端倾斜，而头状骨（C）与桡骨的关系似乎正常，但与月骨脱位；B. 前后视图显示的是一个饼状的月状体（L），而不是一个菱形的月状体，前后位图呈饼状的月状位可诊断为月周围位或月骨脱位（引自 Brant WE, Helms CA, eds. *Brant and Helms Solution*. Philadelphia, PA: Wolters Kluwer, 2005）

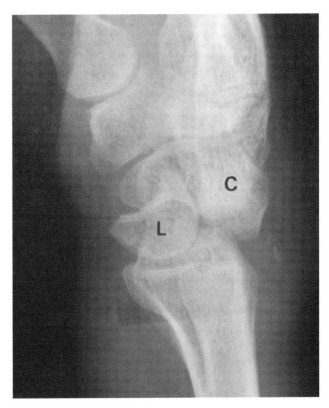

▲ 图 294-2　Perilunate 脱位

虽然月骨（L）与桡骨远端呈正常关系，但相对于月骨，头状骨（C）和腕关节的其余部分背向移位（引自 Brant WE, Helms CA, eds. *Brant and Helms Solution*. Philadelphia, PA: Wolters Kluwer, 2005）

要点

- 高能量损伤和 FOOSH 损伤后，腕关节肿胀明显，运动范围减少，必须考虑月骨和月骨周围脱位。
- 月骨周围脱位表现为月头关节破坏，通常有头状骨背侧移位。月骨脱位表现为掌侧移位和月骨脱离桡骨成角，又称"溢出茶杯"征。
- 识别这些损伤后，及时复位和转诊手术固定是必要的，因为如果这些损伤被遗漏或后续治疗被延迟，功能残疾可能是毁灭性的。

推荐阅读

[1] Grabow RJ, Catalano L III. Carpal dislocations. *Hand Clin.* 2006;22:485–500.

[2] Herzberg G, Comtet JJ, Linscheid RL, et al. Perilunate dislocations and fracture-dislocations:A multicenter study. *J Hand Surg Am.* 1993;18(5):768–779.

[3] Mayfield JK, Johnson RP, Kilcoyne RK. Carpal dislocations: Pathomec-hanics and progressive perilunar instability. *J Hand Surg Am.* 1980;5:226–241.

[4] Muppavarapu RC, Capo JT. Perilunate dislocations and fracture dislocations. *Hand Clin.* 2015 Aug;31(3):399–408. doi:10.1016/j.hcl.2015.04.002.

[5] Navaratnam AV, Ball S, Emerson C, et al. Perilunate dislocation. *BMJ.* 2012;345:e7026.

[6] Ramamoorthy EN, Desai A, Nawghare S, et al. Red flag symptoms and signs for diagnosing perilunate dislocation. *Surgeon.* 2011;9:356–357.

第 295 章
亲密伴侣暴力和贩卖人口的危险信号
Red Flags for Intimate Partner Violence and Human Trafficking

Kristi Stanley，著

亲密伴侣暴力（intimate partner violence，IPV）是一种严重且潜在威胁生命的健康问题。它被定义为被现任或前任伴侣或配偶的任何身体、心理、性侵犯或暴力。超过 30% 的女性和 21% 的男性会在一生中遭遇 IPV。急诊医生必须意识到 IPV 及其警示标志，因为识别和处理 IPV 是有挑战性的。虽然患者可能会因 IPV 造成的伤害到急诊科（emergency department，ED）就诊，但由于尴尬或恐惧，他们往往不愿自我报告这些虐待行为。因此，IPV 既不易被识别又很少报道。

急诊科有机会面对 IPV 筛查，以确定患者系暴力受害者，避免进一步伤害。急诊医生很可能在日常生活中遇到 IPV 的受害者，因为这些患者寻求急性损伤的护理。由于受害者很难识别，相比靶向筛查，普遍筛查更容易识别 IPV 的受害者。进行筛查时，使用开放式提问和非判断性语调和肢体语言是很重要的。急诊医生应该准备好为 IPV 阳性的患者做出反应。

在询问患者时，与患者单独相处并记录病史，如果有 IPV，允许其公开。表现为自卫的伴侣或配偶，或为患者负责或不允许患者单独与医护人员相处的人，是虐待的危险信号。急诊科应确保为患者保密，除外国家强制要求的暴力报告。以下情况应考虑到 IPV：病史与损伤的形态不一致，不同愈合阶段的瘀伤，延迟寻求治疗，以及轻视病情。此外，IPV 受害者的精神疾病、药物滥用和自杀的风险更高。所有筛查 IPV 阳性的患者都应该询问自杀和杀人想法。IPV 更微妙的表现包括症状模糊、慢性疼痛或多次急诊科就诊。

体格检查中，受伤可能并不明显，因此，全面细致地检查显得非常重要。虐待受害者有更集中的伤害，即面部、颈部、胸部、腹部和生殖器，而不是意外创伤中出现的周边损伤。急诊医生也应该意识到防御性伤害，如受伤的尺骨或手，因为受害者是抵御打击或行凶者脚踢所致。

怀孕期间，女性特别容易受到 IPV 的伤害。在怀孕期间，IPV 可能会升级。怀孕期间被虐待的女性在怀孕后继续受虐的风险较高。延迟寻找产前护理可能是 IPV 的一个指标。对于妊娠期的腹部和生殖器创伤，应仔细询问 IPV。

除了 IPV 之外，急诊科医生可能会遇到人口贩卖的受害者。这些患者被社会隔离，往往不熟悉他们的具体行踪。可能存在语言障碍，贩卖者经常充当翻译。危险信号包括不能为自己说话和没有身份证件的患者。这些患者提供病史时，可表现为被训练、排练和前后矛盾。他们可能表现出焦虑、恐惧、避免目光接触。急诊医生除了体征和（或）性虐待的迹象外，还可以识别营养不良和未经治疗的健康状况。

当 IPV 或人口贩卖被怀疑时，确保患者的安全是至关重要的。急诊医生，包括社会工作者或社区倡导者，应为患者提供资源，并制定长期安全计划。出院前，患者和卫生保健小组必须决定患者是否安全返回自己的家。患者应该确信他们所遭受的虐待是不应该的，虐待者的施虐行为也是不应该的。根据国家规定，报告 IPV 是医生的责任。所有 50 个州都授权报告虐待儿童和虐待老人，然而，强制报告的 IPV 在各州之间各不相同。如果在 IPV 筛查期间，发现虐待儿童，医生也必须报告。

要点

- 亲密伴侣暴力（IPV）和贩卖人口是常见的、威胁生命的和不被认可的行为。
- 病史与受伤形态不符、不同愈合阶段的瘀伤、延迟寻求治疗，以及轻视病情都是 IPV 的信号。
- 特别注意那些不能为自己说话或没有身份证件的患者，他们可能是贩卖人口的受害者。
- 根据管辖权，授权医生上报虐待儿童、虐待老人和 IPV 事件。

推荐阅读

[1] Becker HJ, Bechtel K. Recognizing victims of human trafficking in the pediatric emergency department. *Pediatr Emerg Care*. 2015;31(2):144–147.

[2] Choo EK, Houry DE. Managing intimate partner violence in the emergency department. *Ann Emerg Med.* 2015;65(4):447–451.e1.

[3] Peters K. The growing business of human trafficking and the power of emergency nurses to stop it. *J Emerg Nurs.* 2013;39(3):280–288.

[4] Sugg N. Intimate partner violence: Prevalence, health consequences, and intervention. *Med Clin North Am.* 2015;99(3):629–649

第二十篇

程序、技能、麻醉
Procedures/Skills/Anesth

第 296 章
镇静的优点与缺陷：急诊科程序化镇静
Sedation Pearls and Pitfalls: Procedural Sedation in the Emergency Department

Chidubem Iloabachie, Dena Reiter，著

程序化镇静（procedural sedation），通常指通过镇痛、镇静药物管理的治疗策略抑制患者的意识水平，在当今急诊科应用十分普遍。尽管由训练有素的急诊科医生实施程序化镇静十分安全，但仍会发生超出预期的不良事件，因此，细心的工作准备及谨慎的药物选择至关重要。

一、患者评估

程序性镇静的准备工作始于完善的病史和辅助检查。这可以排除治疗过程中的危险性因素，让医生做出合理的药物选择。访视时需侧重于患者对于正在考虑使用的药物的潜在过敏与不耐受。还需要考虑患者的并发症，如阻塞性肺病、睡眠呼吸暂停、妊娠状态、解剖异常和心脏病，来确定最安全的治疗方案。在预测通气和灌注的相关潜在不良事件时，除上述病例特点外，尤其要关注患者的体质、面部毛发、牙列和 Mallampati 评分。根据美国麻醉医生协会（American Society of Anesthesiologists，ASA）的分级可大致了解患者对镇静的耐受程度。如果可能的话，无论是手术还是镇静，都必须获得患者的知情同意。

二、药物选择

了解药理学对于安全顺利地进行镇静至关重要。给药前必须考虑所需的镇静深度（从抗焦虑到深度镇静）和镇静时间。接受心脏复苏的患者仅需数秒镇静，而接受复杂骨折复位术的患者可能需要超过 30min 的充分镇静和镇痛。

在药物选择方面，需具体考虑患者的特殊病史。如有低血压病史的患者不宜使用丙泊酚、有癫痫发作倾向的患者应尽量避免使用依托咪酯（可降低癫痫发作阈值）、高血压及情绪激动的患者应避免使用氯胺酮。近期研究表明，每种药物的联合使用剂量比单独使用时低，可以减轻不良反应，并协同加强镇静和镇痛效果。其中氯胺酮与丙泊酚的协同作用尤为明显。

三、预估不良事件

如上所述，如果镇静水平比预期的更深，则需通过体格检查来判断患者气道支持的难易程度。

患者应有可靠的静脉通路，2 个独立部位的静脉通路优于 1 个，这是为了心肺受损时给予抢救药物与晶体。当出现呼吸暂停时，应给予氧气缓解组织缺氧。急诊医学文献表明，二氧化碳测定可用于早期识别尚未发生缺氧的呼吸暂停患者。虽然应用二氧化碳测定法效果是否优于医生对患者的观察至今并不明确，但也没坏处。

首先，应事先征得患者或委托人的同意，尽可能清楚地说明拟定治疗方案的风险和益处以及替代方案。准备好气道管理所需的用品，包括但不限于简易呼吸器、吸引器、气管导管和喉镜。具体准备哪些用品取决于施术医生的抗风险能力，而所谓的准备就绪指这些物品触手可及且处于随时可以使用的状态。所有监测，包括二氧化碳描记、遥测、血氧饱和度和血压读数，都应方便相关人员随时查看。

如果上述任何措施暴露出问题，就需要考虑与单一药物镇痛、局麻或在麻醉医生的帮助下在手术室进行麻醉相比，程序化镇静是否为最佳选择。

四、考虑可用资源

在人员配备上，建议一人负责给药与监测患者情况，另一人执行镇静程序。也就是说，程序化镇静应该始终至少有 2 名医疗专业人员，包括 1 名护士，在医生执行程序的同时监测患者。监测需设定评估间隔（例如每 3min 测 1 次血压），并进行记录。

同其他先进治疗一样，程序性镇静之前应该有一个"时间限制"。虽然没有标准的时间限制要求，但所需时间应该包括当事人的情况进展、患者身份的确认以及对程序的确认。对于程序化镇静而言，超时还应包括对药物剂量的多方确认。对于镇静药、解离药和麻药的相对不熟悉，以及误读溶液浓度或误算每公斤体重剂量将导致严重后果。这一点与镇痛药、抗生素等药物大不相同。闭环管理在这些强效药物的使用中十分重要。

程序化镇静完成后，需继续观察至患者开始表现出明显的恢复迹象。依照当地政策的不同，患者的情况恢复到可以不再需要心肺功能支持后，医生便可离开床旁。值得注意的是，患者意识不一定恢复到与基线一致，可能相当于最小镇静（抗焦虑）至中度镇静（清醒镇静）水平。但在回落到基线之前患者不能离开急诊科。如果患者要求离院，应该有一位负责任的家庭成员或细心的成年人在家陪同。

要点

- 在选择镇静策略时，必须考虑到患者特征，如并发症、过敏、解剖学特点和镇静程序的类型。
- 必须使用遥测、血压监测、脉搏血氧监测，有条件的话可以进行连续二氧化碳测定，来密切监测患者情况。临床观察也至关重要。
- 预估不良事件，并准备好抢救设施。
- 必须考虑可用资源并预测镇静风险。一些高风险镇静需要在麻醉师的护理下，于条件可控的手术室中更安全地进行。

推荐阅读

[1] American Society of Anesthesiologists Task Force on Sedation and Analgesia by Non-Anesthesiologists. Practice guidelines for sedation and analgesia by non-anesthesiologists. *Anesthesiology*. 2002;96:1004–1017.

[2] Burton JH, Harrah JD, Germann CA, et al. Does end-tidal carbon dioxide monitoring detect respiratory events prior to current sedation monitoring practices? *Acad Emerg Med*. 2006;13:500–504.

[3] Godwin SA, Caro DA, Wolf SJ, et al. Clinical policy: Procedural sedation and analgesia in the emergency department. *Ann Emerg Med*. 2005;45(2):177–196.

[4] Nejati A, Moharari RS, Ashraf H, et al. Ketamine/propofol versus midazolam/fentanyl for procedural sedation and analgesia in the emergency department: A randomized, prospective, double-blind trial. *Acad Emerg Med*. 2011;18(8):800–806.

[5] O'Connor RE, Sama A, Burton JH, et al.; American College of Emergency Physicians. Procedural sedation and analgesia in the emergency department: Recommendations for physician credentialing, privileging, and practice. *Ann Emerg Med*. 2011;58: 365–370.

第 297 章
二氧化碳描记术在急诊科心肺复苏及其他技术中的应用：定性还是定量监测
Capnography in the ED: Qualitative or Quantitative Monitoring? For CPR and a Whole Lot More

Arun Nair，著

　　二氧化碳描记术（capnography）已经成为大多数急诊科的重要技术。它是确认气管内导管（endotracheal tube，ETT）放置位置、评估患者疾病严重程度以及评估患者对临床干预反应性的有效工具。但二氧化碳图与呼气末二氧化碳（end tidal CO_2，$ETCO_2$）实际上意味着什么呢？

　　二氧化碳描记仪测量呼气末二氧化碳的分压，即肺泡排空时的二氧化碳分压。它可以反映被输送到肺部和从肺部排出的二氧化碳，因此是对通气、循环和新陈代谢的综合测量。二氧化碳描记仪有定性与定量两种类型。最常见的定性装置是比色装置，即放在 ETT 末端的紫色小方块，在接触呼出气中的二氧化碳后变成黄色。定量测量则需要一个鼻导管连接到监视器，描记呼气中的二氧化碳值和波形。那么，二氧化碳描记术有哪些缺陷呢？

一、确认装置

　　紫色与黄色的模块看起来简单，但并不精确。它们是具有 3 种不同颜色对应二氧化碳范围的石蕊试纸：紫色＜ 3mmHg，棕褐色 3 ～ 15mmHg，黄色＞ 15mmHg。它们通过反映酸度变化来代表二氧化碳范围。因此，任何酸性物质与模块的无意接触都可能产生假阳性。当呕吐物进入气管导管时，胃酸便可引起模块变色。肾上腺素及利多卡因也是酸性的，也可引起假阳性。动物实验表明，大量饮用碳酸饮料可在食管插管时产生假阳性。如果发生污染，需更换模块，或改用定量设备。

那么关于假阴性呢？对于没有心脏骤停的患者，成功的ETT放置后应该在最初几次呼吸中产生明亮的黄色。但是，在有效循环不足的情况下，没有二氧化碳被输送到肺部，那么即使插管成功，呼出的空气中也不会有二氧化碳，模块没有颜色变化，甚至有时候即使你明显看到了声门，试纸仍会由紫色变成棕褐色。

二、关于程序性镇静

医院政策可能会要求在程序性镇静过程中描记并使用二氧化碳波形图，这可能非常令人沮丧，因为这意味着当你完成镇静后还需要等待额外的人员和设备。那么为什么要进行二氧化碳描记呢？因为二氧化碳描记术测量患者的通气量与脉搏血氧计相结合，是检测患者呼吸状态的有利方法。如果患者镇静过深，呼吸驱动减少会导致通气不足，进而实时监测到二氧化碳积聚。如果没有胸部隆起或完全呼吸暂停，突然的扁平线可能意味着严重的喉痉挛。大多数监测器上的呼吸频率可能是反映实际通气的不良指标，因为它们受患者运动和出汗的影响，且不能反映潮气量。研究表明，在 $70 \sim 90s$ 之间，$SO_2 > 97\%$ 的被动氧合患者出现自发呼吸时可产生呼气末二氧化碳积聚。这种积聚有时可以在脉氧监测出现缺氧之前几分钟看到。定量二氧化碳描记技术的使用可以指导减少镇静，提供额外刺激，甚至给予BVM呼吸来恢复呼吸驱动。早期的识别与干预有望减少患者对人工气道支持的需要。

三、评估呼吸窘迫

我们常常只关注呼气末二氧化碳的数值而忽略它的波形，其实波形中包含了很多信息。那么黄色的驼峰波形反映了什么呢？波形的初始上升段代表肺泡迅速排空二氧化碳至主气道。随着二氧化碳被输送到鼻腔，波形几乎呈直角转弯进入平台期。当气道阻塞时，如COPD、哮喘和支气管痉挛，肺泡不能有效地排空二氧化碳，这个转角将变得圆钝。这种波形可有助于区分COPD和充血性心力衰竭加重以及患者对雾化治疗的反应，而不必等待血气分析结果。如果波形没有上升但呼气末二氧化碳升高，则需要考虑无创正压通气或气管插管，因为肺泡的持续萎陷会使患者疲惫不堪。如果对危重症患者进行监测，正常的波形以及 $35 \sim 45mmHg$ 的二氧化碳分压可提示气道通畅、有自主呼吸和充分的肺灌注。

四、应用于心肺复苏

在心肺复苏（CPR）过程中检测呼气末二氧化碳是十分必要的，而在CPR过程中不进行二氧化碳描记是常见的错误。

① $ETCO_2$ 衡量CPR的有效性：上升的 $ETCO_2$ 表明肺和冠状动脉灌注增加，较高的 $ETCO_2$ 值与足够的胸部按压深度、ROSC和存活率呈正相关。

② ETCO$_2$ 是 ROSC 的最早指标：复苏成功后，再灌注组织中的 CO$_2$ 被输送到肺部导致 ETCO$_2$ 迅速上升，这种波形往往在监测到脉搏前就可以看到。

③ ETCO$_2$ 可提示停止抢救的时机：经过 20min 高质量心肺复苏后，ETCO$_2$ < 10mmHg 可以准确预测死亡。

要点

- 二氧化碳描记仪可测量呼气末的二氧化碳分压。
- 定量二氧化碳描记术使用比色法，当有酸性污染时可能会有误差。
- 定量二氧化碳描记术可以提示通气不足。
- 定量二氧化碳描记术可以评估气道阻塞患者对治疗的反应。
- 定量二氧化碳描记术可用于心肺复苏中监测再灌注。

推荐阅读

[1] Burton JH, Harrah JD, Germann CA, et al. Does end-tidal carbon dioxide monitoring detectrespiratory events prior to current sedation monitoring practices? *Acad Emerg Med*.2006;13:500.

[2] Conway A, Douglas C, Sutherland JR. A systematic review of capnography for sedation. *Anesthesia*.2016;71:450.

[3] Krauss B, Hess DR. Capnography for procedural sedation and analgesia in the emergency department. *Ann Emerg Med*. 2007;50:172.

[4] Sheak KR, Wiebe DJ, Leary M, et al. Quantitative relationship between end-tidal carbon dioxideand CPR quality during both in-hospital and out-of-hospital cardiac arrest. *Resuscitation*.2015;89:149.

第 298 章
是否输血
To Transfuse or Not to Transfuse

DEBRA RAVERT，著

在过去的一个世纪里，对于急性失血到慢性贫血等疾病，输血已经从实验性治疗发展为实用治疗方法。几十年来，关于何时输血的共识很少，因此在临床实践中差异很大。1999 年的 TRICC（危重症患者输血要求）试验通过证据证明，对于危重症患者在 7g/dl 的血红蛋白阈值下输血与使用 10g/dl 的阈值一样好，即便不是更好，也改变了输血的面貌。这项研究引发了一批旨在验证各种特定适应证下输血阈值的临床研究。几乎所有的后续研究都证实了使用 7g/dl 阈值的安全性，但急性冠状动脉综合征患者除外。然而，自 1999 年以来的大多数试验都明确排除了活动性出血，这是急诊科常见的症状表现。那么，在紧急情况下输血的指征是什么？我们将其总结为以下 3 大类：急性和活动性出血、症状性贫血和血红蛋白阈值。

活动性出血最值得引起注意，在急诊科比在其他科室更常见。当患者有或可疑有出血、最近或正在发生出血时，实验室检查价值有限。有活动性出血的患者会失去全血（包括血浆和红细胞），因此，血红蛋白需要几个小时才能代偿。在刺伤失血 2L 后立即就诊的患者可能具有 14g/dl 的初始血红蛋白浓度，但在几个小时后可能降至 8g/dl。在这种情况下，血红蛋白数值的临床意义较低，病史和体格检查更加重要。关键的病史询问应集中在出血的可能来源，包括鼻出血、呕血、便血、黑便、血尿、月经过多、外伤以及贫血症状，包括轻度头痛、头晕、胸痛和呼吸急促。当考虑有活动性出血时，全面的体格检查尤其重要，并且应该包括所有潜在的出血源，如体表的和内脏的出血源（包括详细的肺脏和腹部检查）。如果基于病史和体格检查考虑活动性出血，即使检测到的血红蛋白在正常范围内，也有输血指征。

贫血可导致各种体征和症状。在血红蛋白浓度相对快速下降（无论是失血或溶血）或逐渐下降之后，患者可能会出现症状。重要的是要评估每位患者可能归因于贫血的体征和症状。症状可能非常不典型，包括疲劳、头晕、轻度头痛，在严重的情况下会出现晕厥，但也可能包括心绞痛、呼吸困难、心悸、异食癖和不安腿综合征。在查体时，应仔细检查有无低血压、苍白、匙状甲（指甲凹陷）、嗜睡、心动过速、心脏收缩期杂音或脾肿大等症状。即使血红蛋白的检测值高于 7g/dl，如果患者的临床表现与症状性贫血一致，也可能需要输血。

输血阈值也在紧急情况下有指导意义。尽管自 1999 年以来的大多数输血研究都是在外科或重症监护环境中进行的，但在许多情况下，他们的结果可能会推广到急诊科。在没有急性冠状动脉综合征的情况下，7g/dl 的绝对输血阈值似乎是安全的，血红蛋白低于该水平的患者即使在没有活动性出血或明显的贫血症状和体征的情况下也可能需要输血。同样，疑似急性冠状动脉综合征患者可能需要在更高的阈值下输血，通常为 10g/dl。这些输血阈值需除外以下情况：具有病理基础的已知基线血红蛋白的患者，如患有镰状细胞病或其他血液病或肿瘤疾病的患者。这些患者频繁输血出现后遗症（如铁超负荷）的风险可能比一般人群更高，因此，应更谨慎地输血，并在可能的情况下与其血液提供者协商。

近年来，医学界越来越强调节约使用血液制品。结合"理智选择"运动（译者注：美国内科学委员会——ABIM——发起的一项跨专业运动，目的是找出对于患者尤其是无症状患者没有必要甚至可能是有害的检测、操作或治疗），美国内科委员会已经建议避免给血流动力学稳定而没有活动性出血，血红蛋白＞ 7g/dl 的患者输血。输血不是完全无害的治疗措施，其危害与真实发病率和死亡率以及卫生经济成本相关。理解何时有指征输血以及何时可以安全地推迟输血是至关重要的。大多数有助于我们了解输血阈值的研究是在外科或重症监护科中进行的，但是在这些情况中学到的经验可以指导我们在急诊科的临床决策。活动性出血的情况下，临床判断和患者症状至关重要。如果患者有症状，血红蛋白的绝对数字就不那么重要了，考虑输血是合适的。在没有急性冠状动脉综合征的症状稳定患者中，血红蛋白阈值为 7g/dl 可能适用于大多数患者。

要点

- 输血不是完全无害的治疗措施。
- 孤立的实验室数据是不够的，特别是在急性和活动性出血的情况下。
- 要仔细评估患者是否有活动性出血和症状性贫血的症状和体征。
- 对于无症状患者考虑输血的有效阈值是血红蛋白大多数低于 7g/dl，活动性急性冠状动脉综合征（ACS）患者的阈值不明确。

推荐阅读

[1] Carson JL, Sieber F, Cook DR, et al. Liberal versus restrictive blood transfusion strategy:3-Year survival and cause of death results from the FOCUS randomised controlled trial. *Lancet*.2015;385(9974):1183–1189.

[2] Hebert P, Wells G, Blajchman M, et al. A multicenter, randomized, controlled clinical trial oftransfusion requirements in critical care. *N Engl J Med*. 1999;340:409–417.

[3] Holst L, Haase N, Wettersley J, et al. Lower versus higher hemoglobin threshold for transfusionin septic shock. *N Engl J Med*. 2014;371:1381–1391.

[4] Napolitano L, Kurek S, Luchette F, et al. Clinical practice guideline: Red blood cell transfusionin adult trauma and critical care. *Crit Care Med*. 2009;37:3124–3157.

第 299 章
输血困境：输血反应的类型与管理
Transfusion Confusion: Types and Management of Transfusion Reactions

Scott E. Sutherland，著

血液制品输注在急诊科的管理中起着重要的作用，从外伤性出血到纠正凝血障碍。血液制品包括红细胞、血小板、冷沉淀血浆和新鲜冷冻血浆。避免输血反应的第一种方法是确保在需要的情况下输血。在急诊科医生决定输血制品后，需要监测患者的输血反应情况。输血反应的程度从良性发热反应到危及生命的溶血。如果怀疑有输血反应，则必须停止输血并通知血库。

发热性非溶血性输血反应（febrile nonhemolytic transfusion reactions，FNHTR）表现为温度从基线水平升高至少 1℃，伴有寒冷、僵硬和不适。这些症状通常发生在开始输血的 2h 内。这是由输血含有的细胞因子或对白细胞抗原的反应而释放的天然细胞因子引起的。使用去白细胞的红细胞可以降低 FNHTRS 发生的风险，但不能消除。许多医生用对乙酰氨基酚和苯海拉明来预防 FNHTR，但是最近的

研究表明预防性药物不会降低 FNHTRs 的发生率，并且可能掩盖严重输血反应的症状。

过敏性输血反应（allergic transfusion reactions，ATRs）表现为在输血后的前 2h 内出现荨麻疹和瘙痒。这些反应是由 IgE 介导的肥大细胞和嗜碱性粒细胞引起组胺释放导致。虽然这些反应相对较轻，但患者可能发生支气管痉挛、呼吸窘迫、血管性水肿和低血压等过敏反应。这些严重的反应在 IgA 缺乏症患者中最常见。此时处理方法包括从抗组胺药到肾上腺素和血管加压素，这取决于过敏症状的程度。

溶血性输血反应（hemolytic transfusion reactions，HTRs）表现为寒战、发热和腹痛，进展为低血压、肾衰竭和弥散性血管内凝血。溶血性输血反应是由免疫介导的供体红细胞的破坏引起的，供体红细胞破坏是由预先存在的受体抗体引起的，ABO 血型不匹配就是典型的例子。反应的严重程度取决于输血量，只要有 200ml 就是致命的。溶血性输血反应的治疗包括积极的水化和支持治疗。

输血后循环超负荷（transfusion-associated circulatory overload，TACO）通常出现在心脏功能受损的患者中，输血导致静脉压力性心源性肺水肿和呼吸窘迫。常见的症状包括呼吸困难、端坐呼吸、心动过速和脉压增大。实验室和影像学检查通常提示 NT-proBNP 升高，并伴有胸片双侧浸润。输血后循环超负荷的治疗包括使用利尿剂、吸氧，严重者需要无创正压通气来减少容积。

输血相关急性肺损伤（transfusion-related acute lung injury，TRALI）和输血后循环超负荷具有相似的初始表现，并且难以区分。这些症状包括呼吸困难和呼吸窘迫。输血相关急性肺损伤是由于供体抗白细胞抗体增加引起血管通透性增加导致的非心源性肺水肿。影像学表现为胸片双侧浸润。输血相关急性肺损伤的治疗是对症支持，可能需要插管和机械通气以治疗低氧血症，以及启动血管升压药以维持血压。

输血相关脓毒症（transfusion-associated sepsis，TAS）发生在血液制品被细菌污染后，出现发热和低血压症状，可能发展为感染性休克。输血相关脓毒症最常见于血小板输注，因为它们储存在室温下，为细菌繁殖提供了理想的环境。治疗包括广谱抗生素、补液和血管升压药以维持血流动力学。此外，应抽取患者和输血血样本进行血培养。

输血相关移植物抗宿主病发生在免疫受损的宿主输注免疫活性淋巴细胞时。输入的淋巴细胞对宿主细胞进行免疫应答。通常输血后 1 周左右开始出现症状，包括皮疹、发热、肝酶升高、黄疸和胃肠道症状。没有治疗方法，这种反应往往是致命的。为了防止这种反应，免疫受损患者给予血液辐照输血，以消除供体淋巴细胞。

总体来说，有各种各样的输血反应发生，从良性到危及生命。最重要的是早期识别，然后停止输血。

要点
- 避免输血反应的最佳方法是避免不必要的输血。
- 如果怀疑输血反应，必须停止输血，并通知血库。
- 输血前预防用药可能掩盖严重输血反应的症状。
- 输血后循环超负荷和输血相关急性肺损伤通常难以区分，但两者都应支持治疗。
- 输血相关脓毒症最常见于血小板输注。

推荐阅读

[1] Emery M. Chapter 7. Blood and blood components. In: Marx JA, Hockberger RS, Walls RM,et al. *Rosen's Emergency Medicine Concept and Clinical Practice*. 8th ed. Philadelphia, PA:Elsevier, 2014.

[2] Gajic O, Gropper MA, Hubmayr RD. Pulmonary edema after transfusion: How to differentiatetransfusion-associated circulatory overload from transfusion-related acute lung injury. *Crit Care Med*. 2006;34:S109–S113.

[3] Juffermans NP, Vlaar APJ. Transfusion-related acute lung injury: A clinical review. *Lancet*.2013;382:984–994.

[4] Osterman JL, Arora S. Blood product transfusions and reactions. *Emerg Med Clin North Am*.2014;32:727–738.

[5] Tran T. Chapter 137. Transfusion therapy. In: Cline DM, Ma O, Cydulka RK, et al., eds. *Tintinalli's Emergency Medicine Manual*. 7th ed. New York, NY:McGraw-Hill,2012.Available at: http://accessemergencymedicine.mhmedical.com/content. aspx?bookid=521 &Sectionid=41069070.Accessed January 16, 2016.

第 300 章
关节腔穿刺术要点
Arthrocentesis Tips

Christine Mlynarek, Ashley Sullivan，著

关节腔穿刺术，即从关节腔中抽取滑膜液进行检查，是急诊科中有价值的诊疗手段。最常见的适应证是辅助诊断严重的肿胀性非创伤性关节炎。此类关节炎包括多种疾病，其中最严重的是化脓性关节炎。化脓性关节炎是一种由细菌侵入关节腔迅速引起关节破坏的关节炎，具有显著的发病率和死亡率。多达 75% 的患者出现严重的关节功能丧失，死亡率持续波动于 5% ~ 15%。因此，避免延迟诊断非常重要。急诊科医生应保持高度警觉，及时进行关节腔穿刺术。

高度血管化的滑膜缺乏保护性基底膜，细菌易于通过血行播散、直接种植或延续性播散等方式进入关节腔。其中金黄色葡萄球菌及链球菌感染占 91%。细菌一进入关节腔，就会使机体发生炎症反应，迅速引起关节软骨及其周围组织破坏。特定人群，包括老年人、免疫抑制状态、糖尿病、酗酒、静脉用药、人工关节置换及慢性关节炎的患者，发病风险较高。此外，慢性炎症性关节炎，包括晶体性关节炎，其急性发作期的症状与化脓性关节炎相似，也可能同时合并化脓性关节炎。更重要的是，这些患者很可能进行关节腔注射治疗，因此，需要及时进行关节腔穿刺术。

典型的化脓性关节炎表现为严重的关节肿胀、局部皮温高，伴发热、关节活动受限。虽然通常表现为单关节受累，其中髋关节和膝关节最常见，仍有 22% 的患者表现为多关节受累。患者可以出现全身炎症反应，但需注意，发热、外周血白细胞升高及血沉增快均是非特异性表现，即便无上述症状也不能排除诊断。研究表明，血沉增快的敏感性最高（91%），其次为发热（57%）和外周血白细胞升高（48%）。

通过关节腔穿刺术抽取滑膜液可以进行白细胞计数（jWBC）、革兰染色及微生物培养。虽然大部

分引源将白细胞计数≥ 50000/ml 定为阳性，但绝大多数患者滑膜液细胞计数均低于此值。仅有 65% 左右的患者可通过滑膜液培养发现致病菌。因此，诊断化脓性关节炎的金标准仍然是有经验的临床医生对该病的临床警觉性。反之，滑膜液革兰染色及微生物培养阴性不能排除化脓性关节炎。如果考虑诊断化脓性关节炎，必须立即开始抗感染及外科冲洗治疗。

关节腔穿刺术操作过程相对安全，无绝对禁忌证，仅有少数相对禁忌证，包括局部蜂窝织炎、菌血症和严重凝血功能障碍。应用抗凝药不是关节腔穿刺抽液的禁忌证。关节腔穿刺术的并发症包括医源性感染和神经血管损伤。超声直视下操作可减少上述并发症，并能够缩短穿刺时间，减少穿刺次数。

关节腔穿刺术有 3 种方法：体表标志法、间接超声引导法及直接超声引导法。体表标志法要求熟知关节解剖，但在肥胖或者解剖标志畸变的患者中操作困难，也可能漏诊其他重要的诊断，如脓肿、血肿等。间接超声引导方法即用可视化超声定位积液部位、估测积液深度、标记穿刺点，但在穿刺过程中不使用。而直接穿刺引导方法是指用可视化超声动态连续引导穿刺针行进至积液部位。后者更准确，减少了并发症的发生率，因此常优先选择直接穿刺引导方法。

应用直接超声引导法时，患者需仰卧。肩关节穿刺时患者应保持直立位。高频探头用于肘、腕、膝、踝及足关节穿刺。低频探头，如曲线探头，用于肩及髋关节。建议肩、膝关节穿刺用 20 号腰椎穿刺针（3.5in），更小的关节用 22 号腰椎穿刺针（3.5in 或 1.5in）。临床医生使用优势手持针，非优势手固定穿刺部位。一旦穿刺部位出现在屏幕中心，将穿刺针从探头指定的位点刺入皮肤，并沿探头所指方向刺入关节腔。理想情况下，在整个穿刺过程中，用平面法可见穿刺针及其全长。

化脓性关节炎是内科急症，临床医生如发现关节红肿应及时进行关节腔穿刺术。直接超声引导的关节腔穿刺术优于传统的标志法。

要点
- 急诊科医生必须在以严重肿胀为表现的非创伤性关节炎中排除化脓性关节炎。
- 慢性炎症性关节病增加了化脓性关节炎的发病风险。
- 根据临床实际情况参考实验室辅助检查结果。不能单用实验室辅助检查排除化脓性关节炎。
- 超声引导的关节腔穿刺术优于传统标志法。在任何情况下都可用直接超声引导下的平面可视穿刺法。

推荐阅读

[1] Levine M, Siegel LB. A swollen joint: Why all the fuss? *Am J Ther.* 2003;10(3):219–224.
[2] Li SF, Henderson J, Dickman E, et al. Laboratory tests in adults with monoarticular arthritis: Can they rule out a septic joint? *Acad Emerg Med.* 2004;11(3):276–280.
[3] Margaretten ME, Kohlwes J, Moore D, et al. Does this adult patient have septic arthritis? *JAMA.* 2007;297:1478–1488.
[4] Samuelson CO, Cannon GW, Ward JR. Arthrocentesis. *J Fam Pract.* 1985;20(2):179–184.
[5] Sibbitt W, Kettwich L, Band P, et al. Does ultrasound guidance improve the outcomes of arthrocentesis and corticosteroid injection of the knee? *Scand J Rheumatol.* 2012;41(1):66–72.

第 301 章
腰椎穿刺术和香槟瓶塞
Lumbar Puncture and the Champagne Tap

Chelsea Williamson，著

在急诊科进行腰椎穿刺术并非难事，但是如有不慎，操作过程就会迅速变得棘手、耗时。本章将讨论提高腰椎穿刺术效率的要点，并通过当前的医学证据帮助大家赢得"香槟瓶塞"。

一、评估腰椎穿刺术的必要性以及术者的操作能力

确定进行腰椎穿刺术的必要性并取得患者的知情同意。很多情况不允许进行腰椎穿刺术，包括患者或者家属拒绝、有禁忌证，或者准备操作物品及等待影像学结果将会导致治疗延迟，增加患者的焦虑等。相对禁忌证包括颅内压（intracranial pressure，ICP）升高、使用抗凝药、穿刺部位感染，或者由于既往腰椎手术史导致梗阻。

二、不要为了进行腰椎穿刺术而延迟使用抗生素

一旦符合腰椎穿刺术的指征，决定穿刺时间就成为关键。在鉴别诊断脑膜炎的同时，就应立即开始经验性抗生素治疗。理想情况下应该在 30min 内给予抗生素，而不应该延迟到采集脑脊液（cerebrospinal fluid，CSF）标本后。采集 CSF 样本前进行抗生素治疗会降低脑脊液培养阳性率，并且随着抗生素使用时间的延长这一现象会越来越明显。但是，细胞计数和革兰染色不会受影响，血培养也有助于发现致病原。

三、确定进行头颅 CT 检查的必要性

通常通过计算机断层扫描（CT）检查排除 ICP 增高。在 ICP 增高的情况下进行腰椎穿刺术会增加脑疝风险。术前评估、判定是否存在 ICP 增高的风险可避免进行头颅 CT 检查，及时获取脑脊液标本。现有的评估标准有助于排除 ICP 增高，无须进行头颅 CT 检查。如果评估结果是阴性的，ICP 增高的阴性预测值为 97%。其内容包括年龄＞ 60 岁、免疫抑制状态、中枢神经系统疾病病史、1 周内发作癫痫、视乳头水肿或者神经系统症状伴精神状态改变或脑缺血。

四、无菌操作前清点物品

为了使腰椎穿刺效果最大化，减少患者的焦虑，需要避免中断无菌操作过程。在床旁清点所有物品。确定已经下好医嘱，打印出所有标签。打开腰椎穿刺托盘，确定其中包含所有需要的材料。最好准备一些穿刺包中没有，但是经常用到的备用品，如额外的腰椎穿刺针、利多卡因、标本收集管以及注射器。

五、芬太尼用量少作用大

一旦患者知道要进行腰椎穿刺，焦虑水平就会明显升高。患者在穿刺过程中积极配合并保持不动体位非常重要，而焦虑可能是限制操作成功的因素。小剂量芬太尼可以作为抗焦虑药及麻醉药，除非存在禁忌证，否则都要使用。芬太尼作用时间短，穿刺结束后作用即消失。也可以选择短效的苯二氮䓬类药物，如咪达唑仑联合一种阿片类药物消除焦虑反应。

六、体位非常重要

无论采取侧卧位还是坐位，最重要的因素是髋和肩关节在同一平面，背部呈拱形弯曲。让患者在整个穿刺过程中保持体位是成功的关键。请助手帮助患者保持正确体位。如果患者坐直，很容易发现体表标志。让患者舒服地趴在桌子或托盘上。但是，请注意，只有当患者采取侧卧位时才能测定脑脊液压力。

七、何时借助超声定位

证据表明，操作失败与高体重指数（body mass index，BMI）有关。由于肥胖，穿刺点周围组织过多，增加了触诊判断体表标志的难度。在 BMI $\geqslant$ 30kg/m^2 的患者中使用超声引导，会使术者发现穿刺标志的能力提高 2 倍，而在 BMI $<$ 30kg/m^2 的患者中，超声引导腰椎穿刺并不优于单独触诊。

八、无法预防的术后头痛

1/3 的患者主诉术后 1 ～ 2 天开始出现头痛。许多研究探索预防术后头痛的方法，包括术后立即去枕平卧、术前静脉输液和（或）早期下床活动，但并无显著获益。

要点
- 确定做腰椎穿刺术的必要性，取得知情同意，在无菌操作前清点物品。
- 不要为了做腰椎穿刺术延迟使用抗生素。

- 除非存在禁忌证，否则应用小剂量芬太尼作为抗焦虑药及麻醉药。
- 对于体重 ≥ 30kg/m² 的患者，应使用超声确定体表标志。
- 没有预防腰椎穿刺术后头痛的方法。

推荐阅读

[1] Boon JM, Abrahams PH, Meiring JH, et al. Lumbar puncture: Anatomical review of a clinical skill. *Clin Anat*. 2004;17(5):44–53.

[2] Gopal AK, et al. Cranial computed tomography before lumbar puncture. *Arch Intern Med*. 1999;159:2681–2685.

[3] Joffe AR. Lumbar puncture and brain herniation in acute bacterial meningitis: A review. *J Intensive Care Med*. 2007;22(4):194–207.

[4] Rezaie S, Swaminathan A. *Post-lumbar Puncture Headache Treatment and Prevention [Podcast]*. Burbank, CA: Hippo Education. EMrap, 2015.

[5] Stiffler KA, Jwayyed S, Wilber ST, et al. The use of ultrasound to identify pertinent landmarks for lumbar puncture. *Am J Emerg Med*. 2007;25(3):31–34.

[6] Talan DA, et al. Relationship of clinical presentation to time to antibiotics for the emergency department management of suspected bacterial meningitis. *Ann Emerg Med*. 1993;22:1733–1738.

第 302 章
腹腔发现：急诊腹腔穿刺术
Tapping the Belly: Paracentesis in the Emergency Department

Thaer Ahmad, Leonard Bunting，著

在急诊科中，出现腹水并需进行腹腔穿刺术的患者并不少见。流行病学研究显示，在急诊科中，腹水原因有很多种，但大部分因腹水就诊于急诊科的患者可能存在肝脏病变。根据发表在美国胃肠病学杂志（American Journal of Gastroente- rology）的文献报道，延迟腹腔穿刺检查将使患者的死亡风险增加 2 倍以上，相反，就诊 12h 内进行腹腔穿刺检查将提高短期存活率。

随着腹水量的增加，患者会有明确的主诉，体格检查也会发现典型体征。这些情况包括气短、腹痛、恶心和呕吐、叩诊浊音、移动性浊音及液波震颤阳性。但是，小量腹水的体格检查无阳性发现。

医生应熟知急诊腹腔穿刺术的适应证。腹腔穿刺术可用于治疗和（或）诊断。适应证包括可疑自发性腹膜炎（发热、腹痛或腹部压痛、脑病加重、腹泻等）、首次发现腹腔积液、呼吸困难、由腹腔间

隔室综合征引起的张力性腹水。

腹腔穿刺术的绝对禁忌证是弥散性血管内凝血和需要进行手术评估的急腹症。其他禁忌证包括增加间接损伤风险（膀胱或肠扩张、怀孕、腹腔粘连），以及腹壁蜂窝织炎。操作前应纠正血小板 < 20000/μl 和 INR > 2.0 的情况。

腹腔穿刺术的成功起源于对穿刺位点的认识。最常见的穿刺点位于脐以下、腹直肌外侧。叩诊浊音的部位有助于确定存在积液。让患者向穿刺部位转动身体可使液体积聚。

进针时可以感觉到皮肤和腹膜。一旦找到最佳穿刺部位，用 25Ga 或更小的针麻醉浅表皮肤和深层腹膜。然后将穿刺针以 45° 进针，边回抽边进针，直到回抽到腹水时，停止进针。如果考虑存在感染，首次抽取的腹水应行化验检查。

在急诊科，抽取出少量腹腔积液（< 100ml）是安全的。随着抽取腹水体积的增加，关注血流动力学稳定性变得至关重要。应缓慢抽取液体，最大程度降低低血压、心动过速、电解质失衡和肾损害发生的可能性。注射白蛋白也有助于减少不良反应发生率。白蛋白的使用剂量为去除 1L 腹水需要 8g 白蛋白。

如果操作正确，腹腔穿刺术是一种安全的操作，有报道称其并发症的发生率 < 1%。穿刺的并发症可分为出血性和非出血性两大类。

出血性并发症是罕见的，但却是最严重的。这些并发症的患者可能出现明显的休克或只有轻微不适，如腹部不适或疼痛。未识别或延迟出血可导致血流动力学不稳定并危及生命。出血并发症包括腹壁血肿、下腹壁动脉损伤和腹腔积血。对于发生明显腹直肌鞘血肿的患者，应检查是否存在下腹壁动脉损伤和腹壁动脉瘤。这两种情况通常都会发生在弓形线以下。这些患者应行增强 CT，必要时行栓塞治疗。腹腔积血可以是急性或迟发性并发症，是由于穿刺后腹腔内压下降，导致肠系膜静脉曲张破裂所致。诊断性穿刺提示为血性腹水可帮助诊断，进一步的影像学检查，如 CT、超声或血管造影，可指导治疗。

非出血性并发症通常是良性的，但不可忽略。穿刺术有可能导致小肠穿孔和医源性细菌播散，两者都会导致继发性感染和脓肿的形成。穿刺术后出现腹膜炎、发热、僵硬或不明原因休克等新发症状的患者应通过影像学、外科会诊和（或）重复穿刺等方法进行评估。

对于急诊医生来说，最令人沮丧的并发症可能是腹水从穿刺部位持续渗漏。为了最大程度减少这种并发症，可以使用直径较细的针或 Z 形轨迹穿刺技术。Z 形轨迹穿刺方法要求在进针前先在穿刺部位向下牵引皮肤。一旦吸出液体，皮肤就会松弛，在针管周围形成密封。

超声引导下穿刺可减少机械并发症，提高首次穿刺成功率。超声可以帮助发现液体量最多的位置并识别结构以避开，如肝，脾，肠和膀胱。扫描结肠旁沟（尾部到肾下极）可以看到腹腔积液。注意积液中央到穿刺点的距离可以准确地知道针头可以安全推进多远。

要点
- 穿刺通常在左下象限的脐下方进行，此处叩击浊音最强。
- 患者取卧位，然后转向所需穿刺部位。

- Z 形轨迹方法和更小的穿刺针有助于减少腹水持续渗漏的风险。
- 腹壁动脉通常位于腹直肌外侧 1/3 处，避开这些区域有助于减少穿刺的潜在致命并发症。
- 使用超声有助于辨别并避开那些结构，以及确定穿刺点保证首次穿刺最大成功。

推荐阅读

[1] De Gottardi A, Thévenot T, Spahr L, et al. Risk of complications after abdominal paracentesis in cirrhotic patients: A prospective study. *Clin Gastroenterol Hepatol.* 2009;7(8):906–909.

[2] Katz MJ, Peters MN, Wysocki JD, et al. Diagnosis and management of delayed hemoperitoneum following therapeutic paracentesis. *Proc (Bayl Univ Med Cent).* 2013;26(2):185–186.

[3] Kuiper JJ, Van Buuren HR, De Man RA. Ascites in cirrhosis: A review of management and complications. *Neth J Med.* 2007;65(8):283–288.

[4] Sharzehi K, Jain V, Naveed A, et al. Hemorrhagic complications of paracentesis: A systematic review of the literature. *Gastroenterol Res Pract.* 2014;2014:985141.

[5] Thomsen TW, Shaffer RW, White B, et al. Paracentesis. *N Engl J Med.* 2006;355(19):e21.

第 303 章
小心使用 VP 分流术
Careful with That Tap: Accessing the VP Shunt

Derrick Ashong，著

颅内分流术长期用于颅内高压的治疗。到 19 世纪中叶，脑脊液（cerebrospinal fluid，CSF）分流器的多种迭代（脑室 - 腹腔、静脉、胸膜和输尿管分流）已经被发明。对于当今的急诊医生来说，颅内分流与许多需要诊断和治疗的疾病主诉有关。对于儿童或成人患者，延误诊断可能导致病情加重。了解 VP 分流器的放置指征以及与故障相关的体征和症状对于使用该设备的患者的管理至关重要。此外，学习如何使分流再通是可能存在 VP 分流阻塞的失代偿期患者优化管理必不可少的。

放置 VP 分流管的主要原因是为了处理颅内压升高。大多数情况下，这是由儿童时期诊断的典型脑积水引起的。大多数现代设备有 4 个组成部分——近端导管、远端导管、储液器和阀门。近端导管通常放置于大脑侧脑室的右侧前角。该导管在皮下走行，并与阀门相连（通常在患者耳后或枕骨上）。放置阀门是为了确保液体从脑室通过阀门最后到远端导管的单向流动。该阀门包含一个贮液器，可以在此抽取脑脊液标本或者清除脑脊液。虽然一些阀门具有固定的脑脊液流量，但许多是基于患者需要可以设置的。远端导管再次在皮下穿过颈部和胸部，其末端排入腹腔。

在放置 VP 分流器之后，2 个主要并发症为感染和分流器故障。感染通常发生在放置后的最初 6 个月内，典型的致病菌为与皮肤菌群相关的细菌（表皮葡萄球菌、金黄色葡萄球菌）和来自腹腔的革兰阴性杆菌。分流功能障碍常见于管路阻塞，根据阻塞的位置进一步划分为近端梗阻与远端梗阻。近端梗阻可由组织碎片（尤其是脉络丛）或纤维化引起；远端梗阻通常由血栓、感染（即腹膜炎）或导管移位或断裂引起。

放置 VP 分流管主要依据病史和查体对疾病的高度怀疑。医生应该评估患者是否有发热、恶心、呕吐史，是否有饮食、活动水平或大小便习惯的改变。对于儿科患者来说，由于症状变化更细微，看护人是评估从发病以来病情变化的宝贵和重要的来源。体格检查应集中于有无发热、视盘水肿、上睑下垂、步态改变、腹痛、囟门饱满或"夕阳"征（患者可能持续向下凝视）的证据。还应该检查分流器，查看阀门周围有无脑脊液渗漏、导管盘绕，或者阀门处有无蜂窝织炎。

应行头颅 CT 或 MRI 等影像学检查（在儿科患者中后者更为常见），以确定症状是否为过度引流或引流不足的不良反应。如果进行 MRI 检查，让神经外科医生参与是非常重要的，因为 MRI 的磁铁可以关闭分流器某些模式的程序化流速。还可以使用 X 射线分流，以确定近端或远端导管的任何故障，尽管对其作用存在一些争议。

如果临床仍然高度怀疑，分析脑脊液是非常关键的，此时，需要安置引流器。安置引流器，要确保患者没有皮肤感染或易出血因素。然后，准备无菌凝胶、理发剪刀、无菌手套、碘络酮、1 个或多个 25Ga 针头、1 个三通旋塞阀、1 个脑脊液压力计、脑脊液标本管和伤口敷料。首先，必须触诊到距离颅骨分流入口点几厘米远的地方，以找到坚固的分流贮液池（通常位于耳后或沿枕骨）。上面的头发可以用凝胶固定或剪掉。采用无菌技术，用碘络酮消毒贮液池周围的区域，并待其完全干燥。可将悬垂后的皮肤外用乳膏或 1% 利多卡因等麻醉药。接下来，用 25Ga 的蝶形针头慢慢地进入贮液池中，直到有脑脊液流出。还应连接脑脊液压力计和三通旋塞阀来确定开口压力。为了得到准确的读数，压力计应置于患者耳水平位置。完成后，应将针缓慢地取出，轻轻地按压穿刺点，然后进行适当的伤口护理。脑脊液应收集在标准无菌试管中，并评估黄染、细胞计数、蛋白质和葡萄糖水平，以及革兰染色和培养。应根据临床适应证要求进行其他实验室检查。

近端梗阻或脑脊液引流过度时，脑脊液流速可能较低或无脑脊液流出，此时需要神经外科紧急干预。在压力计压力升高的情况下，应该清除脑脊液，直到压力计压力低于 15mmHg 为止。值得注意的是，当测量压力大于 25mmHg 时，远端阻塞的可能性更大。

VP 分流术的并发症包括感染、穿刺部位脑脊液外漏、下阀受损和脑室塌陷。适当的无菌操作可避免感染。如果穿刺后使用适当的压力按压 1 ~ 2min，并使用小孔针（< 23Ga），脑脊液外漏的可能性就会降低。术中迅速清除脑脊液可能会导致硬膜下血肿或脉络丛抽吸所致导管阻塞，但是两者都很罕见。因此，操作后反复的神经检查是很关键的。

VP 分流功能障碍的患者有时会出现许多细微的体征和症状。为了一种潜在的令人担忧疾病的最终诊断和治疗，意识到病史和查体结果异常是至关重要的。对于大多数稳定的患者，由于硬件感染或损坏的风险，应由神经外科医生进行 VP 分流器的放置。然而，如果患者出现危及生命的症状（如库欣三联征），了解如何完成这一操作对于患者的护理至关重要。

要点

- VP 分流通常用于缓解脑积水引起的颅内压升高。
- 分流故障是由于感染或分流元件阻塞所致。
- 当考虑安置 VP 分流时，神经外科应参与决策。
- 最好由神经外科医生进行分流操作，但在紧急情况下，使用 25Ga 蝶形针在穿刺点进行无菌穿刺。
- 测压在 VP 分流故障中起着至关重要的作用。

推荐阅读

[1] Browd SR, Gottfried ON, et al. Failure of cerebrospinal fluid shunts: Part Ⅱ: Overdrainage,loculation, and abdominal complications. *Pediatr Neurol*. 2006;34(3):171–176.

[2] Key CB, Rothrock SG, et al. Cerebrospinal fluid shunt complications: An emergency medicine perspective. *Pediatr Emerg Care*. 1995;11(5):265–273.

[3] Kim TY, Stewart G, et al. Signs and symptoms of cerebrospinal fluid shunt malfunction in the pediatric emergency department. *Pediatr Emerg Care*. 2006;22:28.

[4] Miller JP, Fulop SC, Dashti SR, et al. Rethinking the indications for the ventriculoperitoneal shunt tap. *J Neurosurg Pediatr*. 2008;1(6):435–438.

[5] Naradzay JF, Browne BJ, et al. Cerebral ventricular shunts. *J Emerg Med*. 1999;17(2):311–322.

第 304 章
静脉打不开，记得还有骨髓
No IV, Consider the IO

Daniel B. Savage，著

在急救工作中，骨髓通路可以作为静脉通路的替代方案，尤其是对血容量急剧减少的患者。骨髓间隙是一个不可压缩的空间，在患者静脉通路开放困难或缓慢时，它是一个开通循环通路的稳妥切入点。

对于衰竭患者，不要为了开通静脉通路而耽误抢救用药、补液或输注血液制品，应迅速开通骨髓通路。大量的研究表明，骨髓通路相对更快、更简易，且像静脉通路一样有效。骨髓输液适用于全年龄段的患者（包括新生儿、婴儿、儿童、成人）。

根据临床情况，可以在肱骨近端、胫骨近端或胫骨远端开通骨髓通路。骨髓输液对于输液的成分没有限制。所有药物、液体或血液制品均可通过骨髓途径输注。然而，骨髓通路部位决定了输液的速度。肱骨近端通路在使用加压器输液时速度可达 5L/h，而胫骨近端或远端的输液速度为 1L/h。

当行骨髓穿刺置管时，体表标志触诊是重要的。大腿伸展时，胫骨近端穿刺点位于髌骨下 2cm 并向内 2cm。胫骨远端穿刺点位于内踝最突出部位上 3cm。骨髓穿刺针需要以 90°穿入胫骨。行肱骨近端穿刺时，让患者的手放在腹部（使肘关节内收、肩关节内旋）。肱骨穿刺点位于肱骨大结节最突出的部位上。以向下 45°进针。

确定好体表穿刺点后，进针穿过皮肤和软组织直到触及骨面。直到穿刺针透过皮肤、软组织并准确置于骨面上后再旋转穿刺。这时，术者需旋转穿刺、向前推进，直到感到穿刺针进入骨髓间隙时的突破感。根据穿刺部位软组织的厚度选择穿刺针的长度。如果穿刺针在达到骨膜前就已经无法看到穿刺针上的任何一条黑色线标，说明穿刺针太小且无法正确穿入骨髓间隙。

在急诊科临床决策中，基础实验室检查是至关重要的，尤其在危及生命的疾病中。骨髓腔内抽取的全血细胞标本与静脉血标本中的血红蛋白及红细胞压积水平非常接近。然而，血小板水平可能会较低、白细胞计数可能会较高。值得补充的是，生化检查中的许多指标包括血糖、尿素氮、肌酐、血氯、血浆白蛋白和总蛋白的水平与静脉血标本接近。然而，血钾、二氧化碳、血钠和血钙水平可能会不同。故经骨髓腔置管抽取的血样需要送检，然而，获得的结果需要结合临床实际分析。

骨髓穿刺留置针的禁忌证包括拟穿刺骨骼穿刺点蜂窝织炎 / 脓肿、骨折、48h 内曾行骨髓穿刺或骨髓留置针失败。如果穿刺部位曾做过骨髓置管将会导致骨髓间隙液体外渗至局部软组织，有引发骨筋膜室综合征的风险。

骨髓留置针需在 24h 内移除。移除时只需连接 1 个螺旋口注射器在骨髓腔穿刺针上，向上提拉并顺时针旋转。垂直拔出穿刺针，不要弯曲或摇晃针头，这样可能导致异物残留。

要点
- 骨髓输液适用于全年龄段的患者（新生儿、婴儿、儿童以及成人）。
- 常见骨髓穿刺点包括肱骨近端、胫骨近端和胫骨远端（穿刺针可以留置 24h）。
- 所有药品、液体以及血制品均可行骨髓输液。
- 流速根据穿刺部位不同而不同：肱骨可达 5L/h，胫骨 1L/h。
- 骨骼穿刺点骨折或近 48h 曾在同一部位行骨髓穿刺是骨髓通路的禁忌证。

推荐阅读

[1] Anson J. Vascular access in resuscitation: Is there a role for the intraosseous route? *Anesthesiology.* 2014;120(4):1015–1031.
[2] Deitch K. Chapter 25. In: Roberts J. *Roberts and Hedges' Clinical Procedu-res in Emergency Medicine*, 6th ed. Philadelphia, PA, 2014:455–468.e2.
[3] Lewis P, Wright C. Saving the critically injured trauma patient: A retrospective analysis of 1000 uses of intraosseous access. *Emerg Med J.* 2015;32:463–467.
[4] Miller LJ, et al. A new study of intraosseous blood for laboratory analysis. *Arch Pathol Lab Med.* 2010;134(9):1253–1260.

[5]　Palsey J, et al. Intraosseous infusion rates under high pressure: A cadaveric comparison of anatomic sites. *J Trauma Acute Care Surg*. 2015;78(2):295–299.

第 305 章
超声引导局部神经阻滞
What Nerve! Ultrasound-Guided Regional Nerve Blocks

Casey Lee Wilson，著

　　急诊科医生堪称剧痛专家。许多来到急诊科的患者可因经历不同程度的不适来寻求医疗帮助。要理想地控制住疼痛，需要连续思考并多角度去解决它。医生可以先从微创的方法开始来提升患者的舒适度，比如口服镇痛药物，逐渐升级为肠外阿片类药物或程序化镇静。在紧急情况中，局部麻醉中的周围神经阻滞可以安全、有效地辅助系统性麻醉来控制大面积剧痛。无论是在复杂撕裂伤修补术的镇痛还是在四肢骨折的辅助镇痛，哪怕局部神经阻滞方便易行，人们仍未能充分利用这一技术。在文献中已经显示局部神经阻滞，尤其是在患者护理早期应用，可以显著降低疼痛水平和阿片类镇痛药的用量。

　　历史上，已经在使用解剖学体表标志进行神经阻滞，常见的应用包括牙齿以及手指的神经阻滞。当遵循体表标志进行麻醉时，高达 30% 的神经阻滞失败了。随着超声的不断普及并纳入急诊科医生的培训，超声引导局部麻醉已经变为急诊科疼痛管理前景光明的技术。超声引导技术可以帮助实现针尖实时定位从而避免解剖学变异带来的影响。它也能使术者更加精准地对神经周围的局部麻醉药物进行管理。

　　目前已经证实，超声引导周围神经阻滞可以降低麻醉药物用量，使麻醉效果更快、更好，同时并发症更少。如今神经阻滞可以应用于肩关节前脱位复位术，如臂间沟臂丛神经阻滞，以前这类手术是需要行程序化镇静的。程序化镇静需要连续监测血流动力学，同时患者会有包括呼吸功能衰竭和低血压等严重风险。最新的文献显示，局部麻醉相较于系统性麻醉方案，一对一的操作时间更短，并发症更少，同时可能使患者的满意度提升。

　　日渐流行的超声引导区域化麻醉的一个适应证是使用股神经阻滞来控制股骨骨折引起的疼痛。美国超过 80% 的髋部骨折病例是老年患者，并且出现阿片相关性谵妄的趋势增高，这使得上文所述区域化麻醉优点在老年患者中显得尤为重要。股神经阻滞可以帮助这类人群免于用阿片类药物镇痛所引起的并发症，包括谵妄、吸入性肺炎、尿路感染导致的尿潴留和住院周期延长。尽管这是外周神经阻滞中较简单的一种操作，但未能注射到髂筋膜深部则是股神经阻滞失败的一个常见原因。

急诊科场景中存在许多其他超声引导下区域化麻醉的应用。对于足部跖面损伤的情况，包括撕裂伤、异物和跟骨骨折，胫后神经阻滞是一个完美的麻醉方式选项。前臂神经阻滞对于手部提供了足够的麻醉效果，但对于更近端的损伤，如前臂远端骨折，麻醉效果相对差些。臂丛神经阻滞可能对于更多的近端上肢损伤有帮助。医生必须知道臂间沟臂丛神经阻滞可导致的许多众所周知的不良反应，如膈神经麻痹、暂时性霍纳综合征以及喉返神经麻痹引起的声音嘶哑。了解各种神经阻滞的适应证、并发症和缺点对于手术安全和成功至关重要。

各种神经阻滞的局麻药选择、技术以及并发症都比较相似。成功的麻醉实施需要周围神经系统的解剖学知识，通常为了获得满意的麻醉效果，可对多个周围神经进行阻滞。在行任何神经阻滞之前，需要对神经血管进行全面的评估和记录。技术方面的建议包括进针时频繁吸气并缓慢注射 3 ～ 5ml 药物。如果遇到明显的阻力或当患者感到疼痛时，术者应该把针抽出几毫米，因为这可能意味着注射到神经上了。

对于术中局部麻醉药物的选择上，术者必须考虑到神经阻滞的适应证，尤其是关于临床效果发挥和所需镇痛时间长度。需要谨慎避免超推荐剂量用药。知道局部麻醉药物全身毒性（local anesthetic systemic toxicity，LAST）的症状和体征非常重要。在超剂量注射的 5min 内，局部麻醉药物全身毒性常会首先表现为中枢神经系统兴奋征象，如口周麻木和躁动。这些症状可以进一步进展为持续癫痫发作、昏迷甚至是心血管系统衰竭。尽管在超声引导的直视下，局部麻醉药物全身毒性的风险极其低，每一个神经阻滞的施术者都应知道局部麻醉药物全身症状的唯一治疗——脂肪乳剂疗法。

麻醉学专家在重症监护和外科手术中频繁超声引导神经阻滞以辅助控制疼痛。现今，超声引导周围神经阻滞在急诊科越来越受到欢迎，他们独特的优势正在成为急诊医学著作的研究领域。鉴于越来越多的急诊医生在他们毕业时的住院医生培训中获得超声应用经验，超声引导周围神经阻滞应该成为熟练的急诊医生设备库里的有用工具。

要点
- 老年股骨骨折患者的疼痛控制应想到股神经阻滞。
- 对于急诊科剧痛管理，超声引导周围神经阻滞可以作为全身方案的辅助。
- 成功的麻醉需要周围神经系统解剖学合适的知识。经常性地多于一个周围神经完成阻滞，以此来获得足够的麻醉效果。
- 需要在任何神经阻滞之前对神经血管进行全面评估和记录的测试。
- 实施神经阻滞之前，医生应该知道局部麻醉药物全身毒性独特的症状、体征以及治疗方法。

推荐阅读

[1] Beaudoin FL, Nagdev A, Merchant RC, et al. Ultrasound-guided femoral nerve blocks in elderly patients with hip fractures. *Am J Emerg Med*. 2010;28(1):76–81.

[2] Blaivas M, Adhikari S, Lander L. A prospective comparison of procedural sedation and ultrasound-guided interscalene nerve block for shoulder reduction in the emergency department. *Acad Emerg Med*. 2011;18(9):922–927.

[3] Bhoi S, Sinha TP, Rodha M, et al. Feasibility and safety of ultrasound-guided nerve block for management of limb injuries by emergency care physicians. *J Emerg Trauma Shock*.2012;5(1):28–32.

[4] Haslam L, Lansdown A, Lee J, et al. Survey of current practices: Peripheral nerve block utilizationby ED physicians for treatment of pain in the hip fracture patient population. *Can Geriatr J*. 2013;16(1):16–21.

[5] Liebmann O, Price D, Mills C, et al. Feasibility of forearm ultrasonography-guided nerve blocks of the radial, ulnar, and median nerves for hand procedures in the emergency department. *Ann Emerg Med*. 2006;48(5):558–562.

第 306 章
一个穿刺问题：张力性气胸的减压
A Needling Issue: Decompressing Tension Pneumothorax

Arun Nair，著

一、识别需要穿刺减压的患者

患者出现心动过速、进行性加重的呼吸窘迫、颈部静脉曲张、血压降低，这些都应使你如蜘蛛侠般敏锐地想到张力性气胸。风险尤其高的是存在肺大泡的 COPD 患者、瘦高体型的男患者、橄榄球或冰球手，以及任何有明显胸部创伤的人。很重要的一点，不是所有的气胸都需要减压治疗。许多压缩体积 10%～15% 胸膜腔的气胸可自行吸收，患者可以接受非侵入性的治疗，除了密切监护不需要更多的干预。那些确实需要急诊处理的患者基本上都需放置一个胸腔引流管。其中病情不稳定且需要进行穿刺的是张力性气胸的患者。对于稳定的患者好一些——不要在给他们用针穿刺之后又仅仅因为胸部平片上有一个胸膜压缩缘而在另一个位置给他们开洞并置管。穿刺的唯一指征是伴随呼吸窘迫或血流动力学改变的张力性气胸表现。

还有一个需要记住的重点就是，不是胸部有穿刺针就一定完成了胸腔减压。医疗急救服务（emergency medical services，EMS）经常报道，虽然有空气通过针头涌出且患者的症状有改善，却发现穿刺针一直没能穿过胸壁，或者穿刺针先穿过了胸壁，随后却扭曲打折了，气胸重新形成。仔细倾听患者诉求，评估生命体征，来判断是否有其他需要穿刺的指征。张力性气胸绝对不能依据CXR来诊断。

二、体表标志

当你明确你面前的患者是典型的张力性气胸，需要立即处理。随后认准了锁骨中线第二肋间并刺入了穿刺针。似乎很简单——其中有什么问题吗？首先，这个间隙有可能不是你所认为的穿刺点：术者经常把乳头线和锁骨中线相混淆，同时也未能准确地识别出第二肋间隙。这些错误增加了损伤内乳、锁骨下动脉和心脏血管的风险。试试以下这些技巧。

手指触到胸骨切迹并沿中线下滑直到摸到一个骨性凸起——这就是与第二肋骨相连接的 Louis 角。从这里向第二肋骨平行滑动手指后向下滑入下方的肋骨间隙。继续沿着肋间隙向外滑动直到胸骨与尖峰锁骨关节的中点处，这里就是穿刺点。根据体质和性别，这个点与乳头的相对位置总是不固定的。

随着世界范围内肥胖症的增加，导管在正确的穿刺点穿入胸膜腔的机会也越来越小。部分研究表明，在第二肋间隙穿刺减压时，高达 1：2 的患者胸腔无法使用 45mm 的标准导管。肌肉发达的男性，仅胸肌就可以比这更厚。对于这些患者，可以考虑在第五肋间隙腋中线作为替代穿刺点（胸腔置管的同一位置），这里的胸壁相对更薄，被覆肌肉组织更少且没有大血管。这个穿刺点对于体重重的患者实施可能仍然有难度，可以练习以下这个技巧。

患者的脊柱和肩膀放松，手掌张开拇指伸展，掌心对着患者并放在他的腋窝，拇指覆盖住三角胸肌间沟，在不抬起肩膀的情况下尽量向上推。除非你手比较小，手掌第 5 掌指关节对应的宽度位置应该刚好就在腋中线第五肋间。对于超级病态肥胖的患者或者健身者，这里的胸壁可能仍然过厚，你需要考虑使用更长的穿刺针（腰椎穿刺针）或者干脆在穿刺前向肋骨方向切开一部分组织。记住，被覆组织越厚，穿刺导管扭曲打折，气胸重新形成的风险就越高。其他在第五肋间隙置管的优点是这里也是胸腔置管的常用部位，这可能使患者免于多开一个洞。

三、不要忘记超声机器

尽管不能依据 CXR 诊断张力性气胸，在别人去准备穿刺导管的时候，是值得花费数秒钟去探测一下胸腔内气体或者液体的情况、心脏的活动情况、找一找可能甚至无法触诊到的肋间隙。别忘记即使是减压之后超声都是实用的，它可以帮你追踪肺是否已经复张或者观察穿刺针是否仍在胸膜腔内。

四、是否需要使用弹力探条

尽管弹力探条在穿刺减压中并不实用，探条在胸腔置管的过程中有着无可取代的作用。与其用你的手指固定胸膜腔穿刺路径，同时试图单手递送置入剩余的置管，可以使用弹力探条作为导丝以改良赛尔丁格技术。使用克式钳进入胸腔并用手指快速旋转一周确认胸膜间隙后，将探条头部向内推进远些以确保它不会脱出。这样，将可以解放你的双手，同时确保你不会误入穿刺途径，就如置入一个中心导丝。它同时可以保护你避免意外切伤手指或在胸腔中损失一部分手套，胸腔中的肋骨断端非常锋利而且可能还在不停地移动。它还可以帮助直接送入胸腔置管管头。记住使用标准弹力探条的改良赛尔丁格技术仅适用于加大法式胸腔置管。

要点

- 张力性气胸是一个临床诊断，而不是一个影像学征象。
- 临床静止性气胸也许不需要进行侵袭性操作或者可以延期行无菌胸腔置管。
- 穿刺置管不一定能保证完成减压。熟悉第二肋间以及第五肋间的体表穿刺点可以很大程度上影响穿刺成功率。
- 在做决定时超声可以成为一个有力的工具。弹力探条在胸腔置管上可以起到辅助作用。

推荐阅读

[1] Beckett A, Savage E, Pannell D, et al. Needle decompression for tension pneumothorax in Tactical Combat Casualty Care: Do catheters placed in the midaxillary line kink more often than those in the midclavicular line? *J Trauma.* 2011;71:S408–S412.

[2] Carter TE, et al. Needle decompression in appalachia do obese patients need longer needles? *West J Emerg Med.* 2013; 14(6):650–652.

[3] Chang SJ, et al. Evaluation of 8.0-cm needle at the fourth anterior axillary line for needle chest decompression of tension pneumothorax. *J Trauma Acute Care Surg.* 2014;76(4):1029–1034.

[4] Givens ML. Needle thoracostomy: Implications of computed tomography chest wall thickness. *Acad Emerg Med.* 2004;11:211–213.

[5] Martin M, Satterly S, Inaba K, et al. Does needle thoracostomy provide adequate and effective decompression of tension pneumothorax? *J Trauma Acute Care Surg.* 2012;73(6):1412-1417

第 307 章
中心静脉置管
Which Line Is It? Central Line Placement

Dilnaz Panjwani, Richard Paul，著

放置中心静脉导管是急诊科常用的复苏操作，并发症的风险不容忽视。本章描述了新的和基于循证调查的相关技术以避免中心静脉置管的最常见并发症：动脉损伤和随后的出血和血肿。此外，本章还会为如何选择适当的解剖部位进行放置提供指导，以避免特定部位的并发症。

一、避免动脉损伤

动脉损伤和血肿形成是中心静脉置管最常见的并发症。这些并发症通常是因没有应用导丝穿刺引导，而由导管扩张、插入动脉导致的结果。因此，通过确认导丝进入静脉系统来确保静脉插管是至关重要的。超声引导和压力测量这 2 项技术已被证明可以降低动脉损伤的发生率。

已有研究证明，使用二维（2D）动态超声成像显著降低了动脉穿刺率，因其可以实时监测针尖是否进入预定静脉。许多研究表明，尽管使用超声引导仍有误穿动脉可能。推测原因：①移除超声探头后将针移动到动脉中；②把针柄误认为针尖；③在发现静脉腔中的针尖之前建立了动静脉通路。为了最大限度地减少动脉插管的风险，在导管扩张血管之前，也需要应用超声确认导丝在静脉放置。

避免动脉损伤的第二项技术是通过穿刺针测量压力。研究表明，几乎 1% 的动脉穿刺不能通过针的颜色和搏动血流来识别。一项对 9000 多个使用压力测量的中心置管的大型回顾性分析，动脉导管插入为零。要测量压力，需将无菌管或短塑料导管连接到针头并垂直握住，同时注意血液的上升。继续上升并从管中溢出的血液表示动脉压，停止上升或逐渐开始向针退回的血液表示静脉压。市售的无菌压力计也可用于确认静脉压力。需注意的是，无菌管或压力计可以连接到针头接口或套件中包括短塑料导管上。建议使用导管连接，因为连接到针头接口的操作会导致针尖移动到动脉或完全离开静脉。这种方法在血压非常低的患者中可能是无效的，因为低动脉压可能被误认为是静脉压力。除了上述技术之外，还可以在插管之前检测血气以确保是静脉通路，需要注意的是，这项技术可能更加繁琐、耗时。

二、选择合适的穿刺点

穿刺位置的选择对于避免并发症和提高穿刺成功率至关重要。锁骨下静脉穿刺对于必须保持坐姿的患者是适用的，如有颈托或端坐呼吸的患者。然而锁骨下静脉受锁骨阻挡，误伤动脉穿刺会限制压迫止血的效果。此外，锁骨还可以降低静脉超声显影的能力。锁骨下静脉可以从锁骨上或锁骨下入路插管。综述已证明，锁骨上入路不易导致医源性气胸，并且成功率高于锁骨下入路。

与其他部位相比，颈内静脉在定位靶静脉和毗邻动脉区分方面都具有更优越的超声显像效果。此外该部位易于按压且容易发现血肿。然而，在某些情况下可能难以进入，如正在进行的胸外按压、复杂的气道管理或有颈托或颈部损伤的患者。

对于接受胸外按压的患者，股静脉途径非常有用，因为插入位点远离胸壁。此外，没有医源性气胸的风险并且动脉位置可压迫止血。然而，导管相关的深静脉血栓形成的长期风险在股静脉中明显更高，并且导管相关的血液感染率可能升高，目前相关数据结果仍有争议。

三、结论

最大限度减少中心静脉置管的并发症对于急诊医生至关重要。慎重选择置管部位将有助于最小化直接损伤及延迟并发症。此外，静脉腔内针和导丝的超声显像结合静脉通路的测压确认将减少动脉损伤。

要点

- 通过实时二维超声显像可最大限度提高静脉插管成功率。
- 在扩张和插入导管之前，使用超声来确认在静脉中尽可能放置长的导丝，以避免扩张动脉。
- 通过无菌管或数字测压的测试来确认静脉放置，但对于极度低血压患者意义不大。
- 锁骨下静脉穿刺通过锁骨上入路，以尽量减少患者医源性气胸的风险。
- 通过分析患者解剖、临床症状和特定部位风险来选择最适合中心线插入的方法。

推荐阅读

[1] Blaivas M. Video analysis of accidental arterial cannulation with dynamic ultrasound guidance for central venous access. *J Ultrasound Med*. 2009;28:1239–1244.

[2] Bowdle A. Vascular complications of central venous catheter placement: Evidence-based methods for prevention and treatment. *J Cardiothorac Vasc Anesth*. 2014;28(2):358–368.

[3] Ezaru CS, Mangione MP, Oravitz TM, et al. Eliminating arterial injury during central venous catheterization using manometry. *Anesth Analg*. 2009;109:130–134.

[4] Hind D, Calvert N, McWilliams R, et al. Ultrasonic locating devices for central venous cannulation: Meta-analysis. *BMJ*. 2003;27:361.

[5] Kusminsky R. Complications of central venous catheterization. *J Am Coll Surg*. 2007;204:681–696.

第 308 章
自发性气胸：胸管或猪尾导管
Size Matters; Spontaneous Pneumothorax: Chest Tube versus Pigtail

Derrick Ashong，著

　　自胸管在越南战争期间流行以来，其一直是胸腔引流的主要方式。其组成部分和适应证的演变有助于为并发症较少的患者提供更好的预后。与许多医学进步一样，不断地研究及改进已经带来了诸如猪尾导管之类的创新。随着住院限制的增加，与标准胸管相比小口径导管等工具因成本的节约而日益普及。然而，随着猪尾导管的引入，两种方式的优点和局限性都需要进一步明确。

　　根据定义，气胸是由于某种机制导致空气在胸膜腔中逐渐积聚形成的。其中一种机制即自发性气胸，可分为两种类型：原发性和继发性。原发性气胸：发生在没有潜在肺部疾病的患者中，往往发生在瘦、高的年轻人身上；继发性气胸：更常见于有已知肺病患者中，特别是慢性阻塞性肺病、长期吸烟、哮喘或间质性肺病的老年患者。无论是什么原因导致气胸都需要通过标准胸管或小口径胸导管排出多余的空气。

小口径胸导管是使用经皮穿刺技术（seldinger）通过预制套件插入的一个 16FR 或更小口径的胸管。许多小口径导管在其端部卷曲，以防止在拔除导管后排出排泄物。因末端形似猪尾，因而又被称为"猪尾导管"。操作者选取腋中线第四或第五肋间间隙或临床较少使用的锁骨中线第二肋间间隙通过无菌操作进行局部麻醉。这种方法比标准开胸手术创伤小，这是指在胸管插入之前，对深部组织进行钝性解剖及扩张胸膜孔。

这两种手术对于自发性气胸的适应证保持不变。美国胸科医师学院规定胸管置入通常在大量气胸中考虑。大量气胸定义为从肺尖到肺界 > 3cm 的胸部 X 线表现。原发性气胸和继发性气胸所致的小气胸需要观察，如没有失代偿或继续加重的证据通常不需要插入胸导管。

有越来越多的数据显示小口径胸腔管的使用在逐渐增加。最近的一项前瞻性随机研究表明，小孔导管在插入当天和插入后两天导致插入部位的疼痛更少。一项对 91 名患者的回顾性研究表明，住院时间、复发率或并发症上没有差异。小口径胸管的成功率为 88.7%。另一项研究还发现，两组之间的缓解率相似（约 5 天）。由于具有相似的缓解率，如果患者是临床稳定状态，在复查胸部 X 射线和观察（通常 4 ～ 6h）后显示肺再膨胀的证据，小口径胸管的患者有望从急诊科出院并进行近距离的门诊随访。一项针对自发性气胸患者的研究发现，小口径胸导管放置的平均费用为 926 美元（总共两次门诊和影像学检查），相比之下，需要住院的标准胸导管放置的费用为 4276 美元。在这项研究中不同的是，患者在最多 2h 的观察期后出院，并且没有进行影像学随访。大多数现有文献研究的样本量都很小且在危重症患者中缺乏比较。

两组头端相对比，具有相似的并发症发生率。两种导管都有可能对周围组织（肝、膈、脾和心脏）造成伤害，引发感染及出血。置管的错位或弯曲也是众所周知的并发症。对大口径和小口径导管相关并发症风险的研究发现，二者没有显著的临床差异。值得注意的是，一项研究表明中小口径胸管的移位率为 21%。

虽然传统上气胸考虑大口径胸管，但在自发性气胸中小口径胸管是值得选择的。涉及机械通气或生命体征不稳定患者的情况尚未深入研究。由于这些患者空气泄漏的可能性更大，在这些群体中获得更多可靠数据之前，应该使用大口径胸管。最终在生命体征稳定的患者中，无论何种类型的大型自发性气胸患者，使用小口径胸管是最佳治疗选择。

要点

- 小口径胸管（< 14FR）与大口径胸管（> 16FR）相比引起穿刺部位疼痛较少。
- 使用经皮穿刺技术时，小口径胸管通常更容易插入。
- 两组头端相对比，小口径胸腔管具有相似的并发症和有效率。
- 对于某些小口径胸导管的患者，使用 Heimlich 瓣膜和胸片随访进行门诊治疗是可行的。
- 大口径胸管仍适用于重症患者或机械通气患者。

推荐阅读

[1] Kulvatunyou N, et al. Randomized clinical trial of pigtail catheter versus chest tube in injured patients with uncomplicated traumatic pneumothorax. *Br J Surg*. 2014;101(2):17–22.

[2] Tsai WK, et al. Pigtail catheters vs large-bore chest tubes for management of secondary spontaneous pneumothoraces in adults. *Am J Emerg Med*. 2006;24(7):795–800.

[3] Voison F, Sohier L, et al. Ambulatory management of large spontaneous pneumothorax with pigtail catheters. *Ann Emerg Med*. 2014;64(3):222–228.

[4] Horsley A, Jones L, White J, et al. Efficacy and complications of small-bore, wire-guided chest drains. *Chest*. 2006;130(6):1857–1863.

[5] Fysh E, et al. Optimal chest drain size: The rise of the small-bore pleural catheter. *Semin Respir Crit Care Med*. 2010;31(6):760–768.

[6] Cooke DT, David EA. Large-bore and small-bore chest tubes: Types, function, and placement. *Thorac Surg Clin*. 2013;23(1):17–24.

[7] Benton IJ, Benfield GF. Comparison of a large and small-calibre tube drain for managing spontaneous pneumothoraces. *Respir Med*. 2009;103(10):1436–1440.

第二十一篇

儿　科
Pediatrics

第 309 章
尽早识别儿童被虐待征象
Recognize Child Abuse Early

Clifford C. Ellingson，著

据估计，每年至少有 896000 名美国儿童遭到虐待和忽视，其中每年死亡人数估计超过 2000 人。虐待儿童的长期后果会对受虐者、虐待者及整个社会造成毁灭性影响。虐待带来的不仅仅是身体上的伤害，任何形式的虐待都会影响孩子一生的心理健康。然而，虐待所造成的后果往往难以全面准确地估测，更不幸的是，我们常常低估了虐待带来的不良后果。

与未遭受虐待的儿童相比，遭受到虐待的儿童到急诊科就诊的次数更多。据估计，在被虐待致死的儿童中，有 20% 曾在死亡前 1 个月内就诊于医疗机构。如果在被虐待的儿童初次就诊时，体格检查未能发现患儿遭受了躯体虐待，那么患儿有 50% 的可能性反复遭受虐待，而死亡的概率高达 10%。因此，急诊科对于虐待的及早识别、预防虐待发生及导致的死亡是非常关键的。幸运的是，通常可以通过详细的病史询问、全面的体格检查和保持高度警惕性来识别被虐待儿童。

收集病史后，首先要怀疑患儿是否有被虐待行为。遭到虐待的病史信息包括监护人无法解释的明显伤害。当有重大可疑细节出现，病史或体检结果与儿童的发育水平不一致时，就应该引起急诊医生的警惕。患儿可能遭受虐待的任何一个疑点都不应该被忽略掉。对于那些没有合理解释的病史都需要进一步去探究，这需要进行更为细致的体格检查来明确诊断。对于儿童基本的体格检查应该包括对头部、颈部、四肢、臀部、生殖器和背部皮肤全面地评估。另外，应认真检查口腔是否有创伤，同时应触压四肢、躯干及胸壁等，检查是否存在骨骼变形或疼痛。

瘀伤在已经会走路的儿童中很常见，经常可以在其胫前、肘后和前额上看到瘀伤。然而，在还不能独立走路的儿童中发生无创瘀伤的可能性小于 1%。因此，对婴幼儿出现的瘀伤应首先考虑虐待的可能，因为一般 9 个月大之前他们尚未能够自由地四处活动。而出现在身体某些部位的瘀伤，如臀部、背部、躯干、生殖器、大腿内侧、脸颊、耳垂、颈部等，都不应该是正常的婴幼儿活动所造成的。另外，一些瘀伤可能明显是由于器械损伤所致，如皮带、绳索、鞋子等其他家庭用品，还有打伤、咬伤等，这些伤痕可能是施虐者发泄情绪所致，但仍要警惕这种行为滥用带来的虐待等不良后果。

烧伤在儿童虐待案例中占 6% ～ 20%，最常见的是热水烫伤。虐待所致的烧伤常呈现对称性分布，较少在皱褶处分布，典型的手套或袜套状烧伤常是被热水浸泡后所致。此外，臀部、后颈部或背部烧伤及同时存在多个部位或需要加强监护的严重烧伤，都应高度怀疑遭受虐待的可能，并对其进行仔细调查。

虐待所致的头部外伤是婴儿高发病率和高死亡率的重要原因。虐待所致的头部外伤很容易被误诊，临床医生应把头部 CT 成像的检查标准放低，可以在疑似受虐待的新生儿或无法言语表达的儿童中进行

检查。硬膜下出血是一种常见的与虐待有关的颅脑损伤，应对住院患者进行全面的检查和治疗。双侧硬膜下出血及多个不同密度灶的硬膜下出血，往往提示反复多次受伤。而位于大脑半球内侧的出血强烈提示虐待性头部外伤。

腹部钝性损伤是一种罕见但却是极为致命的儿童虐待形式。只有 1% 遭到腹部虐待受伤的儿童会住院。判断腹部钝性损伤不要仅仅依赖于腹部的瘀伤，因为即使是对腹部进行严重的打击，也经常发现不了，要明确腹部钝性损伤有时只能依靠影像学检查。肝脏、胰腺的酶学试验和尿液分析有助于儿童腹部创伤的筛查。有腹部外伤史、腹部体格检查异常或实验室数据异常的情况下，需要进行影像学检查。当由于患者年龄偏小、伤情复杂或有精神状态改变时，常常导致体格检查并不可靠，也应进行影像学检查。

在无法与患儿进行良好的沟通时，骨骼损伤的判断常常变得比较困难。如果在询问病史和体格检查中怀疑患者有骨骼的损伤，应进行影像学检查。如果在无法进行良好沟通的儿童中发现骨折，尤其是在小于 2 岁的儿童，那么应该对其骨骼系统进行系统而全面地检查，进行影像学检查时，不要仅局限于怀疑的部位。进行系统而全面地影像学检查，其目的不仅是确定疼痛的急性损伤，还包括非疼痛的陈旧性损伤。一个能表达可靠信息的儿童，应该对其所述的所有疼痛区域进行影像检查，但是完整系统的骨骼系统检查仍然是有益的，可以再次评估其他的陈旧性骨折。对于所有骨折的流浪儿童应高度怀疑是否遭到了虐待。对于以下骨折应考虑是否是由于虐待所致，包括干骺端损伤（桶柄样撕裂或撕脱骨折），肩胛骨、后肋骨、棘突和胸骨骨折。此外，多发骨折，尤其在不同时间发生骨折，通常是虐待所致。因虐待引起的颅骨骨折多为双侧、多发性骨折，并且越过颅缝。

医生有法律责任和道德义务来揭露任何疑似的虐待。当怀疑虐待存在时，社会团体及个人应当参与进来并促进相关机构对其采取行动。如果身边有研究儿童虐待方面的专家，应尽早进行咨询。如果被虐待的儿童不能安全出院，或者虐待的范围较大，需要留院观察以待进一步确认患儿伤情。

要点

- 病史和体格检查是必不可少的。
- 如果对 2 岁以下的儿童发现或怀疑有骨折，并怀疑是由于虐待所致，那么应该对其进行全面的骨骼系统检查。
- 当怀疑腹部遭受钝性损伤时，不要单纯依赖腹部外观表现，必要时须行影像学检查。
- 医生有责任和义务对任何有关虐待的问题进行披露，并联系相关机构进行调查。

推荐阅读

[1] King W, Kiesel E, Simon H. Child abuse fatalities: Are we missing opportunities for intervention? *Pediatr Emerg Care*. 2006;22(4):211–214.

[2] Peck M, Priolo-Kapel D. Child abuse by burning: A review of the literature and an algorithm for medical investigations. *J Trauma*. 2002;53:1013–1022.

[3] Sirotnak A, Grisby T, Krugman R. Physical abuse of children. *Pediatr Rev*. 2004;24(8):264–276[4]. Swerdlin A, Berkowitz C, Craft N. Cutaneous signs of child abuse. *J Am AcadDermatol*. 2007;57(3):371–392.

第 310 章
儿科急救技巧
Tips for Managing All That Is Pediatric Resuscitation

Jason Saunders，Heather Saavedra，著

在呼吸骤停发生的 5min 内，急救医疗服务（emergency medical services，EMS）往往不能建立起安全气道。作为急救医疗服务的提供者，急诊医生几乎每次值班都会遇到呼吸骤停的情况，但是如果这个患者是个孩子呢？又会有什么不同呢？首先，孩子们不仅仅是成年人的缩小版。虽然所有的呼吸骤停，所有的复苏抢救，都是面临着巨大压力的，但面对孩子们时，形式将变得更加严峻，周围可能会有许多"观众"，这其中包括孩子的家长。那么，作为急救人员，我们如何确保急救顺利进行呢？下文中的一些建议或许可以帮助大家应对儿科复苏的挑战[1]。

一、首先，明确"正常"指标

1. 请快速回答，9 周龄孩子的正常心率范围是多少，9 岁的孩子又是多少？我们都擅长在诊室门口就评估好成年人是否患病。然而，孩子们有着非凡的代偿能力，这让他们看起来表现很正常，但是如果直到他们无法代偿了，我们也就没有时间对其进行治疗了。儿科学是介于婴儿期和成年期的学科，许多儿科相关的生理情况也介于上述两个时期之间。除了花时间在诊室进行详细地儿童体格检查外，作为主要是成人急救提供者的我们要怎样才能知道儿童的生理指标呢？口袋卡、手机应用软件、互联网甚至教科书，无论哪种方式，在进入诊室之前花 2s 提醒自己这个年龄段的患者的正常状态是什么样的。

2. 识别和明晰儿科患者中的异常生命体征。如何在患者跌落悬崖之前发现可能的危险因素，这将为成功复苏提供正确的指导。由于儿童有更强大的代偿能力，所以当你看到低血压时，可能时间已经来不及了，必须准确快速判断，并立即采取行动。

二、不能依靠患者发现问题

1. 还记得在医学院学习时如何做一次完整的体格检查吗？是的，我也不记得了，但是我们应该好好回忆一下。所有的患者，尤其是儿童，都需要进行全面的体格检查。所有创伤患者都有进行暴露检查的必要，所以要充分暴露儿科患者。在烦躁的婴儿身上寻找或许细如毛发的禁锢性物品。如果发现患儿肢体不对称，这提示可能骨折。家长们了解孩子的正常状况比你清楚，如果他们坚持有什么地方是不正常的，那就再仔细看一看。在现场急救人员离开之前从他们那获得一个详细的病史：疾病发生

现场是怎样的，他们是如何找到患者的，等等。

2. 当患者无法表达他（或她）的不适时，程式化问诊几乎不可能得到更多的信息，体格检查的结果将决定你如何处理儿科患者。

三、不要加重患者的病情

1. 如果有气喘、喘鸣或哮喘发作的孩子在妈妈的怀里能感到更为舒适，让他们继续待在妈妈的怀里，因为情绪平静的孩子能维持更长时间的气道通畅，但这并不意味着可以不做一个全面的体格检查（见上文）。治疗也一样，运用所学知识并重复检查用药剂量。与婴儿或青少年相比，在新生儿中，使用的肾上腺素剂量有巨大的不同。

2. 药物剂量、液体丸剂、甚至喂食量等都是基于儿童的体重和年龄。在儿科患者中，如果有时间应该重复测量两次患者的体重。尽可能精确地测量体重，可以使用儿科急救带（broselowtape，BT）或者依据指南或标准中相应年龄合适的建议，对患者进行治疗，但是对于小儿绝不要在没有反复确认的情况下就开始使用成人剂量。对于一个没有心脏病史的儿童，液体复苏的剂量可以从 20ml/kg 开始进行静脉推注，根据需要进行加量，可以重复三次。

四、需要牢记的情况

1. 严重导管相关性病变如动脉导管未闭（patentductus arteriosus，PDA）。前列腺素类似物会让它保持开放。可给予前列腺素 E1（PGE1）0.03 ～ 0.4μg/（kg·min），同时需小心呼吸暂停并随时准备插管。

2. 对于非意外创伤的病史发展特点要有基本认识：2 周大的婴儿不会从桌子上滚下来，6 个月大的婴儿不会走路。不要忘记特征性骨折和查体结果。系带撕裂、螺旋状骨折或后肋骨骨折和在 TEN-4 模式中的瘀伤（胸部、耳朵或颈部的任何瘀伤，或小于 4 个月孩子身上的任何瘀伤[2, 3]）都应该引起你的高度重视。

3. 如果儿童出现发热伴皮疹的情况，别忘了询问疫苗的接种状况。疫苗过敏的情况正在增多，所以有可能会被误诊为麻疹或水痘。

五、儿科急救的重点

1. 急救指示胶带（broselowtape）是急诊医生的好帮手，明确它在科里的放置位置，以防突然需要。

2. 骨髓腔内（intraosseous，IO）穿刺输液是一个很棒的工具，当建立静脉通路困难时，应该尽早使用[4]。建立通路一般不会超过 3 针或 90s。穿刺位置可选择肱骨头或胫骨近端/内侧。

3. 积极处理哮喘，肾上腺素（EPI）和鼻塞间歇正压指令通气（nasal intermittent positive pressure ventilation NIPPV）在预防气管插管中有着卓越的功效。同时，不要忘记喘息并不总是哮喘所致，要注意做鉴别诊断。

4. 父母应尽可能在床边陪伴，包括从事编码行业的父母。父母应该让孩子们感受到他们尽了自己最大的努力去帮助孩子。

要点

- 活着是最重要的。
- 知道如何有效地利用资源。
- 当你建立静脉通路有困难时，可以使用骨髓腔内穿刺术（IO）和鼻胃管插入术（NG）[5]。
- 对患者进行全面的体格检查是最重要的。
- 在儿科人群中"正常"指标是随年龄变化而变化的。

参考文献

[1] Kleinman M, Chameides L, Schexnayder S, et al. Part 14: Pediatric advanced life sup port: 2010 American Heart Association Guidelines for Cardiopulmonary Resuscitation and Emergency Cardiovascular Care. *Circulation*. 2010;122(18 suppl 3):S876–S908.

[2] Johnson K, Bradshaw K. Skeletalaspectsof non-accidentalinjury. *Endocr Dev*. 2015;28:247–258.

[3] Pierce MC. Bruising characteristics discriminating physical child abuse from accidental trauma. *Pediatrics*. 2010;125(1): 67–74.

[4] Abe K, Blum G,Yamamoto L. Intraosseous is faster and easier than umbilical venous catheter ization in newborn emergency vascular access models. *Am J Emerg Med*. 2000;18(2):126–129.

[5] Oakley E, Borland M, Neutze J, et al. Nasogastric hydration versus intravenous hydration for infants with bronchiolitis: A randomised trial. *Lancet Respir Med*. 2013;1(2):113–120.

第 311 章
注意婴儿保暖及新生儿复苏中的其他步骤
Keep the Baby Warm! And Other Steps in Neonatal Resuscitation

Ashley Grigsby, Jessica Kanis，著

新生儿在急诊科分娩从来都不是计划中的事件，或许就会带来一片混乱。目前新生儿复苏指南的建议是在拥有可靠设备、由受过专门训练的人员在可控制的环境中实施新生儿复苏。但是，急诊科没有足够的权限来进行专业化，医护人员也不会每天遇到新生儿复苏。正因为如此，新生儿在急诊科的复苏就具有相当大的挑战性，紧急救援人员需要时刻准备好以应对这些情况。

一、基础复苏

大约 10% 的新生儿在出生后需要进行基本的复苏，复苏人员应在分娩时做好准备[1]。第一步是准备好基本用品，包括保温毯、辐射保暖台、吸引球、新生儿大小的袋状阀罩和氧源。当遇到困难时可以打电话给医院的助产师或新生儿 ICU 团队寻求帮助。

新生儿出生后需要问三个问题：①足月了吗？②有啼哭声吗？③他们的音量好吗？[1]如果所有这些问题的答案都是"是的"，那么宝宝可以和妈妈待在一起，将其放在妈妈的胸前贴身接触，擦干全身和保暖。如果这些问题的答案是"不"，就应该将婴儿放置在辐射暖台上进一步复苏[1]。注意新生儿的胎龄是否有问题，一般情况下足月新生儿的整个足底表面会有皱纹，阴囊上有皱褶，或可触及大阴唇。

初步的复苏包括使用保温毯保暖、擦干全身和刺激婴儿哭。如果婴儿没有哭声，可以用吸引球清理口、鼻、咽的分泌物后再次刺激婴儿。用听诊器来检查心率、触诊脐带。新生儿正常的心率 >100 次 /min。完成这些初始步骤一般不超过 60s。通过 1min 的初步处理，如果婴儿在喘气或不哭泣或者心率 < 100 次 /min，应在清除口鼻、咽分泌物后开始给予正压通气[1]。

一旦启动正压通气，在新生儿的右手上放置一个血氧饱和度传感器。不要误认为早期 70s 监测到的血氧饱和度不正常！直到出生后的 10min 都不太可能出现正常的血氧饱和度[2]。新生儿应该每分钟给予 40 ～ 60 次的通气，压力维持在 20cmH$_2$O。对足月婴儿来说，吸入氧浓度（fraction of inhaled oxyge，FiO$_2$）应该从 0.21 开始。对早产儿，FiO$_2$ 应该从 0.40 开始[1, 2]。需要注意的是，100% 的氧气对新生儿是有毒的，可以用于困难的复苏。在婴儿开始自主呼吸以及心率 >100 次 /min 之前，应始终保持正压通气。

上述步骤通常会改善新生儿的心率等临床指标。有效的正压通气可以通过显著提高的心率、音量和呼吸的力度来评价。如果患儿的临床表现仍不能改善，新生儿将需要更进一步的复苏。

二、保暖对于婴儿的重要性

新生儿的保暖是复苏过程中最重要的步骤之一。考虑到急诊科分娩的快速性质，这是很困难的。分娩室温度保持在 26℃（78 华氏度）的建议对急诊科来说并不合理[1, 3]。低体温的婴儿可能更难以复苏，而最初的复苏措施可能不会在体温过低的情况下成功（< 36.5℃）。幸运的是，有很多实用的方法能够解决如何在有限的资源环境中实现对婴儿的保暖。

每个急诊室都应该配备一个辐射加热器，一旦有需要就应该在准备过程中打开它。分娩后应立即提供温暖的毯子，用于温暖和干燥婴儿[4]。将婴儿与母亲皮肤接触进行体温复苏是第三世界国家经常使用的方法，作为主要的温暖手段，在急诊室中有好处。

早产儿由于身体发育不成熟和热损失增加，保暖会变得更加困难。28 周或更小的早产儿，或体重 < 1500g（3.5 磅），应立即接受附加的保暖方式，如置于婴儿专用的塑料袋中[3]。急诊科里婴儿专用的塑料袋是不容易获得的，但是可以使用替代的物品如生物危险品袋、大型可密封塑料袋、食品级塑料包装[2]。婴儿出生后应立即包裹，并且完全从颈部向下用塑料袋覆盖，然后可以对婴儿实施进一步的复苏[2, 4]。

三、高级复苏

大约 1% 的新生儿需要进行高级复苏。如果有效地补充氧气供应的正压通气（positive pressure ventilation，PPV）超过 30s，心率低于 60 次 /min，开始胸外按压[1]。胸部按压频次按胸部按压与呼吸次数之比为 3 ： 1 的比例进行。目标为每分钟实施 90 次的胸外按压。如果给予胸外按压，应给予患者 100% 的纯氧，并考虑插管。如果在适当地正压通气和胸外按压后，婴儿的心率仍然低于 60 次 /min，那么需要给予肾上腺素和增加通气容量[1]。然而，这需要经静脉或骨髓腔内通道，这在急诊科是比较困难的[2]。高级复苏是个罕见的事件，因此，医护人员对这些临床情况接触较少，而应该接受这些复苏技能的培训。

要点

- 需要问三个问题：①足月了吗？②有啼哭声吗？③他们的声音大吗？
- 如果这些问题的答案是"不"，开始对新生儿初步的复苏包括保暖、擦干全身和刺激婴儿哭。
- 注意保暖！针对低体重、早产儿出生使用保温毯、辐射保温台、母亲的怀抱或者塑料袋。
- 在婴儿初步的复苏中，推荐使用 21% 的氧浓度，也就是室内空气！
- 熟悉高级复苏技术，因为它是一种罕见的事件。

参考文献

[1] Kattwinkel J, et al. Part 15: Neonatal Resuscitation, 2010 American Heart Association guidelines for cardiopulmonary resuscitation and emergency cardiovascular care. *Circulation.* 2010;122(18 suppl 3):S909–S919.

[2] Clifford M, Hunt RW. Neonatal resuscitation. *Best Pract Res Clin Anaesthesiol.* 2010;24(3): 461–474.

[3] Fernanda Branco de Almeida M, et al. Hypothermia and early neonatal mortality in preterm infants. *J Pediatr.* 2014;164(2):271–275.e1.

[4] Laptook AR, et al. Admission temperature of low birth weight infants: Predictors and associated morbities. *Pediatrics.* 2007;119(3):643–649.

第 312 章
小儿气道的管理：活学活用且熟练掌握
The Pediatric Airway: Learn It, Live It, Control It!

Garrett S. Pacheco，著

急诊医生（emergency physicians，EPs）很少被要求管理儿科气道，但在危重或受伤的儿童中，急

诊医生也必须做好准备来应对这些突发情况，进行迅速且简单地处置。在小儿气道管理中，必须考虑到儿童特有的一些解剖学和生理学特征。呼吸功能的差异使他们容易发生氧合血红蛋白解离，这在生理上有缺陷的危重儿童中将会造成更为严重的后果。休克状态下的儿童，由于低血压在插管时有很高的风险，最终可导致循环衰竭。

准备气管插管（endotracheal intubation，ETI）时，应时刻谨记 2 岁以下儿童的气道的不同结构特征。他们舌头较大，枕部饱满，于 $C_2 \sim C_3$ 水平的喉头更偏向头侧。他们的声门下气道呈圆锥状，而成年人的声门下气道呈圆柱状。甲状软骨环水平是气道最为狭窄的部分，而会厌处则很柔软。相比大一点的孩子或成人，他们远端的气道更窄，且未发育完善。在气管插管的准备过程中，每一处解剖学特点都要考虑到。

当判断气道安全时，选择适当型号的气管导管是避免漏气和进行呼吸机通气的保证。所有年龄层的患者，气管导管的气囊压以 $20 \sim 30cmH_2O$ 为宜，以保证气管黏膜足够的灌注。对于 0—1 岁的婴儿来说，气管导管的管径通常是 $3.0 \sim 3.5mm$。1—2 岁的儿童通常会选择 4.0mm 的导管。儿科高级生命支持指南为 2 岁以上儿童使用适宜大小的气管导管提供了以下公式：气管导管管径（IDmm）＝年龄（岁）/4+3.5。

儿童的功能储备能力较低，而需氧代谢较高。这使得婴幼儿发生呼吸疲劳和氧饱和度下降的风险比成人高。这些生理特征充分说明为危重症患儿提供充足的氧气是非常重要的。麻醉学方面的文献已经证实，健康儿童的"安全呼吸暂停时间"只有成年人的一半，而在病危的儿童中，时间可能更短。

在肺炎、肺不张或严重脓毒症情况下，低氧血症与肺内分流或低氧静脉饱和度的关系密切，充足给氧至关重要。严重低氧血症可导致癫痫发作、心动过缓，并最终导致循环衰竭，所以要避免其发生。现行的儿科脓毒症指南推荐，经鼻高流量氧疗（high-flow nasal cannula，HFNC）或持续气道正压通气（continuous positive airway pressure，CPAP）可用于治疗呼吸窘迫和低氧血症。HFNC 有助于增加氧合，减少死腔样通气，甚至可提供 $3 \sim 5cmH_2O$ 的呼气末正压（positive end-expiratory pressure，PEEP）。

无创通气（noninvasive ventilation，NIV）有助于增加肺内分流和肺泡毛细血管功能，从而提高氧合。这些方法可用于预氧合，以增加插管前的"安全呼吸暂停时间"。在儿童人群中，呼吸暂停的氧合情况尚未得到很好的研究。然而，考虑到儿童在插管期间氧饱和度下降的高发生率，这样的处理可以避免或减少并发症的发生。

围插管期间的低血压发生率在成人有关的文献中有比较详细的记载，而据报道在儿科急诊插管中低血压的发生率高达 21%。儿童在插管期间对血流动力学的变化非常敏感，并存在迷走神经兴奋引起的心动过缓的风险，这可能会导致循环衰竭。现有的证据并不支持阿托品在急诊插管术前常规应用。然而，在某些情况下，插管前给予阿托品 0.02mg/kg（无最低剂量）诱导麻醉可能有助于预防迷走神经兴奋引起的心动过缓。

在插管前，应对低血压患儿进行充分复苏。气管插管和机械通气会增加胸膜腔内压，这会直接导致右心房压力增加。右心房压力的增加以及平均压的下降使得静脉回流减少。这便导致了前负荷降低，从而引起心输出量和血压下降。用于诱导麻醉的镇静催眠药也可能通过交感神经引起血压下降。这些血流动力学效应解释了为什么现行的脓毒症指南建议在气管插管前积极提高感染性休克患者的容量负荷。

如前所述，诱导药的选择有助于阻止插管后低血压的发作。氯胺酮是一种具有镇痛、遗忘效果的麻醉药，同时也可以维持支气管扩张和保持自主呼吸，并具有增加心率和血压的拟交感神经活性。依托咪酯是另一种被称为"血流动力学中性"的药物。这两种药物都有各自的缺点，在插管诱导选择药物之前，急诊医生应考虑到这些问题。儿茶酚胺耗竭的危重症患者可能会出现氯胺酮导致的心肌抑制。食品药品监督管理局（Food and Drug Administration，FDA）未批准依托咪酯用于 10 岁以下儿童。此外，由于肾上腺的抑制作用，依托咪酯的使用可能导致儿童死亡率增加，在已明确诊断为败血症的患儿中应避免使用。

要点

- 小儿呼吸道解剖学与成人有所差异，如果处置得当，可以提高首次插管的成功率。
- 危重症患儿的生理储备差。应该由最有经验的专业人员来管理这些患者，以避免发生潜在的围气管插管期并发症。
- 儿童较成人对缺氧耐受差，危重症的患儿甚至会更快出现缺氧。充分预氧化并改善呼吸暂停时氧合来延长安全的呼吸暂停时间。
- 解决插管前的血流动力学问题，避免循环衰竭。完成这项工作需通过充分地容量复苏、细致地预处理和对诱导药物的谨慎选择，以及可能需要使用外周血管活性药。

推荐阅读

[1] Bhagwan SD. Levitan's no desat with nasal cannula for infants with pyloric stenosis requiring intubation. *Paediatr Anaesth.* 2013;23(3):297–298.

[2] de Caen AR, Berg MD, Chameides L, et al. Part 12: Pediatric advanced life support: 2015 American Heart Association guidelines update for cardiopulmonary resuscitation and emergency cardiovascular care. *Circulation.* 2015;132(18 suppl 2):S526–S542.

[3] Dellinger RP, Levy MM, Rhodes A, et al. Surviving sepsis campaign: International guidelines for management of severe sepsis and septic shock, 2012. *Intensive Care Med.* 2013;39(2):165–228.

[4] Long E, S bato S, Babl FE. Endotracheal intubation in the pediatric emergency department. *Paediatr Anaesth.* 2014;24(12):1204–1211.

第 313 章
并不是所有的喘鸣发作都是哮吼
All That Barks Is Not Croup

Sheryl Yanger，著

喉喘鸣为婴幼儿常见急症，就如其他许多潜在的急症一样，常常发生于医疗资源与专家短缺的凌晨时分。急诊医生对喉喘鸣及与其他慢性或更多危及生命的喘鸣之间的鉴别至关重要。完整的病史采集及体格检查有助于评估是否需要采取紧急治疗措施、鉴别病因、判断是否转诊耳鼻咽喉科或其他专科进行救治。

所有急诊科患者均需尽早排查紧急气道塌陷可能。伴有肋间隙、胸骨上窝凹陷的用力呼吸比喉喘鸣的程度对评估呼吸窘迫更有意义。而患儿缺氧、高碳酸血症或精神状态改变表明出现急性呼吸衰竭，需立即采取急救措施。需要注意的是，不要仅依赖于实验室检查指导诊疗，更应关注患者临床表现，对病情做出合理判断[1]。对于考虑喉炎引起的急性喘鸣，若气道看起来通畅，可予适量类固醇激素口服治疗。若患儿哮鸣缓解，可予试验性吸入外消旋肾上腺素减轻气道炎症。但要知道呼吸治疗可引起烦躁患儿更加躁动从而加重喘鸣，所以，不要太过紧张，给他们一些时间。而下一步诊疗取决于患儿症状变化及进一步检查和病史采集。

排除气道塌陷及呼吸衰竭的危险后，依据患者临床症状和体征评估是否存在引起喉喘鸣的解剖学病因。大约有50%的声门下血管瘤患者存在皮肤血管瘤，可表现为特征性的"胡须样分布"。许多综合征常伴有先天气道异常，如伴有声门下狭窄的唐氏综合征、伴有颅神经麻痹的CHARGE综合征等[2]。还需详细排查有无从外侧压迫气道的淋巴管畸形或头面颈胸部肿物。总之，明确或可疑有先天畸形的患儿若出现特殊表现，需警惕气道病变。

明确喉喘鸣为急性或慢性、先天或继发至关重要，需详细询问其父母喘鸣起始诱因、程度、进展、有无合并发绀、窒息发作或肋间隙、胸骨上窝凹陷，包括出生史、喂食体位、可疑异物吸入或吞咽、哭声性质、胃食管反流、喂食困难、误吸或其他肺部、神经系统疾病史。

婴幼儿喉喘鸣最常见先天病因有喉软骨软化症、声带麻痹、先天声门下狭窄、气管软化症、声门下血管瘤、喉蹼、喉后裂等。继发病因主要有创伤后气管插管、声门下狭窄、异物、感染或青少年喉乳头状瘤病等。

哮吼，又名喉气管支气管炎，是婴幼儿急性喉喘鸣最常见的病因，常继发于喉及上呼吸道的病毒感染。6～36个月婴幼儿狗吠样咳嗽和上呼吸道感染是其特征性表现。而婴幼儿细菌性支气管炎多表现为伴有咳嗽和进行性喘鸣的中毒性面容。随着流感嗜血杆菌疫苗的使用，会厌炎发病率明显下降。会厌炎可表现为声音低沉、流涎和呼吸窘迫的急性病容，建议在诸如儿童手术室等可控环境中尽早考

虑气管插管 [3]。

婴幼儿喉喘鸣切记需考虑异物吞食或吸入可能，在不伴有发热和上呼吸道感染时更需警惕。

喉软化症是指异常松弛的喉咽组织在吸气时被动向喉内塌陷引起的气道阻塞。常在出生后 2 周发病，多表现为稳定的吸气性喉喘鸣，在仰卧位、睡觉、进食或哭闹时加重，大多在 12 ～ 24 月龄时无须诊治自行缓解。然而，仍有超过 20% 的患儿因病变严重需手术治疗 [2]。

双侧声带麻痹较少见，先天或后天均有可能，可在出生时或出生后几个月表现出症状，通常需要在神经功能恢复之前行气管切开术确保气道通畅。这种情况可由 Chiari 畸形引起，而这些患儿需要更进一步的检查，包括颅脑 MRI，以便明确诊断。

虽然颈胸部 X 线片不是典型哮吼患儿常规检查项目，但有助于排除可见的不透射线异物或气道梗阻。如果哮吼症状不典型，影像学检查有助于哮吼与声门下狭窄（尖塔影）、会厌炎、声门下肿物、气管狭窄或环状物的鉴别。少数情况下，CT 检查或 MRI 用于协助诊断颈胸部肿物或血管瘤。

慢性喉喘鸣、哮吼反复发作或症状进展需耳鼻咽喉专科行纤维喉镜检查 [1]。检查过程中若出现发绀、痉挛、呼吸暂停或呼吸窘迫时，需确保住院患者得到及时的监护和处理，并在症状平稳后及时咨询专家。如果有肺部疾病、误吸或胃食管反流的病史，应进一步行肺部及消化系统后续的专科治疗。

要点

- 急性喉喘鸣最常见病因为哮吼，其次为异物吞咽或吸入。
- 全面的病史采集对鉴别急性或慢性、先天性或继发性喉喘鸣病因必不可少。
- 体格检查有助于提示潜在解剖畸形可能。
- 喉喘鸣反复发作、症状进展、发绀、呼吸暂停或呼吸窘迫均需进一步评估并转耳鼻咽喉专科行纤维喉镜检查。

参考文献

[1] Boudewyns A, Claes J, Van de Heyning P. An approach to stridor in infants and children. *Eur J Pediatr*. 2010;169:135–141.

[2] Ida JB, Thompson DM. Pediatric stridor. *Otolaryngol Clin N Am*. 2014;47:795–819.

[3] Virbalas J, Smith L. Upper airway obstruction. *Pediatr Rev*. 2015;36:62–73.

第 314 章
不要因为不懂如何治疗小儿烧伤而陷入困境
Don't Get in Hot Water by Not Knowing How to Treat Pediatric Burns

Megan Litzau Sheryl E. Allen，著

　　儿童烧伤的评估始于一个"入口"印象：如果从入口处就显示严重的损伤，你就需要对气道、呼吸、循环、功能丧失和暴露等方面的标准创伤算法进行评估。当检查气道、口腔和鼻腔内外发现烟灰、水疱或烧伤等，都提示患者的内呼吸道可能有更严重的损伤。如果你担心患者气道出现问题，那么你就要先停止检查并立即治疗[1]。烧伤所致的黏膜组织会发生肿胀，使气道变得更加不通畅。在对循环系统进行评估时，要确认烧伤肢体远端是否能触及脉搏。外周的损伤可能导致远端循环受累。同样，胸部周围的损伤也会导致呼吸和循环受限。让患者完全脱掉衣服，因为衣服可能被污染，导致闷烧或潜在的伤害。如上所述，在评估过程中如果发现新的情况，停止评估并先处理。

　　一旦你完成了对生命有威胁的初步评估，就要开始更详细的评估阶段，如估计烧伤严重程度、受烧伤影响的体表面积和探讨烧伤的机制。烧伤现在分为浅表烧伤（表皮损伤）、部分皮肤损伤（表皮损伤、部分真皮损伤）、全皮损伤（表皮和真皮均为完全损伤）。

　　估计儿童体表面积相对困难。一般来说，儿童的一个手掌大小被认为约占其体表面积的1%，这可以用来快速估计全身受损的面积。另外，改良后的 wallace 九分法可以用来评估[1]躯体每一部分的面积占总体表面积的百分数。头部（前后相加）为18%，躯干前部为18%，躯干后部为18%，每个臂为9%，每条腿为13.5%，会阴为1%。通常这些儿科参数用于那些小于5岁的患者，但也可用于发育期的患者。

　　最后，需要确定烧伤的原因，因为它将决定烧伤治疗所采用的具体治疗方法。烧伤的类型包括电烧伤、化学烧伤和热烧伤。电烧伤经常会对内部神经和肌肉造成更严重的损伤，并可能导致心律失常和横纹肌溶解症。化学烧伤通常要求对烧伤部位进行去污处理，因此，要尽可能确定烧伤原因。由于儿童经常直接接触热的物体表面或液体，所以常为烫伤和接触性烧伤。确认病灶表现和病史及相应的烧伤病因相一致。如果出现和病史或相应烧伤类型及分布不一样的表现，不要忘记考虑故意伤害。

　　在烧伤护理中，有几个需要注意的紧急情况。第一是对任何烧伤患者都应该立即进行液体复苏，不需要等到"入口"评估完再进行。采取正确的液体复苏相当关键，因为过度复苏会导致组织水肿和筋膜室综合征，而复苏不足会导致器官低灌注。最常用的液体复苏计算公式是帕克兰公式：静脉液体体积（ml）= 体重（kg）× 烧伤总面积（total body surface area，TBSA）的百分比 ×4ml 乳酸林格溶液[2]。最初24h的液体 =（4×kg× 烧伤总面积 %）。帕克兰公式解释了烧伤后24h内需要给予的液体总量，其中50%在最初的8h内输完，另一半则要在接下来的16h内完成。记住，计时是从受伤后开始，而不是在到达急诊科后开始。并确认要减去急救过程中已给的液体量或在外院治疗所给的液体量，

还有每小时的维持量。患者对液体复苏的反应最好的测量方法，是通过放置 Foley 导管来监测尿液排出量。儿科患者尿量为 1 ～ 1.5ml/（kg·h）。及早启动液体复苏对于患者的救治是非常重要的，并在患者转移到烧伤中心之前就要开始。需要解决的第二个问题是要对患者进行镇痛。不要忘了，那些损伤的剧痛常常需要相应的治疗。如果有烧伤而没有感觉疼痛，那么可能为全层皮肤的烧伤。

一旦初步评估完成，医生需要联系附近的儿科烧伤中心来进行病例分析。打电话时，请提供详细的评估信息，包括烧伤严重程度、烧伤面积及烧伤病因的评估[3]。烧伤中心将为转运和轻微烧伤患者的门诊随访提供指导。

要点

- 就像所有的创伤抢救一样，从 ABCDEs 顺序开始，尽早开放气道。
- 用改良的 9 分法来估计全身体表面积，并将之代入帕克兰公式来计算 24h 的液体复苏量。加上维持量！减去到达之前给的液体总量！
- 记住，24h 液体复苏是从受伤后开始算起，而不是在到达急诊科后开始。
- 镇痛。
- 如果你那里没有一个烧伤中心，尽早联系所在区域烧伤中心安排转运和进行指导。

参考文献

[1] Jeschka MG, Herndon DN. Burn in children: Standard and new treatm-ents. *Lancet.*2014;383:1168–1178.http://dx.doi.org/10.1016/S0140-6736(13) 61093-4. Accessed August14, 2015.

[2] Hettiaratchy S, Papini R. Initial management of a major burn: Ⅱ—assessment and resuscitation.*Br Med J.* 2004;329(7475):100–103. http://www.ncbi.nlm.nih.gov/pmc/articles/PMC449823/. Accessed August 30, 2015.

[3] Jamshidi R, Thomas S. Initial assessment and management of thermal burn injuries in children. *Pediatr Rev.* 2013;34(9):395–404. http://pedsinreview.aappublications.org/.Accessed August 12, 2015.

第 315 章
孩子不停地哭闹
My Baby Won't Stop Crying!

J. Adam Hawkins Timothy Ruttan，著

面对一个持续哭泣的婴儿，经常令大多数急诊医生感到沮丧。这种情况似乎更频繁地发生在凌晨三点，这时父母们大多都非常担心和焦虑。急诊医生必须采取系统的方法对这些儿童进行检查，以减

轻家长们的焦虑和担心以及可能产生的纠纷导致明显的潜在风险。

　　了解正常哭闹对于识别可能潜在的病情很重要。正常哭闹通常在出生后不久开始，并且在 6～8 周龄每天 3h 达到峰值，然后迅速降低，直到大约 4 个月后最终平稳。请注意，一个年幼的婴儿每天哭 3 个小时是正常的——虽然这对家中的任何人来说都没有好处。对正常哭闹情况进行恰当地咨询不仅有助于临床决策，还可以帮助减轻父母们的焦虑，甚至可以防止未来不必要的急诊就诊。除了哭泣次数增多之外，还会出现其他异常的哭泣，如采取适当的抚慰后仍无法缓解的持续性哭泣。

　　哭闹可能是婴幼儿中许多威胁生命的疾病的主要或唯一表现。这些疾病大部分可以通过详细的病史采集和全面的体格检查排除，但使用系统方法——助记符有助于确保没有遗漏任何东西。Herman 等人开发的 IT CRIESS 助记符是一个有用的工具。

　　① I- 感染（病毒感染、尿路感染、脑膜炎、骨髓炎等）。

　　② T- 创伤（意外和非意外）、睾丸扭转。

　　③ C- 心脏（充血性心力衰竭、室上性心动过速、心肌梗死）。

　　④ R- 反流，对药物或者对配方的反应适应不良导致的呕吐等。

　　⑤ I- 免疫接种（最近的白喉 - 破伤风 - 百日咳疫苗）、昆虫动物叮咬（如蝎子）。

　　⑥ E- 眼睛（角膜擦伤、眼部异物、青光眼）。

　　⑦ S- 手术（肠扭转、肠套叠、腹股沟疝）。

　　⑧ S- 勒伤（头发 / 纤维止血带）。

研究表明，实验室检查在评估哭泣时很少被用到，病史和体格检查仍然是急诊科医生的基石。除了基本的病史采集外，一些目的性病史采集应包括生育史、近期疾病或疫苗接种以及任何可能的社会史或环境暴露。应该在患者完全暴露的情况下进行全面和系统地检查，这意味着可以完全裸露婴儿的毛发、止血带或其他重要的皮肤损伤，从而很容易发现易被急诊医生忽略的检查部位，因为他们太担心婴儿"能不能正确地配合完成这项体格检查"。在儿童这个年龄段，进行眼科检查是非常有必要的，因为角膜擦伤是很常见的。有些研究表明，它们可能是偶然发现，而不是因为哭泣就诊而发现的，要谨慎做诊断，并确保完成全面检查，特别是如果局部眼麻醉的使用不能缓解哭泣时更应该引起重视。

　　当完整的病史和体格检查未能提供婴儿哭泣的原因时，接下来所面临的问题就变成如何在这些哭泣婴儿中识别健康的孩子。大多数婴儿在初次评估完成时将不再哭泣，这些婴儿不太可能具有显著的潜在疾病，并且通常可以在门诊随访期间安全地排除。但是，如果婴儿仍然哭闹不足，无法入住房间，可以采用逐步的方法，包括进行实验室和影像学检查，并留院观察。回到 IT CRIESS 助记符，这些疾病的筛查可能包括血液、尿液、脑脊液的检查和腹部、头部的影像学检查，以排除哭泣婴儿中可能存在的病因。然而，这也是一个比较罕见的现象，不应纳入常规的评估。

　　关于肠绞痛的诊断应该更加慎重，通常可能在急诊科中被过度诊断，疝气首次发病时通常很难诊断出来。当患者出现每天哭闹 3h 以上，每周至少哭闹 3 天，并持续 3 周以上，即所谓的"三三法则"时，应考虑是否发生了肠绞痛。最重要的是，随着腹痛时间的延长，必须排除其他可能的病因。由此可以看出，肠绞痛通常不能在患者就诊时立即进行诊断，而是需要随着时间的推移进行观察。对于急诊医生来说，在与家长沟通的过程中可以告知怀疑为肠绞痛并向家长解释这种疾病可能带来的问题，但应避免因为习惯或者假设而将过度哭闹超过 24h 的婴儿诊断为"肠绞痛"。

在危及生命的疾病已被排除之后，也许急诊医生最重要的作用就是作为护理人员为持续哭闹的婴儿提供抚慰。可以想象得到，持续哭闹的婴儿对护理人员来说是非常有压力的，并且必须始终考虑非意外创伤的风险。就诊急诊科可以为患者及其家属提供一个干预、咨询和与相关机构取得联系的机会，以避免未来可能发生的创伤。如果可以的话，急诊科社会工作者可以帮助家庭与一些支持性机构取得联系，并且保持密切随访，可以帮助提供持续的护理人员和患者援助。

没有人喜欢看到一个哭闹的婴儿，但了解什么样的哭闹是正常的，并系统性地完成病史采集和体格检查，将有助于确保妥善照顾这些具有挑战性的患儿，并减少医生本身不必要的伤心。

要点
- 在所有哭闹的婴儿身上做完整的问诊和体格检查，包括完全裸露婴儿。
- 尽量减少大多数患儿的检测。
- 如果婴儿就诊时情况良好，急诊医生要给他们一些时间，因为他们的哭闹最后会在就诊结束时停止。
- 为哭闹婴儿的父母提供支持。
- 记住 IT CRIESS 助记符能够帮助鉴别哭闹可能的病因。

推荐阅读

[1] Barr RG, Rajabali F, Aragon M, et al. Education about crying in normal infants is associated with a reduction in pediatric emergency room visits for crying complaints. *J Dev Behav Pediatr*. 2015;36(4):252–257.
[2] Freedman SB, Al-Harthy N, Thull-Freedman J. The crying infant: Diagnostic testing and frequency of serious underlying disease. *Pediatrics*.2009;123(3):841–848.
[3] Herman M, Le A. The crying infant. *Emerg Med Clin North Am*. 2007;25(4):1137–1159.
[4] Trocinski DR, Pearigen PD. The crying infant. *Emerg Med Clin North Am*. 1998;16(4):895–910.

第 316 章
急诊科儿科实施程序镇静：比你想象的容易
Pediatric Procedural Sedation in the ED: Easier Than You May Think

Jordan Alexander Justice，著

在全世界范围内，因急诊科床旁操作要求，经常需要进行程序性镇静。相对许多操作来说，程序性镇静已被证明不仅是安全的，而且是经济可行的。程序性镇静同样可以解决临床操作引起的患者疼

痛及配合困难。如果不使用程序性镇静，这些临床操作就需要给予常规麻醉。

在开始实施镇静之前，需要评估患者的气道情况和心血管状态。程序性镇静并无绝对的禁忌证。相对禁忌证包括颌面部畸形、气道畸形、困难气道、ASA 麻醉分类 3 级或更高等级。在这些情况下，患者更可能获益于由儿科麻醉医生实施的手术室镇静。其他考虑还有，应让患者处于空腹状态以减少误吸的风险。针对成人及儿童，美国急诊医师协会（American College of Emergency Physician，ACEP）提出了一个 B 级水平推荐，不要因为基于禁食时间而延迟使用程序镇静，因为充分禁食并不降低呕吐及误吸的风险。

准备工作应包括必要的监护，所有必需的抢救设备也应该放在易于获取的位置。监护包括心电、呼吸、非侵入性血压测定、脉氧及呼气末 CO_2。呼气末 CO_2 特别有用，因为低通气及呼吸窘迫将首先表现为高的呼气末 CO_2 或随后的快速下降。原则上，要把最严重的危急状态考虑在内，并随时准备好应急气道设备。

在条件许可时，程序性镇静应由专人执行，实施镇静术者不做手术操作。这种方式，镇静术者可专心致志于临床监测，管理潜在出现的并发症。熟知正在进行的手术操作过程以调整镇静的时机，术中术后必要时使用镇痛药物。

对短时镇静而言，许多镇静催眠药和镇痛药都可以使用，选择何种主要取决于镇静操作者的个人习惯和医疗机构的储备情况，常用药包括以下几种。

①异丙酚是最常见的程序性镇静药物。可以通过连续输注用于操作时间更长的手术操作，对急诊科的简短手术操作，一次性壶内滴入通常足以维持疗效。壶内滴入 1.0 ～ 2.0mg/kg，重复给药 0.5mg/kg 以维持镇静状态。异丙酚可联合其他镇痛药，如芬太尼。在联合用药情况下，异丙酚壶内滴入剂量宜降低至 0.5mg/kg。

异丙酚药理作用的显著特点是快速起效，快速消除。尽管如此，滴定过程中仍可能出现问题，如不谨慎使用，有可能导致呼吸抑制和低血压。

②咪达唑仑属于短效苯二氮䓬类药物，可通过多种途经给药，因此，在儿科患者镇静的选择中，该药备受青睐。通常可以快速起效，但这要取决于给药途径。咪达唑仑具有较强的抗焦虑和遗忘特性，但镇痛疗效不足以适应某些操作。因此，可能需要联合阿片类药物，但可能会出现呼吸抑制。异常反应在儿童中也有报道，其出现率为 1% ～ 3%，以激惹行为、兴奋亢进以及不停哭闹为特征。这些症状通常呈自限性，遇到这种情况，可考虑使用其他镇静、镇痛药物。

③氯氨酮在儿科程序性镇静中是常用药物，它产生一种分离性的迷幻样状态，同时又能够保留中枢呼吸驱动、气道肌肉张力以及保护性气道反射。氯氨酮作用时间相对短暂，具有较强的镇痛和遗忘特性。给药途径可经静脉或肌内注射，静脉给药 1.0 ～ 1.5mg/kg，可按需重复给予 0.5 ～ 1.0mg/kg，以维持适宜的镇静。肌肉注射剂量是 4 ～ 5mg/kg，必要时可重复给药，剂量为 2.0 ～ 4.0mg/kg。值得注意的是，肌内注射给药患者恢复清醒状态的时间相应延长。最常见的并发症是恶心和呕吐。因此，多数医生选择镇静前先予止吐药物。氯氨酮会使气道分泌物增加，因此，对某些气道 / 呼吸的相关操作，并非良好的选择，这时候需要预先使用阿托品进行处理。使用氯氨酮过程中也可能出现短暂的激惹和焦虑现象。

④氧化亚氮是一种吸入性麻醉气体，提供镇静、镇痛、遗忘及抗焦虑作用。其特点是快速起效，

一旦停药药理活性快速终止。对儿科患者耐受性良好。氧化亚氮可以通过带有阀泵的面罩给予，也可以通过持续气流系统给药。一些系统提供 50/50（氧化亚氮 / 氧气）固定浓度，另外一些系统则可以调整氧化亚氮的浓度，最高可达 70%。妊娠是氧化亚氮的禁忌证。氧化亚氮除了恶心、呕吐并发症外，总体上安全性较高，不良反应比较轻微，主要不良反应是恶心、呕吐，可通过使用止吐药进行预防。

当然，镇静药物并非局限于以上提到的几种，其他镇静药物，如右美托咪啶、依托咪酯、巴比妥类药，均可用于程序性镇静。熟悉其安全性、作用时间、禁忌证、不良反应等是至关重要的。应该注意多种镇静药物联用的情形，如使用阿片类可以减少镇静药的用量并同样实现适宜的镇静。

镇静实施后按急诊机构制度密切观察患者，直至患者精神心理状态恢复至正常状态，并可以接受口服液体，出院后按需提供其他镇痛药物。

要点

- 准备：备好急诊气道抢救工具、替代性紧急气道工具、抢救药物、床旁吸引，对可能发生的所有并发症均有所准备，有合理的应对预案。
- 熟悉镇静药物：十分熟悉自己所用的镇静药物，禁忌证、不良反应、疗效、起效时间、失效时间。记住多药联合的附加效应。
- 离院前确认苏醒：出院时确认患者已从镇静状态苏醒，疼痛得到良好控制。

推荐阅读

[1] Babl FE, Oakley E, Seaman C, et al. High-concentration nitrous oxide for procedural sedation in children: Adverse events and depth of sedation. *Pediatrics*. 2008;121:e528.

[2] Godwin SA, Burton JH, Gerardo CJ, et al. Clinical policy: Procedural sedation and analgesia in the emergency department. *Ann Emerg Med*. 2014; 63:247–258.

[3] Kennedy RM, Luhmann JD. Plarmacological management of pain and anxiety during emergency procedures in children. *Paediatr Drugs*. 2001;3:337.

[4] Zempsky WT, Cravero JP; American Academy of Pediatrics Committee on Pediatric Emergency Medicine and Section on Anesthesiology and Pain Medicine.Relief of pain and anxiety in pediatric patients in emergency medical systems.*Pediatrics*. 2004;114:1348.

第 317 章
肠套叠的来龙去脉
The Ins and Outs of Intussusception

Geoffrey P. Hays, Debra S. Rusk，著

肠套叠需要在急诊科就做出诊断。如果不能快速识别和治疗肠套叠，可能会给患者带来毁灭性的后果，包括缺血性肠坏死。肠套叠是指一段肠管套入与其相连的肠腔内，通常发生在回肠和其他肠管的连接处。在 5 岁以下的幼儿中最为常见。通过肠镜可以观察到套叠的肠管发生了水肿。由于肠系膜被牵拉至重叠的肠襻（肠套叠鞘部），可导致肠道的血液循环不畅，这是最为严重的情况。肠套叠大多数是先天原因造成的，然而，淋巴样增生（可能是继发于先前的病毒感染）或之前未能发现的 Meckel 憩室也可以成为诱发肠套叠的关键因素[1]。

在临床上，你可能会看到这种疾病各种各样的表现，有的表现为患儿间歇性的烦躁，伴有反复发作的腹部绞痛，因为肠道的自然蠕动恶化了肠道组织的互相重叠；而有些患儿表现为另一个极端，如淡漠、中毒貌、无精打采。疼痛感有可能会向下扩展到膝盖，向上到胸部。腹部触诊一般可触及一个香肠状的肿块。随着肠道内容物停止向前蠕动，将会出现肠梗阻的征象。可表现为呕吐（呕吐物可能是胆汁）、脱水甚至嗜睡。水肿的肠道通常会导致第三间隙积液并且使脱水恶化。当肠黏膜坏死并且脱落时，患者可以表现为排黏液血便（胶冻样果酱色血便）。如果发现胶冻样果酱色血便，这往往是病情严重恶化的表现，因此，我们应该在此之前进行诊断。最严重的情况下，患者会出现腹膜炎并出现中毒症状[2]。

肠套叠的早期诊断是预防缺血性肠坏死和休克的关键。对于医生来说，首先应该要做的是有条不紊地保证患者的液体复苏以及营养支持。实验室的检查结果将帮助医生识别和纠正代谢紊乱。临床上的高度怀疑足以让我们对患儿进行初步的诊疗，而诊断上通常是通过影像学检查来进行确诊。腹部超声检查是一种较好的检查手段，它是一种快速的、无创的、没有辐射的检查手段，并且在儿科患者中，发现回结肠型肠套叠具有 97.9% 和 97.8% 的敏感性和特异性[3]。在没有超声检查的情况下，可行腹部 X 线检查。肠套叠在腹部 X 线检查中可以发现气体的充盈缺损，尤其是位于右上腹的充盈缺损，更应该引起医生的重视，但是，这种检查方法应该谨慎使用。在 2 例腹部 X 线检查报道中，发现气体充盈缺损的敏感度为 62.3%，在排除肠套叠方面，与超声相比表现不佳（腹部平片的假阴性率为 37.8%，而超声则为 1.6%）[4]。已证明空气对比灌肠（ACE）是安全有效的，可作为对病情稳定患者的初步诊疗。在不具备任何手术适应证（肠穿孔、腹膜炎、休克或明显的病理提示）的患儿中，空气灌肠是首选的治疗，而不是钡灌肠或盐水灌肠（水压灌肠）[5, 6]。一旦确诊了肠套叠，应与儿外科医生进行早期沟通咨询，因为儿外科的医生可以降低穿孔（0.74% 发生在气压灌肠和水压灌肠）的发生率和减

少治疗失败[5]。

在成功的空气对比灌肠后，对于选择留院观察一段时间或尽快出院仍然存在争议。肠套叠的复发率因研究而异，然而，最近的一项报告显示，在对比灌肠后，整体复发率为 7.5% ～ 12.7%。这是在第 1 天或第 2 天之后的复发率的最高水平（2.2% ～ 3.9% 在 24h 内复发，2.7% ～ 6.6% 在 48h 内复发）[7]。即使灌肠操作成功后肠套叠的复发率较低，并且极少发生严重的并发症，但如果决定让患者出院，还必须与家人仔细讨论并沟通病情，包括那些有可能出现重返急诊科的情况。一旦出现下面的几种情况，患者可能需要住院治疗：包括血流动力学不稳定、酸中毒、无法回到急诊科、灌肠困难或者有高复发风险因素的患者。而增加复发风险的因素包括：出现症状超过 24h 以及肠套叠的位置正好处于或者接近结肠右曲[8]。

在一个表现良好的患者身上，如果第一次对比灌肠治疗肠套叠失败，可以安全地进行第二次尝试。面对这一问题的争议正在逐渐减少，因为研究数据支持第二次尝试。在用第二次空气灌肠治疗首次灌肠失败患者时，防止小肠切除的需治数（number needed to treat，NNT）是 7[9]。这可以缩短患儿的住院时间，降低医疗费用。灌肠失败与以下因素有关：症状持续时间超过 24h、腹泻、嗜睡以及肠套叠的累及范围[10]。第二次灌肠失败后需要与儿外科的医生进行讨论，及时住院和进行手术评估。

要点

- 当任何儿童（尤其是 5 岁以下），无论是表现异常还是一直在抱怨腹部绞痛的儿童，要考虑肠套叠的发生。
- 能够使用超声（如果有条件）的情况下要同时对酸中毒和脱水进行评估。
- 在没有休克、肠穿孔、腹膜炎或病理表现的情况下，在一个表现良好的患者身上尝试空气灌肠是合理的。请参考其他所有的急诊儿外科指南。
- 如果第一次尝试失败或者出现肠套叠复发，在临床表现良好的患者身上可以尝试第二次空气灌肠。
- 在空气灌肠成功之后，临床表现较好并且有能力返回急诊科的患者给予办理出院是合理的，但是要和患者的父母详细告知病情并商议。确认其他相关指南。

参考文献

[1] Bishop W, Ebach D. The digestive system. In: Marcdante K, Kliegman R, eds. *Nelson's Essentials of Pediatrics*. Philadelphia, PA: Elsevier Saunders, 2014:442–443.

[2] Silen W, Cope Z. *Cope's Early Diagnosis of the Acute Abdomen*. Oxford, UK: Oxford University Press, 2010.

[3] Hryhorczuk A, Strouse P. Validation of US as a first-line diagnostic test for assessment of pediatric ileocolic intussusception. *Pediatr Radiol*. 2009;39(10):1075–1079.

[4] Henderson A, Anupindi S, Servaes S, et al. Comparison of 2-view abdominal radiographs with ultrasound in children with suspected intussusception. *Pediatr Emerg Care*. 2013;29(2):145–150.

[5] Fisher J, Sparks E, Turner C, et al. Operative indications in recurrent ileocolic intussusception. *J Pediatr Surg*. 2015;50(1):126–130.

[6] Beres A, Baird R. An institutional analysis and systematic review with meta-analysis of pneumatic versus hydrostatic

reduction for pediatric intussusception. *Surgery*. 2013;154(2):328–334.

[7]　Gray MP, et al. Recurrence rates after intussusception enema reduction: A meta-analysis. *Pediatrics*. 2014;133(7):110–119. Pediatrics. 2014;134(4): 827–827.

[8]　Lessenich E, Kimia A, Mandeville K, et al. The frequency of postreduction interventions after successful enema reduction of intussusception. *Acad Emerg Med*. 2015;22(9):1042–1047.

[9]　Lautz T, Thurm C, Rothstein D. Delayed repeat enemas are safe and cost-effective in the management of pediatric intussusception. *J Pediatr Surg*. 2015;50(3):423–427.

[10]　Fike F, Mortellaro V, Holcomb G, et al. Predictors of failed enema reduction in childhood intussusception. *J Pediatr Surg*. 2012;47(5):925–927.

第 318 章
两周岁以下婴幼儿不能完全依赖尿液检验排除尿路感染

Do Not Rely On Urinalysis to Exclude Urinary Tract Infections in Children Younger Than Two Years

Arturo S. Gastañaduy，著

尿路感染是儿童急诊患者中最常见的感染，占就诊人数的 7%～14%。尿路感染的发病率与年龄、性别、种族，还有男婴的包皮是否切除有关。如在 0—12 月龄、12—24 月龄的发热女婴中，尿路感染的发病率分别为 8% 和 2%，而在男婴中类似的发病情况只有女婴的 1/3～1/4。然而包皮未切除的男婴尿路感染率是切过包皮男婴的 4～8 倍，不足 3 个月的包皮未切除的男婴尿路感染率更是高达 20%。白人男婴的尿感发生率是黑人男婴的 2～4 倍[1]。其他引起婴儿尿路感染概率增加的因素有：先天性泌尿系畸形、泌尿系统功能紊乱、便秘、输尿管膀胱反流，近期泌尿系有创检查以及患儿有泌尿系感染的家族史[2]。

大多数的尿路感染是由大肠杆菌导致的，约占所有感染微生物的 80%。克雷伯杆菌、变形杆菌、肠杆菌、嗜柠檬酸菌、腐生葡萄球菌、肠球菌以及金黄色葡萄球菌也是导致尿路感染常见的微生物。大多数情况下尿道口黏膜周围的细菌通过其鞘糖酯受体黏附尿道上皮细胞异位移植上行感染尿道。下行性感染也是存在的，多见于血源性传播感染，尤其常见于新生儿[2]。

尿路感染如果没有得到及时的治疗会导致感染扩散，引发肾盂肾炎、尿源性败血症，并且会失去正常肾髓质结构导致瘢痕形成，长期会导致肾功能不全，最后达到终末期肾衰竭。因此，对患儿的尿路感染进行早期准确的诊疗至关重要[2]。

目前美国儿科医学会（American Academy of Pediatrics，AAP）指南对于 2 个月到两周岁发热婴幼儿初次泌尿系感染的诊断和管理需要符合以下条件：收集合格的尿液标本为脓尿并且每毫升的尿液有 50000 以上的单种病原体菌落。尿液的标本应该来源于膀胱导尿的尿液或者膀胱穿刺得到的尿液，在使用抗生素前应该同时做尿液分析和细菌培养。导尿术在临床上更常用，而耻骨联合上膀胱穿刺术一般

用于男婴的包茎和女婴的阴唇闭锁，导尿管无法进入尿道口的情况。中段尿在婴儿期作为标本留取是行不通的，尿袋中的尿液作为标本送检有 85% 的假阳性率，也是不可取的 [3]。

白细胞脂酶和亚硝酸盐的含量是检测尿路感染的重要指标，同时也要对尿中的白细胞和细菌进行镜检。脓液中的中性粒细胞分解产生脂酶，细菌分解尿中的硝酸盐生成亚硝酸盐，所以检测尿中含有亚硝酸盐可以间接说明有菌尿症。各种检测单一使用和联合检测的敏感性和特异性，见表 318-1[3]。

白细胞脂酶在大多数泌尿系感染的患者中呈阳性，但如果尿液被尿道周围分泌物污染会出现假阳性。还有其他的发热性疾病，如病毒性膀胱炎、链球菌感染、川崎病或者剧烈的运动都可以导致无菌性脓尿。如果尿液稀释得比较多就有可能出现假阴性，还有一种假阴性的情况就是无症状性菌尿，这种情况在 2—24 个月的女婴中发生概率大约有 0.7%[3]。

表 318-1　单一和联合使用不同尿液分析对诊断尿路感染的敏感性和特异性对比测试

检　测	敏感度 %	特异性 %
白细胞脂酶	83（67～94）	78（64～92）
亚硝酸盐	53（15～82）	98（90～100）
白细胞脂酶或亚硝酸盐阳性	93（90～100）	72（58～91）
镜检：白细胞	73（32～100）	81（45～98）
镜检：细菌	81（16～99）	83（11～100）
白细胞脂酶亚硝酸盐或镜检阳性	99.8（99～100）	70（60～92）

引自 Subcommittee on Urinary Tract Infection, Steering Committee on Quality Improvement and Management; Roberts KB. Urinary tract infection: Clinical practice guideline for the diagnosis and management of the initial UTI in febrile infants and children 2 to 24months. *Pediatrics.* 2011;128(3):595–610.[3]

亚硝酸盐阳性在诊断尿路感染中的特异性非常高，但是敏感度有所降低。假阴性的结果时常发生。因为膀胱中的尿液必须存留 4 个小时以上才能测出亚硝酸盐含量水平，然而婴幼儿排尿频繁，导致尿液中的尿道病原体没有足够的时间分解硝酸盐，所以不能产生亚硝酸盐 [3]。

误诊和漏诊都是不能接受的，联合尿液分析和尿细菌培养结果可以提高尿路感染的诊断准确率。如果尿液样本来源于导尿中的膀胱尿液或者耻骨联合上膀胱穿刺的尿液，尿液分析阳性而尿细菌培养阴性，那么很有可能是无菌性脓尿，或者应该考虑其他的诊断。反之，如果尿液分析阴性而尿细菌培养阳性则很有可能为尿液分析结果是假阴性，尿路感染的诊断依然是成立的。还有一种可能，那就是伴随发热的无症状性菌尿。在尿路感染的诊治中尿液细菌培养是不可缺少的，而且可同时进行药敏试验，在找不到原因的发热患儿中更是应该做这项检查。耻骨联合上膀胱穿刺术和导尿都是有创操作，所以从简单的尿液标本获取最多的信息尤其重要。一旦儿童在急诊科就诊做尿液分析时考虑尿路感染就要开始治疗，不必等尿培养结果。如果有必要，就进行随访来了解治疗是否有效并进一步调整。

要点

- 尿路感染是儿童最常见的和严重的细菌感染。
- 准确诊断尿路感染需要尿液分析和尿培养。
- 在没有经过如厕训练的儿童的尿液标本应来自导尿或者耻骨上膀胱穿刺。
- 阳性的结果不一定意味着泌尿道感染。
- 在年纪小的孩童中，阴性的结果不一定能排除泌尿道感染。

参考文献

[1] Shaikkh N, Morone NE, Bost JE, et al. Prevalence of urinary tract infection in childhood. A meta-analysis. *Pediatr Infect Dis J.* 2008;27:302–308.

[2] Reinberg M, Rempe B. Urinary tract infection in children: Emergency department diagnostics and interventions. *Pediatr Emerg Med Prac.* 2014; 11(5):1–17.

[3] Subcommittee on Urinary Tract Infection, Steering Committee on Quality Improvement and Management; Roberts KB. Urinary tract infection: Clinical practice guideline for the diagnosis and management of the initial UTI in febrile infants and children 2 to 24 months. *Pediatrics.* 2011; 128(3):595–610.

第 319 章
兴奋后的负担：患病新生儿的处理
A Bundle of Joy! The Sick Neonate

Robert Vezzetti，著

对急诊科或儿科医生来说，或许没有比处理患病的新生儿更具有挑战性的事情了。对于新生儿需要鉴别诊断的疾病太多，而且很多时候，在急诊科想获得确切的诊断并不容易。重要的是要记住，处理患者时保持冷静，而且要对其进行全面和系统的评估。

在急诊科中，患病的新生儿最常见的问题是脓毒症。当温度达到 100.4 ℉（38℃）或更高时，医生通常对新生儿进行脓毒症相关的检查，但有时脓毒症的症状可能并不典型，比如仅仅表现为进食或活动减少。有时父母会说他们的孩子"行为异常"。对于父母的担心，医生也应该给予理解。过低的体温（35℃或更低）更应引起医生的关注，这可能是病情恶化的表现。

对一个怀疑脓毒症的新生儿进行评估时，病史是极其重要的。确保了解患者在母体内的链球菌暴露情况，并询问母亲在分娩过程中是否进行了抗生素治疗。特别要问的是，母亲是否感染过单纯疱疹病毒（herpes simplex virus，HSV），尽管很大一部分女性不知道她们是否感染过 HSV，所以要保持高度的警惕。

在新生儿出现虚弱或生命体征不稳定的情况下，应推迟腰椎穿刺检查，因为执行此操作可导致临床病情恶化。获得所有你可以得到的标本（通常是血液和尿液）进行细菌培养，并立即给予抗生素。大多数新生儿的抗生素选择是氨苄西林、庆大霉素和阿昔洛韦（如果怀疑 HSV 感染）。由于庆大霉素不能很好地进入脑脊液（cerebrospinal fluid，CSF），因此，一些临床医生会使用头孢噻肟替代庆大霉素。是否常规使用阿昔洛韦目前还有争议。一般的指南建议，如果有任何怀疑 HSV 感染或者患者特别虚弱（包括有癫痫发作），应立即使用阿昔洛韦。

在新生儿期有多种代谢综合征。与脓毒症一样，代谢性疾病也可以仅表现为活动或进食减少。在这些新生儿中，进行静脉血气、血氨、甲状腺功能和电解质（包括肝功能）的检查是很重要的。这些婴儿中有许多存在低血糖症，可以用 5ml/（kg·d）10% 的葡萄糖来进行纠正。采集患者几管红帽管和黄帽管的血液标本是非常有必要的，可以为患者后续住院治疗的实验室检查提供样本。另外，如果不能获得患者的血液标本也不必担心，治疗应该是放在第一位的，以后再考虑这些细节。

对那些体温正常但有心脏杂音（你可能听到或听不到），年龄在 1 ～ 2 周的"脓毒症"新生儿应保持警惕。这个年龄段的新生儿好发导管相关性心脏疾病，低氧血症是其典型的临床表现。需要注意的是胸部影像检查可能显示不出异常的心脏轮廓，所以即使放射影像检查正常也不能排除上述疾病可能。强烈推荐给予前列腺素 E2 以保持导管畅通，并快速改善临床症状。当给予前列腺素时，要注意到药物引起的高热、呼吸暂停和降低癫痫发作阈值的不良反应等可能性。如果需要转院治疗，应考虑早期行气管插管。

新生儿的癫痫发作往往很难解释。如果怀疑癫痫发作，需要考虑是否由脑膜炎、代谢因素、低血糖或外伤（尤其是非意外创伤）导致。值得注意的是，HSV 感染经常表现为癫痫发作。完善的代谢方面检测可能有助于婴儿癫痫病因的诊断，可以明确是否为低血糖（脓毒症、代谢因素或不正确的配方混合喂养所致）、低钙血症（短暂、代谢或营养问题所致），肝功能检测（在代谢疾病和 HSV 感染时可出现异常）也有帮助。早期通常是先进行头部 CT 平扫的影像学检查，这有助于排除急性脑出血。

新生儿呕吐是一种常见的现象，如果患者看起来很健康，通常是由于胃食管反流疾病或过度喂食所致。新生儿肠旋转不良和肠扭转可出现胆汁性呕吐和休克，须立即给予液体复苏。如果有上消化道系统症状可以确认诊断，但如果病史和体格检查有其他问题，应尽快请外科会诊并结合影像学结果进行进一步的诊疗。

呼吸道疾病是新生儿时期常见的疾病，呼吸道合胞病毒（respiratory syncytial virus，RSV）是引起新生儿呼吸道病毒感染的最常见原因。常规的 RSV 检测意义不大，但即使发热新生儿的 RSV 阳性，临床医生对情况不佳的新生儿也应该进行全面的脓毒症排查。除了更为常见的肺炎之外，对于精神特别萎靡的新生儿，胸部 X 线检查也有助于膈疝和肺气肿的诊断。

虐待造成的损伤有时类似脓毒症或其他疾病。如果有不一致的病史或可疑的检查结果，应该考虑非意外创伤。具体评估因当地规定及程序而异，但通常需结合实验室及影像学检查确定。

要点
- 发热或体温过低的新生儿需要进行脓毒症方面的全面检查，但即使不能完成所有的检查，也不应推迟抗生素的使用。对病情特别严重的新生儿，应考虑使用阿昔洛韦。
- 虚弱的新生儿要考虑代谢性疾病，并采集额外的血液标本以备日后检测。
- 导管相关的心脏病变可能掩盖脓毒症，这时应考虑使用前列腺素。
- 呕吐的虚弱新生儿，需考虑到外科疾病可能。疑似新生儿肠扭转，应及时请外科会诊。
- 评估患病的新生儿时要考虑到非意外伤害。

推荐阅读

[1] Baraff LJ. Management of fever without a source in infants and children. *Ann Emerg Med*. 2000;36:602.

[2] Cantey JB, Lopez-Medina E, Nguyen S, et al. Empiric antibiotics for serious bacterial infection in young infants: Opportunities for stewardship. *Pediatr Emerg* Care. 2015;31(8):568.

[3] Calado CS, Pereira AG, Santos VN, et al. What brings newborns to the emergency department?: A 1-year study. *PediatrEmerg Care*. 2009;25(4): 244–248.

[4] Shabnam J, Cheng J, Alpern, ER, et al. Management of febrile neonates in US pediatric emergency departments. *Pediatrics*. 2014;133(2):187.

第 320 章
警惕儿童阑尾炎
Beware Pediatric Appendicitis

Julia Schweizer，著

一、概述

　　儿童阑尾炎的诊断通常具有一定的挑战性。多数时候家长带孩子到急诊科就诊时不会随身带一个会闪的彩色灯和箭头指向麦氏点并说："这里痛"。更复杂的是，症状容易被其他导致腹痛的常见儿科病所掩盖。有鉴于此，已开发了用于症状分类的评分系统，其中最常见的为 Alvarado 和 Samuel 儿童阑尾炎评分或小儿阑尾炎评分（pediatric appendicitis score，PAS 评分）[1-3]。这两个评分系统均将以下指标纳入评价：右下腹痛、反跳痛、咳嗽、叩痛、足跟轻叩、白细胞增多（> 10000）、核左移（> 75% 中性粒细胞）、高热（≥ 38℃）、厌食、恶心、呕吐以及转移性右下腹痛[1-3]。两种评分系统的总分均为 10 分。评分为 1 ～ 3/4 分（取决于使用何种评分系统）者通常不认为是阑尾炎。评分 4 或 5 分和 7 或 8 分者考虑为阑尾炎并需要进一步检查评估。8 或 9 分甚至 10 分者可以确诊阑尾炎且不需要进一步检查。对于怀疑急性阑尾炎的儿童，急诊科初始处理应包括给予 20ml/kg 生理盐水输注、全细胞计数及分类、生化以及肾功能检查等。若患者在盐水输注及等待实验室结果的时间内腹部疼痛及症状完全缓解，即认为评估完成。

二、影像学

　　"我在急诊外科很忙的，难道不能对每个在排队候诊的腹痛和呕吐患儿查一个腹部或盆腔 CT 吗？"

答案是不行。多种研究已经对儿童（尤其女性）因腹部或盆腔 CT 相关的电离辐射所致的器官实体瘤更高风险表达了担忧 [4, 5]。因此，超声成为阑尾炎首选的影像学检查 [6, 7]。

你的下一个问题可能是"要是我没有条件进行诊断性超声又该怎么办？"接下来的问题就是"如果患者确诊阑尾炎，你们医院是否有能进行小儿外科手术的外科医生？"如果答案是否定的，那么就该考虑将患儿转诊到提供小儿手术的机构，那里更有可能有进行小儿超声的条件和诊疗经验。如果答案是肯定的，且患儿 PAS > 8，建议与家长以及外科医生商量不做影像学检查。外科医生的查体结合较高的症状评分即有足够的手术指征 [1-3]。如果患儿症状评分在 4 ～ 8 分，且超声检查未完成，外科医生可能会要求对患者行 CT 扫描。

三、治疗

急性阑尾炎可以通过高症状学评分或者明确的影像学表现进行确诊。对患儿的治疗包括静脉液体治疗、静脉滴注抗生素（如哌拉西林 / 他唑巴坦）、镇痛药（如吗啡或氢吗啡酮）、止吐药（如昂丹司琼）以及手术等 [7, 8]。

影像学无法确诊或无法完成影像学检查且症状稳定的，即落入"灰区"的患者可以给予静脉液体输注、止吐药、镇痛药（尽管部分人认为这些应该等手术建议完成后）。这些患儿下一步应该被转到第三方儿科中心或者已经在专业的儿科中心的，应该在给予抗生素治疗前进行内、外科相关的密切观察以及完善一系列腹部检查 [7.8]。

病情不稳定的患者（患者生命征异常或有休克证据）或阑尾穿孔者应该予以适当复苏以及抗生素治疗（如头孢西丁）[8]。

要点

- 儿科阑尾炎评分是诊断儿童阑尾炎的有效工具。
- 若在给予患者补液和等待实验室检查结果过程中患者症状得到缓解，则阑尾炎诊断不成立。
- 首选的影像学诊断方法是腹部超声。
- 未确诊者也可转送至三级儿童中心就诊。
- 除非患者情况不稳定或出现脓毒症，没有必要在外科会诊前使用抗生素。

参考文献

[1] Samuel M. Pediatric appendicitis score. *J Pediatr Surg.*2002;37:877–881.

[2] Schneider C, Kharbanda A, Bachur R. Evaluating appendicitis scoring systems using aprospective pediatric cohort.*Ann Emerg Med.*2007;49(6):778–784, e771.

[3] Shera AH, Nizami FA, Malik AA, et al. Clinical scoring system for diagnosis of acute appendicitis in children. *Indian J Pediatr.* 2011;78(3):287–290.

[4] Brenner D, Elliston C, Hall E, et al. Estimated risks of radiation induced fatal cancer from pediatric CT. *AJR Am J*

Roentgenol. 2001;176:289–296.

[5]　Miglioretti D, et al. Pediatric computed tomography and associated radiation exposure and estimated cancer risk. *JAMA Pediatr.* 2013;167(8):700–707.

[6]　Sulowski C, Doria AS, Langer JC, et al. Clinical outcomes in obese and normal-weight children undergoing ultrasound for suspected appendicitis. *Acad Emerg Med.*2011;18(2):167–173.

[7]　Saucier A, et al. Prospective evaluation of a clinical pathway for suspected appendicitis. *Pediatrics.*2014;133(1):e88–e95.

[8]　Lee SL, Islam S, Cassidy LD, et al. Antibiotics and appendicitis in the pediatric population: An American Pediatric Surgical Association Outcomes and Clinical Trials Committee systematic review. *J Pediatr Surg.*2010;45:2181.

第 321 章
急性跛行儿童不要发生误诊
Diagnoses Not to Miss in the Acutely Limping Child

Guyon J. Hill，著

来急诊科（emergency department，ED）就诊的儿童常伴有跛行或行走困难，造成这种情况的可能原因不一而足，从良性疾病、自限性疾病到恶性疾病。急诊医生面临的挑战是对可能的致病因素进行鉴别诊断。对于一些病因必须保持高度警惕性，如骨髓炎或非意外性外伤等，这些疾病很容易被忽略，但对儿童的健康会造成严重后果。

一、感染

快速识别化脓性关节炎对于维持正常的关节功能和防止残疾至关重要。化脓性关节炎通常影响膝关节或髋关节，但也可能累及其他关节。患者一般会出现不适、发热，并且不愿负重或者运动等表现。体格检查通常表现为轴向负荷压痛、关节积液、发热和轻微疼痛。全血细胞计数（complete blood count，CBC）、红细胞沉降率（erythrocyte sedimentation rate，ESR）、C 反应蛋白（c-reactive protein，CRP），以及血培养是重要的实验室检查，可以用于所有考虑感染的跛行儿童的检查。然而，在化脓性关节炎中，CRP 是最有用的实验室研究。一项研究显示在无法负重的患儿中，化脓性关节炎发生的概率为 74%，而 CRP 高于 2.0mg/dl[1] 发生化脓性关节炎的概率＜ 1%。另一项研究显示 CRP 升高伴体温高于 101 ℉（38.3℃）诊断化脓性关节炎的敏感度为 100%，特异度为 87%[2]。然而，最终确诊依靠关节积液的分析。当考虑骨髓炎时，ESR 和 CRP 可以帮助排除或建议行进一步检查，如 MRI 或骨扫描。化脓性关节炎的高危患者是穿刺伤口、伤口溃疡或免疫力低下者。身体其他部位的脓肿、椎间盘炎、蜂窝织炎或肌炎也可能导致儿童跛行，应注意鉴别。

二、创伤

对于不善言辞的患者、未曾留意的创伤事件以及非意外性创伤或许难以获得准确的创伤史。一种常见的创伤是幼儿（toddler）骨折，这是一种发生在胫骨的非移位螺旋形骨折，通常比较轻微的创伤即可导致。大部分发生在胫骨远端并从孩子开始行走到 5～6 年后都可发生。值得注意的是，与其他长骨的螺旋形骨折不同，它们通常与虐待无关，并且初始 X 线检查实际上可能是正常的。熟悉导致跛行的原因很重要，因为跛行可能提示非意外性创伤。非意外性创伤的可能原因包括身体具有不同愈合阶段的骨折、椎骨骨折、干骺-骨骺损伤（即成角移位）、双侧长骨骨折或横向骨折。一定要对虐待保持高度警惕，并根据需要对患者进行全面评估。

三、炎症

儿童无创性跛行的最常见原因是暂时性滑膜炎（transient synovitis，TS）[3]，被认为是主要影响髋关节的反应性关节炎。典型的表现是患者在近期发生过病毒感染，但表现无明显异常且无发热后出现跛行。膝关节通常处于外展和外旋位。主要与之相鉴别的是化脓性关节炎，并且 TS 的诊断是排除性诊断。在对患者进行评估的过程中，使用 NSAID 类药物尝试治疗可能对诊断会有所帮助，一旦患者好转可以负重将有助于我们进行诊断。该疾病只需要支持性护理并且具有自限性。

四、肿瘤

许多肿瘤也可能导致儿童跛行。最常见的恶性肿瘤是骨肉瘤和尤文肉瘤，多发生于股骨远端或胫骨近端。白血病和淋巴瘤的转移性病变也可引起急性跛行。肿瘤所致的跛行症状可能很轻微，并常常归因于其他损伤，对于无创伤史、有静息痛或夜间痛的患者应高度怀疑是否是由肿瘤所致。许多良性肿瘤如骨样骨瘤、骨软骨瘤和骨囊肿也可引起类似的症状。在影像学表现上，恶性肿瘤通常显示边界不清，良性肿瘤则表现为生长缓慢且通常出现硬化性改变[4]。

五、结构异常

股骨头骨骺滑脱（slipped capital femoral epiphysis，SCFE）一般影响青春期早期的儿童并且通常与肥胖有关。该病通常是通过 X 线的前后位（anteroposterior，AP）和蛙式位片进行诊断，典型表现为股骨骨骺处类似冰淇淋从锥体滑落的外观。股骨头骨骺骨软骨病（legg-calvé-perthes，LCP）是股骨头特发性血管坏死。早期的平片通常是正常的，所以如果怀疑 LCP，选择 MRI 检查是最好的方式。临床表现可以类似于 TS，但病程不同。TS 将持续 1～2 周，并且具有自限性，LCP 可以持续 18～24 个月。这种疾病的急诊管理包括不要让患者负重，并确保骨科随访。在其他原因不明确时，还应考虑并非下肢疾病所致的儿童跛行的原因。这些原因可能包括阑尾炎和其他胃肠疾病、风湿病和脊柱异常。如果病情未见好转或者孩子仍不能走路，继续推断，直到做出诊断。孩子不能正常走路时不能让他回家。

要点

- C 反应蛋白（CRP）升高是诊断化脓性关节炎最有价值的实验室检查。CRP 升高加上难以负重可以提高诊断的可能性。
- 始终确保仔细阅读了所有的 X 线片，因为儿科患者的 X 线影像学表现非常容易漏掉，许多骨折在 X 线片上可以表现为正常。
- 受伤时，始终将非意外伤害考虑在内，与孩子的受伤机制或发育年龄不匹配要想到虐待的发生。
- 严重疾病的诊断，如化脓性关节炎和骨髓炎，仍然可以有正常的实验室值。

参考文献

[1]　Kocher MS, Zurakowski D, Kasser JR. Differentiating between septic arthritis and transient synovitis of the hip in children: An evidence-based clinical prediction algorithm. *J Bone Joint Surg Am*. 1999;81(21):1662.

[2]　Singhal R, Perry DC, Khan FN, et al. The use of CRP within a clinical prediction algorithm for the differentiation of septic arthritis and transient synovitis of the hip in children. *J Bone Joint Surg Br*. 2011;93(11):1556–1561.

[3]　Fischer SU, Beattie TF. The limping child: Epidemiology, assessment and outcome. *J Bone Joint Surg Br*. 1999;81:1029.

[4]　Billett AM, Kesselheim JC. Oncologic emergencies. In: Fleisher GR, Ludwig S, eds. *Textbook of Pediatric Emergency Medicine*. 6th ed. Philadelphia, PA: Lippincott Williams &Wilkins, 2010:1051–1052.

第 322 章
不要将碱中毒患儿诊断为脓毒症
Don't Diagnose Sepsis in an Alkalotic Infant

Lisa D. Mills, Julianne Awrey，著

幽门狭窄是一种常见的婴儿疾病，在美国每 250 名婴儿中就有 1 名出现幽门狭窄。急诊科的识别对于这些年轻患者的成功治疗和复苏至关重要。当然，问题是，许多婴儿都有呕吐的症状，而且几乎所有的父母都认为呕吐非常常见，几乎房间里所有的地方都曾经被呕吐过。当然，这些婴儿中很少会有幽门狭窄。流行病学的一些基本知识有助于调整你的怀疑指数。这种疾病的男性发病率是女性的 4 倍。它有家族发病倾向，尽管遗传模式还不是很清楚，但是如果兄弟姐妹或父母患有幽门狭窄，则要保持警惕。这种疾病在高加索人中最常见，亚洲人则很少出现 [1, 2]。

婴儿通常在出生后 3 ～ 6 周出现正常的幽门肥大。一般来说，他们在出现症状之前，没有明显的

病史。呕吐最初是非胆汁性的，而且似乎是随机的。在之后几天的时间里，呕吐变得更频繁、更剧烈，而且与喂食有关系。随着几天后的幽门肥厚进展，典型的喷射性呕吐可能才会出现。重要的是，应该不伴有腹泻和发热。在疾病进程中，直到婴儿因脱水而变得昏昏欲睡之前，他仍会毫不费力地进食。事实上，历史上的危险信号之一应该就是一个看起来很饿的婴儿，他在呕吐后仍想立即进食[1, 2]。

体格检查会随时间的变化而变化。在早期，婴儿的食欲很好。后来随着进食的难度越来越大，脱水的迹象和症状也逐渐显现。在疾病晚期，患者会出现消瘦症，其特征是臀部和上肢的肌肉与皮下脂肪的消失，他们看起来就像是李子干一样。幽门闭合引起收缩造成的腹部蠕动增强也可在疾病晚期观察到[1, 2]。

在疾病的过程中，患者常多次就诊于不同的医生。这并不一定意味着误诊，确切地说，这是幽门狭窄的自然进程，随着幽门肥厚的进展，患者病情逐渐恶化。常见的初步诊断为正常喂养、配方奶不耐受、胃食管反流。注意，超声波检查最初可能不会显示肥厚的幽门。因此，如果最近的一次超声检查正常，也不要轻易放弃诊断。不要延误疾病的诊断，防止出现晚期营养不良[1, 2]。

一般来说，体格检查会在上腹部发现明显的形似"橄榄"的肿块。在现代诊断模式下，通常只有当患者在手术室内进行全身麻醉或者在放置鼻胃管减压时[1, 2]，才会观察到"橄榄"形体征。

晚期幽门狭窄的患者，由于胃酸流失，实验室检查将表现为低氯、低钾性代谢性碱中毒，碱中毒可区分出现症状的幽门狭窄患者和患有酸中毒的脓毒症患者。出现呕吐症状的婴儿中伴有碱中毒提醒急诊科医生考虑患者可能患有幽门狭窄[1, 2]。

目前腹部超声检查是诊断幽门狭窄的标准，灵敏度和特异度接近 100%。诊断标准包括幽门管长度＞ 15mm 和幽门壁厚＞ 4mm。在这项检查中，患者被给予一瓶饮料饮用，这有助于鉴别出幽门，也可以对幽门的功能进行动态评估[3-4]。

幽门狭窄的最终治疗是幽门环肌切开术，但这不是一个急诊手术。相反，幽门狭窄的治疗开始于适当的液体复苏和电解质纠正。由于脱水和电解质紊乱的严重程度，可能需要重症监护，这些异常必须在麻醉前纠正。一旦婴儿被诊断为幽门狭窄，则与儿外科医生和住院治疗小组就正确的复苏和外科干预的时机进行协调，这是急诊科处理的一个关键部分[1, 2]。

幽门狭窄的正确诊断需要急诊科临床医生采取几项关键措施。首先是避免呕吐儿童在病情进展的情况下出现反流症状。在同意先前"喂养不耐受或胃食管反流"诊断之前，应进行严格和独立的评估。另一个关键的问题是询问是否出现腹泻。幽门狭窄患者无腹泻，这种表现不应与急性胃肠炎混淆。另一个陷阱是假定呕吐婴儿出现脓毒症时可利用酸碱状态进行适当鉴别诊断。有越来越频繁的喷射性呕吐的病史，典型的低氯、低钾性代谢性碱中毒，以及患者的年龄都是幽门狭窄的诊断依据以及需利用超声检查提示诊断[1, 2]。

要点
- 患有幽门狭窄症的婴儿，如果在发病初期，可能会看上去很好并可以积极进食。
- 如存在碱中毒，则应考虑诊断幽门狭窄而不是脓毒症。
- 没有腹泻是一个危险信号，如无腹泻，则应考虑诊断幽门狭窄的可能。
- 液体复苏是幽门狭窄早期治疗的关键。
- 在可疑情况下，不要把胃食管反流病误认为是婴儿的幽门狭窄。

参考文献

[1] Marx JA, Hockberger RS, Walls RM. *Rosen's Emergency Medicine—Concepts and Clinical Practice*. Philadelphia, PA: Mosby/Elsevier, 2010.

[2] Humphries JA. Diagnosing infantile hypertrophic pyloric stenosis. *Clin Rev.* 2012;22(9):10, 12–15.

[3] Babcock D. Sonography of the acute abdomen in the pediatric patient. *J Ultrasound Med.* 2002;21(8):887–899; quiz 900–901.

[4] Manson D. Contemporary imaging of the child with abdominal pain or distress. *Paediatr Child Health.* 2004;9(2):93–97.

第 323 章
快速缓解的不明原因事件取代显著威胁生命事件
BRUE: The Diagnosis Formerly Known as Alte

Julia N. Magana, Taylor Stayton，著

作为父母最害怕的事情就是看见他们的孩子突然发生窒息、肤色改变和呼吸暂停，这是导致患者急诊科就诊的主要原因。显著威胁生命事件（apparent life-threatening event，ALTE）一词最早源于 1986 年，含义广泛。对大多数外观表现正常的患者而言，重复出现 ALTE 或存在潜在疾病的风险极低。2016 年的美国儿科学会（American Academy of Pediatrics，AAP）临床指南提出了更为准确的词语：快速缓解的不明原因事件（brief resolved unexplained event, BRUE）。当一岁以下婴儿出现突发且可快速缓解的事件，符合以下情况一项以上者，临床医生应使用 BRUE 一词来描述该事件：①发绀或苍白；②呼吸暂停，呼吸减慢，不规则呼吸；③肌张力显著变化（亢进或减退）；④反应水平改变。值得注意的是，临床医生只有询问病史并完成体格检查后仍无法解释临床事件，方可诊断为 BRUE。

不确定性导致大量患者统一住院检查，即便一些短期的评估，完整的病史和全面的体检，也只能发现一半患者的病因，并不能减少和阻止事件的发生。AAP 指南指出，高危婴儿有如下特点：①年龄＜ 60 天；②发作不止一次；③持续发作大于 1min；④做过心肺复苏（cardiopulmonary resuscitation，CPR）；⑤胎龄＜ 32 周的早产儿，孕后龄＜ 45 周。低危的婴儿有如下特点：①年龄＞ 60 天；②胎龄＞ 32 周及孕后龄＞ 45 周；③仅发生过一次 BRUE（既往无 BRUE 发作史或同时多次发作 BRUE）；④ BRUE 发作时间＜ 1min；⑤无须医务人员进行心肺复苏；⑥既往无相关情况发生；⑦无相关体格检查发现。急诊就诊的高危患者应该做进一步检查。

把一些表现良好但有过一次病史的患者和表现不好却能通过各项评估治疗的患者区分开有时是困难的。没有一种实验室和影像学检测在风险分层评估上是完全可靠的。在评估为低风险的患者中，2016 年版 AAP 指南建议可能应该做百日咳检测。血常规在诊断上意义不大。在反复发作的患者中贫血

可能是最常见的原因，但是没有一个研究阐明偶发的病因和实验室检测结果对治疗效果的影响。光谱和色谱的毒物学检测能发现一些药物，比如在 8.4% 没有病史的患者中有感冒药过量服用被检测出。尽管如此，大样本的检测和结果依然不是很明确。血、电解质、静脉血气和其他代谢失衡的产物的检测如果没有病史的提示帮助也不大。在 1.4% 的患儿中，常规心电图检查可以发现异常，但是也只能是可能的原因。这些检查增加了花费，延长了住院时间，还减低了就诊舒适度。

胃食管反流是婴幼儿常见的窒息病因，多见于喂养过多食物的患者，且多有过分细心的喂药史。在急诊科有儿科医生在的情况下观察患儿的喂养情况，并观察父母的态度和做法就可以知道。反流只是一种临床诊断，大多数不需要特别处理。

如果有癫痫发作病史，应行头颅 CT、脑电图、电解质检查，虐婴评估，请神经内科会诊，并行心电图、胸片检查，请心内科会诊，并要进一步询问有无肤色改变、喂养时大汗、呼吸不顺、发育迟缓、低氧、呻吟或其他和心血管病有关的病史。患者如果有支气管感染，那么疾病有很高的再发概率，病史中要进一步了解患者的年纪和临床情况，有无发热、低体温、寒战、低灌注等表现，这些都是严重细菌感染诱发的，可以根据患儿年龄进行血培养、尿培养、尿液分析、血常规、脑脊液采集分析与培养。

对每一个患者都应该进行全身皮肤的检查。虐童评估应该从每一个婴儿的皮肤开始，对没有明确的相关诊断、近期发病、病史的差异、家族中无法解释的死因、呕吐、寒战、癫痫以及看护者拨打急救电话等情况都要考虑虐婴。这包含很多社会因素，头颅 CT、视网膜检查、毒物检测、肝功能评估、骨骼检查都必须做。这种虐婴发生率为 0.4% ~ 11%，而且都发生在表面看起来很正常的急诊就诊的婴儿中。所以每个就诊的婴儿都要考虑到虐婴的可能。

低危 BRUE 的患者的看护者应该进行 CPR 培训，并教育告知 BRUE 事件的判断和处理。持续的脉氧监测和观察也能使患者受益并安抚家长焦虑的情绪。如果你或者家长被社会关注，那么不要犹豫不决地把患者留在急诊科观察，而应该收住院做长期的观察。那些看起来很好，却是高危的患儿会因为一个症状的发生而在住院医学检查中受益。必须区分高危、低危患者，避开错误的评估和无理由的住院。

要点
- 这对父母来说是一个可怕的事件，所有的患者都需要进行完整的病史采集和体格检查以便明确风险的分级。
- 没有一种检查可以适用于所有的患者，应该依据症状来进行风险评估。
- 在低风险患儿中，可以做百日咳测试和心电图。不一定需要做进一步测试。简短的留观、回家随访、家长培训以及复苏教学等方式对低风险患者都是安全的。
- 高风险的患者应该进一步评估并住院观察。

推荐阅读

[1]　De Piero AD, Teach SJ, Chamberlain JM. ED evaluation of infants after an apparent lifethreatening event. *Am J Emerg Med.*

2004;22(2):83–86.

[2] Santiago-Burruchaga M, Sánchez-Etxaniz J, Benito-Fernández J, et al. Assessment and management of infants with apparent life-threatening events in the paediatric emergency department. *Eur J Emerg Med.* 2008;15(4):203–208.

[3] Sarohia M, Platt S. Apparent life-threatening events in children: Practical evaluation and management. *Pediatr Emerg Med Pract.* 2014;11(4):1–14.

[4] Tieder JS, Altman RL, Bonkowsky JL, et al. Management of apparent life-threatening events in infants: A systematic review. *J Pediatr.* 2013;163(1):94–99, e91–96.

[5] Tieder JS, Bonkowsky JL, Etzel RA, et al. Brief resolved unexplained events (formerly apparent life threatening events) and evaluation of lower-risk infants. *Pediatrics.* 2016;137(5):e1–32.

第 324 章
心电图表现，儿童不同于成人
"Kid ECGs Are Not Just Little Adult ECGs"

Krista Young，著

　　在儿童时期，心脏生理学变化是随着年龄而变化的，而这种相应的变化可以在心电图上显示出来。有些特征性的心电图改变只见于儿童时期，因此，区别正常心电图或病理性心电图改变就显得非常重要。这部分内容我们将共同回顾正常儿童心电图的常见表现。

　　在胎儿血液循环过程中，由于肺部暂时不工作，右心室泵需要面对一个相对高阻力的肺循环，因此，右心室比左心室往往更大更厚。在出生时，新生儿的心电图看起来像右心室肥大成年人的心电图。具体来说，电轴是右偏的，V_1 导联中可以看到 R 波为主导，Q 波在下胸导联和左胸前导联中可见，而 T 波会在 $V_1 \sim V_3$ 中倒置[1, 2]。下面将进一步描述每个发现。

　　检查电轴线的一种方法是看导联 I 和 AVF。正常情况下，QRS 复合波在两条导联中都是正的或向上的。然而，在新生儿中，导联可能全是负向的。出生后，随着婴儿的第一次呼吸，胸膜腔内压急剧下降，肺血管阻力随着全身血管阻力的增加而降低。几天后，动脉导管通常闭合，并且体循环的输出依赖于左心室。在儿童早期或 3—4 岁时，心脏呈现出更像成人表现的，更大更厚的左心室电轴[1]。

　　从 $V_1 \sim V_3$ 为右胸导联，在儿童心电图中出现正向主导的 R 波是正常的，这并不奇怪。许多儿童还显示 Rsr' 图案（双峰 / 兔耳），如果按成人标准，这会被解释为不完全右束支传导阻滞的图形。在儿童中，如果第二个峰值（R'）不大于第一个峰值 10mm，这是一个正常的变异，这种现象通常会在 5 岁时消失（图 324-1）[3, 4]。

　　同样，在一些无症状或看上去健康的患者中，通常可以在前胸和左胸导联（Ⅱ、Ⅲ、AVF、V_5、V_6）中看到向下或负向的小而窄的孤立性 Q 波。然而，应该谨慎，因为深 Q 波可能是一些潜在疾病的信号，如心肌缺血 / 梗死，心室肥大和肥厚型心肌病等。新发胸痛的患者应引起足够的重视，特别是相邻的导联同时出现类似的改变或者出现以往心电图未见的新 Q 波。

出生后第 1 周至 8 岁左右，随着心室的复极化，$V_1 \sim V_3$ 导联的 T 波相应地出现负向或倒置表现，呈现出一种幼稚的 T 波形态。成年后，如果这种幼稚的 T 波形态持续存在的话，则有时可以是一种正常的变异，称之为永久性的幼稚 T 波（图 324-1）[1]。

儿童心脏比成人小得多，必须更快地跳动才能保持正常的心输出量。因此，儿童 4 岁以前，如果按照成人的诊断标准，因心率大于 100 次 /min 而要被诊断为心动过速是错误的。由于冲动在心脏传导所需时间更短，因此，PR 和 QRS 间期也会相应缩短[1]。

另外两个特殊的发现是窦性心律不齐和良性早期复极或 J 点抬高，他们常常被那些不熟悉儿童心电图的人误认为是异常的现象。当患者表现为窦性心律时，心电图显示电轴上 P 波形态是一致的，相应的 QRS 波紧随其后。在健康儿童中，P-P 间期有时会随呼吸而变化，被称为窦性心律不齐（图 324-1）。这一发现在生理上被认为是正常的，是由于吸气时迷走神经张力降低，心率增加；而呼气时迷走神经张力恢复，心率减慢。随着年龄的增长，大多数人压力感受器的敏感性及颈动脉的伸展能力下降，窦性心律不齐的发生率将会减少。但是对老年患者而言，窦性心律不齐则要考虑是病理性的，更可能是由于心脏疾病或地高辛中毒引起，而与呼吸无关[3, 5]。

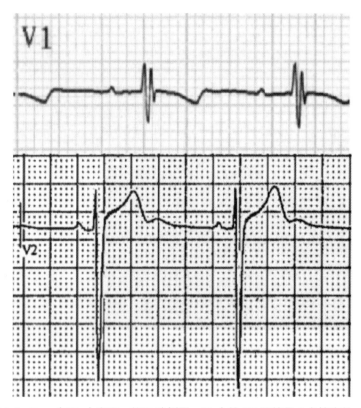

▲ 图 324-1　Rsr' 在 V_1 中出现，伴 T 波倒置。V_2 中的 ST 段就是 J 点抬高的一个例子

出现 J 点抬高的导联，特别是胸前导联（图 324-1），在规整的 QRS 波群后，T 波起点会出现不对称抬高、缺口或不齐。在成人心电图中，ST 段抬高是一个警钟，可能预示着心包炎或急性心肌梗死。而在健康的儿童心电图中，这可能只是一个良性的早期复极化。这种改变的生理学原因尚不清楚，50

岁之前这一现象可以持续存在 [3,4]。

儿童时期，这些看似异常但实属正常的心电图结果在健康的儿童身上是非常常见的。针对儿童这一群体，诊断看似不正常的儿童心电图为正常的心电图结果是比较困难的，因为儿童心电图诊断结果往往是参照成人的心电图结果。所以记住这些正常的儿童心电图结果可以让医生、患者和父母都放心。

要点

- 由于胎儿循环系统，在儿童早期阶段，右心室较大且较厚，因此，出生时的心电图会显示电轴右偏。
- 由于电轴右偏，同时会伴有其他右偏优势的表现，如幼稚型的倒置 T 波，右胸前导联的 R 波或 V_1 导联 Rsr' 的正常变异。
- 在一些健康儿童，心电图前胸和左胸导联出现短而窄的孤立性 Q 波可能是正常的。
- 小儿心脏较小，心率较快（> 100 次 /min），传导间期较短。
- 儿童时期，窦性心律不齐和良性早期复极化是一种正常现象，但常被误解。

参考文献

[1] O'Connor M, McDaniel N, Brady W. The pediatric electrocardiogram. *Am J Emerg Med.* 2008;26(2):221–228.

[2] Goodacre S. ABC of clinical electrocardiography: Paediatric electroc ardiography. *BMJ.* 2002;324(7350):1382–1385.

[3] Park M, Guntheroth W. *How to Read Pediatric ECGs.* 4th ed. Philadelphia, PA: Mosby/ Elsevier, 2006:35–61, 86–88, 107–108.

[4] Tipple M. Interpretation of electrocardiograms in infants and children. *Images Paediatr Cardiol.* 1999;1(1):3–13.

[5] Dickinson D. The normal ECG in childhood and adolescence. *Heart.* 2005;91 (12):1626–1630

第 325 章
不是所有的儿童颅脑损伤都需要头颅 CT
Not All Pediatric Head Injuries Require a Head CT

Heather Miller Fleming, Kara Kowalczyk，著

每年约有 500000 儿童由于颅脑损伤来急诊科就诊，其中有超过 100 万个孩子的父母或者祖父母认为他们的孩子需要神经影像学检查。事实上，颅脑损伤具有很高的发病率和死亡率，所以需要快速检测并迅速干预。然而，许多患有头部外伤的儿童不需要进行神经影像学检查，但是当患者奶奶问你："为什么不呢？"你必须准备好一个令她满怀感激的答案。

与成年人相比，由于寿命延长和儿童发育器官对辐射的高敏感性，儿童患辐射诱发的恶性肿瘤的风险更高。年龄越小的孩子，患病风险越高。一次头颅 CT（HCT）导致癌症的终身风险估计在 1∶1500 ～ 1∶5000[1]。鉴于这种风险，HCT 应该只对有临床意义的创伤性颅脑损伤（clinically important traumatic brain injury，CITBI）的患者进行排查。尽管许多研究对于 CITBI 有不同的定义，但大多数人都同意 CITBI 包括：①颅内损伤（例如硬膜外、硬膜下和脑挫伤）；②神经外科干预；③气管插管至少 24h；④入院时间超过 48h；⑤死亡。

在格拉斯哥昏迷量表评分（glasgow coma scale，GCS）< 14 的患者中，CITBI 的风险高达 20%。这时对于 CT 扫描容易做决定，成像应该应用于所有的这些患者当中[2]。但是，对于轻微的颅脑损伤与 GCS=15 患儿，谁需要做 CT 成像呢？

过去 15 年的多项研究试图确定哪些患儿需要加权成像。加拿大儿童颅脑损伤体层摄影术评估试验（CATCH）试图对那些年龄在 0—16 岁的儿童在头部受到较小创伤后是否需要 HCT 进行评估[3]。用于预测重要临床事件的儿童头部损伤算法（CHALICE）试图从英国大量儿科患者的头部损伤中推导出临床决策规则。这些研究检测 CITBI 具有较高的灵敏度，但 CT 的利用率也有所提高[4, 5]。PECARN（儿科紧急应用研究网络）规则推导研究是迄今为止最强大的儿科临床决策规则，并且是一项大型的多中心试验，将言语前（< 2 岁）和言语后（≥ 2 岁）分成不同研究队列，以确定那些低风险的 CITBI 患者谁不需要头部成像。

PECARN 发现，在以下情况不需要对患儿进行头部成像：< 2 岁，精神状态正常 / 无意识丧失（loss of consciousness，LOC）、无呕吐、无颅底骨折、无严重头痛、无高危损伤机制。相反地，≥ 2 岁且发生精神状态改变或颅底骨折征象改变的患儿应进行神经影像学检查，包括可触及的颅骨缺损、脑脊液鼻漏或鼻出血、耳后淤血斑、内耳出血或熊猫眼。这些儿童患 CITBI 的发生率为 4%。≥ 2 岁患儿 CITBI 的中间危险因素包括 LOC 病史、呕吐、严重损伤机制或头痛。中间危险因素儿童的 CITBI 发生率为 0.9%，可观察或进行 HCT 检查[6]。影响这一决定的因素包括医生经验、多发与孤立的发现、症状恶化和父母的倾向。随后的验证研究发现越年轻患儿，出现较大血肿和非额外血肿的风险越高[7]。

所有 < 2 岁的患儿，凡 GCS ≤ 14 或伴有可触及的颅骨骨折均应进行 HCT 检查。所有 3 个月以下的任何颅脑创伤的患儿都需要影像学检查，因为这个年龄组的神经检查无效。如果怀疑非意外创伤，应进行 HCT 扫描。CITBI < 2 岁患者的中间危险因素包括非额叶血肿，LOC > 5s，严重的损伤机制或不能正常行动。这些患儿可以观察或行 HCT 检查，这取决于医生的经验和父母的倾向。

最近，这 3 个决策规则进行了测试。虽然研究种群较小（n = 1009），PECARN 被证明是 100% 的敏感性和 62% 的特异性。更有趣的是，医生的直觉被证明是非常敏感的。所以，如果直觉告诉你有什么不对劲，那就跟着你的直觉走吧（或者遵照儿科紧急应用研究网络规则）[8]。

要点

在轻微头部受伤后以下患者应行头部 CT 检查。

- 所有颅脑损伤其 GCS < 14 者。
- 儿童 < 2 岁：可触及的颅骨骨折、颅脑血肿（额叶除外）、月龄 3 个月及以下，或涉嫌虐待。

- 儿童≥2 岁：精神状态改变或颅底骨折的征象。
- HCT 与可观察：头皮血肿、严重损伤机制、不能正常行动、剧烈头痛、呕吐和意识丧失。
- 当你的直觉告诉你要扫描的时候！

参考文献

[1] Brenner D, Elliston C, Hall E, et al. Estimated risks of radiation-induced fatal cancer from pediatric CT. *AJR Am J Roentgenol.* 2001;176:289.

[2] Schunk JE, Rodgerson JD, Woodward GA. The utility of head computed tomographic scanning in pediatric patients with normal neurologic examination in the emergency department. *Pediatr Emerg* Care. 1996; 12:160–65.

[3] Osmond MH, Correl R, Stiell IG, et al. Multicenter prospective validation of the Canadian Assessment of Tomography for Childhood Head Injury (CATCH) Rule. *E PAS.*2012:3155.4.

[4] Dunning J, Daly JP, Lomas JP, et al. Derivation of the children's head injury algorithm for the prediction of important clinical events decision rule for head injury in children. *Arch Dis Child.* 2006;91(11):885–91.

[5] Crowe L, et al. Application of the CHALICE clinical prediction rule for intracranial injury in children outside the UK: Impact on head CT rate. *Arch Dis Child.* 2010;95(12):1017–22.

[6] Kuppermann N, Holmes JF, Dayan PS, et al. Pediatric Emergency Care Applied Research Network (PECARN). Identification of children at very low risk of clinically-important brain injuries after head trauma: A prospective cohort study. *Lancet.* 2009;374:1160–1170.

[7] Bin SS, Schutzman SA, Greenes DS. Validation of a clinical score to predict skull fracture in head-injured infants. *Pediatr Emerg Care.* 2010;26:633.

[8] Easter JS, Bakes K, Dhaliwal J, et al. Comparison of PECARN, CATCH, and CHALICE rules for children with minor head injury: A prospective cohort study. *Ann Emerg Med.* 2014;64:145.

第 326 章
警惕术后发绀的小儿心脏病患者
Easy Does It: Be Cautious with the Cyanotic Postoperative Pediatric Cardiac Patient

Timothy Ruttan，著

复杂的先天性心脏病患儿如果可以得到妥善的照顾，能够活得更健康。许多社区急诊医生不太熟悉的一种特殊类型是单心室的儿童。了解其生理学特点和外科修复的基础是避免灾难性和潜在的危及生命并发症的关键。文献中关于因处置失当的儿童在社区急诊科死亡的病例报告，部分原因是未能充分认识到管理这些患儿的关键措施。

　　解剖学和生理学的细节对于急诊医生来说并不是必需的，重要的是要对手术修复的不同阶段会发生什么有一个基本的了解。虽然许多心脏病变有着相似的修复过程，但左心室发育不良综合征是单心室病变的一个典型例子。单心室患儿需要接受 3 个阶段的手术，以重塑一个有功能的心室来维持全身血液循环，而由体循环静脉回流驱动形成肺循环。第一阶段的修复是在婴儿出生后离开医院之前进行的，通常被称为 Norwood（不需要记住名称，因为情况会随着新的外科技术发展而不断变化），目的是进行动脉分流术来提供肺血流量（图 326-1）。这种分流可以被认为是形成一个永久性动脉导管，从而使这些儿童拥有一个 75% ~ 85% 的基础血氧饱和度，这是最危险的修复阶段。一旦孩子渡过危险将进入第二阶段，在出生后 4—6 个月（通常称为 Glenn），存活率一般会超过 90%。这阶段的修复是应用静脉分流代替动脉分流，使用静脉分流导管将上腔静脉（superiorvena cava，SVC）连接到肺动脉，从而给肺带来被动血流（图 326-1）。但由于下腔静脉（inferiorvena cava，IVC）没有改变，患者仍然为动静脉混合血，仍然呈现发绀状态。手术修复的第三阶段一般在 18 个月到 3 岁之间进行，通常被称为"Fontan"。这一阶段要完成静脉回流到肺的路径，其中 SVC 和 IVC 与肺动脉吻合，使静脉血回流到肺（图 326-1）。第三阶段的手术一旦完成，患者的血氧水平将达到或接近正常，从而不像第一阶段和第二阶段的儿童那样脆弱。

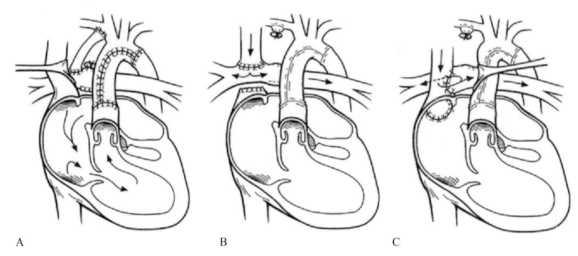

▲ 图 326-1　单心室患儿需要接受 3 个阶段的手术
A. 主动脉弓重建及主 - 肺分流；B. 双向 Glenn 分流术 / 双向腔肺分流术；C. 改良 Fontan 手术

　　这就是生理背景。本章的其余部分将关注在修复的第一和第二阶段间的患儿，在医生眼里他们是最脆弱的儿童。父母应该能够给医生两个关键的信息——已经做了多少次手术（在修复的哪个阶段）以及患儿的基线血氧饱和度。根据这些信息和医生准确掌握的病史和体格检查，相信医生能正确地处理这些棘手的孩子。

　　血氧饱和度有助于理解。简而言之，这些儿童通常不是肺循环不足（大多数情况）就是肺过度充血。从解剖学和生理学变化可以知道，在第一阶段的修复中，血液通过分流术既可以进入肺，也可以进入全身体循环。但如果肺血管阻力过高或血液不足（前负荷），则出现肺循环不足。相反，如果肺血管阻力下降，则会出现肺过度充血。

　　患儿肺过度充血是急诊科中最为少见的情况——除非是医源性引起。过度充血的特征为患儿血氧饱和度超过 85%，表明血液过多地进入肺部。如果分流太大或存在侧支循环，也可引起这种情况，但这些很少引起急性表现。更常见的是外源性氧气引起肺血管扩张。这通常是我们的失误所致，患儿刚来时血氧饱和度为 80%（正常），为了"纠正"缺氧状态，患儿戴上了吸氧装置。其结果就是肺血管扩张、肺过度充血，而体循环则出现不足。这种情况如果不尽快纠正，将导致病情迅速恶化甚至心脏骤停。

请记住，单心室患儿是依靠被动的静脉回流来使肺部充血，因此，就算是得了普通的疾病也很容易出现脱水现象。所以急诊医生在临床上更多看到的是循环不足的情况，表现出来的是脉氧饱和度低于 70%。通常这是由于脱水或呼吸系统疾病所致，因分流导管阻塞或分流过少的情况较少见。经过细心的处理，你可以挽救这一弱小的生命。小心纠正任何相对的低氧血症——通常在 75% ～ 85% 即可，千万不要给氧过度，否则你会遇到麻烦，如前所述。急诊科处理这些患儿，最重要的是，不要担心输入过量的液体，他们不是成年充血性心力衰竭患者。如果这些前负荷依赖的患儿出现脱水，则没有足够的血液进入肺部。给予补充液体并进行重新评估，会惊讶于病情的好转情况。早点打电话给儿童心脏科医生，会有助于这些患儿的诊疗。通常情况下，为维持前负荷，处在第一个阶段的患儿会在医院里留观过夜。

简而言之，对于单心室情况的患儿，不要不做，也不要做得太多。给予足够的氧气，但不要太多。给予足够的液体，但不要太多。向父母询问有意义的问题，可以有助于医生的处理。监测脉氧以明确患儿是循环不足抑或循环过量，从而指导临床决策。最重要的是，不要害怕这些有趣和棘手的孩子，你会改变他们的生活[1-5]。

要点

- 孩子父母是你最好的朋友，依靠他们，可以知道哪些是正常的，哪些是不正常的情况。
- 明确外科手术的阶段——名称并不重要，但如果只有一个则要非常小心。
- 利用脉氧来指导处理。
- 氧气和液体很小的改变就可能产生显著的不同后果。
- 尽早的咨询和及时的转院是很重要的，不要害怕打电话给你的朋友。

参考文献

[1] Cashen K, Gupta P, Lieh-Lai M, et al. Infants with single ventricle physiology in the emergency department: Are physicians prepared? *J Pediatr*. 2011;159:273–277 e1.

[2] Prentice E, Morey N, Richards K, et al. Emergency department use after stage II palliation for children with single ventricle lesions. *Pediatr Emerg Care*. 2015;31:343–347.

[3] Chauhan M, Mastropietro CW. Hypoplastic left heart syndrome in the emergency department: An update. *J Emerg Med*. 2014;46:e51–e54.

[4] Ghanayem NS, Allen KR, Tabbutt S, et al. Interstage mortality after the Norwood procedure: Results of the multicenter Single Ventricle Reconstruction trial. *J Thorac Cardiovasc Surg*. 2012;144:896–906.

[5] Woods WA, McCulloch MA. Cardiovascular emergencies in the pediatric patient. *Emerg Med Clin North Am*. 2005;23:1233–1249.

第 327 章
不要给儿童太多的糖：正确管理儿科糖尿病酮症酸中毒
Not Too Sweet: Getting It Just Right in Initial Pediatric DKA Management

Dariush Garber, Nathan Kuppermann，**著**

糖尿病酮症酸中毒（diabetic ketoacidosis，DKA）是患有胰岛素依赖性糖尿病（insulin-dependent diabetes mellitus，IDDM）的儿童就诊急诊科的常见原因。急诊医生必须准备好提供起始治疗和液体复苏，同时避免 DKA 的并发症。尽管一些并发症类似于成年人的并发症（如电解质异常），但其他并发症在儿童中更常见，并且是本章的重点。了解 DKA 儿童和成人之间的主要区别以及并发症的风险，将有助于急诊医生避免出现不良后果，并良好地管理这些具有挑战性的年轻患者。

儿童 DKA 最可怕的并发症是脑水肿，据报道发生率仅次于颅脑损伤。儿童中约有 0.5% 的 DKA 临床上会出现明显的脑水肿，其中，约 25% 患儿危及生命。即使是那些幸存下来的人，也具有很高的风险发生长期神经系统后遗症。这使得脑水肿成为 DKA 儿童始终需要谨记的最严重的并发症。患有脑水肿的儿童可能会出现头痛和呕吐、进行性神经系统改变、颅神经损伤、双侧瞳孔不等大、嗜睡、反应迟钝、小便失禁、心动过缓和血氧饱和度下降等。事实上，DKA 并发脑水肿的患者缺乏早期特异性的表现。但是，一旦出现神经系统体征，就必须假定脑损伤和脑水肿已经在进展中。

传统上认为脑水肿通常在 DKA 开始治疗后 4 ～ 12h 出现。但是，这种并发症可能在开始治疗 DKA 后 48h 后出现（尽管酮症酸中毒已经消失），并且在接受 DKA 治疗之前已经有 5% ～ 10% 的 DKA 儿童在初次到急诊科接受初始治疗时已经发生了脑水肿。过去认为，最初液体给予的量和速率被认为在脑水肿的发展中起着重要作用，但是，过去十年中出现的证据表明，这并不是最主要的原因，DKA 脑水肿的病因尚不清楚。一些学者认为，细胞内脑肿胀是由于渗透梯度随容量补充的变化而发生的。然而，最近的 MRI 研究结果显示，其病因学可能更为复杂。起初脑组织因血容量不足而处于低灌注状态，随着液体复苏而出现再灌注损伤，因此这种初始的灌注不足会导致细胞外脑水肿的发生。患者病情治疗干预与脑水肿的关系究竟哪个更为密切目前仍不清楚，但最近的研究数据表明，患儿的基础疾病还是起着非常重要的作用。尽管这样，一项正在进行的大型多中心儿科研究将试图阐明液体复苏的速度和量对脑损伤的影响。

在有更多明确的答案之前，我们必须利用现有的证据来处理我们面前的患者。基于流行病学研究证实的 DKA 脑损伤和水肿确切的危险因素显示，年龄＜ 3 岁、新发的 IDDM 和严重异常的实验室指标（如 pH ＜ 7.1、低血清碳酸氢盐、高血清尿素氮、低 PCO_2、顽固性低钠血症）与发生脑损伤 / 水肿的风险增加相关。静脉注射碳酸氢盐治疗是一种可避免的危险因素。从本质上讲，病情较重的 DKA 患儿发生脑水肿的风险亦较高，因此必须进行严密的监测。

怀疑脑水肿时，必须紧急开始治疗。这是一种临床诊断而非放射学诊断，治疗应在高级脑成像之前（或正在进行）就开始。除了将床头抬高至 30°外，还应给予治疗以缓解颅内压增高（intracranial pressure，ICP）。高渗治疗可降低血液黏稠度并降低脑组织水肿，从而暂时性地降低 ICP。可供选择的方案包括给予 1g/kg 甘露醇静脉注射 10min 以上或 5～10ml/kg 的高渗（3%）盐水静脉注射 10min 以上。但是，由于缺乏对照试验，这些药物的效果及哪个更有优势并不清楚。

尽管血栓栓塞较脑水肿对生命的威胁小一些，但相对于成年人，DKA 儿童发生栓塞事件更为常见，包括脑血栓（cerebral vascular thrombosis，CVT）和深静脉血栓（deep vein thrombosis，DVT）。脑血栓可以在急诊就诊的数小时内发生，常继发于脱水、血管阻塞和 DKA 的高凝状态。而一旦 DKA 相关的脑血栓形成确诊，如果没有禁忌证就应该给予抗凝治疗，但是，一般不建议预防性抗凝。如果存在中心静脉导管，则深静脉血栓形成的风险更大。年龄较小的患者由于血管直径较小且病情常常更严重，发生血栓栓塞的风险就更大。因此，如果必须放置中心静脉导管，尽可能避免使用股静脉，并尽快拔出导管。

最后，DKA 患儿通常患有严重疾病，甚至在治疗开始前突然出现失代偿。因此，快速识别儿童 DKA 的严重并发症，并且尽快对症治疗至关重要。

要点

- 认识到所有患 DKA 的儿童都有发生脑损伤 / 水肿的风险——最严重和最年幼的儿童风险是最高的。
- 脑损伤 / 水肿是临床诊断。密切监测患者的神经功能失代偿情况，如果怀疑患者出现了脑水肿，尽早使用高渗液体治疗。
- 几乎在所有情况下都应避免使用静脉注射碳酸氢盐（一种例外是症状性高钾血症）。它可能会加重患者病情，而不纠正可能发生的酸中毒。
- 注意 DKA 患儿是否存在高凝状态，并谨慎选择中心静脉置管部位，以避免血栓形成。
- 初始静脉补液可以降低血糖，而不需要推注胰岛素。随后 0.1U/（kg•h）的常规胰岛素输注，可以有效地清除酮体，同时避免低血糖的发生。

推荐阅读

[1]　Bialo S, Agrawal S, Boney C, et al. Rare complications of pediatric diabetic ketoacidosis. *World J Diabetes.* 2015;6(1):167.

[2]　Glaser N, Ghetti S, Casper C, et al.; PECARN. Childhood diabetic ketoacidosis, fluid therapy and cerebral injury: The design of a factorial randomized controlled trial. *Pediatr Diabetes*. 2013;14:435–446. PMID: 23490311

[3]　Lavoie M. Management of a patient with diabetic ketoacidosis in the emergency department. *Pediatr Emerg Care.* 2015;31(5):376–380.

[4]　Watts W, Edge J. How can cerebral edema during treatment of diabetic ketoacidosis be avoided? *Pediatr Diabetes.* 2014;15(4):271–276.

第 328 章
正确治疗小儿脑震荡
Pediatric Concussion: A Levelheaded Approach

Kendra Grether-Jones, Erin Osiecki，著

　　小儿脑震荡在急诊科很常见。在美国，每年有 20 万儿童发生脑震荡。小儿脑震荡通常在日常活动、玩游戏或者参加活动的时候发生[1]。随着人们安全意识的提高，儿童受伤后到急诊科的就诊率不断增加，这使得急诊科医生掌握小儿脑震荡的基本诊断和治疗变得越来越重要。合理的早期治疗对于患儿预后非常重要。

　　虽然脑震荡的专业定义为"由于直接或间接创伤所致的发生在大脑上的复杂的病理生理过程"[2]，但医生几乎不能明确地向患儿家长解释究竟发生了什么。脑震荡可以解释为由于头部创伤导致患儿大脑正常功能受到破坏，但没有改变脑部结构，如脑出血或骨折。脑震荡的诊断依赖于特征性症状和体征的辨别，这些症状和体征包括躯体、神志、行为及睡眠障碍，但不包括意识障碍。具体症状有头痛、恶心、呕吐、头晕、失衡、疲劳、注意力不集中、视物模糊、感觉异常、失忆、失眠或嗜睡及情绪失控。这些很可能被父母注意到，并促使他们带患儿来医院。对高中生做的基本测试显示：在具有上述症状的许多青少年并没有罹患脑震荡，这使得急诊医生对病情诊断更具有挑战性。因为单一的评估不能决定脑震荡的严重程度[3]。因此，首诊医生的一系列评估和良好的监测在患儿头部外伤中起着重要作用。

　　需要重复申明的是，脑震荡的诊断单纯依据临床表现。一些评估病情的工具能够帮助我们诊断，但这些工具大多并不适用于急诊科的环境。实验室检测在评估脑震荡中并不能起到重要作用。由于是脑部功能的破坏，所以 CT 和 MRI 的图像将是正常的，因此不能协助诊断。当遇到头部外伤怀疑脑震荡的儿童，去评估一些额外的诊断是非常重要的。它包括：颅底骨折、颅内出血和颈髓损伤等。Kuppermann 等[4]的一个大型前瞻性研究发现了一种重要的方法去区分哪些脑部损伤患者属于低危患儿，这样使患儿减少了一些不必要的辐射。这些决定性的因素包括情绪状态的改变，GCS 评分 14 分或者更低、颅底骨折的标志、LOC 的重要机制、呕吐及对于 < 2 岁的儿童，还包括发生在额部以外的头皮血肿。并没有研究患儿的观察时期。由于我们知识限制，没有指南存在。

　　当患儿受伤，医生要求进行留院观察、暂停上学上课时，必须回到医院接受治疗。对于脑震荡并没有特异性的治疗方法，身体和心理的休息是脑震荡的主要治疗方法。没有人能够回答儿童什么时候能够醒过来。大多数儿童在 7 ～ 10 天能够苏醒，但是还有一些儿童需要更长的时间。头痛的儿童什么时候被允许上学需要医生来评估。一些症状通常可以通过止吐药或者非甾体抗炎药控制头痛来得到短期的缓解[5]。但是，还是建议家长尽量不要给予儿童这些药物，另外，建议那些刚从脑震荡中恢复过

来的患儿避免骑车。

儿童头痛需要特别关注。当患儿在重大创伤治愈前出现轻微的头痛，这是一个潜在的致死性因素。为了避免头痛的发生，经历过重大创伤的儿童不应该继续玩耍，没有症状的受伤儿童也不应该继续玩耍。目前推荐建议休息 1 周。需要循序渐进的锻炼，主要包括休息、一般的有氧运动、不能触碰的特殊训练、短时间的有接触的特殊训练、足够时间的特殊训练、限制的活动和最终不受限的活动。具有高水平技能的运动员在恢复正常训练之前建议其在医院接受上述的进行性训练。

无论是否是运动员，在初级治疗和专业的循序渐进的训练中，鼓励进行一系列的评估和适当的训练，这样能够帮助患儿安全地回到正常的活动中。

要点
- 脑震荡是一种临床诊断。
- 脑震荡不一定出现意识的丧失。
- 如果允许的话，医生可以行影像学的检查，通过颅脑结构进一步诊断。
- 心理和生理上的休息是脑震荡初期治疗的关键。
- 患儿必须在不服药的情况下无症状，才能回到正常的活动中去。

参考文献

[1] Boutis K, Weerdenburg K, Koo E, et al. The diagnosis of concussion in a pediatric emergency department. *J Pediatr*. 2015;166:1214–1220.

[2] Grady M, Master C, Gioia GA. Concussion pathophysiology: Rationale for physical and cognitive rest. Pediatr Ann. 2012;41:377–382.

[3] Rose SC, Weber KD, Collen JB, et al. The diagnosis and management of concussion in children and adolescents. *Pediatr Neurol*. 2015;53:108–118.

[4] Kuppermann N, et al. Identification of children at very low risk of clinically important brain injuries after head trauma: A prospective cohort study. *Lancet*. 2009;374:1160–1170.

[5] Kinnaman K, Mannix RC, Comstock RD, et al. Management of pediatric patients with concussion by emergency medicine physicians. *Pediatr Emerg Care*. 2013;30:458–461.

第二十二篇

老年病科
Geriatrics

第 329 章
不要低估老年人腹痛的潜在发病率
Do Not Underestimate the Potential Morbidity of Abdominal Pain in Older Adults

Christina L. Shenvi，著

腹痛是急诊科（emergency department，ED）最常见的非创伤性相关主诉。相比于年轻人，老年人腹痛的潜在危险更大，同时需要手术或危及生命的可能性更大，而且随着年龄的增长风险会增加。

一、对危险病因保持高度警惕

老年人腹痛有许多不同的危险因素，在鉴别诊断中应该考虑到这些问题，并且应该结合病史和体格检查来决定进一步的诊疗。在每个患有腹痛的老年人中，应考虑以下因素：主动脉夹层、主动脉瘤破裂、肠系膜缺血、肠穿孔、胆囊炎、憩室炎和肠梗阻。

大约50%出现腹痛的老年人需要住院，并且他们的住院时间比年轻人长，入院患者的死亡率为5%～10%，20%～30%的患者需要手术或其他干预措施。手术最常见的原因是胆道疾病和肠梗阻。在年轻的成年人中，约36%的患者在急诊科就诊期间没有发现特定的疼痛原因，而在老年人（＞64岁）中，只有22%的患者原因不明。

二、不要绝对相信生命体征、体格检查和实验室结果

老年患者可能出现假阴性的检查结果。如患有腹膜炎的老年人比年轻患者更不易表现出腹膜僵硬、发热和白细胞增多的典型症状。事实上，30%患有腹膜炎的老年人缺乏发热和白细胞增多的症状。但病情严重的患者也可能出现轻微的腹部体征。如没有局部腹部压痛，但主诉疼痛严重的患者也可能患有肠系膜缺血，疼痛程度与体格检查不成比例。

此外，当尿液分析中发现轻度白细胞增多时，也不应该停止进一步的检查。老年人比年轻患者更有可能出现没有显著临床症状的尿路感染。老年人，特别是尿失禁、不能移动或需长期需要护理的老年人，往往伴有慢性偶发性脓尿和菌尿。如果患者有腹痛，则不应将其归因于尿液的轻微异常，要寻找其他可能的病因。

三、合理地运用影像学检查

床旁超声可以帮助快速识别出某些高风险的腹部疼痛的原因，如主动脉瘤、主动脉夹层、胆囊炎、胆结石、游离性腹水和肠梗阻。如果超声结果是阳性，则有助于快速处置和咨询相应的外科医生。因此，当看到患有腹痛的老年人时，可尝试行腹部超声以寻找病因。然而在许多情况下，还需要 CT 或专业的超声检查。在老年人中，CT 扫描的风险较低而获益较大，因此更有利于行影像学检查。辐射给老年人带来不良后果的风险较低，如癌症形成，反而更可能由于未做影像学检查被漏诊。

四、考虑腹外的可能病因

腹部以外的疾病也可能出现腹部症状。如患有心肌梗死的患者可能出现上腹部疼痛或恶心和呕吐。左上腹或右上腹疼痛的患者实际上可能是患有较低的肺叶肺炎。呕吐但腹部无压痛的患者可能是颅内出血。糖尿病酮症酸中毒（DKA）患者可能出现腹痛和呕吐，但事实上腹部没有任何结构上的问题。所以出现腹部症状时，要考虑腹部以外可能引起疼痛或恶心的情况。

五、避免思维定式

患者经常试图解释他们的疼痛或症状并将其与他们所经历的事物联系起来。如他们可能将他们的虚弱归因于消化不良或其他家庭成员也有胃病。不要完全相信他们。患者所述的因素可能是正确的，但医生仍然应该考虑可能存在的病情，并进行必要的体格检查或实验室检查进行鉴别诊断。

要点

- 在鉴别诊断中，需要对严重的病因保持警惕，如主动脉夹层或破裂、肠系膜缺血、肠穿孔、胆囊炎、憩室炎、肠梗阻等。
- 请注意患有腹部感染的老年人可能缺乏发热和白细胞增多的典型症状。
- 在尿液分析发现轻度异常后，不要省略更进一步的检查，因为许多老年人有偶然的脓尿和菌尿。
- 对于患有腹痛的老年人，影像学检查没有过多限制，可降低门槛。
- 考虑腹外可能的致病因素。
- 不要完全相信患者所述的内容。

推荐阅读

[1] Hendrickson M, Naparst TR. Abdominal surgical emergencies in the elderly. *Emerg Med Clin North Am*. 2006;21:937–969.

[2] Kizer KW, Vassar MJ. Emergency department diagnosis of abdominal disorders in the elderly. *Am J Emerg Med*. 1998;16(4):357–362.

[3]　Laurell H, et al. Acute abdominal pain among elderly patients. *Gerontology*. 2006;52:339–344.

[4]　Lewis LM, et al. Etiology and clinical course of abdominal pain in senior patients: A prospective,multicenter study. *J Gerontol A Biol Sci Med Sci*. 2005;60A(8):1071–1076.

[5]　Martinez JP, Mattu A. Abdominal pain in the elderly. *Emerg Med Clin North Am*. 2006;24:371–388.

[6]　Ragsdale L, Southerland L. Acute abdominal pain in the older adult. *Emerg Med Clin North Am*. 2011;29:429–448.

第 330 章
胸痛不典型的老年人也要考虑急性冠状动脉综合征
Think about ACS in Older Adults—Even without Chest Pain

Christina L. Shenvi，著

急性冠状动脉综合征（acute coronary syndromes，ACS）可能难以识别，特别是在某些患者中。在老年人中，ACS 可以没有突然发作的典型症状（胸骨下胸部压榨性疼痛或向左臂和下颌放射）。ACS 的症状可能是轻微的和非特异性的。应该在患有非典型症状的患者中考虑 ACS，并且至少行心电图检查。

一、非典型症状在老年人中很常见

胸痛仍是 ACS 患者最常见的主诉。然而一些非典型症状，如呼吸困难、大汗、恶心、呕吐和晕厥也应引起关注。在所有年龄段的 ACS 患者中，42% 的女性和 31% 的男性没有胸痛症状。年龄≥ 65 岁的心肌梗死患者中，47% 的女性和 41% 的男性没有胸痛。非典型症状在女性、老年人、糖尿病、高血压和心力衰竭患者中更为常见。然而，症状是否典型并不会改变心电图上缺血性表现的发生率。

二、在非典型症状的患者中，经常漏诊或延迟诊断

具有非典型症状的患者从症状出现到寻求治疗往往需要经过更长时间。这种延迟是因为非典型症状患者的 ACS 诊断通常需要更长的时间，并且可能经过很长时间才会发现第一份异常心电图。在 ST 段抬高型心肌梗死（ST-segment elevation myocardial infarction，STEMI）的患者中，72% 通过 EMS 运送的无胸痛患者接受了院前心电图检查，而胸痛患者的这一比例为 87%。院前心电图的表现有助于快速诊断和缩短缺血再灌注时间。许多急诊科还具有在到达后 10min 内为胸痛患者行心电图检查的规定。如果没有胸痛，ACS 的患者将不会主动要求行心电图检查，临床医生则在考虑到患者可能患有 ACS 的时候才会行心电图检查。由于这些原因，具有非典型 ACS 表现的患者往往在行心电图检查之前耽搁的

时间更长，因此，实施经皮冠状动脉介入治疗（percutaneous coronary intervention，PCI）的时间更长。

三、非典型症状的患者病情更重

即使在确诊 ACS 后，非典型症状的患者也可能得不到充分的治疗，且结果更糟糕。如对于 STEMI 患者，约 37% 的非典型症状（没有胸痛）的患者接受纤维蛋白溶解或 PCI，而典型表现的患者则为 67%。无胸痛的患者在 24h 内接受阿司匹林的可能性较小，出院时接受他汀类药物和 β 受体阻滞药的可能性同样较小。类似的趋势适用于非 STEMI 和不稳定型心绞痛患者。没有胸痛的患者较少接受 PCI、低分子量肝素或肝素、阿司匹林、β 受体阻滞药和他汀类药物。

鉴于非典型症状患者的心肌梗死识别延迟及其治疗不足，非典型症状的患者的死亡率更高也就不足为奇了。在出现胸痛的心肌梗死的老年女性中，死亡率为 13%，但对于没有胸痛的患者，死亡率为 21%。对于男性来说，胸痛患者死亡率为 7%，无胸痛患者为 22%。

老年人，尤其是超高龄老年人，发生 ACS 时往往更可能出现非典型症状，但值得我们注意的是，高危 NSTEMI 的早期侵入性治疗获益更多。与保守治疗相比，≥ 75 岁成人死亡或非致死性心肌梗死的概率为 44%。相比之下，≤ 55 岁的成年人，早期侵入性治疗没有明显的优势。

要点

- 对于出现呼吸困难、发汗、晕厥或恶心、呕吐的患者，应该考虑 ACS，即使他们没有任何胸痛症状。
- 对于这些非典型症状的患者，及时行心电图检查，尤其是那些老年人、女性或有潜在糖尿病的患者。
- 确诊 ACS 后，对非典型症状的患者进行积极治疗，就像对待有活动性胸痛的患者一样。
- 患有高危 NSTEMI 的老年人比年轻的患者更容易出现非典型症状，但能从早期的侵入性治疗中获益更多。

推荐阅读

[1] Alexander KP, Newby LK, Cannon CP, et al. Acute coronary care in the elderly, part I: Non-ST-segment-elevation acute coronary syndromes: A scientific statement for healthcare professionals from the American Heart Association Council on Clinical Cardiology: In collaboration with the Society of Geriatric Cardiology. *Circulation*. 2007;115(19):2549–2569.

[2] Brieger D, Eagle KA, Goodman SG, et al. Acute coronary syndromes without chest pain, an underdiagnosed and undertreated high-risk group: Insights from the global registry of acute coronary events. *Chest*. 2004;126(2):461–469.

[3] Cannon AR, Lin L, Lytle B, et al. Use of prehospital 12-lead electrocardiography and treatment times among ST-elevation myocardial infarction patients with atypical symptoms. *Acad Emerg Med*. 2014;21(8):892–898.

[4] Canto JG, Rogers WJ, Goldberg RJ, et al. Association of age and sex with myocardial infarction symptom presentation and in-hospital mortality. *JAMA*. 2012;307(8):813–822.

第 331 章
老年急性冠状动脉综合征：症状典型决定其能否被有效治疗
ACS the Geriatric Patient: Atypical Is Typical Treatment Differences in ACS in the Geriatric Patient

Terrence Mulligan，著

一、人口统计学：为什么对老年人的急性冠状动脉综合征更为担心

急救医学（EM）正迅速成为老年人的急诊专科。您可能没有意识到，当您开始在 EM 进行培训和实践时，在全世界范围内急诊科老年人的就诊率和住院率的比例正在不断增加，并且和儿科类似，老年人并不等同于老的成年人。老年 ACS 患者的表现、评估和治疗方式等都不同于年轻患者。因此，急诊科医生必须加强对老年患者生命危险状况表现和治疗方面的了解，并增加对老年 ACS 患者表现差异的了解。

二、老年急性冠状动脉综合征患者临床表现的差异

尽管已经进行了大量关于 ACS 的研究，但已发表的只有少数大型临床试验，老年患者通常占研究人群的一小部分，并且通常不报告年龄的特异性结果。＞ 75 岁的人群占美国总人口的 6%，但超过 60% 的人死于心肌梗死。

与中年 ACS 患者的经典表现相反，ACS 实际上是老年病。大约 33% 的 ACS 发生在 75 岁以上的老年患者中，并且 ACS 死亡患者中大约 80% 为老年患者；预计这种老年人 ACS 的发病率只会不断增加。

虽然胸痛是 ACS 所有年龄组最常见的症状，但老年 ACS 患者更常出现呼吸困难、头晕、感染、脱水、腹痛和呕吐等非典型症状，与老年患者的常见并发症（如肾功能不全、糖尿病、脑血管疾病、心力衰竭和痴呆症）有共同表现，使老年 ACS 的诊断进一步复杂化。

对老年人的 ACS 需要保持高度警惕，尤其是对非典型表现及常见并发症的共同表现更要高度警惕，以减少延误诊断和避免不良后果。

三、老年急性冠状动脉综合征患者心电图的特点

对于＞ 85 岁非 ST 段抬高型心肌梗死（NSTEMI）的患者，有 43% 的患者心电图检查不能诊断，而年龄＜ 65 岁的患者为 23%。左束支传导阻滞（left bundle-branch block，LBBB）存在于 34% 的＞ 85 岁患者和 STEMI 患者中，而 <65 岁的患者仅有 5%，这使得诊断更加困难。由于心电图异常在高龄患者中相对较常见，因此，尽可能获得患者以前的心电图检查结果尤为重要，以便将急诊科中的心电图表现与之前的心电图进行比较并给出相应的解释。

四、治疗的差异

也许因为非典型表现、诊断困难性、心电图改变以及不太明确的风险与收益比值，年龄本身与老年 ACS 推荐指南和介入治疗的应用减少有关，即使在控制非典型表现和心电图改变之后也是如此。具体而言，随着年龄的增长，65 岁后年龄每增加 10 岁服用阿司匹林和 β 受体阻滞药治疗 ACS 的比例分别减少 15% 和 21%。研究表明，辅助治疗（抗血小板，β 受体阻滞药，血管紧张素软化酶抑制药和他汀类药物）的益处在老年人和年轻人中同样大，甚至老年人收益更大。

与年轻人相比，老年人可以通过早期侵入性策略获得更大的收益，因为保守治疗的不良后果风险较高。对于≥ 85 岁的患者，与未再灌注相比，STEMI 患者接受再灌注的死亡率明显降低。选择溶栓药与经皮冠状动脉介入治疗（PCI）的依据是可行性、症状出现的时间、风险和益处，但一般来说，直接进行 PCI 是有利的。

与年轻人相比，老年人面临的不良后果风险更高，包括高死亡率、出血、心力衰竭和梗死相关的机械并发症。老年患者的死亡风险特别高，在调整疾病严重程度的影响后，45—85 岁老年患者的死亡风险增加了 15 倍。

一般而言，治疗方案应更多地依赖于对并发症、功能状态和生活质量的全面评估。

要点

与年轻患者相比，接受急诊科治疗的老年患者在症状、诊断、治疗和处置方面表现出显著差异。一般来说，老年患者更有可能有以下几方面表现：
- 出现呼吸困难，呕吐和（或）腹痛等非典型症状。
- 与其他疾病表现出共同的症状，阻碍诊断或者使诊断复杂化。
- 在心电图上出现 NSTEMI 和（或）LBBB。
- 尽管获益可能增加，但却不能受到适当的治疗和介入治疗。
- 更容易被误诊并接受不充分的治疗。

推荐阅读

[1] Audio recording: http://freeemergencytalks.net/2012/07/amal-mattu-usa-2012-06-27-d1t4-1200-acs-in-the-elderly-where-

the-guidelines-fall-short/

[2] Jokhadar M, Wenger NK. Review of the treatment of acute coronary syndrome in elderlypatients. *Clin Interv Aging.* 2009;4:435–444.

[3] Kahn JH, Magauran BG Jr, Olshaker JS, eds. *Geriatric Emergency Medicine: Principles and Practice.* Cambridge, UK: Cambridge University Press, 2014:379.

[4] Magauran B, Kahn JH, Olshaker JS, eds. Geriatric emergency medicine. *Emerg Med Clin North Am.* 2006;24(2):243–512.

[5] Samaras N, Chevalley T, et al. Older patients in the emergency department: A review. *Ann Emerg Med.* 2010;56:261–269.

第 332 章
关注长辈步态，及早发现共济失调等问题
Follow Your Elders' Footsteps, They May Be Ataxic

Jennifer L. Plitt, Michelle Rhodes，著

老年患者的头晕症状需要特别注意，因为与年轻人相比，老年患者头晕的患病率高，发病率和死亡率也更高。头晕通常是多因素的，由于各种各样的潜在病因的存在，医生常常难以确定一个特定原因，并且被认为是一种老年综合征。头晕对医疗保健成本产生重大影响，并大大增加了摔倒的风险，这是 65 岁及以上人群意外死亡的主要原因。通常，患者表现出模糊的、非特异性的症状。体格检查和影像学检查对于确定原因并不具有非常好的敏感性或特异性。这与可能表现为头晕症状的危及生命的病因相结合，使其成为许多医务人员最不喜欢的主诉。

与年轻人相比，老年人的半规管、球囊、本体感受器官和视网膜中的感觉受体减少。视觉－前庭神经反射也随着年龄的增长而受损，整体的健康状况可能会受到神经和肌肉疾病以及整体失调的影响，这些感受器与其神经中枢连接之间的任何异常都可能导致头晕。在老年患者中，头晕通常可归因于药物和复方用药，并且更容易因其他潜在的疾病而使症状恶化。

老年人急性眩晕的大多数原因是良性和自限性。外周病因包括良性阵发性位置性眩晕（benign paroxysmal positional vertigo，BPPV）、前庭神经炎、中耳感染和梅尼埃病。系统性病因包括去除药物、药物不良反应、甲状腺疾病、尿和肺部感染、电解质异常、体位性眩晕、过度控制血压和低血糖。急性冠状动脉综合征（acute coronary syndrome，ACS）、中风、颅内出血（ICH）、肿物和心律失常是最应关注的病因。这些严重性疾病约占头晕患者的 4% ～ 6%。

在诊断头晕时，详尽的病史是非常重要的，因为相关的症状、持续时间、缓解和恶化因素对缩小检查范围和得出诊断非常重要。请记住，尽可能更细致全面地询问。许多患者无法将头晕定义为头晕或眩晕，特别是对于老年人。了解头晕是新出现的还是既往就有的，它是突发、加重还是逐渐开始的，是否存在离散事件，如 BPPV，或症状是否连续，询问发生头晕时是否与头部位置有关，是否伴有耳鸣

和听力损失，因为这些提示可能是由于外周性病因所致。发生步态困难和局灶性麻木或虚弱时应怀疑是否为中风，并进行进一步的检查。要获得完整的用药清单，因为 β 受体阻滞药、钙通道阻滞药和利尿药可引起晕厥前症状和体位性低血压。肌肉松弛药和精神药物均可引起身体不平衡。不要忘记老年患者也饮酒。既往心血管或脑血管疾病、糖尿病、充血性心力衰竭和瓣膜异常的病史可以为将其划分为更严重的高风险患者提供线索。

头晕的体格检查很关键。查找异常的生命体征和是否有体位性低血压，确保进行完整的前庭系统和神经系统检查。让患者行走，以评估共济失调、宽基步态和 Romberg 征（闭目难立征）。头部血管搏动、眼球震颤、眼偏斜测试（HINTS）检查以区分周围或中枢病因，HINTS 检查对高危急诊科患者具有良好的敏感性。可以在 http://novel.utah.edu/Newman-Toker/collection.php 上找到详细说明视频。此外，考虑行 Dix-Hallpike 测试以评估 BPPV。

对于采集病史和体格检查后仍没有明确是中枢还是周围病因的患者，需要进行实验室检查以鉴别电解质异常、症状性贫血、甲状腺疾病、急性肾损伤或酒精中毒。对于高风险患者或心电图异常患者，心肌酶稍有升高则要高度警惕，因为患 ACS 的老年患者临床表现不典型。

头部 CT 通常敏感性差，能有助于观察肿块或颅内出血，但不能确诊最常见的急性卒中。对于局灶性神经功能损伤或 HINTS 检查高风险的患者，应该强烈建议 MRI。请记住，MRI 同样无法确定早期卒中。

头晕的治疗主要集中在病因上，当在急诊科就诊结束时仍然不能确定病因或缩小病因范围使得下一步的诊疗变得更加困难，当足够幸运找到病因时，应根据病因进行治疗。Epley 耳石手法复位适用于 BPPV。年轻患者的梅尼埃病和前庭神经炎的治疗通常包括苯二氮䓬类或抗胆碱能药，这些药物可能导致许多不良反应，包括跌倒和谵妄，并且没有强有力的证据证明其有效，前庭康复训练可能是更安全的方式。

对于老年头晕患者，症状有所改善、可治疗或低风险病因者，可从急诊科出院回家，及时安排随访。对于跌倒或摔倒高风险的人，可以考虑进行家庭健康安全评估。

要点
- 老年人的眩晕往往症状模糊、病因多因素，并且越来越被认为是一种老年性综合征。
- 完整的病史和体格检查有助于识别高危患者。
- 最危险的病因是 ACS、中风、颅内出血和感染。
- 除了颅内出血之外，CT 通常敏感性较差，可行 MRI 来评估卒中。
- 治疗周围性眩晕时，给予美克洛嗪（抗组胺药）或苯二氮䓬类药物要考虑风险和益处。

推荐阅读

[1] Lin HW, Bhattacharyya N. Balance disorders in the elderly: Epidemiology and functional impact. *Laryngoscope*. 2012;122(8):1858.

[2] Lo AX, Harada CN. Geriatric dizziness: Evolving diagnostic and therapeutic approaches for the emergency department. *Clin Geriatr Med.* 2013;29(1):181–204.

[3] Newman-Toker DE, Kerber KA, Hsieh YH, et al. HINTS outperforms ABCD2 to screen for stroke in acute continuous vertigo and dizziness. *Acad Emerg Med.* 2013;20(10):986–996.

[4] Stam H, van der Wouden JC, van der Horst HE, et al. Impairment reduction in older dizzy people in primary care: Study protocol for a cluster randomized controlled trial. *Trials.* 2015;16:313.

第 333 章
髋关节骨折和椎体压缩骨折
Hip and Vertebral Compression Fractures

Sang Keun "Sam" Yi Paul Blackburn，著

随着二战后美国"婴儿潮一代"人群的逐渐衰老，他们到急诊就医的次数会增加。看似轻微跌倒可能导致严重的伤害和发病率。两种较常见的损伤是髋关节骨折和椎体压缩性骨折（vertebral compression fractures，VCF）。

髋关节骨折患者的疼痛因人而异，这取决于患者的精神状态、是否有颅脑损伤或合并疾病或其他伤害。同样，病史采集和体格检查也可能并不准确，须注意避免忽略意外的伤害或疾病。

患肢可能不会表现出经典的外旋和缩短。轻度测试髋关节的运动范围，注意不要加剧疼痛或潜在的骨折，注意是否损伤了神经。确认髋关节远端（股骨，膝关节）或近端（骨盆，腰椎）是否骨折。不要凭经验施加牵引力，这可能会导致或加重位移。

初步影像学诊断一般选择髋关节和骨盆的平片检查，骨盆骨折易与髋臼骨折混淆。如果怀疑有髋部骨折或脱位，避免蛙式位。如果没有发现骨折，则需要更高级的影像学检查以明确。

骨盆CT和MRI敏感性相似，并且CT可能是急诊科医生的优先选择。对于骨折细节和周围软组织，MRI比普通CT具有更高的灵敏度和特异性，但有缺点：成本高、预约时间长、需要更长时间分析图像做出报告，以及可能做MRI时需要镇静。

治疗始于识别损伤及疼痛管理，偶尔单独使用麻醉剂难以镇痛。研究表明，超声引导的股神经阻断加上麻醉剂可以减少给药量并改善整体疼痛管理。通常，门诊患者可以进行疼痛控制和医疗管理，预约髋关节的手术修复。最近的文献表明，70 岁以上的髋部骨折患者在综合老年病房接受治疗 4 个月后，活动能力有所改善。

椎体压缩性骨折（VCF）很常见，在美国发病率为 150 万 / 年。约 25% 绝经后女性出现椎体压缩性骨折，这一比例到 80 岁时增加至 40%。椎体压缩性骨折大多发生在胸腰段（60% ～ 75%），这是一个与可活动的腰椎相邻的胸椎过渡区。同样，当手术固定或既往骨折的椎体邻接的正常椎骨也会出现

压缩性骨折。支撑一个骨折椎体会使得相邻两个椎体骨折的风险增加 5 倍（或更多）。

VCF 最常见的病因是骨质疏松症，其次是创伤、感染和肿瘤。涉及骨质疏松骨的屈曲 - 压缩机制很少导致脊髓进入椎管内，因此，神经系统受累很少发生。55 岁以下患者的无创伤性 VCF 应怀疑恶性肿瘤。

有很多影像学检查和指南来评估 VCF。然而，高级成像（CT、MR）始终用于存在疑似神经系统受累、具有更严重潜在病症的患者或预行侵入性干预的患者。影像学复查一般在有新的或改变的症状出现时。

① X 线片适用于检测椎体高度丢失、排列中断、小关节脱位以及椎弓根或棘突间距离增加（＞7mm）。可对整个胸腰椎进行成像，以确保检测到所有 VCF。缺点包括：无法检测韧带损伤或细节破裂程度及类型，并且在评估其他近端损伤，特别是软组织方面较差。通过比较直立位的脊柱后凸角度来评估骨折进展程度。从损伤椎体的上一椎体下缘延长线与损伤椎体的下一椎体上缘延长线，组成了脊柱后凸角度。

② CT 提供了有关损伤评估或进展的更详细信息，包括损伤涉及的椎骨和其周围结构。CT 非常适用于复杂骨折的成像和确定椎体受累的程度及类型，包括隐匿性损伤。

③ MRI 是神经系统受累或疑似韧带破坏的首选影像学检查，MRI 在软组织成像方面具有优势。同样，因感染或恶性肿瘤引起 VCF 的情况下，MRI 也是首选。MRI 也可用于评估 VCF 的新旧程度；通过增加椎体中水的信号强度来识别较新的损伤。

④在禁忌 MRI 时，如心脏起搏器患者，则应用 CT 脊髓造影来评估脊髓压迫。

单纯的 VCF 仅需要保守治疗：缓解疼痛、物理治疗和耐受性支撑。但长时间制动可能会导致深静脉血栓、感染、肌肉萎缩和骨密度降低。放射治疗可缓解因恶性肿瘤引起压缩骨折的疼痛。手术治疗适用于保守治疗失败、即将发生或存在的神经功能损伤或极度脊柱畸形的患者，微创椎体技术（椎体成形术、椎体后凸成形术）是首选。

要点
- 要注意那些看似轻微实则很严重的伤害。
- 当发现骨折时，不要停止查找其他损伤或并发症。
- 如果 X 线片是阴性结果，要考虑高级影像学检查（CT 或 MRI）。
- 认识并充分治疗疼痛。
- 可以的话，将患者安置在老年护理病房。

推荐阅读

[1] Alexandru D, So W. Vertebral compression fractures. *Perm J*. 2012;16(4): 46–51.

[2] Anders P, et al. Comprehensive geriatric care for patients with hip fractures: A prospective,randomised, controlled trial. *Lancet*. 2015;385:1623–1633.

[3] Beaudoin FL, et al. Ultrasound-guided femoral nerve blocks in elderly patients with hip fractures. *Am J Emerg Med*. 2010;28(1):76–81.

[4] Chou R, Qaseem A, Owens DK, et al. Diagnostic imaging for low back pain: Advice for highvalue care from the American College of Physicians. *Ann Intern Med*. 2011;154:181–189.

[5] Hakkarinen DK, et al. Magnetic resonance imaging identifies occult hip fractures missed by 64-slice computed tomography. *J Emerg Med*. 2012; 43(2):303–307.

[6] Kirby M, Spritzer C. Radiographic detection of hip and pelvic fractures in the emergency department. *AJR Am J Roentgenol*. 2010;194(4):1054–1060.

第 334 章
确保在老年患者家庭周围建立医疗安全网络
Be Sure to Build a Safety Net around the Weak Geriatric Patient You Send Home

Eric M. LeFebvre，著

全身乏力是急诊科老年患者常见的主诉，令人很难评估，同时差异性很大，包括危及生命和不太严重的原因。整体评估包括详尽的病史采集，仔细的体格检查、筛选测试以排除常见的危险疾病，以及详细的出院医嘱，这些可以帮助老年人既避免过度治疗又避免延误治疗带来的危害。

最初的病史和体格检查应侧重于区分是否有急性神经系统损伤，如卒中或颅内出血，以及其他乏力原因，并确定完善的辅助检查。询问发生的急性改变、创伤、新增药、有无感染症状、心脏方面的问题和口服药量是否有减少情况。从家庭、紧急医疗服务（emergency medical services，EMS）或疗养院工作人员获得的信息通常至关重要。与知道患者基本情况和今天发生情况的人交谈，可以节省患者不必要的诊断时间。注意用药清单，服用多种药物在老年人中很常见，大约 1/3 服用 5 种或更多药物的老年人每年都会经历一次不良药物事件。常见的罪魁祸首是苯二氮䓬类药物、抗胆碱药、血管活性药物、抗凝药、胰岛素和助眠药。

通过颅神经检查以及对运动、感觉、小脑、反射和步态测试进行仔细的神经系统评估，有助于确定是否要行头部 CT 检查。在检查时，查找是否存在血容量不足或容量超负荷，是否有肺炎和腹部疾病的迹象。测量直肠温度，老年人的口腔和颞部温度可能不可靠，体温过低几乎都是预后不良的标志。暴露并检查患者的全部皮肤，不要遗漏骶尾部皮肤。要对谵妄进行系统筛查，简易混淆评估方法（brief confusion assessment method，BCAM）可以在急诊科中进行，如果评估是阳性，请务必筛查谵妄的原因。

你说什么？检查结果是正常的？他们并没有神志不清。我现在可以把患者送回家，对吗？不完全是的，有些疾病导致全身性虚弱，仅凭病史和体格检查很难发现，要考虑到低钠血症、肾衰竭、贫血、心肌缺血和尿路感染（urinary tract infection，UTI）。基础代谢、血红蛋白，ECG 和尿分析（urinalysis，UA）及微生物培养是最基本的检测。鉴于老年人 ACS 的非典型表现和单独行心电图检查的低敏感性，许多医生主张进行肌钙蛋白检查而不单单考虑心电图结果。根据具体情况考虑完善促甲状腺激素（thyroid-stimulating hormone，TSH）水平、红细胞沉降率（erythrocyte sedimentation rate，ESR）和钙离子水平的检查。对老年患者，尿检结果不正常可能难以解释。许多老年人有无症状性菌尿，如果患者无全身性疾病、无精神状态改变、无发热、无耻骨上压痛、无排尿困难、无尿频或白细胞增多的迹象，可密切随访待尿培养结果。尿路感染的治疗效果通常欠佳。由此产生的艰难梭菌感染或氟喹诺酮相关的谵妄症，每年危及数千名患者。

当病史、体格检查和实验室检查均无明显发现时，做两件事：对患者进行道路测试并制订安全的出院计划。急诊科评估的目标不一定要明确病理学诊断，而是排除危险疾病并为患者建立足够大的安全网，以便在下一次诊疗提供信息和帮助。出院前，确保患者能够行动如前，而那些不能行动的患者则增加计划外的急诊科复诊率。询问患者在家时的情况，是否有便利的交通工具、合适的饮食、医生的联系方式以及回家后 24 ~ 72h 若病情变化，能否有人继续为其诊治。医生可能需要创造性地为患者提供所需的护理，但避免增加费用成本和风险，这才是患者在急诊科留观的真正意义。最后一件事：打印化验结果，复制心电图，并在出院小结中写清楚患者的情况，向社区医生解释急诊科医生的诊疗原因，这使得社区医生（PCP 最初级主要服务提供者如医生或医务专业人士）会对患者随访 1 ~ 2 天。

要点

- 在评估老年人虚弱乏力时，一定要询问急性改变：包括新出现的创伤、药物、感染症状、心脏不适和减少的口服药摄入量。
- 基础代谢、血红蛋白、心电图、尿分析及培养是鉴别诊断老年人虚弱乏力时最基本的实验室检查。
- 在评估老年人的虚弱乏力时，要结合肌钙蛋白检查而不仅仅参考心电图检查结果。
- 在患者出院前，一定询问患者在家中能获得的支持和资源。

推荐阅读

[1] Gordon LB, Waxman MJ, Ragsdale L, et al. Overtreatment of presumed urinary tract infection in older women presenting to the emergency department. *J Am Geriatr Soc*. 2013;62(5):788-792.

[2] Gregoratos G. Clinical manifestations of acute myocardial infarction in older patients. *Am J Geriatr Cardiol*. 2001;10:345–347.

[3] Hajjar ER, Cafiero AC, Hanlon JT. Polypharmacy in elderly patients. *Am J Geriatr Pharmacother*. 2007;5(4):345–351.

[4] Han JH, Shintani A, Eden S, et al. Delirium in the emergency department: An independent predictor of death within 6 months. *Ann Emerg Med*. 2010;56(3):244–252.e1.

[5] Rowland K, Maitra AK, Richardson DA, et al. The discharge of elderly patients from an accident and emergency department: Functional changes and risk of readmission. *Age Ageing*. 1990;19(6):415-418.

第 335 章
谨慎对待老年人心理状态改变
Grandma is Loopy: Special Considerations for Altered Mental Status in the Older Adult

Christine R. Stehman，著

在美国，大约一半的急诊科（emergency department，ED）患者是老年人（> 65 岁）。大多数夜班都会碰到一个无法正常思考或者没有明显异常的老年患者，这些患者可能患有痴呆、谵妄或两者兼而有之。为此你能做什么？

痴呆症是缓慢发作的永久性认知能力下降。谵妄是意识障碍和注意力不集中的可逆性病变，同时伴感知或认知障碍。谵妄易发生于应激期间，在急诊科的老年患者中很常见，大约 10% 的老年患者符合谵妄标准。谵妄和痴呆是相互关联的：痴呆是谵妄的一种主要危险因素，许多谵妄患者有潜在的痴呆。虽然谵妄和痴呆都会导致独立性丧失和死亡率增加，但本章重点关注谵妄。

虽然这些患者看起来情况很复杂，但 3 个简单的步骤可以帮助他们在病情没有恶化的情况下识别问题，从而易于护理。

第一步：认识问题。住院的谵妄患者死亡率较高，住院时间较长，出院后独立性丧失，使得对于谵妄患者的早期识别和治疗成为关键。然而，多达 83% 的谵妄患者未被识别，导致延误治疗或没有治疗从而增加死亡率。神志不清，特别是在低活动性谵妄中，患者的症状是部分表现或"偷偷摸摸的"潜在行为。为了遏制谵妄，急诊医生必须使用量表来识别这些异常，从而将患者的谵妄表现识别出来。有许多量表可用，简单混淆评估方法（Brief confusion assessment method，BCAM）是急诊科的首选。

谵妄的识别有 4 个相互关联的部分。谵妄的患者必须具有精神状态改变（或波动）和注意力不集中的症状，以及意识水平的改变或思维混乱。首先，急诊医生应该与患者家属或护理人员交谈，以确定前一天是否存在精神状态急剧变化或波动。如果没有，则不存在谵妄。接下来，通过拼写、计数、向后陈述月份或在特定提示下按压医生的手来评估注意力。如果患者出现少于 2 个错误，就不考虑患者存在谵妄。如果出现 2 个以上的错误则意味着医生需应用镇静程度评分量表（richmond agitation-sedation scale，RASS）来评估意识水平。除了清醒平静的患者（得分为 0）之外，任何其他得分均考虑可能存在谵妄。清醒平静的患者需要进行思维评估，包括患者在无演示下遵循医生的命令做出某些行为或回答简单的问题（石头漂浮在水面上吗？海里有鱼吗？等等）。谵妄患者会出现不止一个错误。

第二步：识别并针对谵妄的原因进行治疗。谵妄有 4 个主要风险因素：痴呆、高血压、酗酒和严重疾病。此外，谵妄可以由许多条件触发，对于这些可逆性原因可简单记为 ABCDEF。A（Analgesia），镇痛，未经治疗的急性或慢性疼痛会引起谵妄，重要的是要进行全面检查，寻找创伤和压痛，并注意慢性疼痛的病史。B（Bladder），膀胱（尿潴留或感染）。C（Constipation），便秘。D（Dehydration），

脱水，脱水通常会导致谵妄，生命体征、皮肤、黏膜和电解质检查可协助诊断。E（Environment），环境、噪音、对热或冷不耐受、视觉阻碍、缺乏助听器、睡眠不足、束缚或无法走动等环境因素可能会打破老年患者脆弱的心理平衡。F（Pharmacy），药物，许多药物都会导致谵妄。以上 ABCDEF 应用于任何潜在的谵妄患者，有助于确定潜在原因，并指导治疗和进一步评估。

第三步：治疗。即使是对于最健康的患者，急诊就诊也很混乱。对于处于生理压力并且无法正常思考的患者，急诊就诊可能更是一种折磨。谵妄治疗涉及非药物治疗和药物治疗。首先进行非药物治疗，包括最大限度地减少环境的混乱。医院老年人生活计划（hospital elder life program，HELP）涉及 4 个目标，并已被证明可以预防和减少谵妄发作次数和天数。计划包括保持对周围环境的定位，满足营养、液体和睡眠需求，促进活动性，保证视觉和听觉适应。家属可以帮助完成这些目标。

在照顾谵妄患者时，耐心十分关键。交谈要面对面，有眼神交流。在对话开始时重新调整患者的方向，使用简短、简单的用语，并在必要时重复解释。避免身体束缚，这会增加躁动和伤害风险，降低活动能力，并延长谵妄时间。

伴有躁动并且有自残或严重干扰治疗的亢进型谵妄患者需要药物治疗。首选精神安定药并从最低起始剂量（氟哌啶醇 0.5mg，口服或肌肉注射；齐拉西酮 10mg，肌肉注射；奥氮平 5mg，口服）开始治疗。这些药物可降低谵妄的严重程度和持续时间。阿片类药物和苯二氮䓬类药物要使用最小剂量。

要点

- 识别谵妄，如果不确定，则视为谵妄。
- 查找谵妄的病因，对因治疗。
- 非药物治疗也很重要。
- 如果患者躁动，可以选择抗精神病类药物，不要束缚患者。
- 除非出现酒精戒断，否则应避免使用苯二氮䓬类药物。

推荐阅读

[1] Elie M, Rousseau F, Cole M, et al. Prevalence and detection of delirium in elderly emergency department patients. *CMAJ*. 2000;163:977–981.

[2] Fong TG, Tulebaev SR, Inouye SK. Delirium in elderly adults: Diagnosis, prevention and treatment. *Nat Rev Neurol*. 2009;5:210–220.

[3] LaMantia MA, Messina FC, Hobgood CD, et al. Screening for delirium in the emergency department: A systematic review. *Ann Emerg Med*. 2014;63: 551–560.

[4] Rosen T, Connors S, Clark S, et al. Assessment and management of delirium in older adults in the emergency department: Literature review to inform development of a novel clinical protocol. *Adv Emerg Nurs J*. 2015;37:183–196.

[5] Salvi F, Morichi V, Grilli A, et al. The elderly in the emergency department: A critical review of problems and solutions. *Intern Emerg Med*. 2007;2:292–301.

第 336 章
不要低估创伤对老年人的伤害
The Geriatric Trauma Patient Is Sicker Than You Realize

Rebecca Milligan, Michelle Rhodes，著

创伤是造成老年人死亡的第五大因素，老年人占所有创伤入院人数的 23%。根据损伤严重程度进行分析后，老年患者在所有严重程度水平上的发病率和死亡率均较高。跌倒是最常见的受伤原因，是老年人发生意外伤害和死亡的最常见原因，其次是车祸。

多种因素使老年人群发生创伤的风险增加。慢性疾病使患者虚弱乏力、视力受损和步态不稳时常发生，这都增加了发生跌倒的可能。抗高血压药和精神药物等的应用也与创伤有关。许多患者应用抗凝药，这可能导致伤害更严重并且使复苏更加困难。

老年创伤患者常因损伤机制看似微不足道而被忽略。当老年患者立即被送往高级别创伤中心进行护理时，其发病率和死亡率得到改善。老年患者较年轻患者而言，会因为同样的伤害而主诉疼痛相对较轻，这可能对医生造成误导。

确定患者创伤原因的本质是至关重要的。意识丧失的跌倒实际上是晕厥吗？单次车辆碰撞是由心律失常或癫痫发作引起的吗？即使看似简单的摔倒也可能成为未来创伤和发病的预兆。急诊医生应该认真考虑，未雨绸缪，如进行家庭健康安全评估。

创伤的高级生命支持原则同样适用于老年患者的治疗，且需要特别关注隐匿性损伤和创伤中心转诊的看似并不严重的患者。气道、呼吸、循环、残疾和暴露环境都有针对老年人的特定考虑因素。

在解剖学上，老年患者的气道管理十分困难。牙齿脱落的患者很难通过球囊面罩（bag-valve mask，BVM）进行通气。如果有义齿，请将义齿放置在适合 BVM 的位置。在气管插管期间，应考虑到老年人张口受限的情况并减少颈部活动。对于老年患者使用视频喉镜进行气管插管是更安全的方法。

呼吸和通气需要特别注意。慢性阻塞性肺病（chronic obstructive pulmonary disease，COPD）及其并发症以及衰老本身都会减少氧储备。插管前预先给氧，并考虑到插管时血氧饱和度急剧下降的情况。老年人特别容易发生肋骨骨折和肺挫伤，比年轻人遭受类似损伤导致的发病率和死亡率高。老年患者呼吸衰竭需要机械通气，同样的损伤可能 20 岁患者已经准备出院了。强烈建议 3 根或以上肋骨骨折的老年患者住院治疗。

标准血流动力学参数不足以确定这些患者的稳定性。血压随年龄增加而增加，成人的正常血压参数可能代表老年患者的相对低血压。心率（HR）＞ 90 次 /min 且收缩压＜ 110mmHg 的老年创伤患者的死亡率增加。早期的休克症状可以因继发于药物使用未能表现出心动过速来掩盖，如应用 β 受体阻滞药等。不要因为对心力衰竭和体液超负荷的担忧就推迟液体复苏，由于口渴机制及利尿药的减少，

许多老患者容量减少。如未能识别出循环衰竭会增加死亡率。

大脑通常会随年龄增加发生萎缩，这使得大脑对于外界刺激的活动更加频繁，因此，在患者出现症状之前，在大脑内部和周围可能聚集更多的血液。头部 CT 扫描应广泛应用于老年患者。尽管一些症状看似轻微，精神状态正常，神经系统检查正常，但老年患者可能有明显的颅内损伤。加拿大头颅 CT 准则（CCHR）和国家急诊 X 射线应用研究（NEXUS-II）中的头部 CT 准则都建议 65 岁及以上的老年人进行影像学检查。同样，即使是从较低的高度跌落也可能导致严重的颈椎骨折，其发生率是年轻人的 2 倍，因此在老年患者中使用加拿大颈椎规则（canadianc-spine rule）来除外影像学检查更要谨慎。NEXUS 标准已经在一组具有足够敏感性的老年患者中得到验证，然而，加拿大颈椎规则认为 65 岁是高危因素，需要行影像学检查。

注意环境暴露。皮肤撕裂和擦伤是由较小的创伤引起的，但具有更大的感染风险。老年人在寒冷户外也更容易发生体温过低，使用加热毯和热水袋避免医源性低温。

准确的二次评估十分关键。骨科损伤在老年人群中很常见，骨盆和股骨骨折的发病率和死亡率较高。X 线可能会漏诊隐匿性骨折，如果患者在 X 线结果阴性的情况下仍持续疼痛，则应使用 CT 或 MRI 来评估损伤。与年轻患者一样，急诊创伤的超声快速评估法（emergency focused assessment with sonography for trauma，EFAST）适用于心包积血、腹腔积液和气胸的患者。

尽管老年创伤患者的发病率和死亡率更高，但是早期识别损伤，避免检伤不足以及积极地管理和治疗，许多患者仍可以恢复到他们受伤前的功能状态。

要点
- 避免检伤不足、低估创伤。
- 识别造成创伤的根本原因并治疗。
- 积极应用影像学检查。
- 出现 3 根或更多肋骨骨折的老年患者请勿出院。

推荐阅读

[1] American College of Surgeons, Committee on Trauma. ATLS, Advanced Trauma Life Support for Doctors: Student Course Manual. Chicago, IL: American College of Surgeons, 2012.

[2] Bonne S, Schuerer DJ. Trauma in the older adult: Epidemiology and evolving geriatric trauma principles. *Clin Geriatr Med.* 2013;29(1):137–150.

[3] Hefferman DS, Thakkar RK, Monahan SF, et al. Normal presenting vital signs are unreliable in geriatric blunt trauma victims. *J Trauma.* 2010;69: 813–820.

[4] Mack LR, Chan SB, Silva JC, et al. The use of head computed tomography in elderly patients sustaining minor head trauma. *J Emerg Med.* 2003;24:157–162.

[5] Thompson HJ, McCormick WC, Kagan SH. Traumatic brain injury in older adults: Epidemiology,outcomes, and future implications. *J Am Geriatr Soc.* 2006;54:1590–1595.

第 337 章
正常体检并不能排除老年患者的感染问题
A Normal Physical Exam Does Not Exclude Infections in the Geriatric Patient

Danya Khoujah，著

急诊科患者的某些临床特征使我们认为发热是感染的主要症状，还有一些是呼吸急促、心动过速和局部体征，如肺炎患者的啰音或胆囊炎患者的腹部压痛。而仅仅依靠这些特征对老年患者进行感染的评估是一个大大的错误！

通常老年患者的感染症状并不典型，精神状态改变、功能状态下降、营养不良、厌食、呕吐、经常跌倒或全身无力等症状是已被证实老年感染患者最常见的症状。

老年人的发热是一个非常特殊的症状，90% 的发热由感染引起，其中细菌感染的发热是主要原因，病毒感染导致的发热 < 5%。若老年人发热 > 37.8℃，约 75% 以上的发热患者出现严重疾病，如血培养阳性或一个月内死亡。

没有发热并不排除老年患者的感染。在明确的菌血症老年患者中，只有不到 20% 的老年患者在发病前出现发热。在急诊科中，高达 30% 的老年患者根本没有记录到发热情况。这可能是由于较低的基线温度，以及老年人的发热中枢反应迟钝。有人提出年龄每增长 10 年，将老年患者基线温度降低 0.15℃，专家建议重新定义老年人的发热标准。一些研究已经着手于老年患者发热的低阈值问题，Castle 等人的一项研究表明，将发热阈值从 38.3℃降低至 37.2℃可使老年人感染检测灵敏度从 40% 提高到 83%，同时保持特异性为 89%。值得注意的是，诊断发烧的最准确方法是在其基线温度基础上增加 1.3℃（2.3 ℉）。此外，老年患者更容易变得体温过低，这是一个预后不良的征兆，可能是脓毒症的预测指标。

老年人心动过速时的心率增加并不明显，可能因为他们正在服用的药物（如 β 受体阻滞药），或者仅仅因为他们在应激情况下大量分泌儿茶酚胺的能力下降。

老年感染患者一个相对敏感的临床表现是呼吸急促，尤其是患有肺炎时。然而，有研究质疑生命体征检测仪或电子监视器监测呼吸频率的可靠性。

当试图确定感染源时，医生倾向于将他们的重点放在指向特定器官系统的体征或症状上。在老年患者中，这既没有敏感性也缺乏特异性。如 20% 的肾盂肾炎患者存在呼吸道或胃肠道症状。咳嗽仅存在于 50% 的老年肺炎患者中。腹腔内脏疾病患者不一定存在腹部压痛。1/4 ~ 1/3 的老年胆囊炎、阑尾炎和憩室炎患者在急诊科就诊时没有任何腹部压痛。消化道穿孔也可以在没有疼痛或发热的情况下发生。此外，1/3 的急诊科老年菌血症患者没有明确的感染灶。话虽如此，仍需要进行全面的体检，寻找皮肤病变（特别是褥疮）、耳朵受累（如外耳炎）及与假肢装置相关的软组织并发症。

总之，要对老年人感染的细微迹象保持警惕，不要被正常的检查结果所迷惑！

要点

- 因为老年人感染的非典型的症状，需要对其感染保持高度警惕。
- 发热不是老年人感染的敏感指标。
- 重新定义老年患者的发热标准，口腔温度 37.2℃ 即是发热的临界值。
- 亲自计数呼吸频率，以确定老年患者是否呼吸急促，因为这可能是感染的迹象。
- 缺乏腹部压痛并不排除老年患者的腹腔内疾病（甚至穿孔）。

推荐阅读

[1] Caterino JM. Evaluation and management of geriatric infections in the emergency department. *Emerg Med Clin North Am*. 2008;26:319-343.

[2] Khoujah D, Shen CS. Systemic infections in elderly patients. Critical Decisions in Emergency Medicine. 2013;27:12–21.

[3] Marco CA, Schoenfeld CN, Hansen KN, et al. Fever in geriatric emergency patients: Clinical features associated with serious illness. *Ann Emerg Med*. 1995;26:18-20.

[4] Niederman MS, Ahmed QAA. Community-acquired pneumonia in elderly patients. *Clin Geriatr Med*. 2009;19:101-120.

[5] Roghmann MC, Warner J, Mackowiak PA. The relationship between age and fever magnitude. *Am J Med Sci*. 2001;322: 68–70.

第 338 章
尊重正祝老年人虐待
Respecting Thy Elders: Defining, Detecting, and Reporting Elder Abuse

Patricia Bayless，著

随着美国老龄人口的增加，虐待老人是一个沉重但重要的话题。根据 2010 年人口普查，14% 的美国人年龄在 65 岁及以上，随着婴儿潮一代年龄增长，这一比例会增加。增长最快的人口统计类别之一是 85 岁以上的成年人。这些人中的大多数也申报了他们具有影响其日常生活活动的躯体障碍。对于医疗保健医生和其他专业人员来说，老年人虐待的定义和认识是很困难的。根据国家虐待老人问题中心的说法，由于认识不足，每 14 起案件中只有 1 起向有关部门报告。我们如何才能提高对老年人虐待复杂性的认识和理解？

有几种类型的虐待，包括心理或情感虐待、身体虐待、性虐待、忽视或遗弃、经济剥削、自我忽视。忽视的表现可能比瘀伤或骨折要微妙得多。世界卫生组织将虐待老年人定义为"在任何理应相互信任的关系中，导致老人受到伤害或处境困难的单次或重复行为或因缺乏适当的行为导致老人受到伤害或处境困难的行为"。 实施虐待的人很可能是家庭成员或朋友。有时，虐待是长期家庭不和睦的延续或者是由于患者日益衰弱和需要帮助而导致家庭生活状况改变而造成的。虐待老人案件中的情况表明，许多施虐的照顾者认为老年患者带来了更多的负担，包括日常生活、经济支持和医疗保健。大多数研究调查都是由心理认知正常的老年人完成的。对于患有痴呆症的老年人进行评估要困难得多，从而降低了犯罪的真实发生率。患有痴呆症的患者，特别是那些易激惹或有攻击性的患者，被虐待的概率较高。虽然大多数虐待都发生在家庭中，但养老院和包括医院在内的其他医疗机构的患者也不能幸免。

虽然我们作为医疗服务提供者，认为自己熟知老年人虐待的情况，但研究表明事实并非如此。我们不太可能常规地询问老年患者可能受到的虐待行为，并向护理人员询问是否对痴呆患者过度限制。有一些工具可以改善我们对老年人虐待的发现。虐待老人怀疑指数（EASI）是最简单、最直接的工具之一。大多数急诊都包含评估患者安全性的问题，如您是否受过伤害？受到威胁或感到害怕？这可以为像我们在人际暴力事件中所做的一样，要求进行额外的筛查或社会服务转介以发现老年人虐待。这种干预措施尚未得到研究。

联邦法律要求各州阐述如何报告和管理老年人虐待行为。几乎每个州都有向执法部门或成人保护服务机构报告的情况。同时也要求养老院和其他医疗机构向联邦报告。大多数州还会对有关人员、卫生保健提供者或其他专业人员（如社会工作者）善意举报提供奖励。我们接受的教育程度越高，就越有可能识别和报告虐待情况。对未上报的处罚因各州情况而异。可以通过你所在州的在线指南了解这些情况，包括法律、代理机构和虐待老人的统计数据。

忽视是在急诊科中发现的一种常见的虐待老人的形式，特别是在那些有孤立的社会环境的人群中。家庭卫生机构是一种方式，可以提供家庭内部评估，并鼓励患者接受有助于他们维持健康的资源。同时可以提供行为健康支持和心理健康评估。

管理老年人虐待的主要障碍之一是承认并接受那些认知正常的老年人的虐待，这些老年人可能会拒绝帮助。与儿童相比，这种情况明显不同，儿童虐待可能会在未经他们同意的情况下直接受到保护，更类似于我们在人际暴力事件中看到的情况。老年人可能不愿意离开危险的境地，因为害怕在家庭中或人际关系中受到影响，失去熟悉的环境或缺乏经济来源。卫生保健提供者有时不愿意报告，因为他们不知道有关虐待的迹象，缺乏对报告要求的了解，害怕受到施虐者的报复，想避免可能的法律诉讼程序，有时甚至同情那些有护理困难的施虐者。

我们的目标是为老年人提供安全保障。重要的是提高我们在急诊科识别虐待情况的意识和自我教育，以便我们可以保护最脆弱的老年人的健康和安全。

要点

- 由于认识不足，每 14 起案件中只有 1 起向有关部门报告。
- 那些老年人的施虐者很可能是照顾老年人的家庭成员或朋友。

- 管理老年人虐待的主要障碍之一是承认并接受那些认知正常的老年人的虐待，这些老年人可能会拒绝帮助。
- 老年人虐待怀疑指数（EASI）是筛查老年人被虐待的最简单、最直接的工具之一。

推荐阅读

[1] Bond MC, Butler KH. Elder abuse and neglect: Definitions, epidemiology, and approaches to emergency department screening. *Clin Geriatr Med.* 2013;29(1):257-273.

[2] Burnett J, Dyer CB, Halphen JM, et al. Four subtypes of self-neglect in older adults: Results of a latent class analysis. *J Am Geriatr Soc.* 2014;62(6):1127-1132.

[3] Cooper C, Selwood A, Livingston G. Knowledge, detection, and reporting of abuse by health and social care professionals: A systematic review. *Am J Geriatr Psychiatry.* 2009;17:826-838.

[4] Levine JM. Elder neglect and abuse: A primer for primary care physicians. *Geriatrics.* 2003;58:37–40.

[5] Wiglesworth A, Mosqueda L, Mulnard R, et al. Screening for abuse and neglect of people with dementia. *J Am Geriatr Soc.* 2010;58(3):493-500.

[6] Yaffe MJ. Detection and reporting of elder abuse. *Fam Med.* 2010;42(2):83.

第 339 章
老年人的疼痛管理：正确选择镇痛药
How to Avoid Snowing Seniors: Pain Medications and Procedural Sedation in Older Adults

Lisa C. Goldberg, Michelle Rhodes，著

老年人通常会因急性疼痛去急诊科就诊。在许多急诊科中，与年轻人相比，老年人接受适当的镇痛药物的可能性较小。这至少可部分归因于担心老年人对镇痛药的不良反应风险的增加。另外的风险来自与年龄相关的药物分布的改变和身体习惯的改变，多种药物应用所致的相互作用，随着年龄增加导致的 P_{450} 酶活性的下降以及肾和肝清除能力的变化。在未能控制老年患者的疼痛和完全欺骗之间，有着微妙的平衡。

老年患者疼痛管理的目标是评估疼痛的严重程度，为患者选择特异性镇痛，并有效减轻疼痛。疼痛评分的记录可以改善最终的结果，口头数字评定量表是最常用的。疼痛应在抵达急诊科后 1h 内以及治疗前后进行评估，如果患者在急诊科＞ 6h 应再次进行评估，在出院前进行最终评估。评估认知障碍老年人的疼痛也很重要。有几个分数可以使用，但更简单的是，人们可以通过观察老年人是否有痛苦

的面部表情扭曲、表情凝重或呻吟等进行评估。家人和看护人通常都会注意到疼痛的迹象，也可以对其进行询问。

美国老年医学会（AGS）和世界卫生组织（WHO）建议使用非阿片类药物治疗轻度疼痛（疼痛评分在 0 ～ 3/10）。对乙酰氨基酚具有良好的安全性，但每天限制用量为 4g，对肝病患者来说，这不是一个合适的选择。虽然有效，但 NSAIDs 在患有肾功能不全、胃病、心力衰竭、心脏病或心脏病风险因素的老年人中存在隐患。此外，NSAIDs 与药物存在相互作用。如果要使用 NSAIDs，应对老年人进行禁忌证筛查，并且应首先使用最低有效剂量和尽可能短的时间内进行给药。

对于中度至重度疼痛，同时没有禁忌证的患者，应用阿片类药物是可行的方法。老年医学中的一个关键说法"从低开始慢走"在这里特别适用。开始使用比典型成人剂量低 25% ～ 50% 的剂量，同时反复评估，来确保老年患者的安全。

口服阿片类药物通常用于中度疼痛（疼痛评分在 4 ～ 6/10）。氢可酮是一个很好的选择，虽然在美国与 NSAID 或对乙酰氨基酚的组合里剂量有限。也可以使用口服吗啡，但肾功能不全时要谨慎。如果医生让患者回家口服阿片类药物，请加入肠道治疗方案，以防止患者因为便秘复诊，甚至是反复发作。

对于剧烈疼痛（疼痛评分在 7 ～ 10/10）或无法耐受口服药物的患者，需要使用肠外阿片类药物。氢吗啡酮和吗啡是很好的选择，但在肝功能障碍的情况下应谨慎使用。也可以使用芬太尼，但其半衰期较短需要重复使用。在老年患者中避免使用的阿片类药物包括哌替啶和可待因。可待因的代谢改变使得效果变得不可预测，而哌替啶会产生具有潜在神经毒性的代谢物。

使用长效钠通道阻滞的神经阻断药的局部麻醉方式对于老年患者来说是一个很好的选择。神经阻滞可用于骨折或脱位、脓肿引流的疼痛管理，进而等待手术和固定。特别是对于髋部和股骨颈骨折，它们减少了对肠外阿片类药物的需求，并且已经证明在急诊科的老年患者中可以安全且有效地进行——无论是否有超声引导。

超声引导股神经阻滞。超声提高了准确性并减少了所需的局部麻醉药的量。急诊医生可以轻松掌握此操作。

老年患者的手术镇静需要谨慎，原因与疼痛管理类似，但可以安全地进行。选择的药物应该基于手术和患者的并发症。经常会选择丙泊酚，因为它易于滴定，起效快、代谢快。老年人需要大约一半的常用剂量。氯胺酮已在老年患者中成功使用。一定要考虑血压和心率的潜在增加是否会对患者产生不利影响。如果医生手术过程中不介意发生肌阵挛，依托咪酯也可以安全使用并可以使患者快速恢复。对于许多急诊科患者，咪达唑仑（通常与芬太尼联合使用）是镇静药的唯一选择，然而，较长的恢复时间和谵妄的风险对于老年人而言并不理想。

要点
- 每次干预后重新评估疼痛。
- 从低剂量开始，用药剂量缓慢加速。
- 考虑局部麻醉。
- 选择镇静药物时，请考虑患者个体因素。

推荐阅读

[1] Hwang U. The quality of emergency department pain care for older adult patients. *J Am Geriatr Soc.* 2010;58(11):2122–2128.

[2] Hwang U, Platts-Mills TF. Acute pain management in older adults in the emergency department. *Clin Geriatr Med.* 2013;29(1):151–164.

[3] Ritcey B, Pageau P, Woo MY, et al. Regional nerve blocks for hip and femoral neck fractures in the emergency department: A systematic review. *Can J Emerg Med.* 2015;2:1–11.

[4] Weaver CS, et al. ED procedural sedation of elderly patients: Is it safe? *Am J Emerg Med.* 2011;29(5):541–544.

第 340 章
同时服用多种药物的不良后果
The Consequences of Grandpa's Loaded Medicine Cabinet

Ryan Gallagher, Stephen Thornton，著

想一下老年患者的药箱：他因为身体内放了支架而服用阿司匹林和氯吡格雷，因为其难以控制的糖尿病使用二甲双胍和多种胰岛素，氨氯地平、卡维地洛、呋塞米和氢氯噻嗪的某些组合用于治疗高血压（而且取决于他在某一天记得的那些），萘普生治疗关节炎，但有时会使胃部不适，所以他还需服用异丙嗪来治疗恶心，还有一些妻子用于治疗疼痛的羟考酮 / 对乙酰氨基酚。而且他可能还正在服用其他一些药物，但家人忘记把它们丢进他的包里（然而他们并不确定这些药到底在哪）。最终因为他在感到头晕，跌倒并发生头部创伤之后感觉异常而被送到了急诊科。

多种药物的并发症是造成急诊科（emergency department，ED）老年患者就诊的一个重要问题。这是由于高风险药物使用不当，药物不良反应以及按处方服用药物的障碍所致。风险与先前服用药物的数量直接相关，并且当其他药物加入其治疗方案时风险增加。据估计，20% 的医疗保险受益人有 5 种或更多的慢性病，其中一半患者服用 5 种或更多的药物。许多药物的固有风险在老年人中进一步增加，当考虑与其他处方的潜在相互作用时则更令人担忧。由于各种原因，老年患者也更有可能缺乏遵守药物治疗方案的能力，包括缺乏社会支持和痴呆症的高患病率。

应尽可能确定并避免使用高风险药物。在添加任何新药时应仔细考虑，并谨慎执行。特别重要的是要确保不添加额外的药物来治疗先前服用药物产生的不良反应，这通常称为处方级联。据估计，65 岁以上患者因药物不良反应每年造成近 10 万次住院，主要原因是无意中过量服用药物，最常见的药物是华法林、胰岛素、口服抗血小板药和口服降糖药。

医生还必须尽力避免给予患者高危药物。一项回顾性研究显示，从急诊科中出院的老年患者中有 16.8% 的处方包含一种或多种可能不适当的药物。所关注的一般药物类别包括阿片类药物、抗组胺药、

非甾体类抗炎药（NSAID）、抗抑郁药、抗癫痫药、抗精神病药和抗生素。其中，顶级药物包括异丙嗪、酮咯酸、丙氧酚、哌替啶和苯海拉明。

急诊科医生在慢性药物管理中的作用是有争议的，且没有明确界定。只有在与初级保健医生或药剂师协商后，才能对急诊科中的慢性药物治疗方案进行重大改变。在评估老年患者的药物清单时，重要的是要考虑任何已存在的药物的适应证。研究表明，多达 60% 的老年患者正在服用不适当或缺乏适应证的药物。无论在急诊科中患者的药物清单是否有改变，重要的是确保制订出院患者的治疗计划，以便与初级保健医生进行随访，以评估他们的药物。

由于老年患者通常对于复杂处方的依从率较低，因此，多药的固有风险在老年患者中更为复杂。这增加了由于不适当的药物使用而产生不良反应的风险。这尤其适用于治疗范围较窄的药物，如华法林、地高辛和苯妥英。因此，重要的是不仅要考虑任何添加药物的不良反应，还要考虑患者独自或在其他人的照顾下是否能够适当地服用药物。患者和照顾者的教育是确保遵循药物治疗方案的关键。还必须考虑采取后续行动，与家庭医生的沟通非常重要，因为他们将对之后药物治疗方案中的任何改变负责。

总之，老年患者由于已服用的大量药物而处于药物相互作用的高风险状态，再加之常用的急诊科药物而造成的风险更高。在这个高危人群中，应仔细考虑任何额外的药物的风险和益处。在开具任何新药之前，应该考虑药物不良反应、医疗需要以及适当给药和随访的可能性。

要点
- 在老年人中开出额外的药物之前，考虑常见的药物不良反应。
- 确定并在可能的情况下避免老年患者使用高风险药物。
- 与患者和护理人员讨论新加的药物，以确保适当的出院治疗。
- 确保对急诊科中的任何更改进行充分地跟进。

推荐阅读

[1]　Budnitz DS, Lovegrove MC, Shehab N, et al. Emergency hospitalizations for adverse drug events in older Americans. *N Engl J Med.* 2011;365:2002–2012.

[2]　Mallet L, Spinewine A, Huang A. The challenge of managing drug interactions in elderly people. *Lancet.* 2007;370:185–191.

[3]　Meurer WJ, Potti TA, Kerber KA, et al. Potentially inappropriate medication utilization in the emergency department visits by older adults: Analysis from a nationally representative sample. *Acad Emerg Med.* 2010;17:231–237.

[4]　Tinetti ME, Bogardus ST Jr, Agostini JV. Potential pitfalls of disease-specific guidelines for patients with multiple conditions. *N Engl J Med.* 2004;351:2870–2874.

第 341 章
对老年患者的理解和沟通
Communicating and Understanding the Elder Patient

Collyn T. Murray, Kevin Biese，著

有大量老年人在急诊科（emergency department，ED）寻求救治（约 1960 万），疾病预防控制中心估计未来 25 年老年人口数量将增加一倍。医生需要能够与老年人进行有效沟通，以妥善照顾他们。虽然急诊科的繁忙性质可能会限制患者与医生之间的相互沟通，但是通过既定的沟通框架接触老年人会改善医务人员提供的护理。

一、沟通质量和特殊考虑因素

做好准备工作是成功评估老年人的关键。当你有一些不被打断的时段，从问诊开始。虽然老年人可能需要更长时间的问诊，但是在最开始时，花一些额外的时间来讨论他们的主诉、过往的医疗系统经历和护理的目标可最终帮助医生集中进行治疗管理。如果您有时间且患者情况稳定，请查阅近期医疗记录，因为这些医疗记录通常会包含近期急诊科就诊的情况。确保患者有助听器或眼镜。考虑为急诊科老年患者提供阅读器镜片和微型麦克风。考虑到交谈的语音频率，较低音调的声音更容易听到。单独用口可以清楚地说出，可以提供多种理解机会。这在完成认知评估之前尤为重要。最后，坐下来。已经证明，当医生坐着时，患者认为医生花了更多时间。

医生还必须记住，并非所有老年人都是一样的。有许多有活力的同时也有认知能力下降的老年人，了解患者将有助于确定护理需求。患者的症状表现也可能不同。与衰老、多种并发症和多种药物相关的生理变化可能导致偏离教科书的病理学表现。确定急性疾病需要高度的怀疑和全面的病史询问以及体格检查。

二、认知评估

了解患者的基线心理状态并对患者进行认知评估是每次老年人访谈的关键组成部分。将患者认知功能的延迟、反应性限制或意识障碍认为是患者的"正常"表现是非常危险的。如果患者表现出精神状态改变，则需要进一步调查。如果患者单独出院，请联系家庭成员或护理人员。在问诊期间，确定患者的心理能力、定向能力，以及最近是否发生任何急性改变。

最后，已知的正常和基线心理状态在脑卒中护理和疾病进程方面也很重要。已经设计了许多工具

728

用于快速、准确地评估精神状态和区分谵妄（以急性注意力不集中）和痴呆（慢性记忆丧失）。我们建议使用简短混淆评估方法（bCAM）来评估谵妄。该临床工具是对混淆评估方法 -ICU 量表的改编，其通过询问来评估谵妄，旨在识别改变 / 波动的精神状态、改变的意识水平（激动）和作为谵妄指标的无组织思维。虽然痴呆症的发展缓慢，但谵妄需要进一步调查和急性医疗过程。为了评估记忆丧失和可能的痴呆，我们推荐 Mini-Cog，这是一个简短的评估，涉及三项词汇回忆和时钟抽签测试。如果患者无法回忆起任何所述单词，则确定患有认知障碍症状。如果结果是不确定的（如 1 个或 2 个单词回忆），则要求患者画时钟。画错时钟是评判痴呆症的指标。该措施已在多个环境中得到验证，并与更深入评估的结果相关联。

三、患者宣教

除了诊断之外，临床医生最重要的职责之一是患者教育。老年人面临着与卫生保健系统频繁互动、自我护理受限和财政拮据的风险。医生为患者提供引导性的服务可以提高患者就诊的质量，并让患者的家人或监护人参与其护理。请记住，直接针对这些患者并努力将他们的愿望与护理人员的愿望区分开来，因为据估计，在涉及严重身体或认知障碍的病例中，当事人中只有 60% 遵从老人的愿望。讨论应该涉及的护理目标，包括期望的检查、干预和结果的反馈。在可能的情况下，讨论或指导未来相关的进一步就诊、生前遗嘱以及签署不要复苏 / 不进行插管（DNR/DNI），而不仅仅是在急性疾病发生时才决定是否进行心肺复苏（CPR）。这样做可以避免不必要的检查和住院，最终提高生活质量。病案管理者可以了解社区患者信息的宝贵来源。医生应进一步利用护理团队的转型和技术的进步，以便在患者急诊就诊后进行密切随访。

目前人口的"老龄化"将老年人护理带到了医疗保健讨论的最前沿。虽然有许多因素可能会使医生对于老年患者的评估复杂化，但将之前所提到的因素考虑在内并利用好认知评估工具将能够在急诊科内外提供更好、更合适的护理服务。

要点

- 为高质量的问诊预留时间。
- 了解患者的基线心理状态。
- 使用 bCAM 和 Mini-Cog 评估患者状态改变。
- 加强对患者的了解并增加宣教。

推荐阅读

[1]　Borson S, Scanlan JM, Chen P, et al. The Mini-Cog as a screen for dementia: Validation in a population-based sample. *J Am Geriatr Soc*. 2003;51:1451–1454.

[2]　Centers for Disease Control and Prevention. *The State of Aging and Health in America 2013*. Atlanta, GA: Centers for

Disease Control and Prevention, U.S. Department of Health and Human Services, 2013.

[3] Fried TR, Bradley EH, Towle VR. Valuing the outcomes of treatment: Do patients and their caregivers agree. *Arch Intern Med*. 2003;163(17):2073–2078.

[4] Han JH, Wilson A, Vasilevskis EE, et al. Diagnosing delirium in older emergency department patients: Validity and reliability of the delirium triage screen and the brief confusion assessment method. *Ann Emerg Med*. 2013;62(5):457–465.

第二十三篇

伤口护理
Wound Care

第 342 章
深部缝合的时机与决策
Deep Sutures: When, Why, and Why Not?

Hollynn Larrabee, R. Alissa Mussell，著

一期缝合时，伤口处理的目标是获得最佳强度的功能性闭合、尽可能地降低感染风险，以及瘢痕最小化。多种因素可以影响临床医生的伤口处理决策：如伤口的位置、长度、深度、涉及的组织类型、组织张力、伤口污染程度、受伤时间。理想的伤口缝合应实现切缘贴合、减张，并避免内翻或残留死腔。在紧急情况下，缝合伤口的两种技术分别是经皮（皮肤）缝合和皮内（深部）缝合。经皮缝合是穿过皮肤的表皮层和真皮层，皮内缝合是穿过真皮层而不穿过表皮层。经皮缝合和皮内缝合都可以使用间断或连续的方式。被修复结构的完整性完全由穿过真皮或筋膜的缝合材料决定。缝合脂肪层对伤口愈合几乎没有意义。

皮内缝合可单独使用或与经皮缝合联合应用于伤口闭合。皮内缝合单独使用适用于伤口将被石膏覆盖的患者，或某些特殊患者群体，包括瘢痕体质患者、拆线后随访不良的患者，以及拆线困难或拆线过程很痛苦的患者（如婴儿）。此外，皮内缝合通常是唯一可用于闭合涉及污染的或撕脱组织的撕裂伤口，而经皮缝合是不可能做到的。深部缝合还用于修复组织，如帽状腱膜、骨膜、肌肉或筋膜等组织。单独的经皮缝合可以闭合低或中等张力的伤口，而皮内缝合对于张力高的裂开伤口或普通伤口都可用。伤口的张力过高会使毛细血管内血流难以流向伤口边缘，导致延迟愈合或引起局部缺血和细胞坏死。伤口采取间断皮内缝合可以使伤口边缘合并在一起，同时降低表皮张力。这种类型的缝合方式可以使缝合更加牢固，且缝线可以早期拆除，进而改善最终的缝合效果。

在进行表皮缝合时，合适的位置和娴熟的技术至关重要。要采用皮内缝合，首先将针插入真皮底部，然后穿过较浅的真皮层，再将针插入创面相对的浅表真皮，并从真皮深筋膜平面退出。两条缝线的尾端应保持在缝合口的同侧，以便结扎后能将线结埋好。

所有的缝合都有可能增加伤口感染的风险，但皮内缝合与经皮缝合相比具有更高的感染率。研究表明，即使彻底清创，埋藏在组织中的可吸收缝线也会增加伤口的感染率，加重伤口的感染程度。这种现象在连续皮内缝合中更常见，因为连续皮内缝合不但使用大量的缝合材料，而且建立了一个紧密的屏障，导致感染在出现明显临床症状之前就已经扩散到脂肪和深层组织之间，甚至扩散到整个伤口。然而，皮内缝合对清洁或无污染撕裂伤的感染几乎没有影响。虽然使用皮内缝合修复撕裂伤口有明确的指征和许多优点，但是对于污染伤口，必须权衡增加伤口感染的风险。目前的文献认为，皮内缝合适用于无污染或污染较小的伤口，且尽可能少地使用缝合线。

要点

- 伤口修复的主要目标是获得功能性闭合，降低感染风险和最小化瘢痕形成。
- 任何被修复伤口的结构完整性由穿过真皮或筋膜的缝合材料决定。
- 单一皮内缝合的适应证包括被覆盖石膏的伤口、瘢痕体质患者的伤口，或者拆线困难的患者的伤口。
- 皮内缝合可减少整个表皮张力，从而使血液流向切缘，达到早期拆除缝线以及改善美容效果的目的。
- 皮内缝合感染率较高，应避免在污染伤口中使用。

推荐阅读

[1] Austin PE, Dunn KA, Eily-Cofield K, et al. Subcuticular sutures and the rate of inflammation in noncontaminated wounds. *Ann Emerg Med*. 1995; 25(3):328–330.

[2] Berk WA, Welch RD, Bock BF. Controversial issues in clinical management of the simple wound. *Ann Emerg Med*. 1992;21(1):72–80.

[3] Hollander JE, Singer AJ. Laceration management. *Ann Emerg Med*. 1999;34:356–367.

[4] Lloyd JD, Marque MJ, Kacprowicz RF. Closure techniques. *Emerg Med Clin N Am*.2007;25:73–81.

[5] Mehta PH, Kunn KA, Bradfield JF, et al. Contaminated wounds: Infection rates with subcutaneous sutures. *Ann Emerg Med*. 1996;27(1):43–48.

[6] Miller CJ, Antunes MB, Sobanko JF. Surgical technique for optimal outcomes, Part II. Repair- ing tissue: Suturing. *J Am Acad Dermatol*. 2015;72(3);389–402.

第 343 章
脓肿急诊切开引流术的误区
Pitfalls in Emergency Department Abscess Incision and Drainage

David Wein, Jesse Dubey，著

传统上，急诊科处理皮肤脓肿的步骤包括皮肤切开、引流、清除死腔、包扎、闭合伤口的复诊。最近的研究文献对这一传统治疗方案提出挑战，向更微创的技术发展，避免包扎，以及采用更保守的方法，如伤口培养和抗生素使用等。

当考虑脓肿切开引流术时，应与其他病症鉴别，并使用超声来定位脓肿腔位置。鉴别诊断从简单的毛囊炎到疖、痈，甚至是伴有蜂窝织炎的复杂脓肿。其他可能的诊断还有动静脉畸形、脂肪瘤、淋

巴结、疝气、蝇蛆病、脓癣、疱疹白癜风、孢子丝菌病和猫抓病。

皮肤脓肿患者的治疗应避免如下误区：首先，不要将针吸术作为治疗脓肿的根本方法。最近的一项研究表明，与脓肿切开引流术相比，针吸的成功率较低，同时考虑患者的危险因素和并发症也很重要。以下情况会导致较高的并发症发生率：直肠周围脓肿、前方或外侧颈部肿块（来自先天性囊肿）、手部脓肿（不包括甲沟炎或指头脓炎）、邻近重要神经或血管的脓肿、位于中央面部三角区域的脓肿和乳房脓肿。如果存在上述任何一种情况，应在 48h 内请外科医生会诊或评估伤口并予以确切治疗。

其次是未能留取伤口分泌物。对于没有计划使用抗生素的脓肿切开引流术，通常不需要留取伤口分泌物。建议在下列情况下留取伤口分泌物：严重的局部感染、出现全身症状、复发或多发性脓肿病史、初次使用抗生素治疗失败、年纪过小或过大、免疫功能低下状态、不耐受金黄色葡萄球菌敏感性的部位或敏感性迅速变化的部位。

并非所有脓肿患者都需要抗生素治疗。美国传染病协会建议不要在年轻健康人群中常规使用抗菌治疗。如果需要使用抗生素，建议的方案列于表 343-1。

表 343-1　口服抗生素治疗 MRSA（耐甲氧西林金葡菌）

药物（口服）	成人剂量
克林霉素	300 ～ 450mg（3 ～ 4 次 / 天）
复方新诺明	1 ～ 2DS Tabs 2 次 / 天
多西环素	＜ 45kg：4mg/kg 2 次 / 天；＞ 45kg：100mg 2 次 / 天
米诺环素	200mg 1 次 / 天或者 100mg 2 次 / 天
利奈唑胺	600mg 2 次 / 天
特地唑胺	200mg 1 次 / 天
药物（静脉注射）	成人剂量
万古霉素	每 8 ～ 12 小时 15 ～ 20mg/kg（每次剂量最大 2g）
达托霉素	4mg/kg 每天（皮肤和软组织感染）；6mg/kg 每天（菌血症）
利奈唑胺	600mg 2 次 / 天
头孢洛林	每 12 小时 600mg
达巴万星（皮肤和软组织）	第 1 天 1g，接着到第 8 天 500mg
特地唑胺（皮肤和软组织）	200mg 每天
特拉万星	10mg/kg 每天

伤口包扎仍然存在争议。几项小型研究表明，脓肿处于开放状态时，愈合时间、伤口复发或出现伤口并发症情况与包扎伤口相比没有明显差异。最近的系统评价表明包扎伤口会导致伤口闭合延迟。仍建议伤口包扎的情况有：直径 ＞ 5cm 的脓肿、糖尿病、免疫功能低下或皮肤脓肿。关于皮肤脓肿伤口一期缝合与二期缝合的差异，已经进行了多项研究，目前的文献支持二期缝合作为单纯皮肤脓肿的治疗方案。

最后，"循环引流"技术的使用使得术后仅需随访 1 次、无痛切除引流成为可能，且术后只留有两处小瘢痕。在脓肿中点或发生自发性引流的部位做一个初始"穿刺口"，利用止血钳分离小腔室，对脓肿进行冲洗，接着探查脓肿的远端边缘，再行第二个"穿刺口"，然后使用止血钳在皮下穿过整个脓肿腔，钳夹硅胶管环或 1/4 英寸的烟卷引流管，并将环穿过脓肿腔，最后将两端系在一起，每天将结从一侧移到另一侧，保证持续引流脓肿 7 ～ 10 天，直到去除。

要点

- 在实施脓肿切开引流术之前应考虑患者的危险因素、并发症和特殊高危部位。
- 年轻人和健康人群的单纯脓肿不需要行伤口分泌物培养。
- 一般不推荐使用抗生素，除非蜂窝织炎或其他高风险特征出现。
- 包扎脓肿腔可能会导致延迟愈合，并伴有更多的疼痛。
- "循环引流"技术可以降低术后随访次数，减少瘢痕形成，增加患者满意度，应考虑使用。

推荐阅读

[1] Gaspari RJ, Resop D, Mendoza M, et al. A randomized controlled trial of incision and drain age versus ultrasonographically guided needle aspiration for skin abscesses and the effect of methicillin-resistant Staphylococcus aureus. *Ann Emerg Med*. 2011;57(5):483–491.e1.

[2] Singer AJ, Taira BR, Chale S, et al. Primary versus secondary closure of cutaneous abscesses in the emergency department: A randomized controlled trial. *Acad Emerg Med*. 2013;20(1):27–32.

[3] Singer AJ, Thode HC, Chale S, et al. Primary closure of cutaneous abscesses: A systematic review. *Am J Emerg Med*. 2011;29(4):361–366.

[4] Stevens DL, Bisno AL, Chambers HF, et al. Practice guidelines for the diagnosis and manage- ment of skin and soft tissue infections: 2014 update by the Infectious Diseases Society of America. *Clin Infect Dis*. 2014;59(2): e10–e52.

[5] Tintinalli J, et al. Tintinalli's Emergency Medicine: *A Comprehensive Study Guide*. 7th ed. New York, NY: McGraw-Hill, 2011.

第 344 章
保持清洁：创口清洗的误区
Keep It Clean: Pitfalls in Traumatic Wound Irrigation

Anand K. Swaminathan, Elicia Skelton，著

适当的伤口冲洗对于预防感染、清除伤口碎屑和促进伤口愈合至关重要。其目的是去除所有污染

物和异物，同时对组织造成最小的损伤。如果没有适当地进行冲洗，可能会对患者或医务人员造成不好的影响。

一、个人防护

冲洗任何伤口时，必须提供足够的个人防护。在患者准备之前，医务人员应该佩戴具有眼罩的面罩和手套。根据医务人员污染状况可评估风险大小，决定是否需要穿上隔离衣。

二、术前准备

整体的成功取决于术前准备。伤口需要适当地麻醉来保障冲洗。冲洗伤口是一个不舒服的过程。如果患者没有适当地麻醉，他们可能不能耐受高压冲洗。应对伤口进行连续、流动的冲洗，避免伤口浸泡在消毒液内，因为浸泡会导致感染风险增加。

三、皮肤准备

清洁伤口周围完好的皮肤有助于减少附近细菌的数量。消毒剂不应直接用于开放伤口。常用的消毒用品如聚维酮碘、洗必泰和过氧化氢会腐蚀伤口周围组织。这些消毒药品不仅会破坏伤口愈合，甚至可能减弱宿主防御能力从而促进细菌生长。

处理发生在身体多毛区域的伤口更具有挑战性。头发可能会掩盖异物，并且会使探查和修复伤口变得更加困难，另外，头发本身也是污染物。修剪周围的头发对处理伤口有益，但不应该用剃须刀，因为这样会增加感染率。

四、擦洗

如果伤口过脏或伤口中夹带大量异物，可能需要擦洗伤口，但应避免过度擦洗，因为这会导致组织损伤和伤口愈合不良。擦洗应该使用细孔海绵，减少组织损伤。

五、冲洗

在污染的伤口和易感染的区域，如血运不好的部位，冲洗是最重要的。尽管无菌盐水经常用于伤口清洁，但研究表明清水冲洗也具有同样的效果。另外，自来水成本低，可以大量获得（但要注意这些研究是在饮用水可取得的地区）。在冲洗液中添加消毒药品没有好处。

六、冲洗技术

冲洗过程中使用的压力大小取决于污染程度和伤口部位。对于皮肤松弛部位（如眼睑、睾丸）的清洁伤口，可使用低压（3.4475Kpa）。但是，应该注意的是，高压冲洗（≥ 48.265Kpa）能更有效地去除细菌和其他外来污染物。最常见和成本效益最好的用于低压冲洗的仪器是注射器，其通常产生 3.4475Kpa 的压力。通过使用 19 号针头和 35ml 注射器可以实现高压冲洗。然而，高压冲洗存在着组织损伤的风险。虽然没有证据，但是可以想象，在很高的压力下，细菌和异物可能会沿着组织层扩散并污染之前未受污染的部位。为了减少组织损伤的同时优化冲洗效果，建议使用 34.475 ～ 55.16Kpa 的压力。

最佳的冲洗液量不确定，通常建议使用至少 200ml。另一推荐量是根据伤口的长度计算的，并要求每直线厘米伤口用大约 60ml，但具体情况应该根据临床情况判断。一般来说，过量冲洗比冲洗不足要好。污染的伤口和化学灼伤的伤口需要更多的冲洗量。

最后，应考虑受伤的时间。受伤长时间后，再进行冲洗可能导致较高的伤口感染风险。一项使用感染动物模型的实验研究证实，与伤口晚期冲洗相比，伤口早期冲洗可显著减少细菌生长。总体而言，伤口护理的改善应基于临床表现，同时牢记本章强调的伤口清洁的关键概念和误区。

要点

- 准备和适当地麻醉是必要的，以保障冲洗。
- 消毒剂不应直接应用于开放伤口。
- 避免过度的擦洗，以免加重组织损伤和导致伤口愈合不良。
- 自来水已被证明是安全和有效的伤口冲洗液。
- 为了优化冲洗的清洁效果，建议使用大量冲洗液和 34.475 ～ 55.16 Kpa 的压力。

推荐阅读

[1] Atiyeh B, Dibo S, Hayek S. Wound cleansing, topical antiseptics and wound healing. *Int Wound J.* 2009;6(6):420–430.

[2] Chatterjee JS. A critical review of irrigation techniques in acute wounds. *Int Wound J.*2005;2(3):258–265.

[3] Edlich RF, Rodeheaver GT, Thacker JG, et al. Revolutionary advances in the management of traumatic wounds in the emergency department during the last 40 years: Part I. *J Emerg Med.* 2010;38(1):40–50.

[4] Hollander JE, Richman PB, Werblud M, et al. Irrigation in facial and scalp lacerations: Does it alter outcome? *Ann Emerg Med.* 1998;31(1):73–77.

[5] Lammers RL, Fourré M, Callaham ML, et al. Effect of povidone-iodine and saline soak- ing on bacterial counts in acute traumatic contaminated wounds. *Ann Emerg Med.* 1990;19(6):709–714.

第 345 章
足底穿刺伤的要点与误区
Plantar Puncture Wound Pearls and Pitfalls

R. Gentry Wilkerson，著

足底穿刺伤在急诊科非常常见。由于缺乏可信度高的医学证据，这类伤口的处理至今仍存在争议。目前大部分研究都是针对有创伤并发症患者的回顾性分析。这类伤口通常外观规整，且愈合良好，在某些情况下，虽然对这类伤口已进行积极处理，但是在后期仍可能造成一些不良结果。

处理这类伤口首先应该详细询问病史，包括受伤时间、穿透物的类型、受伤时穿的鞋以及患者的初步处理。同样重要的是，询问穿透物体是否完整地从患者体内移出。患者的免疫史将决定是否使用破伤风类毒素来预防破伤风。没有注射破伤风类毒素的患者需要注射破伤风免疫球蛋白。

体格检查主要是判断伤口的位置并评估周围软组织的完整性。评估伤口的近端和远端的神经和血管功能。足底穿刺伤口可根据足部的位置分为 3 个部位：部位 1 是指从距骨颈部延伸至脚趾，部位 2 是指从跟骨远端延伸至近距骨颈部，而部位 3 是指覆盖跟骨。脚的外表面应该清洗，如果伤口足够大，可以轻轻冲洗伤口，但应避免高压冲洗，因为有可能造成组织损伤，同时也有可能将残留的异物或细菌冲入伤口深部。对伤口的简单探查可能会导致异物遗留在伤口中，也可能导致异物更深地侵入伤口。对于可能受到污染或残留碎片的穿刺伤口，需要延长伤口，轻柔地探查并冲洗该部位。可适当应用局部神经阻断药协助伤口的探查。

注意需要进一步评估是否存在异物残留及异物类型。如临床医生应该考虑残留物可能是鞋的一部分，而不是穿透物体本身。普通 X 光片将检测大多数金属物体和大于 2mm 的玻璃碎片（无论玻璃的铅含量如何）。超声波可增加检测木材和其他射线可透过物体的灵敏度，但是由于伤口内的空气、籽骨的存在以及钙化，超声波结果会出现假阳性。其他成像模式还包括计算机断层扫描和核磁共振成像。

受伤后时间很短的患者不需要做实验室检查。因受伤后没有立即处理，且出现持续或加重的疼痛或感染征兆而寻求治疗的患者需完善实验室检查。虽然没有实验室检查同样可以排除感染，但是在怀疑感染的情况下，进行实验室检查需完善血常规、红细胞沉降率和 C 反应蛋白。在患有骨髓炎的情况下，骨活检以及培养将有助于指导抗生素治疗。

足底穿刺伤口感染的总风险为 2% ～ 10%。伤口深度的增加，第 1 区的位置、失活组织的存在、异物的存在、临床表现延迟 > 48h 和糖尿病病史都使得感染的风险增加。医务人员必须确定抗生素治疗的必要性。抗生素使用的目的是预防并发症，如蜂窝织炎、脓肿、骨关节炎、骨髓炎和化脓性关节炎。通常与这些感染相关的病原体是金黄色葡萄球菌、β 溶血性链球菌和铜绿假单胞菌。假

单胞菌感染往往与橡胶鞋底运动鞋的穿刺伤有关。至今没有前瞻性的随机试验评估预防性抗生素的疗效。在一个关于成人患者并发感染的回顾性研究中，只有一半的患者接受预防性抗生素治疗。这表明不加鉴别地在所有患者群体中预防性使用抗生素是没有益处的。糖尿病患者发生感染并发症的病情比没有糖尿病的患者要差得多。在一项研究中，糖尿病患者需下肢截肢的风险相比较于未患糖尿病的患者增加了 46 倍。虽然缺乏前瞻性数据，但是糖尿病患者可能从预防性应用抗生素中获益。如果医务人员开始选择使用抗生素，则应使用可杀灭耐甲氧西林金黄色葡萄球菌和假单胞菌的药物。

单纯的足底穿刺创面的患者通常不需留院观察，但他们应该得到详细的伤口处理指导，并在 2 ~ 3 天内随访，进行伤口复查。复查前，某些患者在拄拐杖和无负重条件下会取得更好的疗效。

要点

- 评估详细的伤口病史。
- 可能需要延长伤口，以便进行适当的冲洗探查。
- 普通 X 线片可以定位 2mm 以上的金属物体和玻璃片。超声波对于检测其他射线可透过的物体是优选。
- 无并发症且早期出现症状的足底穿刺伤患者，可能不会受益于预防性应用抗生素。
- 合并感染的糖尿病患者，截肢的风险大大增加。

推荐阅读

[1] American College of Emergency Physicians. Clinical policy for the initial approach to patients presenting with penetrating extremity trauma. *Ann Emerg Med.* 1999;33(5):612–636.

[2] Chachad S, Kamat D. Management of plantar puncture wounds in children. *Clin Pediatr.* 2004;43(3):213–216.

[3] Eidelman M, Bialik V, Miller Y, et al. Plantar puncture wounds in children: Analysis of 80 hospitalized patients and late sequelae. *Isr Med Assoc J.* 2003;5(4):268–271.

[4] Fisher MC, Goldsmith JF, Gilligan PH. Sneakers as a source of Pseudomonas aeruginosa in children with osteomyelitis following puncture wounds. *J Pediatr.* 1985;106(4):607–609.

[5] Rubin G, Chezar A, Raz R, et al. Nail puncture wound through a rubber-soled shoe: A retrospective study of 96 adult patients. *J Foot Ankle Surg.* 2010;49(5):421–425.

第 346 章
肾上腺素不能用于手指神经阻滞
Do Not Believe the Adage That Epinephrine Cannot Be Used for Digital Blocks

Feras Khan，著

手指和脚趾损伤在急诊科很常见。由于手指血运丰富，这些伤口有较高的出血风险。治疗这些损伤时，止血的同时充分镇痛也至关重要。对于大多数手指损伤（即裂伤、指甲损伤、肌腱修复）来说，可以进行手指神经阻滞以达到镇痛效果。 除了这些损伤之外，内生指甲、化脓性指头炎、甲沟炎、甲下血肿、脱位和骨折也需要手指神经阻滞才能予以适当地处理。

手指神经阻滞是指在手指或脚趾根部注射麻醉剂，使用最少量的麻醉剂就可达到足够的镇痛效果。此外，手指神经阻滞应避免麻醉剂直接注入伤口，否则会改变正常解剖结构，给患者带来更多痛苦，并使修复更加困难。手指神经阻滞的标准教学一直是使用不含肾上腺素的利多卡因或其他局部麻醉剂。长期以来人们认为肾上腺素会减少指尖的血液循环，导致坏死和手指缺失。因此，常见的指导是在麻醉患者治疗手指损伤时避免使用肾上腺素。

有关手指神经阻滞使用肾上腺素的原始数据来自 19 世纪末至 20 世纪中叶。有数例与手指坏死使用肾上腺素的相关病例报道。大多数研究并非在急诊科进行，也不是为了确定肾上腺素的安全性。在进一步回顾这些病例时发现，可能由于感染、止血带或可卡因和普鲁卡因等老年麻醉药而发生手指性坏死。此外，在大多数这些病例中使用肾上腺素的量不明确。近期使用利多卡因和肾上腺素制剂进行手指神经阻滞的报道中，未见手指坏死病例。事实上，最近的文献综述包括 12 项随机对照试验，发现肾上腺素（1∶100000 ～ 1∶200000）在大多数患者的手指神经阻滞中是安全的。此外，还没有报道过肾上腺素损害外周循环的病例，尽管大多数研究排除了外周血管疾病患者。作者的结论是血管收缩的风险被夸大了。在足病患者中也有回顾性队列研究，有超过 250000 例联合肾上腺素注射病例，没有报道并发症。

如前所述，止血对于评估手指损伤非常重要，以便对伤口进行彻底的探查。手指的血管供应来自手指动脉，其沿着每个手指的尺侧和桡侧运行。每个手指都由四条神经支配，这些神经来自正中神经或尺神经。脚趾有来自胫神经和腓神经的神经支配。肾上腺素的益处包括更快的麻醉起效时间，以及更长时间的镇痛效果。利多卡因（酰胺基团）是手指阻滞最常用的麻醉剂。利多卡因可与肾上腺素（利多卡因1% 或2%，肾上腺素 1∶100000 或 1∶200000）联合用于麻醉。由于手指动脉靠近手指神经运行，因此，可能引起动脉血管收缩，但是这种作用在 60 ～ 90min 后会消失。如果需要延长作用时间（布比卡因为 4 ～ 8h），也可以使用长效麻醉药，如丁哌卡因。对于酰胺麻醉剂过敏的患者，可以使用酯类麻醉剂，如普鲁卡因。

总之，大多数患者在手指神经阻滞中使用肾上腺素是安全的。对于外周血管疾病患者，在任何阻滞前都应谨慎使用。

要点

- 手指神经阻滞时，肾上腺素麻醉起效更快，持续时间更长。
- "避免在手指阻滞中使用肾上腺素"这一观点所引用的数据是陈旧且错误的病例报告。
- 肾上腺素可导致手指暂时性血管收缩，无长期并发症。
- 慎用肾上腺素治疗周围血管疾病或雷诺综合征患者的手指损伤。

推荐阅读

[1] Andrades PR, Alguin FA, Calderon W. Digital blocks with or without epinephrine. *Plast Reconstr Surg.* 2003;111:1769–1770.

[2] Denkler K. A comprehensive review of epinephrine in the finger: To do or not to do. *Plast Reconstr Surg.* 2001;108:114–124.

[3] Ilicki J. Safety of epinephrine in digital nerve blocks: A literature review. *J Emerg Med.* 2015;49(5):799–809.

[4] Kaplan EG, Kashuk K. Disclaiming the myth of use of epinephrine local anesthesia in feet. *J Am Podiatry Assoc.* 1971; 61:335–340.

[5] Krunic AL, Wang LC, Soltani K, et al. Digital anesthesia with epinephrine: An old myth revisited. *J Am Acad Dermatol.* 2004; 51:755–759.

第 347 章
创口何时需要预防性应用抗生素
When Are Prophylactic Antibiotics Indicated for Wounds?

Dale Cotton，著

良好伤口处理的基础包括恢复血流、彻底探查和选择性闭合。决定是否使用预防性抗生素是急症伤口综合治疗的重要组成部分。然而，指导临床医生如何运用预防性抗生素的研究有限。临床决策通常基于个人经验和常见的实践模式。总的来说，伤口感染的发生率为 4% ～ 6%，其中大部分由皮肤菌群如金黄色葡萄球菌和化脓性链球菌引起。使用抗生素应基于感染的可能性、感染的后果以及具体患者对抗生素的不良反应。

确定伤口发生感染概率时，应考虑患者和伤口特异性因素。这是风险评估中最复杂的部分，也最依赖临床医生判断的部分。增加患者伤口感染的风险因素包括糖尿病、血管功能不全、高龄、肥胖、肾衰竭和免疫抑制（如类固醇激素使用、HIV）。伤口因素包括远端位置、受伤后就诊的时间、是否有毁损伤以及伤口的污染。但目前没有令人信服的数据表明预防性使用抗生素可以预防这些情况下的感染。在这些情况下，对患者进行针对治疗和就后续计划与患者进行良好沟通、共同决策，以及细致的医疗文书记录非常重要。

伤口简单、清洁的健康患者不会从预防性使用抗生素中受益。涉及深部结构（如关节）或与骨折相关的伤口是整形外科的急症，需要咨询专家以协助治疗。当伤口随时间延长而导致感染风险增加时，应及时予以抗生素预防。感染风险较高且应接受预防性抗生素的其他深部结构损伤包括：伸肌腱损伤或暴露软骨的耳部伤口。

口内伤口经常发生感染。有限的数据表明，预防性应用抗生素应在以下伤口使用：口腔贯穿伤、伤口＞ 1cm 或大裂口，或者是全层伤口。与牙齿感染相似，青霉素或克林霉素是预防口腔内伤口感染的最常见抗生素。

由于损伤机制（穿刺和挤压）、伤口位置（如手）和多种生物体的接触，哺乳动物咬伤具有很大的感染风险。被狗咬伤四肢远端和被人咬伤情况下，需要预防性使用抗生素。对于其他咬伤，目前证据不明。在决定预防性使用抗生素时，请仔细考虑患者和伤口因素。这些伤口通常使用广谱抗生素，如阿莫西林和克拉维酸。

环境暴露会增加特殊菌种的感染风险。淡水受伤与假单胞菌感染相关，而海水伤口与创伤弧菌感染有关。这两种革兰阴性生物体均可引起侵袭性感染，而且可能不会被常用抗生素所覆盖，因为常用抗生素只是针对皮肤菌群。虽然这些感染并不常见，但如果发生水暴露，慎重考虑，应使用针对这些生物体的抗生素。土壤污染是感染的另一个危险因素。这些伤口容易发生产气荚膜梭状芽孢杆菌感染。这是一种革兰阳性厌氧菌，是导致气性坏疽的最常见原因。在考虑梭菌感染时，青霉素是较为合适的预防性治疗药物。穿刺伤口可能会将生物体引入深部皮下组织，应考虑应用抗生素预防。铜绿假单胞菌感染易出现在运动鞋橡胶鞋底的穿刺伤口。这种情况，通常用环丙沙星预防。

表 347-1　预防性应用抗生素总结

伤口的性质	预防性应用抗生素	典型的生物体	举例 [b]
无并发症简单伤口	不需要	革兰阳性菌	无 / 厌氧菌
复杂的伤口或传染性风险因素	考虑	革兰阳性菌	头孢氨苄
创伤涉及深层结构	需要	革兰阳性菌	多种
口内伤口	需要	革兰阳性菌、厌氧菌	青霉素、克林霉素
哺乳动物咬伤	需要	革兰阳性菌、革兰阴性菌、厌氧菌	阿莫西林、克拉维酸
环境（土壤）	考虑	革兰阳性菌、革兰阴性菌、厌氧菌	阿莫西林、克拉维酸
穿刺机制	考虑	革兰阳性菌、假单胞菌	多种
水（盐 / 新的）	考虑	弧菌 / 气单胞菌	多西环素 / 甲氧苄啶 / 磺胺甲噁唑
播散风险（人工关节、心内膜炎）	不需要	革兰阳性菌	无 / 厌氧菌

b. 预防疗程：3～5 天不等，尚未确定最佳持续时间

有播散风险的患者治疗具有挑战性。目前，对于该类患者的伤口预防性使用抗生素尚无任何建议。在美国心脏协会最新更新的预防感染性心内膜炎中，并没有提及对无感染迹象的伤口进行预防性使用抗生素。同样，美国骨科医师协会也没有建议针对人工关节感染采取预防性使用抗生素。由于没有证据表明使用抗生素可以预防人工关节感染（表347-1），所以美国骨科医师协会建议不应用抗生素预防牙科手术相关感染。

要点

- 抗生素预防不能替代良好的伤口处理。
- 伤口简单、清洁的健康患者不会从预防性抗生素中受益。
- 确定是否需要预防性抗生素时考虑患者和伤口因素。
- 与骨折相关的创面需要紧急抗生素预防。
- 感染性心内膜炎的患者预防性使用抗生素对伤口无益。

推荐阅读

[1] Cummings P, Del Beccaro MA. Antibiotics to prevent infection of simple wounds: A meta-analysis of randomized studies. *Am J Emerg Med*. 1995; 13(4):396–400.

[2] Hoff WS, Bonadies JA, Cachecho R, et al. East Practice Management Guidelines Work Group: Update to practice management guidelines for prophylactic antibiotic use in open fractures. *J Trauma*. 2011;70(3):751–754.

[3] Mark DG, Granquist EJ. Are prophylactic oral antibiotics indicated for the treatment of intraoral wounds? *Ann Emerg Med*. 2008;52(4):368–372.

[4] Medeiros I, Saconato H. Antibiotic prophylaxis for mammalian bites. *Cochrane Database Syst Rev*. 2001;(2):CD001738.

[5] Raz R, Miron D. Oral ciprofloxacin for treatment of infection following nail puncture wounds of the foot. *Clin Infect Dis*. 1995;21(1):194–195.

第348章
不要遗漏伤口中的异物
Do Not Miss a Foreign Body in a Wound

Jason W. Wilson, Constantino Diaz，著

外伤占所有急诊情况的5%。外伤有很高的感染和异物残留风险。残留的异物容易感染，并可能造

成周围组织的损伤，尽可能地识别并移除异物对改善患者预后至关重要。更重要的是，不恰当的伤口处理以及未能彻底清除异物将引发对急诊医生的大量法律索赔。最近对医疗事故索赔的审查表明，在对急诊医生诉讼成功的案例中，留存异物和伤口感染案例占 11% ～ 20%。

伤口中最常见的异物是玻璃、木头、骨头、牙齿、子弹、金属、砾石、贝壳、岩石和塑料。每类异物都或多或少对各种影像学检测造成干扰。通常，异物可分为不透射线和透射线。然而，最近的文献表明，是否透射只是相对概念，其取决于异物在伤口内的深度。

用于检测异物的成像方式包括：X 线片（XR）、超声（US）、计算机断层扫描（CT）和核磁共振成像（MRI）。由于异物所产生的伪影，MRI 对异物的检测灵敏度较低。医方败诉的漏诊异物案件的共同特征是：急诊首诊时，处理伤口前未对伤口进行影像学检查。

任何患者在怀疑有异物时应该行 XR 检查，尤其是玻璃。玻璃通常在 XR 上很明显。一定要获取伤口区域的多角度影像。当获得多角度影像时，XR 检测到＞ 2mm 的玻璃碎片的成功率高达 99%。XR 也可以检测到大多数金属、骨骼和部分塑料材料。但是薄铝片可能会被 XR 漏掉。当怀疑异物而在 XR 上未找到时，应考虑 CT。当异物很深，接近关键的解剖结构，或计划手术切除时，也应做 CT。

超声技术是一种无创且性价比高的检测异物的手段。事实上，超声对识别＞ 5mm 的木材碎片非常敏感。如果患者在受伤后很快就诊，木头会在超声中表现为高回声。如果患者在受伤超过 24h 后就诊，通常会在木片周围看到一个低回声边缘。玻璃和金属异物也可以使用超声来检测，并且表现为具有混响伪影的回声结构。在"平面"方向上使用高频线性超声传感器（10Hz）可获得异物检测的最高敏感度。局部注射利多卡因也有助于识别异物。另外，超声检查时湿敷伤口可以改善声波传导并帮助识别软组织异物。

有一部分患者，尽管高度怀疑伤口异物，但影像学和肉眼都不能发现。此外，有时异物可能位于危险的位置，取出异物反而带来更大的危险，此类情况下，应充分告知患者感染的风险，并要求患者在 48h 内进行伤口检查，如果出现发热、红斑、脓性分泌物和疼痛发展，应随时就诊。有异物残留的患者感染风险较高，需要预防性使用抗生素。

要点

- 异物残留可能导致不良预后，且很可能导致医疗诉讼。
- 当考虑残留异物时，应获取多角度 XR。
- XR 很容易识别＞ 2mm 的残留玻璃。
- CT 和 US 是有效检测异物的影像学手段。
- 当异物无法清除时，应预防性使用抗生素。

推荐阅读

[1] Halverson M, Servaes S. Foreign bodies: Radiopaque compared to what? *Pediatr Radiol*.2013;43:1103–1107.

[2] Ingraham CR, Mannelli L, Robinson JD, et al. Radiology of foreign bodies: How do we image them? *Emerg Radiol*. 2015;22:425–430.

[3] Jarraya M, Hayashi D, de Villiers RV, et al. Multimodality imaging of foreign bodies of the musculoskeletal system. *AJR*. 2014;203:W92–W102.

[4] Kaiser CW, Slowick T, Spurling KP, et al. Retained foreign bodies. *J Trauma*. 1997;43:107–111.

[5] Quinn JV, Polevoi SK, Kohn MA. Traumatic lacerations: What are the risks for infection and has the golden period of laceration care disappeared. *Emerg Med J*. 2014;31:96–100.

第 349 章
哺乳动物咬伤
Know How to Treat Mammalian Bites

Christopher I. Doty，著

哺乳类动物咬伤是急诊科（emergency department，ED）的常见病，在美国每年约有100万人次因此就诊。哺乳类动物咬伤的确切发生率不得而知，因为许多患者对已知动物（如宠物和常见动物）咬伤不就诊治疗。此外，美国许多州对哺乳动物咬伤病例没有强制性上报要求。据估计，仅有50%的哺乳类动物咬伤患者到急诊就诊。

在急诊科，大部分咬伤来自犬类动物，猫类咬伤患者不到10%。猫类咬伤病例报告数据较真实数据偏少，因为大部分患者都是被自己的宠物咬伤而未就诊。犬类和猫类咬伤通常伤及手或手臂，很少会造成严重的组织损伤。较大的犬种，特别是警犬类咬伤，可导致大面积的软组织破坏、骨折和挤压伤。猫咬伤更容易引起穿刺伤，而犬咬伤只有1/3是穿刺伤。穿刺伤的伤口应彻底地清创。

哺乳类动物咬伤常见并发症是感染，因为哺乳类动物的口腔内存在多种细菌。然而，大多数的感染在没有使用抗生素或清创的情况下都能自愈。研究表明，并发感染的概率差别很大，从1.44%～30%不等。值得一提的是，大多数患者来急诊就诊是由于被流浪犬咬伤或者严重软组织损伤的咬伤或已有临床感染征象，而到急诊就诊的猫咬伤患者多是已经被感染。Talen等人的研究表明，犬和猫的咬伤都是带有多种细菌的，其中以葡萄球菌、链球菌和巴氏杆菌为最主要的致病菌。

并非所有哺乳动物咬伤都需要使用抗生素治疗。然而，最近的荟萃分析和系统评价表明，预防性使用抗生素对某些情况确实有益处。哺乳动物咬伤伤及远端肢体，特别是手，选择合适的抗生素治疗，可显著减少临床相关感染。此外，对于人咬伤使用抗生素，感染的风险也会降低。一项研究表明：如果使用抗生素治疗，猫咬伤的患者伤口感染概率显著减少，但数据没有统计学意义。重要的是，所有这些荟萃分析和系统评价都是来自几个小的、有缺陷的研究。目前没有更好的证据支持是否应对这些患者使用抗生素。但最近的证据表明哺乳动物咬伤伤及肢体远端或人咬伤均需使用抗生素治疗。具有典型高感染风险临床特征的伤口也应使用抗生素。详见表349-1。重要的是，抗生素应该覆盖产 β- 内酰胺

酶的细菌。

哺乳动物咬伤患者均应使用镇痛，彻底地清创和评估预防破伤风以及狂犬病。复杂的伤口应该彻底地清创。哺乳动物咬伤不建议一期闭合伤口，但对于大的伤口或者明显影响美观的伤口有时不缝合是不切实际的。

打斗咬伤

急诊医生应该注意到，牙咬伤至掌指关节损伤称"打斗咬伤"，比其他类咬伤更加应该积极地处理。临床应该注意的是，当浅表肌腱和腱鞘穿过掌指关节的背侧伸肌表面时，细菌会污染和种植于浅表肌腱和腱鞘。紧握拳头时，伸肌腱达到最大的长度，受损和污染的肌腱收缩时将唾液和细菌一并带入腱鞘。一个看似小的掌指关节皮肤损伤似乎是无害的，但可能存在严重的感染。所以即使是一个小的掌指关节处的皮肤缺损也应该予充分地暴露。"打斗咬伤"感染率高达 75%。大约 60% 的患者有深层组织的损伤，包括肌腱损伤、关节受累和骨折。这些伤口应该由手外科医生紧急检查，并在急诊科或手术室清创。

表 349-1 高危咬伤的临床特点

伤口已感染	糖尿病
肢体末端伤口	免疫功能低下
损伤＞ 12h	陈旧性水肿
年龄＞ 50 岁	血管疾病
无脾	严重组织破坏
长期饮酒	

要点
- 伤口越复杂就越需要彻底清创。
- 肢体末端的咬伤和人咬伤均应使用抗生素。
- 掌指关节处的所有裂伤都应视为"打斗咬伤"。
- 所有哺乳动物咬伤都要预防狂犬病。
- 动物咬伤的抗生素治疗都应覆盖产 β– 内酰胺酶的细菌。

推荐阅读

[1] Medeiros I, Saconato H. Antibiotic prophylaxis for mammalian bites (Cochrane Review). *The Cochrane Library.* 2001;2.
[2] Nakamura Y, Daya M. Use of appropriate antimicrobials in wound management. *Emerg Med Clin North Am.* 2007;25(1):159–176.

[3] Phair IC, Quinton DN. Clenched fist human bite injuries. *J Hand Surg Br*. 1989;14(1):86–87.

[4] Shewring DJ, Trickett RW, Subramanian KN, et al. The management of clenched fist 'fight bite' injuries of the hand. *J Hand Surg Eur*. 2015;40(8): 819–824.

[5] Talan DA, Abrahamian FM, Morgan GJ, et al.; Emergency Medicine Human Bite Infection Study Group. Clinical presentation and bacteriologic analysis of infected human bites in patients presenting to emergency departments. *Clin Infect Dis*. 2003;37(11):1481–1489.

第 350 章
蜘蛛咬伤：感染或者中毒
Is That Skin Lesion an Infection or an Envenomation?

Spencer Greene, Veronica Tucci，著

　　经常有患者因蜘蛛咬伤到急诊就诊。皮肤病变是否是蜘蛛咬伤往往取决于患者的生活环境。大多数误认为蜘蛛咬伤的病变实际上是皮肤脓肿、蜂窝织炎或其他软组织疾病，如血管炎、肿瘤、化学烧伤和静脉淤血性溃疡。急诊医生面临的挑战是如何识别真正蜘蛛咬伤，因为蜘蛛咬伤的治疗不同于常见的软组织疾病的治疗。

　　在美国估计有 4000 种蜘蛛。只有少数种类的蜘蛛咬伤会引起临床反应。其中最重要的是黑寡妇蜘蛛和褐隐毒蛛。黑寡妇蜘蛛在美国到处可见，咬伤后可出现严重的全身毒性反应，而无明显的皮肤表现。因此，急诊医生不能将皮肤感染和黑寡妇蜘蛛咬伤混为一谈。而相比之下，褐隐毒蛛经常会产生明显的皮肤感染表现，有或没有全身毒性反应。本章将主要讲解褐隐毒蛛咬伤。

　　鉴别褐隐毒蛛咬伤和皮肤感染有一定难度。在美国中南部，特别是在阿肯色州、密苏里州和堪萨斯州有棕色隐士蜘蛛。不常见的隐毒蛛（如 L.deserta，L. arizonica，L.blanda、L.apachea、L.devia）仅分布于西南地区。生活在这些流行地区之外的患者不太可能会被褐隐毒蛛咬伤。对于居住在流行地区的患者，如果可能的话，准确地识别蜘蛛的种类是很重要的。褐隐毒蛛大小不一，体长一般为 20～30mm，八条腿各可达 20mm。褐隐毒蛛的特征是头胸背部有小提琴形状的标记。褐隐毒蛛只有 6 只眼，而其他大多数蜘蛛有 8 只眼。不过，有褐隐毒蛛接触史并不意味患者会出现相应的症状和体征。

　　根据当地的数据，褐隐毒蛛咬伤呈现出一定的可预测的病程。咬伤当时无明显症状，随后出现一个非脓性的水泡，伴水泡周围红斑，随着红斑的扩散，水泡逐渐消退。在接下来的 2～3 天，出现伤口不适，硬结和水肿。约 50% 的患者在第 2～4 天出现中央坏死区。皮损表现为以坏死区为中心，同心环绕缺血带和红斑带，造成"红、白、蓝"的外观。在接下来的几天里，坏死区域会形成焦痂，数周内愈合。褐隐毒蛛咬伤不会有淋巴管炎和脓性引流物。重要的是，切开或切除褐隐毒蛛皮损会增加疼痛，延迟伤口愈合，增加感染发生率。

与褐隐毒蛛咬伤相反，蜂窝织炎是红色的，通常有触痛，亦可见淋巴管炎。皮肤脓肿通常有波动感，并可产生化脓物质。超声波可用于鉴别蜂窝织炎和皮肤脓肿。严重的软组织感染，可出现青紫、气性坏疽，及全身毒性反应。

有时，褐隐毒蛛咬伤可引起全身性的表现，如发热、肌肉痛、恶心和呕吐。褐隐毒蛛全身性中毒以迅速进展的猩红热样皮疹、腹痛，腹部压痛以及溶血为特征。儿童特别容易出现这种溶血，导致严重的贫血、心血管衰竭和死亡，因此，必须积极治疗。

实验室检查不能确诊褐隐毒蛛咬伤。褐隐毒蛛全身性中毒可能出现贫血、血小板减少、尿血红素增加、结合珠蛋白减少、肾功能损害、肝功能不全、凝血异常等。

急诊医生必须能够识别褐隐毒蛛咬伤。虽然大多数咬伤会自然愈合，但 15% ～ 20% 的患者可能需要在咬伤后 7 周进行植皮。对于褐隐毒蛛咬伤，没有必要使用抗生素。氨苯砜在治疗褐隐毒蛛咬伤的应用证据很少，此外，氨苯砜也有明显的不良反应，如高铁血红蛋白血症、胆汁淤积性胃炎和超敏反应。

要点

- 褐隐毒蛛咬伤仅限于美国的特定地理区域。
- 褐隐毒蛛有一定皮损过程：一开始是小的，非脓性的水疱，然后发展成由缺血和红斑同心环包围的坏死中心区域。
- 中心坏死区域在第 1 周内形成焦痂，通常在随后的几周内自行愈合。
- 褐隐毒蛛咬伤不会产生波动性脓性病变。
- 褐隐毒蛛全身中毒反应的特点是迅速恶化的皮疹、腹痛和溶血。

推荐阅读

[1] Rogers KM,Klotz CR,Jack M,e tal.Systemic loxoscelism in the age of community-acquired methicillin-resistant *Staphylococcus aureus.Ann Emerg Med.*2011;57(2):138–140.

[2] Swanson DL,Vetter RS.Bites of brown recluse spiders and suspected necrotic arachnidism. *N Engl J Med.*2005;352(7):700–707.

[3] Vetter RS. Arachnids submitted as suspected brown recluse spiders (Araneae: Sicariidae): Loxosceles spiders are virtually restricted to their known distributions but are perceived to exist throughout the United States. *J Med Entomol.* 2005;42(4):512–521.

[4] Wasserman GS, Siegel C. Loxoscelism(Brown Recluse Spider Bites):A review of the litera ture.*Clin Toxicol.*1979;14:353–358.

[5] Wright SW,Wrenn KD,Murray L,et al.Clinical presentation and outcome of brown recluse spider bite. *Ann Emerg Med.*1997;30(1):28–32.

第 351 章
蛇咬伤
Know How to Treat Snake Bites

Frederick C. Blum, Shabnam Nourparvar，著

在美国，每年约有 9000 例蛇咬伤患者。虽然蛇咬伤不是急诊常见病，但必须知道如何正确治疗蛇咬伤患者，以降低发病率和死亡率。

美国本地有超过 100 种蛇。庆幸的是，只有大约 20 种是毒蛇。这些毒蛇大多数属于毒蛇科（亚科）或眼镜蛇科。响尾蛇（也就是响尾蛇、铜斑蛇、鹿皮蛇）通常被称为"蝮蛇"，在美国几乎所有的毒蛇咬伤都是由蝮蛇引起的。蝮蛇头呈三角形，瞳孔椭圆形，在眼睛和鼻孔之间有一对小的、下凹的感温器官。多达 25% 的蝮蛇咬伤不会产生毒液，通常被称为"干"咬伤。珊瑚蛇是眼镜蛇科中最有名的一类，具有黑色、黄色和红色环纹等鲜明的颜色。人们常用颜色来区别珊瑚蛇与非毒蛇，红黄相间为毒蛇，红黑相间为无毒。阿拉斯加、夏威夷或缅因州没有土生土长的毒蛇。

大多数蛇咬伤仅伤及皮下组织，很少伤及深层组织。当毒液注入人体时，它沿着淋巴系统和浅静脉进入循环系统。如果毒液直接入血，就会发生致命的中毒。响尾蛇毒素会直接导致细胞损害、毛细血管漏、消耗性凝血病，以及较小神经毒性作用。临床症状表现从局部症状到危及生命的全身反应不等。局部症状包括疼痛、红斑、水肿或咬伤部位的瘀斑。全身症状包括恶心、呕吐、嗜睡、虚弱、口周和肢体感觉异常，严重者出现低血压、呼吸急促、呼吸窘迫、心动过速、精神状态改变、肾衰竭甚至死亡。响尾蛇咬伤常导致消耗性凝血障碍，表现为国际标准化比值（INR）、凝血酶原时间和纤维蛋白降解产物的升高，以及血小板减少（< 20000 细胞 /mm³）。

珊瑚蛇毒是一种 α 神经毒素。这种毒素阻断神经肌肉接头处的突触后乙酰胆碱受体。珊瑚蛇咬伤一般很难看到毒牙咬痕，通常只有一些小的局部痕迹。咬伤部位会立即出现麻木等症状，咬伤后出现的颅神经异常症状包括上睑下垂、发音障碍和吞咽困难，呼吸麻痹也会发生，全身症状可以延迟 12h 后出现，但一旦出现就很难逆转。

对毒蛇咬伤患者的院前急救包括：受伤部位的制动，避免过度活动以及转运至当地医院。患肢应保持在心脏水平，所有的首饰和紧身衣都应该脱掉，不建议使用动脉止血带、伤口切开以及冰敷。邻近咬伤部位用绷带（或宽软的绳或带子）绷扎，压迫浅表血管，直至患者得到确切的医疗救助后方可去除。已证明制动和局部绷扎对眼镜蛇咬伤有用，但是在蝮蛇咬伤中的作用仍然未被证实。使用毒液提取器会增加局部组织损伤，不建议使用。

在急诊科应进行伤口处理，可能的话增加破伤风预防。患者应接受血液学、神经学、肾脏和心血管异常的评估。采血应在健侧进行，包括血常规、凝血功能、电解质、肝肾功能和心肌酶学检查，必

要时做血型、交叉配血、纤维蛋白原、纤维蛋白裂解产物和出血时间，应完善尿常规和心电图检查，还应该咨询毒物中心。如果担心有毒牙留在体内，可 X 射线检查。不推荐预防性使用抗生素。

毒蛇咬伤患者应观察 8～12h。如果没有出现中毒的迹象，可以出院回家。在明确是毒蛇咬伤的情况下，应该用笔标出肿胀范围，每 15～30min 测量肢体的周长。如果肿胀没有进展和化验检查无凝血功能障碍，患者可以出院回家。

与响尾蛇咬伤相比，被珊瑚蛇咬伤的患者，即使没有明显中毒症状，也应观察至少 24h。如果怀疑有中毒，则应立即使用抗蛇毒血清治疗，因为症状是不可逆转的。

对于响尾蛇咬伤，羊抗响尾蛇毒多价抗体血清（CroFab; BTG International，West Conshohocken，PA）已经取代了原来的马抗响尾蛇毒多价血清（ACP）。羊抗蛇毒血清与马抗蛇毒血清疗效相似，但过敏反应发生率低。抗蛇毒血清最好在咬伤后 4h 内使用，但在咬伤后 24h 内使用仍有效。抗蛇毒血清的适应证包括进行性肿胀、凝血功能异常或全身中毒症状进展。初始剂量的抗蛇毒血清是 4～6 小瓶，输注时间不少于 1h。如果症状得到控制，患者应该在 6h、12h 和 18h 分别再予以 2 小瓶。如果初始剂量控制不佳，应额外增加 4～6 小瓶。接受抗蛇毒血清治疗时应警惕过敏反应。

对于任何珊瑚蛇咬伤，不管症状如何，推荐使用马抗珊瑚蛇毒血清。这种抗蛇毒血清对亚利桑那州索诺兰市的珊瑚蛇没有作用。由于生产商在 2003 年停止生产，这种抗蛇毒血清的供应不久将告罄。目前有一项 F（ab'）₂ 抗蛇毒血清的研究已进入第三期临床试验。如果发生外来的毒蛇咬伤，应该联系当地的动物园或中毒中心的专家。

要点

- 密切监测患者的全身改变和血液学影响。
- 红黄相间为毒蛇，红黑相间为无毒。通过颜色可用于区分珊瑚蛇和非毒蛇。
- 珊瑚蛇咬伤即使没有全身症状也需要使用抗蛇毒血清。
- 抗蛇毒血清需要多次使用，直到症状得到控制。
- 注射抗蛇毒血清时应准备抗组胺药和肾上腺素以免发生过敏反应。

推荐阅读

[1] Gold BS,Barish RA,Dart RC.North American snake envenomation:Diagnosis,treat ment,andmanagement.*Emerg Med Clin North Am.*2004;22(2):423–443.

[2] Gold BS, Dart RC, Barish RA. Bites of venomous snakes. *N Engl J Med.* 2002;347(5): 347–356.

[3] Juckett G,Hancox JG.Venomous snakebites in the United States:Management review and update.*Am Fam Physician.* 2002;65(7):1367–1374.

[4] Lavonas,EJ,et al.Unified treatment algorithm for the managemen tof crotaline snakebite in the United States:Result sof an evidence-informed consensus workshop. *BMC Emerg Med.* 2011;11:2.

[5] Sullivan JB.Bites and envenomations.In:*Harwood-Nuss' Clinical Practice of Emergency Medicine.*5th ed.2010:1624–1628.

第 352 章
眼睑裂伤何时直接修复，何时转诊
Eyelid Lacerations: When to Repair and When to Refer

ErinSetzer，**著**

对急诊医生而言，知道如何处理眼睑裂伤是很重要的。这是急诊医生的责任，由于眼睑裂伤处理不当会导致眼睑和泪管功能障碍，令患者有明显不适感。

眼睑由皮肤、眼轮匝肌和眼轮匝肌间隔的数层组成。眼轮匝肌间隔是一种纤维材料，将浅表的眼睑结构与深层结构分开。眶脂肪和提上睑肌位于眼轮匝肌间隔下方。提上睑肌附着于上睑板上缘，有上提眼睑的功能。泪点位于眼睑内侧边缘，通过泪小管与泪道系统相连。

发生眼睑裂伤后，应该首先全面评估眼外伤伤情、测视力，完成全面的眼部检查后才予以缝合修复。如果怀疑眼球破裂，就不要缝合伤口，因为早期缝合会增加眼内压力造成进一步损伤。在评估眼外伤时，外伤史是非常重要的，包括损伤机制（即钝伤与穿透）、损伤时间、异物残留以及既往眼部疾病史。异物残留会导致伤口感染和不适。对于怀疑有异物残留的患者，应采用 X 线平片、超声波或 CT 进行检查。重要的是，眼睑血管丰富，如果需要，眼外伤缝合可以推迟至 36h。

明确眼睑裂伤是简单伤口还是复杂性伤口至关重要。判断是简单还是复杂伤口应从损伤部位、深度和大小几方面来确定。

一、损伤部位

任何涉及睑缘或累及泪管系统的外伤都是复杂的，应该由眼科专家进行缝合。将一滴荧光素滴入眼内，然后用蓝光检查泪道系统。如果在伤口内检测到荧光素，则与鼻泪管相通。

二、深度

伤口内存在脂肪表明深层结构已受伤，如提上睑肌可能损伤。上睑下垂是另一个提肌受损的关键体征。这些裂伤应该考虑为复杂性损伤，由眼科专家进行缝合。

三、大小

撕脱伤应考虑复杂的撕裂伤，并由眼科医生缝合，因为缝合不当会导致伤口张力受影响，影响眼睑功能。小的裂伤，如浅表的和宽度少于眼睑宽度 25% 的伤口，可以Ⅱ期愈合。小伤口可选用组织黏合剂，但应注意防止黏合剂进入眼睛。

急诊医生可以对简单的伤口进行处理，采用 6-0 或 7-0 尼龙缝合线或快速吸收缝合线，间断缝合。缝线的两端应该剪短，以避免刺激眼睛。如果伤口位于眼睑边缘，那么最靠近睑缘的缝合线应该被掩埋，或者将近端缝合线的末端留长，并与下一次缝合线打结，可以有效地将它们捆绑在一起并使其远离眼睛。缝合过程中可能出现缝针损伤眼球。避免眼球损伤的一种方法是让第一针缝合线尾端尽量留长一些，将两端轻轻上提，让眼睑与眼球分离开来，另一种方法是使用眼部麻醉药物，然后使用摩根镜片，在缝合时可以保护眼球。

眼睑裂伤是急诊医生遇到的常见问题。处理眼睑裂伤第一步是要评估眼球损伤。涉及眼睑边缘、泪腺管或提上睑肌的复杂撕裂伤应由眼科医生进行缝合，缝合时间可推迟至 36h。简单的伤口可以用小的缝合线间断缝合，同时必须注意，避免医源性眼球损伤。

要点

- 在眼睑裂伤缝合前要记录视力，进行全面的眼科检查。
- 撕裂伤处如有脂肪，表明有眼轮匝肌间隔的穿透。
- 任何涉及眼睑边缘或泪腺系统的裂伤都应由眼科医生进行缝合。
- 如果用荧光素滴入眼内，伤口有荧光素渗出，说明泪腺系统受到侵犯。
- 摩根镜片可用于在缝合时保护眼球，免受医源性眼球损伤。

推荐阅读

[1]　Chang EL, Rubin PA. Management of complex eyelid lacerations. *Int Ophthalmol Clin*. 2002;42:187.

[2]　Nelson CC. Management of eyelid trauma. *Aust N Z J Ophthalmol*. 1991;19:357.

相关链接

http://lacerationrepair.com/special-situations/lacerations-around-the-eye/

第 353 章
耳外伤和撕裂伤
Ear Injuries and Lacerations

Anas Sawas, Eric J. Morley，著

耳外伤通常是由于钝器损伤或哺乳动物咬伤造成的，恰当处理这些损伤，对防止严重并发症至关

重要，而耳朵轮廓、血液供应和软骨结构的不规则使耳外伤难以处理。遗憾的是，缺乏随机对照试验来指导急诊科如何处理这些损伤。

评估耳朵损伤的程度首先要确定耳软骨是否损伤或者暴露。当软骨受累时，损伤分为完全撕脱和不完全撕脱。完全撕脱伤应请整形外科或耳鼻喉科紧急会诊，撕脱组织应尽快重建修复。分离的组织要在冷盐水中清洗，但最好在专科医生指导下进行。对于带蒂的小块组织部分撕脱伤也应请专科会诊。

急诊科是否要做耳外伤的缝合取决于组织缺损的程度、受伤时间以及是否合并其他的损伤。正确的耳外伤和裂伤的缝合需要合适的麻醉。小的裂伤用利多卡因局部浸润麻醉即可，以前的教学要求我们避免此区域局部使用肾上腺素，但是，止血对于修复和预防耳郭血肿非常重要。有证据表明，在修复耳外伤时使用肾上腺素并不导致并发症的发生。大的或复杂的撕裂伤可能需要做耳部局部阻滞麻醉。儿童和不能配合患者可能需要程序镇静后再行伤口处理。

如果耳部的损伤部位是宽蒂且远端毛细血管充盈良好，急诊医生可以考虑做Ⅰ期缝合。应采用可吸收缝线缝合软骨膜及皮下组织。皮肤使用 5-0 或 6-0 非吸收性缝合线（如尼龙或聚丙烯线）。对于担心缝线难以去除的儿童，可使用快速吸收的 5-0 或 6-0 缝合线。缝合过程中应对比健侧耳，以帮助指导患耳的修复。患者在清创缝合后应该接受专科医生的随诊，一旦对缝合的美容效果不满意，可以再次缝合修复。

对于某些特殊患者，如糖尿病患者、免疫功能低下的患者或伤口严重污染的患者，耳部伤口应Ⅱ期缝合。如果周围的耳朵完好可以提供结构支撑，对耳郭的凹陷部分（三角窝和耳舟）的小伤口通过Ⅱ期缝合可以很好地愈合。即使不进行Ⅰ期缝合，伤口也需要彻底清创。此外，伤口结痂应该清除并覆盖抗菌软膏。应该避免软骨暴露，因为覆盖的皮肤可以提供血运。在急诊科没有行伤口缝合的患者应该在 1～2 天内接受耳鼻喉科或整形外科医生的随诊。

耳外伤的主要并发症是感染、耳部血肿和外观不佳。对于糖尿病、免疫功能受损、接受化疗或类固醇激素治疗、人或动物咬伤的患者应该使用抗生素，污染或浸润的伤口也应使用抗生素。耳部血肿通常是耳郭钝挫伤的结果。皮肤附着在软骨膜上，为软骨提供血液，而耳朵独特的解剖结构不允许皮下组织的明显扩张，故血液积聚在软骨膜下的间隙中，影响软骨的血液供应。为防止耳郭血肿的形成，应考虑在伤口闭合后敷料加压包扎，并告诉患者，如果有任何肿胀的迹象应该复诊。耳部血肿应尽快引流，以防止纤维软骨过度生长和耳部畸形的发生。文献中描述了两种血肿引流的方法，小血肿一般可以用针抽吸引流，大血肿则应切开引流，引流后，患者应定期随访至少 1 周，以确保没有复发。1 周以上的血肿应向专科医生求诊。

要点
- 对于完全撕脱伤，应请耳鼻喉或整形外科医生急诊会诊。
- 缝合后，确保所有软骨上都覆盖湿敷料，这些敷料应该每天更换，直到有专科医生随诊。
- 如果耳朵的支撑结构完好，对耳朵凹部的小撕裂伤允许做Ⅱ期缝合。
- 咬伤的伤口推荐使用抗生素，免疫功能低下的患者强烈推荐使用抗生素。
- 所有在急诊科缝合的耳裂伤患者，均应转至耳鼻喉科或整形外科进行随访。

推荐阅读

[1] Brickman K, Adams DZ, Akpunonu P, et al. Acute management of auricular hematoma: A novel approach and retrospective review. *Clin J Sport Med*. 2013;23(4):321–323.

[2] Giles WC, Iverson KC, King JD, et al. Incision and drainage followed by mattress suture repair of auricular hematoma. *Laryngoscope*. 2007;117(12): 2097–2099.

[3] Hafner HM, Rocken M, Breuninger H. Epinephrine-supplemented local anesthetics for ear and nose surgery: Clinical use without complications in more than 10,000 surgical procedures. *J Dtsch Dermatol Ges*. 2005;3(3): 195–199.

[4] Lavasani L, Leventhal D, Constantinides M, et al. Management of acute soft tissue injury to the auricle. *Facial Plast Surg*. 2010;26(6):445–450.

[5] Mudry A, Pirsig W. Auricular hematoma and cauliflower deformation of the ear: From art to medicine. *Otol Neurotol*. 2009;30(1):116–120.

第 354 章
了解哪些伤口需要缝合，哪些伤口不需要
Know Which Wounds to Close…and Which Ones to Leave Open

RaymondBeyda, MarkSilverberg，著

每年有数百万患者因急性伤口去急诊科就诊。对于这些患者，急诊医生必须根据患者情况和伤口因素来决定采用Ⅰ期缝合、延迟缝合，或是Ⅱ期缝合。 此外，还需要考虑患者关心的问题，如肢体功能是否能恢复、忍受疼痛的能力和最后的美容外观效果。对于急诊医生而言，防止功能丧失，减少感染的风险，达到可接受的美容效果是非常重要的。急诊科创面处理的基本原则包括：准确的现病史、评估患者并发症、过敏史和破伤风状况，以及彻底的清创，如清除坏死的组织和异物。

现病史中的一个重要因素是受伤时间。这个时间段称为"黄金时期"，在这之后，感染率显著增加。1898 年，保罗·利奥波德·弗里德里希首次提出描述伤口缝合的 6h "黄金时间"概念，数据来自于豚鼠模型。目前，还没有高质量的数据来说明Ⅰ期缝合的理想时间，超过这一时间，感染风险就会增加。另一个评估伤口感染的因素是受伤部位。锁骨以上的伤口感染的风险一般比肢体伤口低。有糖尿病、免疫抑制、高龄、大伤口以及污染或异物残留会增加感染的风险。所以，清洁的面部伤口通常可以Ⅰ期缝合，即使受伤时间达到 1 天或更长。相反，老年糖尿病患者感染足部的裂伤就不适合Ⅰ期缝合，即使在伤后几小时。

哺乳动物咬伤比非咬伤的伤口有更高的感染风险。伤口大多是狗、猫和人咬伤。伤口的特点随咬伤的类型而异。狗咬伤更有可能是裂伤、撕脱和挤压伤，伴或不伴有骨折，取决于咬伤时产生的撕扯力大小。猫咬伤会有很深的穿透性伤口，可以将传染原带入皮下组织。人的咬伤常涉及手第四或第五

掌指关节并且可能有肌腱受伤。咬伤的部位对发生感染的风险也很重要，高风险的伤口涉及肢体、胯关节或深层组织损伤。人或猫咬伤手或者脚有高的感染风险，应保持开放。而面部咬伤，建议采用Ⅰ期缝合，因为美容的益处往往超过感染的风险。

一般来说，急诊医生应该根据具体情况确定伤口感染的危险因素，感染高风险伤口应考虑延迟缝合。比如人和猫咬伤脸以外的身体其他部位。狗咬伤伤口可以Ⅰ期缝合，但手部伤口和受伤时间较长的情况除外。缝合或不缝合非咬合伤口应从宿主和伤口因素来综合考虑，如受伤后的时间、是否有共患病如糖尿病、免疫功能低下状态、外周血管疾病、年龄增加、伤口污染、异物残留等以及解剖位置和伤口大小，严重污染的伤口及有大量的坏死组织应保持伤口开放。无论Ⅰ期缝合与否，任何伤口都应该彻底清创，以减少感染的风险。与以往一样，应详细告知患者Ⅰ期缝合和延期缝合的风险和益处，做好记录并共同做出决定。由于没有明确的指南，权衡伤口缝合的好处是否大于感染风险是临床决策的关键。

要点
- 病史和体格检查应针对感染的总体风险进行评估。
- 现病史主要包括受伤时间、患者共患病、解剖位置、伤口大小，以及有无异物、严重污染或组织坏死。
- 面部咬伤通常可以Ⅰ期缝合，因为美容的益处远大于感染的风险。
- 所有的伤口都应彻底清创。
- 应详细告知患者伤口缝合的益处和风险，并做好谈话记录。

推荐阅读

[1] Garcia-Gubern CF, Colon-Rolon L, Bond MC. Essential concepts of wound management. *Emerg Med Clin North Am.* 2010;28:951–967.
[2] Nicks BA, Ayello EA, Woo K, et al. Acute wound management: Revisiting the approach to assessment, irrigation, and closure considerations. *Int J Emerg Med.* 2010;3:399–407.
[3] Philipsen TE, Molderez C, Gys T. Cat and dog bites. What to do? Guidel-ines for the treatment of cat and dog bites in humans. *Acta Chir Belg.* 2006; 106(6):692–695.
[4] Quinn JV, Polevoi SK, Kohn MA. Traumatic lacerations: What are the risks for infection and has the 'golden period' of laceration care disappeared? *Emerg Med J.* 2014;31:96–100.
[5] Zehtabchi S, Tan A, Yadav K, et al. The impact of wound age on the infection rate of simple lacerations repaired in the emergency department. *Injury.* 2012;43:1793–1798.

第二十四篇

临床实践和法律问题
Clinical Practice and Legal Issues

第 355 章
如何与会诊医生沟通
Consult Communications: Optimal Communications with Consultants

Hugh F. Hill，著

我们为什么需要会诊，会诊主要内容是什么，我们需要避免哪些错误？

①会诊可以协助诊断；

②提供检查和治疗建议；

③具体的（医疗或者管理）措施协助；

④确保患者及其家属得到信息的完整性和准确性；

⑤协调和分担护理责任。

会诊的流程及主要内容如下：

①联系会诊医生；

②交流沟通患者病情；

③会诊想要协助诊疗的内容；

④针对目前的诊疗统一意见；

⑤会诊记录；

⑥请求会诊者完善会诊。

一、协助诊断

虽然急诊科针对患者的病情请会诊不像门诊或住院时那样频繁。但是，仍需要时不时通过会诊这种方式得到同事的帮助，如这是一种什么样的皮疹？其他可能因忽视导致持续性低血压原因有什么？发送的会诊请求中需要包含比较完整的病神描述，另外，应避免在描述病情时带有个人主观倾向，一旦如此，会诊医生就很难发现我们遗漏的问题。

二、提供检查或者治疗方面的建议

我们经常会询问患者院前的诊疗以及影像学检查。尽管这些交流沟通可能非常简短，但是也会从中受益。与病房医生交流也对我们有所帮助。这并不是废除专业的自主地位，而是为了更好地诊疗。我们可以对目前的诊疗及时做出调整，不再盲目地专断独行，而是听取各方建议，结合自己专业分析做出更好地诊疗。

三、具体的（医疗或管理）措施协助

我们视患者病情，选择合适的专家进行咨询。然而，我们必须承认会诊意见的个体性。良好的人员关系和患者的诊疗依赖于医院各科室间融洽的互动。我们不会毫无缘由请同一专科反复会诊，除非第一次会诊给予的意见极其危险。我们的非急诊同事通常没有电话清单，因为他们会打电话给他们想要的人。如果我们的患者不能从电话清单的会诊者中得到帮助，我们就需要通过医院内部的管理系统进行解决。

四、确保患者及其家属得到信息的完整性和准确性

在一些急诊科室，一些老成世故的患者会自称他们和一些自称专家的人很熟识，即便这些所谓的专家或许都没有通过基本的医护考试。即便你让他们听从医嘱，他们也可能会被所谓的专家说服。同样的，这也是会诊的一种形式，但是要注意会诊的构成要素、具体内容以及最后的反馈。

五、协调和分担护理责任

在患者离开急诊之前，护理人员也可以为患者咨询提供答案，这通常是被忽视的。如试想一下她说："我知道这个患者，他的病是比较不常见的，请将他收入院。"而你没有将他收入院，那么你要应对的"文件工作"也会把你压倒。在急诊科中最容易接到的投诉源于患者下一个接触的人。很多时候也许都没有纠纷，但是有时简单挑一下眉毛也会让患者及其家属想要将你送上法庭。首诊医生之后的医生基本不会对你所做出的诊疗意见指手画脚。

如果你仍认为需要请会诊，直接启动会诊程序。（请书写如下：会诊程序性的步骤要写完整，并突出其必要性。如果会诊者未对此做出应答，你需要坚持要求会诊或者打电话给其他相关的人。拒绝会诊应写明原因。）

六、会诊主要内容

1. 联络　　如果是在工作时间，尊重会诊者的其他工作。如果时间允许，可以请他的同事告知他给你回电话。如果想要请的会诊专家不在医院，可以自己私人打电话给他或者请科室其他人与其联系。与会诊专家联系时，请首先介绍你自己，告诉会诊者你是哪个科室的，并确定对方是你所想咨询的会诊者。可以首先与专家沟通时间："今日晚上我方便与您联系吗？"可以避免挨骂。

2. 交流沟通患者病情　　你所表述的有关患者病情的范围以及内容都会影响到你所咨询的结果。不要在会诊信息中添加不必要的内容，以免影响会诊结果。并解释为什么有些数据并不需要引起重视，

但是要把这些数据列出以供参考。

3. 会诊想要协助诊疗的内容　会诊信息所表达的要求应清晰明了，需要详细地叙述我们想要会诊的需求。

4. 会诊记录　会诊记录书写会诊者的意见。如果会诊者不能马上书写会诊记录，你需要写下会诊者的意见，并取得会诊者认可。(注：我们需要判断及时会诊的必要性。另外，我们在会诊者见患者之前对于两者的沟通交流负有责任。)

5. 请求会诊者完善会诊意见　与任何有序图表一样，如果会诊者在我们的意见之后书写与我们相反的意见，我们同样承担着风险。因此，在某些情况下，我们可以读取会诊的意见后对会诊意见做适当的补充或者修改。

最后，许多人都不赞成"路边"咨询。所以对于没有发送会诊请求的非正式交谈，就不要作为正式的会诊意见进行记录。若要口头咨询的医生承担会诊责任，你和你的急诊同事所要面对的就不仅仅是这一位会诊者带来的麻烦了。另外，如果你想要记录某些意见，考虑称呼他为某某教授。

要点
- 明确为什么要请会诊。
- 告诉会诊者明确的需求。
- 避免在会诊病情描述中个人主观倾向性过强。
- 记录请求会诊的时间以及回应时间。
- 完善会诊意见并记录。

推荐阅读

[1] Guertler AT, Cortazzo JM, Rice MM. Referral and consultation in emergency medicine practice. *Acad Emerg Med.* 1994;1(6):565–571.

[2] Habermas J. *The Theory of Communicative Action*. Boston, MA: Beacon Press, 1981.

[3] Kessler CS, et al. The 5C's of consultation: Training medical students to communicate effectively in the emergency department. *J Emerg Med.* 2015; 49:713–721.

[4] Lee T. Consultation guidelines for primary care providers. *Forum (The* Risk Management Foundation of the Harvard Medical Institutions), 2000:20.

[5] Lee T, Pappius EM, Goldman L. Impact of inter-physician communication on the effectiveness of medical consultations. *Am J Med.* 1983;74(1):106–112.

第 356 章
治疗患者而非疾病，提高患者满意度
Treating the Patient and Not the Disease: Tips for Patient Satisfaction

Dylan Sean Kellogg，**著**

急诊科并不是服务行业。我们救治濒危患者性命。但富有同情心，使得患者满意或许会带来一些无形中的好处，虽然这不是我们的目标。此外，我们需要警惕那些对于治疗药物或者其他诊疗提出不合理要求的患者。

当然，现实情况是绝大多数的人极度渴望生命，并且很多患者并不仅仅是求医问药，他们有更多的超出临床诊断的担忧。我们的报酬通常是和患者的满意度挂钩的。研究表明，患者满意度的提高与诉讼减少相关联。多个医院的急诊科通过提高患者的满意度来增加自己的口碑和总住院日。患者的满意度通常是和医生的诊疗相关的，而不是和急诊医生的随访有关。更加积极的管理者会营造一种积极的工作环境和提高员工的积极性。

5 个因素会影响患者的满意度：诊疗能力、护理的及时性、同理心、病情告知和疼痛管理。所以，针对性地对以上 5 个要素做出改变，将会改善患者的满意度。

医护人员的诊疗能力是影响患者满意度最重要的因素。但是，有些医院常会在这个方面失分，因为一些与患者接触的医护人员为初级医护，在技术方面还不够熟练。医院通过一些培训可以改善这方面问题。

医护人员予以诊疗或者护理的及时性也是最常见的导致患者不满意的原因之一，但由于急诊的特殊性，等待时间长、看病环境拥挤等问题不太可能很快消失。虽然在急诊科总会存在各种各样形式的等候，但是有一些简单的步骤可以提高患者的满意度。患者希望尽快被医生看病，他们等待的时间越长，离开的可能性就越大。合理安排科室流程，减少患者待诊时间可以显著提高患者的满意度，像就诊登记、合理分诊等。可试着把排队等待的时间保持在 30min 以内。患者自我感知的等待时间比实际等待时间更长，因此，缩短感知等待时间也提高了满意度。让患者实际等待时间比预期短，允许患者对科室的安排提出建议，并提供较频繁的护理可以改善患者感知等待时间。

与患者交流不畅也可以降低患者的满意度。首先，着装打扮方面应当是专业的，着装或者行为随意通常会降低患者的好感。着装整洁得体通常很容易提高患者的好感度，至少 1/2 的患者对于穿着干净的白大衣的人具有普遍好感。另外，所有的医护人员都应该佩戴工牌，并向患者及其家属介绍自己，告知你在患者的诊疗中所担任的角色。另外，耐心地倾听患者的诉求也是非常有必要的，为了更好地沟通，急诊科中应配备翻译设备。通过编写脚本预见一些交流中的情况，也可以更好地与患者及其家属沟通。

疼痛是急诊患者最常见的诉求之一，因此提高疼痛管理水平可以改善患者的满意度。制定和设定现实的疼痛管理期望在患者满意度中起着重要的作用。如果可能，允许患者参与有关疼痛管理的决策，并制定相关的措施，允许患者在就诊前由护士对其进行疼痛管理。

急诊医护人员通常会高估自己告知患者病情的程度。在患者就诊期间，及时地沟通病情有助于使患者了解他们的病情进展（并减少感知的等待时间）。考虑建立一个急诊科的录入系统，其中患者可以及时地了解自己医护人员的变动，并且也能帮助患者了解自己的病情变化。在离开医院时，提供明确的指导，并提供随诊等预防措施。提供名片给患者，方便患者电话咨询。多项研究表明，后续随访电话或电子邮件交流可以显著提高患者满意度。

医护人员最终是为了治病救人，这一点在急诊科尤为突出。患者的满意度不应与临床诊疗分开，患者不单单是从专业的临床诊疗中获得疾病的治疗，医护人员的服务也同样有助于为他们营造一个良好的康复环境，有助于疾病的恢复。

要点

- 专业得体的着装：干净的白大衣是个不错的选择。
- 提前列出可能出现的窘境。
- 每次接诊时间控制在 30min 以内。
- 合理安排急诊科的就诊流程。
- 出院后患者的随访（为患者提供电话或者电子邮件咨询）。

推荐阅读

[1] Boudreaux ED, O'Hea EL. Patient satisfaction in the emergency department: A review of the literature and implications for practice. *J Emerg Med.* 2004;26:13–26.

[2] The Disney Institute; Kinni T. *Be Our Guest: Revised and Updated Edition: Perfecting the Art of Customer Service (The Disney Institute Leadership Series).* New York: Disney Editions, 2011.

[3] Patel PB, Vinson DR. Physician e-mail and telephone contact after emergency department visit improves patient satisfaction: A crossover trial. *Ann Emerg Med.* 2013;61(6):631–637.

[4] Welch SJ. Twenty years of patient satisfaction research applied to the emergency department: A qualitative review. *Am J Med Qual.* 2010;25:64–72.

[5] Worthington K. Customer satisfaction in the emergency department. *Emerg Med Clin North Am.* 2004;22:87–102.

第 357 章
患者去世，如何告知家属
Your Patient Has Died, Now Focus on the Family: How to Deliver Bad News to Family Members

Dylan Sean Kellogg，著

现在凌晨 2 点钟，你用了 45min 试图抢救一个中年男人，但没有成功。你首先感谢你的团队，并正准备完善病历等文字工作时，有人说"医生，患者的妻子来了"。

大多数医生在医学院的临床学习中都简单地学习过如何告知家属坏消息。但是这都是在我们还未接触过临床时，更不要说处在急诊科室中了。在实习期间，我们总是对各种临床情况充满期待。但是，事实上，真正应对起来非常困难，而且每个家庭及每个家属面对这种情况的反应也是各不相同的。这通常是在我们刚刚经历了一场"生死搏战"之后要面对的又一难题。

在处理这种比较棘手的问题上，像对待普通患者一样和刚刚失去亲人的家属进行交流，这种做法是不恰当的。

我们在与患者家属进行沟通时应像对待患者一样严谨。两个可以有助于我们与家属沟通的方法如表 357-1 和表 357-2 所示。第一种方法最先研究出来用于肿瘤科室，但目前已成功用于急诊科；第二种方法研究得很少，但是旨在用于急诊科。这两种方法都强调了要为这次谈话做好充分的准备，保证谈话的私密性，确认在场人员适合，了解患者家属知晓程度，在传递信息时体现自己的同理心，并且允许家属提出问题以及随访。

表 357-1　SPIKES

S（条件）	首先患者的亲属均已到位，并保证这是一个私密的谈话
P（感知）	医生应知晓患者家属对患者的病情有怎样的了解，以及对家属的看法有大概的认知
I（接受）	知晓患者家属是否做好接受这个消息的准备
K（知识）	尽量避免使用专业术语，注意告知不好的消息的语言技巧，避免直言不讳
E（情绪）	注意患者家属的情绪反应
S（总结）	总结，帮助患者家属完成后续工作

这里有一些小的技巧。检查你的衣着——确保没有鲜血。留人陪护——医生在家属探视的时候不可能一直陪伴，但没有人在也是不合适的，因此，可以让牧师、社会组织人员或者护士等陪伴家属。核实信息——知道患者的名字，并且知道接下来你要和谁交流。使用专业术语，如死者或者死亡，避免一些不清晰的说法。一些家属通常会想要陪伴在死者身边，这是可以允许的，但不是强制性的。（注：

在一些极少数的情况下，如死者涉及刑事案件或者有些法律程序未完成，家属不能陪伴在死者身边。）提前让家属做好心理准备，为其提供椅子，允许他们触摸或者拥抱死者。允许家属留取患者的头发、衣物、饰品（再次确认死者并未涉及刑事案件中）。如果死者的衣物有损伤，要向家属说明原因。

表 357-2　GRIEV_ING

G（家庭成员）	确保家庭重要成员在场
R（资源）	他人的协助：牧师、护士、家属的亲戚或者朋友
I（说明身份）	信息识别：介绍自己，并且知悉死者姓名，了解家属知晓程度
E（教育）	传递信息：简要地介绍事件的发生以及患者目前的情况
V（验证）	证实：明确患者已经死亡，用死者或者死亡此类明确的说法
_（空间）	给家属留出空间和时间接受这件事
I（询问）	询问家属是否有疑问并予以回答
N（细节与要素）	允许家人和死者告别，询问家人死者遗物归属以及器官捐赠等问题
G（提供）	给家属名片，允许他们在事后咨询

另一种调节方式是在复苏抢救患者时允许患者家属在场。这个提议一直存在争议，有人认为这会对家属造成干扰，同时也会影响复苏的成功率。但是，研究表明家属在场并不会干扰复苏，并且允许家属在场对家属心理上的接受度有积极作用。当然，如果这项提议得以实施，最好有一名工作人员与家属待在一起。

最后，在急诊科，死亡不仅仅对家庭造成影响，医护人员同样承担着巨大压力，特别是在小儿复苏、严重创伤，甚至和死者相识。所以为医护人员提供适当的支持服务是非常重要的，但这方面往往被人忽视。积极主动地为受死亡影响的家庭和工作人员提供适当的治疗是急诊诊疗过程的重要组成部分。我们会有复苏失败的时候，但是我们需要记住的是有更多的患者等着我们去救治。

要点
- 如果情况允许，允许家属留在复苏现场。
- 对于这种不好的消息的通知有系统的流程。
- 使用明确的阐述，避免使用过专业的医学术语或者委婉说法。
- 允许家属与死者进行接触，并接受他们在事后进行咨询（可以留名片给他）。
- 不要忽视复苏后医护人员的情绪问题。

推荐阅读

[1]　Baile WF, Buckman R, Lenzi R, et al. SPIKES—A six-step protocol for delivering bad news: Application to the patient with cancer. *Oncologist.* 2000;5:302–311.

[2] Hobgood C, et al. The educational intervention "GRIEV_ING" improves the death notification skills of residents. *Acad Emerg Med.* 2005;12(4):296–301.

[3] Kazimiera A, et al. Sudden unexpected death in the emergency department: Caring for the survivors. *Can Med Assoc J.* 1993;149(10):1445–1451.

[4] Marrow J. Telling relatives that a family member has died suddenly. *Postgrad Med J.* 1996;72:413–418.

[5] Oczkowski SJ, et al. The offering of family presence during resuscitation: A systematic review and meta-analysis. *J Intensive Care.* 2015;3(41):1–11.

第 358 章
不要害怕和患者及家属沟通生命终末期相关问题
Don't Be Afraid to Discuss End-of-Life Decisions with the Patient and Family

Emily Streyer Carlisle，著

我们见过许多走到生命尽头的患者。我们所受到的教育以及在健康系统中所扮演的角色决定了使患者恢复健康是我们的终极目标。然而，总有一些事是人力所不能及的，特别是急诊科的特殊性造成了来这里就诊的患者或是本身病情危重或是受到极大的创伤，可能无法使其恢复健康。对于这些及早开启患者临终关怀的沟通可以帮助其分担痛苦，减少不必要的治疗，并有助于此后做出一些决定，以及减少医疗资源浪费。

文献一致认为，早期启动关于临终关怀相关问题的讨论更好，特别是对于那些疾病晚期的患者。理想的情况是，初级的医护人员早期开启临终计划，并让临终患者安排自己最后的时间。姑息治疗已经被证实可以降低急诊的就诊率、住院率以及晚期患者最后几个月不必要的治疗。另外，在一些病例中，患者的症状得到了更好的控制甚至延长了生命。

然而，在某些情况下，病情并不给医生以及家属留时间讨论，因为有时病情的变化是不可预料，也是突如其来的。作为一名急诊科医生，我们经常可以遇到有些患者突然病情加重。在急诊科，向家属传递不好的消息是非常具有挑战性的。我们通常没有和患者或家属提前沟通。急诊科的环境通常是混乱、嘈杂、令人焦虑的。由于患者病情紧急，通常要求急诊患者在短时间内接收到大量繁杂的，甚至比较专业性的信息后做出高风险的决定。尽管如此，有些急诊患者仍很难接受。此外，与急诊医生之间的交谈，或许是患者可以自己直接做决定的最后一次机会。

关于临终关怀的探讨，与所有的临床决策一样，需要临床医生向家属解释这种选择的目的意义并进行正确的引导。第一步是确定患者及其家属理解患者的病情。因为有些家属或者患者并不能够接受患者处于疾病的晚期或者临近死亡的状态。向家属说明患者的病情变化，如"患者的肺损伤已经有一段时间了，现在变得更严重了，你们之前是否讨论过如果她不能利用自己的肺呼吸了，她的选择是什

么"。请上级医师对于患者的生命维持治疗做出指示。在此基础上，对急诊患者后续治疗的选择进行相关的探讨，如一些强有力的方法或许可以延长患者生命，但是过程可能比较痛苦，另外也会带来一些并发症；同时，一些治疗措施可能比较缓和，但是却难以应对一些危急情况。家属可能需要医生提供专业的咨询和说明以帮助他们对一些治疗措施进行理解，避免由于不懂医学术语而造成相反的结果。

作为急诊医生，我们通常在几秒钟内做出生死决定，但是对于患者和家庭来说，这些决定可能需要时间。做出采取姑息治疗的决定，尤其是当病情的变化出乎意料时，可能需要几小时到几天的多次交谈。患者和家庭可能需要时间进行调整，以及外地亲属的到来，或与其他医生或专家的讨论。即使没有做出决定，急诊科的第一次讨论也可以促进以后住院时与医师团队的讨论，并允许过渡到更温和、更及时的姑息治疗。如果时间允许（如不需要立即插管），可以先搁置，以便留出时间和空间。在这个时候，如果可能的话，打电话给姑息护理小组。当急救护士和急救人员通常没有多少空闲时间时，这个小组的成员可以为家庭提供答案和支持。

家属通常做有关姑息治疗的决定始于急诊科。视病情变化而定，家属或许需要几分钟到几小时甚至几天的时间来做出有关患者后续治疗的决定。除非是可以预见的死亡（低氧合、心率缓慢等），允许患者体面地进行生命最终的安排。如果患者想要在医院度过自己最后的时光，应努力为其创造一个安静、私密的环境。注意保持病房环境适宜，空气新鲜，减少患者痛苦，尽可能使患者更为舒适。

要点
- 视情况进行有关临终关怀的讨论。
- 为患者及其家属准备有关临终关怀的信息，特别是在病情变化大多无法预料的急诊科室。
- 如果可行，为患者安排姑息治疗护理小组。
- 如果情况允许，让患者及其家属处在一个比较安静的环境中。
- 记住，在急诊的初步交流有助于患者及其家属做后续的决定，即便这些决定并不是在急诊科做出的。

推荐阅读

[1] Lamba S, Nagurka R, Walther S, et al. Emergency-department-initiated palliative care consults: A descriptive analysis. *J Palliat Med.* 2012;15:633–636.

[2] Limehouse WE, Feeser VR, Bookman KJ, et al. A model for emergency department end-of-life communications after acute devastating events—Part I: Decision-making capacity, surrogates, and advance directives. *Acad Emerg Med.* 2012;19:1068–1072.

[3] Limehouse WE, Feeser VR, Bookman KJ, et al. A model for emergency department end-of-life communications after acute devastating events—Part II: Moving from resuscitative to end-of-life or palliative treatment. *Acad Emerg Med.* 2012;19:1300–1308.

[4] Müller-Engelmann M, Keller H, Donner-Banzhoff N, et al. Shared decision making in medicine: The influence of situational treatment factors. *Patient Educ Couns.* 2011;82:240–246.

[5] Zakhour M, LaBrant L, Rimel BJ, et al. Too much, too late: Aggressive measures and the timing of end of life care

discussions in women with gynecologic malignancies. *Gynecol Oncol.* 2015;138:383–387.

第 359 章
越来越拥挤的急诊
Too Many at One Time? Emergency Department Overcrowding

Ryan Brooks, Arjun Chanmugam，著

全国各地的急诊科室目前都面临着同样的问题——对急诊资源需求量的增加、住院床位紧张，这就造成了急诊患者越来越多，急诊科越来越拥挤。近 10 多年来，急诊患者呈稳步上升的趋势，造成急诊越来越拥挤。急诊患者增多带来了一系列负面影响，如住院时间延长、发病率增加、不良事件以及本可预防的错误增加、延迟治疗、等待时间延长。急诊的拥挤不仅对患者的就诊体验产生负面影响，同样的也影响医护人员及医院其他职工的情绪。（图 359-1）

急诊拥挤带来的弊端

急诊拥挤所带来的问题可以通过一系列的措施来解决。但是每一项措施实行的程度取决于医疗系统领导决策。急诊本身并不是造成急诊科拥挤的主要原因，相反，急诊因素所占比重事实上相对较少。

近来，一些媒体报道急诊科过度拥挤的主要原因是急诊患者在急诊科滞留时间过长，不能及时住院。由于院内床位有限，急诊科患者不能及时地转到适当的科室中去，医院效率低下而导致这个问题变得更加复杂。各级领导需要认识到，在解决这个问题时，需要协调住院病房、门诊、辅助服务，甚至卫生系统内的其他医院。

重视急诊科流程运行的 2 个决定性因素或许会有所帮助。第一个决定性因素是影响急诊科本身的变量。急诊科本身的优化运行包括减少不必要的等待、提高接诊效率，并减少卧床患者的滞留时间。床位的周转率对医生评估患者病情有着明显的影响。因此，提高床位的周转率可以有效地控制院内患者人数，减轻急诊负担。第二个决定性因素是急诊外部因素，包括急诊科患者转移到其他科室的转出率、专业会诊时间、门诊的有效利用、社会辅助服务。门诊转诊服务，包括初级和特殊护理诊所的建立，可能对患者的急诊滞留时间产生重大影响。如果临床其他科室或者门诊不能够提供比较好的转诊服务，就会造成急诊患者在急诊滞留时间延长，进而造成急诊更加拥挤。

不幸的是，许多急诊科要解决的拥挤问题并不被医院其他科室重视。急诊科内部进行协调成为解决科室拥挤的唯一途径。如果能够有效地协调整合急诊科与其他的部门科室，将会使急诊问题得到有

效的解决。以前的策略是允许急诊科尝试独立于医院解决问题，但是这种策略只处理基于医院的医疗保健体系中的基本元素，而忽视了其他的医疗服务，因此，只会导致急诊就诊患者等待时间延长、状况不稳定和非优化护理。

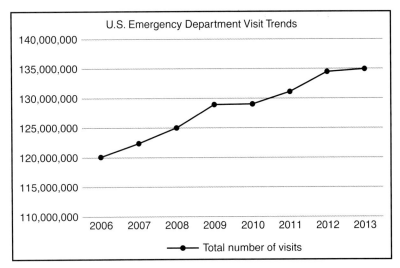

▲ 图 359-1　急诊就诊患者逐年增加

无论你的领导决定采取什么样的战略或策略，最重要的是要记住，没有多学科的介入，这个问题就不会得到解决。很少有急诊科可以在不利用其他科室部门的情况下，解决过度拥挤。急诊科的长期规划必须包括为不断增加的紧急事件和紧急护理做充分准备。

要点

- 在过去的 10 多年里，急诊就诊患者的增加以及住院床位紧张使得急诊拥挤问题逐渐加重。
- 造成急诊拥挤的一个主要因素是急诊就诊患者不能及时住院，导致其在急诊等待滞留时间过长。
- 另一个造成急诊拥挤的因素是医院运作以及其他医疗服务设施的管理规划不完善。
- 解决急诊拥挤问题不能脱离医院体系。
- 大多数急诊科缺乏必要的资源来解决与急诊过度拥挤相关的问题，过度拥挤常常更多地反映医院运作管理，而不单单是急诊科的管理运行。

推荐阅读

[1] Agency for Healthcare Research and Quality (Information on ED visits from the HCUP Nationwide Emergency Department Sample [NEDS] (http://hcupnet.ahrq.gov/)).

[2] Coil CJ, Flood JD, Belyeu BM, et al. The effect of emergency department boarding on order completion. *Ann Emerg Med.* 2016;67(6):730–736.e2. doi:10.1016/j.annemergmed.2015.09.018.

[3] Kayden S, Anderson PD, Freitas R, et al. *Emergency Department Leadership and Management: Best Principles and Practice.* n.d.

[4] Kelen G, Peterson S, Pronovost P. In the name of patient safety, let's burden the emergency department more. *Ann Emerg Med.* 2016;67(6):737–740. doi:10.1016/j.annemergmed.2015.11.031.

第 360 章
出院记录保持清晰、简洁、完整
Discharge Documentation: Keep It Clear, Concise, Yet Complete

David Rose，著

每个急诊患者最终都要转诊到其他科室或者从急诊出院。住院患者在医院中可以得到比较完善的照顾，但是出院后患者的医嘱只有出院记录那几张纸。

出院记录对患者出院后的病情管理起到非常重要的影响，并可以改变疾病的演变过程。出院记录不仅可以为出院患者提供治疗性的意见，同时也作为医学法律文件用于各种相关案件。

避免出院记录书写中常见的错误

出院记录必要组成如图表 360-1 所示 [1]。

表 360-1　出院记录必要组成元素

临床诊断	给出诊断，但是当不确定时不要给出诊断（如不可以用反流性食管炎代替不明原因的胸痛）
随诊	总的来说，患者需要知道如果情况恶化或者没有好转，他们应该随诊，并且应该有一个预期的时间。给出一些具体的建议会有所帮助。如使用抗生素治疗的蜂窝织炎患者，如果患者红斑扩大或出现发热，应该返回医院。给出患者非明确性的建议，会促使患者出现异常时及时返回医院。但是对于慢性腹痛的患者，如果告诉他一旦发生腹痛就返回医院则会给他们造成困扰
医嘱 / 处方	告诉患者每一种处方药物所针对的病症及用法、用量，并告知患者最常见和严重的不良反应。如对于疼痛患者，在使用非处方性药物无效时，可以每隔 4 ～ 6min 口服羟考酮 1 片。
信息追踪	信息追踪包括人物、时间、地点和原因。如请在 2 ～ 3 天后同你的初级保健医生一起到摩西圣殿街 5 号进行高血压信息的追踪
出院后医嘱	出院后医嘱如伤口的护理、夹板、护具的固定、维护等
实验室检查 和 影像学检查	在患者出院时，把他的实验室检查和影像学检查结果的复印件交给他，以便于患者下次就诊时医生对于病情的诊断。随着高级影像学检查越来越普遍，患者潜在的健康问题更容易被发现，但是这需要更加全面的检查，甚至有些检查需要患者出院后完成。因此，在患者出院时要把这些影像学检查结果交代清楚，并告知具体的随诊时间，将会对患者的健康产生重大影响。应书写记录在患者出院时告知的所有医嘱
职业	了解患者的职业有助于加强医患联系，并可以及时告知患者何时可以恢复正常工作。谨记有些患者的病情可能导致其职业受到限制

引自 Taylor DM，Cameron PA. Discharge instructions for emergency department patients: What should we provide? *J Accid Emerg Med.* 2000; 17:86–90.

1. 使用模板和量表

对一些常见问题进行简要总结有助于提高办理出院的效率。通常每个医院的公共医疗系统或者急诊科医疗系统中都会有这些模板。

2. 出院医嘱个体化

患者对于那些针对患者个人的出院医嘱，依从性更大。与患者面对面交代并强调某些出院医嘱有助于患者的理解。当然，这些嘱托通常是用于患者出院后的院外后续恢复治疗。

3. 简化出院医嘱

在书写出院医嘱时，"少即多"。医嘱越短、越简单，患者的依从性越好。此外，急诊患者的文化水平从三年级到十年级不等。清晰、简单的语言在与患者进行口头和书面交流时很重要。

4. 确保患者理解出院医嘱

急诊患者常常不能明白他们的出院医嘱[2]。Engel 指出大约有 80% 的患者不能理解医生给出的院外治疗以及随诊[3]。Horwitz 等人发现，很多老年人认为自己已经明白医生给出的出院医嘱，但是通常这些人不能准确记起他们的随诊时间[4]。因此，对于患者院外的治疗，复述或者出院后追踪随访可以帮助患者理解出院医嘱，可以提高患者对医嘱的依从性，改善患者预后[5]。应在纸质文书上把相关的院外治疗进行描述，提高出院医嘱的执行力。

下一次在写出院记录时，设想一下如果来这里就诊的急诊患者拿的是一份像你写的出院记录一样糟糕的几页纸，上面几乎没有什么有用的信息，又当作何感想？如同给你的家人写出院记录，如同你是患者的下一个接诊医生，如同要用于法庭作证一样书写患者的出院记录。

要点
- 出院记录要包含所有的必要因素。
- 模板和量表有助于提高工作效率和出院的完备程度。
- 出院医嘱个体化，并尽量使用简单、浅显的语言。
- 确定患者理解所有的出院医嘱。

参考文献

[1] Taylor DM, Cameron PA. Discharge instructions for emergency department patients: What should we provide? *J Accid Emerg Med.* 2000;17:86–90.

[2] McCarthy DM, Engel KG, Buckley BA, et al. Emergency department discharge instructions: Lessons learned through developing new patient education materials. *Emerg Med Int.* 2012;306859:7.

[3] Engel KG. Patient understanding of emergency department discharge instructions: Where are knowledge deficits greatest? *Acad Emerg Med.* 2012;19(9):E1035–E1044.

[4] Horwitz LI, et al. Quality of discharge practices and patient understanding at an academic medical center. *JAMA Intern Med.* 2013;173(18):1715.

[5] Schillinger D, et al. Closing the loop: Physician communication with diabetic patients who have low health literacy. *Arch Intern Med.* 2003;163(1):83.

第 361 章
住院医师和高级医师监督制度
Resident and Advanced Practice Provider Supervision

Patricia Petrella Nouhan, Robert B. Takla，著

　　较为理想的急诊科是在主治医生的监管和住院医师的单独诊治中存在一种平衡，这也同样适用于高级职称的医务人员（高级医师、医师助理以及高级专科护士）。在急诊科设立高级医师是很常见的，但是这或许也与住院医师有限的工作时间和人员有限相关。除此之外，急诊住院医师培训需要制订计划，以便于管理部门的监管和保障患者的就医安全。农村急诊科或许很难吸引合格的医师来工作，或许只能依靠高级医师的工作人员来填补空缺。住院医师和高级医师监督制度的力度如何，在此过程中我们不可忽略的问题是什么？

　　急诊住院医师培训关于医师大学毕业后的培训时间从 1 年、2 年到 3、4、5 年不等。美国毕业后医学教育认可委员会（ACGME）要求毕业后 1 年的急诊科住院医师需要接受面对面的监督，或者间接地随时监督。急诊住院医师在通过他们的急诊科培训时，会经手大量的患者并且会受到上级医师以及管理部门的监督。他们会在不断地升级过程中见到各式各样的患者，直到他们通过自己对患者进行评估和诊治的考试。除了住院医师等级考评之外，高级的操作（如气管插管、胸腔置管、胸腔镜等）也要求在高级医师的监督下可以完成。ACGME 规定的住院医师达标标准指出住院医师监管可以根据当地居民水平、住院医师的能力、对患者安全性的考虑、照顾患者等几方面进行灵活变动。在指导住院医师进行患者安全性的考虑以及指导他们的学生成为未来的指导者时，上级医师以及考核部门必须将上述因素考虑在内。

　　高级医师职称考核并不同于住院医师，他们每年的考核专注于急诊科这一个专科方面。除此之外，自治州或者国家法律表明了高级医师考核中的多变性。由于受到高级住院医师程序的限制，医师或许会被迫选择小的急诊科室。相反，他们可以获得知识、专业技巧、工作经验。由于这种多变性，高级医师的考核很大程度上是由高级医师本身所限定的。有急诊科从业经验的护士要成为高级护师比刚从学校出来的年轻学生要容易得多。

　　对于高级医师的监督：①制定需要急诊医师诊疗的标准。②与主治医师的接触应该在图表中记录下来。如重复访问或高敏锐度患者可能建议由急诊医生评估患者，而不仅仅是通过高级医师和急诊医生之间的电话进行讨论。这些指导方针应当事先制定并达成一致，并根据国家法律、医院规章制度和部门规章制度进行修改。乡村急诊医师可能只有高级医师，现场没有任何急诊医生；在城市教学医院急诊环境中，高级医师的实践范围和自主性可能比住院医师更高。

　　对于实现最佳的患者护理、提高效率，以及改善居民健康和完善高级医师的持续教育和技能发展

来说，至关重要的是开诚布公交流和反馈。如果居民对医师对于患者的护理有任何的不满，他们需要毫不犹豫地请求帮助和监督。

要点
- 有关急诊住院医师的单独诊治和高级医师的上级监管中应当存在一种平衡。
- 根据 ACGME 标准，毕业后第 1 年的住院医师需要急诊上级部门的直接监督。
- 合格的住院医师监督管理过程中，在重症患者的评估方面允许更多的灵活性，但是在对患者进行操作时仍需要面对面的监督。
- 农村急诊需要高级医师主要是由于缺少合格的急诊医生。
- 合格的医生和住院医师以及高级医师之间需要更加开诚布公地交流，以促进患者就医安全和监管。

推荐阅读

[1] Accreditation Council for Graduate Medical Education. *ACGME Common Program Requirements*. Revised September 28, 2014, effective July 1, 2015.

[2] Blum AB, Shea S, et al. *Implementing the 2009 Institute of Medicine Recommendations on Resident Physician Work Hours, Supervision, and Safety*. Available at: http://www.ncbi.nlm.nih.gov. 2011.

[3] Hooker RS, Klocko DJ, Larkin GL. Physician assistants in emergency medicine: The impact of their role. *Acad Emerg Med*. 2011;18(1):72–77.

[4] Sawyer BT, Ginde AA. Scope of practice and autonomy of physician assistants in rural versus urban emergency departments. *Acad Emerg Med*. 2014;21(5):520–525.

第 362 章
如何应对急诊过度拥挤
What to Do with So Many? Strategies for Reducing Emergency Department Overcrowding

Ryan Brooks, Arjun Chanmugam，著

提前预知急诊的过度拥挤是管理者可以采纳的最有效和经济的措施之一。历史性数据可为估计急诊患者高峰时段提供思路。根据一周内高峰日或者一天中的高峰时段可以对就诊流程做相应调整以应对患者的需求。首先，就诊流程是急诊科的基本构成元素。其次，要关注的是患者的住院率以及就诊

时间。 理想的情况就是高峰就诊率正好和最低的床位占用率相匹配。

下面就用一个表格来记录何时为急诊就诊高峰（见图 362-1）。利用表格中的数据，护士长就可以调整人员配置。同时，下面的数据同样表明何时有住院床位，何时床位最为紧张。随着急诊患者的增加，如何将其从急诊室中转到其他科室或出院成为减轻急诊负担的关键。当医院有床位时，让患者在急诊中等待时间过长会加重急症拥挤，影响患者的就诊体验，并且会影响患者的生命安全。当急诊患者被迫在急诊室中等待适合的重症监护病房时，会增加患者的发病率和死亡率。不幸的是，这种现象通常会被忽略。

Average ED Census‑Jul‑Nov FY16 Adult Patients Only							
Arrival Hour	Sun	Mon	Tue	Wed	Thu	Fri	Sat
mdnt–1a	42.1	41.4	48.3	43.0	38.2	46.9	39.0
1a–2a	40.1	43.3	39.9	37.3	35.1	43.0	31.3
2a–3a	39.3	36.1	33.8	31.8	36.9	40.6	34.3
3a–4a	41.7	35.4	30.3	28.9	33.8	35.6	32.3
4a–5a	33.6	30.8	25.0	30.0	35.1	32.7	31.6
5a–6a	30.3	25.6	27.0	28.1	34.7	24.2	31.5
6a–7a	31.8	28.1	25.2	22.2	23.9	24.2	24.9
7a–8a	28.3	27.1	25.3	24.4	23.6	22.3	25.3
8a–9a	24.9	23.6	26.2	29.3	26.5	24.6	26.9
9a–10a	23.5	31.1	27.2	31.9	29.6	25.3	26.4
10a–11a	29.7	39.8	34.9	39.1	34.1	30.8	30.3
11a–noon	32.9	47.9	41.8	43.4	41.0	38.4	29.1
noon–1p	36.1	54.1	45.5	50.5	46.3	41.4	36.0
1p–2p	35.4	59.6	48.2	55.7	50.9	44.5	38.9
2p–3p	39.9	62.0	50.7	56.4	49.8	46.3	42.0
3p–4p	35.6	62.5	51.8	58.2	52.8	48.0	44.1
4p–5p	41.2	65.1	56.9	57.6	58.1	53.1	48.9
5p–6p	37.7	68.0	58.6	54.6	56.6	53.4	43.3
6p–7p	41.2	64.2	62.5	55.8	56.3	52.9	40.2
7p–8p	43.4	60.8	52.6	53.5	55.9	42.3	40.3
8p–9p	47.1	56.4	57.8	56.9	48.8	44.2	40.6
9p–10p	48.7	58.6	58.0	55.1	52.8	49.7	34.9
10p–11p	48.9	52.2	56.3	50.9	50.2	45.4	41.1
11p–mdnt	40.0	49.0	45.1	42.1	52.4	43.8	42.3

▲ 图 362-1　急诊就诊高峰时段

应分析历史急诊患者人口数据，以调整人员配备与服务需求。在可能的情况下，当急诊就诊人数达到高峰时，提高住院容量可提高患者就诊效率和患者安全性。

当急诊过度拥挤未成为问题时并不能引起医院层面上的重视。上级层面的有效规划必须制定出来以解决急诊过度拥挤问题。何时开始规划由每个医院来设定。最常见的规划评估是容量评估，包括急诊就诊人数、急诊患者滞留率（等待住院床位但是滞留在急诊）和时间依赖的衡量指标，如患者到达急诊至进入诊室的等待时间以及患者得到安置的时间。当急诊就诊患者超过床位数的40%或者当就诊时间超过90min时，就需要采取一些措施来减轻急诊科的拥挤问题了。

　　导致过度拥挤的最常见的因素之一是缺乏可用的住院床位。当天早些时候为住院患者办理出院，医院可能够更好地满足对住院病床的需求。为了鼓励这种行为，许多医院为每个科室实施每日固定出院率。如某个科室早上至少要办理2个患者出院。通过这样做，急诊科就有了住院床位，减少了患者在急诊的滞留时间，并最终为急诊科的就诊患者创造了空间。为了实现这一目标，一个专门的出院小组可以帮助制定安全、适当的出院制度，确保患者可以安全地出院。一些机构正在开发一个新的专科诊所，收治最近出院的患者，然后将诊疗过渡到更传统的纵向护理。发展这样的转诊诊所有两项功能：①确保住院患者有适当的出院护理计划，以便有效地转诊到门诊，从而缩短住院时间；②为急诊患者提供门诊随访的选择，包括跨学科过渡诊所。

　　出院患者休息室通常是为了便于住院患者在当天早些时候出院。这些休息室可以供那些本来准备回家，但由于交通或其他小问题而无法及时回家的患者使用。允许这些类型的患者留在休息室，而不是待在病房中，这样就可以为急诊患者提供更多的床位，是减少急诊拥挤的关键。但是，之所以没有建立出院患者休息室，是担心会对患者的满意度产生影响。然而，很少有研究能够证明精心建造的专用出院休息室配备了适当的服务，会对患者的体验造成不利影响。可悲的是，许多医院忽视了这项设施的益处，没有把重点放在如何更好地利用住院病床上，特别是那些医疗干预已经完成，而且只等待出院的患者。

　　强制安排患者出院完全不可行，那么另一种策略是创建多学科（包括临床和非临床）的综合规划。每天早晨各个科室的护士长及管理者开碰头会，以确定哪里最需要床位。从目前对每个科室的住院患者人数进行统计开始，确定白天预计会有多少患者（根据估计的历史数据以及急诊室目前的情况），医院可以容易地确定在哪里最需要床位。这类会议不应只关注信息共享，这仅仅是第一步。为解决床位问题制订一个明确的每日行动计划，这件事至关重要，但往往没有做到。

　　如一个科室有30个床位、28名住院患者和4名预期住院患者，为了满足急诊科的需要，需要2名患者出院。具有完备的出院流程和人员安排是实现顺利出院的必要因素。能够知晓各个科室的高需求运转的运输团队可以被优先考虑。药剂师团队可以开始为这些患者提供服药计划。使用这一策略成功的关键是尽可能多地消除障碍。

　　这种实时调整需求和供应的策略在医院层面上非常成功。然而，这种战略也可以在卫生系统层面上采取和应用（特别是当卫生系统内的医院彼此靠近时）。如果同一卫生系统内的两家医院为同一地区服务，则应实时了解每家医院的可用能力和需求。许多人认为医院的理想入住率是85%。当医院容量达到85%时，将患者安置在合适的单位，将患者转移到适当的单位变得越来越困难。

　　当其中一家医院超过理想入住率（85%）时，邻近的医联体机构应考虑将急诊等待住院的患者转移到另一家医院。比起通过更早地出院来创造住院能力，建立一个转移患者的附加步骤要克服的障碍要小得多。患者的满意度是一个问题，可以让患者进行选择，在得到同意后予以转院。一辆小型救护车可以把他们送进病床，这比他们选择待在医院等待床位的时间要快得多。很多时候，患者甚至会感激为他们提供的选择——不管患者做出什么决定，都会获得更高的患者满意度/体验评分。

　　解决急诊过度拥挤的另一个选择是将其转移到普通门诊。通常，那些试图减少急诊过度拥挤的组织同时试图增加到门诊的就诊率。门诊部是许多急诊患者的一个巨大的资源，他们中的许多人可以在门诊中得到诊治。这一策略成功的关键是，在急诊科就诊期间尽早确定哪些患者适合门诊就诊。同样重要的是，确保有适当的途径和手段来促进患者与这些诊所的接触。

在医学检查筛查疾病之后，如果确定患者不存在紧急情况，则可以向患者提供门诊预约，根据患者的病情及个人偏好，预约通当天至 2 周内的门诊号。通过评估，一旦患者被告知他们可以安全地等待后续的门诊治疗，他们通常喜欢有一个符合他们日程和喜好的预约就诊。

记住，急诊的就诊通常是没有计划的，但一般都是紧急的。只要有可能，为患者提供更好的帮助，也有助于减少过度拥挤。

急诊过度拥挤是一个全国性的问题，许多人预测急诊就诊人数只会继续上升。在医院和医联体内部署针对性政策可以极大地改善急诊拥挤、员工状态、患者安全和患者体验。

要点
- 新的规划，如追踪记录历史患者就诊人数和急诊滞留时间以预测急诊当天的就诊人数，是管理潜在急诊过度拥挤情况的有价值的策略。
- 容量度量，包括急诊普查和急诊滞留率（等待住院病床但留在急诊中的患者数量）和基于时间的度量，如急诊医师评估患者需要多长时间，或者患者在急诊中得到安置需要多长时间。
- 其他策略，包括转入其他医院，鼓励更有效的住院患者出院机制，以及更有效地利用门诊，是提高医院能力的一些策略。

推荐阅读

[1] Hernandez N, John D, Mitchell J. A reimagined discharge lounge as a way to an efficient discharge process. *BMJ Qual Improv Rep.* 2014;3(1):u204930–w2080.

[2] Kelen G, Peterson S, Pronovost P. In the name of patient safety, let's burden the emergency department more. *Ann Emerg Med.* 2016;67(6):737–740. doi:10.1016/j.annemergmed.2015.11.031.

[3] Patel P, Combs M, Vinson D. Reduction of admit wait times: the effect of a leadership-based program. *Acad Emerg Med.* 2014;21:266–273.

第363章
收到律师函时怎么办
What to Do When the Registered Letter Arrives

Kevin M. Klauer，著

对未知的恐惧通常是医生接到起诉通知时的最初反应。关于医疗事故，医生往往像鸵鸟一样把头埋在沙子里。人们对法律程序的厌恶程度如此之高，以至于许多医生宁愿完全逃避索赔流程，也不愿通过了解法律流程来为自己做准备。这是一个不明智的选择。你不知道的东西肯定会伤害你。最好的办法是做好准备。遗憾的是，常识的角度来理解法律制度的复杂性并不够好，因为这个过程并不总是符合逻辑。许多医生会被起诉，理解和采用本章概述的策略有助于更好地应对挑战和压力。

索赔的最初通知通常是一封挂号信，通常会以诉讼通知书或要求函的形式发出。此类通知应概述当事人、索赔要求和指控要点，如果有和解要求，则包括损害赔偿金摘要和拟议的货币和解金额。然而，你的第一个通知可能是索赔和诉讼，继而法院立案。

在接收到起诉、催告或通知为被告的诉讼通知时，有3个不同的方面需要关注：及时响应、特权沟通、你的健康。

尽管各州在民事诉讼和裁定过失侵权指控方面的规则和方法各不相同，但仍有广泛适用且有用的指导原则。对通知的答复应及时。要明白，如果被告收到诉讼通知而没有及时回应，可能会导致原告的简易判决。有太多医生把通知书放在书桌的抽屉里，把自己的头埋在沙子里的可怕故事。当医生被告应立即通知其主管、保险公司和风险/索赔管理部门。在接到通知后，这些部门应开始准备案件档案、制定应对策略和适当的法律回应。在没有法律建议的情况下，以个人的名义做出回应绝对是不合适的。在没有与辩护律师协商的情况下，请不要联系原告（你以前的患者）。

当事者通常会与同事讨论案件的细节，以获得支持，并验证其能力。但这可能存在风险。在证词中提出的第一个问题是，你是否与其他人讨论过此案，如果是，与谁讨论过，通常没有权力与同事讨论。尽管某些对话可能属于特定州的同行审查保护范围，但这种保护是可变的，而且权益的范围常常被大大高估。对权益的最大保护是律师-客户权益。然而，这种权益所提供的保护经常被误解。简而言之，这些通信受到特权的保护，不能被律师泄露，也不能被发现。然而，受到保护的通信只是法律代表的延伸。因此，与你的家族朋友律师交谈是没有特权的，除非他们是你的代理人。在电子邮件标题行中简单地输入"代理-客户特权"并不一定能提供保护。如当您在该电子邮件中复制了不受该保护的其他人时，可能会发生特权放弃。

配偶的特权和神职人员的忏悔（如由法院决定的真诚神职人员）的特权确实提供了强大的保护和机会来安全地讨论你的案件。同样，如果这些当事人与其他不受特权约束的人交谈或无意中听到了信息披露，这些通信可能会被无意中放弃。

对原告律师来说，医疗事故只是日常事务。然而，对于医生和其他医疗提供者来说，这是私人的，这可能会导致巨大的压力和心理健康问题。重要的是要认识到，这个过程是在真理和正义的外衣下伪装的。然而，律师的职责是收集和了解案件的事实，并尽其所能支持委托人的立场。他们的目标不包括在事情中找到绝对真理的必要性。

医生自杀比一般人群高得多，男性高出 40%，女性高出 130%，医疗事故、诉讼是最常见的诱因之一。诉讼压力支持至关重要。诉讼本身不是问题，问题在于其造成的压力程度及其对单个被告的影响。应通过精神卫生专业人员、法律顾问、配偶和神职人员寻求支持，这种支持应持续进行。等到出现抑郁、药物滥用、药物依赖或其他形式的心理失代偿的明显迹象时再寻求支持，只会导致治疗延迟，甚至可能导致自杀。尽管医生们被教导要坚强和独立工作，但我们不应该期望任何人独自面对这种未知的、不友好情况。

要点

- 一定要在收到通知后立即向适当的人报告通知。
- 尽早确立辩护律师，以确保他的代理权保护您的权利并理解您，为您提供保护。
- 向与您有特权通信的人保密。
- 不要让一个案件改变你对其他成千上万事情的态度。糟糕的结果并不总是由糟糕的护理造成的。
- 寻求诉讼压力支持不是软弱的表现。

推荐阅读

[1] Bal BS. An introduction to medical malpractice in the United States. *Clin Orthop Relat Res.*2009;467(2):339–347. doi:10.1007/s11999-008-0636-2.

[2] Carrier ER, Reschovsky JD, Mello MM, et al. Physicians' fears of malpractice lawsuits are not assuaged by tort reforms. *Health Aff.* 2010;29: 91585–91592. doi:10.1377/hlthaff.2010.0135.

[3] Kessler DP. Evaluating the medical malpractice system and options for reform. *J Econ Perspect.*2011;25(2):93–110.

[4] Struve CT. Malpractice crisis: Improving the medical malpractice litigation process. *Health Aff.* 2004;23:433–441. doi:10.1377/hlthaff.23.4.33.

[5] Weinstock MB, Klauer KM, Henry GL. *Bouncebacks! Medical.* Columbus, OH: Anadem Publishing,2007.

第364章
你的证词
Your Deposition

Kevin M. Klauer，著

我们所不理解的，不仅会引发焦虑，还会导致意外的"法律"自我完善。证词就是一个很好的例子。布莱克的《法律词典》对证词的定义是："A证人出庭作证，该证词被简化为书面形式，以供日后在法庭上使用或取证"。这个定义中明显缺少的是"当医生在法庭上"。这可能是医生对法律程序最大也是最危险的误解。

提起诉讼后，你的证词将被安排在医疗法律案件的早期。取证是发现阶段的基石。许多决定将基于你的证词表现，甚至可能包括驳回针对你的索赔要求。当然，原告的律师也会做足了功课，驳回的可能性不大，因为证词的目的不是"发现事实"，而是要找到事实来支持指控的具体论点和理论。

一般来说，证词有几个目标：测试现有的理论/指控、确定新的理论、评估你、设置陷阱。

在考虑起诉案件之前，原告的律师会聘请专家对案件进行审查，并就护理是否低于护理标准、护理的哪些方面不合格以及哪些方面是可辩护的或不可辩护的提出意见。这些专家将为你的索赔和对你的指控提供依据。没有专家来支持他们的主张，就没有办法证实他们的主张，因此就没有诉讼。然而，这些理论和主张必须得到验证。被告是否有合理的解释？是否有其他事实来破坏他们的理论？这些都可以通过取证过程，包括你和其他人，也包括专家，这些专家可能会被要求在审判中作证。

在很大程度上，海誓山盟是一种钓鱼探险。这样的调查可能会产生新的事实、新的见解，甚至是新的理论/指控，以及在诉讼中寻求的途径。这就是为什么，当被原告律师宣誓时，你应该尽可能地保持安静，而不是"你在法庭上的日子""让他们去做"。不要因为冲动而向受害者解释自己，希望说服并告诉他们，他们的指控是多么错误。你说得越多，被记录的就越多，在将来的某一天，尤其是在审判中，你就越有责任。换句话说，如果他们想用事实来攻击你，不要把鱼扔到他们的船上。让他们为诉讼的发现阶段努力工作是主要的决策战略。

原告和辩护策略的另一个非常重要的方面是他们决定你会做什么样的证人。你是可信的吗？陪审团会喜欢你吗？你在作证的时候明显紧张吗？你能为你的行为和你提供的照顾辩护吗？这些以及更多的问题将从你的证词中得到回答。事实上，他们很可能会为你的证词录音或录像。如果你是个好证人，这对你很有好处。如果你不这样做，原告律师就有更多的机会和筹码去追求更高的和解要求。他们可能会利用这个机会来吓唬你，威胁辩护团队，宣称既然他们已经对你进行了评估，他们在审判中做出原告判决的机会就更大了。

也许，证词中最具挑战性的部分是保持信息的一致性，这可能会让人精神疲惫。你最不想看到的就是原告的律师用你自己的话来诋毁你，强化他们的案子。他们会让证人削弱你的案件，强化他们的案件，这确实够糟糕的，但当被告在这场斗争中帮助他们时，这将是毁灭性的错误。如前所述，原告的律师有理论，他们打算证明这些理论，并以你为代价证明它们。他们可能会问你同样的问题或类似的问题三四次或更多次。这可能会让你抓狂，但不要失去你的注意力。这是一场猫捉老鼠的游戏。他们试图用一种他们愿意也可以使用的方式来塑造你的证词，他们会试图设下陷阱。

这个陷阱是一场精神错乱的游戏。如果他们问你问题的次数足够多或者以足够不同的方式，你可能会自相矛盾。毫无疑问，不管你和你的辩护律师有没有意识到，这些失误会反过来伤害你。被告将在审判中被问及类似或相同的问题，而这种自证其罪的陈述将在陪审团面前背诵。原告律师甚至会要求你阅读证词的那一部分。当然，在那个时候，没有人会知道是什么花招从你身上引出了那个特定的反应。很明显，在你作证的那天，你说了一件事，而在法庭上，你说了另一件事。这些矛盾至少损害了被告的信誉，如果这些内容不是对他们的案件造成毁灭性打击的话。所以，要聪明、持续、安静。证词中说得越少，你的情况就越好。

准备作证至关重要。为预期的盘问做准备的模拟证词是必要的。你的辩护律师可以帮助你起草你的信息，让你对这个过程感到舒服。为漫长的一天做计划。你应该好好休息，好好吃饭。虽然这条线看起来很细，但你是在被罢免，而不是被审问。如果你需要休息，或者因为任何原因想要休息，那就去要求休息。穿着职业装，要有礼貌，讲真话，保持良好的眼神交流。如果你不明白一个问题，在问题澄清之前不要回答它。

要点
- 理解证词的目的是为了寻找事实，而不是去发现真相。
- 对困难问题深思熟虑地一致回答对于保护你自己至关重要。
- 这样做就像一个重要的考试：学习，充分休息，提前吃一顿好饭。
- 如果你不记得，简单地回答："我不记得。"
- 如果可能的话，真诚、积极、有吸引力并保持眼神交流。

推荐阅读

[1] Bal BS. An introduction to medical malpractice in the United States. *Clin Orthop Relat Res.* 2009;467(2):339–347. doi:10.1007/s11999-008-0636-2.
[2] Carrier ER, Reschovsky JD, Mello MM, et al. Physicians' fears of malpractice lawsuits are not assuaged by tort reforms. *Health Aff.* 2010; 29:91585–91592. doi:10.1377/hlthaff.2010.0135.
[3] Kessler DP. Evaluating the medical malpractice system and options for reform. *J Econ Persp.*2011;25(2):93–110.
[4] Struve CT. Malpractice crisis: Improving the medical malpractice litigation process. *Health Aff.* 2004;23:433–441; doi:10.1377/hlthaff.23.4.33.
[5] Weinstock MB, Klauer KM, Henry GL. *Bouncebacks! Medical.* Columbus, OH: Anadem Publishing,2007.

第 365 章
胜诉
Surviving a Lawsuit

Hugh F. Hill，著

患者的不良预后确实痛苦，但现在你却因此而被指责。或者你认为成功的事情现在被认定为失败，并声称你应该做得更好。又或者不是最痛苦的却是最令人恼火的是，没有发生什么糟糕的事情，但你仍然被指责犯了错。

我们理智地认识到，因错误的行为或不作为而受到伤害的人不应该承担代价，负有责任的个人或机构应该对受害者给予赔偿。我们可以接受这种观点，即最有可能避免损失的人应该承担责任。我们可能会意识到"制度"并不太在乎公平，社会只是希望人们把他们的争端诉诸法庭，而不是诉诸世仇、仇杀和暴力。

在医疗事故诉讼中，当医疗服务提供者收到传票时，所有的理由都是冷冰冰的安慰。对大多数卫生专业人员来说，补偿只是我们动机的一部分。我们做的就是帮助患者，被指控造成伤害侵犯了我们存在的理由。很少有人会将被起诉视为"公事公办"。有些人将这种经历描述为类似于亲密朋友或亲戚的死亡。

如果发生法律诉讼，我们知道这将会是一个非常公开的羞辱，当我们的知识、认知和选择在繁忙的轮班中被剖析和批评时，我们几乎是无助的。没有任何医学知识和科学知识的陪审团将决定我们是否有过错。

然后，每一个申请许可和特权的人都会问："你被起诉了吗？"答案是肯定的，需要解释。任何奖励或结算将向国家数据库报告。即使你赢了，你也不再是保险公司的免费医生。专业人士报告说，即使他们确信自己的治疗是正确的，也会因为被起诉而感到羞愧。创伤后应激症状出现。值得注意的是，在你的实践中，一个潜在偏见的全新来源必须被监控，如案件涉及一个断言，你应该对原告进行 CT 扫描，你现在会对患者进行过度辐射吗？

应对策略存在。有些是明显而自然的，有些可能需要克服心理障碍。还有一些重要的"禁忌"，有可能使情况变得更糟。

一、做

- 承认你的感受。愤怒和沮丧是正常反应。趋势划分需要付出代价。我们相信那些在被起诉后自杀的医生已经有了问题，只是很难被知道。否认不是理想的应对策略。

- 分享。这很困难。羞耻感和被审判的恐惧阻碍了我们寻求反馈和肯定的冲动。我们重要的另一半需要知道发生了什么。我们需要重复听到我们已经知道的：没关系，无论原告和他们的律师怎么说我们，我们仍然是好人，是关心他人的专业人士。即使你仅限于谈论自己的感受，这也是有帮助的。

注意：如果你和其他人讨论过这个案子，你可能会被要求宣誓。你的律师将了解你所在辖区范围内的法律，告知你可以与谁分享以及可以分享的内容。

- 记录你目前对这个案子的回忆。日期正确。诉讼可能需要数年时间才能真正开庭审理。原告只是你照顾过的许多患者或家庭其中之一，而原告将会对所发生的事情留下坚如磐石的记忆，随着时间的推移而加深。

- 重新获得控制感。试着不去抵触，并试着在每个阶段积极防守。研究文献涉及被批评的护理，要知道何时出版。尽早和保险公司指派的律师见面。他们会经常说他们在为你工作，但他们可能也有其他工作。律师和你都应该意识到这潜在的利益冲突。因此，应考虑自费聘请律师作为额外的质量控制和支持。专家证人将至关重要。你应该通过研究律师发表的文字和他的过往来参与他们对专家的选择，同样律师也会这样做。当你了解了原告的专家后，再深入调查。他们的所有出版物和演示文稿都应该挖掘出来并进行检查。虽然不经常这样做，但我们建议您尽量找到尽可能多的专家证词。如果您漏掉了一个，请仔细阅读清单。他们在出庭作证时的举止暗示了审判的结果。如果同一位律师在审判时起诉你宣誓和问题，你应做更多准备。

- 专业咨询服务是可用的。谈话治疗和行为治疗师减轻压力的技术可以起到帮助作用。Acep已经通过医学法律和健康委员会为被告急诊医师提供了点对点的咨询服务，并且在您阅读本文时可能仍然如此。

- 与您的律师讨论是否可以发出索偿要求书。告诉你的保险公司你希望他们提供保单限额。如果他们拒绝了，并且法院判给的金额超过了保险单的承保范围，那么您就可能有针对保险人的额外金额的诉讼理由。如果原告要求的不只是政策限制，这一点就尤为重要。

- 准备作证。在被免职之前，你的律师会为你做好准备。尽可能多地为你坚持时间。一般来说，我们只建议你回答被问到的问题，不要主动提供信息。大多数原告的律师试图鼓励你谈话作证，他们把攻击留给法庭。如果你或你的律师担心你在法庭上的表现，有相关的咨询服务，甚至可以提供在你的案件开庭前组织模拟审判的服务。

二、不做

- 不要企图改变或销毁记录，即使它们不正确或有误导性。如果被发现记录过期、更改或丢失记录，本可以辩驳的案件也会因此判定败诉。
- 不要直接与原告、他们的律师或他们的律师的同事交谈。这可以被解释为骚扰。在没有律师在场的情况下，不要和对面的人或陌生人说话。
- 除非你的律师批准，否则不要与同事或其他被告讨论案件的事实。你会觉得同伴们有必要为你开脱，但讨论可能会成为案件的一部分，或者你的朋友可能会成为证人。

- 不要向你的律师歪曲事实。是的，你希望她坚定地致力于你对发生的事情的解释，并且你担心她会因你倡导的这种理解方式而误导。

最后一条建议：记住你会渡过难关。在案子结束后，在一切恢复正常之前，大约需要一年的时间。你可能会经历每一个悲伤阶段，但你会回到让我们惦记的充满快乐的岗位继续服务我们的患者。

要点

- 承认你的感觉。
- 分享和寻求帮助。
- 通过积极参与到过程中来重新掌控事情发展。
- 不要把记录弄得一团糟。
- 永远不要失去信心，相信你会活下来。

推荐阅读

[1] Andrew L. GPS for malpractice litigation. *Emergency Physicians Monthly.* Available at: http://epmonthly.com/article/gps-for-malpractice-litigation/

[2] Brenner I. *How to Survive a Medical Malpractice Lawsuit: The Physician's Roadmap for Success.*Oxford, UK: Wiley Blackwell, 2010.

[3] Work Group Chair; Syzek T, Andrew L, et al. *So You Have Been Sued (Resource Paper).* Developed by members of the ACEP Medical Liability Committee, 2004.

[4] American College of Legal Medicine. *The Medical Malpractice Survival Handbook.* Philadelphia,PA: Mosby Elsevier, 2007.

[5] The ACEP Interviews: Louise B. Andrew. *Emergency Physicians Monthly, Telemedicine Magazine.*Available at: http://epmonthly.com/article/the-acep-interviews-louise-b-andrew/

中国科学技术出版社急重症医学经典译著

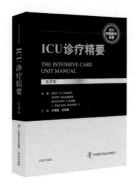

《ICU 诊疗精要（原书第 2 版）》

【开本】精装，大 16 开
【原著】[美] Paul N. Lanken 等
【主译】于荣国　石松菁
【定价】195.00 元
【简介】为从事重症医学工作的临床医师，尤其是住院医师和研究生提供一部全面、简洁而又实用的工具书。

《Marino ICU 诊疗学（原书第 4 版）》

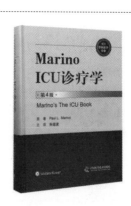

【开本】精装，大 16 开
【原著】[美] Paul L. Marino
【主译】孙运波
【定价】180.00 元
【简介】一部引进自 WoltersKluwer 出版社，并在全球重症医学领域享有盛誉的经典之作。

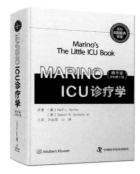

《Marino ICU 诊疗学（精华版·原书第 2 版）》

【开本】精装，大 32 开
【原著】[美] Paul L. Marino 等
【主译】孙运波　山　峰
【定价】158.00 元
【简介】汇集最新医学文献资料和临床指南及专家共识，以简洁易懂的方式呈现重症监护实践的基本要素，并给出具有医学证据的临床实践指南建议。

《急危重症超声心动图学》

【开本】精装，大 16 开
【原著】[英] Claire Colebourn 等
【主译】严　静　胡才宝
【定价】80.00 元
【简介】引进自英国牛津大学出版社的经典重症医学专著，是一部新颖、独特、全面的重症医学科参考书。

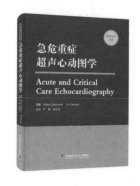

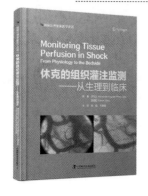

《休克的组织灌注监测——从生理到临床》

【开本】精装，大 16 开
【原著】[荷兰] Alexandre Augusto Pinto Lima 等
【主译】陈　晗　于荣国
【定价】128.00 元
【简介】旨在更新床旁组织监测的最新进展，对从基础知识到临床应用、从全身监测到局部监测的各方面知识进行了全面梳理。